"十二五"普通高等教育本科国家级规划教材

国家卫生和计划生育委员会"十二五"规划教材
全国高等医药教材建设研究会"十二五"规划教材
全国高等学校教材

供8年制及7年制("5+3"一体化)临床医学等专业用

# 医学影像学

## Medical Imaging

### 第3版

主　　审　刘玉清

主　　编　金征宇　龚启勇

副 主 编　冯晓源　胡道予

编　　者　(以姓氏笔画为序)

王　维(中南大学湘雅三医院)

王绍武(大连医科大学附属第一医院)

王振常(首都医科大学附属北京友谊医院)

王霄英(北京大学第一医院)

卢光明(南京大学南京军区南京总医院)

史大鹏(河南大学河南省人民医院)

冯晓源(复旦大学附属华山医院)

朱文珍(华中科技大学同济医学院附属同济医院)

伍建林(大连大学附属中山医院)

严福华(上海交通大学医学院附属瑞金医院)

杨建勇(中山大学附属第一医院)

肖恩华(中南大学湘雅二医院)

宋　伟(北京协和医学院北京协和医院)

宋　彬(四川大学华西医院)

张　辉(山西医科大学第一医院)

张伟国(第三军医大学大坪医院)

张惠茅(吉林大学中日联谊医院)

陈　敏(北京大学北京医院)

金征宇(北京协和医学院北京协和医院)

周纯武(中国医学科学院肿瘤医院)

胡道予(华中科技大学同济医学院附属同济医院)

宦　怡(第四军医大学西京医院)

徐文坚(青岛大学医学院附属医院)

郭启勇(中国医科大学附属盛京医院)

龚启勇(四川大学华西医院)

人民卫生出版社

图书在版编目（CIP）数据

医学影像学/金征宇，龚启勇主编.—3版.—北京：
人民卫生出版社,2015

ISBN 978-7-117-20816-1

Ⅰ.①医…　Ⅱ.①金…②龚…　Ⅲ.①医学摄影-医
学院校-教材　Ⅳ.①R445

中国版本图书馆 CIP 数据核字(2015)第 111200 号

| 人卫社官网 | www.pmph.com | 出版物查询，在线购书 |
| 人卫医学网 | www.ipmph.com | 医学考试辅导，医学数据库服务，医学教育资源，大众健康资讯 |

**版权所有，侵权必究！**

医学影像学
第 3 版

主　　编：金征宇　龚启勇
出版发行：人民卫生出版社（中继线 010-59780011）
地　　址：北京市朝阳区潘家园南里 19 号
邮　　编：100021
E - mail：pmph @ pmph.com
购书热线：010-59787592　010-59787584　010-65264830
印　　刷：三河市宏达印刷有限公司
经　　销：新华书店
开　　本：850×1168　1/16　印张：41
字　　数：1128 千字
版　　次：2005 年 8 月第 1 版　　2015 年 7 月第 3 版
　　　　　2023 年 8 月第 3 版第 9 次印刷(总第 18 次印刷)
标准书号：ISBN 978-7-117-20816-1/R·20817
定　　价：100.00 元

打击盗版举报电话：010-59787491　E-mail：WQ @ pmph.com
（凡属印装质量问题请与本社市场营销中心联系退换）

# 修 订 说 明

为了贯彻教育部教高函［2004-9 号］文,在教育部、原卫生部的领导和支持下,在吴阶平、裘法祖、吴孟超、陈灏珠、刘德培等院士和知名专家的亲切关怀下,全国高等医药教材建设研究会以原有七年制教材为基础,组织编写了八年制临床医学规划教材。从第一轮的出版到第三轮的付梓,该套教材已经走过了十余个春秋。

在前两轮的编写过程中,数千名专家的笔耕不辍,使得这套教材成为了国内医药教材建设的一面旗帜,并得到了行业主管部门的认可(参与申报的教材全部被评选为"十二五"国家级规划教材),读者和社会的推崇(被视为实践的权威指南、司法的有效依据)。为了进一步适应我国卫生计生体制改革和医学教育改革全方位深入推进,以及医学科学不断发展的需要,全国高等医药教材建设研究会在深入调研、广泛论证的基础上,于 2014 年全面启动了第三轮的修订改版工作。

本次修订始终不渝地坚持了"精品战略,质量第一"的编写宗旨。以继承与发展为指导思想:对于主干教材,从精英教育的特点、医学模式的转变、信息社会的发展、国内外教材的对比等角度出发,在注重"三基"、"五性"的基础上,在内容、形式、装帧设计等方面力求"更新、更深、更精",即在前一版的基础上进一步"优化"。同时,围绕主干教材加强了"立体化"建设,即在主干教材的基础上,配套编写了"学习指导及习题集"、"实验指导 / 实习指导",以及数字化、富媒体的在线增值服务(如多媒体课件、在线课程)。另外,经专家提议,教材编写委员会讨论通过,本次修订新增了《皮肤性病学》。

本次修订一如既往地得到了广大医药院校的大力支持,国内所有开办临床医学专业八年制及七年制("5+3"一体化)的院校都推荐出了本单位具有丰富临床、教学、科研和写作经验的优秀专家。最终参与修订的编写队伍很好地体现了权威性,代表性和广泛性。

修订后的第三轮教材仍以全国高等学校临床医学专业八年制及七年制("5+3"一体化)师生为主要目标读者,并可作为研究生、住院医师等相关人员的参考用书。

全套教材共 38 种,将于 2015 年 7 月前全部出版。

# 全国高等学校八年制临床医学专业国家卫生和计划生育委员会规划教材编写委员会

# 教 材 目 录

| | 学科名称 | 主审 | 主编 | 副主编 | | | |
|---|---|---|---|---|---|---|---|
| 1 | 细胞生物学(第3版) | 杨 恬 | 左 伋 刘艳平 | 刘 佳 周天华 陈誉华 | | | |
| 2 | 系统解剖学(第3版) | 柏树令 应大君 | 丁文龙 王海杰 | 崔慧先 孙晋浩 黄文华 欧阳宏伟 | | | |
| 3 | 局部解剖学(第3版) | 王怀经 | 张绍祥 张雅芳 | 刘树伟 刘仁刚 徐 飞 | | | |
| 4 | 组织学与胚胎学(第3版) | 高英茂 | 李 和 李继承 | 曾园山 周作民 肖 岚 | | | |
| 5 | 生物化学与分子生物学(第3版) | 贾弘禔 | 冯作化 药立波 | 方定志 焦炳华 周春燕 | | | |
| 6 | 生理学(第3版) | 姚 泰 | 王庭槐 | 闫剑群 郑 煜 祁金顺 | | | |
| 7 | 医学微生物学(第3版) | 贾文祥 | 李明远 徐志凯 | 江丽芳 黄 敏 彭宜红 郭德银 | | | |
| 8 | 人体寄生虫学(第3版) | 詹希美 | 吴忠道 诸欣平 | 刘佩梅 苏 川 曾庆仁 | | | |
| 9 | 医学遗传学(第3版) | | 陈 竺 | 傅松滨 张灼华 顾鸣敏 | | | |
| 10 | 医学免疫学(第3版) | | 曹雪涛 何 维 | 熊思东 张利宁 吴玉章 | | | |
| 11 | 病理学(第3版) | 李甘地 | 陈 杰 周 桥 | 来茂德 卞修武 王国平 | | | |
| 12 | 病理生理学(第3版) | 李桂源 | 王建枝 钱睿哲 | 贾玉杰 王学江 高钰琪 | | | |
| 13 | 药理学(第3版) | 杨世杰 | 杨宝峰 陈建国 | 颜光美 臧伟进 魏敏杰 孙国平 | | | |
| 14 | 临床诊断学(第3版) | 欧阳钦 | 万学红 陈 红 | 吴汉妮 刘成玉 胡申江 | | | |
| 15 | 实验诊断学(第3版) | 王鸿利 张丽霞 洪秀华 | 尚 红 王兰兰 | 尹一兵 胡丽华 王 前 王建中 | | | |
| 16 | 医学影像学(第3版) | 刘玉清 | 金征宇 龚启勇 | 冯晓源 胡道予 | | | |
| 17 | 内科学(第3版) | 王吉耀 廖二元 | 王 辰 王建安 | 黄从新 徐永健 钱家鸣 余学清 | | | |
| 18 | 外科学(第3版) | | 赵玉沛 陈孝平 | 杨连粤 秦新裕 张英泽 李 虹 | | | |
| 19 | 妇产科学(第3版) | 丰有吉 | 沈 铿 马 丁 | 狄 文 孔北华 李 力 赵 霞 | | | |

5

| | 学科名称 | 主审 | 主编 | 副主编 |
|---|---|---|---|---|
| 20 | 儿科学(第3版) | | 桂永浩 薛辛东 | 杜立中 母得志 罗小平 姜玉武 |
| 21 | 感染病学(第3版) | 李兰娟 | 王宇明 | 宁 琴 李 刚 张文宏 |
| 22 | 神经病学(第3版) | 饶明俐 | 吴 江 贾建平 | 崔丽英 陈生弟 张杰文 罗本燕 |
| 23 | 精神病学(第3版) | 江开达 | 李凌江 陆 林 | 王高华 许 毅 刘金同 李 涛 |
| 24 | 眼科学(第3版) | | 葛 坚 王宁利 | 黎晓新 姚 克 孙兴怀 |
| 25 | 耳鼻咽喉头颈外科学(第3版) | | 孔维佳 周 梁 | 王斌全 唐安洲 张 罗 |
| 26 | 核医学(第3版) | 张永学 | 安 锐 黄 钢 | 匡安仁 李亚明 王荣福 |
| 27 | 预防医学(第3版) | 孙贵范 | 凌文华 孙志伟 | 姚 华 吴小南 陈 杰 |
| 28 | 医学心理学(第3版) | 姜乾金 | 马 辛 赵旭东 | 张 宁 洪 炜 |
| 29 | 医学统计学(第3版) | | 颜 虹 徐勇勇 | 赵耐青 杨土保 王 彤 |
| 30 | 循证医学(第3版) | 王家良 | 康德英 许能锋 | 陈世耀 时景璞 李晓枫 |
| 31 | 医学文献信息检索(第3版) | | 罗爱静 于双成 | 马 路 王虹菲 周晓政 |
| 32 | 临床流行病学(第2版) | 李立明 | 詹思延 | 谭红专 孙业桓 |
| 33 | 肿瘤学(第2版) | 郝希山 | 魏于全 赫 捷 | 周云峰 张清媛 |
| 34 | 生物信息学(第2版) | | 李 霞 雷健波 | 李亦学 李劲松 |
| 35 | 实验动物学(第2版) | | 秦 川 魏 泓 | 谭 毅 张连峰 顾为望 |
| 36 | 医学科学研究导论(第2版) | | 詹启敏 王 杉 | 刘 强 李宗芳 钟晓妮 |
| 37 | 医学伦理学(第2版) | 郭照江 任家顺 | 王明旭 尹 梅 | 严金海 王卫东 边 林 |
| 38 | 皮肤性病学 | 陈洪铎 廖万清 | 张建中 高兴华 | 郑 敏 郑 捷 高天文 |

# 第三版序言

经过再次打磨,备受关爱期待,八年制临床医学教材第三版面世了。怀纳前两版之精华而愈加求精,汇聚众学者之智慧而更显系统。正如医学精英人才之学识与气质,在继承中发展,新生方可更加传神;切时代之脉搏,创新始能永领潮头。

经过十年考验,本套教材的前两版在广大读者中有口皆碑。这套教材将医学科学向纵深发展且多学科交叉渗透融于一体,同时切合了环境 - 社会 - 心理 - 工程 - 生物这个新的医学模式,体现了严谨性与系统性,诠释了以人为本、协调发展的思想。

医学科学道路的复杂与简约,众多科学家的心血与精神,在这里汇集、凝结并升华。众多医学生汲取养分而成长,万千家庭从中受益而促进健康。第三版教材以更加丰富的内涵、更加旺盛的生命力,成就卓越医学人才对医学誓言的践行。

**坚持符合医学精英教育的需求**,"精英出精品,精品育精英"仍是第三版教材在修订之初就一直恪守的理念。主编、副主编与编委们均是各个领域内的权威知名专家学者,不仅著作立身,更是德高为范。在教材的编写过程中,他们将从医执教中积累的宝贵经验和医学精英的特质潜移默化地融入到教材中。同时,人民卫生出版社完善的教材策划机制和经验丰富的编辑队伍保障了教材"三高"(高标准、高起点、高要求)、"三严"(严肃的态度、严谨的要求、严密的方法)、"三基"(基础理论、基本知识、基本技能)、"五性"(思想性、科学性、先进性、启发性、适用性)的修订原则。

**坚持以人为本、继承发展的精神**,强调内容的精简、创新意识,为第三版教材的一大特色。"简洁、精练"是广大读者对教科书反馈的共同期望。本次修订过程中编者们努力做到:确定系统结构,落实详略有方;详述学科三基,概述相关要点;精选创新成果,简述发现过程;逻辑环环紧扣,语句精简凝练。关于如何在医学生阶段培养创新素质,本教材力争达到:介绍重要意义的医学成果,适当阐述创新发现过程,激发学生创新意识、创新思维,引导学生批判地看待事物、辩证地对待知识、创造性地预见未来,踏实地践行创新。

**坚持学科内涵的延伸与发展**,兼顾学科的交叉与融合,并构建立体化配套、数字化的格局,为第三版教材的一大亮点。此次修订在第二版的基础上新增了《皮肤性病学》。本套教材通过编写委员会的顶层设计、主编负责制下的文责自负、相关学科的协调与蹉商、同一学科内部的专家互审等机制和措施,努力做到其内容上"更新、更深、更精",并与国际紧密接轨,以实现培养高层次的具有综合素质和发展潜能人才的目标。大部分教材配套有"学习指导及习题集"、"实验指导 / 实习指导"以及"在线增值服务(多媒体课件与在线课程等)",以满足广大医学院校师生对教学资源多样化、数字化的需求。

本版教材也特别注意与五年制教材、研究生教材、住院医师规范化培训教材的区别与联系。①五年制教材的培养目标：理论基础扎实、专业技能熟练、掌握现代医学科学理论和技术、临床思维良好的通用型高级医学人才。②八年制教材的培养目标：科学基础宽厚、专业技能扎实、创新能力强、发展潜力大的临床医学高层次专门人才。③研究生教材的培养目标：具有创新能力的科研型和临床型研究生。其突出特点：授之以渔、评述结合、启示创新、回顾历史、剖析现状、展望未来。④住院医师规范化培训教材的培养目标：具有胜任力的合格医生。其突出特点：结合理论，注重实践，掌握临床诊疗常规，注重预防。

以吴孟超、陈灏珠为代表的老一辈医学教育家和科学家们对本版教材寄予了殷切的期望，教育部、国家卫生和计划生育委员会、国家新闻出版广电总局等领导关怀备至，使修订出版工作得以顺利进行。在这里，衷心感谢所有关心这套教材的人们！正是你们的关爱，广大师生手中才会捧上这样一套融贯中西、汇纳百家的精品之作。

八学制医学教材的第一版是我国医学教育史上的重要创举，相信第三版仍将担负我国医学教育改革的使命和重任，为我国医疗卫生改革，提高全民族的健康水平，作出应有的贡献。诚然，修订过程中，虽力求完美，仍难尽人意，尤其值得强调的是，医学科学发展突飞猛进，人们健康需求与日俱增，教学模式更新层出不穷，给医学教育和教材撰写提出新的更高的要求。深信全国广大医药院校师生在使用过程中能够审视理解，深入剖析，多提宝贵意见，反馈使用信息，以便这套教材能够与时俱进，不断获得新生。

愿读者由此书山拾级，会当智海扬帆！

是为序。

中国工程院院士
中国医学科学院原院长　　刘德培
北京协和医学院原院长

二〇一五年四月

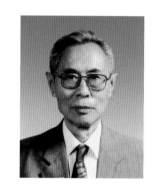

刘玉清

刘玉清,放射-医学影像学专家。我国心血管放射-影像学主要创建人。中国工程院院士。曾任阜外医院、心血管病研究所副院、所长(1981～1983年),三届院、所学术委员会主任委员(1987～1992年),中华医学会常务理事,放射学会主任委员(1989～1993年),美国哈佛大学客座教授(1984年)、世界卫生组织(WHO)专家咨询委员会委员(1978～1994年),1991年被选为日本医学放射学会名誉会员等。自1958年以来,对支气管造影、肺脓肿、食管癌、心血管造影、大动脉炎和主动脉疾患、心肌病、先天性心脏病和肺心病的放射诊断研究,以及数字减影血管造影,心血管磁共振成像等研究属国内领先,某些达国际先进水平。获国家级、部级及医科院级科技成果奖共8项。2002年被授予中国工程院光华工程科技奖。为推动我国现代放射-医学影像学事业的发展做出重要贡献。发表学术论文300余篇,编著出版放射影像学专著8部、参编17部。

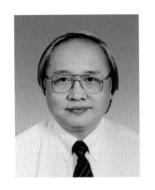

金征宇

金征宇,主任医师、教授、博士研究生导师,中国协和医科大学北京协和医院放射科主任。中华医学会理事、中华医学会放射学分会候任主任委员、中华医学会北京放射学会主任委员、中国医学影像技术放射学分会主任委员、北京医师协会放射分会副主任委员、中国医学影像技术研究会副会长、中华放射学杂志副总编辑/常务编委。2008 年被卫生部授予"突出贡献中青年专家"荣誉称号。2012 年荣获第八届中国医师奖。2014 年荣获北美放射学会(RSNA)颁发的荣誉会员,成为中国第四位获此殊荣的放射专家。近年来,先后获国家科技进步二等奖 1 项、卫生部科技进步一等奖 1 项、中华医学科技一等奖、三等奖各 1 项、北京市科技进步三等奖 2 项。近五年来,在医疗工作方面共获得医科院级医疗成果奖 3 项(其中一等奖 1 项,二等奖 2 项),医院级医疗成果奖 9 项(其中一等奖 1 项,二等奖 3 项,三等奖 5 项);其中 5 项为第一完成者。国内外发表论文120 余篇,近三年来以第一作者及通讯作者身份发表论文 80 余篇,SCI 累计点数67.09,参加编写专业著作 14 部(其中 8 部中任主编)。

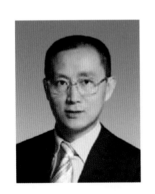

龚启勇

龚启勇,教授,博士及博士后导师。华西医院副院长、医学影像中心科主任、放射科副主任。放射诊断学领域首位国家杰出青年基金获得者、美国CMB 杰出教授、四川大学华西临床医学院/华西医院影像医学国家重点学科学术带头人。长期从事临床影像医教研,主要成果分别发表在 *PNAS*、*Am J Psychiatry*、*Arch Gen Psychiatry*、*Biol Psychiatry*、*Radiology*、*NeuroImage* 和 *Human Brain Mapping* 等。迄今已发表 SCI 论文 110 余篇。研究成果获教育部科技进步奖。主持包括 973 课题、863 课题和国家自然科学基金重点项目等国家级重大课题。是 *Brain*、*Neurosci Biobehav R*、*Arch Gen Psychiat*、*Am J Psychiat*、*Biol Psychiat*、*J Psychiatr Neurosci*、*Radiology*、*Invest Radiology*、*NeuroImage* 和 *Hum Brain Mapp* 等国际著名期刊审稿人。获神经影像权威期刊 NeuroImage 年度Top Reviewer Award。任 *PLoS One* 学术编辑并担任 *British Medical Journal* 中文版和《中华放射学杂志》等学术期刊的杂志编委。任中华医学会放射学分会全国委员、中华医学会放射学会磁共振学组副组长、卫生部部属(管)医院临床学科重点项目终审专家及国家自然科学基金医学科学部学科专家组成员;目前是医学磁共振领域最重要的国际学术组织—ISMRM(国际医学磁共振学会)之委员会成员。

冯晓源,教授,博士生导师。曾任复旦大学附属华山医院副院长、党委书记、上海医学院院长。2006年当选中共复旦大学第十三届委员会委员。2011年4月起任复旦大学副校长。中华医学会放射学分会第十三届委员会主任委员。曾获中华医学会和卫生部第三次全国中青年医学学术交流会三等奖、国家教委和国务院学位委员会"做出突出贡献的中国博士学位获得者"称号以及卫生部"教书育人、管理育人、服务育人"先进工作者称号。学术专长为影像学新技术的应用(如CT、MRI、DR和EBIS)。对神经系统和腹部病变的诊断较为擅长,主持多项国家级和市级科研项目。

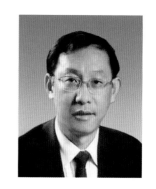

冯晓源

胡道予,博士生导师,高教二级教授,主任医师。同济医院放射学教研室主任。中华放射学会委员、中国医学影像技术研究会放射学分会副主任委员、中国医师学会放射学分会常委、中华放射学会腹部组副组长、湖北省医学会放射专业委员会主任委员、湖北省医学会理事会理事、放射学实践杂志第二主编、国家卫生和计划生育委员会住院医师规范化培训规划教材(医学影像学)副主编、临床放射学杂志等5本杂志编委。获武汉市科学进步二等奖、湖北省科学进步三等奖各一项。主持国家自然科学基金等课题九项。承担国家十五攻关课题和国家863攻关课题各一项。主编专著二部,主译一部。以第一作者及指导研究生在国际、国内专业杂志发表论文200余篇。

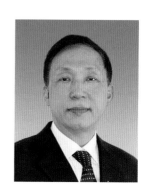

胡道予

科技的飞速发展使医学影像学在医疗工作中占有重要地位,医学影像学不仅侧重于诊断、治疗,而且在功能研究、分子研究方面有了相当的进展。医学影像学不仅有传统放射诊断学、超声成像、核素检查、CT、MRI、介入放射学、PET等各多门类成像,近年又出现了成像融合(如 PET-CT、PET-MRI 等)。

全国多所高等医药院校开展了 8 年制临床医学教育,广大师生迫切需求相关教材,因此,2005 年人民卫生出版社出版了供 8 年制及 7 年制临床医学等专业用的系列教材,并于 2010 年出版了第 2 版。

在此次《医学影像学》的第 3 版编写过程中,我们借鉴汪绍训教授、吴恩惠教授等主编的教材中的精华,遵守"三基""五性"的要求,强调"三高"——高标准、高起点、高要求,将医学影像学的一些新技术、新进展增添至第 3 版教材中,努力使第 3 版教材达到"更新、更精、更深"的编写要求,以适合长学制临床医学教育。

该书分为十篇,第一篇概论主要侧重介绍医学影像学的发展及各种检查技术的原理及应用,并加入了一些影像技术的新进展。第十篇介入性放射学主要介绍各种检查、治疗方法以及适用范围。第二篇至第九篇中,每篇仍分为总论和各论两部分,总论侧重各系统如何进行各种检查技术的优选、正常影像解剖和基本病变;各论简要介绍各系统常见疾病的影像学优选以及影像学征象。我们强调影像学教材应以图为主,对图片进行了增改,力争做到图文并茂,以便于学生理解。本书在每章的开始有英文重点内容提示,章后有学生思考题和推荐的参考读物,利于学生温故知新。

本书的各位编者及其编写团队在编写过程中倾注了大量心血,刘玉清教授对本书进行了精心评审,提出了大量宝贵意见。人民卫生出版社的相关编辑进行了大量细致的指导工作。宋伟教授作为编写秘书,进行了全书的文字修订、校审和编辑工作,在此一并致谢!

第 3 版八年制医学影像学教材仍会有不尽如人意之处,缺点甚至错误也在所难免,诚恳祈望各位师生批评指正,以期再版时修正补充。

金征宇

2015 年 4 月

# 目　录

## 第一篇　医学影像学概论

## 第二篇　中枢神经系统

# 第三篇　头　颈　部

## 第四篇　呼 吸 系 统

# 第五篇　循 环 系 统

# 第六篇　消 化 系 统

# 第七篇 泌尿系统与肾上腺

# 第八篇　生殖系统与乳腺

# 第九篇　骨、关节系统

# 第十篇　介入性放射学

# 第一篇　医学影像学概论

# 第一章　放射影像学

X-ray imaging
　　Generation
　　Characteristic
　　Image production
　　Radiation protection
X-ray & digital X-ray examination
　　X-ray examination
　　Digital X-ray examination
　　　Computed radiography
　　　Digital radiography
　　　Digital subtraction angiography
Computed tomography
　　Elements
　　Basic concepts
　　Technique

Magnetic resonance imaging
　　Elements
　　Imaging characteristic
　　Technique & application
　　Virtue & limitation
Contrast agents
　　Contrast in X-ray
　　Contrast in MRI
Molecular imaging
Ultrasound
　　Elements & Basic concepts
　　Imaging characteristic & analysis
　　Application
　　Virtue & limitation

## 第一节　X线成像

### 一、X线的产生

1895 年,德国科学家伦琴偶然发现了一种具有很高能量,肉眼看不见,但能穿透不同物质、能使荧光物质发光的射线,他称之为 X 线(图 1-1-1)。

1. X线的产生　　X 线是由高速运行的电子群撞击物质突然受阻时产生的。

2. X线发生装置　　主要包括 X 线管、变压器和控制器三部分。

3. X线的发生过程　　由降压变压器向 X 线管灯丝供电加热,在阴极附近产生自由电子,当升压变压器向 X 线管两极提供高压电时,阴极与阳极间的电势差陡增,自由电子受到吸引,成束以高速由阴极向阳极行进,撞击阳极钨靶而发生能量转换,其中约 1% 的能量转换成 X 线,由 X 线管窗口发射,其余 99% 以上转换为热能,由散热设施散发。

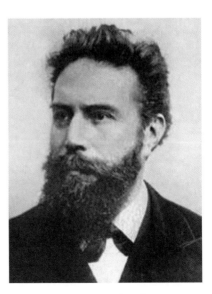

图 1-1-1　伦琴像

## 二、X线的特性

X线是一种波长很短的电磁波。

1. 物理效应　体现为穿透性(penetrativity)、荧光作用(fluorescence)、热作用、干涉、衍射、反射、折射作用、电离作用(ionization)。X线能够穿透可见光不能穿透的物体,在穿透过程中有一定程度的吸收即衰减,其穿透力与X线管电压和被照物体的密度和厚度有关。X线的荧光作用指激发荧光物质,使波长短的X线转换为波长较长的可见荧光。X线通过任何物质被吸收时都可产生电离作用,电离程度与物质所吸收X线的量成正比。

2. 化学效应　包括感光作用(photosensitization)、着色作用。感光作用指涂有溴化银的胶片经X线照射后感光而产生潜影,经显定影处理,感光的溴化银离子($Ag+$)被还原为金属银($Ag$),并沉淀于胶片的胶膜内,在胶片上呈黑色。而未感光的溴化银在定影及冲洗过程中,从X线胶片上被洗掉,显出胶片片基的透明本色。由于金属银沉淀的不同,产生黑白不同的影像。

3. 生物效应(biological effect)　生物细胞在一定量的X线照射下,可产生抑制、损伤、甚至坏死。X线的生物效应是放射治疗学的基础,也是进行X线检查时需要注意防护的原因。

## 三、X线成像原理

X线能使人体在荧光屏上或胶片上形成影像,一方面是基于X线的穿透性、荧光作用和感光作用,其中荧光作用是X线透视的基础,感光作用是X线摄影的基础;另一方面是基于人体组织结构之间有密度和厚度的差别。当X线透过人体不同组织结构时,被吸收的程度不同,到达荧光屏或胶片上的X线量出现差异,从而在荧光屏或X线片上形成黑白对比不同的影像(图1-1-2)。

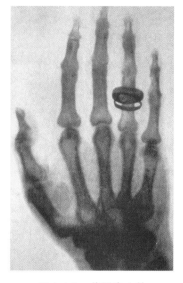

图1-1-2　伦琴夫人的手部X线片

(一) 形成X线影像的三个必备基本条件

1. X线要具备一定的穿透力。

2. 被穿透的组织结构必须存在密度和厚度的差异,从而导致穿透物质后剩余X线量的差别。

3. 有差别的剩余X线量,仍为不可见的,必须经过载体显像的过程才能获得有黑白对比、层次差异的X线影像。

(二) 人体组织结构和器官的密度和厚度的差别是产生影像对比的基础,是X线成像的基本条件。

不同的人体组织结构,根据其密度的高低及其对X线吸收的不同可分为三类:

1. 高密度影像　见于骨骼或钙化,密度大,吸收X线量多,X线片上显示为白色。

2. 中等密度影像　见于皮肤、肌肉、实质器官、结缔组织、内脏及体液等软组织,密度中等,X线片上显示为灰白色。

3. 低密度影像　见于脂肪及气体,密度低,在X线片上分别显示为灰黑色和深黑色。

## 四、X线检查中的防护

X线穿透人体将产生一定的生物效应,过量照射时,就会产生放射反应甚至放射损害,因此必须重视X线的防护,保护工作人员和患者的健康。

放射防护的方法和措施有以下几个方面:①技术方面,应采取时间防护、距离防护和屏蔽防护的原则;②患者方面,应选择恰当的X线检查方法,不能一次大剂量或经常照射,在投照时,应

Notes

当注意照射范围和照射条件,对性腺等敏感器官,应用铅橡皮加以遮盖;③放射工作人员方面,应认真执行国家有关放射防护卫生标准的规定,采取必要的防护措施,正确进行 X 线检查的操作,定期进行剂量监测和身体检查。

## 第二节　传统及数字 X 线检查技术

### 一、传统 X 线检查技术

传统 X 线检查方法可分为常规检查和造影检查。

（一）常规检查

1. 透视( fluoroscopy )　透视简便易行,最适用于人体天然对比较好的部位。胸部透视可观察肺、心脏和大血管;腹部透视则主要用于观察有无膈下游离气体和胃肠道梗阻;骨关节透视主要观察有无骨折脱位及高密度异物。另外,各种造影检查和介入操作也常需要在透视下进行。

透视的优点是简便易行,可同时观察器官的形态变化和动态活动,并可多方位观察;其主要缺点是敏感性不高,影像细节显示不够清晰,不利于防护和不能留下永久记录。

2. 普通 X 线摄影( plain film radiography )　普通 X 线摄影是临床上最常用最基本的检查手段,适用于人体任何部位,所得照片称为平片( plain film )。

摄片的主要优点是应用范围广,照片空间分辨率高、图像清晰,并可作永久性资料保存,便于复查对比和会诊,患者接受的 X 线量也较透视少。其缺点是检查区域为胶片大小所限制,且不能观察运动功能。

3. 体层摄影( tomography )　体层摄影是使某一选定层面上组织结构的影像显示清晰,同时使层面以外的其他组织影像模糊不清的检查技术。体层摄影常用以明确平片难以显示、重叠较多和较深部位的病变,有利于显示病变的内部结构、边缘、确切部位和范围等。随着 CT 的出现和重建技术的发展,体层摄影已经很少应用。

4. 高千伏摄影　是用120kV 以上管电压产生穿透力较强的 X 线,获得在较小的密度值范围内能显示层次丰富的光密度影像照片的一种检查方法。高千伏摄影可缩短曝光时间,减少 X 线管负荷及患者接受的辐射线量。

高千伏摄影常用于胸部,能较好地显示气管、主支气管、肺门区支气管和被骨骼及纵隔重叠的结构和病灶。目前主要用于肺尘埃沉着病评价。

5. 软 X 线摄影　40kV 以下管电压产生的 X 线,能量低,穿透力较弱,故称"软 X 线",通常由钼靶产生。软 X 线摄影常用于乳腺、阴茎、咽喉侧位等的检查。

6. 放大摄影　利用 X 线几何投影原理使 X 线影像放大,常用于观察骨小梁等细微结构。

（二）造影检查

普通 X 线检查依靠人体自身组织的天然对比形成影像,对于缺乏自然对比的结构或器官,可将密度高于或低于该结构或器官的物质引入器官内或其周围间隙,人为地使之产生密度差别而形成影像,此即造影检查( contrast examination )。引入的物质以往称造影剂,现称对比剂( contrast medium )。造影检查显著扩大了 X 线检查的范围,应用广泛(对比剂的种类及使用详见本章第五节)。

### 二、数字 X 线成像技术

（一）计算机 X 线摄影( computed radiography,CR)

1. CR 的工作原理　CR 是 X 线平片数字化的比较成熟的技术,它不以 X 线胶片作为记录和显示信息的载体,而是使用可记录并由激光读出 X 线影像信息的成像板(imaging plate,IP)作为载体,经 X 线曝光及信息读出处理,形成数字式平片影像。

2. CR 系统的主要临床应用

(1) 在头颈及骨关节系统的应用:CR 对骨结构、关节软骨及软组织的显示优于传统的 X 线成像。CR 影像的密度分辨力明显高于传统 X 线照片,在骨质疏松半定量研究中优于传统屏-片系统。CR 系统能够清晰显示听小骨、前庭、半规管等结构,并能准确判断鼻旁窦窦壁有无骨质破坏。

(2) 在胸部的应用:CR 胸片在总体上优于传统 X 线片,特别是易于显示与纵隔和膈肌重叠的部分。CR 对肺部结节性病变的检出率及显示纵隔结构如血管和气管等方面优于传统 X 线片,但在间质性病变和肺泡病变的显示上则不如传统 X 线片。

(3) 在胃肠道和泌尿系检查中的应用:CR 在显示肠管积气、气腹和结石等病变方面优于传统 X 线影像。胃肠道双对比造影检查中,CR 系统显示胃小区、微小病变、黏膜皱襞及结肠无名沟等结构明显优于传统的 X 线造影。CR 在泌尿系检查中,能够明显改善软组织的分辨率,并可增加对结石和微小钙化的显示能力。

(4) 除了上述方面以外,CR 系统在乳腺病变显示、儿科和血管造影等方面也有较强优势。

3. CR 的优点与不足　CR 系统实现了常规 X 线摄影信息的数字化,能够提高图像的分辨和显示能力,可采用计算机技术实施各种图像后处理功能,增加显示信息的层次,可降低 X 线摄影的辐射剂量,有利于实现 X 线摄影信息的数字化储存、再现及传输。

CR 的主要不足是时间分辨率较差,不能满足动态器官和结构的显示,另外在细微结构的显示上与传统 X 线屏-片系统比较,CR 的空间分辨率有时稍有不足,需通过其他方式弥补。

（二）数字 X 线摄影(digital radiography,DR)

1. DR 的工作原理　DR 是在 X 线电视系统的基础上,利用计算机数字化处理,使模拟视频信号经过采样和模/数转换(analog to digit,A/D)后直接进入计算机形成数字化矩阵图像。

数字 X 线摄影包括硒鼓方式、直接数字 X 线摄影(direct digital radiography,DDR)和电荷耦合器件(charge coupled device,CCD)摄影机阵列方式等多种方式。

2. DR 的应用范围与 CR 基本相同

3. DR 的优点与不足　DR 图像具有较高分辨率,图像锐利度好,细节显示清楚;放射剂量小,曝光宽容度大;与 CR 相同,DR 也可根据临床需要进行各种图像后处理,能够直接进入图像存档与传输系统(picture archiving and communicating system,PACS),便于临床应用、教学与远程会诊。

（三）数字减影血管造影

数字减影血管造影(digital subtraction angiography,DSA)是 20 世纪 80 年代继 CT 之后出现的一种医学影像学新技术,它将影像增强技术、电视技术和计算机技术与常规的 X 线血管造影相结合,是数字 X 线成像技术之一,目前已广泛应用于临床。

1. DSA 的基本设备和原理　DSA 基本设备包括 X 线发生器、影像增强器、电视透视、高分辨力摄像管、模/数转换器、电子计算机和图像存储器等。其基本过程和原理是:X 线发生器产生的 X 线穿过人体,产生不同程度的衰减后形成 X 线图像,X 线图像经影像增强器转换为视频影像,然后经电子摄像机将其转变为电子信号,再经对数增幅、模/数转换、对比度增强和减影处理,产生数字减影血管造影图像,影像质量较常规血管造影大为提高。数字减影的主要类型包括时间减影、能量减影、混合减影和动态数字减影体层摄影等方式,其中时间减影法是目前最普遍应用的减影方法之一。

随着 DSA 技术的发展,DSA 成像过程中球管与检测器同步运动而获得系列减影图像的方式,称为动态 DSA,能够对运动部位进行成像。常见的有数字电影减影、旋转式 DSA、步进式血管造影减影和遥控对比剂跟踪技术;通过软件控制在双 C 臂 DSA 系统中进行双平面血管造影及计算机处理,可以获得病变血管的三维影像,能够避免普通 DSA 血管重叠影响观察时需要多次造影和多体位投照的不足,大大减少对比剂用量,有利于介入过程的准确操作和缩短介入诊治的时间。

2. DSA 成像方式

(1) 静脉注射数字减影血管造影(IVDSA):经静脉途径置入导管或套管针注射对比剂行DSA 检查者,称为 IVDSA,包括非选择性和选择性两种。非选择性 IVDSA,为经静脉注射对比剂流经肺循环到体循环后使动脉显影的方法,主要用于主动脉及其主干疾患的诊断,如大动脉炎、主动脉缩窄和颈动脉体化学感受器瘤等。选择性 IVDSA 为将导管头置放于受检静脉或心腔内注射对比剂的方法,常用于上、下腔静脉疾患和累及右心、肺动脉、肺静脉等先天性心血管畸形的诊断。

IVDSA 的优点是可经周围静脉注入对比剂,操作方便,但缺点是检查区的血管同时显影,互相重叠,对比剂用量较多,因此目前已较少应用,仅在动脉插管困难或不适于 IADSA 时采用。

(2) 动脉法数字减影血管造影(IADSA):动脉法 DSA 同样分非选择性和选择性两种,一般经股动脉或肱动脉穿刺插管,其中将导管头置于靶动脉之主动脉近端注射对比剂做顺行性显影者称为非选择性 IADSA,而将导管头端进一步深入到靶动脉的主干或分支内造影者,称为选择性或超选择性 IADSA。由于对比剂直接注入靶动脉或接近靶动脉处,稀释少,即使应用较低浓度较少剂量的对比剂,IADSA 仍比 IVDSA 显示细小血管清晰。

3. DSA 的优点和临床应用　与常规血管造影相比,DSA 的密度分辨率和对比分辨率高,对比剂用量少,具备实时成像和绘制血管路径图的能力,特别有利于介入诊疗操作。

DSA 对全身各部位血管性病变的诊断和介入治疗均具有不可替代的重要作用,对肿瘤的经血管化疗栓塞也很有帮助。

# 第三节　计算机体层成像

计算机体层成像(computed tomography,CT)由 Hounsfield 于 1969 年设计成功。与传统 X 线成像相比,CT 图像是真正的断面图像,它显示的是人体某个断面的组织密度分布图,其图像清晰、密度分辨率高、无断面以外组织结构干扰,因而显著扩大了人体的检查范围,提高了病变的检出率和诊断准确率,大大促进了医学影像学的发展。

## 一、基本原理

CT 是用 X 线束对人体检查部位一定厚度的层面进行扫描,由探测器接收该层面上各个不同方向的人体组织对 X 线的衰减值,经模/数转换输入计算机,通过计算机处理后得到扫描断面的组织衰减系数的数字矩阵,再将矩阵内的数值通过数/模转换,用黑白不同的灰度等级在荧光屏上显示出来,即构成 CT 图像。

根据检查部位的组织成分和密度差异,CT 图像重建要使用合适的数学演算方式,常用的有标准演算法、软组织演算法和骨演算法等。图像演算方式选择不当会降低图像的分辨力。

## 二、基本概念

### (一)体素和像素

CT 图像是假定将人体某一部位有一定厚度的层面分成按矩阵排列的若干个小的立方体,即基本单元,以一个 CT 值综合代表每个单元内的物质密度,这些小单元即称为体素(voxel)。同样,与体素相对应,一幅 CT 图像是由许多按矩阵排列的小单元组成,这些组成图像的基本单元被称为像素(pixel)(图 1-1-3)。像素实际上是体素在成像时的表现,像素越小,图像的分辨率越高。

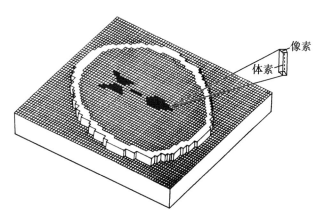

图 1-1-3　扫描层面体素及像素

**(二)矩阵**

矩阵(matrix)表示一个横成行、纵成列的数字阵列,将受检层面分割为若干小立方体,这些小立方体即为像素。当图像面积为一固定值时,像素尺寸越小,组成 CT 图像的矩阵越大,图像的清晰度就越高。目前多数 CT 图像的矩阵为 512×512。

**(三)空间分辨率**

空间分辨率(spatial resolution)又称高对比度分辨率,在保证一定的密度差前提下,显示待分辨组织几何形态的能力。CT 图像的空间分辨率不如 X 线图像高。

**(四)密度分辨率**

密度分辨率(density resolution)是指能分辨两种组织之间最小密度差异的能力。CT 的密度分辨率比普通 X 线高 10～20 倍。

**(五)CT 值**

体素的相对 X 线衰减度(即该体素组织对 X 线的吸收系数),表现为相应像素的 CT 值,单位为亨氏单位(Hounsfield unit,Hu)。规定以水的 CT 值为 0Hu,骨皮质最高,为 1000Hu,空气最低,为–1000Hu,人体中密度不同的各种组织的 CT 值则居于–1000～+1000Hu 的 2000 个分度之间(图 1-1-4)。

**(六)窗宽与窗位**

人体组织 CT 值范围有 2000 个分度,但人眼一般仅能分辨 16 个灰阶。

1. 窗宽(window width)　指图像上 16 个灰阶所包括的 CT 值范围,在此 CT 值范围内的组织均以不同的模拟灰度显示,CT 值高于此范围的组织均显示为白色,而 CT 值低于此范围的组织均显示为黑色。窗宽的大小直接影响图像的对比度,加大窗宽图像层次增多,组织对比减少,缩窄窗宽图像层次减少,对比增加。

2. 窗位(window level)　又称窗中心(window center),为窗的中心位置,一般应选择欲观察组织的 CT 值为中心。窗位的高低影响图像的亮度,提高窗位图像变黑,降低窗位则图像变白。

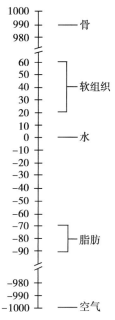

图 1-1-4　人体组织 CT 值(Hu)

总之,要获得较清晰且能满足诊断要求的 CT 图像,必须选用合适的窗宽、窗位。

### (七)伪影

伪影(artifact)是指在扫描或信息处理过程中,由于某一种或几种原因而出现的人体本身并不存在而图像中却显示出来的各种不同类型的影像,主要包括运动伪影、高密度(硬化)伪影和机器故障伪影等。伪影影响图像质量,扫描时如出现应查明原因、尽量避免,诊断时应注意与病变相鉴别。

### (八)部分容积效应

在同一扫描层面内含有两种以上不同密度的物质时,所测 CT 值是它们的平均值,不能如实反映其中任何一种物质的 CT 值,这种现象称为部分容积效应(partial volume effect)。在 CT 扫描中,凡小于层厚的病变,其 CT 值受层厚内其他组织的影响,所测出的 CT 值不能代表病变的真正 CT 值:如在高密度组织中较小的低密度病灶,其 CT 值偏高;反之,在低密度组织中的较小的高密度病灶,其 CT 值偏低。

## 三、CT 检查技术

CT 扫描过程中,患者要制动,对儿童或不合作的患者可用镇静剂甚至麻醉药物。胸、腹部 CT 检查扫描前应训练患者练习屏气,避免因呼吸运动产生伪影。腹盆部扫描患者需口服对比剂。

既往的采用薄层扫描(扫描层厚≤5mm)、重叠扫描(扫描时设置层距小于层厚,使相邻的扫描层面有部分重叠)、靶扫描(是指对感兴趣区进行局部放大扫描的方法)、高分辨力扫描(high resolution CT,HRCT)(采用薄层扫描、高空间分辨力算法重建及特殊的过滤处理)等显示小病灶及细微结构。与常规 CT 扫描不同,螺旋 CT(spiral CT)扫描时检查床沿纵轴方向匀速移动,同时 X 线球管连续旋转式曝光,采集的扫描数据分布在一个连续的螺旋形空间内。特别是近年来的多层螺旋 CT(multislice spiral CT,MSCT)在功能上进一步完善,具有很多优点:

1. 扫描速度快,大多数检查可在患者一次屏气时间内完成,可有效减少呼吸运动伪影,方便危重患者及婴幼儿患者的检查,并可一次注射对比剂后完成器官的多期扫描,有利于病灶的检出和定性。

2. 容积数据可避免小病灶的遗漏。

3. 可进行高质量的任意层面的多平面重建(multiple planar reconstruction,MPR)、最大强度投影(maximum intensity projection,MIP)、表面遮盖显示(shaded surface display,SSD)和容积显示(volume rendering,VR)、CT 血管造影(CT angiography,CTA)、CT 灌注成像和 CT 仿真内镜成像(CT virtual endoscopy,CTVE)等后处理,丰富并拓展了 CT 的应用范围,诊断准确性也有很大提高。

### (一)平扫

平扫(plain CT scan,non-contrast scan)又称为普通扫描或非增强扫描,是指不用对比剂增强或造影的扫描。扫描方位多采用横轴位,检查颅脑以及头面部病变有时可加用冠状位扫描。

### (二)增强扫描

增强扫描(contrast scan)指血管内注射对比剂后再行扫描的方法。目的是提高病变组织同正常组织的密度差,以显示平扫上未被显示或显示不清的病变,通过病变有无强化及强化类型,有助于病变的定性。根据注射对比剂后扫描方法的不同,可分为常规增强扫描、动态 CT 增强扫描(dynamic CT scan)、延迟增强扫描、双期或多期增强扫描等方式。动态增强扫描指注射对比剂后对某一选定层面或区域、在一定时间范围内进行连续多期扫描(常用三期扫描,即动脉期、静脉期和实质期),主要用于了解组织、器官或病变的血液供应状况。

### (三)CT 造影

CT 造影是指对某一器官或结构进行造影再行扫描的方法,它能更好地显示结构和发现病

Notes

变。分为 CT 血管造影和 CT 非血管造影两种。常用的如 CT 动脉性门静脉造影和 CT 椎管造影（CT myelography，CTM）等。CT 血管造影（CT angiography，CTA）采用静脉团注的方式注入含碘对比剂 80～100ml，当对比剂流经靶区血管时，利用多层螺旋 CT 进行快速连续扫描再经多平面及三维 CT 重建获得血管成像的一种方法，其最大优势是快速、无创，可多平面、多方位、多角度显示动脉系统、静脉系统，观察血管管腔、管壁及病变与血管的关系。该方法操作简便、易行，一定程度上可取代有创的血管造影，目前 CTA 的诊断效果已类似 DSA，可作为筛查动脉狭窄与闭塞、动脉瘤、血管畸形等血管病变的首选方法。CT 椎管造影指在椎管脊髓蛛网膜下腔内注射非离子型水溶性碘对比剂 5～10ml 后，让患者翻动体位，使对比剂混匀后，再行 CT 扫描，以显示椎管内病变。CT 关节造影指在关节内注入气体（如空气、$CO_2$）或不透 X 线的对比剂后，进行 CT 扫描，可更清晰观察关节的解剖结构，如关节骨端、关节软骨、关节内结构及关节囊等。

## 第四节　磁共振成像

### 一、基 本 原 理

磁共振成像（magnetic resonance imaging，MRI）检查技术是在物理学领域发现磁共振现象的基础上，于 20 世纪 70 年代继 CT 之后，借助电子计算机技术和图像重建数学的进展与成果而发展起来的一种新型医学影像检查技术。

MRI 是通过对静磁场中的人体施加某种特定频率的射频（radio frequency，RF）脉冲，使人体组织中的氢质子受到激励而发生磁共振现象，当终止射频脉冲后，质子在弛豫过程中感应出 MR 信号；经过对 MR 信号的接收、空间编码和图像重建等处理过程，即产生 MR 图像。人体内氢核丰富，而且用它进行磁共振成像的效果最好，因此目前 MRI 常规用氢核来成像。

### 二、基 本 概 念

#### （一）质子的纵向磁化

氢原子核只有一个质子，没有中子。质子带正电荷，并作自旋运动，因此产生磁场，每个质子均为一个小磁体，其磁场强度和方向用磁矩或磁矢量来描述（图 1-1-5）。在人体进入静磁场以前，体内质子的磁矩取向是任意和无规律的，因此磁矩相互抵消，质子总的净磁矢量为零（图 1-1-6）。如果进入一个强度均匀的静磁场（即外磁场），则质子的磁矩按外磁场的磁力线方向呈有序排列，其中平行于外磁场磁力线的质子处于低能级状态，数目略多，而反平行于外磁场磁力线的质子处于高能级状态，数目略少，相互抵消的结果产生一个与静磁场磁力线方向一致的净磁矢量，称为纵向磁化（图 1-1-7）。

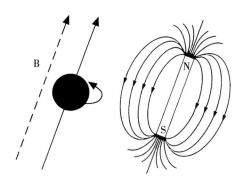

图 1-1-5　质子
质子带正电荷，并作自旋运动，因此产生磁场，质子可视为一个小磁体

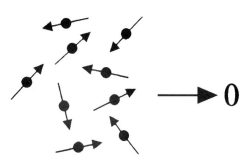

图 1-1-6　人体进入外磁场前，质子的排列状态
进入强外磁场前，质子排列杂乱无章，净磁矢量为零

Notes

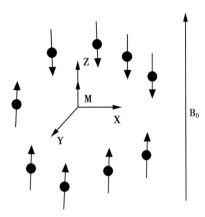

图 1-1-7　进入强外磁场后，
质子的排列状态

进入强外磁场后，质子仅在平行或反平行于外磁场磁力线两个方向上排列，前者比后者略多，产生一个平行于外磁场 $B_0$ 的净磁矢量 M

（二）进动

在静磁场中，有序排列的质子不是静止的，而是作快速的锥形旋转，称为进动（procession）。进动速度用进动频率表示，即每秒进动的次数。外磁场场强越强，进动频率越快。

（三）磁共振现象与横向磁化

当向静磁场中的人体发射与质子进动频率相同的射频脉冲时，质子才能吸收射频脉冲的能量，即受到激励，由低能级跃迁到高能级，从而使纵向磁化减少，与此同时，射频脉冲还使质子处于同步同速进动，即处于同相位，这样，质子在同一时间指向同一方向，其磁矢量也在该方向叠加起来，产生横向磁化。

（四）弛豫与弛豫时间

终止射频脉冲后，宏观磁化矢量并不立即停止转动，而是逐渐向平衡态恢复，此过程称为弛豫（relaxation），所用的时间称为弛豫时间。弛豫的过程即为释放能量和产生 MR 信号的过程。

1. 纵向弛豫与横向弛豫　中断射频脉冲后，质子释放能量，逐一从高能状态返回到低能状态，因此纵向磁化逐渐增大，直至缓慢恢复到原来的状态，此过程呈指数规律增长，称为纵向弛豫；与此同时，质子不再被强制处于同步状态（同相位），由于每个质子处于稍有差别的磁场中，开始按稍有不同的频率进动，指向同一方向的质子散开，导致横向磁化很快减少到零，此过程亦呈指数规律衰减，称为横向弛豫。

2. 纵向弛豫时间与横向弛豫时间　纵向磁化由零恢复到原来数值的 63% 时所需时间，称为纵向弛豫时间，简称 $T_1$（图 1-1-8）；横向磁化由最大衰减到原来值的 37% 时所需的时间，称为横向弛豫时间，简称 $T_2$（图 1-1-9）。

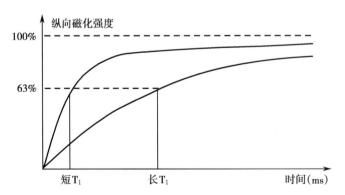

图 1-1-8　纵向弛豫时间
$T_1$ 是指 90°脉冲后，纵向磁化分量恢复到 63% 的时间，$T_1$ 愈短，信号愈强

3. $T_1$ 和 $T_2$ 反映物质特征，而不是绝对值。$T_1$ 的长短同组织成分、结构和磁环境有关，与外磁场场强也有关系；$T_2$ 的长短与外磁场和组织内磁场的均匀性有关。人体正常与病变组织的 $T_1$ 和 $T_2$ 值是相对恒定的，而且相互之间有一定的差别，这种组织间弛豫时间上的差别，是 MRI 的成像基础。

（五）脉冲序列与信号加权

MRI 是通过一定的脉冲序列实现的。

Notes

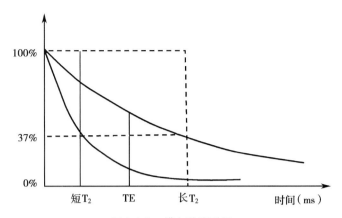

图 1-1-9 横向弛豫时间

$T_2$ 是指 90°脉冲后,横向磁化分量衰减到 37% 的时间,$T_2$ 愈短,信号愈弱

1. 脉冲序列 施加射频脉冲后,纵向磁化减少、消失,横向磁化出现。使纵向磁化倾斜 90° 的脉冲为 90°,而倾斜 180°的脉冲则为 180°脉冲。施加 90°脉冲后,等待一定时间,施加第二个 90°脉冲或 180°脉冲,这种连续施加脉冲即为脉冲序列。脉冲序列决定着将从组织获得何种信号。

2. 重复时间(repetition time,TR) 指在脉冲序列中,两次射频激励脉冲之间的间隔时间。 TR 的长短决定着能否显示出组织间 $T_1$ 的差别,使用短 TR 可获得 $T_1$ 信号对比,而长 TR 则不能。

3. 回波时间(echo time,TE) 指从射频激励脉冲开始至获得回波的时间。TE 决定 $T_2$ 信号加权,使用长 TE 可获得 $T_2$ 信号对比。

4. $T_1$ 加权像($T_1$ weighted image,$T_1$WI)、$T_2$ 加权像($T_2$ weighted image,$T_2$WI)和质子密度加权像(proton density weighted image,PDWI) 自旋回波脉冲序列是临床最常用的脉冲序列之一。在 SE 序列中,选用短 TR(通常小于 500ms)、短 TE(通常小于 30ms)所获图像的影像对比主要由 $T_1$ 信号对比决定,此种图像称为 $T_1$WI;选用长 TR(通常大于 1500ms)、长 TE(通常大于 80ms)所获图像的影像对比主要由 $T_2$ 信号对比决定,此种图像称为 $T_2$WI;选用长 TR、短 TE 所获图像的影像对比,既不由 $T_1$ 也不由 $T_2$ 信号对比决定,而主要由组织间质子密度差别所决定,此种图像称为质子密度加权像。

## 三、MRI 图像特点

### (一) 多参数成像

MRI 是多参数成像,其成像参数主要包括 $T_1$、$T_2$ 和质子密度等,可分别获得同一解剖部位或层面的 $T_1$WI、$T_2$WI 和 PDWI 等多种图像;而包括 CT 在内的 X 线成像,只有密度一个参数,仅能获得密度对比一种图像。在 MRI 中,$T_1$WI 上的影像对比主要反映的是组织间 $T_1$ 的差别;$T_2$WI 上的影像对比主要反映的是组织间 $T_2$ 的差别;而 PDWI 上的影像对比主要反映的是组织间质子密度的差别(表 1-1-1)。

表 1-1-1 几种正常组织在 $T_1$WI 和 $T_2$WI 上的信号强度和影像灰度

| | 脑白质 | 脑灰质 | 肌肉 | 脑脊液和水 | 脂肪 | 骨皮质 | 骨髓质 | 脑膜 |
|---|---|---|---|---|---|---|---|---|
| $T_1$WI | 较高<br>白灰 | 中等<br>灰 | 中等<br>灰 | 低<br>黑 | 高<br>白 | 低<br>黑 | 高<br>白 | 低<br>黑 |
| $T_2$WI | 中等<br>灰 | 较高<br>白灰 | 中等<br>灰 | 高<br>白 | 较高<br>白灰 | 低<br>黑 | 中等<br>灰 | 低<br>黑 |

Notes

### （二）多方位成像

MRI 可获得人体横轴位、冠状位、矢状位及任意倾斜层面的图像,有利于解剖结构和病变的三维显示和定位。

### （三）流动效应

体内流动的液体中的质子与周围处于静止状态的质子相比,在 MR 图像上表现出不同的信号特征,称为流动效应。血管内快速流动的血液,在 MR 成像过程中虽然受到射频脉冲激励,但在终止射频脉冲后采集 MR 信号时已经流出成像层面,因此接收不到该部分血液的信号,呈现为无信号黑影,这一现象称为流空现象(flow void phenomenon)。血液的流空现象使血管腔不使用对比剂即可显影,是 MRI 成像中的一个特点。

流动血液的信号还与流动方向、流动速度、以及层流和湍流有关。在某些状态下,流动液体还可表现为明显的高信号。

### （四）质子弛豫增强效应与对比增强

一些顺磁性和超顺磁性物质使局部产生磁场,可缩短周围质子弛豫时间,此效应称为质子弛豫增强效应(proton relaxation enhancement effect),这一效应是 MRI 行对比剂增强检查的基础。

## 四、MRI 检查技术

#### （一）脉冲序列

MR 成像中常用的脉冲序列有自旋回波(spin echo,SE)序列、梯度回波(gradient echo,GRE)序列、反转恢复(inversion recovery,IR)序列等,每种序列中又包括多种类型,临床上应根据不同检查部位和目的选择应用。

1. SE 序列  常规 SE 脉冲序列是临床上最常用的成像序列。该序列先发射一次 90°射频激励脉冲,继而施加一次 180°复相位脉冲使质子相位重聚,产生自旋回波信号。通过调节 TR 和 TE 的长短可分别获得反映组织 $T_1$、$T_2$ 及质子密度特性的 MR 图像。其中 $T_1$WI 具有较高的信噪比,适于显示解剖结构,也是增强检查的常规序列;$T_2$WI 则更易于显示水肿和液体,而病变组织常含有较多水分,在 $T_2$WI 上显示为高信号,因而更易于显示病变;PDWI 常可较好地显示出血管结构。

常规 SE 脉冲序列的主要优点是图像质量高,用途广,缺点是扫描时间相对较长。因此,在常规 SE 序列的基础上,开发了快速自旋回波(FSE)序列,使扫描时间显著缩短。

2. GRE 脉冲序列  GRE 序列是常用的快速成像脉冲序列,具有多种类型,其中常规 GRE 脉冲序列最为成熟,临床应用也最多。该序列由一次小于 90°的小角度(或稍大于 90°,但不使用90°)激励脉冲和读出梯度的反转构成。读出梯度的反转用于克服梯度场带来的去相位,使质子相位重聚产生回波,由于是梯度复相位产生回波,故称 GRE。

GRE 序列的主要优点是扫描速度快、成像时间短,而空间分辨力及信噪比均较高。主要用于屏气下腹部单层面快速扫描、动态增强扫描、血管成像、关节病变等检查。快速 GRE 成像序列进一步提高了扫描速度,能够在一次屏气下完成十几个层面的扫描成像。

3. IR 脉冲序列  IR 脉冲序列首先使用一次 180°反转脉冲使全部质子的净磁矢量反转180°,达到完全饱和;继而当质子的纵向磁化恢复一定时间后,施加一次 90°脉冲使已恢复的纵向磁化翻转为横向磁化,以后再施加一次 180°复相位脉冲,取得 SE。由于取得 SE,故也可称为反转恢复自旋回波(IRSE)。

IR 脉冲序列主要用于获取重 $T_1$WI,以显示解剖,通过选择适当的反转时间(time of inversion,TI)可得到不同质子纵向磁化的显著差异,获得比 SE 脉冲序列更显著的 $T_1$ 加权效果。IR 脉冲序列还可用于增强检查,使顺磁性对比剂的短 $T_1$ 增强效果更明显。IR 脉冲序列的主要优点是 $T_1$ 对比效果好、信噪比高,缺点是扫描时间长。

Notes

（1）STIR脉冲序列：是IR脉冲序列的一个类型，特征是选择特殊的TI值，恰好使脂肪质子的纵向磁化恢复到0点时施加90°脉冲，因此在90°脉冲后脂肪质子无横向磁化而无信号产生。主要用途是在$T_1WI$中抑制脂肪的短$T_1$高信号，即脂肪抑制。

（2）液体衰减反转恢复脉冲序列（fluid attenuated inversion recovery，FLAIR）：是IR序列的另一个类型，其特征是选择特殊的TI值，使脑脊液信号被抑制，主要用于$T_2WI$和PDWI中抑制脑脊液的高信号，使与脑脊液相邻的长$T_2$病变显示得更清楚，在中枢神经系统检查中应用价值较大。

4. 回波平面成像（echo planar imaging，EPI）　EPI是目前成像速度最快的技术，可在30ms内采集一幅完整的图像，使每秒钟获取的图像达到20幅。EPI技术可与所有常规成像序列进行组合。

EPI最大的优点是扫描时间极短而图像质量相当高，可最大限度地去除运动伪影，除适用于心脏成像、腹部成像、流动成像外，还可进行灌注和弥散成像等功能成像，此外，还可用于实时MRI和介入MRI。

（二）脂肪抑制

短$T_1$高信号可来源于脂肪、亚急性期血肿、富含蛋白质的液体及其他顺磁性物质，采用如STIR等特殊的脉冲序列可将图像上由脂肪成分形成的高信号抑制下去，使其信号强度降低，即脂肪抑制（fat suppression），而非脂肪成分的高信号不被抑制，保持不变，从而可鉴别出是否为脂肪组织。

（三）MR血管成像

MR血管成像（magnetic resonance angiography，MRA）是使血管成像的MRI技术，一般无需注射对比剂即可使血管显影，安全无创，可多角度观察，但目前MRA对显示小血管和小病变仍不够满意，还不能完全代替DSA。常用的MRA技术有时间飞跃（time of flight，TOF）法和相位对比（phase contrast，PC）法，近年来，为提高MRA的准确性，又推出了对比剂增强的MRA。

（四）MR水成像

采用长TR、很长TE的重$T_2$加权快速自旋回波序列加脂肪抑制技术，从而使体内静态或缓慢流动的液体呈现高信号，而实质性器官和快速流动的液体如动脉血呈低信号的技术。通过最大强度投影（maximum intensity projection，MIP）重建，可得到类似对含水器官进行直接造影的图像。

目前常用的MR水成像技术主要包括：MR胆胰管成像（MR cholangiopancreatography，MRCP）、MR尿路造影（MR urography，MRU）、MR脊髓造影（MR myelography，MRM）等。MR水成像具有无需对比剂、安全无创、适应证广、成功率高、可多方位观察等优点。

（五）磁共振功能成像

磁共振功能成像（functional magnetic resonance imaging，fMRI）是在病变尚未出现形态变化之前，利用功能变化来形成图像，以进行疾病早期诊断或研究某一脑部结构的功能。主要包括弥散成像、灌注成像和皮质激发功能定位成像等。

## 五、MRI的优点和限度

（一）优点

1. 无X线电离辐射，对人体安全无创。

2. 图像对脑和软组织分辨率极佳，解剖结构和病变形态显示清楚。

3. 多方位成像，便于显示体内解剖结构和病变的空间位置和相互关系。

4. 多参数成像。

5. 除可显示形态变化外，还能进行功能成像和生化代谢分析。

Notes

（二）限度

1. 对戴有心脏起搏器或体内有铁磁性物质的患者不能进行检查。

2. 需监护设备的危重患者不能进行检查。

3. 对钙化的显示远不如 CT，难以对以病理性钙化为特征的病变作诊断。

4. 常规扫描时间较长，对胸腹检查受限。

5. 对质子密度低的结构如肺和皮质骨显示不佳。

6. 设备昂贵，尚未普及。

# 第五节　影像诊断用对比剂

## 一、X 线对比剂

（一）X 线对比剂增强的机制和引入方式

人工将能吸收 X 线的物质导入体内，改变病灶与正常组织和器官的对比，以显示其形态和功能的检查方法，称为造影检查。所采用的提高对比度的物质称为对比剂。对比剂的引入方式分为直接引入法和间接引入法两种。

（二）X 线对比剂的种类及特点

对比剂根据其对 X 线的吸收程度不同分为两种：

1. 阴性对比剂　这类对比剂密度低、吸收 X 线少，X 线照片上显示为密度低或黑色的影像。常用的有空气、氧气、二氧化碳等，其中以空气应用最方便、最多、费用最低。

2. 阳性对比剂　这类对比剂密度高、吸收 X 线多，X 线照片上显示为密度高或白色的影像。常用的对比剂有硫酸钡和碘化合物。

（1）硫酸钡（barium sulfate）：是纯净的硫酸钡粉末，白色无臭，性质稳定，不溶于水或酸碱性水溶液，在消化道内不被吸收，无毒副作用，服用安全。主要用于食管、胃、肠、膀胱、窦道及瘘管检查，用法是根据需要将其制成不同浓度的混悬剂，采用不同方法导入体内。

（2）碘化合物（iodide）：分为两大类

1）碘化油（lipiodol）：是无机碘制剂，为植物油与碘的结合剂。主要用于瘘管、子宫输卵管和淋巴管造影检查，用法为直接注入检查部位。在介入治疗中，也用于制备碘油化疗药物乳剂行血管内化疗栓塞以治疗肿瘤。

2）水溶性有机碘化合物（water soluble organic iodide）：此类对比剂种类多、用途广、进展快、产品更新快，其毒性和不良反应不断降低。按是否在体内离解，可分为离子型和非离子型两类；按其化学结构，又可分为单体和双聚体两类；按其渗透压高低，又分为低渗型、等渗型和高渗型。

水溶性碘对比剂主要经血管注入用于全身各部位、各脏器和血管的 X 线造影及 CT 增强扫描；经椎管注入用于脊髓造影；经口服或静脉注入胆系对比剂用于胆系造影 CT。也可在不适于用钡剂的情况下用于消化道或瘘管造影。

（三）碘对比剂的不良反应及处理

临床上使用碘对比剂的主要问题是副反应和肾毒性。

1. 副反应分为两类

（1）特异质反应：为患者个体对碘的过敏反应，一般与剂量无关，难以预测和防止。

（2）物理和化学反应：主要与对比剂的渗透压和电荷有关，与剂量相关，可以预测或防止，较特异质反应更常见。

2. 非离子型对比剂与离子型对比剂相比，具有低粘、低渗透压、不带电荷等优点，因此毒性较小，副反应少见且程度较轻。对高危人群（有肝、肾功能损害、心脏病、糖尿病、多发性骨髓瘤、

Notes

甲状腺功能亢进、恶病质、过敏体质或有过敏史的患者、婴幼儿及高龄患者)或进行高危造影检查(如心脑血管造影、脊髓造影等)时应使用非离子型对比剂。

3. 应根据碘对比剂副反应的程度,进行相应处理(表1-1-2)。

表1-1-2 碘对比剂副反应的程度及处理原则

| 程度 | 主要临床表现 | 处理 |
| --- | --- | --- |
| 一般 | 潮红、头痛、恶心、呕吐、荨麻疹等 | 一般不需处理,可自行恢复 |
| 轻度 | 喷嚏、流泪、结膜充血、面部水肿 | 卧床休息、吸氧、观察生命体征、肌注或静注地塞米松或异丙嗪,一般无生命危险 |
| 中度 | 反复重度呕吐、眩晕、轻度喉头水肿、轻度支气管痉挛、轻度和暂时性血压下降 | 卧床休息、吸氧、密切观察生命体征,及时对症处理 |
| 重度 | 呼吸困难、意识不清、休克、惊厥、心律失常、心搏骤停 | 有生命危险,应立即采取气管切开、心肺复苏等急救措施 |

4. 对比剂不良反应的预防

(1) 尽量选用非离子型对比剂。

(2) 使用前了解用药史、过敏史及肝、肾功能,筛选高危人群。

(3) 常规做碘过敏试验,对焦虑、紧张患者作适当的解释。

(4) 预防性给予肾上腺皮质激素、抗组胺药和镇静剂。

(5) 准备好完善的急救药品和设备。

(6) 造影中及造影后均要密切观察患者,一旦发生不良反应,应立即停止注药,并采取相应处理措施。

## 二、MR 对比剂

为了提高 MRI 显示病变的特异性和诊断的准确性,开发了 MR 对比剂。

### (一)MR 对比剂的增强机制

MR 对比剂本身不显示 MR 信号,只对邻近质子产生影响和效应。MR 对比剂与质子相互作用影响 $T_1$ 和 $T_2$ 弛豫时间,由此造成 MR 信号强度的改变;一般是使 $T_1$ 和 $T_2$ 时间都缩短,但程度不同,以其中一种为主。

### (二)MR 对比剂的种类及特点

根据对比剂在体内分布、磁特性、对组织 $T_1$ 或 $T_2$ 弛豫时间的主要影响和所产生 MR 信号强度的差异分类,目前有两种分类:

1. **生物分布性** 分为细胞内、外对比剂两类。

(1) 细胞外对比剂:目前临床广泛应用的钆制剂属此类,代表药物为钆喷酸葡胺(gadopentetate)。它在体内非特异性分布于细胞外间隙或间质间隙(extracellular or interstitial space),可在血管内与细胞外间隙自由通过,因此成像时需掌握好时机,方可获得良好的组织强化对比。

(2) 细胞内对比剂:以体内某一组织或器官的一些细胞作为靶向来分布,如单核-吞噬细胞系统(mononuclear phagocytic system)对比剂和肝细胞对比剂。此类对比剂注入静脉后,立即从血中廓清并与相关组织结合,其优点是使摄取对比剂的组织和不摄取的组织之间产生对比。

2. **磁特性** 分为顺磁性(paramagnetic)、超顺磁性和铁磁性三类。

(1) 顺磁性对比剂:由钆、锰等顺磁性金属元素组成,对比剂浓度低时,主要使 $T_1$ 缩短并使信号增强;浓度高时,则组织 $T_2$ 缩短超过 $T_1$ 效应,使 MR 信号降低。临床上常用其 $T_1$ 效应作为 $T_1WI$ 中的阳性对比剂,如钆喷酸葡胺。

(2) 铁磁性和超顺磁性对比剂:由氧化铁组成,二者均可使 $T_2$ 弛豫时间缩短,一般用于

$T_2WI$ 序列。代表药物为超顺磁性氧化铁(superparamagnetic iron oxide,SPIO)。

（三）MR 对比剂的临床应用

1. 钆螯合物  最常用者为钆喷酸葡胺,最初主要用于中枢神经系统检查,目前也广泛用于腹部、乳腺、肌骨系统病变增强检查以及血管成像,可显示病变的血供情况、勾画肿瘤的轮廓、区别病变组织与正常组织、发现平扫不能显示的微小病变以及进行灌注成像等功能研究。常规剂量为 0.1mmol/kg 体重,对多发性硬化和颅内转移瘤,为显示更多的微小病变,剂量可增加至 0.2～0.3mmol/kg。采用静脉内快速团注,$T_1WI$ 序列,结合脂肪抑制或磁化传递技术可增强对比效果。

2. 超顺磁性氧化铁  为颗粒物质,主要作为肝的靶向对比剂用于肝恶性肿瘤诊断。静脉注射后被肝的库普弗细胞吞噬,$T_2WI$ 上正常肝实质信号明显减低,而肝恶性肿瘤缺乏库普弗细胞,因此信号强度无明显变化,与正常肝实质对比明显。常用剂量为 0.015mmol/kg 体重,需用 100ml 5% 的葡萄糖溶液稀释,在 30 分钟或以上缓慢静脉滴入,延迟 30～60 分钟进行 MR 扫描。

# 第六节  分子影像学

分子影像学是在医学影像学和分子生物学、化学、物理学、材料学、生物工程学等多学科发展的基础上,相互结合而形成的一门新兴学科。1999 年美国哈佛大学 Weissleder 教授最早提出了分子影像学(molecular imaging,MI)的概念:活体状态下,在细胞和分子水平上应用影像学方法对生物过程进行定性和定量研究的一门学科。它主要是利用体内某些特定的分子作为成像对比度源或成像的靶点,用医学影像技术对人体内部生理或病理过程在分子水平上进行无创的、实时的成像。这些过程包括:基因表达、蛋白质之间相互作用、信号传导、细胞代谢以及细胞示踪等。应用的技术包括:放射性示踪剂成像/核医学(PET-CT/SPECT)、磁共振成像(MRI)及波谱成像(MRS)、光学成像(荧光/生物发光)、超声成像(US)及多模式融合成像。

X 线、CT、MR、超声等影像检查主要显示的是分子改变的终末效应,即疾病在解剖形态学上的改变;而分子影像学通过发展新的工具、试剂及方法,探查疾病过程中细胞和分子水平的异常,在疾病尚未出现解剖改变之前就检出异常,为探索疾病的发生、发展和转归,新药的开发及疗效评价提供了新的途径和方法,从而起到连接基础医学与临床医学之间的桥梁作用。

与生命科学领域内的其他学科相比,分子影像学的独特优势在于:①可将复杂的生物学过程(如基因表达、生物信号传递等)变成直观的图像,从而使我们能够更好地在分子水平理解疾病的机制及其特征;②能够发现疾病(如肿瘤)早期的分子变异及病理改变过程;③可在活体上早期、连续性地观察药物治疗及基因治疗的机制和效果;④实时地监视多个分子事件;⑤评估疾病分子病理水平上的进程。

分子影像在影像设备、造影剂的合成方面都取得了重大的进步。采用放射性核素、超顺磁性金属纳米粒子、荧光物质/生物发光物质、超声微泡标记合成的探针对疾病的研究已经深入到心血管、神经、肿瘤等各个领域。转基因动物模型、具有高度特异性的新型成像药物和探针的使用、小动物临床前成像设备的成功开发,以及基因组学、蛋白质组学、代谢组学到虚拟技术蛋白质芯片技术等高通量技术的发展,实现了对人体活检标本的检测,从而可以揭示越来越多的疾病相关的成像靶点,达到对疾病特异性的成像。

分子影像技术是医学影像学近年来最大的进步,也代表了今后医学影像学发展的方向,它对现代和未来医学模式将会产生革命性的影响。

Notes

## 第七节 超声成像

### 一、基本原理

超声检查(ultrasound examination)是根据声像图特征对疾病作出诊断。超声波为一种机械波,具有反射、散射、衰减及多普勒效应等物理特性,通过各种类型的超声诊断仪,将超声发射到人体内,在传播过程中遇到不同组织或器官的分界面时,将发生反射或散射形成回声,这些携带信息的回声信号经过接收、放大和处理后,以不同形式将图像显示于荧光屏上,即为声像图(ultrasonogram 或 echogram),观察分析声像图并结合临床表现可对疾病作出诊断。

### 二、相 关 概 念

(一)超声波

超声是指频率超过人耳听觉范围,即大于 20 000Hz 的声波。能传播声波的物质叫介质。临床上常用的超声频率在 2 ~ 10MHz 之间。

(二)反射与折射

声波在人体组织内按一定方向传播的过程中遇到不同声阻抗的分界面,即产生反射与折射,可利用超声波的这一特性来显示不同组织界面、轮廓,分辨其相对密度。

(三)分辨力与穿透力

超声波具有纵向和横向分辨力,纵向分辨力与超声频率有关,频率越高,纵向分辨力越高;横向分辨力与声束的宽窄有关,声束变窄,可提高横向分辨力。

(四)声能的吸收与衰减

超声波在介质传播过程中其声能逐渐减少,称为衰减。在人体组织中衰减的一般规律是:骨组织>肝组织>脂肪>血液>纯液体。其衰减对特定介质来说是常数,超声通过液体几乎无衰减,而致密的骨化、钙化和结石,衰减值特别大,其后方减弱以致消失,出现声影。

(五)超声波的人体生物效应

超声波在人体组织中被吸收后转化为热能,使局部升温,并向周围组织传导。另外,超声波对人体组织还有空化作用和机械作用。超剂量声波照射会对人体组织产生一定的损伤,临床应用中应注意超声波照射的剂量和时间,根据不同个体和检查器官限制在安全范围内。也可有目的地利用超声波的人体生物效应达到某种治疗目的,如高能聚焦超声治疗肿瘤。

(六)多普勒效应

多普勒效应(Doppler effect)是指发射声源与接收器之间存在相对运动时,接收器收到的频率因运动而发生变化的物理现象。发射频率与接收频率之间的差值称为频移,与运动速度成正比。根据这一原理,多普勒技术可用于测量血流速度、血流方向及血流的性质(层流或湍流)。多普勒超声即根据这一效应研制,分为频谱多普勒和彩色多普勒成像两大类。

### 三、图 像 特 点

(一)回声强度

通常把人体组织反射回声强度分为四级,即高回声、等回声、低回声、无回声。对后方伴有声影的高回声,也称为强回声。

1. 强回声　如骨骼、钙化、结石和含气的肺,超声图像上形成非常明亮的点状或团块状回声,后方伴声影。但小结石、小钙化点可无声影。

2. 高回声　如血管壁、脏器包膜、瓣、肌腱、组织纤维化等,高回声与强回声的差别是不伴后

Notes

方声影。

3. **中等回声**  如肝、脾、胰实质等,表现为中等强度的点状或团块状回声。

4. **低回声**  又称弱回声,为暗淡的点状或团块状回声,典型低回声为脂肪组织。

5. **无回声**  病灶或正常组织内不产生回声的区域,典型者为尿液、胆汁、囊肿液和胸腹腔漏出液。

6. **暗区**  超声图像上无回声或仅有低回声的区域,称为暗区,又可分为实性暗区和液性暗区。

7. **声影**(acoustic shadow)  由于障碍物的反射或折射,声波不能到达的区域,即强回声后方的无回声区,称为声影,见于结石、钙化及致密软组织回声之后。

（二）超声图像的分析与诊断

观察分析声像图时,应注意以下内容:

1. **定位**  超声检查中为明确脏器或病变的方位,通常以体表解剖标志或体内重要脏器为标志标明方位,定位观察还应包括病变位于某脏器或脏器的某一部位。

2. **大小**  脏器及病变组织的大小测量,通常测三维径线的最大值即前后径、上下径及左右径,亦可测面积和周径。

3. **外形**  脏器的形态轮廓是否正常、有无肿大或缩小;如是占位性病变,其外形是圆形、椭圆形、分叶形或不规则形。

4. **边缘轮廓**  脏器或肿块有无边界回声、是否光滑完整、有无模糊中断以及边缘回声强度如何,对病变性质的鉴别以及了解肿瘤的生物学活性等均有一定意义。

5. **内部结构特征**  应注意观察内部回声的强度大小、分布是否均匀、回声形态如何以及结构是否清晰。

6. **后壁及后方回声**  根据不同的后壁及后方回声,可对病变性质作进一步鉴别。

7. **周围回声及毗邻关系**  根据局部解剖判断病变与周围结构的关系,有无压迫移位、粘连或浸润,周围结构内有无异常回声,有无局部淋巴结肿大和继发性管道扩张。

8. **位置及活动度**  脏器位置是否偏移,固有的活动规律是否存在。病变的确切位置,是否随体位变动或呼吸运动而移动。

9. **量化分析**  包括对脏器或病变进行径线、面积、体积等测量,以及应用多普勒超声观察病变或脏器内部的血流分布、走行及形态,对有关血流动力学参数进行测量。

# 四、主要应用

（一）超声解剖学和病变的形态学研究

超声检查可获得各脏器的断面声像图,显示器官或病变的形态及组织学改变,对病变作出定位、定量及定性诊断。

（二）功能性检查

通过检测某些脏器、组织的生理功能的声像图变化或超声多普勒图上的变化作出功能性诊断,如用超声心动图和多普勒超声检测心脏的收缩及舒张功能;用实时超声观察胆囊的收缩和胃的排空功能。多普勒超声技术的发展使超声从形态学检查上升至“形态-血流动力学”联合检查,使检查水平进一步提高。

（三）器官声学造影的研究

声学造影即将某种物质引入“靶”器官或病灶内,以提高图像信息量的方法。此技术在心脏疾病的诊断方面已经取得良好效果,能够观察心腔分流、室壁运动和心肌灌注情况,测定心肌缺血区或心梗范围及冠状动脉血流储备。目前此技术已推广至腹部及小器官的检查。

（四）介入性超声的应用

介入性超声(interventional ultrasound)包括内镜超声、术中超声和超声引导下进行经皮穿刺、引流等介入治疗。高能聚焦超声还可用来治疗肿瘤等病变。

## 五、优点和限度

### （一）优点

1. 无放射性损伤,属无创性检查技术。
2. 能取得多种方位的断面图像,并能根据声像图特点对病灶进行定位和测量。
3. 实时动态显示,可观察器官的功能状态和血流动力学情况。
4. 能及时得到检查结果,并可反复多次重复观察。
5. 设备轻便、易操作,对危重患者可行床边检查。

### （二）限度

1. 超声对骨骼、肺和胃肠道的显示较差,影响成像效果和检查范围。
2. 声像图表现的是器官和组织的声阻抗差改变,缺乏特异性,对病变的定性诊断需要综合分析并与其他影像学表现和临床资料相结合。
3. 声像图显示的是某局部断面,对脏器和病灶整体的空间位置和构型很难在一幅图上清晰显示。三维超声技术可部分解决此问题。
4. 病变过小或声阻抗差不大,不引起反射,则难以在声像图上显示。
5. 超声检查结果的准确性与超声设备的性能以及检查人员的操作技术和经验有很大关系,为操作人员依赖性(operator-dependent)技术。

## 学生自测题

1. X 线成像基本原理?
2. 什么是窗宽和窗位?
3. 密度分辨率和空间分辨率的定义。
4. T1 和 T2 分别代表了什么?
5. MRS 的优势是什么?
6. MR 对比剂的增强机制。
7. 临床上常用的超声频率范围是什么?

## 与本章节内容相关的中英文参考书

1. 郭启勇. 实用放射学. 第 3 版. 北京:人民卫生出版社,2007
2. 唐光健、李松年. 现代全身 CT 诊断学. 北京:中国医药科技出版社,2007
3. 隋邦森,吴恩惠,陈雁冰. 磁共振诊断学. 北京:人民卫生出版社,1994
4. 张云亭,袁聿德. 医学影像检查技术学. 北京:人民卫生出版社,2000
5. Putnam CE,Ravin CE. Textbook of Diagnostic Imaging. Philadelphia:WB Saunders,1994
6. 申宝忠. 分子影像学. 北京:人民卫生出版社,2007
7. Semmler W,Schwaiger M. Molecular Imaging. Berlin Heidelberg:Springer-Verlag,2008
8. textbook of diagnostic ultrasonograph(fifth edition)Sandra L. Hagen-Ansert Health science Asia Elsevier science. 影印版,北京:人民卫生出版社,2002

# 第二章 核 医 学

Nuclear medicine
   Elements
   Technique & application
   Imaging analysis
   Imaging characteristic

PET
   Elements
   Virtue
   Medicament
   Application

## 第一节　放射性核素显像

放射性核素显像(nuclear imaging)技术是临床核医学中的主要内容,包括心、脑、肺、肝、脾、甲状腺、肾上腺、甲状旁腺、胰、骨、睾丸和肿瘤显像等。主要有单光子发射计算机断层成像(single photon emission computed tomography,SPECT)和正电子发射断层显像术(positron emission tomography,PET),可局部和全身显像。核医学影像与 X 线、CT、MRI 和超声检查等同属影像医学技术,在临床诊断和研究中具有重要作用。

### 一、基 本 原 理

放射性药物引入体内后,与脏器或组织相互作用,参与体内的代谢过程,被脏器或组织吸收、分布、浓聚和排泄。放射性核素在自发衰变过程中能够发射出射线,如 γ 射线,射线能够被 γ 照相机等显像仪器定量检测到并形成图像,从而获得核素或核素标记物在脏器和组织中的分布代谢规律,达到诊断疾病的目的。

脏器或组织摄取显像剂的机制很多,主要包括:合成代谢,如[131]I 甲状腺显像等;细胞吞噬,如肝胶体显像或淋巴显像;循环通道,如心血管动态显像、脑脊液显像等;选择性浓聚,如亲肿瘤显像或放射免疫显像;选择性排泄,如肾动态显像等;通透弥散,如肺通气/灌注(V/Q)显像;细胞拦截,如热变形红细胞脾显像;化学吸附,如骨骼显像;特异性结合,如放射免疫显像、受体显像等。

### 二、显 像 技 术

#### (一)静态显像

当显像剂在脏器组织或病变内达到分布平衡时所进行的显像称为静态显像(static imaging)。多用来观察脏器和病变的位置、形态、大小和放射性分布,也可根据一定的生理数学模型,计算出一些定量参数,定量研究脏器的局部功能和局部代谢。

#### (二)动态显像

显像剂引入人体后以一定速度连续或间断地多幅成像,用以显示显像剂随血流流经或灌注脏器、或被器官不断摄取与排泄、或在器官内反复充盈和射出等过程所造成的脏器内放射性在数量或位置上随时间而发生的变化,称为动态显像(dynamic imaging)。

（三）局部显像

局部显像（regional imaging）指显影范围仅限于身体某一部位或某一脏器的显像，是最常用的显像方式。

（四）全身显像

显像装置沿体表从头到脚匀速移动，依序采集全身各部位的放射性并显示成为一帧影像称为全身显像（whole body imaging）。常用于全身骨骼显像、全身骨髓显像、探寻肿瘤或炎症病灶，有重要的临床价值。

（五）平面显像

将放射性显像装置的放射性探头置于体表的一定位置，显示某脏器的影像称为平面显像（planar imaging）。由于平面影像为放射性的叠加，因此可掩盖脏器内部局部放射性分布的微小差异，对较小的或较深在的病变不易发现，可用多体位显像来克服这种不足。

（六）断层显像

断层显像（section imaging 或 tomography）是用特殊的放射性核素显像装置在体表自动连续或间断地采集众多体位的平面影像数据，再通过计算机重建成为各种断层影像。断层影像在一定程度上避免了放射性的重叠，能够比较准确地显示脏器内放射性分布的真实情况，有助于检出较小的病变和进行较为精确的定量分析。

（七）阳性显像

阳性显像（positive imaging）又称"热区"显像（hot spot imaging），指在静态显像上以放射性增高为异常的显像，如急性心肌梗死灶显像、肝血池显像、骨骼显像、放射免疫显像等。这种显像较易发现异常病灶。

（八）阴性显像

阴性显像（negative imaging）又称"冷区"显像（cold spot imaging），指在静态显像上以放射性减低为异常的显像，如心肌灌注显像、肝显像、肾显像等。

## 三、图 像 分 析

（一）静态图像分析

1. 位置　注意被检器官与解剖标志和邻近器官之间的关系，有无移位。

2. 形态大小　受检器官的外形和大小是否正常、轮廓是否清晰完整、边界是否清楚。

3. 放射性分布　以受检器官的正常组织放射性分布为基准，比较判断病变组织的放射性分布是否增高或减低、正常或缺如。

（二）动态显像分析

1. 显像顺序　是否符合正常的血流方向和功能状态。

2. 时相变化　主要用于判断受检器官的功能状态，影像的出现或消失时间超出正常规律时，则提示被检器官或系统的功能异常。

（三）断层显像分析

应正确掌握不同脏器和组织的断层方位以及各层面的正常所见，对各断层面的影像分别进行形态、大小和放射性分布及浓聚程度的分析。

## 四、显 像 特 点

（一）反映脏器代谢和功能状态

放射性核素显像是以脏器内、外放射性差别以及脏器内部局部放射性差别为基础的，而脏器和病变内放射性的高低直接与显像剂的聚集量有关，聚集量的多少又取决于血流量、细胞功能、细胞数量、代谢率和排泄引流等因素。因此,放射性显像不仅能够显示脏器和病变的位置、形态和大小,更重要的是同时提供有关血流、功能、代谢和受体等方面的信息。

血流、功能和代谢异常常常是疾病的早期变化,可以出现在形态结构发生改变以前,故放射性核素显像常有助于疾病的早期诊断,并广泛用于脏器代谢和功能状态以及疾病在分子水平的本质研究。

#### (二)动态显像

放射性核素显像具有多种动态显像方式,使脏器和病变的血流和功能情况得以动态而定量地显示,与静态显像相配合能对疾病的诊断更加准确。

#### (三)较高的特异性

一些放射性核素显像因脏器或病变能够特异性地聚集某种显像剂而显影,因此影像具有较高的特异性,可特异地显示诸如各种神经受体、不同组织类型的肿瘤及其转移灶、炎症、异位的正常组织(如甲状腺、胃黏膜等)和移植的组织器官等影像。而这些组织单靠形态学检查常常难以确定,甚至不可能显示。

#### (四)空间分辨率较差

与主要显示形态结构变化的 X 线、CT、MRI 和超声检查相比,能够显示功能代谢信息和具有较高的特异性是放射性核素显像的突出优点。但是,放射性核素显像的空间分辨率较差、影像不够清晰,影响对细微结构的显示和病变的精确定位。目前,已开发出 PET-CT 等设备和图像融合等技术,能够同时显示解剖结构和功能代谢信息,对疾病的诊断更加全面准确。

## 第二节    正电子发射断层显像术

正电子发射断层显像术(positron emission tomography,PET)属于核医学显像技术,是一种利用向生物体内部注入正电子同位素标记的化合物而在体外测量它们的空间分布和时间特性的三维成像无损检测技术,它是目前生物和医学研究以及临床诊断的核医学成像的最新发展。

### 一、基本原理

PET 技术的基础是正负电子"湮没"所发出的成对光子的符合检测。从 $^{11}$C、$^{13}$N、$^{15}$O、$^{18}$F 等核素中发射出来的带正荷的电子,很快与周围广泛分布的带负电荷的电子碰撞,发生"湮没",并将能量转化为两个方向相反的 511keV 的光子。两个光子被 PET 仪相对的两个探头同时检测到,称为"符合事件",表明两个探头连线上存在着被正电子核素标记的药物。"符合事件"的多少由药物在局部的密集程度决定。这样,PET 就能够对体内放射性标记药物的分布进行准确的定位和定量,再经过计算机重建,即可获得三维的人体 PET 图像。

通过将 $^{11}$C、$^{13}$N、$^{15}$O、$^{18}$F 等核素标记在人体所需营养物质(如葡萄糖、氨基酸、水、氧等)或药物上,PET 可以从体外无创、定量、动态地观察这些物质进入人体后的生理、生化变化,从分子水平洞察代谢物或药物在正常人或患者体内的分布和活动。因此,PET 图像反映的是用发射正电子的核素标记的药物在体内的生理和生化分布,以及随时间的变化。通过使用不同的药物,可以测量组织的葡萄糖代谢活性、蛋白质合成速率、以及受体的密度和分布等。因此,PET 也被称为"活体生化显像"。

PET 的主要优势在于能够在体外无创地"看到"活体内的生理的和病理的生化过程,这对于研究生命现象的本质和各种疾病发生、发展的机制非常有用。在临床上,特别适用于在没有形态学改变之前,早期诊断疾病、发现亚临床病变以及早期、准确地评价治疗效果等。PET 药物是人体内源性代谢物或类似物,可以用碳、氮和氧等人体组成元素标记,符合生理,能够准确地反映生物体(包括人体)的生化改变,并能对生化过程进行准确的定量分析。PET 采用光子准直和符合探测技术,使空间定位、探测灵敏度大大提高,图像清晰、诊断准确率高。此外,PET 可以一次获得三维的全身图像,可发现其他检查所不能发现的问题。而且,作为一种无创、安全的显像技术,一次全身 PET 检查的照射剂量远小于一个部位的常规 CT 检查。

## 二、PET 药物

能够显示特定疾病的特异放射性标记药物的研制和开发,是拓展 PET 应用领域的最重要的环节。常用的 PET 药物所模拟的生物类似物及反映的功能(表 1-2-1):

表 1-2-1　常用的 PET 药物所模拟的生物类似物及反映的功能

| 放射性药物 | 生物类似物 | 反映的功能 |
| --- | --- | --- |
| $^{18}$F-脱氧葡萄糖($^{18}$FDG) | 葡萄糖 | 葡萄糖需要量 |
| $^{18}$F-多巴胺($^{18}$F-DOPA) | 多巴胺 | 多巴胺能神经传递 |
| $^{11}$C-甲硫氨酸 | 甲硫氨酸 | 氨基酸代谢 |
| $^{13}$N-氨 | 铵盐 | 心肌、脑灌注 |
| $^{15}$O-水 | 水 | 组织灌注 |
| $^{15}$O$_2$ | 氧 | 氧的利用 |

$^{18}$FDG 是最常用的 PET 药物,占目前临床应用的 90% 以上。$^{18}$FDG 进入组织,能像葡萄糖一样被摄取和磷酸化,但几乎不被进一步降解或逆转返回血液,被"陷入"细胞内的 $^{18}$FDG 在一定时间内相对稳定,可以用来反映组织对葡萄糖的需要量(也称利用率或代谢率)。$^{18}$FDG PET 可以用来测定脑各功能区的代谢、判断心肌存活以及诊断多种肿瘤等。

## 三、临 床 应 用

PET 在临床上的应用,得到了快速的发展。它主要应用于心肌梗死、肿瘤诊断、神经系统疾病诊断、受体功能成像以及脑功能定位等方面,其中在肿瘤中的应用是目前临床中的主要部分。

### (一) PET 在肿瘤中的应用

PET 肿瘤显像主要有下列作用:有助于异常肿块的良恶性鉴别及恶性程度的判断;肿瘤病程的分期及患者预后的评价;临床治疗效果的评价与肿瘤耐药的探讨;鉴别肿瘤治疗后残存组织的性质,即局部病灶已坏死或仍有存活的肿瘤;肿瘤复发的早期判断及复发或转移诊断和转移灶定位及组织活检部位的选择。

### (二) PET 在神经系统中的应用

1. 局部氧耗量的减低与葡萄糖代谢率的增加是脑恶性肿瘤的重要表现形式。$^{18}$FDG PET 显像结果对脑肿瘤的病理分型,良恶性的鉴别和分级、分期,肿瘤复发和放疗、化疗坏死的鉴别等有重要价值。

2. PET 还可用来研究脑缺血和梗死时的一些参数,如局部脑血流量、局部脑氧代谢、氧摄取分数和局部脑血容量等血流代谢定量指标,从而为脑血管病的早期诊断、及时治疗和预后评估等方面提供依据。

3. PET 显像不仅能发现癫痫患者的发作灶,为手术切除提供定位,而且还能探讨癫痫发作的机制。应用受体显像可以研究脑功能化学机制的变化,为精神分裂症、阿尔茨海默病等疾病的早期诊断提供容观依据。

Notes

（三）PET 在心脏病中的应用

可进行心肌血流灌注、心肌葡萄糖代谢、心肌脂肪酸代谢、心肌神经受体等方面的显像。它们是利用经正电子核素标记的显像剂在心肌灌注或标记的葡萄糖、脂肪酸等物质在心肌中的分布值与心肌代谢时局部血流量和物质摄取不同而进行的动态显像，对冠心病诊断、心肌梗死范围和大小的测定、心肌缺血、心肌病的研究评价及手术后疗效评价等都有极准确的诊断，是目前其他显像手段所无法达到的高准确性、高定量性显像。

## 学生自测题

1. 阳性显像和阴性显像的定义。
2. PET 检查的临床应用优势。
3. 最常用的 PET 药物是什么？

## 与本章节内容相关的中英文参考书

1. 谭天秩. 临床核医学. 第 3 版. 北京：人民卫生出版社，2013
2. 李少林. 核医学. 北京：人民卫生出版社，2005

# 第三章　医学影像学进展

New development of medical imaging & radiology information
New development of medical imaging
PACS & radiology information

The radiology thought procedure
Principle
Procedure

## 第一节　新　进　展

### 一、医学影像技术进展

现代医学影像设备和技术的发展日新月异。近年来,许多影像新设备新技术不断开发并应用于临床,使临床诊断产生很多新的变化,促进了诊断学的发展,并产生很多新的方法和新的流程,同时也带来了一些需及时解决的新问题。图像存储与传输系统(picture archiving and communicating system,PACS)的构建和医院信息系统(hospital information system,HIS)、影像信息系统(radiology information system,RIS)的逐步完善,已使医疗、诊治工作的流程发生了很大的变化。

（一）X 线摄影

影像的数字化是 X 线诊断最新和最重要的进展,传统的以形成模拟图像为特点的 X 线胶片摄影技术正面临数字化成像的革新,一个无胶片的 X 线摄影正在成为现实。目前,X 线摄影的数字化方式主要包括 CR 和 DR 两种方式。

（二）CT

多层螺旋 CT 的问世是 CT 发展史上的一个里程碑,极大地扩展了 CT 的应用范围和诊断水平。它具有单层螺旋 CT 相对于普通 CT 的所有优点,而且有了实质性的飞跃,具体包括:①扫描范围更长;②扫描时间更短,最快扫描速度可达 0.3 秒/周;③Z 轴分辨率高,最小层厚为 0.5mm;④时间分辨率高,可用于心脏等动态器官成像。

多层螺旋 CT 比单层螺旋 CT 可获得更薄的层厚,以更短的时间行更长范围的扫描;所得容积信息更为丰富,进一步改善横轴位重建图像的分辨力,并可得到"各向同性",即冠状位或矢状位重建图像与横轴位图像分辨力相同的图像;更快的数据采集和图像重建,缩短了成像时间,可行实时成像,实现了 CT 透视。CT 技术的发展有下列优势:①给应用带来很大方便:检查时间缩短,增加了患者的流通量;对危重患者更为适合,能一次快速完成全身扫描;有利于运动器官的成像和动态观察;对比增强检查时,易于获得感兴趣器官或结构的多期相表现特征;获得连续层面图像,可避免遗漏小病灶。②带来图像显示模式上的变化:扫描所得容积数据经计算机后处理,可进行多平面重建、三维立体显示;切割技术可只使某些感兴趣器官或病变显影;仿真内镜技术可无创地模拟纤维内镜检查的过程;CT 血管造影的准确性更高。③可行 CT 灌注成像:利用静脉团注对比剂,对选定脏器的一至数层层面或全脏器进行快速动态 CT 扫描,再将扫描数据通过特殊软件处理后得到脏器组织血流灌注信息的一种检查方法。该方法直接反映了对比剂通过毛细血管时引起的脏器组织密度动态变化——即对比剂到达脏器组织后首先使组织密度逐渐升高,一定时间内达到峰值,之后密度逐渐下降,最后恢复到注入对比剂之前的水平。如果将不同时间脏器组织的密度值连成曲线,即可获得对比剂通过脏器组织时的时间-密度曲线,经不同的数学模型分析曲线可得到血容量(cerebral blood volume,CBV)、脑血流量(cerebral blood flow,CBF)、平均通过时间(mean transit time,MTT)、达峰时间(time to peak,TTP)等脏器组织血流灌注的定量信息,将这些灌注参数值赋予不同的灰阶或伪彩,便可得到直观的 CT 灌注图。临床上可用于评价正常及病变组织血流灌注情况,了解器官的血流灌注状态。当前主要用于急性或超急性脑缺血的诊断、脑梗死缺血半暗带的判断以及肿瘤新生血管的观察。

多层螺旋 CT 技术还允许使用较低的剂量用于肺癌、结肠癌、冠状动脉等多种疾病的筛查。

（三）MRI

3T 场强的磁共振已应用于临床,各种新的 MR 硬件和软件的开发、新的扫描序列的发展特别是各种快速序列,使 MR 的成像时间越来越短,改善了图像质量,使一些成像技术更为成熟,更多地扩大了其临床应用范围。

1. 弥散成像(diffusion weighted imaging,DWI)    在均质的水中,水分子的扩散是一种完全随机的热运动。但在人体组织中,水分子的自由扩散运动会受到限制。DWI 通过检测组织中水分子扩散受限制的方向和程度可得到微观的水分子流动扩散情况,即组织中水分子无序扩散运动快慢的信息,间接了解组织微观结构的变化。由于组织间的扩散不同会导致信号下降不同,DWI 图上会形成不同的影像对比。主要用于急性脑缺血的早期发现和脑瘤诊断的研究,也有用于肝等器官肿瘤诊断研究的报道。水分子在白质束中各方向上的扩散是不同的,在与神经纤维走行一致的方向受限最小,运动最快,而在与神经纤维垂直的方向受限最大,运动最慢,称为扩散的各向异性(anisotropy)。弥散张量成像(diffusion tensor imaging,DTI)就是利用脑组织中水扩散的各向异性进行的一种定量成像方法,它是在传统 DWI 基础上发展起来的观察水分子扩散运动的技术,是目前唯一能无创性显示活体白质及白质束走行的手段。当白质束受到破坏时,DTI 可检测到这种各向异性的降低,常用相对各向异性(relative anisotropy,RA),或各向异性分数(fractional anisotropy,FA)来定量分析。扩散张量白质束成像(diffusion tensor tractography,DTT)则是用来显示各白质束的走行,它可帮助判定脑内病变对白质束及其走行的影响。

2. 灌注成像(perfusion weighted imaging,PWI)    是反映组织微循环的分布及其血流灌注情况,评估局部组织的活力和功能的磁共振检查技术。目前主要用于脑梗死的早期诊断,也已扩展用于心、肝和肾等器官的功能灌注及肿瘤的良恶性鉴别诊断。目前主要包括对比剂团注跟踪法(bolus tracking)和动脉自旋标记法(arterial spin labeling,ASL)。

(1) 对比剂跟踪法:与 CT 灌注成像相似,通过团注 MRI 对比剂快速成像,当对比剂通过毛细血管网时,造成局部磁场不均匀而引起局部组织的 $T_2*$ 缩短,表现为信号下降,而缺乏灌注的组织因无或仅有少量对比剂进入,相对于正常组织其信号显得较高。通过时间-信号强度曲线可以计算出局部相对血流量(rCBF)、局部相对血容量(rCBV)和局部氧摄取率(rOEF)。

(2) 动脉自旋标记法:利用动脉血液中的质子作为内源性对比剂,通过特殊设计的脉冲序列对流入组织前的动脉血液质子进行标记,检测受标记的质子流经受检组织时引起组织信号强度变化以此反映组织的血流动力学信息。其最大优势在于不需使用对比剂,目前该项技术已在高场 MRI 设备上实现,尚未普及。

3. 脑功能性 MRI    是以 MRI 研究活体脑神经细胞活动状态的崭新检查技术。某种脑功能相对应的皮层神经元激活时,该区域的静脉血中氧合血红蛋白增加及去氧血红蛋白减少,引起磁敏感效应的变化。利用血氧水平依赖(blood oxygen level depending,BOLD)法,可以检出相应脑功能的皮层激活的区域。目前仍处在研究阶段,该技术多用于观察颅内肿瘤对运动感觉皮层的影响,辅助制订术前计划,以及术后评价;语言及记忆优势半球的定位;成瘾患者脑内功能的

Notes

研究;难治性癫痫的定位;痴呆及认知障碍的研究等。

**4. MR 波谱成像(MR spectroscopy,MRS)**　是目前唯一的活体观察组织细胞代谢及生化变化的无创性技术。不同的代谢物在外加磁场中存在共振频率的差异,即化学位移不同,MRS记录的是不同化学位移处代谢物的共振信号。其原理与 MRI 相同,均遵循 Larmor 定律,差异在于数据的表现形式不同,MRS 表现的是信号的振幅随频率变化的函数。目前较为成熟的技术是氢质子波谱($^1$H-MRS),也称为$^1$HMRS。在 3.0T 设备上,可行如$^{31}$P 等多种核的 MRS。临床上多用于急性脑缺血和脑瘤及前列腺癌的研究,也用于脑变性疾病、缺血缺氧脑病、艾滋病、多发性硬化和颞叶性癫痫等的研究。

**5. 磁敏感加权成像(susceptibility weighted imaging,SWI)**　采用高分辨率的三维梯度回波序列,利用不同组织间磁敏感度的差异产生的有别于传统 $T_1$WI、$T_2$WI 及质子密度影像的新型图像对比,在 SWI 图像中,静脉血管表现为显著的黑色。SWI 成像方法现已比较成熟,在颅内血管畸形、脑出血、脑外伤、脑瘤、顺磁性物质沉积等中枢神经系统病变诊断中的应用已经受到越来越多的关注,尤其对于细小静脉、小出血灶和神经核团解剖结构的显示具有较大的优势。

**（四）超声**

超声在多普勒彩色血流成像、三维超声、谐波成像、数字和波束形成等技术方面也有很大的进展。

**1. 冠脉血流显像**　是新近开发的一项彩色多普勒血流技术,与其他冠状动脉显像的超声技术相比,其最大的特点就在于可以较好地显示心肌内的冠脉分支血流。

**2. 三维超声成像**　能够提供三维解剖图像,较二维超声成像更具直观性。目前研究较多的是动脉血管、软组织及心脏的三维超声成像。

（1）血管内的三维超声成像可精确和定量描述冠脉管壁的状况,判断粥样斑块的有无,并对其大小进行准确测量。

（2）心脏的三维超声成像可提高先天性心脏病和心脏瓣膜疾病的诊断。

（3）软组织的三维超声成像在肿瘤体积和胎儿形体测定上有一定的应用价值。

**3. 自组织谐波成像技术**　主要针对心肌组织的谐振特性对心脏成像进行研究。

**4. 多普勒组织成像**　是一种无创性室壁心肌运动分析技术,可在一定程度上定时、定量、定位地显示心内膜的室壁运动。

**5. 数字化多声束形成技术**　把数字化技术衍生到超声的发射和接收,而采用了该技术的超声诊断设备被称为全数字化超声诊断仪。

## 二、图像存档与传输系统

图像存档与传输系统(picture archiving and communication system,PACS)是应用于医院放射科或医院及更大范围的医学图像信息管理系统,是专门为实现医学图像的数字化管理而设计的,包括图像存档、检索、传递、显示、处理和拷贝的硬件和软件,是计算机通讯技术和计算机信息处理技术结合的产物。

**（一）PACS 定义**

PACS 是以高速计算机设备及海量存储介质为基础,以高速传输网络连接各种影像设备和终端,管理并提供、传输、显示原始的数字化图像和相关信息,具有查找快速准确、图像质量无失真、影像资料可共享等特点。

**（二）PACS 的组成**

一套完整的 PACS 的组成必须包括:①数字化图像的采集;②网络的分布;③数字化影像的管理及海量存储;④图像的浏览、查询及硬拷贝输出;⑤与医院信息系统(hospital information system,HIS)、放射信息系统(radiology information system,RIS)的无缝集成。其中,数字图像的采

Notes

集在 PACS 中最为关键。

**（三）PACS 的意义和限度**

医院应用 PACS 的意义主要有：①医用影像的数字化，节约了购买、冲洗和保存胶片的费用；②能够快速、高效地调用影像和信息资料，提高工作效率；③可永久保存图像；④提供强大的后处理功能，可同时看到不同时期和不同成像手段的多帧图像，便于对照、比较；⑤实现资料共享，便于会诊及远程医疗。

PACS 要求性能稳定，对系统要求高，技术复杂，需要根据具体情况进行建设，一次性投资较高，需要日常维护和不断更新。因此，目前 PACS 的推广应用受到一定限制。

# 第二节　影像诊断思维

医学影像诊断包括 X 线、CT、MRI、超声和核医学等，是临床诊断的重要组成部分。为了达到正确诊断，必须遵循一定的诊断原则和步骤。

## 一、影像诊断原则

进行影像诊断时，应遵循一定的基本原则，避免主观片面等思维误区。一般应掌握 16 字原则，即全面观察、具体分析、结合临床、综合诊断。

**（一）全面观察**

对于所有影像检查的资料首先进行分类、排序，按时间先后进行全面系统的观察，不能遗漏任何的部分和层面，在认识正常解剖和变异影像的基础上，发现异常影像表现。并且对于异常影像进行详细地观察与描述，要从解剖部位、形态、大小、密度、周界状态等方面更加细致地审视。

**（二）具体分析**

对于所见异常影像，要按照影像表现的特点进行分类和概括，进一步分析异常表现所代表的病理意义。要注意从病变的位置及分布、边缘及形态、数目及大小、密度信号和结构、周围情况、功能变化、动态发展等方面逐一进行分析。根据异常影像表现的特征，概括推断异常影像所反映的基本病理变化，并结合临床进一步推断是何种疾病所致。

**（三）结合临床**

由于异常影像只是疾病发生发展过程中某一阶段某一方面的反映，存在"同影异病、同病异影"的问题，因此在具体分析弄清异常影像代表的病理性质后，必须结合临床症状、体征、实验室检查和其他辅助检查进行分析，明确该病理性质的影像代表何种疾病。除应了解现病史和既往史、临床体征和治疗经过外，分析时还应注意患者的年龄和性别、生长和居住地区、职业史和接触史以及结合其他重要检查，以尽量达到正确的诊断。

**（四）综合作出诊断**

1. 经过观察、分析和结合临床后，需结合各种影像检查的结果，作出综合诊断。现代影像检查技术多种多样，相互之间具有互补性，在很多情况下需利用不同检查方法提供的信息互相补充、互相参照、互相对比，从多方位、多角度反映疾病的本质。因此，应强调综合影像诊断的基本原则，即各种影像资料的综合分析判断，并且按照由影像分析所推断的基本病变的疾病谱和概率分布，在密切了解临床资料的情况下，作出初步诊断，对于有关相似的疾病提出鉴别诊断和进一步相关检查的意见。

2. 在诊断时要考虑下面几个关系：

（1）常见病、多发病与少见病、罕见病的关系：应首先考虑常见病和多发病，后考虑少见病和罕见病，同时要考虑到不同地区不同人群的具体情况和疾病谱的变化，这样误诊的几率较小。

Notes

（2）单一诊断与多个诊断的关系：要尽量用一种疾病来解释影像，即"一元论"原则，但当用一种疾病确难解释时，应考虑多种疾病并存的可能。

（3）功能性疾病与器质性疾病的关系：诊断时，首先要分清是器质性病变还是功能性病变，有时二者并存，功能性病变可能掩盖器质性病变的显示，这在消化系统检查中尤为多见。诊断时，应尽最大可能排除功能性病变、显示器质性病变，没有把握排除器质性病变时，不能轻易诊断为功能性疾病。

3. 所得影像诊断可分为三种：

（1）肯定诊断：影像诊断在各种资料齐全、疾病本质有特异征象时，可以确诊。

（2）否定诊断：即经过影像诊断，排除了某些疾病，但应注意它有一定限度。

（3）可能性诊断：通过对所获得的影像信息的分析，不能确定病变的性质，而是提出几种可能性。此时应提出进一步检查的意见，或进行随诊观察、试验治疗等措施。

## 二、影像诊断步骤

（一）全面了解病史及检查资料

分析影像之前，应了解病史和其他相关检查资料，使阅片既全面又有重点，利于影像诊断。

（二）了解检查方法及技术条件

应明确不同影像检查的成像原理、图像特点、优点和限度。明确成像的技术条件能否满足诊断要求。

（三）观察分析图像

观察分析时，应熟悉正常影像解剖和常见变异，注意区分正常与异常。阅片时要全面系统地观察，按一定顺序进行，防止遗漏病变，同时注意患侧与健侧对比观察、不同时间检查影像的对比观察。

（四）综合诊断

根据影像分析的结果，密切结合临床表现和其他检查，提出影像诊断，应尽量做到"四定"，即"定位"、"定量"、"定性"与"定期"。如不能确诊，应提出进一步检查的意见或其他建议。

## 学生自测题

1. 简述 X 线与临床医学成像有关的主要特性。

2. 何为造影检查？

3. 简述 CR 系统的主要临床应用。

4. CR 的优点与不足有哪些？

5. 简述 DSA 成像方式及主要临床应用。

6. 解释下列 CT 基本概念：体素和像素、CT 值、窗宽与窗位、部分容积效应、伪影、薄层扫描、重叠扫描、靶扫描、高分辨力扫描。

7. 解释下列 MRI 基本概念：弛豫与弛豫时间、质子弛豫增强效应、脂肪抑制。

8. 简述 MRI 图像特点。

9. 简述正常组织在 $T_1WI$ 和 $T_2WI$ 上的信号强度和影像灰度。

10. MR 水成像的定义及应用。

11. MRI 的优点和限度有哪些？

12. 简述碘对比剂的不良反应及处理。

13. 简述对比剂不良反应的预防。

14. MR 对比剂的种类及特点有哪些？

15. 简述 MR 对比剂的临床应用。

Notes

16. 简述超声检查的基本原理。

17. 简述多普勒效应及其应用。

18. 人体不同组织和液体的回声强度有哪些？

19. 观察分析声像图时,应注意哪些内容？

20. 超声检查的主要应用有哪些？

21. 简述超声检查的优点和限度。

22. 简述放射性显像的原理。

23. 解释下列核素显像基本概念:静态显像、动态显像、局部显像、全身显像、平面显像、断层显像、阳性显像、阴性显像。

24. 放射性核素显像的特点有哪些？

25. 简述 PET 的临床应用。

26. 多层螺旋 CT 的优点有哪些？

27. 简述 PACS 定义及组成。

28. 简述 PACS 的意义和限度。

29. 简述影像诊断的基本原则和步骤。

### ■ 与本章节内容相关的参考书

1. 陈炽贤. 实用放射学. 第 2 版. 北京:人民卫生出版社,1999

2. 曹丹庆,蔡祖龙. 全身 CT 诊断学. 北京:人民军医出版社,1996

3. 隋邦森,吴恩惠,陈雁冰. 磁共振诊断学. 北京:人民卫生出版社,1994

4. 张云亭,袁聿德. 医学影像检查技术学. 北京:人民卫生出版社,2000

5. Putnam CE,Ravin CE. Textbook of Diagnostic Imaging. Philadelphia:WB Saunders,1994

6. 申宝忠. 分子影像学. 北京:人民卫生出版社,2007

7. Semmler W,Schwaiger M. Molecular Imaging. Berlin Heidelberg:Springer-Verlag,2008

（金征宇   郭启勇）

# 第二篇 中枢神经系统

# 第一章 总 论

中枢神经系统包括脑和脊髓,影像学检查在中枢神经系统疾病的诊断及疗效观察上不可或缺。目前最常用的影像学检查手段是 CT 和 MRI。

## 第一节 影像检查方法

### 一、颅 脑

（一）头颅平片（skull plain film）

1. 简便、易行,是最基本的检查方法,一般采用正、侧位,必要时加切线位。

2. 主要用于评估颅骨的骨质改变,如先天畸形、骨折、肿瘤等;对颅内绝大多数病变不能做出明确诊断。

（二）脑血管造影（cerebral angiography）

1. 可选择性的进行颈内动脉、椎动脉或颈外动脉血管造影,常用 DSA 技术(图 2-1-1)。用于显示相应的脑动脉及其分支血管分布、位置、形态、管径、周围供血以及静脉回流等情况。

2. 由于 CT、MRI 的普及,脑血管造影应用减少,目前主要用于诊断及评价脑血管性病变,如动脉瘤、动静脉畸形、血管闭塞等,也可用于了解脑瘤的供血情况。同时,可对上述某些疾病进行介入治疗。

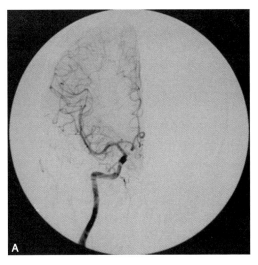
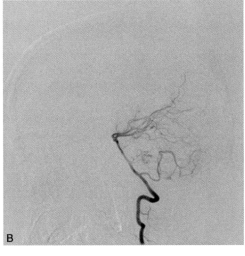

图 2-1-1 脑内动脉 DSA 影像

A. 后前位左侧颈内动脉系统造影,示左侧颈内动脉颈段、岩段、海绵窦段及床突上段,大脑前动脉,
大脑中动脉及其分支;B. 侧位椎基底动脉系统造影,示椎动脉、基底动脉及大脑后动脉及其分支

### (三) CT

1. **扫描技术与参数** 一般采用横轴位,CT 扫描基线采用眦耳线(即眼外眦与外耳道中心连线)或上眶耳线(眦耳线向后倾斜 20°),层厚 8 ~ 10mm,依次向上连续扫描 8 ~ 10 个层面;鞍区病变常采用冠状位,扫描定位线尽量垂直于鞍底。

2. **CT 平扫及增强扫描** 是颅内各种疾病的主要影像检查方法,能够发现大多数疾病。CT 平扫显示含有钙化、骨化的病变有优势,对于颅骨骨折、急性颅脑外伤、急性脑出血、急性蛛网膜下腔出血、脑梗死、脑积水等众多颅脑疾病多可做出诊断。增强 CT 扫描有助于进一步明确病变的性质,有利于评价颅内病变血-脑屏障(blood-brain barrier,BBB)破坏程度以及颅内肿瘤血供情况,常用于平扫显示不清、疑有等密度病灶或病变定性困难者,对于颅内肿瘤、血管畸形、炎症等病变大多数需要进行增强扫描。

3. **多平面及三维 CT 重建** 可多方位、立体的显示颅脑正常及病变的情况,可用于观察颅骨骨折、颅骨病变及颅骨缺损等(图 2-1-2)。

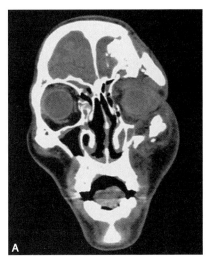
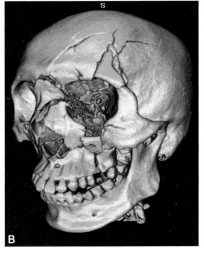

图 2-1-2 颅面 CT 影像

冠状位(A)及三维 CT 重建(B)图像,示左颅面骨多发骨折,碎骨块压迫左侧额叶脑组织

4. **CTA**　其诊断效果类似 DSA,可用于显示颅内动脉系统、静脉系统(图 2-1-3),观察脑血管管腔、管壁及病变与脑血管的关系,可作为筛查动脉瘤、血管畸形等脑血管病变的首选方法。

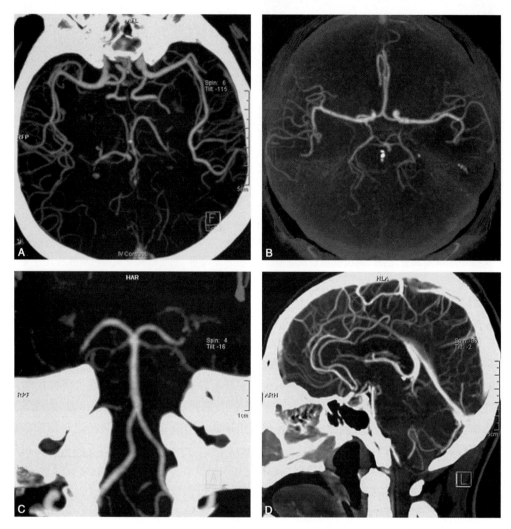

图 2-1-3　颅内血管 CTA 影像

A. 横轴位;B. 去骨横轴位,示 Willis 环及大脑前、中、后动脉;C. 冠状位重建影像,示双侧椎动脉、基底动脉、双侧小脑上动脉、大脑后动脉;D. 矢状位重建影像,示双侧大脑前动脉及其分支,可见部分静脉窦影像,包括:下矢状窦、大脑内静脉、大脑大静脉、直窦、窦汇、上矢状窦等

5. **CT 灌注成像**　可获得脑组织血流灌注的定量信息,将这些灌注参数值赋予不同的灰阶或伪彩,便可得到直观的 CT 脑灌注图。临床上可用于评价正常及病变脑组织血流灌注情况,常用于发现或显示脑缺血及脑缺血半暗带等。

(四) MRI

1. 常规采用横轴位、矢状位扫描,根据病变部位辅以冠状位成像,常用 SE 序列 $T_1WI$ 及 FSE $T_2WI$,也可采用快速自旋回波序列(Turbo-SE,FSE)及梯度回波序列(FLASH);水抑制成像(fluid attenuated inversion recovery,FLAIR)用的较多(图 2-1-4),脂肪抑制技术(图 2-1-5)会选择性使用。检查时一般横轴位、矢状位及冠状位采用 4~5mm 层厚,垂体或听神经病变多选用 2~3mm 层厚。增强扫描采用静脉团注法注入钆喷酸葡胺,剂量为 0.1~0.2mmol/kg。

2. **平扫**　适用于绝大多数颅脑病变。MRI 显示大脑灰白质对比明显优于 CT,$T_1WI$ 上解剖结构显示较好,$T_2WI$ 上发现病变敏感,FLAIR 像较 $T_2WI$ 发现病变的敏感性更高,脂肪抑制序列图像常用于颅内含脂病变,对于小病灶如垂体微腺瘤需采用高分辨率 MR 成像。

Notes

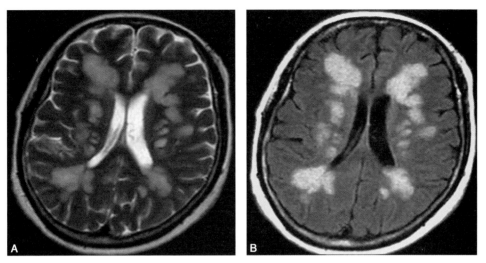

图 2-1-4 MR 水抑制成像

双侧大脑白质多发脱髓鞘,横轴位:A. T₂WI;B. FLAIR 像,见病变呈长 T₂ 信号,
FLAIR 像上病变呈高信号,脑室及脑沟内液体部位呈低信号

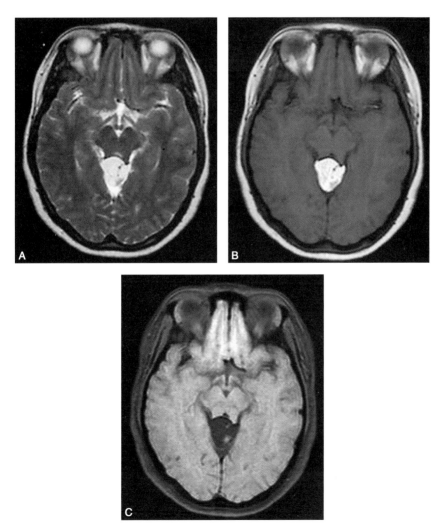

图 2-1-5 MR 脂肪抑制像

四叠体区脂肪瘤,横轴位:A. T₁WI;B. T₂WI;C. 脂肪抑制像,见病变呈短 T₁、长 T₂ 信号,
脂肪抑制像上脂肪组织被抑制呈低信号

3. SWI　用于脑血管畸形、脑出血、脑外伤、脑瘤、顺磁性物质沉积等中枢神经系统病变诊断,尤其对于细小静脉、小出血灶和神经核团解剖结构的显示具有较大的优势(图2-1-6)。

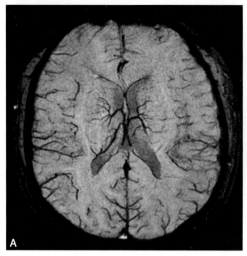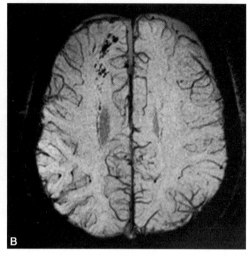

图 2-1-6　脑部 SWI 影像
A. 正常轴位 SWI 图像;B. SWI 图示右侧半卵圆中心前方有条索状低信号区(出血灶)

4. 增强 MRI　用于鉴别病变与正常组织、病变与水肿,显示微小病变如垂体微腺瘤及小转移灶,了解病变的血供情况及血-脑屏障的破坏程度。增强扫描可提供更多的诊断信息,为病变定性诊断提供依据。

5. MRA 及 MRV　主要采用 TOF 法和 PC 法(图2-1-7、图2-1-8)。常用于脑血管病的筛查,如脑血管变异,脑动脉狭窄、闭塞,脑动脉瘤、动静脉畸形和静脉窦血栓等,也可用于显示肿瘤与血管的关系。

6. 特殊的 MRI 技术　提供颅脑解剖形态学及脑功能、代谢等方面的信息。

(1) DWI:显示早期脑梗死的敏感性极高,可在梗死发生后 1~6 小时内显示病灶,临床上常用于早期及超急性期脑梗死(图2-1-9)的诊断和鉴别诊断。

(2) DTI 及 DTT:DTI 能无创性显示活体白质及白质束走行,当白质束受到破坏时,DTI 常用相对各向异性或各向异性分数来定量分析。DTT 则是用来显示各白质束的走行,它可帮助判定脑内病变对白质束及其走行的影响。

(3) PWI:可反映脑组织微循环血流动力学状态,了解脑灌注情况,主要用于脑缺血。

(4) MRS:可用于脑内外肿瘤的鉴别、胶质瘤恶性程度的分级诊断、脑瘤放疗后复发与坏死的鉴别诊断、AIDS 患者脑内病变性质的鉴别诊断、缺氧脑病的严重程度及预后的判断、精神疾患的辅助诊断等方面。

(5) 脑功能皮层定位成像:多用于观察颅内肿瘤对运动感觉皮层的影响,辅助制订术前计划,以及术后评价;语言及记忆优势半球的定位;成瘾患者脑内功能的研究;难治性癫痫的定位;痴呆及认知障碍的研究等。

(五) USG

1. 对于囟门未闭的婴幼儿,可用于观察脑内结构,了解有否先天发育畸形、缺氧脑损伤等。

2. 经颅多普勒超声(transcranial Doppler, TCD)检查是一项无创性的脑血管疾病检查方法。通过检测颈部及颅内动脉血流速度的变化,分析其血流动力学的改变,有助于了解头颈部血管病变的情况。临床主要用于高血压、脑动脉硬化及椎-基底动脉供血不足的病例,对鉴别耳源性眩晕与椎-基底动脉供血不足性眩晕有重要意义。

Notes

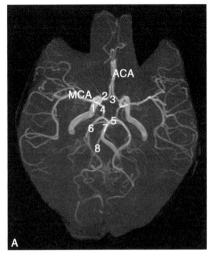

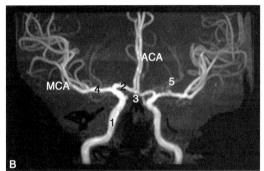

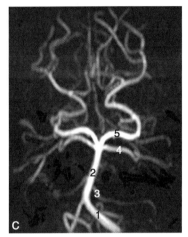

图 2-1-7 脑部 MRA 影像

A. 横轴位 MIP：1. 颈内动脉；ACA. 大脑前动脉；MCA. 大脑中动脉；2. ACA 的 A1 段；3. 前交通动脉；4. 后交通动脉；5. 大脑后动脉 P1 段；6. 大脑后动脉 P2 段；7. 基底动脉；8. 椎动脉；B. 颈内动脉系统重建影像：1. 双侧颈内动脉；2. 大脑前动脉 A1 段；3. 前交通动脉；4. 大脑中动脉 M1 段；5. 豆纹动脉；C. 椎基底动脉系统重建影像：1. 椎动脉；2. 基底动脉；3. 小脑前下动脉；4. 小脑上动脉；5. 大脑后动脉

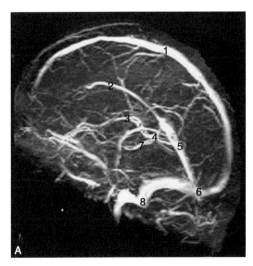

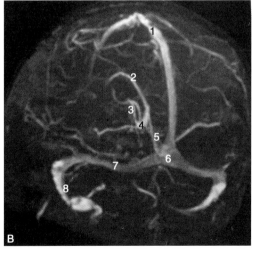

图 2-1-8 头部 MRV 影像

A. 矢状位重建影像：1. 上矢状窦；2. 下矢状窦；3. 大脑内静脉；4. 大脑大静脉；5. 直窦；6. 窦汇；7. 基底静脉；8. 乙状窦；B. 冠状位重建影像：1. 上矢状窦；2. 下矢状窦；3. 大脑内静脉；4. 大脑大静脉；5. 直窦；6. 窦汇；7. 横窦；8. 乙状窦

Notes

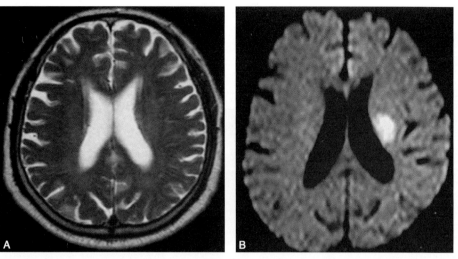

图 2-1-9　脑部 DWI 影像

左侧侧脑室旁超急性期(6 小时内)脑梗死。A. $T_2WI$ 未见异常；B. DWI 呈高亮信号

（六）核医学

主要包括 γ 照相机、单光子发射计算机断层成像(single photon emission computed tomography，SPECT)及正电子发射断层显像术(positron emission tomography，PET)。

1. γ 照相机的脑池显像　用于交通性脑积水及脑脊液漏的诊断、脑脊液分流术的评价及随访。

2. SPECT 脑血流灌注显像　用于缺血性脑血管病及颅脑损伤后的血流灌注及功能受损范围的评价、脑瘤的灌注情况的评价、癫痫病灶的辅助定位诊断、脑死亡的诊断、精神疾患的辅助诊断等。

3. PET　可以评价脑内的葡萄糖代谢、氧代谢及蛋白质代谢。主要应用于脑瘤恶性程度的分级判断、癫痫病灶的辅助定位诊断及术前评价、痴呆、锥体外系疾病如帕金森病等的诊断和精神疾患的辅助诊断等。

## 二、脊　髓

（一）X 线平片

不能直接显示脊髓，主要用于观察脊椎骨质结构、椎间隙、椎间孔等，常规采用正、侧位片，有时加斜位片。

（二）脊髓造影

脊髓造影(myelography)又称 X 线椎管造影，是经腰穿将非离子型水溶性碘对比剂注入脊髓蛛网膜下腔，通过改变患者体位，在透视下观察对比剂在椎管内的充盈形态与流动情况，借此来发现或诊断椎管内病变的一种检查方法，主要用于判定椎管内有无梗阻及梗阻部位，对蛛网膜粘连也有一定的诊断价值。由于该方法有创，目前多已被磁共振脊髓成像(MR myelography，MRM)所替代。

（三）DSA

用于脊髓血管畸形、脊髓肿瘤病变的辅助诊断及介入治疗。

（四）CT

1. 一般采取横轴位，扫描线依据检查目的的不同可垂直于脊椎或平行于椎间盘，必要时靶区容积扫描后可进一步行矢状位、冠状位重建及三维 CT 重建(图 2-1-10)。

2. 是椎管病变的初筛方法，常用于排除椎间盘突出及椎管狭窄。对疑为椎管内肿瘤和血管

Notes

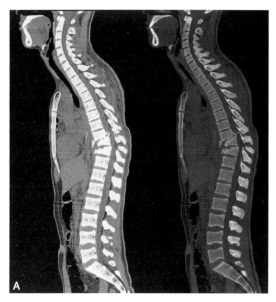
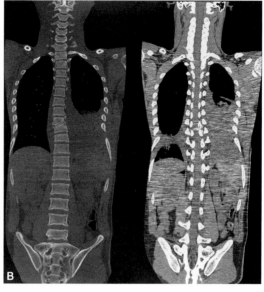

图 2-1-10　脊柱、脊髓 MPR 重建影像

A. 脊柱正中平面矢状位 MPR 软组织像、骨像;B. 沿椎体及椎管中平面冠状位曲面 MPR 骨像、软组织像,示第 8～10 胸椎体及附件骨折,第 9～10 胸椎体楔形变伴脊柱后突畸形,第 9 以远胸椎体 I 度向后滑脱,相应部位椎管内可见小碎骨块

畸形者可行增强扫描。总体上,CT 诊断椎间盘突出、椎管狭窄及脊柱病变价值很大,对于脊髓病变的诊断能力有限,一般无法直接显示绝大多数脊髓病变。

3. CT 椎管造影　少有应用,可用于显示椎管内病变。

(五) MRI

1. 常用 SE 序列　$T_1WI$ 及 $T_2WI$,一般层厚 3～5mm,采用静脉团注法注入钆喷酸葡胺,剂量为 0.1～0.2mmol/kg。成像以矢状位为主,辅以横轴位及冠状位成像(图 2-1-11)。

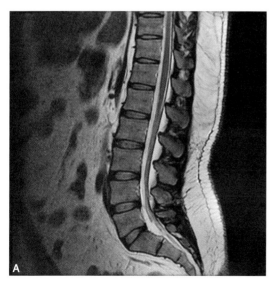
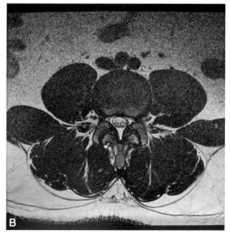

图 2-1-11　脊髓 MRI 影像

A. 正常腰段脊髓圆锥及马尾;B. 正常马尾轴位图像

2. MR 脊髓成像　简便、易行、无创,成像效果和诊断价值类似脊髓造影和 CTM(图 2-1-12、图 2-1-13)。

Notes

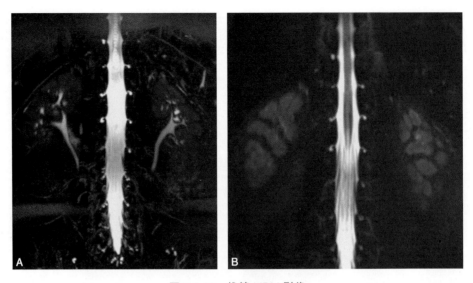

图 2-1-12　椎管 MRM 影像

A. 正常下胸腰段椎管 MIP 像,可见高亮信号的蛛网膜下腔及向两侧分布的神经根袖;

B. 亚容积(7mm)重建 MIP 像,示蛛网膜下腔形态,脊髓圆锥、终丝、马尾及神经根袖

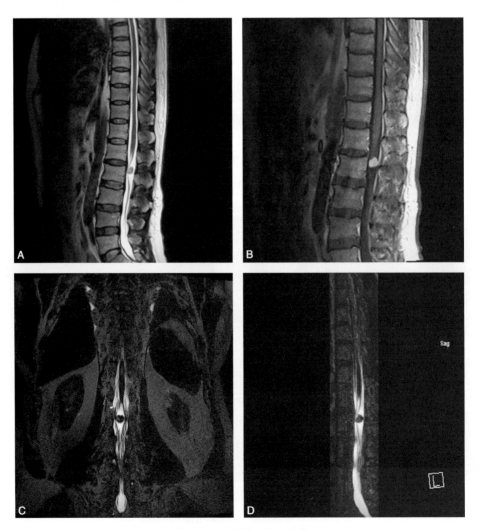

图 2-1-13　椎管 MRM 影像

椎管内肿瘤。A. 矢状位 $T_2WI$ ;B. 矢状位增强 $T_1WI$ ;C. MRM 冠状位原始图像;D. MRM 矢状位原始图像,可见肿瘤位于脊髓圆锥以远,向前及两侧压迫相应部终丝、马尾,增强扫描病变有强化

Notes

3. 是目前诊断脊髓病变最佳影像学检查方法,可直接显示脊髓的解剖及病变。适用于脊髓外伤、肿瘤、炎症、变性以及髓外椎管内各种病变。增强扫描可以更清楚地显示病变的范围、边缘及血供状态,进一步提高病变的正确诊断率。

## 第二节 正常影像解剖及常见变异

### 一、颅 脑

(一)正常 X 线平片表现

1. 颅板 分为内外板及板障,内、外颅板为致密骨,呈高密度线影;板障居中,为松质骨,密度较低。

2. 颅缝与囟门

(1)囟门(fontanelle):呈边缘较清楚的不规则多角形透亮区。

(2)颅缝(cranial suture):包括冠状缝、矢状缝、人字缝、颞鳞缝、枕骨乳突缝、顶骨乳突缝、额缝等,颅缝在 X 线上呈锯齿状线样透亮影。新生儿的颅缝宽约 1mm,随年龄增长逐渐变窄,30岁左右开始闭合,表现为颅缝边缘出现硬化。

(3)缝间骨(worm bone):位于后囟门与人字缝间,数量不定。

3. 颅板的压迹 包括脑回压迹、脑膜中动脉压迹、板障静脉压迹及蛛网膜颗粒压迹。

4. 蝶鞍 位于颅底中央,前以鞍结节、后以鞍背为界,侧位显示清楚,正常前后径 7～16mm,平均 11.5mm,深径 7～14mm,平均 9.5mm。

5. 岩骨及内耳道 正常内耳道呈管状低密度区,位于岩骨内,两侧对称,一般宽约 4～6mm。

6. 生理性钙化斑 包括松果体钙化、大脑镰钙化、床突间韧带钙化及脉络丛钙化。

(二)正常脑血管造影表现

正常脑动脉管径光滑,走行自然,由近至远逐渐变细(见图 2-1-1),各支位置较为恒定并与脑叶有一定对应关系。

1. 颈内动脉系统

(1)颈内动脉(internal carotid artery,ICA):主要由颈段和颅内的虹吸部构成。虹吸部在侧位片上呈 C 形,包括岩段、海绵窦段、虹吸弯段、床突上段和终段。虹吸弯段分出眼动脉,床突上段分出后交通动脉和脉络膜前动脉。海绵窦段、虹吸弯段、床突上段称为虹吸曲。

(2)大脑前动脉(anterior cerebral artery,ACA):分为水平段、膝段及纵行段。大脑前动脉分出前交通动脉。

(3)大脑中动脉(middle cerebral artery,MCA):分为水平段、侧裂段及凸面分支。

2. 椎基底动脉(vertebrobasilar artery)系统

(1)椎动脉:起自锁骨下动脉,小脑后下动脉为椎动脉颅内段的主要分支。

(2)基底动脉:双侧椎动脉在脑桥下缘汇合而成,主要分出小脑前下动脉、小脑上动脉、脑干穿支动脉及大脑后动脉(posterior cerebral artery,PCA)。

3. Willis 环 变异较多。完整的 Willis 环由颈内动脉的床突上段、大脑前动脉的 A1 段、前交通动脉、后交通动脉、大脑后动脉的 P1 段组成。

4. 颈外动脉(external carotid artery,ECA) 系统主要分支有甲状腺上动脉、咽升动脉、舌动脉、面动脉、枕动脉、耳后动脉、颞浅动脉、颌内动脉。颌内动脉最重要的分支为脑膜中动脉。

Notes

5. 颅内的静脉系统 ( 见图 2-1-8 )

( 1 ) 硬膜静脉窦:位于两层硬膜间,将脑内血液引流到颈内静脉。

1 ) 上矢状窦 ( superior sagittal sinus ):接受大脑表面 ( 硬膜、导静脉、板障静脉等 ) 血液。

2 ) 下矢状窦 ( inferior sagittal sinus ):接受大脑镰、大脑内侧面及胼胝体的血液,与大脑大静脉汇合注入直窦。

3 ) 直窦 ( straight sinus ):接受下矢状窦和大脑大静脉的血液。

4 ) 横窦 ( transverse sinus ):接受小脑半球下静脉、岩上窦、导静脉等血液。

5 ) 乙状窦 ( sigmoid sinus ):为横窦的延续,接受导静脉及小脑静脉的血液,远端与颈内静脉相连。上矢状窦、横窦及直窦在窦汇相连。

( 2 ) 大脑静脉:多不与动脉伴行,分为深、浅两组。

1 ) 大脑浅静脉:收集皮质及皮质下髓质的静脉,汇入硬膜静脉窦。包括大脑上静脉、大脑中浅静脉、大脑下静脉和基底静脉。

2 ) 大脑深静脉:收集深部髓质、基底神经节和丘脑的静脉,经大脑大静脉汇入直窦。包括大脑内静脉和大脑大静脉。

( 三 ) 正常颅脑 CT 表现

1. 颅底    薄层扫描可见蝶鞍,高密度的岩锥,低密度的卵圆孔、破裂孔、内听道、颈静脉孔、舌下神经管等。鼻旁窦及乳突气房内气体呈极低密度。

2. 颅脑    CT 扫描自下而上横轴位上可以显示的重要结构包括:四脑室 ( forth ventricle )、岩锥、内听道 ( internal auditory canal )、桥小脑角池、垂体窝 ( hypophyseal fossa )、鞍上池 ( suprasellar cistern )、四叠体池 ( quadrigeminal cistern )、基底节 ( basal ganglia )、内囊 ( internal capsule )、胼胝体 ( corpus callosum )、第三脑室、丘脑 ( dorsal thalamus )、松果体 ( pineal gland )、侧脑室 ( lateral ventricle )、放射冠、半卵圆中心、大脑灰质 ( grey matter )、大脑白质 ( white matter )、大脑纵裂 ( longitudinal fissure ) 等 ( 图 2-1-14 )。

3. 平扫    脑室、脑池、脑沟、脑裂含脑脊液呈低密度;脑实质呈软组织密度,皮质密度略高于髓质。

4. 增强扫描    正常脑实质轻度强化,血管、大脑镰、小脑幕、垂体、松果体明显强化。

5. CTA ( CT angiography )    观察颅内血管常采用 VR 或 MIP 图像 ( 见图 2-1-3 ),所见类似脑血管造影。

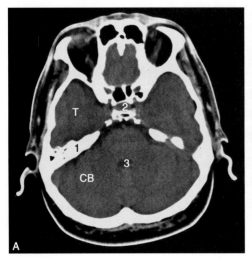
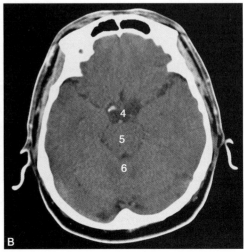

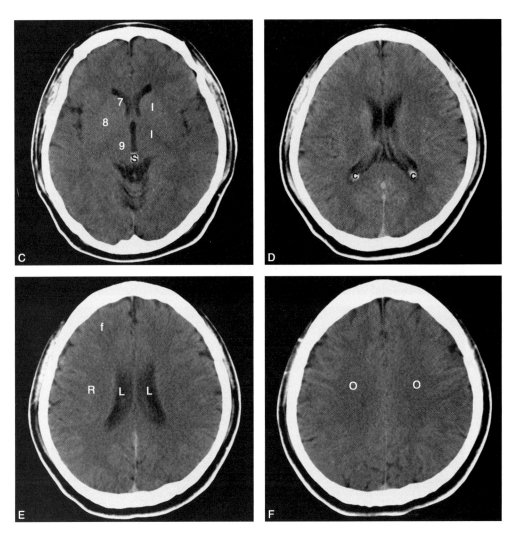

图 2-1-14 颅脑 CT 影像

A ~ F. 横轴位 CT:1. 岩锥,2. 垂体窝,3. 四脑室,4. 鞍上池,5. 脑桥,6. 小脑蚓部,7. 尾状核头,8. 豆状核,9. 丘脑,I. 内囊,S. 松果体钙化,L. 侧脑室,c. 脉络丛钙化,R. 放射冠,O. 半卵圆中心,f. 额叶,T. 颞叶,CB. 小脑半球

**(四）正常脑 MRI 表现**

1. 常见体位

（1）横轴位:可更好的显示脑结构,显示中脑（midbrain）、脑桥（pons）、延髓（medulla oblongata）、小脑（cerebellum）等后颅窝结构尤佳（图 2-1-15）。

（2）矢状位:清晰显示垂体（pituitary gland）、垂体柄（pituitary stalk）、乳头体（mamillary body）、视束（optic tract）、中脑导水管（aqueduct）、松果体、胼胝体等中线结构（图 2-1-16）。正常垂体的高度一般≤8mm,女性哺乳期可达 10mm,妊娠晚期和产后为 12mm。

（3）冠状位:清晰显示视交叉（optic chiasma）、垂体、垂体柄、海绵窦（cavernous sinus）、海马（hippocampus）等结构（图 2-1-17）。

2. 正常 MRI 信号（表 2-1-1)

**（五）常见变异**

颅脑正常变异较少,主要见于脑脊液腔隙（如脑室系统、蛛网膜下腔、脑池等）和血管系统。

1. 脑室系统

（1）第五脑室:位于孟氏孔（foramen of Monro）前方、透明隔之间,又称为透明隔间腔。

Notes

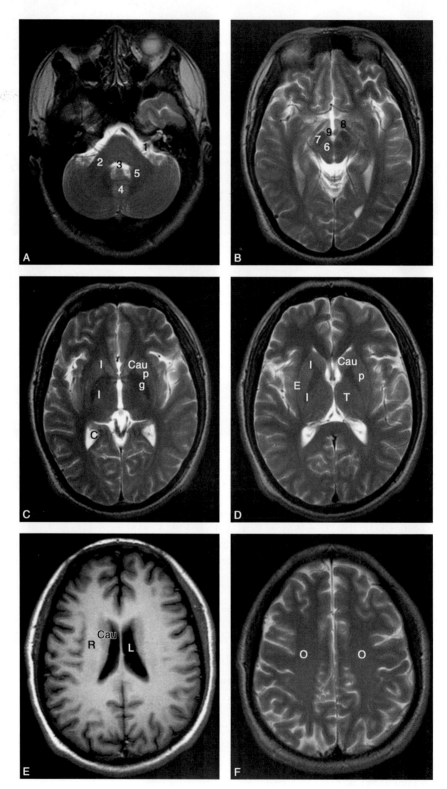

图 2-1-15　脑部 MRI 影像

A～F. 横轴位 T₂WI：1. 面听神经混合支，2. 小脑中脚，3. 第四脑室，4. 小脑蚓，
5. 小脑半球，6. 红核，7. 黑质，8. 视束，9. 乳头体，Cau. 尾状核，p. 壳核，g. 苍白球，
I. 内囊，E. 外囊，L. 侧脑室，T. 背侧丘脑，R. 放射冠，O. 半卵圆中心

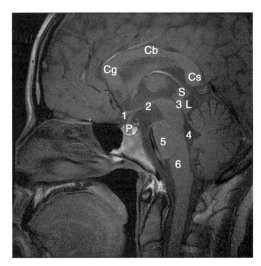

图 2-1-16　脑部 MRI 影像

矢状位 $T_1$WI：1. 视交叉，2. 乳头体，3. 中脑导水管，4. 第四脑室，5. 脑桥，6. 延髓，S. 松果体，Cg. 胼胝体膝，Cb. 胼胝体体部，Cs. 胼胝体压部，P. 垂体，L. 四叠体

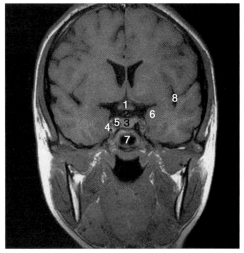

图 2-1-17　脑部 MRI 影像

冠状位 $T_1$WI：1. 视交叉，2. 垂体柄，3. 垂体，4. 海绵窦，5. 颈内动脉，6. 颞叶，7. 蝶窦，8. 外侧裂

表 2-1-1　颅脑正常的 MRI 信号

|  | 骨皮质 | 骨髓质 | 脑膜 | 脑脊液 | 脑白质 | 脑灰质 |
|---|---|---|---|---|---|---|
| $T_1$WI | 低 | 高 | 低 | 低 | 高 | 等 |
| $T_2$WI | 低 | 中高 | 低 | 高 | 等 | 中 |

（2）第六脑室：为第五脑室向后延伸至穹隆柱之间形成的脑脊液腔，其后界为胼胝体压部，又称为 Vergae 间腔。

2. 大枕大池、蛛网膜囊肿及脉络膜裂囊肿。

3. Willis 环的变异较多，其中仅有 25% 具有完整的 Willis 环，75% 不完整。较常见的有：后交通动脉缺如、大脑前动脉 A1 段缺如、大脑后动脉直接起自颈内动脉、前交通动脉缺如。

# 二、脊　　髓

（一）正常 X 线椎管造影表现

1. 正位片上，椎管内对比剂呈柱状，两侧高密度窄条影为蛛网膜下腔，两侧对称向外突出的类三角形的致密影为神经根袖。侧位片上椎管内对比剂呈柱状，在椎间隙后方略有凹陷，凹陷程度 2～4mm。

2. 脊髓影较淡，颈髓前后径 6～8mm，颈膨大横径 12～15mm，胸腰髓前后径 5～7mm。圆锥轻度增粗后，向下逐渐变细成终丝。马尾神经在蛛网膜下腔呈均匀排列的点、线状低密度影。

（二）正常 CT 表现

1. 椎管内硬脊膜囊平扫呈类圆形软组织密度影，密度均匀，硬脊膜外间隙富含脂肪；神经根鞘平扫呈直径 1～3mm 的圆形软组织密度影，位于侧隐窝内。

2. CTM 在高密度的脊髓蛛网膜下腔衬托下可清楚显示脊髓、神经根和马尾。

（三）正常 MRI 表现

脊髓位于椎管中央，在 $T_1$WI 上，呈中等信号，周围有低信号的蛛网膜下腔环绕；在 $T_2$WI 上，脊髓仍为中等信号，蛛网膜下腔呈明亮的高信号（见图 2-1-12）。在矢状位上纵行的脊髓呈条带状,在高质量的横轴位 $T_2$WI 上可见 H 形蝴蝶状脊髓灰质,其周围为白质束。

（四）脊髓的变异表现

脊髓变异多系病理性的,常合并脊柱畸形。

# 第三节　基本病变的影像征象

## 一、颅　脑

（一）X 线平片的异常征象

**1. 头颅大小异常**

（1）头颅增大:若伴有颅壁变薄、颅缝增宽、脑回压迹增深,多见于婴儿脑积水;若伴有颅壁增厚,多见于畸形性骨炎、骨纤维性结构不良等。

（2）头颅变小:颅缝闭合伴有颅压增高,见于狭颅症;不伴颅压增高,见于脑过小、脑发育异常等。

**2. 颅骨骨质异常**

（1）骨质破坏:以肿瘤性病变多见。

（2）骨质增生:弥漫性增生多见于畸形性骨炎、骨硬化病等;局限性增生,见于靠近脑表面的肿瘤,如脑膜瘤。

（3）颅骨骨折和骨缝分离:多见于外伤。

**3. 颅内压增高**　常表现为颅板变薄,颅缝增宽,脑回压迹增多,蝶鞍骨质吸收、增大和变形、鞍背变短、后床突变小或消失、脉管压迹加深、变形。颅内压增高提示颅内有占位性病变,需进一步检查 CT 或 MRI。

**4. 蝶鞍的吸收、增大和变形**　常见于鞍区或鞍旁病变、颅内高压。

**5. 病理性钙化**　可见于肿瘤、炎症、寄生虫病、脑血管病。

（二）CT 与 MRI 的异常征象

**1. 颅骨异常**　可表现为骨质连续性中断、破坏、膨胀、增生及信号异常等改变,常见于颅骨骨折及颅骨本身和邻近颅骨的肿瘤性病变。

**2. 脑实质密度异常**　高密度灶常见于钙化、颅内出血;等密度灶常见于亚急性出血、脑瘤、脑梗死的某一阶段;低密度灶常见于脑瘤、表皮样瘤、囊肿、脑梗死、脑水肿等;混杂密度灶常见于颅咽管瘤、恶性胶质瘤、畸胎瘤等颅内肿瘤。

**3. 脑实质信号异常**（表 2-1-2）

表 2-1-2　脑实质异常信号与常见疾病

| $T_1$WI | $T_2$WI | 常　见　疾　病 |
|---|---|---|
| 低 | 高 | 脑瘤、颅内转移瘤、脑梗死、脑软化、脱髓鞘病变 |
| 低 | 低 | 动脉瘤、动静脉畸形、烟雾病、肿瘤内血管、钙化、骨化 |
| 高 | 高 | 亚急性期脑出血、瘤内出血、脂肪性病变、含黏液、蛋白质较高的病变 |
| 高 | 低 | 急性出血、黑色素瘤、肿瘤卒中 |
| 混杂 | 混杂 | 动脉瘤、动静脉畸形伴血栓、部分脑瘤 |

**4. 病灶的强化类型与程度**

（1）类型:均匀强化常见于脑膜瘤、生殖细胞瘤、髓母细胞瘤;环形强化常见于脑脓肿、颅内转移瘤、星形细胞瘤;不均匀强化常见于恶性胶质瘤、血管畸形、炎症;脑回状强化常见于脑梗死（图 2-1-18）。

Notes

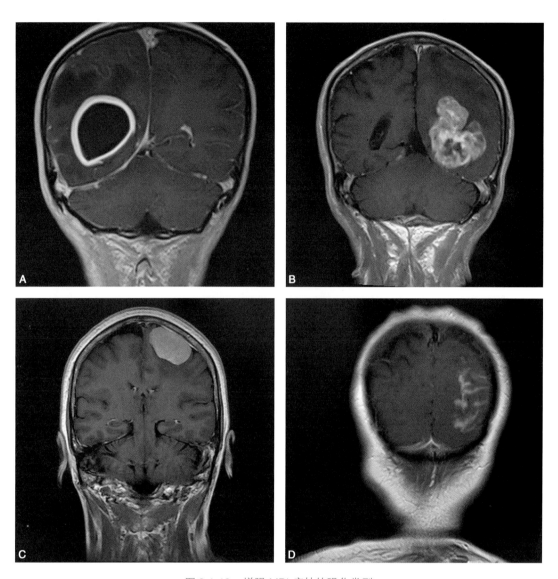

图 2-1-18 增强 MRI 病灶的强化类型
A. 环形强化；B. 不均匀强化；C. 均匀强化；D. 脑回状强化

（2）程度：分为明显强化、中等强化、轻度强化及不强化。

5. 脑水肿 脑水肿分为血管源性水肿（vasogenic edema）、细胞毒性水肿（cytotoxic edema）及间质性水肿（interstitial edema）（图 2-1-19、图 2-1-20），各型的发生机制、影像表现各有特点（表 2-1-3）。增强检查可能会将病变与其周围的血管源性水肿完全区分，这主要取决于病变对血-脑屏障的破坏程度；DWI 是目前检出细胞毒性水肿最敏感的方法。

6. 脑积水（hydrocephalus） 参见本篇第二章第六节的相关内容。

7. 占位效应（space occupying effect） 由于占位病变本身及周围水肿所致。

（1）常见于肿瘤、出血等病变。

（2）影像表现：中线结构移位；脑室及脑池移位、变形、闭塞；脑室、脑池扩大；脑沟狭窄、闭塞；脑体积增大。

8. 颅内压增高及脑疝形成

（1）颅内压增高：指侧卧位脑脊液压力超过 2kPa。颅内占位性病变、脑脊液循环阻塞等导致颅内容物的容积增加超过了颅腔所能代偿的极限。

Notes

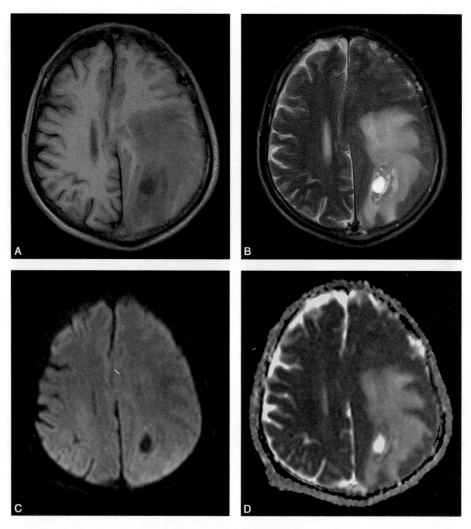

图 2-1-19    血管源性水肿

A. $T_1WI$；B. $T_2WI$；C. DWI；D. ADC 图，示左侧顶叶类圆形稍长 $T_1$、长 $T_2$ 信号占位性病变，内部信号不均匀，周围可见大片长 $T_1$、长 $T_2$ 信号，呈"手指状"分布，在 DWI 上呈等低信号，ADC 图上为高信号

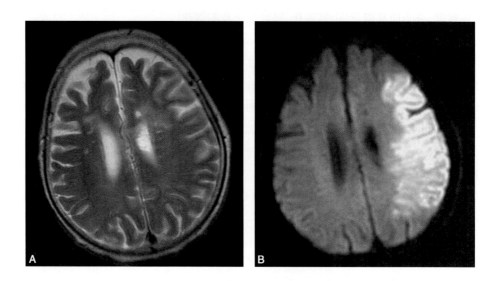

Notes

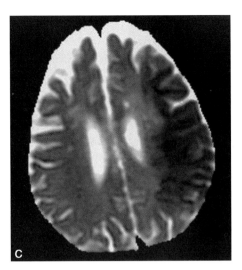

图 2-1-20　细胞毒性水肿

A. $T_2WI$；B. DWI；C. ADC 图，示 DWI 上异常信号范围较 $T_2WI$ 所示明显，
ADC 图显示该区域水分子自由扩散明显受限

表 2-1-3　各型脑水肿的发生机制、影像表现

| | 血管源性水肿 | 细胞毒性水肿 | 间质性水肿 |
|---|---|---|---|
| 疾病 | 脑瘤、出血、创伤或炎症等 | 脑梗死超急性期 | 脑积水 |
| 机制 | 当毛细血管内皮细胞受损，血-脑屏障发生障碍时，或新生毛细血管未建立血-脑屏障时，血管通透性增加，血液中富含蛋白质的血浆大量渗入细胞外间隙 | 缺血数分钟后，神经细胞的 ATP 生成明显减少，细胞膜的 ATP 依赖性钠-钾泵异常，钠在细胞内潴留，细胞内渗透压升高，细胞外间隙的水分子进入细胞内，从而造成细胞肿胀，细胞外间隙狭窄 | 脑积水造成脑室内压力升高，形成压力梯度，脑脊液透过室管膜进入脑室周围的白质内 |
| 分布 | 白质较灰质更明显 | 同时累及脑灰质和白质 | 侧脑室或第三脑室周围的脑白质 |
| CT 表现 | 白质密度降低，常呈"手指状" | 脑回增宽，脑沟变窄，脑实质密度无明显变化或轻度降低 | 侧脑室周围条形、边缘光滑的低密度影 |
| MRI 表现 | 在 $T_1WI$ 上呈低信号，在 $T_2WI$ 上呈高信号 | 脑沟变窄、脑回肿胀模糊，在 FLAIR 上可见皮质信号增高 | $T_1WI$ 呈低信号，但略高于脑脊液信号，在 $T_2WI$ 呈高信号 |
| DWI | 等低信号，ADC 值比正常脑组织高 | 高信号，ADC 值明显降低 | 等低信号，ADC 值轻度升高 |

（2）脑疝（herniation）：升高的颅内压引起脑组织移位，脑室变形，使部分脑组织嵌入颅脑内的分隔（大脑镰下、小脑天幕裂孔）和颅骨孔道。常见的脑疝类型：扣带回疝，又称大脑镰下疝；小脑天幕疝，又称海马沟回疝；小脑扁桃体疝（图 2-1-21），又称枕骨大孔疝。

9. 颅内出血（hemorrhage）　参见本篇第二章第四节脑出血相关内容。

10. 铁沉积（iron accumulation）　脑内的铁沉积可以是生理性的，也可以是病理性的。高场强的磁共振设备对铁含量的变化非常敏感。

（1）生理性铁沉积：常发生于神经核团。新生儿脑组织无明显铁沉积，脑组织在不同年龄段开始出现生理性铁沉积，苍白球的铁沉积始于 6 个月的婴儿，小脑齿状核铁沉积始于 3～7 岁；

Notes

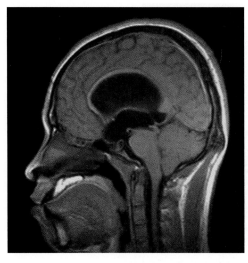

图 2-1-21　小脑扁桃体疝

矢状位 $T_1WI$,示小脑扁桃体向下延伸,超出枕骨大孔缘 5mm,第四脑室缩小,颈髓增粗,其内可见管状低信号影,为脊髓空洞

脑组织各部位铁沉积的发展速度存在差异,苍白球的铁沉积开始就比较明显,壳核开始时铁含量很低,随着年龄增长逐渐增多。

(2) 病理性铁沉积:阿尔茨海默病患者大脑皮层铁沉积增多;帕金森病患者的壳核和苍白球铁沉积增多;慢性血肿周围铁沉积增多等。

11. 脱髓鞘(demyelination)

(1) 分为原发性和继发性:原发性者依据发病时髓鞘发育是否已经成熟又分为正常髓鞘脱失的疾病和髓鞘形成缺陷的疾病,继发性者常继发于轴突变性(如 Wallerian 变性)。正常髓鞘脱失的疾病常包括:急性播散性脑脊髓炎(acute disseminated encephalomyelitis, ADEM)、多发性硬化(multiple sclerosis, MS)、脑桥中央髓鞘溶解(central pontine myelinolysis, CPM)、进行性多灶性白质脑病(progressive multifocal leukoencephalopathy, PSL)等。髓鞘形成缺陷的疾病常包括:肾上腺脑白质营养不良、海绵状脑病等。

(2) 影像表现:病变常位于侧脑室旁、皮层下及脑干,CT 呈低密度,MR 在 $T_1WI$ 上呈等或稍低信号,在 $T_2WI$ 上呈高信号(图 2-1-22)。

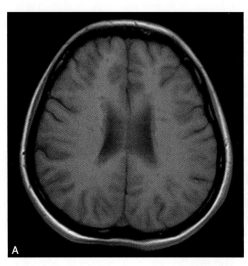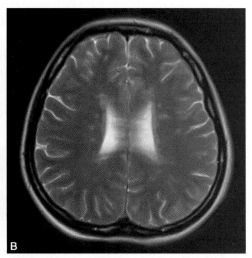

图 2-1-22　多发性硬化

A. $T_1WI$;B. $T_2WI$,示双侧侧脑室旁多发脱髓鞘斑片,呈 $T_1WI$ 低信号,$T_2WI$ 高信号

12. 脑萎缩(brain atrophy)　指各种原因引起的脑组织缩小,并继发脑室和蛛网膜下腔扩大。影像表现包括:脑回变细,脑沟脑池增宽,脑室扩大。

## 二、脊　髓

脊髓肿瘤、炎症、损伤、血管畸形等疾病会引起脊髓形态学改变,影像学上常有异常表现。

(一) 脊髓外形异常

1. 脊髓增粗　常见于髓内肿瘤(图 2-1-23)、脊髓损伤急性期、急性脊髓炎等。

2. 脊髓变细　常见于髓外硬膜内肿瘤(图 2-1-24)、脊髓损伤后期。

Notes

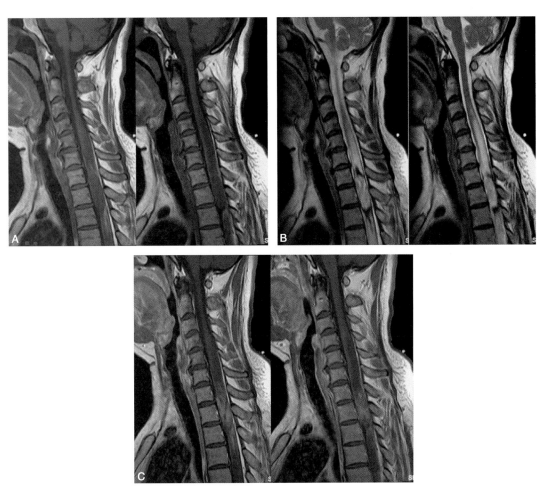

图 2-1-23 脊髓增粗、信号异常

脊膜瘤:A. $T_1WI$;B. $T_2WI$;C. 增强 $T_1WI$,示颈胸段脊髓增粗,其内可见不规则长条形等长 $T_1$、等长 $T_2$ 异常信号,其内信号不均匀,周边可见短 $T_1$、短 $T_2$ 低信号,增强后呈明显不均匀强化

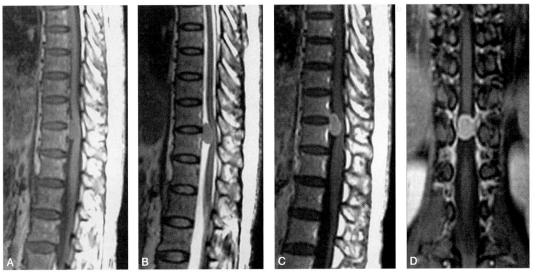

图 2-1-24 脊髓受压变形

脊膜瘤:A. 矢状位 $T_1WI$;B. 矢状位 $T_2WI$;C. 矢状位增强 $T_1WI$;D. 冠状位增强 $T_1WI$,示下段胸椎椎管内可见椭圆形等 $T_1$、等 $T_2$ 异常信号影,相应水平脊髓受压变形移位,增强后病灶呈明显均匀异常强化

（二）脊髓密度（信号）异常

1. 局限性　髓内低密度或密度不均匀（在 $T_1WI$ 呈低或等信号，在 $T_2WI$ 上呈略高或高信号），常见于髓内肿瘤、多发性硬化（图 2-1-25）、脊髓感染、炎症及外伤；髓内多发异常迂曲的血管流空信号常见于脊髓血管畸形。

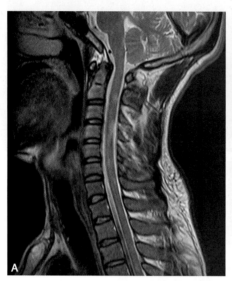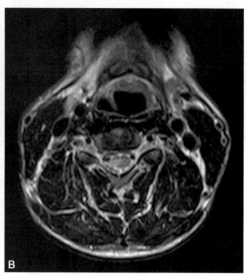

图 2-1-25　脊髓局限性信号异常

多发性硬化：A. 矢状位 $T_2WI$；B. 横轴位 $T_2WI$，示上段脊髓内偏右后部长 $T_2$ 异常信号，
病变在矢状位上呈多发斑片状，且与脊髓长轴平行为其特点

2. 弥漫性　常见于脊髓感染及炎症、非感染性脊髓炎症、脊髓脱髓鞘性病变。

（三）蛛网膜下腔形态异常

1. 不全梗阻

（1）在增粗的病变脊髓的两侧蛛网膜下腔变窄、部分闭塞，相应部位对比剂呈梭形缓慢流动，常见于髓内肿瘤。

（2）病变侧蛛网膜下腔增宽，内可见充盈缺损，健侧蛛网膜下腔变窄，常见于髓外硬膜内肿瘤。

2. 完全梗阻

（1）梗阻侧上下方的蛛网膜下腔增宽，梗阻端呈偏心的浅杯口状，健侧蛛网膜下腔受压变窄，常见于髓外硬膜内肿瘤。

（2）梗阻端呈大杯口状，两侧蛛网膜下腔完全闭塞。

## 学生自测题

1. 中枢神经系统常用的影像学检查方法。
2. 脑和脊髓的正常影像学表现。
3. Willis 环的组成。
4. 脑水肿的病理分型及其 MRI 影像学特点。
5. 脑实质异常 MRI 信号特点及其成像病理基础。
6. 病灶的强化类型有哪几种？
7. $T_1WI$、$T_2WI$ 均表现为低信号的颅内病变有哪些？
8. $T_1WI$、$T_2WI$ 均表现为高信号的颅内病变有哪些？
9. 脊髓形态、信号异常的影像学征象。

Notes

## 与本章节内容相关的参考书

1. Osborn AG. Diagnostic Neuroradiology. St. Louis：Mosby，1994
2. Weissleder R，Wittenberg J，Harisinghani MG，et al. Primer of Diagnostic Imaging. 5th ed. St. Louis：Mosby，2011

（宦怡　张辉）

# 第二章　中枢神经系统疾病

Congenital malformation of the brain

    Agenesis of corpus callosum

    Arachnoid cyst

    Tuberous sclerosis

hydrocephalus、brain atrophy、multiple sclerosis,MS

    Hydrocephalus

    Brain atrophy

    Multiple sclerosis,MS

Infectious diseases of the brain

    Brain abcess

    Intracranial tuberculosis

    Neurocysticercosis

    Herpes simplex encephalitis,HSE

    Human immunodeficiency virus encephalitis

Brain trauma

    Epidural hematoma

    Subdural hematoma

    Contusion and laceration of brain

    Subarachnoid hemorrhage,SAH

Cerebral vascular diseases

    Cerebral infarction

    Cerebral hemorrhage

    Aneurysm

    Arteriovenous malformation,AVM

    Binswanger disease

Intracranial neoplasm

    Tumor of neuroepithelial tissue

    Meningioma

    Germinoma

    Metastatic carcinoma

    Sellar region tumors

    Tumor of cranial nerve

    Parkinson disease,PD

    Wilson Disease,WD

    Alzheimer disease,AD

Disease of the spine

    Intramedullary tumor

    Intradural extramedullary tumors

    Syringomyelia

## 第一节　颅脑先天畸形

颅脑先天畸形(congenital malformation of the brain)是出生时即存在的一类疾病,是由于胚胎期神经系统发育异常所致。自发性染色体突变、显性或隐性遗传、宫内因素(感染、缺氧、中毒等)为常见致畸原因,约60%患者致畸原因不明。

**【先天性颅脑发育畸形的分类】**（Demeyer 分类）

先天性颅脑发育畸形分为器官源性和组织源性两种,前者再按解剖结构分类,后者则按细胞结构分类。

1. 器官形成障碍

(1) 神经管闭合畸形:①颅裂伴脑膨出、脑膜膨出、无脑畸形;②胼胝体发育异常;③小脑扁桃体延髓联合畸形;④丹迪-沃克综合征。

(2) 憩室畸形:视-隔发育不良;前脑无裂畸形。

(3) 神经元移行异常:无脑回畸形、巨脑回畸形、多小脑回畸形、脑裂畸形、灰质异位、半巨脑畸形。

（4）体积异常：脑过小、巨脑症等。

（5）破坏性病变：脑穿通畸形、积水性无脑畸形。

**2. 组织发生障碍**

（1）神经皮肤综合征：结节性硬化症、斯德奇-韦伯综合征、神经纤维瘤病、脑视网膜血管瘤病。

（2）血管畸形。

（3）先天性肿瘤。

# 一、胼胝体发育不全

胼胝体发育不全（agenesis of corpus callosum，ACC）是较常见的脑发育畸形，包括胼胝体缺如或部分缺如。

【临床表现】　单纯胼胝体部分发育不良可无任何症状，常见症状是智力低下、癫痫。合并其他畸形时，症状较重。

【影像学检查方法的选择】　CT 和 MRI 可以清晰显示胼胝体发育不全的不同表现及伴随畸形，MRI 正中矢状位可显示胼胝体全貌，有利于观察胼胝体缺如、部分缺如或变薄。

【病理生理基础】　胼胝体发育异常的部位和范围与病变发生的时间以及胼胝体形成的次序密切相关。在胼胝体形成的起始时的病变导致胼胝体缺如或大部分缺如，仅见胼胝体膝部；后期的病变仅导致嘴部或压部的缺如，而膝、体部均存在。

【影像学征象】

1. 胼胝体缺如或部分缺如，变薄；大脑纵裂增宽与第三脑室前部相连；双侧侧脑室扩大、分离；第三脑室扩大上升介于侧脑室间；室间孔不同程度扩大和分离（图 2-2-1）。

2. 常见伴随畸形，如脑裂畸形、巨脑回、大脑半球纵裂囊肿、胼胝体脂肪瘤等。

# 二、小脑扁桃体下疝畸形

小脑扁桃体下疝畸形（Chiari malformation），又称 Arnold-Chiari 畸形，为先天性后脑畸形，表现为小脑扁桃体及下蚓部疝入椎管内，脑桥与延髓扭曲延长，部分延髓下移。

【临床表现】

（一）Chiari Ⅰ 畸形

1. 最常见　好发于大龄儿童和成人，临床最轻且往往成年后才出现症状体征，常表现为轻度运动感觉障碍和小脑症状。早期诊断对患者预后很重要，尤其在未出现症状及并发症前，及时手术矫正或枕部减压效果较好。

2. 并发脊髓空洞症时，多出现感觉障碍、肢体乏力、肢体肌肉萎缩等症状，且随病情进展逐渐加重，预后较差。

（二）Chiari Ⅱ 畸形

1. 在新生儿中最常见，临床症状严重，临床常有发育迟缓、癫痫、呼吸暂停，下肢运动感觉障碍和小脑症状。

2. 并发症多，病情进展快，往往未成年即死亡。

【影像学检查方法的选择】　MRI 是首选检查方法，能显示各种改变与伴发畸形。矢状位扫描可清晰显示小脑扁桃体下疝及其程度。CT 扫描并 CT 椎管造影也可用于检查 Arnold-Chiari 畸形。CT 薄层扫描及三维重建便于观察伴发的颅颈交界区骨骼畸形。脊髓造影及脑池造影已不用。

Notes

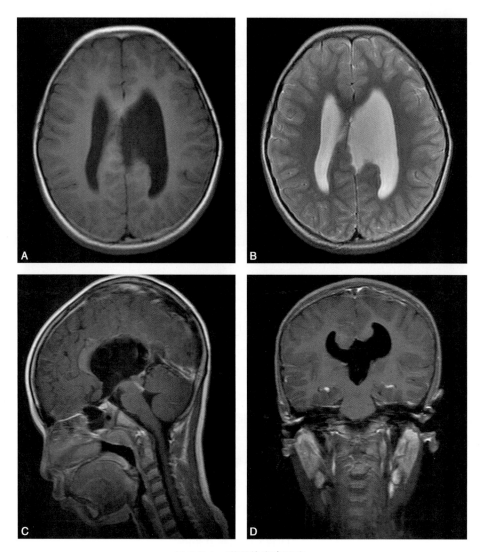

图 2-2-1　胼胝体发育不良

A. 横轴位 $T_1WI$；B. 横轴位 $T_2WI$，示双侧侧脑室分离，近似平行排列；C. 矢状位 $T_1WI$ 增强扫描，示胼胝体体部后份及压部缺如；D. 冠状位 $T_1WI$ 增强扫描，示第三脑室上移至侧脑室之间

【影像学征象】　Arnold-Chiari 畸形分为四型。

（一）Chiari Ⅰ型

1. 小脑扁桃体下移经枕骨大孔疝入颈部上段椎管内。矢状位示小脑扁桃体下端变尖呈舌形，越过枕大孔水平 5mm 以上（正常<3mm，3～5mm 为可疑）（图 2-2-2）。

2. 延髓形态、位置正常或轻度前下移位；第四脑室不下移，形态、位置正常。

3. 常伴脑积水。

4. 可出现颈段脊髓空洞症。CT 平扫时，表现为脊髓中央圆形液性低密度影。MRI 可见髓内管状扩张影，信号与脑脊液相仿，在 $T_1WI$ 呈均匀低信号，在 $T_2WI$ 上呈高信号；在 $T_2WI$ 上高信号空洞中可见梭形或斑片状低信号，为脑脊液流空现象；空洞内可有间隔。

5. 可出现颅颈交界区骨骼畸形。颅底凹陷、寰枕融合畸形、寰椎枕化等。

6. 一般无其他脑畸形与脊髓脊膜膨出。

（二）Chiari Ⅱ型

1. 小脑扁桃体、小脑蚓部、延髓、第四脑室同时下移疝入颈部上段椎管内。

Notes

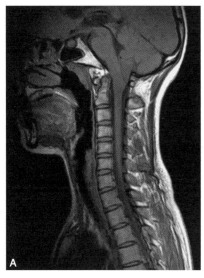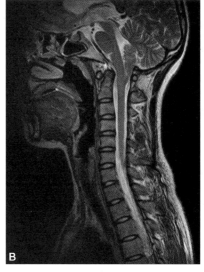

图 2-2-2　Chiari 畸形（Ⅰ型）

A. 矢状位 $T_1WI$；B. $T_2WI$，示小脑扁桃体下端变尖呈舌形，下移并经枕骨大孔疝
入颈部上段椎管内；延髓轻度前下移位

2. 脑干延长，脑桥下移。

3. 脑膜膨出。几乎出生时均存在。

4. 合并颅颈部骨骼畸形、脑积水、脊髓空洞症。

（三）Chiari Ⅲ型

最严重的一型，多见于新生儿或婴儿，为Ⅱ型伴有枕部或颈部脑或脊髓膨出，常合并脑积水。

（四）Chiari Ⅳ型

罕见，为严重小脑发育不全或缺如，脑干发育小，后颅凹扩大，充满脑脊液，但不向下膨出。

# 三、蛛网膜囊肿

颅内蛛网膜囊肿（arachnoid cyst）指脑脊液在蛛网膜内局限性积聚而形成囊肿，可以是先天性或后天性的，先天性少见。

【临床表现】　多见于儿童，且男性多于女性。通常无任何临床症状，可有头痛、头晕、听力下降、面瘫等，有时造成阻塞性脑积水。

【影像学检查方法的选择】　CT 和 MRI 都可以对蛛网膜囊肿做出诊断，能够显示囊肿的性质、部位、大小及病灶周围情况，MRI 鉴别血肿和肿瘤液化等优于 CT。MRI 流体定量技术可以鉴别蛛网膜囊肿是否与蛛网膜下腔交通。MRI 弥散加权成像有利于蛛网膜囊肿与其他囊性占位如表皮样囊肿的鉴别。

【病理生理基础】　好发于侧裂池、大脑半球凸面、鞍上池及后颅窝枕大池。蛛网膜囊肿由半透明的囊壁包裹脑脊液形成，囊壁由两层蛛网膜细胞组成其内、外壁，边缘与正常蛛网膜相连，囊壁具有分泌作用，因而可能随时间而增大。囊肿可推压脑和颅骨，引起发育畸形和颅骨菲薄、膨隆。真性蛛网膜囊肿与蛛网膜下腔完全隔开，假性蛛网膜囊肿与蛛网膜下腔有狭窄的通道相连。

【影像学征象】

（一）CT 表现

1. 边缘锐利的圆形或卵圆形脑脊液样均匀低密度，囊内出血罕见，中颅窝多见。增强后扫描无强化。

2. 具有脑外占位的征象。脑皮层被推移、白质塌陷征等。

3. 颅骨增厚或变形。

4. CT脑池造影可区分是否与蛛网膜下腔相通。

（二）MRI表现

1. 囊肿的MRI信号与脑脊液信号一致，在$T_1WI$上呈低信号、在$T_2WI$上呈高信号，FLAIR上呈完全低信号，DWI亦呈低信号（图2-2-3）。增强扫描，囊肿无强化。

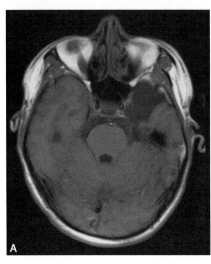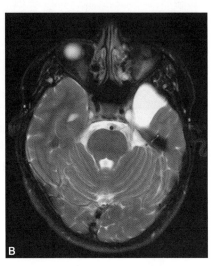

图2-2-3　蛛网膜囊肿
A. 轴位$T_1WI$；B. $T_2WI$，示囊肿信号与脑脊液信号一致，在$T_1WI$上呈低信号、
在$T_2WI$上呈高信号

2. 磁共振相位对比电影法（phase-contrast cine MR）。流体定量检查可以鉴别蛛网膜囊肿与扩大的蛛网膜下腔。

# 四、结节性硬化症

结节性硬化症（tuberous sclerosis）是常染色体显性遗传的神经皮肤综合征，以发生在人体的任何器官的错构瘤或结节为特征，又称为Bourneville综合征。

【临床表现】　在儿童更为多见，主要表现面部皮脂腺瘤、智力低下和癫痫，但不一定同时出现。其症状出现频率和严重程度随发病年龄不同。

【影像学检查方法的选择】　CT对钙化敏感，而MRI对发现皮层结节、脑白质内异位细胞簇更加敏感。增强扫描可以发现平扫不能显示的结节。

【病理生理基础】　脑部是最常受累的部位，出现4种类型的病理改变。

1. **皮层结节**　皮层结节最常发生在额叶，其次是枕叶，由巨细胞组成，结节中的髓鞘被溶解或紊乱。

2. **脑白质内异位细胞簇**　脑白质内含有异位、簇状的巨细胞，排列方向呈放射状分布、浸润，从脑室的室管膜到正常的皮层或皮层结节。

3. **室管膜下结节**　常发生于尾状核的表面，位于室管膜下，向脑室内生长，使室管膜层上抬，但和邻近的室管膜相连。易产生阻塞性脑积水，易钙化。

4. **室管膜下巨细胞星形细胞瘤**　位于室管膜下或脑室内，在室间孔附近易发现。易产生阻塞性脑积水，易发生钙化。

Notes

**【影像学征象】**

**（一）CT 表现**

1. 皮层结节　呈低密度,钙化少见,增强后无强化。脑皮层扩大,脑回扩大、增宽。

2. 脑白质内异位细胞簇　皮髓质交界区或弥漫的脑白质内更低密度区,但一般平扫难以发现。

3. 室管膜下结节　位于脑室边缘,向脑室内突入,大小不等,一岁后可出现钙化(图 2-2-4A),部分表现为双侧对称、多发性,增强扫描结节明显强化,并可以发现平扫不能显示的结节。常见脑室扩大。

4. 少数合并脑内肿瘤　一般为室管膜下巨细胞星形细胞瘤。肿瘤基底紧连室管膜,向脑室内生长,平扫为等密度的软组织肿块,囊变、坏死区呈低密度,钙化区呈高密度,边界清晰。增强后呈中等度强化,囊变、坏死、钙化区无强化。

**（二）MRI 表现**

1. 皮层结节　$T_1WI$ 信号与脑实质相仿,$T_2WI$ 呈高信号(图 2-2-4B)。

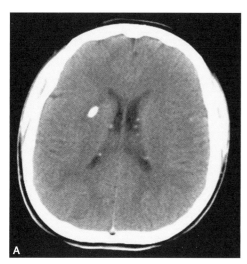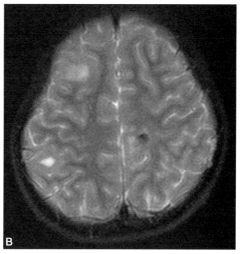

图 2-2-4　多发性硬化
A. CT,可见右侧基底节区钙化结节及双侧室管膜下多发钙化小结节;B. MRI,示多个皮层结节应,其中左侧额顶叶结节影伴有钙化而呈低信号

2. 脑白质内异位细胞簇　在 $T_1WI$ 显示不佳,$T_2WI$ 表现为脑白质内异常高信号,放射状排列的高信号带更具特征性。

3. 室管膜下结节　在 $T_1WI$ 上呈中等信号,$T_2WI$ 呈高信号,钙化部分在 $T_1WI$、$T_2WI$ 均呈低信号。增强后扫描结节强化,因钙化程度不同而出现不同形式的强化,如圆形、环形、斑片状等。

4. 室管膜下巨细胞星形细胞瘤　在 $T_1WI$ 呈等信号,$T_2WI$ 呈高信号,钙化区呈低信号。增强后有明显强化。当肿瘤阻塞室间孔时,出现一侧或双侧脑室积水表现。

# 第二节　脑积水、脑萎缩、多发性硬化

## 一、脑　积　水

脑积水(hydrocephalus)系指脑脊液在脑室系统内的过量积聚,引起脑室系统部分或全部扩大,导致颅内压增高,并发生一系列临床症状。脑脊液的分泌、循环和吸收环节中的任何一个或几个发生障碍就会引起脑积水。

【临床表现】　临床表现与病变出现的年龄、病变的轻重、病程的长短有关。

阻塞性脑积水的主要临床表现由颅内压增高所致。胎儿先天性脑积水多致死胎。婴幼儿主要表现为出生后头颅进行性增大,前囟扩大隆起,颅缝分离,颅骨变薄,甚至透明,颞额部呈现怒张的静脉,眼球下旋,上巩膜时常暴露形成"日落征"。成人主要表现为头痛、呕吐及视神经盘水肿,有的以全身惊厥发作为首发症状。

交通性脑积水早期可无症状,晚期出现颅内压增高征象。患儿晚期出现营养不良、发育迟缓、智力减退。少数老人表现为缓慢进展的智力障碍及精神症状。

正常压力性脑积水一般无颅内压增高征象,而以痴呆、步态性失用、尿失禁三联症和腰穿脑脊液压力正常为特征。

【影像学检查方法的选择】　CT 和 MRI 均作为脑积水检查的首选检查方法,但 MRI 更可靠,可以准确测量脑室的大小及脑组织的厚度,对脑室周围间质水肿、深部白质缺血灶的显示更敏感,可以显示阻塞的部位,确定脑积水的病因、分类。其中相位对比法 MR 电影成像可以显示脑脊液流向,测定流速,有助于脑积水的鉴别。术后复查磁共振可以了解分流管位置及脑室缩小情况,评估手术疗效。

【病理生理基础】

(一)主要发生机制

1. 脑脊液循环或吸收障碍　可发生于脑脊液循环或吸收通路中的任何部位,又可分为交通性脑积水、正常颅压性脑积水、阻塞性脑积水。

(1)交通性脑积水:指第四脑室出口以后的脑脊液通路受阻或脑室内通畅而蛛网膜颗粒或绒毛吸收脑脊液障碍所致的脑积水。病因主要有蛛网膜下腔出血、脑膜炎、颅脑损伤以及静脉栓塞,也见于脑膜癌病。

(2)正常颅压性脑积水:又称常压性脑积水,多发生于交通性脑积水的基础上,部分完好的脑脊液循环吸收功能代偿,而脑脊液的分泌功能下降,从而形成新的平衡,此时虽然脑室系统明显扩大,但脑脊液压力正常,故称为常压性脑积水。

(3)阻塞性脑积水:又称非交通性脑积水,指第四脑室出口以上(包括第四脑室出口)任何部位发生阻塞所致的脑积水,是脑积水中最常见的一种。病因主要有先天性疾病、出血、感染性疾病和肿瘤。

2. 脑脊液分泌增加　非常少见,主要见于脑室内肿瘤,如脉络丛乳头状瘤。

(二)病理改变

脑室系统逐渐扩大,第三脑室明显扩大时向下方隆起压迫垂体及视交叉,使蝶鞍增大;透明隔可穿破,脑实质变薄,以额叶最明显,甚至穿破侧脑室与蛛网膜下腔相通。胼胝体、锥体束、基底节、四叠体、脉络丛及脑干等处均可因长期受压而萎缩。白质脱髓鞘改变,胶质增生及神经细胞退行性变,并可继发脑萎缩。晚期可发生脑室疝、颞叶疝或小脑扁桃体疝。

【影像学征象】

(一)头颅 X 线平片表现

1. 颅腔扩大、颅骨变薄、颅缝分离。

2. 蝶鞍扩大、鞍背骨质吸收变薄。

3. 颅骨内板脑回压迹增多、加深;板障静脉、导静脉和蛛网膜粒压迹扩大。

(二)CT、MRI 表现

1. 脑室系统扩张

Notes

（1）以侧脑室的角部和第三脑室较为明显,尤其是侧脑室的颞角和额角,枕角扩大较晚,一旦出现对脑积水的诊断意义较大(图2-2-5)。

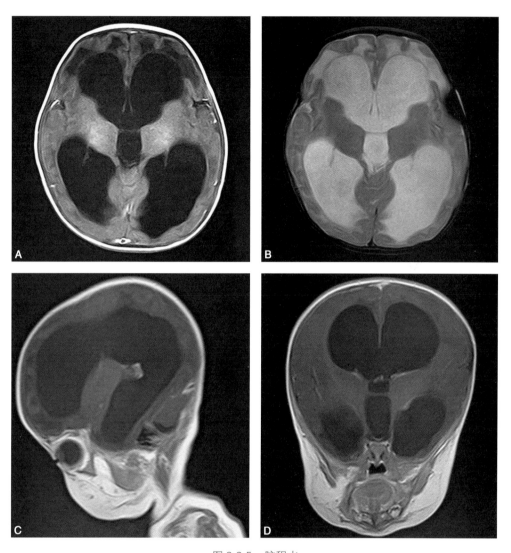

图 2-2-5　脑积水

A. 横轴位 $T_1WI$;B. 横轴位 $T_2WI$;C. 矢状位 $T_1WI$;D. 冠状位 $T_1WI$,示脑室明显扩大积水,
侧脑室额角、枕角、颞角变钝,侧脑室周围可见间质性脑水肿

（2）非交通性脑积水表现为梗阻水平以上的脑室系统扩张,梗阻水平以下的脑室系统无扩张;交通性脑积水表现为所有脑室均不同程度的扩张。

2. 间质性脑水肿　首先从侧脑室前角开始,逐渐累及侧脑室体部周围白质以及中线附近额、顶部白质,CT 上表现为不规则的低密度,MRI 的 $T_1WI$ 上呈低或等信号,$T_2WI$ 上呈高信号。

3. 脑组织可有不同程度的萎缩

## 二、脑　萎　缩

脑萎缩(brain atrophy)是指由于各种原因所引起的脑组织容积减少而继发的脑室和蛛网膜下腔扩大,脑组织的减少可分别或同时发生于脑白质或脑灰质。

【临床表现】　根据不同的发病原因、萎缩的程度及部位不同而出现不同的症状。临床上可出现头晕、记忆力下降、语言不流利、注意力不集中、癫痫发作,甚至痴呆;发生在小脑出现共济失调。

【影像学检查方法的选择】　利用 CT 可显示和诊断脑萎缩,而 MRI 是对脑萎缩进行定性和定量分析的最佳方法。通过特殊的后处理方法(如基于体素的形态学测量)和软件,不仅可以对全脑或局部的脑容积进行测定,还可以进行灰白质分割和皮层厚度测量等,从而为各种原因导致的脑萎缩提供更精细、更深入的信息。

【病理生理基础】

(一) 根据萎缩范围进行脑萎缩分类

1. 弥漫性脑萎缩　较多见。脑实质容积弥漫性减少,出现广泛的脑室和蛛网膜下腔扩张。见于正常老年人,也可见于许多病理情况(宾斯旺格病、阿尔茨海默病、多发性硬化、帕金森病、肝豆状核变性、脑缺氧、中毒等)。

2. 局限性脑萎缩　局限性脑实质容积缩小,局部脑室、脑池扩大,脑沟增宽。见于许多病理情况(如外伤、感染、脑梗死、皮克病、大脑半球发育不全等)。

(二) 根据病因进行脑萎缩分类

1. 生理性脑萎缩　以脑体积减小、脑实质的容积改变为主。

2. 病理性脑萎缩　除脑体积减小外,还有神经细胞数量的减少。

一般来讲,随年龄增加,生理性萎缩和病理性萎缩是相互呼应的,年龄越大,病理性因素越多,脑萎缩越明显,但两者之间又无明显界限。

【影像学征象】

(一) CT 和 MRI 表现

脑实质的减少、脑室和蛛网膜下腔的扩大为特征性表现(图 2-2-6)。

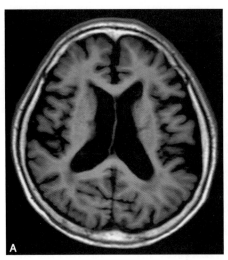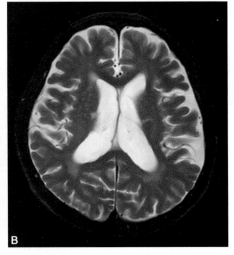

图 2-2-6　老年性脑萎缩
A. 横轴位 $T_1WI$;B. $T_2WI$,示侧脑室额角扩大,额叶脑沟和蛛网膜下腔增宽,
脑室形态基本保持正常

1. 侧脑室额角、颞角扩大,侧裂池、额叶脑沟和蛛网膜下腔增宽因脑萎缩以脑组织丰富区域(如额叶、颞叶等)较为明显,脑组织薄弱处则不明显。

2. 脑室形态基本保持正常。由于脑萎缩所致的脑室扩大是脑室周围脑组织萎缩后向四周牵拉脑室所致。

（二）脑萎缩的测量方法

概括起来有两大类,即线性测量法和容积测量法。

1. **线性测量法**　是对某一选定层面的标志进行线性测量,如最大颅内径、侧脑室额角间距、第三脑室最大横径、第四脑室最大横径等,并可计算不同测量数据之间的比例。

2. **容积测量法**　是通过分别测量颅腔面积和脑室(或脑脊液腔)面积,然后计算两者比例来分析脑萎缩情况。脑萎缩的程度,根据脑室扩大变形可分为轻、中、重度。

**【诊断与鉴别诊断】**

1. 脑萎缩与脑积水所致脑室扩大不同(表 2-2-1)。

表 2-2-1　脑萎缩与脑积水的鉴别

| | 两侧脑室顶之间的夹角 | 第 三 脑 室 | 视隐窝和漏斗隐窝 |
| --- | --- | --- | --- |
| 脑萎缩 | 扩大 | 扩大,不呈球形,前后壁无明显膨隆 | 较尖锐 |
| 脑积水 | 变小 | 呈球形,前后壁上抬 | 变钝,变浅或消失 |

2. 一侧半球脑萎缩与阻塞性脑积水均可造成单侧侧脑室明显扩大,但前者对侧脑室正常,脑室向同侧移位。后者正好相反,脑室向对侧移位。

# 三、多发性硬化

**【临床表现】**　多发性硬化(multiple sclerosis,MS)是一种常见的脱髓鞘病变。一般起病于20～40岁之间,女性患者较男性患者多见。多为亚急性起病,常自然缓解和复发。颅神经功能失常、语言障碍、感觉障碍、运动障碍和精神障碍等诸多症状中,以运动乏力、感觉异常、视感度减退(视交叉、视神经等受损)和复视最为多见。

**【影像学检查方法的选择】**　CT 是最常用的检查手段,但常常不能显示早期和轻微病变。MRI 用于 MS 的诊断和鉴别诊断已经成为首选,FLAIR 有利于本症病灶的检出,DWI 可能发现自旋回波序列不能显示的病灶,MR 弥散张量成像(DTI)能够提供有无破坏脑白质纤维的信息,脂肪抑制法行增强成像显示视神经受累。磁共振波谱(MRS)有助于观察神经元受损的情况,对疾病分期与疗效监测有一定帮助。

**【病理生理基础】**　MS 的病因不明,可能与自身免疫反应和(或)病毒感染有关。好发部位为侧脑室旁和邻近白质,其次为胼胝体和胼胝体隔区交界处,而儿童和少年患者中有幕下病灶者较多。病灶大多为长圆形,小而多发,或多发融合。脊髓任何节段均可能受侵犯,但颈段罹病的机会较多。

**【影像学征象】**　MRI 所显示病灶的数目和部位常与临床表现不相符合,原因有二:①MRI 所显示者不少属慢性或静止期病灶;②MRI 对检出新病灶的敏感性高于临床诊断的其他手段。

（一）CT 表现

对早期和轻微病变的显示欠佳。病灶较大时则可显示为较小的圆形或椭圆形低密度区。急性期或新鲜病灶常显示为实质性或环状增强。

（二）MRI 表现

1. 常为多发、散在病灶。大多数病灶发生于侧脑室周围白质,半卵圆中心和胼胝体也常受犯,发生于脊髓、基底节、内囊和前联合者则较少见。

2. 病灶呈长圆形或圆形,未融合的病灶常较小,$T_1WI$ 为等或低信号,$T_2WI$ 为高信号。位于侧脑室周围的病灶常有典型表现,长圆形病灶的长轴与大脑镰或侧脑室长轴相垂直(图 2-2-7),

Notes

且常不与侧脑室相连,有一狭窄正常信号带将病灶与侧脑室分开。病灶也可表现为不规则形,呈双重信号强度或所谓"病灶中病灶"。

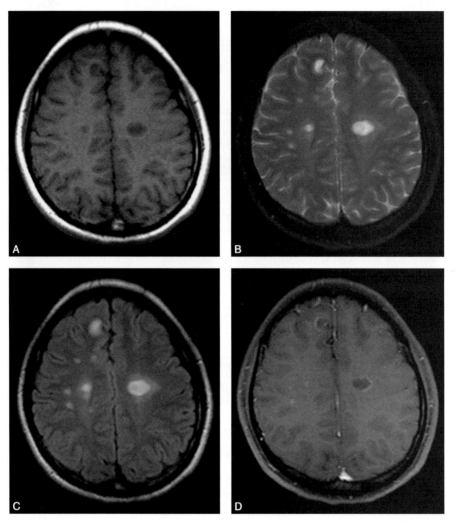

图 2-2-7    多发性硬化复发期
MRI 示侧脑室旁多发斑片样 $T_1WI$ 低信号(A)、$T_2WI$(B)和 FLAIR(C)高信号病灶,
长径与侧脑室垂直,增强扫描(D)可见点状或环状强化

3. MRS 上陈旧病灶可显示 NAA 峰下降,在急性期可见胆碱波升高。此外,脂质峰和乳酸峰也可升高。

4. 视神经受侵犯时,呈现为 $T_2WI$ 高信号,有时还可伴视神经增粗。

5. 脊髓病灶常为纵长形,多数超过一个椎体长度,$T_1WI$ 为等或低信号,$T_2WI$ 为高信号。脊髓断面仅部分受累。病期很长者,可见脊髓萎缩。少部分患者只显示脊髓异常,而无脑部阳性发现。

6. 增强扫描时,脑部和脊髓病灶增强情况相仿。急性期或新鲜病灶常出现实质性或环状增强,延迟扫描环状增强者大多呈实质性增强,静止期或慢性病灶常不增强。$T_1WI$ 增强成像所见病灶均小于 $T_2WI$ 平扫所显示病灶的大小。

7. 甾体激素治疗后,病灶的强化均减少或消失,但对病灶的 $T_1WI$ 低信号,$T_2WI$ 高信号似无明显影响(图 2-2-8)。

Notes

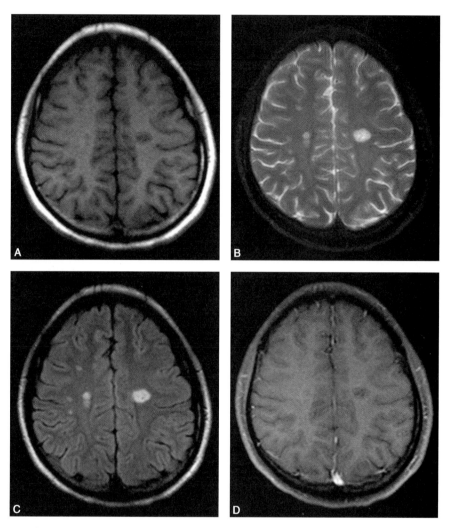

图 2-2-8　多发性硬化缓解期

与图 2-2-7 为同一患者。MRI 示双侧半卵圆中心斑片样 $T_1WI$（A）低信号、$T_2WI$（B）和
FLAIR（C）高信号病灶,增强后病灶强化不明显。较复发期(见图 2-2-7)病灶数目减少、体
积缩小、强化减弱

# 第三节　脑感染性疾病

## 一、脑　脓　肿

【临床表现】　脑脓肿(brain abscess)患者多数有感染病史。发生脑炎、脑脓肿形成后,多有
畏寒、发热、头痛、呕吐、抽搐、意识障碍和脑膜刺激征。早期即可有视神经盘水肿,并有明显的
生命体征改变。血中性粒细胞增高、血沉加快、脑脊液白细胞增多。发生急性化脓性脑室炎、脑
膜炎时,病情突然恶化,高热、昏迷、脑膜刺激征、角弓反张、癫痫发作,脑脊液可呈脓性。

【影像学检查方法的选择】　CT 增强扫描对脑脓肿的诊断很有帮助,能够显示脓肿病灶及
周围水肿,并可在 CT 导向下进行脑脓肿穿刺引流。MRI 是脑脓肿的最佳影像学检查方法,能精
确显示脓肿范围,显示血-脑屏障破坏,显示早期脓肿壁形成,并更容易区分坏死、液化和脑炎。
磁共振弥散加权成像和磁共振波谱分析有助于鉴别脑脓肿与其他囊性占位性病变。

【病理生理基础】　脑脓肿的演变可分三个时期。发病 1 周内为急性脑炎或脑膜炎期,此时
脑内出现急性局限性炎症,中心可出现软化、坏死,附近脑组织水肿,脓肿近脑表面时有脑膜炎

症反应。发病后1~2周为化脓期,此期脑内软化、坏死区扩大融合形成脓液,周围为水肿和炎症。发病后2~3周为包膜形成期,此期化脓灶被周围肉芽结缔组织和增生的胶质细胞包围,形成脓肿壁,炎症局限化,水肿减轻。

【影像学征象】　脑脓肿的不同分期的影像学表现各有特点(表2-2-2)(图2-2-9)。如果破溃入脑室,可形成室管膜炎,表现为室管膜增厚、强化。慢性期可见脑积水。

表2-2-2　脑脓肿分期与CT、MRI表现

| | CT | $T_2WI$ | 增强扫描 | DWI |
|---|---|---|---|---|
| 脑炎期 | 略低密度,周围水肿明显 | 较高信号,周围水肿明显 | 无或轻度脑回样强化 | 略高 |
| 化脓期 | 中心为略低密度,外有等密度包绕,最外为周围水肿 | 高信号,周围水肿 | 不完整强化边 | 略高 |
| 包膜形成期 | 中心为低密度,包膜呈等密度,周围水肿减轻 | 中央高信号,周边低信号带(包膜),周围水肿减轻 | 环状强化 | 中央显著高信号 |

# 二、颅内结核

颅内结核(intracranial tuberculosis)包括结核瘤、结核性脑膜炎和结核性脑脓肿。常发生于儿童和青年人,患者可有肺结核或结核密切接触史。感染途径几乎均由结核菌血行播散而来。

【临床表现】　脑结核瘤多有慢性颅内压增高和局部神经损害症状。结核性脑膜炎常出现脑膜刺激征、颅压增高征、癫痫、意识障碍等症状;腰穿可见脑脊液压力增高,细胞及蛋白质含量中度增加。结核性脑脓肿可有发热、头疼、偏瘫等症状。

【影像学检查方法的选择】　MRI是颅内结核首选的检查方法,可清楚显示病灶范围、数目,增强扫描可显示脑膜病灶。CT显示病灶的钙化较佳。

【病理生理基础】

1. 脑结核瘤(brain tuberculoma)　结核菌在脑部引起的慢性肉芽肿,病灶常位于皮质内,结节状,中心为干酪坏死区,周围为炎症浸润,最外层为完整的纤维包膜。病灶区脑皮质多与脑膜有粘连。

2. 结核性脑膜炎(tuberculous meningitis)　由结核菌引起的脑膜炎症,蛛网膜下腔多有大量炎性渗出物积聚黏附,尤以脑底部为甚;脑膜面上、脑实质内可有小结核结节形成。可产生血栓和脑软化,脑积水,脑水肿等。

3. 结核性脑脓肿　较少见。在大体病理上与化脓性脑脓肿相仿,脓肿多为多房性,周边多为结核性肉芽组织。

【影像学征象】

(一)脑结核瘤

1. CT表现　单发或多发等或略低密度结节,部分结节内可见钙化,周边或中心钙化("靶征")是结核的特征。灶周轻度水肿,有占位效应。

2. MRI表现　病灶坏死部分在$T_1WI$上呈略低信号,$T_2WI$上呈不均匀高信号;病灶肉芽肿部分在$T_1WI$上呈高信号,在$T_2WI$上呈低信号;病灶钙化部分在$T_1WI$上和$T_2WI$上均呈低信号;包膜在$T_1WI$上呈等信号,$T_2WI$上呈低或高信号。增强扫描,病灶呈环状强化伴壁结节(图2-2-10)。

Notes

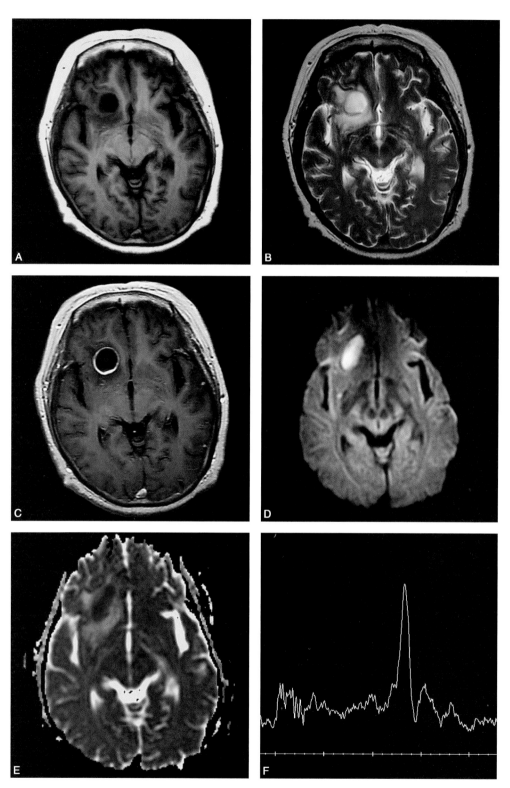

图 2-2-9　脑脓肿

A. 横轴位 $T_1WI$；B. $T_2WI$，示右额叶 $T_1WI$ 低信号、$T_2WI$ 高信号结节，包绕厚薄不均的等信号环，周围可见 $T_1WI$ 低信号、$T_2WI$ 高信号水肿带；C. 横轴位增强 $T_1WI$，示结节呈环形强化；D. DWI，示结节呈高信号；E. ADC 图，示 ADC 值降低；F. MRS，示脂峰及高大乳酸峰

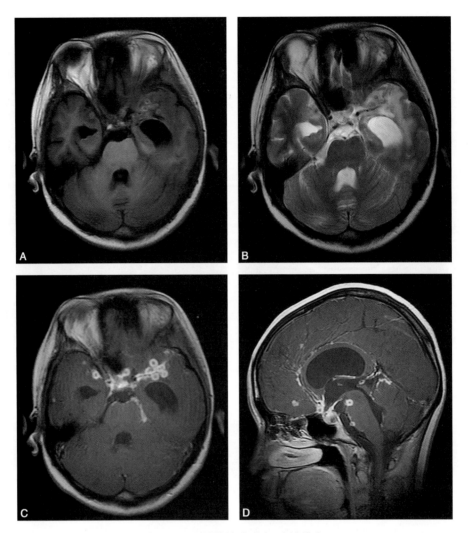

图 2-2-10　结核性脑膜炎、脑结核瘤

A. 横轴位 $T_1WI$；B. $T_2WI$，示鞍上池结构不清，呈软组织信号，病变延伸至双侧侧裂池；双侧脑室颞角明显扩大；C. 横轴位增强 $T_1WI$，示鞍上池、左侧环池及侧裂池脑膜增厚，呈明显强化，并可见多发小环形强化；D. 矢状位增强 $T_1WI$，示颅底脑池较广泛的脑膜增厚强化及多发小环形强化

（二）结核性脑膜炎

1. CT 表现

（1）渗出物：平扫，蛛网膜下腔的脑脊液密度消失，而呈等、高密度，以脑底部脑池、外侧裂池明显。增强扫描呈明显不规则强化（见图 2-2-8）。

（2）粟粒样结核结节：平扫，脑膜上、大脑及小脑实质内粟粒样等或低密度结节。增强扫描，小结节明显强化。

（3）可出现脑积水、脑水肿、局灶性脑缺血及脑梗死。

2. MRI 表现　蛛网膜下腔，特别是脑底部脑池、外侧裂池在 $T_1WI$、$T_2WI$ 和 FLAIR 上脑脊液信号明显增高。增强扫描蛛网膜下腔明显强化，偶可见以硬脑膜强化为主的病变。

其他表现与 CT 表现相似。

（三）结核性脑脓肿

CT 和 MRI 表现与化脓性脑脓肿相仿，二者很难通过影像学方法鉴别。

Notes

# 三、脑囊虫病

脑囊虫病指囊虫位于脑内者,约占囊虫病的80%。

【临床表现】　脑囊虫病(neurocysticercosis)一般起病缓慢,癫痫发作是最常见症状,其他症状有头痛、局灶性神经功能障碍以及精神障碍等。由于脑实质内型囊虫病具有自限倾向,所以某些患者可无明显症状。

【影像学检查方法的选择】　MRI是脑囊虫病的首选影像检查方法,能够显示脑室内、脑干及大脑半球表面的囊虫病灶,常用于囊虫病患者治疗的随访。CT显示脑囊虫的钙化性病灶更加敏感。

【病理生理基础】　脑囊虫病按照发生部位可分为脑实质内型、脑室内型及软脑膜型。囊尾蚴的成长和演变可经历泡状期、胶状期、结节肉芽肿期、钙化期四个阶段。脑室内型及软脑膜型囊虫始终维持在泡状期阶段。囊尾蚴浸润在脑脊液中,在脑室内可以引起室管膜炎及梗阻性脑积水;在软脑膜上可以引起脑膜炎、血管炎及蛛网膜炎,形成脑梗死及交通性脑积水。脑实质内型的囊尾蚴常位于灰白质交界处,典型者可经历四个发展阶段。泡状期为多发小囊改变,内含头节,炎症反应局限在邻近的脑组织;胶状期头节逐渐消失,囊壁增厚、皱缩、破裂,炎症反应加重,血-脑屏障破坏较明显;结节肉芽肿期囊虫呈结节样萎缩,囊壁明显增厚伴胶原生成及肉芽肿形成;钙化期虫体死亡、病灶内胶质增生并最终钙化。

【影像学征象】

（一）脑实质内囊虫

1. 泡状期

（1）早期改变:边界不清的结节样病灶,增强扫描,结节有轻度强化,提示炎症反应。

（2）典型表现:多发小圆形病变,CT呈低密度,在MRI的$T_1WI$上呈低信号,在$T_2WI$上呈高信号,常可见到直径约2~3mm的壁结节,这个结节代表头节。增强扫描,无强化病灶。没有周围水肿(图2-2-11)。

2. 胶状期　增强扫描可见环形强化病灶。

3. 结节肉芽肿期　在MRI的$T_1WI$上,结节与周围脑组织相比为低信号。增强扫描,结节呈结节样强化。病灶周围也还存在不同程度的水肿。

4. 钙化期　CT上表现为高密度影。

（二）囊虫性脑炎

常见于儿童和青少年,表现为数量巨大的弥漫性病灶,伴随严重的弥漫性水肿。CT、MR上表现为多发直径3~10mm的小结节样或囊样病灶,有结节样或环样强化,常伴随不同程度的水肿。

# 四、急性单纯疱疹性脑炎

急性单纯疱疹性脑炎(herpes simplex encephalitis,HSE)是常见的病毒性脑炎(viral encephalitis)。

【临床表现】　成人多见,呈散发而无季节性和地方性。起病前多数有发热、头痛、全身不适和上呼吸道感染症状等前驱症状。意识障碍、脑膜刺激征、不同程度的颅内高压表现为常见的神经症状,也可出现眼球偏斜、肢体瘫痪、局部或全身抽搐、失语、视野改变、锥体外系症状等。

【影像学检查方法的选择】　MRI是病毒性脑炎首选的影像学检查方法,能清楚显示病灶部位、形态及范围,对于诊断、病情程度及预后判断具有重要价值。DWI显示病灶更佳。CT的价值相对较小。病毒性脑炎的最终诊断要根据临床表现、脑脊液检查、血清学试验、影像学检查(MRI或CT)、脑电图及脑组织活检等资料综合考虑。

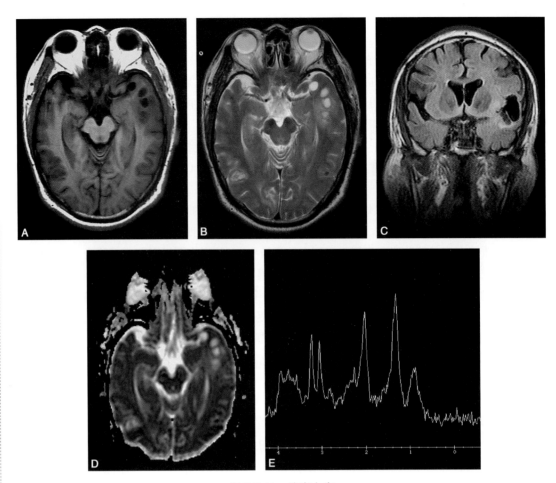

图 2-2-11 脑囊虫病

A. 横轴位 $T_1WI$；B. $T_2WI$；C. FLAIR，示左颞叶、右颞枕交界区多发小囊状影，呈 $T_1WI$ 低信号、$T_2WI$ 高信号，左颞枕交界区见点状 $T_1WI$ 低信号、$T_2WI$ 低信号（钙化）；D. ADC 图，示小囊状病灶 ADC 值升高；E. MRS，可见脂峰及乳酸峰，NAA/Cr 降低

【病理生理基础】 脑部病理改变呈弥漫性，侵犯双侧大脑半球，但并不完全对称，而以颞叶为最常见部位，其次是额叶。受累神经细胞核内出现嗜酸性包涵体，出现局部或较广泛的神经细胞坏死与出血。

【影像学征象】

（一）CT 表现

双颞叶前端低密度区，不对称，向额顶叶分散，中线结构向一侧偏移。

（二）MRI 表现

1. 平扫

（1）病变在 $T_1WI$ 上呈略低信号区，周围环绕线状略高信号影；在 $T_2WI$ 上呈高信号，$T_2WI$ 上的高信号逐渐向岛叶扩散。

（2）病变常位于双颞叶底面、内侧面及岛叶，但一般不累及基底节区。额叶底部也常可见 $T_2WI$ 高信号，多数患者发展成为双侧性不对称的病灶。偶尔病变可累及脑干（图 2-2-12）。

（3）皮层出血在 $T_1WI$、$T_2WI$ 上均呈斑点状高信号，可持续数月。

（4）部分可见占位效应或脑萎缩、囊性脑软化灶。

2. 增强扫描 疾病早期海马即可出现异常强化，病变区实质内强化但强化程度低于软脑膜强化，病变区弥漫或脑回状强化。

Notes

3. $^1$H-MRS 胆碱峰升高代表炎症反应，低 NAA 峰代表神经元损伤。

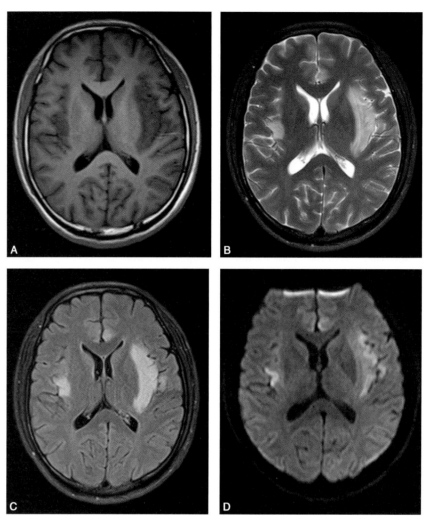

图 2-2-12　急性单纯疱疹性脑炎

A. T₁WI；B. T₂WI；C. FLAIR；D. DWI，示双侧岛叶、左侧颞叶、扣带回半片状

T₂WI 高信号、T₁WI 低信号、FLAIR 高信号影，DWI 可见弥散受限

## 五、人类免疫缺陷病毒性脑炎

【临床表现】　人类免疫缺陷病毒(human immunodeficiency virus，HIV)性脑炎是艾滋病患者最常见的感染，主要临床表现为记忆力下降、注意力受损、性格改变、阅读困难以及精细运动功能减退，又称为艾滋病痴呆综合征。

【影像学检查方法的选择】　MRI 是首选的影像检查方法，DWI 显示病灶更佳。CT 由于其软组织分辨率受限，价值相对较小。

【病理生理基础】　HIV 对神经组织有亲和性，可直接侵犯脑实质和脑膜，引起非化脓性脑炎和(或)脑膜炎。HIV 开始侵犯脑白质，随后可侵犯基底节、脑皮质、脑干、小脑和脊髓以及脑膜。病理上主要是脑萎缩，脑灰质内可见小胶质细胞结节，受累的脑白质内可见散在灶性脱髓鞘和空泡变性，伴有胶质结节和多核巨细胞，还可见脑水肿，无炎性细胞。

【影像学征象】

1. CT 表现　弥漫性脑萎缩，脑白质内多发斑点状或弥漫性低密度影也较常见，增强扫描病灶一般不强化，侵犯脑膜时可有脑底脑膜强化。少数患者表现为正常。

2. MRI 表现　非特异性脑萎缩，在 T₂WI 上脑白质深部均呈多发斑片状或弥漫性高信号，

Notes

多见于额叶,通常为双侧,但常不对称,无占位效应,常不强化。伴发机会性感染或脑瘤时有相应的表现(图2-2-13)。可以见到非出血性脑梗死。少数患者表现为正常。

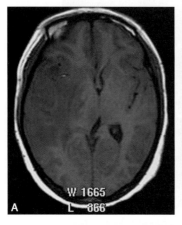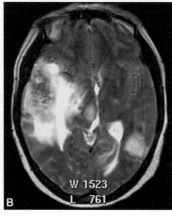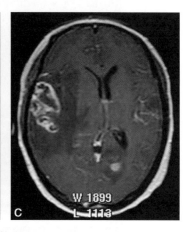

图 2-2-13 HIV 脑病合并弓形虫感染
A. 横轴位 $T_1WI$;B. $T_2WI$;C. 增强 $T_1WI$,示右侧颞叶大片 $T_1WI$ 低信号、$T_2WI$ 高信号影,
增强扫描可见多房性分隔状强化,邻近岛叶、豆状核及丘脑有水肿改变

# 第四节 颅 脑 外 伤

随着社会的发展,由于基建、交通等造成的颅脑损伤较前有所增加,能否及时的评价外伤类别,实施有力的抢救措施是增加存活率、减少死亡率和后遗症的关键。

颅脑外伤(brain trauma)是由于外力作用于头部所致,外力大小、部位及速率不同可产生不同程度的损伤。因此,了解颅脑损伤机制对判断头皮损伤、颅骨骨折、脑实质损伤是十分重要的。

颅脑损伤多为闭合性颅脑损伤,少数为锐器、火器所致的开放性颅脑损伤,也可多种情况同时发生。

## 一、硬脑膜外血肿

【临床表现】 硬脑膜外血肿(epidural hematoma)以急性者为最多,亚急性血肿、慢性血肿少见。主要表现为意识障碍,典型病例呈头部外伤→原发性昏迷→中间意识清醒(好转)→继发性昏迷,严重者可出现脑疝。颅内压增高症常出现于中间清醒期,眼底检查多显示视神经盘水肿。中枢性面瘫、轻偏瘫、运动性失语等局灶症状亦较常见。

【影像学检查方法的选择】 在急性期或超急性期CT为首选的影像学检查方法,在亚急性和慢性期MRI在颅脑损伤中的应用也得到肯定。若颅脑损伤伴有颈椎骨折时,应先摄平片(包括颈椎)或对颈椎骨折采取措施后,再作 CT 和 MRI 检查。

【病理生理基础】 硬脑膜外血肿多为冲击点伤。动脉性硬脑膜外血肿为动脉破裂出血所致,由于血压较高和出血量较大,常可以致硬脑膜外血肿迅速增大;静脉性硬脑膜外血肿为脑膜静脉、板障静脉和静脉窦破裂出血所致,由于静脉压较低,往往不再进一步快速进展。

【影像学征象】

(一)CT 表现

1. 血肿呈颅骨内板下梭形或弓形高密度区,边缘锐利、清楚,范围较局限(图2-2-14)。

2. 血肿的密度变化与血肿的期龄有关(参见本书脑出血的相关内容)。

3. 常并发颅骨骨折,且80%颅骨骨折位于血肿的同侧,骨窗位常可显示,薄层扫描时可见血肿内有气泡。

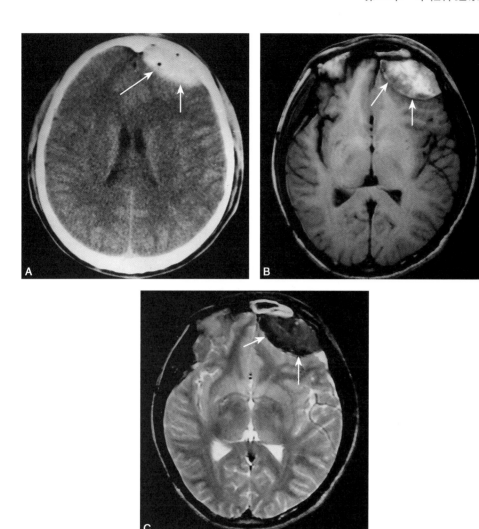

图 2-2-14　硬脑膜外血肿

A. CT 示左额颅骨内板下梭形高密度区,边缘锐利、清楚;B、C. MRI 示左额颅骨内板下梭形异常
信号,边界锐利、清楚。$T_1WI$ 血肿信号强度与脑实质相仿(B);$T_2WI$ 血肿则呈低信号(C)

4. 硬脑膜外血肿可跨越硬膜附着点,但不可跨越颅缝。横跨半球呈压迫大脑镰向下的硬脑膜外血肿常见于静脉窦撕裂,往往需冠状位观察。

5. 一般不作增强扫描,慢性硬脑膜外血肿偶行 CT 增强扫描,可显见血肿内缘的包膜增强,有助于等密度硬脑膜外血肿的诊断。

（二）MRI 表现

1. MRI 可多轴位成像对了解血肿的范围优于 CT。

2. 硬脑膜外血肿的形态与 CT 相仿,血肿呈梭形或弓形、边界锐利、清楚(图 2-2-14)。

3. 血肿的信号强度变化,与血肿的期龄和所用 MRI 机的磁场强度有关(参见脑出血的相关内容)。

4. 血肿内缘可见低信号的硬膜。

## 二、硬脑膜下血肿

【临床表现】　硬脑膜下血肿(subdural hematoma)占颅脑外伤的 10% ~ 20%,三分之一患者可伴有骨折,但骨折部位与血肿部位关系不如硬脑膜外血肿密切。患者多有昏迷、单侧瞳孔散大和其他脑压迫症状,其中昏迷可逐渐加深或清醒后再昏迷。严重者可并发脑疝。腰穿可见血性脑脊液。

Notes

慢性硬脑膜下血肿的外伤史常较轻微,易被忽略,颅内压增高及脑压迫症状出现较晚。预后多属良好,并多能恢复正常生活和工作。如果硬脑膜下血肿合并严重的脑挫裂伤者往往预后稍差。

**【影像学检查方法的选择】**　CT 是首选的影像学检查方法,MRI 对少量、亚急性和慢性硬脑膜下血肿具有较好的诊断价值。

**【病理生理基础】**　硬脑膜下血肿多为对冲伤,多为单侧性,双侧性硬脑膜下血肿以小儿多见。损伤后,着力点对侧在暴力冲击引起皮层桥静脉撕裂、出血、形成硬脑膜下血肿。由于蛛网膜无张力,血肿范围较广,形状多呈新月形。

**【影像学征象】**

（一）CT 表现

1. 急性期血肿呈颅骨内板下方新月形高密度区,血肿范围较广,可超越颅缝。亚急性期血肿呈新月形或过渡型(血肿内缘部分凹陷,部分平直或凸出)(图 2-2-15)。慢性期血肿呈过渡型低密度区。

2. 急性期血肿密度较均匀或呈低、高混合密度,这主要由于有活动性出血,血清回缩、血凝块溢出或蛛网膜撕裂脑脊液与血液混合所致。血肿密度改变随血肿期龄而异(参见脑出血的相关内容)。一般不作增强扫描。

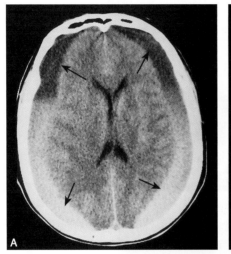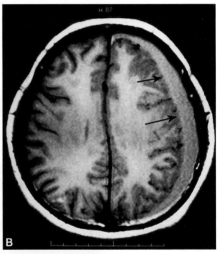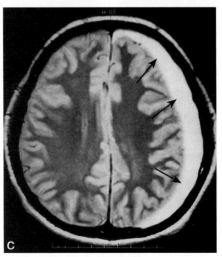

图 2-2-15　亚急性期硬脑膜下血肿

A. CT 示双侧额、颞、枕颅骨内板下方新月形异常密度,呈分层状,其上部呈低密度区,下部呈高密度区;B、C. MRI 示左额、颞、枕颅骨内板下方新月形异常信号,边界锐利、清楚。在 $T_1WI(B)$ 和 $T_2WI(C)$ 上均呈高信号(注:A 与 B、C 不是同一患者。)

Notes

3. 额底和颞底的硬脑膜下血肿用冠状位图像有助确诊。

4. 硬脑膜下血肿可跨越颅缝。

5. 增大的血肿牵拉皮层静脉,约5%的患者可引起再出血。

（二）MRI 表现

1. MRI 信号改变,随血肿期龄而异,与硬脑膜外血肿相仿(参见脑出血的相关内容)。

2. 形态与 CT 上相仿(图 2-2-15)。

# 三、脑挫裂伤

【临床表现】 脑挫裂伤(contusion and laceration of brain)很少出现原发性意识丧失,主要表现为颅内压增高症状及损伤部位的神经系统定位体征,常合并天幕裂孔疝和枕大孔疝的症状。脑皮质挫裂伤可伴有硬脑膜下血肿、硬脑膜外血肿和蛛网膜下腔出血,出现相应的症状。脑脊液化验呈血性。

【影像学检查方法的选择】 CT 是脑挫伤的首选检查方法,特别是对于重症患者、形成脑内血肿的患者。MRI 对于轻症患者更好,可以显示早期、少量的脑挫伤;对于脑挫伤的随访及后遗症的显示更佳。

【病理生理基础】 脑皮质挫伤是由于头颅受到不同加速/减速力的作用,导致大脑撞击颅板或硬膜皱褶,产生挫伤,此时挫伤常较广泛。局限性脑皮质挫伤也可见于凹陷性颅骨骨折。病理上,典型的挫伤呈皮层内点状、线状浅小血肿。外伤后 24～48 小时点状、线状浅小血肿可融合成较大血肿。常伴有硬脑膜下血肿。

【影像学征象】 约半数患者累及额叶、尤其额叶下端及额叶周边。大脑半球底部的挫伤少见。

（一）CT 表现

因时间不同而表现呈多样化。

1. 早期 可无或仅有轻微异常发现,典型表现为额叶、颞叶斑片状、不规则低密度区,其内常混有点状高密度出血灶(图 2-2-16)。损伤后 24～48 小时可见斑点、斑片状高密度区,约 20% 患者出现迟发血肿。脑皮质挫伤的部分病灶可融合形成脑内血肿。另外,脑皮质挫伤常伴硬脑膜下血肿或硬脑膜外血肿。增强扫描,脑皮质挫伤可见强化。

2. 亚急性期 损伤几天后病灶周围出现水肿,并可见占位效应,水肿及占位效应随时间推移而逐渐减少,直至消失。

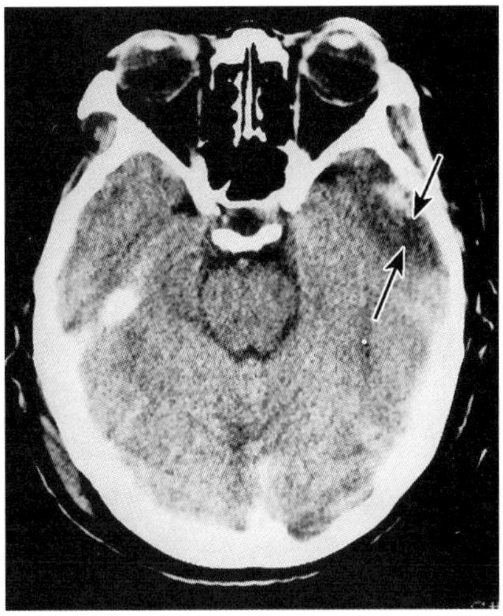

图 2-2-16　脑挫裂伤
CT 示左颞叶斑片状不规则低密度区,
其内常混有点状高密度出血灶

（二）MRI 表现

脑皮质挫伤的 MRI 表现变化较大,常随脑水肿、出血和液化的程度而异。

1. 非出血性脑皮质挫伤早期病灶在 $T_1WI$ 呈低信号、在 $T_2WI$ 呈高信号。常常在最初几天水肿区不断扩大,还可出现占位效应,随后水肿。随时间推移逐渐减退。病灶最终可完全吸收,或形成脑软化灶,伴局部脑室扩大和脑沟增宽。

2. 出血性脑皮质挫伤随着血肿内含成分的变化,信号强度的改变也有所改变(参见脑出血的相关内容)。

# 四、蛛网膜下腔出血

【临床表现】 外伤性蛛网膜下腔出血(subarachnoid hemorrhage,SAH)表现为外伤后剧烈头

Notes

痛、继之呕吐,并可出现烦躁不安,意识障碍或抽搐,脑膜刺激征往往阳性。自发性蛛网膜下腔出血以 40 岁左右发病最多,男性稍多。半数患者有发作性头痛的前驱期。昏迷常较浅,持续时间较短。出血后常有一段时间发热。血压升高,脑脊液血性。

**【影像学检查方法的选择】**　CT 是急性蛛网膜下腔出血检查的首选。出血最初 24 小时内 CT 显示率可达到 90%。但 3 天后只有不到 50% 的 SAH 能被检出。MRI 的 FLAIR 序列可显示急性期、亚急性期以及临床怀疑 SAH 而 CT 检查为阴性的 SAH。后颅窝和基底池的脑脊液流动可干扰 FLAIR 图像。

**【病理生理基础】**　自发性蛛网膜下腔出血少见,多为外伤所致。蛛网膜下腔出血可因脑表面血管破裂(蛛网膜动脉和静脉)引起,也可为脑内血肿破入脑室系统,随脑脊液流动经第四脑室正中孔和侧孔进入蛛网膜下腔所致,前者常伴有脑挫裂伤。脑外伤所致的蛛网膜下腔出血常为局限性,主要位于挫伤表面或半球间裂;动脉瘤破裂所致常为弥漫性,脑底部、脑沟内蛛网膜下腔中堆积血块,整个蛛网膜下腔含血,可见局部或广泛脑水肿。镜下见动脉呈不同程度的不规则变性,纤维增生和坏死。

**【影像学征象】**

1. **CT 表现**　沿蛛网膜下腔分布的线状高密度(图 2-2-17)。

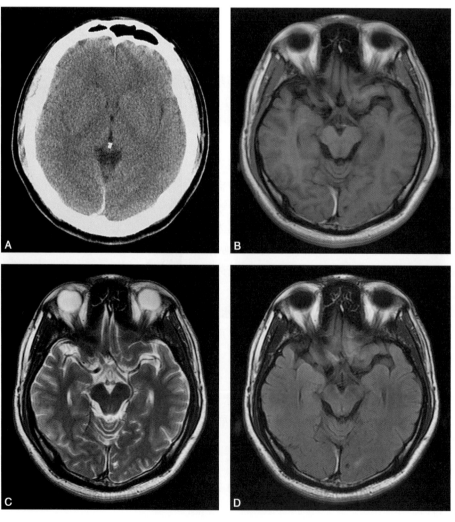

图 2-2-17　亚急性期蛛网膜下腔出血

A. CT 示后纵裂增宽、密度增高;B、C、D. MRI 示病灶在 $T_1WI$(B)、

$T_2WI$(C)和 FLAIR(D)均呈高信号

Notes

2. MRI 表现　急性期多表现为阴性;亚急性期在蛛网膜下腔在 $T_1WI$ 呈局限性高信号;慢性期在 $T_1WI$ 和 $T_2*WI$ 上脑回表面尤其是小脑和脑干区可见极低信号线条影,代表含铁血黄素沉积。FLAIR 序列上,SAH 显示为蛛网膜下腔脑脊液异常高信号(见图 2-2-17)。

# 第五节　脑血管疾病

## 一、脑　梗　死

【临床表现】　好发于中老年人,男女发病比例相似。患者通常有某些未加注意的前驱症状(如头昏、头痛等),部分患者有短暂性脑缺血发作病史或高血压动脉硬化病史。患者多在休息或睡眠中发病,常表现为不能说话,一侧肢体瘫痪,但生命体征改变一般较轻。

【影像学检查方法的选择】　CT 为脑梗死(cerebral infarction)的首选影像学检查方法,但可遗漏部分早期病灶。CT 灌注成像(包括 Xe-CT 灌注成像)对超急性和急性脑梗死的诊断、治疗和预后有帮助。CTA 用于检查颈动脉和椎基底动脉系统的较大血管的异常,但难以显示小分支异常。MRA、MR-DWI、MR-PWI 检查是超急性脑梗死首选的影像检查方法,可判断是否存在可恢复性脑缺血组织,可同时观察颈动脉和椎基底动脉系统的较大血管的异常。MRS 检查也是行之有效的方法。但 MRI 对早期出血灶不敏感。

【病理生理基础】

（一）超急性期脑梗死

发病<6 小时。大体病理改变常不明显。在起病 1 小时内电子显微镜可见神经细胞内线粒体肿胀造成的神经细胞内微空泡形成。数小时后光镜嗜伊红染色可见神经细胞胞质染色加深,尼氏体消失,核固缩、核仁消失。

（二）急性期脑梗死

发病 6~72 小时。梗死区脑组织肿胀变软,脑回扁平,脑沟变窄,切面上灰白质分界不清,有局限性水肿形成,并在 24~48 小时内逐渐达到高峰,即由最初的细胞毒性水肿发展到血管源性水肿。急性期的较早阶段显微镜下表现与超急性期者相似。急性期较晚阶段,神经细胞发生髓鞘脱失,急性坏死过程基本完成。

（三）亚急性期脑梗死

发病 3~10 天。坏死组织开始吸收,修复过程开始,逐步从梗死灶的周边向中心发展。表现为小胶质细胞向坏死区增生并吞噬坏死组织,此时星形胶质细胞增生活跃,内皮细胞增生形成新的毛细血管。当梗死区较大时,坏死组织常不能被完全清除,中央凝固性坏死区可长期存在。

（四）慢性期脑梗死

发病后第 11 天起进入此期,可持续数月或数年。脑梗死所引起的脑组织不可逆性损害,代表脑组织破坏逐步达最终阶段。坏死的脑组织逐步液化和被清除,最终可能只留下一囊腔,其周围是胶质细胞增生所形成的胶质瘢痕,邻近的脑室、脑沟和脑池扩大,皮质萎缩。部分小的梗死灶可能没有囊腔,而只有胶质瘢痕,以后可逐渐缩小、消失。而较大范围的脑梗死灶中心凝固性坏死多难以完全清除,可长期存在。极少数可见梗死区营养不良性钙化。局灶性脑萎缩和囊变是慢性脑梗死的标志。

（五）腔隙性脑梗死

腔隙性脑梗死(lacunar infarction)既往认为其可能是以下三种情况所造成的脑深部实质内小的空腔病灶:①小的梗死灶,即腔隙性脑梗死;②小的出血灶,即腔隙性出血;③血管周围间隙扩大。除了这些较常见的情况之外,脑深部小囊肿和脑室小憩室等也可造成影像表现近似的实质内腔隙。目前认为腔隙性脑梗死的定义为:脑深部小的穿动脉供血区域的小缺血性梗死灶,可能为小的穿动脉本身疾病或栓塞等其他原因所致,以穿动脉本身动脉硬化(可能伴血栓形成)所造成的动脉阻塞最常见。

**【影像学征象】**

(一)CT 和 MRI 表现

1. **超急性脑梗死**　常规 CT 和 MRI 常阴性。MRI 弥散加权成像呈高信号,CT 和 MRI 灌注成像呈低灌注状态(图 2-2-18)。

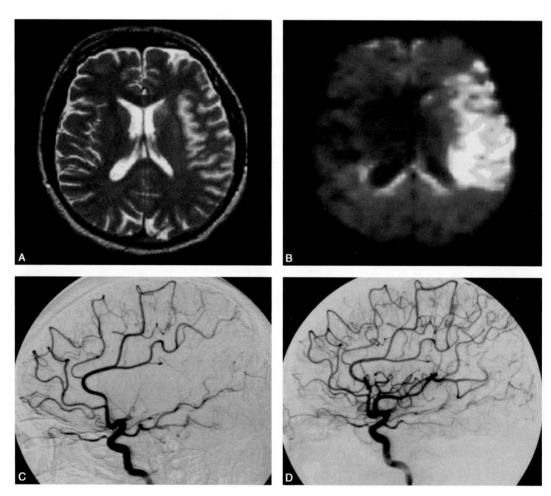

图 2-2-18　超急性脑梗死

A. 横轴位 $T_2WI$,示基本正常;B. DWI,示左半卵圆中心大片高信号;C. DSA,示大脑中动脉闭塞;
D. 溶栓后复查 DSA,示大脑中动脉再通

2. **急性期**　CT 可出现动脉高密度征、局部脑肿胀征和脑实质密度减低征(图 2-2-19);MRI 的 $T_1WI$ 呈低信号,$T_2WI$ 呈高信号(图 2-2-20)。

3. **亚急性期**　常规 CT 和 MRI 表现同急性期,梗死区 DWI 呈低信号,PWI 可呈低灌注。

4. **慢性期**　CT 呈低密度,与脑脊液密度近似(图 2-2-21);MRI 的 $T_1WI$ 呈低信号,$T_2WI$ 呈高信号,FLAIR 呈低信号,周边胶质增生带呈高信号,DWI 呈低信号(图 2-2-22)。脑梗死开始时占位效应不明显,4~7 天达高峰,以后逐渐消退。直到亚急性期才出现强化,典型者为梗死区脑回状强化。

(二)出血性脑梗死

脑梗死可能继发出血,转变为出血性脑梗死,一般为脑实质内出血,少数在脑实质出血的基础上再发生脑室内出血和蛛网膜下腔出血。

Notes

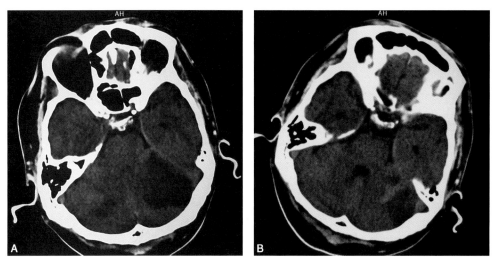

图 2-2-19 急性期脑梗死
A. 平扫 CT,示双侧小脑半球不均匀低密度区,第四脑室受压;
B. 半月后复查 CT,示双侧小脑病变明显吸收

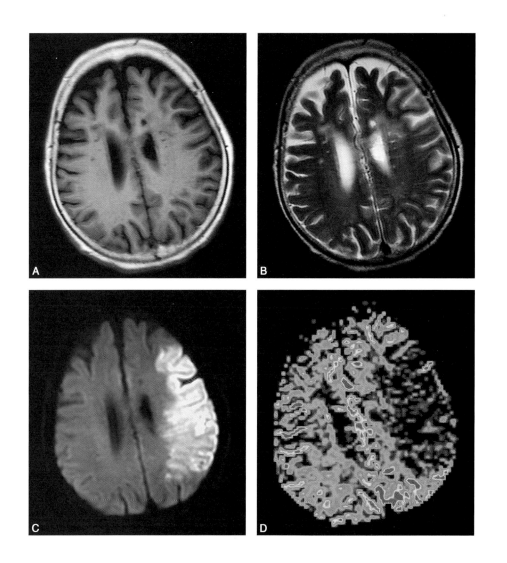

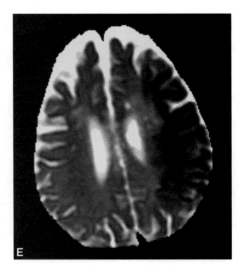

图 2-2-20 超急性期脑梗死

A. 横轴位 $T_1WI$；B. $T_2WI$，示双侧放射冠多发点状 $T_1WI$ 低信号、$T_2WI$ 高信号，代表腔隙性梗死，未见明确大片梗死征象；C. DWI，示左额顶叶大片高信号；D. PWI，示左大脑中动脉供血区 CBV 下降；E. ADC 图，示病变区 ADC 值降低

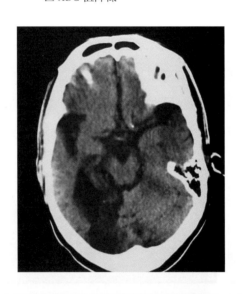

图 2-2-21 慢性期脑梗死

平扫 CT，示右枕叶大片不均匀低密度区，部分与脑脊液密度近似

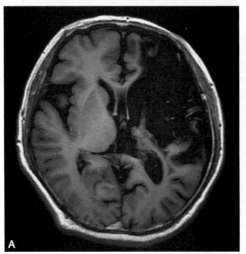

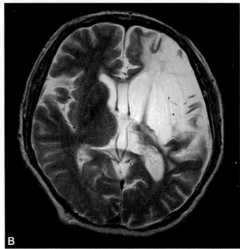

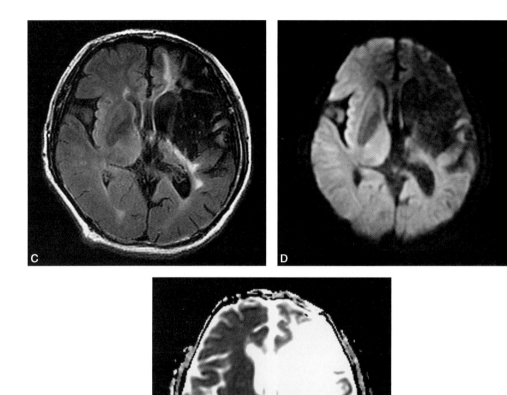

图 2-2-22　慢性期脑梗死

A. 横轴位 $T_1WI$；B. $T_2WI$，示左额、颞叶大片 $T_1WI$ 低信号、$T_2WI$ 高信号；C. FLAIR，
示病变呈低信号；D. DWI，示病变呈低信号；E. ADC 图，示病变区 ADC 值升高

在出血的当时和以后的数天至十余天之内，CT 表现为原低密度区出现高密度区，若出血位于脑皮质区域表现为低密度区内、沿脑回分布的、散在点状或大片状高密度影（图 2-2-23）。MRI 表现为在脑梗死的异常信号基础上，出现出血的异常信号（参见脑出血的相关内容）。值得注意的是，神经病理检查发现将近 15% 的脑梗死区内伴有小出血灶，而多数时候这些小出血灶不为 CT 显示。

（三）腔隙性脑梗死

影像学表现与脑梗死类似，病灶直径多为 5 ~ 15mm 之间，一般没有占位效应（图 2-2-24）。

# 二、脑　出　血

【临床表现】　好发年龄介于 55 ~ 65 岁间，男女发病数相似。大多数患者有头痛、高血压病史。起病突然，多发生在白天精神紧张或体力劳动时，患者感剧烈头痛、头昏，继之恶心、呕吐，并逐渐出现一侧肢体无力，意识障碍。血压明显升高，脑膜刺激征阳性。

【影像学检查方法的选择】　CT 是脑出血的主要检查手段，尤其在超急性和急性期。MRI 一般不用于检查超急性和急性期脑出血，原因是该期患者多不耐受较长检查时间的检查，且 MRI 也较难显示该期病灶。但 MRI 显示后颅窝、尤其是脑干的血肿较好。目前一般不用血管造

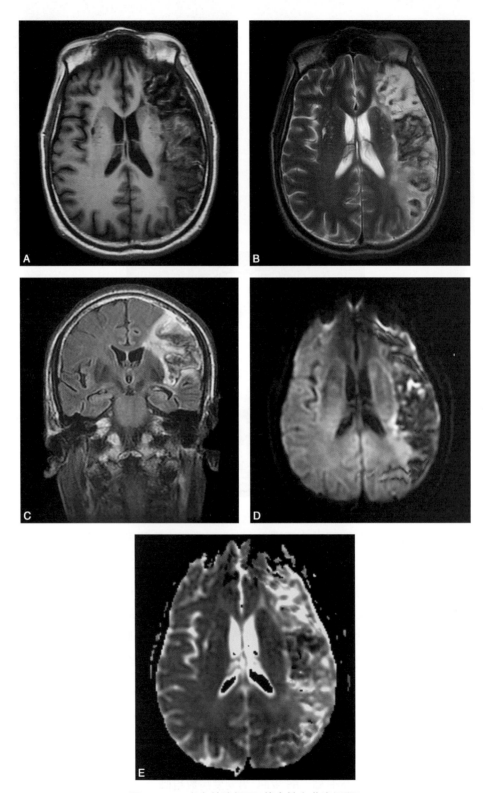

图 2-2-23　出血性脑梗死(伴含铁血黄素沉积)

A. 横轴位 $T_1WI$；B. $T_2WI$，示左额、顶、颞叶大片 $T_1WI$ 低信号、$T_2WI$ 高信号，其内可见 $T_1WI$ 等信号、$T_2WI$ 低信号；C. FLAIR，示病变呈低至高混杂信号；D. DWI，大部分病变呈低信号；E. ADC 图，示病变 ADC 值升高

Notes

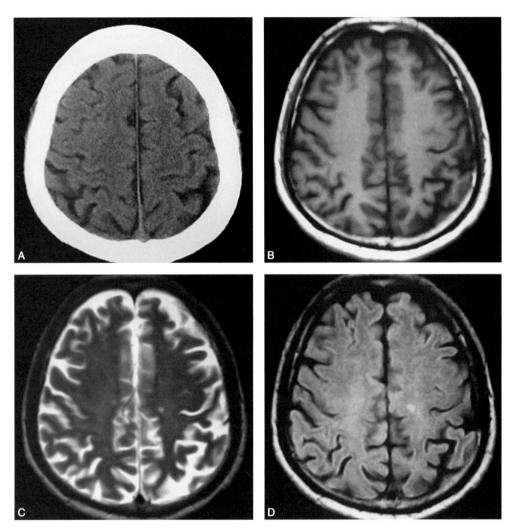

图 2-2-24 腔隙性脑梗死(急性期)

A. 平扫 CT,示正常;B. $T_1WI$;C. $T_2WI$;D. FLAIR,示左侧半卵圆
中心点状 $T_1WI$ 低信号,$T_2WI$ 高信号区,高 FLAIR 信号

影诊断脑出血。

**【病理生理基础】** 颅内出血的分期

1. **超急性期(4~6 小时)** 出血区内红细胞完整,主要含有氧合血红蛋白,一般在出血 3 小时后出现灶周水肿。

2. **急性期(7~72 小时)** 血肿凝成血块,红细胞明显脱水、萎缩,棘状红细胞形成,氧合血红蛋白逐渐变为去氧血红蛋白,灶周水肿、占位效应明显。

3. **亚急性期**

(1)亚急性早期(3~6 天):红细胞内的去氧血红蛋白转变为高铁血红蛋白,上述改变先从血块的外周向中心发展,灶周水肿、占位效应仍存在。

(2)亚急性晚期(1~2 周):红细胞皱缩、溶解,并将高铁血红蛋白释放到细胞外。血块灶周水肿、占位效应减轻。血肿周围、血管周围出现炎性反应,并有巨噬细胞沉积。

4. **慢性期**

(1)慢性期早期:血块周围水肿消失,炎性反应开始消退。血管增生,血块缩小,灶周反应性星形细胞增生,还有细胞外高铁血红蛋白和巨噬细胞,巨噬细胞内含有铁蛋白和含铁血黄素。

(2)慢性期晚期:血肿退变期,边缘有致密的胶原包膜,包括新生毛细血管、血管纤维基质、蛋白质、含铁血黄素等。

**【影像学征象】**

（一）CT 表现

1. 急性期（包括超急性期和急性期）

（1）典型表现：脑内圆形、类圆形、线形或不规则形的高密度灶，CT 值在 50～80Hu 之间。血肿可破入脑室或蛛网膜下腔，破入脑室可形成脑室铸型。灶周水肿轻，血肿大者可有占位效应（图 2-2-25）。急性期一般不需增强，即使行增强检查，病灶亦无强化。

（2）不典型表现：血肿呈等密度，见于患者有凝血异常、血小板功能不全、血红蛋白下降、过多的纤维蛋白溶解反应、溶血反应、血块不收缩、出血性素质等；血块中出现液平，主要见于凝血功能异常；血肿密度普遍降低，并见液平，见于溶栓治疗患者中；灶周水肿极明显，可见于脑梗死后的出血患者中。

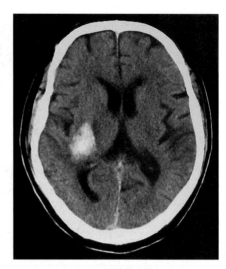

图 2-2-25　急性期脑出血
平扫 CT，示右基底节区类圆形高密度灶，
灶周可见低密度水肿带

2. 亚急性期　血肿密度逐渐降低，呈等密度。可出现下列征象：

（1）溶冰征象：血肿周边吸收，中心仍为高密度区（图 2-2-26）。

（2）占位效应、灶周水肿由明显而逐步减轻。

（3）部分患者出现脑积水。

（4）增强扫描，病灶呈现环形或梭形强化，如中央部分出血未吸收时，可呈"靶征"。

3. 慢性期　病灶呈圆形、类圆形或裂隙状低密度（图 2-2-27）。

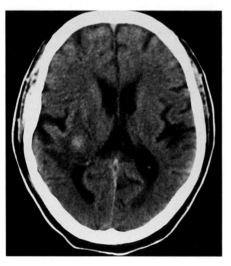

图 2-2-26　亚急性期脑出血
平扫 CT，示血肿密度逐渐降低，呈溶冰征象

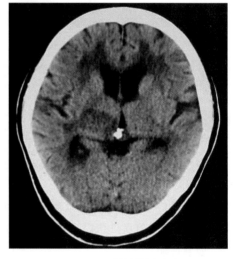

图 2-2-27　慢性期脑出血
平扫 CT，示病灶呈类圆形不均匀低密度

（二）MRI 表现

在显示出血、判断出血时间和原因等方面有着独特的优势，MRI 信号能够反映氧合血红蛋白（oxyhemoglobin，OHB）→去氧血红蛋白（deoxyhemoglobin，DHB）→高铁血红蛋白（methemoglobin，MHB）→含铁血黄素（hemosiderin）的演变规律。

1. 超急性期　在初始阶段，血肿内容类似血液，为蛋白溶液。用中高磁场机成像时，在 $T_1WI$ 上呈等信号；而用低磁场机成像时，在 $T_1WI$ 可能为高信号，这可能与低磁场机对蛋白质的

Notes

作用较敏感有关。由于氧合血红蛋白具有抗磁作用,造成 $T_2$ 缩短,因此血肿在 $T_2WI$ 上呈等信号、不均信号或高信号。在出血 3 小时后可出现灶周水肿,占位效应亦轻,除非血肿很大。

2. 急性期　红细胞细胞膜完整,去氧血红蛋白造成局部磁场的不均匀,由于磁敏感效应加快了质子失相位,能显著缩短 $T_2$ 值,但对 $T_1$ 值的影响较小,血肿在 $T_1WI$ 上呈略低或等信号,在 $T_2WI$ 上呈低信号。灶周出现血管源性水肿,占位效应明显(图 2-2-28)。

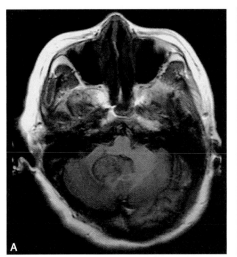
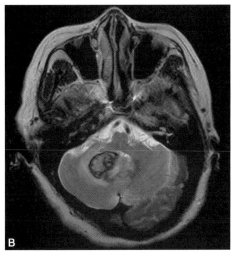
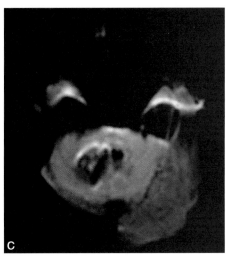

图 2-2-28　急性期脑出血

A. 横轴位 $T_1WI$;B. 横轴位 $T_2WI$;C. DWI,示右侧小脑半球可见不均匀的 $T_1WI$ 低信号、
$T_2WI$ 低信号团块影,周围可见条带状 $T_2WI$ 高信号的水肿征象

3. 亚急性期

(1) 亚急性早期:红细胞内的高铁血红蛋白造成 $T_1$、$T_2$ 缩短。血肿中心在 $T_1WI$ 上仍等信号,外周呈高信号,且高信号逐渐向中心扩展(图 2-2-29);在质子加权和 $T_2WI$ 上呈低信号。

(2) 亚急性晚期:血肿溶血出现,高铁血红蛋白沉积在细胞外,$T_1$ 缩短,$T_2$ 延长。血肿在 $T_1WI$ 和 $T_2WI$ 上均呈高信号。灶周水肿,占位效应逐渐减轻。

4. 慢性期

(1) 慢性期早期:血肿在 $T_1WI$ 和 $T_2WI$ 均呈高信号。病灶周围含铁血黄素环造成 $T_2$ 缩短,在 $T_1WI$ 上呈等信号,在 $T_2WI$ 上呈低信号。水肿和占位效应消失。

(2) 慢性期晚期:典型者形成类似囊肿的 $T_1WI$ 低信号,$T_2WI$ 高信号灶,但周围仍可见低信号的含铁血黄素环(图 2-2-30)。

Notes

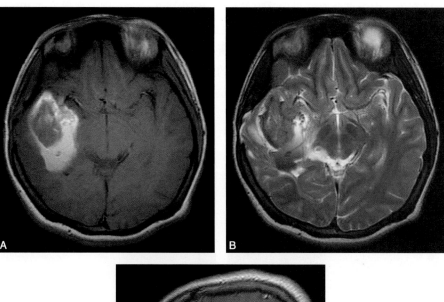

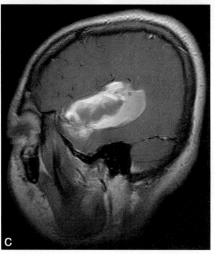

图 2-2-29 亚急性期脑出血

A. 横轴位 $T_1WI$；B. 横轴位 $T_2WI$；C. 矢状位 $T_1WI$，示右颞叶血肿外围呈 $T_1WI$ 高信号、混杂 $T_2WI$ 高信号，中心以等 $T_1$、等 $T_2$ 信号为主

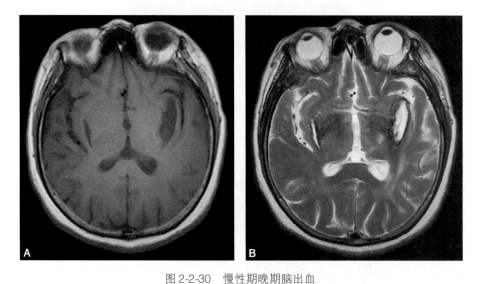

图 2-2-30 慢性期晚期脑出血

A. 横轴位 $T_1WI$；B. $T_2WI$，示双侧基底节区条形 $T_1WI$ 低信号、$T_2WI$ 高信号区，周围可见环形 $T_2WI$ 低信号，为含铁血黄素沉积所致，在 $T_1WI$ 上为等或稍高信号

Notes

总之,MRI 表现与血肿的期龄关系密切。

# 三、脑 动 脉 瘤

【临床表现】　中年人发病多见,动脉瘤(aneurysm)破裂约90%发生在30~70岁,临床可无症状或仅有头痛发作。动脉瘤破裂一般有3种临床表现:①在用力、激动等情况下,血压升高而发病,呈剧烈头痛后马上昏迷;②剧烈头痛、恶心和呕吐,过一段时间后好转或昏迷;③极少患者无头痛等先兆,仅有意识障碍。动脉瘤还可引起神经压迫症状,这与其所在部位有关。如后交通动脉瘤可压迫动眼神经而引起动眼神经麻痹。

【影像学检查方法的选择】　DSA 仍然是诊断动脉瘤的"金标准"。MRA 可显示3~5mm 大小的动脉瘤,显示5mm 以上的动脉瘤较好,3D TOF 法常用于筛选 Willis 环动脉瘤。CTA 可发现约2mm 的动脉瘤,且可较好地显示动脉瘤瘤颈,显示的5mm 以上的动脉瘤较佳。

【病理生理基础】　动脉瘤破裂出血与其大小相关:<5mm 的动脉瘤较少破裂(但存在争议,有人主张6mm 以下的动脉瘤都应该干预治疗);>8mm 的动脉瘤破裂更常见。

【影像学征象】

（一）CT 表现

1. 动脉瘤表现与瘤腔内有无血栓有关。

（1）无血栓的动脉瘤:较小时平扫可以无阳性发现。较大时,平扫呈圆形高密度区,增强扫描呈明显均匀强化。CTA 显示瘤体与动脉相连(图 2-2-31)。

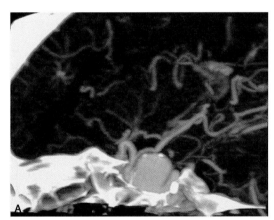

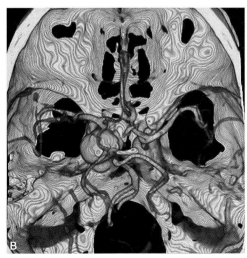
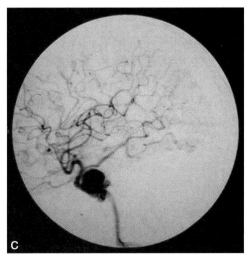

图 2-2-31　颈内动脉动脉瘤
A. MIP CTA;B. VRT CTA;C. DSA,示囊状结节,与颈内动脉相连

Notes

（2）动脉瘤伴部分血栓形成:呈圆球形阴影,中心或偏心为高密度,中间为等密度,周围为高密度边,分别代表动脉瘤内腔、动脉瘤血栓及动脉瘤外层纤维囊壁。增强扫描,中心和囊壁明显增强,称为靶征。

（3）动脉瘤内完全为血栓组织充满:平扫呈等密度影,造影剂强化时仅出现囊壁增强。

2. 巨大的动脉瘤可出现占位效应,如脑室受压、移位等,但动脉瘤周围均无水肿。

3. 除薄壁动脉瘤外,有时瘤壁可见弧线状钙化影。

4. 动脉瘤破裂后,CT 多不能显示瘤体,但可出现出血、水肿及脑积水,甚至还可引起脑疝等,其中以出血最为多见,常造成蛛网膜下腔出血,也可形成脑内血肿或破入脑室。

（二）MRI 表现

无血栓者,在 $T_1WI$、$T_2WI$ 上均为圆形或椭圆形、梭形无信号区,边界清楚、锐利,有时可见载瘤动脉;有血栓者,在 $T_1WI$、$T_2WI$ 上均为混杂信号。

（三）血管造影（DSA）表现

可明确显示动脉瘤的部位、大小、形态、数目,与载瘤动脉的关系。动脉瘤表现为梭形或囊状,可有蒂与动脉干相连(图 2-2-31)。出血或血肿形成时,动脉瘤轮廓模糊,邻近血管可发生痉挛和移位。但入口过窄或腔内有血栓可不显影。这时表现为假阴性。

# 四、颅内动静脉畸形

【临床表现】 多在 20 ~ 40 岁间发病,80% 患者在 50 岁前出现症状。主要临床表现为出血,抽搐,进行性神经功能障碍,头痛。出血时出现头痛、呕吐、意识障碍、脑膜刺激征或脑实质损害的局灶体征如偏瘫等。约 30% 患者首发症状为抽搐;约 20% 以头痛起病,不到 10% 患者以进行性偏瘫或局灶性神经损害为首发症状。

【影像学检查方法的选择】 增强 CT 能够发现绝大多数颅内动静脉畸形(arteriovenous malformation,AVM),CT 平扫还可显示 AVM 的钙化、局部脑组织萎缩等表现。MRI 显示 AVM 精确的位置和范围优于 CT,尽管 PC-MRA 可分辨 AVM 的不同组成(供血动脉、瘤巢和引流静脉),但目前 DSA 仍然是 AVM 诊断"金标准"。

【病理生理基础】 颅内动静脉畸形常见于大脑中动脉分布区的脑皮质,其次在大脑前动脉分布区的脑皮质。AVM 为动、静脉之间存在直接沟通而无毛细血管网,由粗大供血动脉、瘤巢和粗大纤曲的引流静脉组成,畸形血管粗细不等,可有扩张、纤曲,周围脑组织萎缩伴胶质增生。可伴发出血、梗死、软化和萎缩。

【影像学征象】

（一）CT 表现

1. 无并发症时 平扫呈等密度病灶。增强扫描,呈虫曲状、点状、条索状或小片状增强。

2. 伴发血肿时 平扫可呈高密度、低密度及低、等、高混合密度病灶,前者提示为急性血肿,后两者常提示为慢性血肿。增强扫描,部分病例病灶周围可显示畸形血管团,部分病例病灶周围呈环状增强(图 2-2-32)。

3. 伴发梗死、软化和萎缩时 平扫呈低密度区,形态为楔形、不规则形或条形。增强扫描,除部分病例可显示畸形血管团外,大多不增强。

（二）MRI 表现

可精确显示病灶大小和部位,可显示粗大的供血动脉和引流静脉、畸形血管团及并发的出血、囊变、血栓形成等(图 2-2-33)。

（三）血管造影

一簇畸形血管团,与扩大、纤曲的动脉及静脉相连,静脉过早显影,邻近血管显影不良或变细(图 2-2-32、图 2-2-33)。

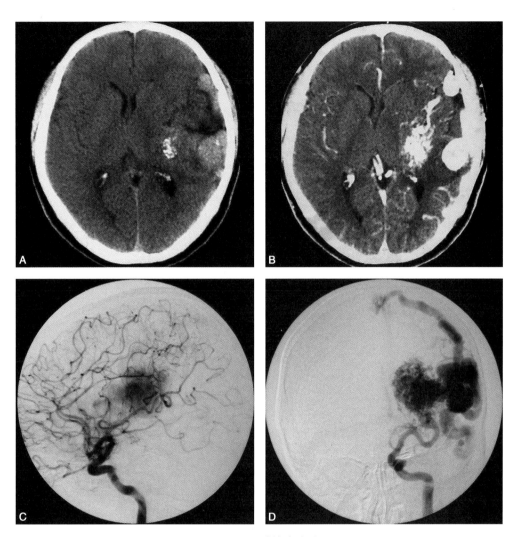

图 2-2-32　动静脉畸形

A. 平扫 CT,示左颞叶区低至高混合密度病灶,内有钙化;B. 增强 CT,示部分病灶明显强化,灶周可见畸形血管团;C. DSA 侧位动脉期,示脑内异常染色及静脉过早显影;D. DSA 后前位静脉期,示畸形血管团及粗大的引流静脉

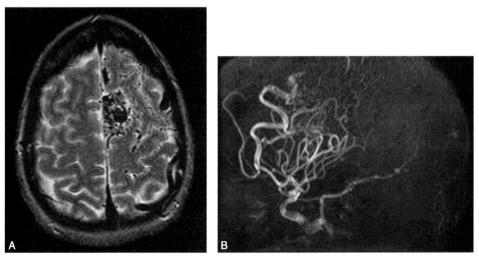

图 2-2-33　动静脉畸形

A. T₂WI,示左额顶叶类圆形病灶,内可见粗大、纤曲的血管流空影;B. MRA,示一簇畸形
血管团,与扩大、纤曲的动脉及静脉相连,静脉过早显影,邻近血管显影不良或变细

Notes

# 五、宾斯旺格病

【临床表现】   多见于65岁左右的老人,常有高血压、糖尿病、冠心病、心肌梗死、心力衰竭或心律失常等病史。患者逐渐出现记忆力减退、表情淡漠、注意力不集中、计算能力下降、行走和动作迟缓,并呈进行性发展。晚期可有尿失禁、偏瘫或四肢瘫。检查时发现面具脸、小步缓慢步态、四肢张力升高,四肢腱反射亢进,巴宾斯基征阳性。

【影像学检查方法的选择】   MR是宾斯旺格病(Binswanger disease)又称皮层下动脉硬化性脑病(subcortical arteriosclerotic encephalopathy)的主要的检查方法,显示皮层下小病灶较CT敏感,一般不用其他方法诊断本病。

【病理生理基础】   常见的病理表现为脑白质斑块状或弥漫变性、变软,灰白质分界不清。镜下病理表现为神经元肿胀、细胞质固缩,小动脉壁增厚,管径变细,内有血栓形成。

【影像学征象】

（一）CT表现

侧脑室旁片状低密度区,边界不清。内囊、丘脑和脑干常伴有多少不等的腔隙灶,可见脑萎缩改变(图2-2-34)。

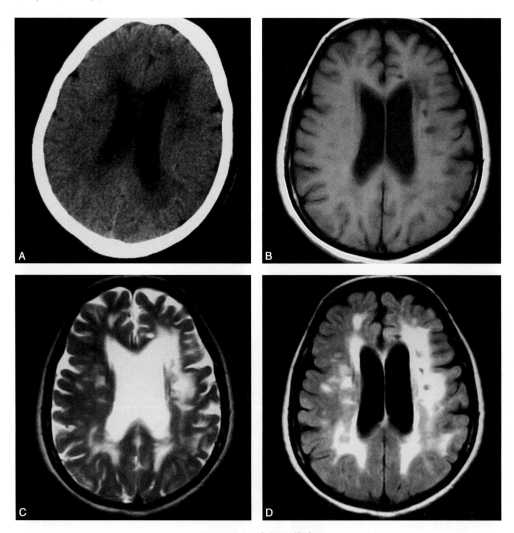

图 2-2-34　宾斯旺格病

A. 平扫CT,示双侧侧脑室旁片状低密度区,边界不清,左侧可见多个点状更低密度区;B. T₁WI;
C. T₂WI,示双侧侧脑室旁弥漫性斑片状 T₁WI略低信号、T₂WI高信号,无占位效应;左侧尚可见点状 T₁WI低信号、T₂WI高信号区;D. FLAIR,示斑片影呈高信号,左侧可见点状低信号(软化灶)

Notes

（二）MRI 表现

在 $T_2WI$ 和 FLAIR 上显示为侧脑室旁多个或弥漫性皮层下斑片状高信号区,面积大于 2mm ×2mm,无占位效应(见图 2-2-34)。基底节和脑干常可见多发腔隙灶,可见弥漫性脑萎缩。

# 第六节　颅　内　肿　瘤

## 一、神经上皮组织肿瘤

神经上皮组织肿瘤(tumor of neuroepithelial tissue)主要包括星形细胞瘤、少突神经胶质瘤、室管膜细胞肿瘤等。85% 以上的神经上皮组织肿瘤位于幕上,50% 表现为多部位累及,且 20% 表现为双侧大脑病变。

（一）星形细胞瘤

【临床表现】　星形细胞瘤(astrocytoma)是神经上皮组织肿瘤中最常见的,成人多见于幕上,儿童多见于小脑。患者多表现为抽搐、癫痫发作,也可出现为神经功能障碍和颅内高压症状。大脑胶质瘤病主要表现为行为怪异,随后出现抽搐。

【影像学检查方法的选择】

1. MRI 用于中枢神经系统脑内肿瘤(如星形细胞瘤、颅内转移瘤等)、脑外肿瘤(如脑膜瘤、松果体区生殖细胞瘤等)的诊断和鉴别诊断已经成为首选,且 MR 灌注扫描可提供肿瘤分级信息,MR 弥散张量成像能够提供脑肿瘤有无破坏脑白质纤维的信息。

2. CT 在显示肿瘤是否钙化、有无出血以及颅骨有无累及等方面仍有其独到之处,可作为脑肿瘤诊断的重要补充。

3. 只有在行血管介入治疗或进行血管性病变鉴别时才行脑血管造影。

【病理生理基础】

1. 弥漫性星形细胞瘤(diffuse astrocytoma)　肿瘤为结节或肿块,偶尔见囊性、钙化。局限性或弥漫性浸润邻近脑组织,受侵脑组织肿胀,扭曲变形。

镜下病理:肿瘤细胞形态多样,组织分型包括纤维型、肥胖型、原浆型星形细胞瘤。分期及分级:通常为 WHO Ⅱ级。

2. 间变性星形细胞瘤(anaplastic astrocytoma)　肿块浸润性,边界不清,结构可以比较稀疏但侵袭邻近组织,囊变、出血不常见。

镜下病理:肿瘤结构更密实,可见微血管增生,坏死出血少见。细胞内可出现间变,有丝分裂显著,可见核不典型变,核浆比升高。分期及分级:通常为 WHO Ⅲ级。

3. 胶质母细胞瘤(glioblastoma)　肿瘤好发于额叶和颞叶白质,绝大多数肿瘤血供丰富,可见出血、坏死,有明显的脑水肿和占位效应。肿块生长迅速,预后差。

镜下病理:可见微血管增生,坏死出血明显。星形细胞形态多样,显著的核不典型变,大量的有丝分裂。分期与分级:通常为 WHO Ⅳ级。

4. 毛细胞型星形细胞瘤(pilocytic astrocytoma)　好发于儿童、青少年,肿块主要位于小脑半球偏中线部位或小脑蚓部,也见于第四脑室、脑干和视交叉区域。大多数肿瘤直径 2~4cm,境界清楚,无包膜。多数肿瘤伴囊变,有时囊变部分可大大超过瘤体本身,而将瘤体推向一侧形成壁结节。瘤周水肿轻或无。肿瘤常伴有一定的占位效应。肿块生长缓慢,预后好。

镜下病理:肿瘤细胞多细长,自细胞一端或两端发出毛发丝状纤维突起和嗜酸小体。分期与分级:通常为 WHO Ⅰ级。

5. 大脑胶质瘤病(gliomatosis cerebri)　即胶质瘤病(gliomatosis)。大体病理分两种类型:①肿瘤在脑组织上过度生长或扩展,但没有明确的肿块;②弥漫性病灶和局限性肿块。病变常

Notes

累及脑干、小脑皮层下白质,很少累及大脑皮层。病变区内脑组织的正常结构基本保留,很少出血、坏死及囊变。

镜下病理胶质细胞拉长,核深染,有丝分裂变异,通常平行排列,沿有髓鞘的神经纤维弥漫性浸润。微血管增生,缺乏坏死。细胞成分为主型的偶尔是少突神经胶质瘤。分期与分级:通常为 WHO Ⅲ级。

**【影像学征象】**

1. 弥漫性星形细胞瘤

(1) CT 表现:平扫呈境界不清的均匀的低或等密度肿块,常位于一侧大脑半球,10% ~ 20% 有钙化,囊变罕见。多数周围无水肿。增强扫描,肿瘤一般不强化或轻度强化(除毛细胞和肥胖细胞型外),若有强化则提示局部恶性变(图 2-2-35)。

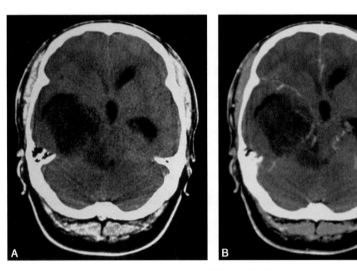

图 2-2-35    弥漫性星形细胞瘤
A. 平扫 CT;B. 增强 CT,示境界不清的肿块呈低密度,无周围水肿;肿瘤不强化

(2) MRI 表现:肿块在 $T_1WI$ 上呈低信号,在 $T_2WI$ 及 FLAIR 上呈高信号。钙化、囊变少见。出血、瘤周水肿罕见。肿块通常无强化,出现强化则提示向恶性发展(图 2-2-36)。DWI 上通常缺乏限制性弥散。MRS 呈高 Cho,低 NAA,高 MI/Cr(0.85±0.25)。

2. 间变性星形细胞瘤

(1) CT 表现:平扫呈低密度肿块,钙化罕见。增强扫描,大多数肿块不强化。

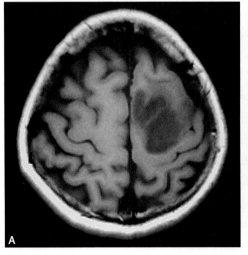
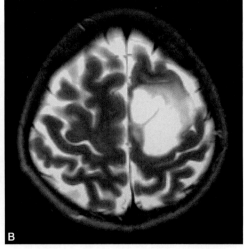

Notes

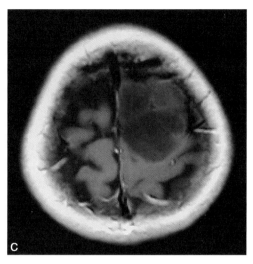

图 2-2-36 弥漫性星形细胞瘤
A. $T_1WI$；B. $T_2WI$；C. 增强 $T_1WI$，示肿块 $T_1WI$ 上呈低信号、$T_2WI$ 上呈高信号，
无灶周水肿，肿块无强化

（2）MRI 表现：肿块在 $T_1WI$ 上呈混杂等、低信号，在 $T_2WI$、FLAIR 上呈混杂的高信号。钙化、出血、囊变罕见。增强扫描，肿块通常无强化，但可有局灶性、结节状、均一、斑片状强化。任何强化都应提示胶质母细胞瘤的可能。MRS：Cho/Cr 升高，NAA 降低。

3. 胶质母细胞瘤

（1）CT 表现：平扫，肿块边界不清，病灶周围呈等密度，中心呈低密度，可见出血，钙化罕见。病灶周围有中到重度水肿。病变多侵及大脑深部，常沿胼胝体向两侧呈蝴蝶状扩散，可随脑脊液种植转移。少数病灶可为多发性。增强扫描，病灶呈边界清楚的不均匀明显强化、环状或花边状不规则强化。

（2）MRI 表现

1）病灶在 $T_1WI$ 上呈等、低信号（可能有亚急性出血），在 $T_2WI$/FLAIR 上呈高信号伴瘤周中至重度水肿（图 2-2-37）。其他表现与 CT 表现相似。动态对比增强 MRI 能反映微血管的通透性，有助于肿瘤的分级诊断。

2）MRS：NAA、MI 降低，Cho/Cr、乳酸/水升高（图 2-2-37）。

3）DWI：胶质母细胞瘤比弥漫性星形细胞瘤的 ADC 测量值低。

4）PWI：可鉴别胶质母细胞瘤与弥漫性星形细胞瘤（胶质母细胞瘤的 rCBV 高）。

（3）DSA 表现：肿瘤血供丰富，伴有显著的肿瘤染色，动静脉分流。

4. 毛细胞型星形细胞瘤

（1）CT 表现：平扫，小脑半球或蚓部的囊/实性肿块，呈低/等密度，钙化少见。多无瘤周水肿，常伴有一定的占位效应。增强扫描，绝大多数肿块明显强化。

（2）MRI 表现：实性肿块或肿块的实性部分在 $T_1WI$ 上呈低/等信号，在 $T_2WI$ 上呈等/稍高信号；肿块的囊性部分在 $T_2WI$ 上呈高信号，FLAIR 上不被抑制。增强扫描呈不均匀明显强化。MRS 显示高 Cho，低 NAA，高乳酸。

5. 大脑胶质瘤病

（1）CT 表现：平扫，双侧半球实质呈弥漫性低密度，边界不清，不对称，受累区域脑沟、脑裂变窄或消失，脑池、脑沟受压。增强扫描，病变区通常不强化或轻度强化。

（2）MRI 表现

1）平扫：病灶在 $T_1WI$ 上呈等/低信号，在 $T_2WI$/FLAIR 上呈高信号。增强扫描，病变呈轻度强化，局灶性强化可代表恶性胶质瘤。

Notes

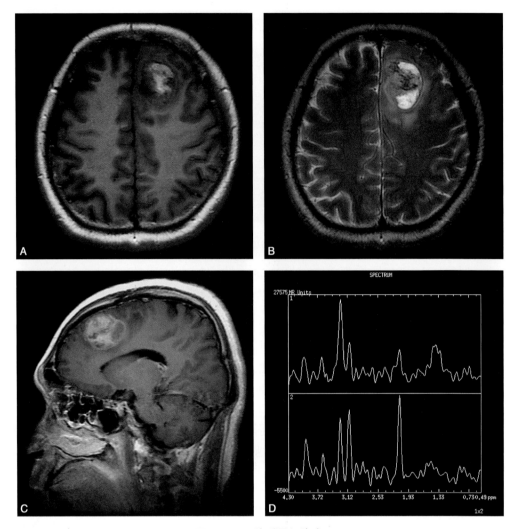

图 2-2-37　胶质母细胞瘤

A. 横轴位 $T_1WI$；B. $T_2WI$，示左额顶叶肿块，$T_1WI$ 上呈低至高混杂信号、$T_2WI$ 上呈低至高混杂信号，灶周有水肿；C. 增强 $T_1WI$，示肿块呈边界清楚的不均匀明显强化；D. MRS，示 NAA 降低，Cho/Cr、乳酸升高

2）MRS：Cho/Cr、Cho/NAA 升高，乳酸峰，出现脂质峰。白质纤维束增厚超过一叶提示潜在大脑胶质瘤病可能。

（二）少突神经胶质瘤

【临床表现】　少突神经胶质瘤（oligodendroglioma）较少见，好发年龄为 50 岁左右。临床症状与星形细胞瘤相似。

【影像学检查方法的选择】　与星形细胞瘤的影像学检查方法相似。

【病理生理基础】　肿瘤位于白质和皮质浅层，呈边界清晰的肿块，钙化常见，出血、囊变可见。镜下病理：中度增生的肿瘤细胞，核圆、均质，胞质清晰，偶尔伴有丝分裂。可见微小钙化、囊变或黏液样变。可有丰富的毛细血管网。分期与分级：通常为 WHO Ⅱ级；间变型少突胶质瘤：WHO Ⅲ级。

【影像学征象】

1. CT 表现

（1）平扫：肿瘤呈低、等或略高密度肿块，边界清晰。大部分肿块有钙化，钙化多位于肿块周边部，条索样钙化较为特征。部分肿块内可见出血、囊变。部分肿块可伴颅骨内板弧形压迹。

灶周水肿、占位效应不明显。

（2）增强扫描：近半数肿块可见不同程度的强化。若肿块出现不均匀、不规则的环状强化，则有恶变可能。

2. MRI 表现　肿块在 $T_1WI$ 上呈低、等信号，在 $T_2WI$ 上呈高信号，信号不均。有轻度的瘤周水肿。增强扫描，近半数肿块强化（图 2-2-38）。

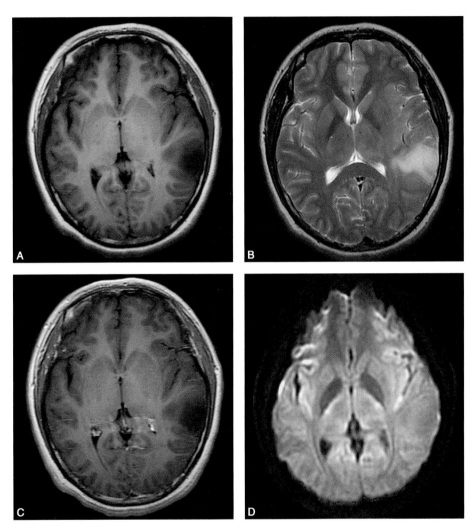

图 2-2-38　少突神经胶质瘤

A. $T_1WI$；B. $T_2WI$，示左颞叶肿块，$T_1WI$ 上呈低信号、$T_2WI$ 上呈高信号；C. 增强 $T_1WI$，示肿块强化不明显；D. DWI，示肿块呈等信号

## 二、脑　膜　瘤

【临床表现】　中老年人好发，女性发病率约为男性 2 倍。脑膜瘤（meningioma）起病缓慢，病程长，初期症状和体征不明显，1/3 患者可无症状，以后逐渐出现颅内高压症以及局部定位症状和体征，症状与肿瘤发生部位有关。

【影像学检查方法的选择】　与胶质瘤的影像学检查方法的选择相似。

【病理生理基础】　肿瘤起源于蛛网膜的帽状细胞，多数位于脑实质外。肿瘤边界清晰，圆形或分叶状，可见出血或钙化，有包膜，血运丰富。肿块以广基底与硬脑膜相连，邻近的骨质增生硬化常见，非肿瘤性的硬膜增厚常见，明显的脑组织侵犯罕见。

恶性脑膜瘤肿瘤较大，呈膨胀性或浸润性生长，切面上多见出血、坏死、囊变。镜下病

Notes

理:部分瘤组织保持典型的脑膜瘤结构外,可见指状浸润或弥漫浸润脑组织等恶性表现。瘤细胞丰富,细胞生长活跃,核异型明显,核大深染,可出现巨核细胞,核分裂象多见。常见坏死灶。

良性、非典型性或恶性脑膜瘤均可发生脑浸润,有脑浸润的脑膜瘤较易复发。

**【影像学征象】**

（一）CT表现

1. 肿瘤好发部位　依次为矢状窦旁、大脑镰、脑突面、嗅沟、鞍结节等。

2. 平扫　肿块呈圆形或椭圆形的均匀等密度或稍高密度灶,囊变、坏死较少见(图2-2-39)。20%～25%的肿块有钙化,部分呈沙砾样(图2-2-40)。多数可见灶周低密度水肿带。增强扫描,绝大多数肿块呈均匀明显强化。

3. 肿瘤多位于脑外,多具有下列脑外肿瘤的常见征象。

（1）肿瘤邻近颅骨骨质增生硬化,骨皮质不规则,内生骨疣常见。

（2）白质塌陷征:指肿瘤位于颅骨内板下,突向脑皮质,皮质下呈指状突出的脑白质受压变平,与颅骨内板间的距离增大。

（3）肿瘤与硬脑膜广基相连:增强扫描,肿块邻近的增厚硬脑膜呈窄带状强化,随着远离肿瘤而逐渐变细,即脑膜尾征(dural tail sign)。

（4）邻近脑沟、脑池扩大。

（5）静脉窦受压或阻塞:增强扫描,肿块邻近的静脉窦受压变形,静脉窦不强化或腔内出现充盈缺损。

4. 部分肿瘤有脑浸润　脑浸润的确定性征象:肿瘤边缘毛糙模糊,蘑菇征,伪足征(肿瘤边缘指状突出),毛刷征等;脑浸润的提示性征象:肿瘤轮廓呈结节状或分叶状。

（二）MRI表现

1. 肿块信号与脑皮质信号相近,在$T_1WI$呈等信号,在$T_2WI$上呈等或略高信号。肿块信号可不均匀,可见血管流空影。增强扫描,绝大多数肿块呈明显强化,常不均匀。肿瘤包膜及肿瘤周小血管在$T_1WI$上表现为肿块与周围水肿间的纤细的低信号环。常见脑外肿瘤的征象(图2-2-41)。

2. DWI　ADC信号表现各异。

3. MRS　Cho/Cr与增生潜能相关,在15ppm出现丙氨酸峰可提示脑膜瘤。

（三）DSA表现

肿瘤周边由软脑膜血管供血,中心由硬脑膜血管供血(见图2-2-41)。

（四）恶性脑膜瘤

恶性脑膜瘤除具有脑膜瘤的一些表现外,可出现下列征象:

1. 肿块边缘不规则或呈锯齿状,边界不清。肿瘤侵犯半球呈蘑菇伞状,又称蘑菇征。

2. CT平扫,肿块密度不均,可见囊变、出血,无钙化或仅有轻微钙化。MRI平扫,肿瘤信号多不均匀。增强扫描,肿块呈斑片状或环状强化。

3. 瘤周出现明显水肿。

4. 包膜不完整,厚薄不一,不完整处镜下可见肿瘤组织侵犯并穿破包膜向脑内浸润。

5. 肿瘤附近可见明显的骨质破坏并可向颅外蔓延。

6. 术后易复发。

7. MRS提示NAA成分无或少,Cho/Cr比例升高,可见脂肪酸族代谢。

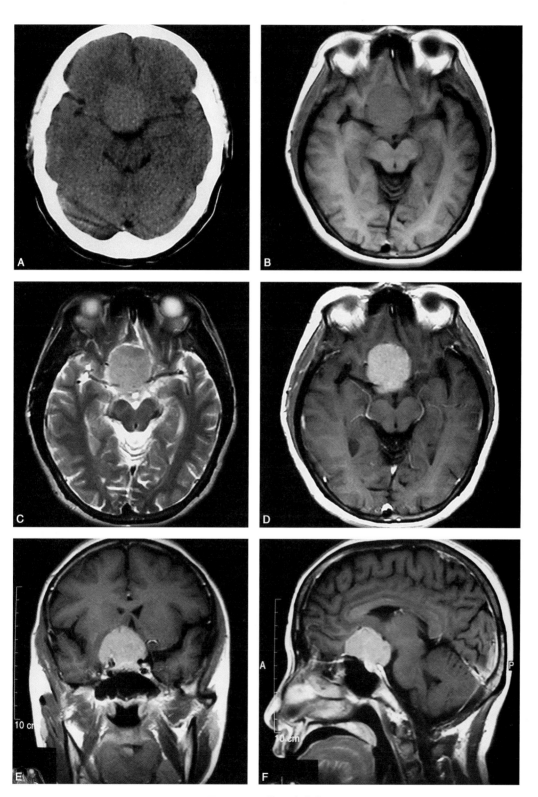

图 2-2-39 鞍区脑膜瘤

A. 平扫 CT，示鞍区类圆形的肿块，边界清晰，呈均匀稍高密度；B. 横轴 $T_1WI$；C. 横轴位 $T_2WI$，示肿块的 $T_1WI$ 上呈均匀等信号、$T_2WI$ 上呈高信号，可见白质塌陷征；D. 横轴位增强 $T_1WI$；E. 冠状位增强 $T_1WI$；F. 矢状位增强 $T_1WI$，示肿块明显均匀强化

Notes

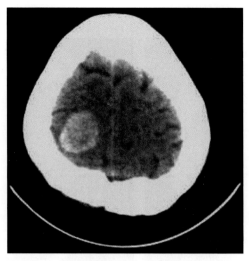

图 2-2-40    脑膜瘤
平扫 CT,示类圆形肿块,内有大量沙砾样钙化

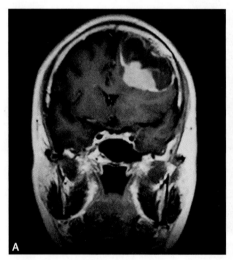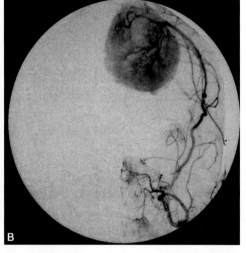

图 2-2-41    脑膜瘤
A. 冠状位增强 $T_1WI$,示左顶叶区颅板内侧肿块,明显环状强化,内有囊变;可见白质塌陷征和
颅内板增生硬化;B. DSA 后前位,示左侧脑膜中动脉增粗,近中线区可见明显的圆形肿瘤染色

# 三、生殖细胞瘤

生殖细胞瘤(germinoma)占脑肿瘤的 0.5%。

【临床表现】    好发于儿童和青少年,成人少见。主要临床表现与肿瘤发生部位有关,发生在松果体者,主要有帕里诺综合征和性早熟,脑积水和颅高压;发生于鞍上区者主要表现为视力障碍、头痛、呕吐、多饮多尿和垂体功能低下;位于基底节者可有"三偏"症状。

【影像学检查方法的选择】    与胶质瘤的影像学检查方法的适当选择相似。

【病理生理基础】    源于生殖细胞,80% ~ 90% 发生在中线(松果体区>鞍上>两者均发),5% ~ 10% 发生在基底节、丘脑。肿瘤为无包膜的实质性肿块,可有微囊变,坏死、出血不常见。

镜下病理:细胞均匀呈层状或分叶状排列,核大,胞质透明,富含糖原。沿纤维血管常有淋巴细胞浸润。

【影像学征象】

(一) CT 表现

1. 平扫,第三脑室后方等或高密度肿块,围绕结节状聚集的钙化(被包裹的松果体)。增强

Notes

扫描呈显著均匀或不均匀强化。近50%病例为多发。

2. 常伴脑积水。

3. 鞍上、室管膜病灶种植或合并发生常见。

（二）MRI表现

1. 松果体区生殖细胞瘤　平扫,肿块在 $T_1WI$ 通常呈等或稍低信号,在 $T_2WI$ 上呈高信号,有囊变者信号不均。增强扫描,肿块呈不均匀明显强化。

2. 鞍上生殖细胞瘤　的常见表现垂体柄增粗(>4mm);在 $T_1WI$ 上正常垂体后叶高信号消失,肿块信号与脑皮质信号相似,在 $T_2WI$ 上,肿块信号多变(图2-2-42);近半数肿块内可见囊变。

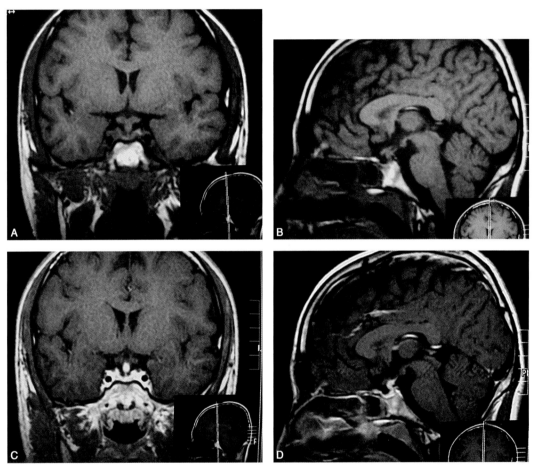

图2-2-42　鞍上生殖细胞瘤

A、B. 冠状位和矢状位 $T_1WI$,示垂体柄增粗,正常垂体后叶高信号消失;C、D. 冠状位和
矢状位增强 $T_1WI$,示垂体柄明显强化

## 四、转移性肿瘤

【临床表现】　临床表现与肿瘤的占位效应有关。常见症状有头痛、恶心、呕吐、共济失调和视神经盘水肿等。部分病例无明显神经系统症状。年龄以 40~70 岁多见,男多于女。

【影像学检查方法的选择】　CT 平扫和增强扫描可发现大多数病灶,但不如 MRI。MRI 增强扫描能发现脑内较小的转移灶和软脑膜转移灶,而 MRI 平扫难以显示。大剂量、磁化对比及增强后延迟扫描可以发现更多的病灶,尤其是早期病灶和小病灶。

【病理生理基础】　80% 以上的肺癌颅内转移瘤(metastatic tumor)发生在幕上,以大脑中动

Notes

脉供血区的灰白质交界处多见。脑转移为单发或多发病灶,圆形,相对分散分布,肿瘤通常推移而非浸润邻近组织。镜下病理多与原发肿瘤相似,坏死,血管生成多见。

**【影像学征象】**

(一) CT 表现

平扫,肿瘤位于灰白质交界区,呈低或等密度肿块,内可见出血。增强扫描,肿块呈块状、结节状或环形强化。瘤周水肿可轻可重,而脑内广泛转移者水肿常甚轻或无水肿(图 2-2-43)。硬膜转移瘤表现为局灶性等密度肿块。骨窗可显示邻近颅骨受累。

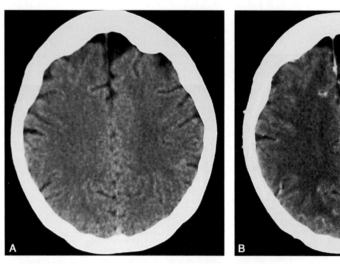
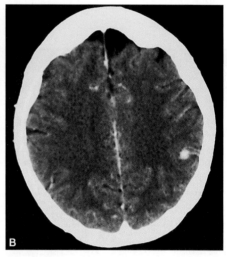

图 2-2-43    颅内转移瘤

A. 平扫 CT,示转移灶呈等密度;B. 增强 CT,示位于灰白质交界区的明显强化结节,瘤周无水肿

(二) MRI 表现

肿瘤在 $T_1WI$ 上呈低、等信号,在 $T_2WI$ 及 FLAIR 上高信号(黑色素瘤、出血表现为低信号)。增强扫描,肿块呈明显块状、结节状或环形强化,且强化环通常呈圆或类圆形,厚薄不均匀,强化不均匀,内壁不光整而外壁光滑(图 2-2-44)。

# 五、鞍区及其周围的常见肿瘤

鞍区的前界为前床突外侧缘与交叉沟的前缘,后界为后床突与鞍背,双侧界为颈动脉沟。鞍区主要结构包括:蝶鞍、垂体、视神经、视交叉、视束、海绵窦及其内容物、鞍上血管、下丘脑和第三脑室前下部等。这些结构相互间关系密切,且常有形态和位置的变异。

鞍区常见肿瘤包括:起源于垂体的垂体瘤,起源于颅咽管残余上皮细胞的颅咽管瘤,起源于脑膜成分的脑膜瘤、血管外皮瘤等,起源于血管的动脉瘤、海绵状血管瘤等,起源于视交叉、下丘脑等的胶质瘤等。

(一) 垂体瘤

垂体瘤(pituitary adenoma)是鞍区最常见的肿瘤。根据肿瘤是否分泌激素分为功能性垂体腺瘤和无功能性垂体腺瘤,前者又根据所分泌的不同激素分为催乳素瘤、生长激素腺瘤、促肾上腺皮质激素腺瘤等。

**【临床表现】**    常表现压迫症状和内分泌亢进症状。压迫症状:视力障碍、头痛、垂体功能低下、阳痿等;内分泌亢进症状:催乳素瘤常出现闭经、泌乳,生长激素腺瘤常出现肢端肥大,促肾上腺皮质激素腺瘤常出现库欣综合征。

**【影像学检查方法的选择】**    MRI 的矢状位和冠状位的薄层扫描及增强扫描有助于微腺瘤的发现,动态增强扫描更佳。动态增强扫描时,必须强调造影剂的快速注射和早期快速扫描。

Notes

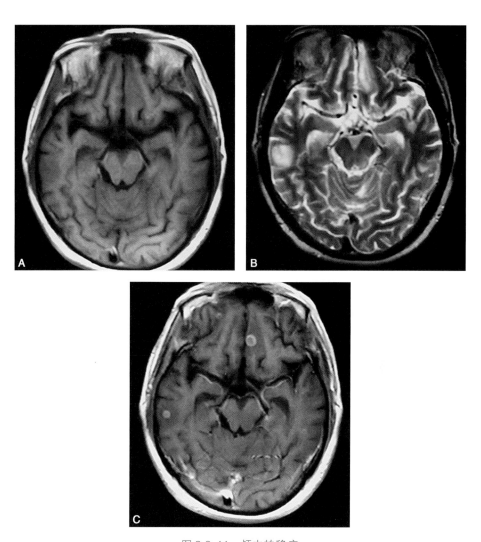

图 2-2-44 颅内转移瘤
A. 横轴位 $T_1WI$；B. 横轴位 $T_2WI$，示灰白质交界区 $T_1WI$ 上略低信号、$T_2WI$ 上高信号结节；
C. 增强 $T_1WI$，结节呈明显结节状或环形强化

CT 平扫加增强扫描能够显示较大的垂体腺瘤，显示微腺瘤不佳，但显示鞍底骨质的吸收、肿瘤的钙化、出血以及骨质破坏较好。X 线平片仅能显示较大的垂体腺瘤引起的骨质改变。

【病理生理基础】 根据肿瘤的大小分为微腺瘤(≤1cm)和巨腺瘤(>1cm)。结合临床症状和血液中激素的升高，垂体高度达 8mm 以上时应该考虑垂体微腺瘤的诊断。

垂体巨腺瘤通常破坏正常垂体组织，填充蝶鞍且向鞍上、鞍旁甚至鞍底侵犯，发生囊变、坏死和出血的机会更多。

【影像学征象】

1. 垂体微腺瘤

(1) 直接征象：平扫，腺瘤呈边界不清的等或低密度(在 $T_1WI$ 上呈低信号，在 $T_2WI$ 上呈高或等信号)，但病变显示常常不甚明确。增强扫描，病变呈相对低密度区(低信号区)，边界规则或不规则。MRI 动态增强扫描，微腺瘤与正常垂体组织的强化不同，即在增强早期垂体微腺瘤的信号低于正常垂体，而在晚期微腺瘤的信号强度高于正常垂体组织(图 2-2-45)。

(2) 微腺瘤常需要借助于一些间接征象来协助诊断，较常见的间接征象包括：①鞍底局限性下陷或局限性骨质吸收；②垂体高度增加且上缘向上凸；③垂体柄移位；④垂体向外膨隆推压颈内动脉等。

Notes

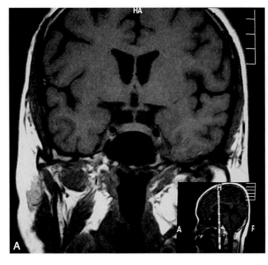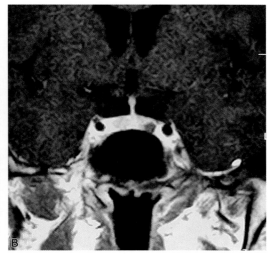

图 2-2-45　垂体微腺瘤

A. 冠状位 $T_1WI$,示垂体基本正常;B. 增强 $T_1WI$,示垂体左侧呈相对低信号区,边界规则

2. 垂体巨腺瘤

(1) X 线平片表现:蝶鞍扩大,前后床突骨质吸收、破坏,鞍底下陷。

(2) CT、MRI 表现

1) 肿瘤多数呈圆形或椭圆形,少数呈分叶状,有包膜,边缘光滑、锐利。腺瘤实质部分一般呈现等密度(等信号),囊变、坏死区呈现低密度(在 $T_1WI$ 上呈低信号、在 $T_2WI$ 上呈高信号),出血呈高密度(高信号),钙化少见。增强扫描,除囊变、坏死、出血和钙化区外,肿瘤组织明显强化(图 2-2-46)。

2) 肿瘤常侵犯、破坏周围结构,可出现下列征象:①肿瘤通常引起蝶鞍扩大和鞍底下陷;②腰征或"8"字征指腺瘤通过鞍膈向上生长时,由于受到鞍膈的限制而形成对称的切迹;③向鞍上生长使鞍上池闭塞,视交叉受压上移;④向鞍旁生长使颈内动脉海绵窦段推移向外,甚至闭塞海绵窦,包裹颈内动脉;⑤向下可以侵犯蝶窦和斜坡的骨质(见图 2-2-46)。

3. 垂体卒中　常继发于垂体腺瘤出血或缺血性坏死。患者常表现为症状突然加重,或影像检查发现鞍区肿块突然增大等。

CT 平扫,肿瘤可呈低密度(水肿或坏死)或高密度(出血);MRI 在 $T_1WI$、$T_2WI$ 上可呈高信号(出血)(图 2-2-47),或在 $T_1WI$ 呈低信号、在 $T_2WI$ 上高信号(梗死伴水肿)。

(二) 颅咽管瘤

颅咽管瘤(craniopharyngioma)也是鞍区常见肿瘤,分为两个类型:成釉细胞型和乳头状型。

【临床表现】　5~10 岁和 40~60 岁为两个高发年龄段。临床上可出现与垂体瘤类似的症状。

【影像学检查方法的选择】　MRI 的矢状位和冠状位的薄层扫描及增强扫描、CT 平扫加增强扫描均能够显示颅咽管瘤。MRI 显示病灶的形态、大小、侵犯范围优于 CT,CT 显示对诊断有决定意义的钙化却强于 MRI。

【病理生理基础】　肿瘤一般位于鞍上,边界清晰,有包膜。通常为囊性,少数为实质性或囊、实混合型。囊液成分复杂,包含胆固醇结晶、蛋白质、散在的钙化或骨小梁。肿瘤实质和包膜常发生钙化。有近一半的颅咽管瘤侵犯蝶鞍。

【影像学征象】

1. CT 表现　平扫,肿瘤实质部分通常呈等或略低密度;囊样区多呈低密度,也可呈等或高密度,与囊内成分有关;钙化常见,一般为沿肿瘤边缘的、长短不一的壳状钙化,少数见点状或斑

Notes

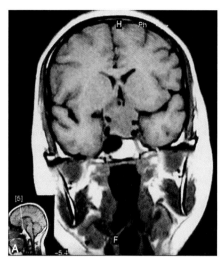
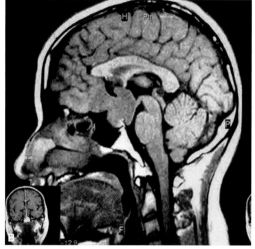
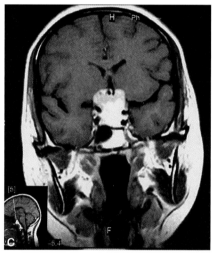

图 2-2-46 垂体大腺瘤

A. 冠状位 $T_1WI$;B. 矢状位 $T_1WI$,示鞍区类圆形肿块,边缘锐利,呈略低信号;可见"8"字征;
肿块向鞍上生长使鞍上池闭塞,向鞍旁生长包裹颈内动脉;C. 增强 $T_1WI$,肿块明显强化

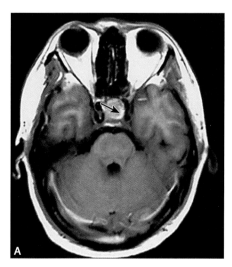
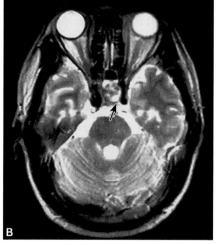

图 2-2-47 垂体卒中

A. 横轴位 $T_1WI$;B. 横轴位 $T_2WI$,示垂体增大,偏左侧 $T_1WI$ 高信号、
$T_2WI$ 高信号区(黑箭)为出血

块状钙化。增强扫描,肿瘤实质部分和包膜可以出现强化。

2. MRI 表现    信号复杂,与肿瘤的成分有关。囊样区在 $T_1WI$ 上多呈高信号,也可呈等、低信号;实质部分在 $T_1WI$ 上呈等、低信号,在 $T_2WI$ 上多呈高信号。增强扫描肿瘤实质和包膜可以出现强化。

（三）鞍区常见肿瘤的鉴别诊断(表 2-2-3)

表 2-2-3    鞍区常见肿瘤的影像鉴别要点

|  | 垂体巨腺瘤 | 颅咽管瘤 | 脑膜瘤 | 动脉瘤 |
|---|---|---|---|---|
| 部位 | 鞍内为主 | 鞍上为主 | 鞍内或鞍旁 | 鞍内或鞍旁 |
| 形态 | 腰身征 | 椭圆形 | 规则 | 圆形,光滑 |
| 垂体 | 消失 | 存在 | 存在 | 存在 |
| 密度/信号 | 不均匀 | 不均匀,多为囊实性 | 均匀较高或等密度 | 均匀等密度/流空信号 |
| 钙化 | 少见 | 多见,壳样或斑点样 | 多见,沙砾样 | 少见,位于边缘 |
| 邻近骨质 | 鞍底骨质吸收或破坏 | 部分出现受压吸收改变 | 邻近骨质增生硬化 | 多无变化 |
| 强化 | 明显,实质均匀强化 | 明显,边缘或实质强化 | 明显均匀强化,脑膜尾征 | 多明显强化,瘤内有血栓时强化不均匀 |

# 六、颅神经肿瘤

颅神经肿瘤(tumor of cranial nerve)包括:神经鞘瘤(neurilemmoma,Schwannoma)、神经纤维瘤(neurofibroma)、神经束膜瘤(perineurioma)和恶性周围神经鞘膜肿瘤(malignant peripheral nerve sheath tumor,MPNST)。以听神经瘤(acoustic neuroma)最多见。

（一）听神经瘤

听神经瘤(acoustic neuroma)是桥小脑角区最常见的肿瘤,起源于听神经鞘膜,为脑外肿瘤。

【临床表现】    好发于成年人,主要表现为患侧听神经、面神经、三叉神经受损症状,也可表现小脑、脑干受压或颅内高压症状。

【影像学检查方法的选择】    CT 和 MRI 均可用于检查听神经瘤,能够显示病灶的形态、大小、侵犯范围,增强扫描显示病灶更清晰。MRI 显示微听神经瘤好于 CT,但 CT 显示内听道的骨质改变较佳。

X 线平片仅能显示内听道的形态及骨质改变,故目前应用已较少。

【病理生理基础】    肿瘤通常以内听道为中心向桥小脑角生长。微小听神经瘤通常不足 1cm,局限于管内;较大的肿瘤紧贴岩骨,形态多不规则,边界清晰,囊变多见,坏死可见,钙化和出血少见。瘤周水肿多为轻度,占位效应常较明显。

【影像学征象】

1. X 线平片表现    内听道扩大及周围骨质吸收。

2. CT、MRI 表现

（1）肿瘤多位于桥小脑角区,在 CT 上多呈等、低密度肿块;在 MRI 的 $T_1WI$ 上呈等、低信号,$T_2WI$ 上多数呈高信号或等高混杂信号。增强扫描,肿块的实质部分明显强化(图 2-2-48)。

（2）微小听神经瘤:在 $T_1WI$ 上表现为患侧听神经增粗,$T_2WI$ 上多数呈略高信号。增强扫描,患侧听神经增粗并明显强化。

Notes

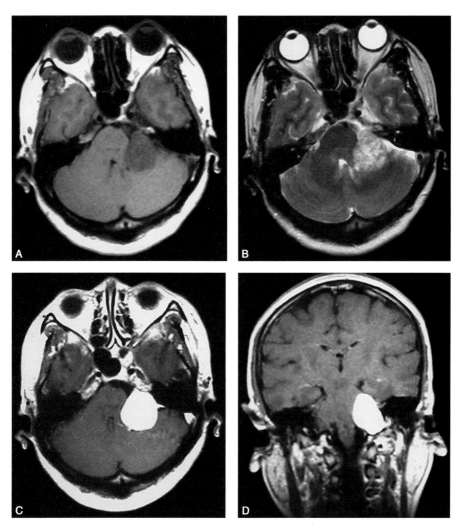

图 2-2-48　听神经瘤

A. 横轴位 $T_1WI$；B. 横轴位 $T_2WI$；C. 横轴位增强 $T_1WI$；D. 冠状位增强 $T_1WI$，示左桥
小脑角区肿块，呈 $T_1WI$ 上低信号、$T_2WI$ 不均匀高信号，增强扫描肿块明显强化

（3）内听道可扩大呈漏斗状，周围骨质吸收。

（4）占位效应：肿瘤巨大时引起脑干受压移位；第四脑室受压变形、甚至闭塞；有时肿瘤向
上生长压迫侧脑室颞角，并使第三脑室变形移位；也可压迫中脑导水管引起梗阻性脑积水。

（二）桥小脑角区常见肿瘤的鉴别诊断（表 2-2-4）

表 2-2-4　桥小脑角区常见肿瘤的影像鉴别要点

|  | 听神经瘤 | 脑膜瘤 | 表皮样瘤 |
| --- | --- | --- | --- |
| 部位 | 内听道为中心 | 桥小脑角区 | 桥小脑角区 |
| 形态 | 不规则 | 半球形 | 圆形或椭圆形 |
| 内听道 | 扩大 | 一般无扩大 | 无扩大 |
| 密度/信号 | 不均匀,囊变、坏死、出血可见 | 均匀,囊变、坏死、出血少见 | 均匀或不均匀,水样或脂肪密度多见 |
| 钙化 | 少见 | 多见,沙砾样 | 少见,壳样 |
| 邻近骨质 | 内听道骨质吸收 | 可有邻近骨质增生改变 | 无明显变化 |
| 增强扫描 | 实质部分明显强化 | 明显均匀强化,脑膜尾征 | 无明显强化 |

桥小脑角区肿瘤大多数源于桥小脑角池内,源于内听道及邻近脑组织或颅骨的肿瘤可延伸到桥小脑角池内。听神经瘤、脑膜瘤、表皮样瘤等是桥小脑角区最常见的肿瘤。绝大多数桥小脑角区肿瘤为脑外肿瘤,具有特征性的影像学表现:患侧桥小脑角池扩大,肿瘤与脑组织之间可见脑脊液间隙,脑干、小脑半球受压移位,第四脑室受压、幕上脑室扩大。

# 第七节　脑变性与退行性疾病

## 一、帕金森病

帕金森病(Parkinson disease,PD),又称震颤麻痹,是累及锥体外系的中枢神经系统常见变性疾病。

【临床表现】　好发于中老年人,常为慢性、隐匿起病,进行性加重。典型临床表现为静止性震颤、肌强直、运动迟缓及姿势步态异常等运动症状,也可出现非运动症状如精神行为异常、自主神经功能障碍等。

【影像学检查方法的选择】　PD 在 CT 和常规 MRI 上并无特异性征象,其诊断主要依据临床表现。近年来 MRI 功能成像方法(如血氧水平依赖功能性磁共振成像(BOLD-fMRI)、磁共振波谱(MRS)、磁敏感加权成像(SWI)等)在 PD 中的应用越来越多。这些方法能从功能、代谢等不同方面了解 PD 的内在变化,但由于成像与后处理技术较为复杂,且某些研究结果存在争议,故尚未广泛应用于临床影像诊断中。

【病理生理基础】　PD 的主要病理改变是中脑黑质多巴胺(DA)能神经元变性坏死,导致纹状体内多巴胺减少,纹状体 DA 递质抑制性作用减低,与其拮抗的乙酰胆碱(ACh)兴奋性相对增强,从而出现相应的运动障碍症状。中脑-边缘系统和中脑-皮质系统 DA 含量也有显著减低,可能是精神行为异常等高级神经活动障碍的生化基础。

【影像学征象】

1. CT 表现　常为脑萎缩,基底核可出现局限性稍低密度影。

2. 常规 MRI 表现　常见包括不同程度的脑萎缩和脑白质脱髓鞘改变,但无特异性。$T_2WI$ 上可见黑质致密部变窄,双侧壳核体积缩小且信号减低,对辅助诊断有一定意义。

3. MRI 功能成像表现　fMRI 可见执行运动任务时运动区皮层和前额叶皮层激活不足。MRS 可见黑质、基底节、前额叶皮层等部位存在代谢异常(如氮-乙酰天冬氨酸/肌酸比值的改变)。SWI 可见黑质区域的磁敏感性增强,提示矿物质(包括铁质)沉积增多,但不能说明这种改变是 PD 的原因还是结果。总之,磁共振功能成像方法为深入了解 PD 的发病机制、早期诊断 PD、鉴别帕金森叠加综合征和继发性帕金森病等提供了常规 MRI 所不能提供的重要信息,但要实现在临床诊治中作为常规方法来应用还有很长的路要走。

## 二、肝豆状核变性

肝豆状核变性,又称 Wilson 病(Wilson Disease,WD),是常染色体隐性遗传的铜代谢障碍性疾病。

【临床表现】　好发于 10～40 岁,男多于女,表现为进行性加重的锥体外系症状,如震颤、舞蹈病、共济失调及肌强直等,常伴有肝肾功能损害和不同程度的精神症状,并可因铜沉积于角膜形成特征性的色素环(Kayser-Fleischer ring,K-F 环)。结合典型临床、影像表现,血浆铜蓝蛋白水平降低、血铜和尿铜水平升高,可诊断本病。

【影像学检查方法的选择】　WD 在 CT 和 MRI 上具有典型表现,且其累及部位与临床表现有一定的相关性。MRI 对发现病灶更为敏感,同时进展期病变在 DWI 上呈高信号,有助于评估

Notes

疗效与随访病情,是 WD 的首选检查方法。

【病理生理基础】 正常人血浆中的铜离子通过与铜蓝蛋白结合而被转运和清除。患者血浆中缺乏铜蓝蛋白,导致铜离子含量过高,进而沉积在肝、脑、肾、角膜等组织中引起相应组织的损害。脑部最常见的受累部位为深部灰质核团,包括豆状核、尾状核、丘脑、中脑和桥脑的核团、小脑齿状核等。深部白质也可受累。大体病理主要是脑萎缩,镜下可见水肿、变性、软化和胶质增生等改变。

【影像学征象】

1. CT 表现 双侧苍白球、壳核对称性密度减低,以壳核显著。尾状核头、丘脑、小脑齿状核也可出现对称性低密度灶。大脑皮层密度减低,并有脑萎缩。

2. MRI 表现 典型为双侧基底节、丘脑等对称性的 $T_1WI$ 低信号影,$T_2WI$ 可呈高信号、低信号或混杂信号,FLAIR 多呈高信号,部分病灶呈低信号,DWI 部分病灶呈高信号,病灶周围无水肿及占位效应。对称性分布是 WD 最重要的影像特点,根据受累神经核团的不同,可以表现为"八字形"或"蝴蝶状"。中脑及脑桥核团受累可表现为典型的"熊猫脸征"。病程较长者也可累及额、顶、枕叶,并多伴有不同程度的脑萎缩(图 2-2-49)。

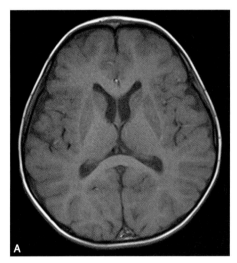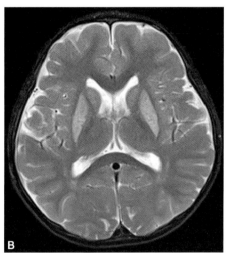

图 2-2-49 肝豆状核变性
A. $T_1WI$;B. $T_2WI$,示双侧豆状核对称性的 $T_1WI$ 高、$T_2WI$ 低信号影

## 三、阿尔茨海默病

阿尔茨海默病(Alzheimer disease,AD)是一种好发于老年人的中枢神经系统退行性疾病,是痴呆最常见的原因。

【临床表现】 AD 起病隐匿,临床上常以记忆力受损为早期表现,其中近记忆受损较为明显。随着疾病进行性发展,逐渐出现认知障碍和行为异常。晚期可出现运动症状。AD 的诊断主要依据临床病史和精神量表,并在排除血管性痴呆等其他类型的痴呆后作出。

【影像学检查方法的选择】 单独依据影像学改变无法诊断 AD。CT 及常规 MRI 可显示脑萎缩及皮质变薄等形态学改变,而新兴的脑结构定量分析方法(如基于体素的脑容积测定(VBM))和 MRI 功能成像方法(如磁共振波谱(MRS)、磁共振灌注成像(PWI)、血氧水平依赖功能性磁共振成像(BOLD-fMRI)等)则能从细微结构、血流、代谢、功能等不同角度了解 AD 的改变。影像学检查的主要作用在于:①排除其他器质性病变如脑血管病、正常颅压脑积水、颅内肿瘤等引起的痴呆;②结合临床表现与磁共振功能成像改变对 AD 进行早期诊断,AD 在早期常表现为轻度认知功能障碍(MCI),早期诊断与及时干预有助于改善其预后;③对 AD 的脑改变进行

Notes

定量分析和全面评价。

【病理生理基础】　AD 的病因与发病机制尚不明确。尸检发现 AD 患者呈现不同程度脑萎缩,以内侧颞叶、海马最明显。镜下病理改变以老年斑、神经元纤维缠结与神经元缺失为特征,伴突触减少、颗粒空泡变性等。这些改变导致皮质中神经元的形态、结构及功能受到损伤。

【影像学征象】

1. CT 表现　为弥漫或局限性脑萎缩。

2. 常规 MRI 表现　主要为海马、海马旁回、杏仁体、内嗅皮质及后扣带回等脑区的萎缩,在 AD 早期阶段即有不同程度的改变。

3. 脑结构定量分析方法通过定量分析方法,可以测定全脑或特定脑结构的容积、指定层面或区域的面积、皮层厚度与脑沟宽度等。其中容积是较为稳定可靠的指标。对 AD 患者海马与内侧颞叶的定量容积测定,不仅有助于鉴别 AD 与老年性脑萎缩,也有助于发现 MCI 的轻微脑结构改变。但目前这些定量分析方法尚无统一标准。

4. MRI 功能成像表现　MRS 上 AD 主要表现为氮-乙酰天冬氨酸降低和肌醇升高。PWI 可见患者颞顶叶灌注减低,并与 PET/SPECT 的变化一致。fMRI 示记忆功能试验中 AD 患者内侧颞叶的激活程度减低。

# 第八节　脊髓疾病

## 一、脊髓内肿瘤

脊髓内肿瘤(intramedullary tumor)仅占椎管肿瘤的 10% ~ 15%。主要是室管膜瘤、星形细胞瘤等。室管膜瘤占髓内肿瘤的 60%,为成人最常见的髓内肿瘤;星形细胞瘤占髓内胶质瘤的 30%,是成人第二位常见髓内肿瘤,是儿童最常见的髓内肿瘤。

### (一)室管膜瘤

【临床表现】　室管膜瘤(ependymoma)平均发病年龄为 43 岁,女性略多。主要临床为局限性颈背痛,可逐渐出现肿瘤节段以下的运动障碍和感觉异常。由于肿瘤生长缓慢,病史较长,完全切除后复发较少见。

【影像学检查方法的选择】　平扫、增强 MRI 以及 MRM 是室管膜瘤的首要检查方法,能直接显示肿瘤部位、范围及与蛛网膜下腔等邻近结构的关系,对鉴别髓内、髓外硬膜下和硬膜外肿瘤有重要价值,增强扫描可判别肿瘤复发及发现沿蛛网膜下腔的种植转移灶。平扫、增强 CT 及 CT 椎管造影也可用于检查该病,但不如 MRI。平片及椎管造影目前已较少应用。

【病理生理基础】　室管膜瘤是起源于脊髓中央管的室管膜细胞或终丝等部位的室管膜残留物。室管膜瘤可发生于脊髓各段,以马尾、终丝区最常见,次为颈髓区。肿瘤呈腊肠形,边界锐利,囊变、出血多位于肿瘤边缘。多数肿瘤沿中央管呈纵向对称性膨胀性生长,部分可呈外生性生长。肿瘤上下两侧见囊变或空洞形成。肿瘤可沿终丝进入神经孔向髓外和硬脊膜外生长。也可经脑脊液向其他部位种植和发生蛛网膜下腔出血。

【影像学征象】

1. 平片表现　大多数无阳性发现,仅少数患者可见椎管扩大或骨质破坏。椎弓根间距增宽。

2. 椎管造影表现　大多数可见脊髓增粗,多节段累及,但无移位,周围可见新月状造影剂包绕。蛛网膜下腔部分阻塞时,碘柱呈对称性分流;完全阻塞时,两侧蛛网膜下腔均匀变窄或呈大杯口状闭塞。

3. CT 表现

（1）平扫,肿瘤呈低密度条块,少数呈等或略高密度,边界不清,脊髓外形不规则膨大。增强扫描,肿块轻度强化或不强化。

（2）当肿瘤较大时,可压迫椎体后缘呈扇形压迹,椎管扩大伴椎间孔扩大。

（3）CTM 提示蛛网膜下腔变窄、闭塞、移位。

4. MRI 表现　肿瘤在 $T_1WI$ 上呈均匀性低或等信号,在 $T_2WI$ 上呈高信号,其内可见囊变、坏死、出血信号。增强扫描,肿块呈均匀强化,囊变坏死区无强化(图 2-2-50)。

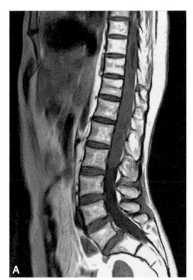
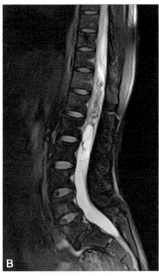
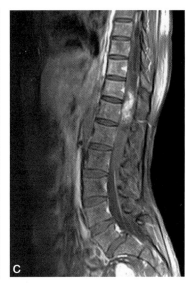
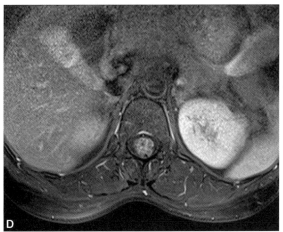

图 2-2-50　室管膜瘤

A. 矢状位 $T_1WI$；B. 矢状位 $T_2WI$；C. 矢状位 $T_1WI$ 增强扫描；D. 横轴位 $T_1WI$ 增强扫描;示胸腰段脊髓内囊实性占位,实性部分接近等信号,囊性部分呈 $T_1WI$ 低、$T_2WI$ 高信号,增强扫描实性部分明显强化,病变累及 2~3 个脊髓节段,伴近侧脊髓空洞形成

（二）星形细胞瘤

【临床表现】　多见于儿童、青壮年,无性别倾向。临床表现为疼痛,多为局限性。晚期可引起神经脊髓功能不全症状和体征。

【影像学检查方法的选择】　星形细胞瘤(astrocytoma)与脊管膜瘤的影像检查方法相似。

【病理生理基础】　肿瘤好发于颈、胸髓,其次为腰段脊髓。肿瘤沿纵轴伸展,往往累及多个脊髓节段,甚至脊髓全长。脊髓明显增粗,脊髓纹理消失,血管稀少,与正常脊髓分界不清。肿块内常见偏心、小而不规则囊变;肿块的头端或尾端也可发生非肿瘤性囊变,即合并脊髓空洞。

Notes

部分脊髓表面可有粗大纡曲的血管匍匐。

【影像学征象】

1. 平片表现    大多数无阳性发现,少数可见轻度脊柱侧弯和椎弓根间距增宽。

2. 椎管造影表现    多节段脊髓增粗,相应蛛网膜下腔对称性变窄,甚至部分或完全闭塞。

3. CT 表现

（1）平扫:肿瘤边界不清,呈低或等密度,少数可呈高密度,囊变、出血常见,钙化少见。增强扫描,肿瘤轻度不均匀强化。脊髓不规则增粗,常累及多个脊髓节段,邻近蛛网膜下腔狭窄,偏良性星形细胞瘤可出现椎管扩大。

（2）CTM:脊髓膨大增粗,邻近蛛网膜下腔受压变窄甚至闭塞。

4. MRI 表现    肿瘤在 $T_1WI$ 上呈低信号,$T_2WI$ 上呈高信号,肿瘤内合并囊变或出血时,信号不均匀。肿瘤常位于脊髓后部,呈偏心非对称性,部分呈外生性。肿瘤的两端常见非肿瘤囊变区。增强扫描,肿瘤明显强化(图 2-2-51)。少数恶性度高的胶质母细胞瘤可见脑脊液种植性转移。其他影像表现与 CT 相似。

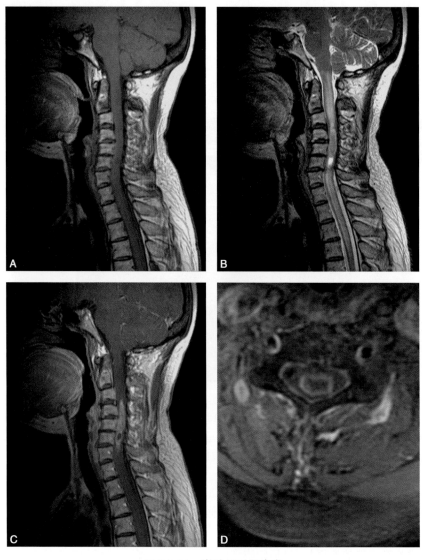

图 2-2-51    脊髓星形细胞瘤

A. 矢状位 $T_1WI$;B. 矢状位 $T_2WI$;C. 矢状位增强 $T_1WI$;D. 横轴位增强 $T_1WI$,示颈髓增粗,$T_2WI$ 呈低至高混杂信号;增强后呈明显不均匀强化,可见囊性变

Notes

## 二、髓外硬膜内肿瘤

髓外硬膜内肿瘤(intradural extramedullary tumors)包括神经鞘瘤(neurilemmoma,Schwannoma)、神经纤维瘤(neurofibroma)、脊膜瘤(meningioma)。

（一）神经鞘瘤与神经纤维瘤

神经鞘瘤为最常见髓外硬膜下肿瘤,占25%～30%,较神经纤维瘤多见。

【临床表现】　神经鞘瘤好发于20～60岁,男性略多于女性;神经纤维瘤好发于20～40岁,无性别差异。主要表现为神经根性疼痛,以后出现肢体麻木,酸胀感或感觉减退。可出现运动障碍,随着病情进展可出现瘫痪及膀胱、直肠功能障碍等脊髓压迫症状。

【影像学检查方法的选择】　平扫、增强 MRI 以及 MRM 是硬膜下髓外肿瘤的首要检查方法,能直接显示肿瘤部位、范围及蛛网膜下腔的异常,对鉴别髓内、髓外硬膜下和硬膜外肿瘤有重要价值,增强扫描可判别肿瘤复发及发现沿蛛网膜下腔的种植转移灶。平扫、增强 CT 及 CTM 也可用于检查该病,但不如 MRI。CT 薄层扫描与三维重建对脊椎的显示较佳,可显示骨质受累情况,可用于术前计划。平片能够显示脊椎形态与骨质改变,椎管造影能够显示蛛网膜下腔异常,但这两种方法目前已较少应用。

【病理生理基础】

1. 神经鞘瘤　源于神经鞘膜的施万细胞,故又称为施万细胞瘤(Schwannoma)。肿瘤可发生于椎管内各个节段,以上、中颈段及上胸段多见。绝大多数肿瘤位于椎管后外侧的。肿瘤常呈卵圆形或分叶状肿块,多单发,有蒂,有完整包膜,大的肿瘤可发生囊变,甚至出血。肿瘤常累及神经根,可沿神经孔生长并蔓延至椎管外,使相应神经孔扩大,并形成典型的哑铃状。脊髓受压可见压迹甚至呈扁条状,多伴水肿、软化等。

2. 神经纤维瘤　源于神经纤维母细胞。肿瘤可发生于椎管内任何节段,但很少发生在圆锥以下。肿瘤在脊髓的侧方顺沿神经根生长,呈圆形肿块,易入椎间孔,造成邻近椎弓根与椎体的侵蚀。肿瘤一旦达到椎管外,生长十分迅速。

3. 多发神经纤维瘤　常见于神经纤维瘤病(von Recklinghausen disease)(图2-2-52),往往同时并有椎管、骨骼内脏方面的异常。

【影像学征象】

1. 平片表现　椎弓根侵蚀破坏和椎间孔扩大最常见。有时可见病变相应部位椎体后缘的扇形压迹。有时可见椎管内病理钙化,或椎旁哑铃状软组织肿块。神经纤维瘤病患者可见脊柱侧弯、后凸畸形和缎带状肋骨。

2. 椎管造影表现　肿瘤侧蛛网膜下腔被肿瘤撑宽或呈三角形,肿瘤对侧之蛛网膜下腔被移位脊髓挤压而变狭窄,同时可见肿瘤侧神经鞘袖抬高、歪斜等移位、变形征象。部分阻塞时,造影剂围绕肿瘤边缘而成充盈缺损;完全阻塞时,阻塞端呈典型的双杯口征。

3. CT 表现

（1）平扫:肿瘤呈圆形或卵圆形肿块,密度略高于脊髓密度,相应的脊髓受压、移位。增强扫描,肿瘤呈中等均匀强化。肿瘤易向椎间孔方向生长,可引起椎管或神经孔扩大,椎弓根骨质吸收破坏。当肿瘤穿过硬脊膜囊沿神经根鞘向硬脊膜外生长时,可形成哑铃状肿块。

（2）CTM:影像表现与椎管造影表现相似。

4. MRI 表现

（1）神经鞘瘤:肿块在 $T_1WI$ 上呈等于或略高于脊髓信号,少数低于脊髓信号,在 $T_2WI$ 上呈高信号。增强扫描,肿块呈均匀强化,合并囊变则呈不均匀强化。

（2）神经纤维瘤:肿块在 $T_1WI$ 上呈低或等信号,在 $T_2WI$ 上呈等或高信号。增强扫描,肿块呈明显强化。"靶征"为其特征表现,即病灶中心在 $T_1WI$ 上和增强 $T_1WI$ 上呈低信号,周边呈环

Notes

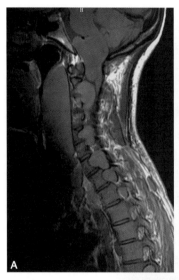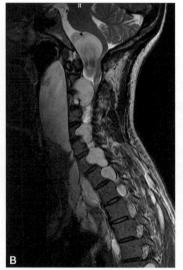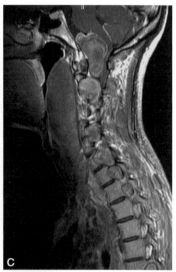

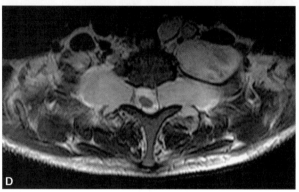

图 2-2-52　神经纤维瘤病 Ⅰ 型

A. 矢状位 $T_1$WI；B. 矢状位 $T_2$WI；C. 矢状位 $T_1$WI 增强扫描；D. 横轴位 $T_2$WI，示颈椎及胸椎上段双侧多个椎间孔扩大，多个肿块经椎间孔向椎管内及椎管外（椎旁、椎前间隙）蔓延，肿块呈 $T_2$WI 较高信号，$T_1$WI 等信号，增强扫描明显不均匀强化

形高信号，其中心低信号为胶原纤维组织，周边高信号为黏液基质成分（图 2-2-52）。

（二）脊膜瘤

脊膜瘤位于椎管内肿瘤的第二位，占 25%。

【临床表现】　好发于青中年，女性多于男性。临床表现与神经鞘瘤相似。

【影像学检查方法的选择】　与神经鞘瘤的影像学检查方法相似。

【病理生理基础】　脊膜瘤好发于中上胸段，颈段次之，腰段少见。肿瘤常位于脊髓背侧，多呈圆形或卵圆形的实性肿块，质地较硬，可见钙化，包膜上覆盖有较丰富的小血管网。肿瘤基底较宽与硬脊膜粘连较紧。脊髓受压移位、变形，可出现水肿、软化甚至囊变。少数可经椎间孔长入硬脊膜外或椎管外。

【影像学征象】

1. 平片表现　多数正常，较大肿瘤可显示椎管膨大，少数可见结节状钙化。

2. 椎管造影表现　与神经鞘瘤等造影所见相似。

3. CT 表现

（1）平扫，椭圆形或圆形肿块，密度略高于脊髓，有时瘤体内可见不规则钙化，有完整包膜，邻近骨质可有增生性改变。增强扫描，肿块呈中度强化。

（2）CTM：与神经鞘瘤等造影所见相似。

Notes

4. MRI 表现

（1）平扫:肿块多呈卵圆形,在 $T_1WI$ 上多呈等或略低信号,在 $T_2WI$ 上多呈等或略高信号,钙化在 $T_1WI$、$T_2WI$ 上均呈低信号。肿块以宽基底或无蒂附着在脊髓背侧的硬脊膜上,也可在脊髓的前方和侧后方,很少超过两个节段。脊髓常向健侧移位,但很少引起脊髓内水肿。少数恶性脊膜瘤可突破硬脊膜长入硬脊膜外(图 2-2-53)。

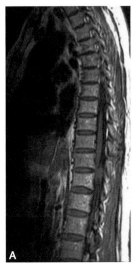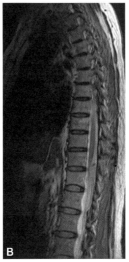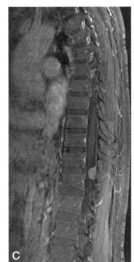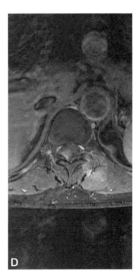

图 2-2-53　脊膜瘤
A. 矢状位 $T_1WI$;B. 矢状位 $T_2WI$;C. 矢状位 $T_1WI$ 增强扫描;D. 横轴位 $T_1WI$ 增强扫描,示第
10～11 胸椎管水平内占位,$T_1WI$ 与 $T_2WI$ 呈等信号,增强扫描明显强化,可见脊膜尾征

（2）增强扫描:肿块呈持久性均匀强化,伴明显钙化或囊变时,呈轻度强化;邻近的硬脊膜可见"尾巴状"线性强化,即脊膜尾征,颇具特征。

【诊断与鉴别诊断】

1. 神经鞘瘤与神经纤维瘤的鉴别　两者从影像表现上鉴别较难,但后者常为多发性,易发生恶变,恶变后常发生骨质破坏。

2. 神经鞘瘤与脊膜瘤的鉴别　前者肿块可呈哑铃形,常有椎间孔扩大、椎弓根吸收破坏;后者肿块内钙化多见,椎间孔扩大少见。

# 三、脊髓空洞症

脊髓空洞症(syringomyelia)是一种脊髓慢性进行性疾病,可为先天性和获得性两种,前者多伴有小脑扁桃体延髓联合畸形,后者多伴有外伤、肿瘤、蛛网膜炎等因素。

【临床表现】　好发于 25～40 岁,男性略多于女性。主要表现为节段性分离性感觉障碍即痛温觉消失、触觉存在;相关肌群的下运动神经元性瘫痪、肌肉萎缩;若锥体束受累则可出现上运动神经元损害症状。多伴有 Chiari 畸形。未经治疗的脊髓空洞症多有渐增大趋势。

【影像学检查方法的选择】　MRI 是脊髓空洞症的首选检查方法,可直接显示脊髓空洞的部位,范围及空洞形成的原因。CT 虽也用于检查该病,但不如 MRI。

【病理生理基础】　脊髓空洞症分为交通性和非交通性两大类。交通性脊髓空洞直接与蛛网膜下腔相连,多为先天性的,常合并 Chiari 畸形、脊髓脊膜膨出、脊髓纵裂等畸形;非交通性脊髓空洞不与蛛网膜下腔直接交通,可因外伤、肿瘤或蛛网膜炎等引起。脊髓空洞症可发生于脊髓任何节段,颈髓和上胸段脊髓最常见,有时可涉及延髓、下胸髓甚至达脊髓全长。Chiari 畸形伴发的脊髓空洞症常见于颈或颈胸段,肿瘤性空洞多位于颈段,外伤性空洞可发生于所有节段。

Notes

**【影像学征象】**

（一）CT 表现

1. 病变区脊髓外形膨大、正常或萎缩,髓内边界清晰的脑脊液样低密度囊腔,占据脊髓的 1/3 或 1/2。当空洞较小或蛋白质含量较高时,平扫可能漏诊。伴发脊髓肿瘤时,脊髓不规则膨大,密度不均匀,空洞壁较厚,增强扫描肿瘤区可呈结节状、斑片状或环形强化。外伤后脊髓空洞常呈偏心性空洞,其内常可见分隔,增强后强化不明显。

2. CTM    交通性脊髓空洞症可见对比剂进入空洞内;非交通性脊髓空洞症在延迟 24 小时后,对比剂可通过脊髓血管间隙或第四脑室的交通进入空洞,可在脊髓空洞内见到高密度的对比剂。

（二）MRI 表现

1. 脊髓中央囊性空洞,在 $T_1WI$ 和 $T_2WI$ 上信号与脑脊液一致,空洞与正常脊髓之间分界清晰光滑(图 2-2-54)。非交通性空洞常为单发,长度、直径均小;交通性空洞由于脑脊液的搏动,可出现脑脊液流空现象即空洞在 $T_1WI$、$T_2WI$ 上均呈低信号。增强扫描,先天或外伤等良性脊髓空洞症,病灶区无强化;肿瘤性空洞症,病灶多呈不均匀强化,可清楚辨别肿瘤和空洞。

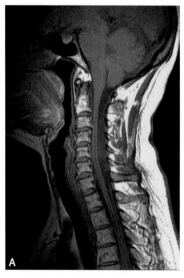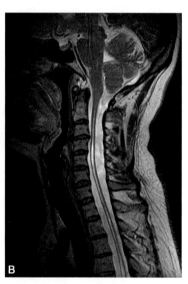

图 2-2-54    脊髓空洞症
A. $T_1WI$;B. $T_2WI$,示脊髓萎缩,中央可见空洞,脊髓空洞信号与脑脊液一致,
空洞与正常脊髓之间分界清晰

2. 横轴位上,空洞多呈圆形,有时形态不规则或呈双腔形。不同原因的脊髓空洞症,其空洞形态有所不同。

（1）伴有 Chiari 畸形的脊髓空洞多呈节段性囊状或"串珠"样改变。

（2）外伤性脊髓空洞多呈多房性或"腊肠"样。

（3）肿瘤性脊髓空洞多呈多发、跳跃状,主要与肿瘤发生囊变有关,囊变部分的信号往往比空洞内液为高。

## 学生自测题

1. 胼胝体发育异常的影像学表现。

2. Chiari 畸形的分类。

3. Chiari Ⅰ型的影像学特征。

4. 蛛网膜囊肿的 MRI 表现。

Notes

5. 结节性硬化症的 CT 和 MRI 特征。

6. 硬脑膜外血肿与硬脑膜下血肿的影像学鉴别诊断。

7. 脑出血的分期及影像学表现。

8. 脑脓肿的分期及影像学表现。

9. 脑星形细胞瘤的影像学征象。

10. 脑膜瘤的影像学征象。

11. 垂体瘤的影像学征象。

12. 鞍区常见肿瘤的鉴别诊断。

13. 脑积水的分类。

14. 脑积水与脑萎缩的鉴别诊断。

15. 髓内、髓外肿瘤的鉴别诊断。

16. 脊髓空洞症的影像表现。

## 与本章节内容相关的参考书

1. 吴恩惠. 头颅 CT 诊断学. 第 2 版. 北京：人民卫生出版社，1998

2. 冯晓源. 影像诊断手册（神经系统分册）. 上海：上海科技教育出版社，2004

3. 鱼博浪. 中枢神经系统 CT 和 MR 鉴别诊断. 陕西：陕西科学技术出版社，2005

4. Weissleder R，Wittenberg J，Harisinghani MG，et al. Primer of Diagnostic Imaging. 3rd ed. St. Louis：Mosby，2003

5. Gunderman RB. Essential radiology：Clinical Presentation Pathophysiology Imaging. New York：Thieme Medical Publishers，2006

（冯晓源　龚启勇　月强）

Notes

# 第三篇　头　颈　部

# 第一章 总 论

Eyes and orbita

Common imaging methods

    Plain film

    Computed tomography

    Magnetic resonance imaging

    Ultrasonography

Normal anatomy and variances

    Plain film

    Computed tomography

    Magnetic resonance imaging

    Ultrasonography

Common abnormal imaging signs

    Plain film

    Computed tomography

    Magnetic resonance imaging

    Ultrasonography

Ears

Common imaging methods

    Plain film

    Computed tomography

    Magnetic resonance imaging

Normal anatomy and variances

    Plain film

    Computed tomography

    Magnetic resonance imaging

Common abnormal imaging signs

    Plain film

    Computed tomography

    Magnetic resonance imaging

Nose and paranasal sinuses

Common imaging methods

    Plain film

    Computed tomography

    Magnetic resonance imaging

Normal anatomy and variances

    Plain film

    Computed tomography

    Magnetic resonance imaging

Common abnormal imaging signs

    Plain film

    Computed tomography

    Magnetic resonance imaging

Pharynx

Common imaging methods

    Plain film

    Computed tomography

    Magnetic resonance imaging

Normal anatomy and variances

    Plain film

    Computed tomography

    Magnetic resonance imaging

Common abnormal imaging signs

    Plain film

    Computed tomography

    Magnetic resonance imaging

Larynx

Common imaging methods

    Plain film

    Computed tomography

    Magnetic resonance imaging

Normal anatomy and variances

    Plain film

    Computed tomography

    Magnetic resonance imaging

Common abnormal imaging signs

    Plain film

    Computed tomography

    Magnetic resonance imaging

Parotid gland

Common imaging methods

　　Plain film

　　Computed tomography

　　Magnetic resonance imaging

　　Ultrasonography

Normal anatomy and variances

　　Plain skull film

　　Computed tomography

　　Magnetic resonance imaging

　　Ultrasonography

Common abnormal imaging signs

　　Plain skull film

　　Computed tomography

　　Magnetic resonance imaging

　　Ultrasonography

Jaw & face

Common imaging methods

　　Plain film

　　Computed tomography

　　Magnetic resonance imaging

　　DSA

Normal anatomy and variances

　　Plain film

Computed tomography

Magnetic resonance imaging

Common abnormal imaging signs

　　Plain film

　　Computed tomography

　　Magnetic resonance imaging

Thyroid and parathyroid

Common imaging methods

　　Plain film

　　Computed tomography

　　Magnetic resonance imaging

　　Ultrasonography

　　Nuclear imaging

Normal anatomy and variances

　　Plain film

　　Computed tomography

　　Magnetic resonance imaging

　　Ultrasonography

　　Nuclear imaging

Common abnormal imaging signs

　　Plain film

　　Computed tomography

　　Magnetic resonance imaging

　　Ultrasonography

　　头颈部(head and cervix)主要包括眼与眼眶、耳、鼻与鼻旁窦、鼻咽部、喉、唾液腺、甲状腺及甲状旁腺等。头颈部常见疾病包括外伤、炎症、肿瘤及先天性疾病等。常用检查方法包括 X 线平片、CT、MRI 和 USG 等。

# 第一节　眼　与　眼　眶

　　眼(eye)和眼眶(orbit)包括眶骨、眼球、视神经、眼外肌、眶脂体、眼动脉和眼上、下静脉等。眼和眼眶的影像学检查目的在于了解：①眶骨的先天性异常、外伤性病变、炎症性病变及肿瘤性病变；②有无眼球异物及其部位；③眼球突出及其病因诊断；④眼球及眶内病变的诊断。

## 一、常见的影像学检查方法

（一）X 线检查

1. X 线平片

（1）主要包括眼眶正位片(20°后前位)、侧位片和柯氏位摄片(53°后前斜位)。眼眶正位片用于观察眶骨，侧位片用于了解病变的深度情况，柯氏位摄片用于检查视神经孔。

（2）主要用于眼眶骨病变及眼眶内高密度异物的诊断，一般不用于诊断软组织病变。

2. 泪囊泪道造影　用于观察泪囊、泪道的形态与功能，但目前应用较少。

Notes

（二）CT 检查

1. 扫描条件与参数

（1）横轴位扫描：扫描平面平行于人体基线（外耳道上缘至眶下缘之间的连线），层厚 1～3mm，层间隔 3mm，连续扫描。扫描范围要求包括眶上、下壁。如病变微小，可用 1～1.5mm 薄层扫描。扫描过程中嘱咐患者向前凝视，以保持眼球固定。

（2）冠状位扫描：扫描平面大致与上颌窦后壁平行，层厚 3～5mm，层间隔 5mm，连续扫描，包括全部眼眶（从眼睑至眶尖或颅中窝）。

（3）观察软组织：选用窗宽 350～700Hu，窗位 40Hu。观察骨组织：选用窗宽 1500～3000Hu，窗位 400Hu。

2. 横轴位扫描及图像后处理重建等在观察眼眶骨折、眶内异物准确定位及钙化等方面有其独特优势。除外伤和眼球异物外，眼和眼眶软组织病变一般都应行平扫和增强扫描。

（三）MRI 检查

1. 常规采用 SE 序列，选用眼眶表面线圈，也可采用头颅线圈，层厚 3mm，层距 1mm，行横轴位和冠状位 $T_1WI$ 和 $T_2WI$ 检查，通常加用脂肪抑制技术，尚可作矢状位和斜矢状位扫描。发现病变需行钆喷酸葡胺增强扫描。

2. 诊断眼和眼眶软组织、视神经病变、肿瘤性病变、明确病变与邻近血管的关系和早期骨髓受累情况等较 CT 敏感，但观察骨折、眼眶异物及钙化方面不及 CT 敏感。

（四）USG 检查

1. 要求使用眼科专用超声仪，使用 5MHz 以上高频探头。检查时患者平卧，眼注视前方闭眼，眼睑表面涂抹耦合剂，行纵、横、斜多方位扫查。

2. 可用于筛查软组织病变，但定性诊断较困难。

## 二、正常影像解剖

（一）正常眼眶 X 线平片表现

1. 20°后前位片　眼眶呈类方形，四角圆钝。两侧眶窝大小、形状和密度基本相同，眼眶密度略高于正常上颌窦密度。双侧眶壁对称。

（1）眶顶：即前颅窝底，前部由额鳞构成，后部由蝶骨小翼构成。

（2）眶外侧壁：前部由额骨颧突和颧骨额突构成，后部由蝶骨大翼构成。

（3）眶下壁：由颧骨、上颌骨及腭骨的眶板构成，分隔眼眶与上颌窦。

（4）眶内壁：前部由上颌骨额突和泪骨构成，后部由筛骨纸板和蝶骨体构成。是眼眶最薄弱的部位。

（5）眶后壁：由蝶骨构成。

1）眶上裂：分开眶顶和外壁，第 3、4、6 对脑神经、第 5 对脑神经眼支及眼静脉通过此裂。

2）眶下裂：分开眶下壁和外壁，三叉神经上颌支的眶下神经、颧神经及眶下动脉通过此裂。此裂后连翼腭窝（pterygopalatine fossa），前连颞下窝。

2. 53°后前斜位片　正常视神经孔呈类圆形或三角形，直径约 5mm。

（二）正常眼眶 CT 表现

眼球壁由外膜、中膜和内膜三层组成。外膜前 1/6 为角膜，后 5/6 为巩膜；中膜由虹膜、睫状体及脉络膜构成；内膜为视网膜（图 3-1-1）。

1. 眼环　由巩膜、脉络膜和视网膜共同组成的眼球周边的等密度环，厚约 2mm，增强后更为清楚。

2. 球内　房水和玻璃体呈均匀低密度，中间为呈梭形或类圆形高密度的晶状体。

3. 球后　脂肪组织呈低密度。视神经和眼外肌在横轴位上呈软组织密度条带，多呈直走

Notes

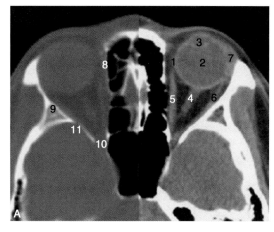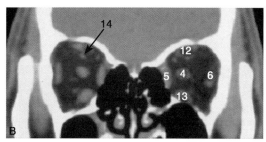

图 3-1-1 正常眼眶 CT

A. 眼眶横轴位 CT;B. 眼眶冠状位 CT;1. 眼环;2. 球内;3. 晶状体;4. 视神经;5. 内直肌;6. 外直肌;7. 泪腺;8. 眶内壁;9. 眶外壁;10. 视神经管;11. 眶上裂;12. 上直肌;13. 下直肌;14. 眼上静脉

向,有时可稍有弯曲;冠状位上亦能清晰显示眼环、四条直肌、上睑提肌、上斜肌、下斜肌及视神经。

4. 泪腺 位于眶前的外上侧,呈椭圆形的均匀软组织密度。

5. 眼球的 1/3 位于两侧颧突连线之后,若不足 1/3 则提示突眼。

(三) 正常眼眶 MRI 表现

1. 眼球前房和玻璃体呈长 $T_1$、长 $T_2$ 信号,其间可见呈等 $T_1$、短 $T_2$ 信号的晶状体。

2. 巩膜 $T_1WI$ 和 $T_2WI$ 呈低信号。

3. 脉络膜和视网膜呈 $T_1WI$ 高信号、$T_2WI$ 稍高信号。

4. 球后脂肪组织在 $T_1WI$ 和 $T_2WI$ 上均呈高信号的。视神经及眼外肌在 $T_1WI$、$T_2WI$ 上均呈中等或低信号。

5. 眼眶骨皮质呈低信号,含脂肪的骨髓呈高信号。

(四) 正常眼眶 USG 表现

1. 眼球呈类圆形,角膜呈前后高回声带、中间低回声带。巩膜呈均匀强回声。虹膜呈强回声。

2. 前房和玻璃体呈无回声暗区,晶状体呈双凸状椭圆形低回声区。

3. 球后脂肪呈高回声,视神经和眼外肌呈低回声带状。

## 三、基本病变的影像征象

(一) X 线平片的异常征象

1. 眶窝扩大 多呈均匀性膨大,见于眶内缓慢生长的肿瘤。

2. 眶壁改变

(1) 邻近眶壁的肿瘤使局部眶壁受压、变形或破坏,如泪腺肿瘤使泪腺窝扩大或骨质缺损。

(2) 球后肿瘤使蝶骨大、小翼破坏。

3. 眶窝密度增高和钙化 前者常见于眶内肿瘤;眶内静脉曲张可见静脉石;视网膜母细胞瘤、泪腺混合瘤、视神经胶质瘤和血管瘤等可发生钙化。

4. 眶上裂增宽与破坏 见于眶内肿瘤、眶周病变和邻近眶上裂的颅内病变。

5. 视神经孔扩大和破坏 常见于视神经肿瘤及侵犯视神经的视网膜母细胞瘤。

6. 眶内不透 X 线的异物 确定异物位于眼球内或外有时候困难。

（二）CT 检查

1. 眼球突出　常见于眶内肿瘤、炎性假瘤（inflammatory pseudotumor）和格雷夫斯眼病（Graves ophthalmopathy）等。

2. 眼环增厚　局限性增厚见于眼球肿瘤或视网膜剥离，弥漫性增厚通常为炎性病变所致。

3. 眼外肌增粗　常为炎性假瘤（图3-1-2）和格雷夫斯眼病引起，二者区别在于格雷夫斯眼病仅表现肌腹增粗，且为双侧多条眼肌受累。

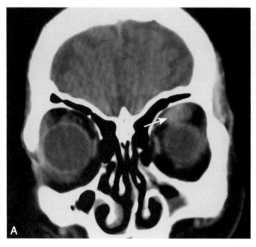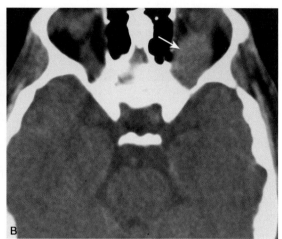

图 3-1-2　左眶炎性假瘤
A. 矢状位眼眶区 CT；B. 横轴位 CT，示眼外肌增粗（白箭头）

4. 球后脂肪密度增高或肿块　常见于炎性假瘤和肿瘤。

5. 视神经增粗　见于视神经肿瘤、炎症、格雷夫斯眼病和视神经挫伤等。

6. 眶内钙化和异物　CT 探测敏感，定位准确（图3-1-3）。

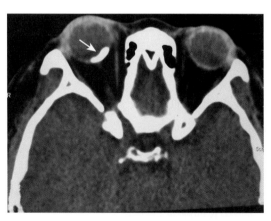

图 3-1-3　右眼脉络膜性骨瘤
横轴位 CT，示右眼环后壁钙化（白箭头）

7. 眶壁骨质改变　良性肿瘤引起眼眶受压扩大；恶性肿瘤引起不规则骨质破坏。

（三）MRI 检查

1. 眼球壁肿块　$T_1WI$ 多呈较高信号，$T_2WI$ 呈较低信号。

2. 眼外肌增粗　$T_1WI$ 和 $T_2WI$ 呈中等或低信号，常见于炎性假瘤和格雷夫斯眼病。

3. 球后肿块　在脂肪高信号中，可见低信号的肿块，其中皮样囊肿和畸胎瘤通常呈混杂信号。

4. 视神经肿块　见于视神经肿瘤或累及视神经的眶内肿瘤，多呈长 $T_1$ 和长 $T_2$ 信号。

5. 钙化、异物和眶壁病变　MRI 显示不如 CT，但眶壁骨髓病变、骨折所致脂肪组织疝入鼻旁窦，则 MRI 效果较佳。

（四）USG 检查

眶内回声异常见于各种肿瘤、视网膜剥离和球内异物；在眶内脂肪高回声对比下，肿瘤、炎症、视神经和眼外肌病变，皆呈较低回声。

Notes

## 第二节　耳　部

耳分为外耳、中耳和内耳。广义的中耳包括鼓室、咽鼓管、乳突窦、乳突小房及鼓室内的听骨链。内耳骨迷路由耳蜗、前庭和三个半规管组成,膜迷路内外含淋巴液,外层为骨迷路包绕。内耳道位于颞骨岩锥内,含面、听神经。

### 一、常见的影像学检查方法

影像学检查目的在于发现病变并确定其范围和程度。

（一）X 线检查

1. 乳突 X 线平片检查

（1）常用25°侧斜位片（Schüller 位）:是耳部常规检查和筛选方法,用于观察乳突气房、乳突窦、鼓室盖、乙状窦等。

（2）颞骨岩部轴位片（Mayer 位）:主要显示上鼓室（attic）、乳突窦入口（aditus of mastoid antrum）、乳突窦（mastoid antrum）,即"三 A 区",是中耳乳突表皮样瘤等疾病的重要检查部位。

（3）颞骨岩部后前位片（Stenver 位）:用于观察内耳、内听道、骨窦等。

2. 适于观察急性和慢性中耳乳突炎、表皮样瘤及外伤,但效果不及 CT,故目前应用渐少。

（二）CT 检查

1. 通常用高分辨率 CT,行横轴位和冠状位扫描。

（1）横轴位扫描:患者仰卧,扫描基线为眶下缘与外耳孔连线（即扫描基线与颅底线向前成30°角）,其扫描平面与颅底线成120°角。层厚 1～2mm,扫描间隔为1mm。扫描范围自外耳道下缘扫至岩锥上缘。

（2）冠状位扫描:扫描平面与颅底线成 120°角。层厚 2mm,扫描间隔为2mm。扫描范围自外耳道前缘 10mm 扫至外耳道后方 10mm 处。

（3）选用窗宽 3000～4000Hu,窗位 300～400Hu。

（4）一般耳部炎症、先天畸形及外伤无需作增强扫描,对颞骨肿瘤尤其是血管源性肿瘤应作平扫和增强扫描。

2. HRCT 扫描是耳部常用的检查方法,它可清楚地显示乳突窦与气房、中耳及听小骨、内耳骨迷路及内听道等的异常,清晰地显示病变范围、程度及细节,对于临床制订治疗方案有很大帮助。尤其对于颅内并发症,应早期行 CT 检查,对于治疗方案的选择将起到决定性的作用。

（三）MRI 检查

1. 常规行横轴位和冠状位 SE 序列 $T_1WI$ 和 $T_2WI$ 检查,层厚 3mm;采用梯度回波或重 $T_2WI$ 并最大密度投影和三维重建技术法,可获得 MR 迷路成像。

2. 适于检查内耳病变和内耳道肿瘤。如怀疑听神经瘤时,应首选 MRI 检查。

### 二、正常影像解剖

（一）正常乳突 X 线平片表现（Schüller 位）

1. 按乳突小房发育程度分为气化型、板障型、混合型和硬化型。

（1）气化型:小房发育良好,清晰透明。

（2）板障型、混合型和硬化型:小房数目和大小逐渐减少乃至消失。

2. 乳突前方两个重叠的圆形透亮影,为外耳道、鼓室和内耳道重叠影,大、小圆影分别为外、内耳道的轴面像;上方微向上突横行致密线代表岩锥鼓室盖;后方上下走行且微向前突的致密线系乙状窦前缘。上述两线于乳突后上方锐角相交,称为窦硬膜角。

Notes

（二）正常耳部 CT 表现

1. 外耳道　管状低密度影,边缘光滑(图 3-1-4)。

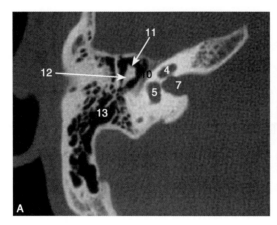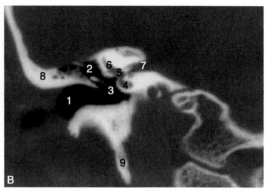

图 3-1-4　正常耳部 CT

A. 横轴位耳部 CT;B. 冠状位耳部 CT;1. 外耳道;2. 上鼓室;3. 中鼓室;4. 耳蜗;5. 前庭;6. 半规
管;7. 内耳道;8. 颞骨鳞部;9. 茎突;10. 面神经管水平段;11. 锤骨头;12. 砧骨体;13. 乳突窦

2. 鼓室( tympanic cavity)　位于外耳道内侧,呈由后外向前内斜行的低密度气腔,其内可
见高密度的听骨链。鼓室后方较窄的气道为乳突窦入口,与乳突窦相连(图 3-1-4)。

3. 迷路( labyrinth)　居于鼓室内侧,自前向后依次为耳蜗、前庭和三个半规管(图 3-1-4)。

（1）膜迷路呈低密度结构。

（2）耳蜗( cochlea):在横轴位上呈螺旋状,蜗顶指向前外;冠状位上呈蜗牛状。

（3）前庭( vestibule):呈圆形或椭圆形低密度影。

（4）三个半规管:呈点状或半环形低密度结构,位于前庭附近或与之相连。

4. 内听道　位于耳蜗内侧,呈管状低密度影。双侧对称,前后径宽度相差小于 2mm。

5. 乳突小房　呈大小不等的气腔,可延伸至颞骨鳞部( squamous portion)和岩锥。

（三）正常耳部 MRI 表现

1. 外耳道、中耳、听骨链和乳突小房　在 $T_1WI$ 和 $T_2WI$ 上均呈低信号。

2. 膜迷路及其内外淋巴液　在 $T_1WI$ 上呈低信号,在 $T_2WI$ 上呈高信号。

3. 乳突和岩锥　骨髓在 $T_1WI$ 和 $T_2WI$ 分别为高和中等信号。

# 三、基本病变的影像征象

（一）X 线平片的异常征象

1. 双侧颞骨不对称、畸形

（1）患侧乳突、面骨发育小:见于先天性外耳道骨性闭锁。

（2）患侧乳突不规则增大:见于乳突良性肿瘤。

2. 鼓室和乳突小房透光度改变

（1）密度增高,小房间隔模糊或破坏,小房内黏膜增厚:见于急、慢性中耳乳突炎。

（2）上鼓室和乳突窦区的类圆形空腔,周围环以骨硬化带:是表皮样瘤的典型表现。

（二）CT 检查的异常征象

1. 外耳道软组织肿块　常见于肿瘤,合并骨质破坏及相邻软组织侵犯提示恶性。

2. 外耳道闭锁　为常见的先天性畸形。

3. 听骨链呈团块状或消失,迷路部分或完全消失而呈骨性结构　见于中、内耳先天性畸形。

4. 中耳鼓室、乳突窦、乳突小房密度增高　多见于中耳乳突炎或外伤后。

Notes

5. 中耳鼓室、乳突窦、乳突小房密度增高伴有听小骨和邻近骨迷路破坏 多见于表皮样瘤、中耳癌、颈静脉鼓室球瘤(图3-1-5)等病,中耳癌骨质破坏广泛且边缘不整。

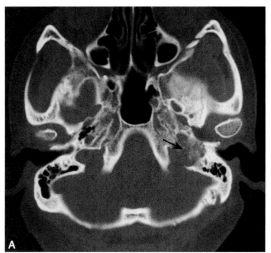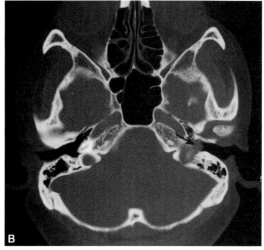

图 3-1-5 颈静脉鼓室球瘤
A. 横轴位 CT 骨窗,示颈静脉窝软组织影,鼓室后下壁(颈静脉窝上壁)骨质破坏(黑箭头);
B. 横轴位 CT 骨窗,示鼓室软组织影(黑箭头)

6. 双侧内听道前后径宽度相差大于 2mm

(三)MRI 检查的异常征象

1. 乳突小房和中耳呈长 $T_2$ 信号 见于中耳乳突炎。

2. 乳突窦和鼓室内肿块呈等 $T_1$、等 $T_2$ 信号 见于表皮样瘤。

3. MR 迷路成像显示部分或全部的正常迷路结构消失 可见于内耳先天性畸形;如伴有中耳肿块,则提示表皮样瘤或中耳癌的迷路侵犯。

# 第三节 鼻与鼻旁窦

鼻腔(nasal cavity)顶壁为筛骨,下壁由上颌骨和腭骨构成。鼻中隔将鼻腔分为左右两侧,鼻腔主要包括鼻前庭和固有鼻腔,前起自于前鼻孔,后止于后鼻孔,连通鼻咽部。鼻腔外侧壁上附着三个鼻甲。

鼻旁窦(paranasal sinuses)为鼻腔周围的颅面骨内含气空腔,共有四对,包括上颌窦(maxillary sinus)、筛小房、额窦(frontal sinus)及蝶窦(sphenoid sinus),经各自的窦口与鼻腔相通。上颌窦位于鼻腔两侧的上颌骨内,筛小房位于眼眶内侧的筛骨迷路内,额窦位于额骨内,蝶窦为蝶骨体内。

## 一、常见的影像学检查方法

(一)X 线检查

1. X 线平片

(1)顶颏位片(Water 位,华氏位):主要用于观察上颌窦、鼻腔及后组筛小房、蝶窦。

(2)鼻颏位片(Caldwell 位,柯氏位):用于观察前组筛小房及额窦。

2. 可作为鼻和鼻旁窦一般性炎症、外伤骨折和有骨质改变的病变的筛查方法,因只能观察病变的大致情况,已基本被 CT、MRI 取代。

Notes

（二）CT检查

1. 扫描条件与参数

（1）横轴位扫描：一般取仰卧位，扫描范围自眶上缘至硬腭，层厚5mm，层间隔5mm，如病变需要可扩大扫描范围。

（2）冠状位扫描：患者取俯卧位，以外耳道连线为基线，并与听眦线垂直，扫描范围自额窦前缘至蝶窦后缘，层厚5mm，层间隔5mm。

（3）若观察窦口等重要细微结构，采用层厚2mm，行HRCT扫描。鼻旁窦扫描检查必要时作增强扫描。

（4）观察软组织：选用窗宽350～700Hu，窗位40Hu。观察骨组织：选用窗宽1500～3000Hu，窗位400Hu。

2. CT检查能准确评价鼻腔、鼻旁窦病变部位、范围、骨质破坏情况、病变与周围重要结构的关系以及颈部淋巴结情况，CT增强扫描可了解病灶血供情况，并且更清晰地显示病灶范围，故对临床制订治疗方案有极为重要的价值，是目前最常用的检查方法。

（三）MRI检查

1. 常规行横轴位和冠状位 $T_1WI$ 和 $T_2WI$ 检查，层厚3～5mm。疑为肿瘤或肿瘤窦外延伸时，宜行钆喷酸葡胺增强扫描。

2. 可较好区分鼻腔、鼻旁窦炎症、肿瘤和纤维瘢痕组织，尤其是对恶性肿瘤的定位、定性极为准确，为鼻腔、鼻旁窦病变最有价值的检查方法。但显示骨质病变和钙化等不及CT敏感。

## 二、正常影像解剖

（一）正常鼻旁窦X线表现

1. 鼻腔呈梨形气腔，鼻中隔为纵行致密带影，顶、底和外侧骨壁易于显示。

2. 中、下鼻甲呈卷曲状，附于外侧壁上，上鼻甲短小难以显示。

3. 鼻旁窦为含气空腔。

（1）额窦：呈扇形，位于眼眶内上方，可有骨性间隔。

（2）筛小房：呈蜂房状，居鼻中隔上方两侧和眼眶之间。

（3）上颌窦：呈尖端向下的三角形，位于眼眶下方，鼻腔外侧。

（4）蝶窦：呈类圆形，两侧常不对称。

（二）正常鼻旁窦CT表现

1. 鼻腔和鼻旁窦呈低密度（图3-1-6）。

2. 鼻甲、鼻中隔和窦骨壁呈高密度。

3. 正常窦壁黏膜很薄，不能显示。

4. 窦周软组织呈中等密度。

（三）正常鼻旁窦MRI表现

1. 窦腔内气体和骨皮质呈低信号；骨髓呈高或中等信号。

2. 窦壁黏膜在 $T_1WI$ 上呈线形低或中等信号，在 $T_2WI$ 上呈高信号。

3. 窦周脂肪层在 $T_1WI$ 和 $T_2WI$ 上分别呈高和中等信号。

## 三、基本病变的影像征象

（一）X线平片的异常征象

1. 鼻腔密度增高和含气量减少    见于黏膜水肿、鼻甲肥大、息肉、分泌物或肿瘤。

2. 鼻旁窦密度增高    见于先天性发育不良、鼻窦炎和肿瘤。

3. 鼻旁窦壁骨质改变

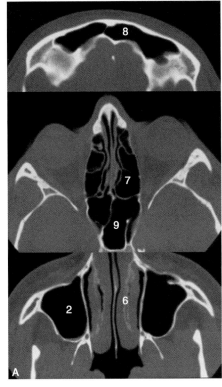
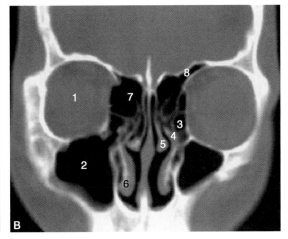

图 3-1-6　正常鼻旁窦 CT

A. 横轴位鼻旁窦 CT；B. 冠状位鼻旁窦 CT；1. 眼眶；2. 上颌窦；3. 筛泡；4. 钩突；
5. 中鼻甲；6. 下鼻甲；7. 筛小房；8. 额窦；9. 蝶窦

（1）鼻旁窦腔扩大，鼻旁窦壁膨出：见于良性占位病变。

（2）骨质破坏：见于恶性肿瘤或霉菌性感染。

（3）鼻旁窦骨壁增厚、密度增高：可见于慢性炎症、骨纤维结构不良、骨瘤等。

**（二）CT 检查的异常征象**

1. 鼻旁窦黏膜环形增厚

2. 窦腔内气液平面或整个窦腔呈均匀性密度增高　多代表鼻旁窦内积液，常见于炎症性病变（图 3-1-7）。

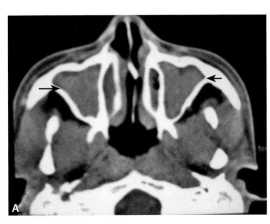
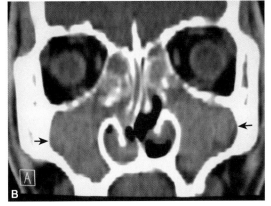

图 3-1-7　双侧上颌窦、筛小房炎

A. 横轴位鼻旁窦区 CT；B. 冠状位鼻旁窦区 CT，示双侧上颌窦、筛小房腔内密度均匀增高（黑箭）

3. 鼻腔和鼻旁窦内软组织肿块伴壁骨质破坏或向周围的侵袭　常提示恶性肿瘤。

Notes

4. 鼻旁窦壁骨质异常

（三）MRI 检查的异常征象

1. 黏膜水肿、息肉或囊肿　呈长 $T_1$、长 $T_2$ 信号（图 3-1-8）。

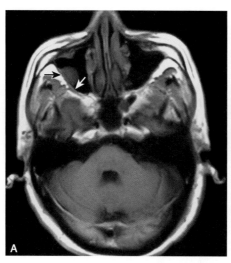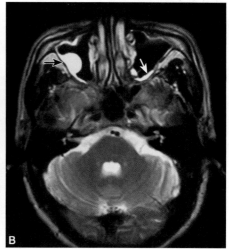

图 3-1-8　双侧上颌窦炎伴右侧上颌窦囊肿

A. 横轴位 $T_1$WI；B. 横轴位 $T_2$WI，示双侧上颌窦黏膜增厚，呈等 $T_1$ 长 $T_2$ 信号；右上颌窦
结节，边界光滑，呈均匀等 $T_1$ 长 $T_2$ 信号

2. 含黏液和蛋白质量高的囊肿　在 $T_1$WI 和 $T_2$WI 上均呈高信号。

3. 细胞成分多的肿瘤　在 $T_1$WI 和 $T_2$WI 上呈低和中等信号，均匀或不均匀。

# 第四节　咽　　部

　　咽部（pharynx）为一漏斗状纤维肌性管道结构，上起颅底，下至环状软骨下缘，是呼吸道和消化道的共同通道。咽部由上向下分为鼻咽（nasopharynx）、口咽（oropharynx）、下咽（hypopharynx）三部分，三者分别以软腭和舌骨平面为界。

　　鼻咽腔前界为鼻中隔和后鼻孔，顶壁由蝶骨体及枕骨斜坡外面构成，其下为由淋巴组织构成的增殖腺（咽扁桃体或增殖体），后壁为第 1、2 颈椎椎前软组织，鼻咽侧壁内表面附有咽鼓管咽口、圆枕和咽隐窝（Rosenmuller 隐窝）。下咽部会厌前方，舌会厌皱襞与咽会厌皱襞间有两侧对称的会厌谷，两侧杓会厌皱襞外下方有梨状窝。

## 一、常见的影像学检查方法

（一）X 线检查

1. 常摄取 X 线侧位片　可显示鼻咽后壁软组织是否增厚、鼻咽腔是否狭窄等。

2. 主要适用于咽部炎症、腺样体肥大等诊断，对于鼻咽部其他疾病诊断则价值有限。

（二）CT 检查

1. 鼻咽腔横轴位扫描范围自硬腭至颅底；冠状位扫描范围自后鼻孔至颈椎。层厚 5mm。怀疑肿瘤时，应行平扫和增强扫描。

2. CT 可清晰显示鼻咽部解剖、病变部位、范围及与周围结构关系，利于治疗方案的制订及随访，故为常用的检查方法。一般不用于检查口咽疾病。

（三）MRI 检查

1. 鼻咽部常规行横轴位扫描，冠状位和矢状位作为补充，用 SE 序列 $T_1$WI 和 $T_2$WI 检查。

Notes

钆喷酸葡胺增强有利于显示病变的范围和内部结构。层厚 3~5mm,间隔 1mm。扫描时患者平静呼吸并避免吞咽动作。

2. MRI 对咽部及周围组织结构的分辨强于 CT,可清晰显示病变向周围侵犯路径及范围、病变性质等。

## 二、正常影像解剖

（一）正常咽部 X 线表现（侧位片）

鼻咽腔为含气空腔,顶、后壁呈连续窄带状软组织影,成人厚度 2~4mm。儿童因腺样体肥大,厚度不应超过 8mm。

（二）正常咽部 CT 表现

1. 横轴位图像（图 3-1-9）

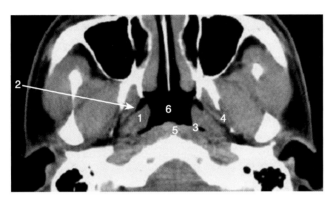

图 3-1-9 正常鼻咽部 CT
横轴位 CT:1. 咽鼓管圆枕;2. 咽鼓管开口;3. 咽隐窝;4. 咽旁间隙;
5. 椎前软组织;6. 鼻咽腔

（1）鼻咽腔:呈方形、长方形、梯形或双梯形含气空腔。两侧壁上见突向腔内的咽鼓管圆枕（torus tubarius）,其前、后方凹陷分别为咽鼓管开口和咽隐窝（pharyngeal recess）。侧壁外方为咽旁间隙,后壁为椎前软组织。

（2）软腭:是口咽与鼻咽的分界,呈软组织密度。

（3）腭扁桃体与腭弓:呈等密度。腭扁桃体位于口咽外侧壁舌腭与咽腭弓间的扁桃体窝。

（4）黏膜皱襞:呈等密度。

2. 冠状位图像 显示鼻咽腔的顶壁、侧壁及咽旁间隙。

（三）正常咽部 MRI 表现

鼻咽 MRI 影像学表现与 CT 相似,但 MRI 显示各部解剖结构更清楚。

1. 鼻咽腔

（1）腔内气体:在 $T_1WI$ 和 $T_2WI$ 上均呈低信号。

（2）浅表黏膜:在 $T_1WI$ 上呈低信号,在 $T_2WI$ 上呈高信号。

（3）咽旁间隙（parapharyngeal space）:呈高信号;肌肉组织呈较低信号。

2. 软腭 在 $T_1WI$ 上呈等、高信号,在 $T_2WI$ 上呈高信号。

3. 腭扁桃体与腭弓 在 $T_1WI$ 上呈等信号,在 $T_2WI$ 上呈略高信号。

4. 黏膜皱襞 在 $T_1WI$ 和 $T_2WI$ 上均呈等信号。

## 三、基本病变的影像征象

（一）X 线平片的异常征象

鼻咽部顶、后壁软组织肿块,成人多为鼻咽癌,儿童以腺样体肥大（图 3-1-10）、化脓性感染

Notes

和结核性脓肿为常见。化脓性感染可见气泡或有异物存留,结核性感染常有椎骨破坏。

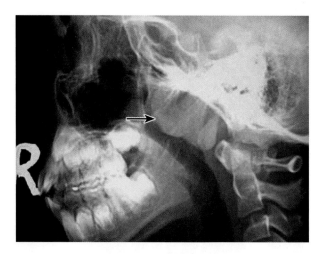

图 3-1-10　腺样体肥大
鼻咽侧位平片,示鼻咽后壁软组织结节状增厚

（二）CT 检查的异常征象

1. 鼻咽部软组织增厚和肿块　常见于良、恶性肿瘤,以鼻咽癌多见,少数为纤维血管瘤、淋巴瘤或恶性肉芽肿等。

（1）肿块明显强化:见于鼻咽纤维血管瘤。

（2）肿块内钙化:见于脊索瘤。

2. 弥漫性鼻咽部软组织增厚　多见于炎症,脓肿呈低密度灶或伴有气体。

3. 咽旁间隙异常

（1）咽旁肌增粗、移位,肌间脂肪层消失:见于恶性肿瘤常侵犯咽旁间隙。

（2）咽旁间隙受压变窄:多为良性肿瘤常推压咽旁间隙所致。

4. 鼻咽顶壁骨质破坏　常见于鼻咽癌或脊索瘤。

（三）MRI 检查的异常征象

鼻咽部肿块通常呈长 $T_1$ 和长 $T_2$ 信号。

1. 肿块内流空血管,并有显著强化　见于纤维血管瘤。

2. 含有钙化致使肿块信号不均匀　见于脊索瘤。

3. 咽旁间隙脂肪界面消失、肌肉增粗,可并有颈淋巴结增大及信号异常　见于恶性肿瘤。

# 第五节　喉　　部

喉(larynx)以软骨为支架,软骨间以肌肉、韧带和纤维组织膜相连而组成管腔。喉的支架由甲状软骨、环状软骨、会厌软骨、杓状软骨、楔状软骨与小角软骨构成。自上而下分为声门上区、声门区、声门下区。声门上区包括会厌、杓会厌皱襞、室带、喉室。声门区包括声带、前联合、后联合。声门下区自声带下缘至环状软骨下缘。

## 一、常见的影像学检查方法

（一）X 线检查

1. 常摄取侧位片　可大致显示喉部病变的整体外观和范围、声门下区改变、椎前软组织和颈椎骨质改变。

2. 用于一般性炎症、异物、中晚期肿瘤的检查,目前已较少应用。

Notes

（二）CT 检查

1. 扫描技术与参数

（1）喉部横轴位扫描时,患者仰卧,平静呼吸或屏气并停止吞咽运动。扫描基线平行于眶耳线,层面与气管垂直,层厚 3～5mm,间隔 5mm,自会厌尖扫至上部气管环。

（2）行三维重建,应做 2～3mm 薄层扫描。怀疑肿瘤时,应行平扫和增强扫描。发"依"音、"啊"音及平静呼吸与屏气动作扫描,可观察声带的活动功能。

（3）观察软组织:选用窗宽 300～700Hu,窗位 40Hu。观察骨组织:选用窗宽 1500～3000Hu,窗位 400Hu。

2. CT 扫描可正确显示喉部病变范围、部位、有无软骨破坏及向周围侵犯情况,增强检查可了解病变血供及判断有无颈部淋巴结转移,对于疾病定性、治疗方案的制订和预后估计有重大意义,是目前喉部肿瘤重要的影像学检查方法。但 CT 检查对于喉部早期病变显示及定性方面仍有困难,需要结合喉部内镜及活检等。

（三）MRI 检查

1. 喉部常规行横轴位扫描,冠状位和矢状位作为补充,用 SE 序列 $T_1WI$ 和 $T_2WI$ 检查。钆喷酸葡胺增强有利于显示病变的范围和内部结构。需用颈前线圈,层厚 3～5mm,间隔 1mm。扫描时患者平静呼吸并避免吞咽动作。

2. MRI 检查对于喉部病变定位、定性方面有其独特优势,主要用于喉癌诊断,对于肿瘤与炎症、水肿、瘢痕等鉴别较 CT 为佳。

## 二、正常影像解剖

（一）正常喉部 X 线表现

喉腔呈柱状含气空腔,中部横行透亮结构为喉室,喉室上为室带,下为声带。声带以上为声门上区,前上方新月状结构为会厌。喉软骨随年龄增长而钙化,以甲状软骨钙化常见。

（二）正常喉部 CT 表现

1. 喉部声门上区可见含气的喉前庭,两侧为梨状窝。前壁为会厌软骨,侧壁为杓会厌皱襞,后壁为杓状软骨(图 3-1-11)。

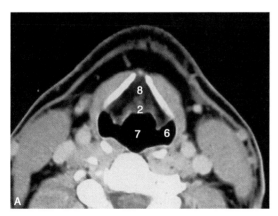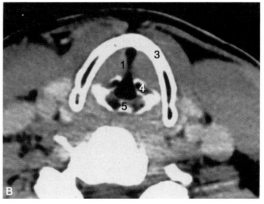

图 3-1-11　正常喉部 CT
A. 喉部声门上区横轴位 CT;B. 声门区横轴位 CT;1. 声带;2. 会厌;3. 甲状软骨;4. 杓状软骨;
5. 环状软骨板;6. 梨状窝;7. 喉前庭;8. 会厌间隙

2. 甲状软骨、环状软骨呈等或略高密度。会厌软骨呈等密度。

3. 室带附于甲状软骨板,两侧对称。声带呈对称的三角形,向后附于杓状软骨。声门裂,发"依"音时声门裂闭合(见图 3-1-11)。

Notes

（三）正常喉部 MRI 表现

喉部 MRI 形态学表现与 CT 相似,但 MRI 显示各部解剖结构更清楚。

1. 喉前庭、喉室、梨状窝在 $T_1WI$ 和 $T_2WI$ 上均呈低信号。

2. 喉旁和会厌间隙呈高信号。

3. 声带类似或稍高于肌肉信号,室带信号略高于声带。

4. 喉软骨钙化与骨化呈低信号,含脂肪的骨髓呈高信号。

## 三、基本病变的影像征象

（一）X 线平片的异常征象

1. 喉腔内软组织肿块伴气道狭窄　见于良、恶性肿瘤。

2. 单纯气道受压狭窄　见于喉外病变。

（二）CT 检查的异常征象

1. 喉部 CT 的异常征象与 X 线的相似

2. 喉旁和会厌间隙受累,或喉软骨破坏　多见于恶性肿瘤。

3. 喉软骨骨折、气道狭窄、周围软组织增厚、喉旁和会厌间隙密度增高　见于喉外伤。

（三）MRI 检查的异常征象

1. 软组织结节或肿块影,增强后有强化　多见于喉癌。

2. 喉部软组织水肿　呈长 $T_1$、长 $T_2$ 信号,病变边界不清。

3. 喉部血肿　根据血肿不同时期在 MRI 上表现为不同信号。

# 第六节　腮　　腺

腮腺(parotid gland)为最大的涎腺,为浆液腺,左右各一。腮腺形态不规则,位于外耳道前下方。上界为颧弓,下缘为下颌骨的下缘和二腹肌后腹的上缘,前缘覆盖于咀嚼肌表面,后外界为外耳道的前下部,并延伸到乳突尖部。腮腺由颈深筋膜浅层包绕,腺体的外侧和下方由较厚的筋膜紧密包绕,腺体的内侧筋膜较薄或包绕不完全,筋膜进入腺体实质内将腮腺分成小叶。腮腺导管横过咬肌后,开口于上颌第二磨牙颊侧黏膜面。

位于面神经外侧的腮腺部分称为腮腺浅叶,内侧部分称为腮腺深叶。CT 和 MRI 不能区分面神经,因而将与面神经伴行的下颌后静脉作为分界。

通常腮腺实质内有 3~4 个淋巴结,另有 3~6 个淋巴结位于腮腺深叶及浅叶表面,腮腺及腮腺周围淋巴结主要引流至颈内静脉链淋巴结,部分引流至上椎旁链淋巴结。

## 一、常见的影像学检查方法

（一）X 线检查

仅可用于观察腮腺结石和钙化。

（二）腮腺造影检查

1. 经腮腺导管开口注入 40% 碘化油或 60% 泛影葡胺 1~1.5ml,使腮腺导管充盈后摄充盈像;将蘸有 2.5% 柠檬酸棉签含于舌下约 1 分钟,刺激腮腺排空对比剂,清水漱口后摄取功能片以了解腮腺排空功能。腮腺急性炎症时不宜进行造影检查。

2. 适用于腮腺慢性炎症、干燥综合征、肿瘤、导管阴性结石及其他腮腺导管疾病,配合 CT 扫描则效果更佳。

（三）CT 检查

1. 扫描条件与参数

（1）根据需要取横轴位和(或)冠状位扫描。横轴位扫描一般取仰卧位,扫描基线为下眶耳线,并使患者的下眶耳线与检查台面保持垂直,摆位置时应注意使两侧对称。怀疑肿瘤,应行平扫及增强扫描。

（2）横轴位扫描范围自蝶鞍至下颌角。层厚 3 ~ 5mm,薄层扫描用 1 ~ 2mm。观察软组织:选用窗宽 350 ~ 700Hu,窗位 40Hu;观察骨组织:选用窗宽 1500 ~ 3000Hu,窗位 400Hu。

2. 主要适用于腮腺炎症和肿瘤性病变,能够显示病变范围、程度、血供及有无淋巴结转移等。

3. 腮腺造影 CT 可显示导管病变,并有助于腮腺肿瘤与炎症、良性与恶性肿瘤的鉴别。

（四）MRI 检查

MRI 是检查腮腺肿瘤极有价值及极具潜能的影像学方法,同样能显示肿瘤的部位、形态、大小、密度变化以及与周围结构的关系。

（五）USG 检查

1. 行多方位多切面扫查,两侧对比。

2. 可确定腮腺内有无占位性病变,并可鉴别囊、实性病变。多普勒超声还可了解病灶血流改变及病灶与周围大血管关系等。

## 二、正常影像解剖

（一）正常腮腺造影表现

1. 充盈像 正常导管系统分支逐级变细如树枝状,边缘光滑,走行自然。主导管长约 5 ~ 7cm,直径 1 ~ 3mm。

2. 功能片 导管内对比剂基本排空。

（二）正常腮腺 CT 表现

腮腺呈三角形,形态不规则。其含有较多的脂肪,密度介于肌肉和脂肪之间,平扫 CT 值-10 ~ -30Hu 之间。下颌后静脉、颈外动脉可见。面神经及腮腺导管不能显示。

（三）正常腮腺 MRI 表现

腮腺在 $T_1WI$、$T_2WI$ 上均呈较高信号,腮腺周围脂肪呈高信号。下颌后静脉、颈外动脉呈点状无信号。面神经呈较低信号,腮腺导管显示困难。

（四）正常腮腺 USG 表现

正常腮腺边缘光滑,呈光点细小、分布均匀的中等回声,前后径约 1cm,腺体内水平走行的高回声带为主导管。

## 三、基本病变的影像征象

（一）X 线平片的异常征象

圆形或卵圆形,密度均匀或分层致密影,沿主导管方向分布,见于腮腺结石。

（二）腮腺造影的异常征象

1. 腮腺导管充盈缺损 阴性结石常呈圆形或梭形,对比剂断端呈弧形。

2. 导管形态和管腔改变

（1）导管系统呈腊肠状扩张,边缘不整:见于慢性腮腺炎。

（2）导管系统受压移位呈抱球状,边缘光滑,无破坏中断,充盈缺损的边界齐整:见于良性肿瘤。

（3）导管系统排列紊乱,管腔粗细不均、中断,对比剂外溢:见于恶性肿瘤。

（三）CT 检查的异常征象

1. 腮腺体积及形态改变 腮腺弥漫性肿大见于急性化脓性腮腺炎,后期因纤维化而萎缩变形。局限性肿大可见于腮腺占位。

Notes

2. 腮腺软组织占位　常见于肿瘤性病变。

（1）良性肿瘤：呈圆形或卵圆形，边缘清楚，密度较均匀，可有斑点状钙化或囊变区。

（2）恶性肿瘤：形态不规则，边缘模糊，密度不均匀，常有出血、坏死和囊变，增强扫描呈不均匀或环形强化。

（3）脂肪瘤和淋巴管瘤：密度低，血管瘤有明显的强化。

3. 颈淋巴结肿大、颅底骨质破坏　见于恶性肿瘤。

（四）MRI 检查的异常征象

大多数肿瘤 $T_1WI$ 呈稍低或等信号，$T_2WI$ 呈稍高或稍低信号，多数信号不均匀，可见囊性变。

（五）腮腺 USG 的异常征象

腮腺病变显示其大小、形态和回声发生改变。

1. 腮腺肥大　见于良性增生或炎症。

2. 腮腺缩小　见于腺体萎缩或发育不全。

3. 肿块形态规则、边缘齐整、内部回声均匀　多见于良性肿瘤。

4. 肿块非均匀性回声且形态不规则　多见于恶性肿瘤。

# 第七节　颌　面　部

颌面部包括上颌区，口咽腔、下颌区和颞颌关节。除上、下颌骨和关节外，还包含许多含气空腔、肌肉、脂肪间隙等。

## 一、常见的影像学检查方法

（一）X 线检查

1. 下颌骨常规摄取正位、侧位、斜位或全景片，主要用于观察颌骨囊肿、肿瘤和肿瘤样病变。

2. 颞颌关节摄取两侧侧位闭、张口位片，可显示骨组织及含气空腔。用于观察外伤骨折、颌面骨炎症及肿瘤性病变以及颞颌关节病变等。但有时因为颌面部重叠太多，也可造成漏诊或误诊。

（二）CT 检查

1. 横轴位为主，辅以冠状位扫描。扫描范围自下颌骨下缘至上颌骨全部。层厚 5mm。

2. 适用于颌面部外伤、炎症和肿瘤等各种病变的检查，可全面显示病变部位、程度及范围。

（三）MRI 检查

主要用于颈颌关节检查。常规行矢状位闭、张口位检查，两侧对比观察。主要适用于颌面部软组织、骨髓和关节病变等。颞下颌关节造影主要针对于颞下颌关节病变。

（四）DSA 检查

主要用于口腔颌面部血管瘤、动静脉血管畸形和血管丰富肿瘤的检查。

## 二、正常影像解剖

（一）正常 X 线表现

1. 颞颌关节闭口位像：下颌骨髁状突应位于关节窝内，关节间隙约 2mm。开口位像：下颌关节突（髁状突）前移至颞骨关节结节前下方。两侧活动度相等。

2. 上颌骨由体部及四个突起（额突、颧突、齿槽突、腭突）构成。下颌骨由体部和升支构成，交界处为下颌角。下颌骨骨皮质致密，松质骨呈网格状小梁。

（二）正常 CT 表现

1. 上颌骨、下颌骨的表现与 X 线表现相似。除了观察上、下颌骨外，还可观察其周围软组

Notes

织及关节病变。

2. 颞颌关节

（1）闭口位：关节盘呈较高的软组织密度，位于髁状突与关节凹间；髁盂角的密度低于关节盘，CT 值 40 ~ 60Hu，位于髁状突与关节结节间。

（2）开口位：下颌关节突（髁状突）前移至颞骨关节结节前下方，关节盘位于髁状突与关节结节间。

（三）正常 MRI 表现

1. 在 $T_1WI$ 上，关节窝、关节结节和髁状突的骨皮质呈厚度均匀的低信号，表面光滑；关节盘呈双凹透镜状低信号。

2. 闭口位上，髁状突位于关节窝中心，关节盘夹于二者之间。张口位上，关节盘与髁状突一起向前下移至关节结节顶点下方。

## 三、基本病变的影像征象

（一）X 线平片的异常征象

1. 骨皮质断裂 多为外伤骨折改变。

2. 骨质异常

（1）颌骨牙根尖周围可见圆形透亮区：见于根尖周脓肿、囊肿或肉芽肿等。

（2）骨质硬化：可见于慢性骨髓炎等。

（3）骨质不规则形破坏：多见于恶性肿瘤。

3. 颌面骨形态改变 常见于骨纤维性结构不良等。

4. 颞下颌关节病变 功能紊乱期可见下颌骨髁状突移位，运动异常；结构紊乱期同时伴有关节间隙增宽或变窄；器质病变期则见骨质增生硬化，皮质下囊状透亮区，髁状突磨平变小，关节结节变平，关节窝变浅。

（二）CT 检查的异常征象

与 X 线的异常征象相似，但显示可更加清晰。另外还可显示颌面部软组织病变。

（三）MRI 检查的异常征象

1. 占位性病变

（1）颌骨囊肿类病变：在 $T_1WI$ 上呈边缘光滑的类圆形低信号灶，在 $T_2WI$ 上呈高或高低混杂信号灶，多房性囊肿其内可见低信号线形分隔。

（2）实性肿块：在 $T_1WI$ 上呈稍低或等信号灶，在 $T_2WI$ 上呈高、低或混杂信号灶，决定于肿瘤的不同组织结构和类型。

2. 骨质信号异常 骨质水肿、破坏表现为长 $T_1$、长 $T_2$ 信号，脂肪抑制后为高信号。

3. 颞颌关节异常 关节盘移位、变形和信号异常。

（1）关节盘移位：矢状位 $T_1WI$ 的闭口位上，关节盘向前移位于髁状突前方；张口位上，前移位关节盘如恢复到正常位置为可复性移位，否则为非可复性移位。

（2）关节盘变形：指关节盘失去正常的双凹形，呈平板形或双凸形。关节盘中断、分离提示关节盘穿孔。

（3）关节囊炎性水肿或渗液：在 $T_2WI$ 上信号增高。

## 第八节 甲状腺和甲状旁腺

甲状腺（thyroid）紧贴于喉和气管的表面，分左、右侧叶及连接两侧叶的峡部。侧叶自甲状软骨中部向下延伸至第 6 气管环平面，峡部则覆盖于第 2 ~ 4 气管环表面。

Notes

甲状旁腺(parathyroid)有两对,位于甲状腺背面气管-食管沟内。上对甲状旁腺位于甲状腺侧叶背面中 1/3 处,下对位于甲状腺侧叶下极后侧或后外侧。异位甲状旁腺可位于甲状腺内,气管和食管后方,颈上、下区和纵隔。

## 一、常见的影像学检查方法

### (一) X 线检查

颈部摄正、侧位片,可显示软组织钙化、积气、气管形态等,不用于诊断甲状腺和甲状旁腺病变。

### (二) CT 检查

1. 扫描条件与参数

(1) 多采用横轴位扫描:患者取仰卧位,头稍后仰,使下颌支与检查台面垂直。嘱患者平静呼吸,两肩放松并尽量下放以减少肩部骨骼对下颈部结构扫描的影响。

(2) 扫描范围:自下颌角至胸腔入口。层厚 3~5mm,层间隔 5mm,薄层扫描采用层厚 1~3mm,层间隔 3mm。

(3) 常行增强扫描,采用横轴位扫描,层厚 5mm。有甲状腺功能亢进症状或同位素扫描为"热结节"时,则不宜行增强 CT 扫描。

(4) 观察软组织:选用窗宽 300~700Hu,窗位 40Hu;观察骨组织:选用窗宽 1500~3000Hu,窗位 400Hu。

2. CT 能够显示颈部软组织(肌肉、血管、淋巴结、甲状腺和甲状旁腺等)的病灶数目、部位、与邻近结构关系及有无淋巴结肿大,可进行术后随访等。增强扫描可提高病灶的显示率和病变的检出率。CT 平扫和增强扫描为评价颈部软组织病变极有价值的检查方法。

### (三) MRI 检查

常规采取自旋回波序列 $T_1WI$、$T_2WI$ 横轴位成像,为观察甲状腺的上下极可行冠状位扫描。MRI 检查的价值与 CT 相仿,主要是评价病变范围及与周围重要结构的关系,但目前应用不如 CT 普及。

### (四) USG 检查

选用高频 B 超,甲状腺和甲状旁腺扫查无需特殊准备。USG 检查能够发现甲状腺小结节,CDFI 及 PD 可显示病变血供血流情况,是甲状腺疾病尤其是甲状腺结节目前首选的影像学检查方法。用于发现甲状腺病变,甲状腺结节的鉴别诊断,甲状腺癌高危人群的筛查等。若诊断不清,可进行超声引导下穿刺活检。

### (五) 核素检查

包括甲状腺吸$^{131}$I功能测定和甲状腺显像。能够反映甲状腺局部及整体功能,了解垂体-甲状腺轴的调节功能。用于发现甲状腺结节并进行良、恶性的鉴别,发现异位甲状腺,发现甲状腺癌转移灶及甲状腺癌治疗后随诊等。

## 二、正常影像解剖

### (一) 正常 X 线表现

气管居中,管腔未见狭窄,颈部软组织密度均匀,两侧基本对称。

### (二) 正常 CT 表现

正常甲状腺含大量碘,且血流丰富,CT 平扫表现为位于气管两侧的三角形的均匀高密度,强化均匀明显,正常甲状旁腺 CT 上不显影(图 3-1-12)。

### (三) 正常 MRI 表现

正常甲状腺两侧对称,信号均匀,$T_1WI$ 呈稍高于肌肉信号,$T_2WI$ 信号无明显增高。甲状旁

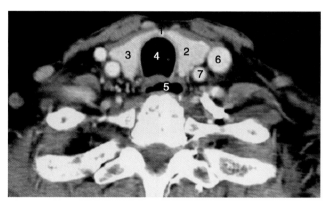

图 3-1-12　正常甲状腺 CT

横轴位 CT:1. 峡部;2. 左侧叶;3. 右侧叶;4. 气管;5. 食管;
6. 颈内静脉;7. 颈动脉

腺正常时不易发现。

（四）正常 USG 表现

1. 正常甲状腺在横切面呈蝶形或马蹄形,包膜完整,两侧叶基本对称。侧叶前后径 1 ~ 2cm,左右径 2 ~ 2.5cm,上下径 3.5 ~ 5cm,峡部前后径 0.2 ~ 0.4cm,呈细小密集分布均匀的中等回声,周围肌肉组织为低回声。

2. CDTI 显示甲状腺血流较少。

3. 正常甲状旁腺约 3mm×5mm 大小,USG 上不能显示。

（五）正常核素表现

1. 甲状腺动态显像　颈总动脉显像后 2 ~ 6 秒后甲状腺开始显像,放射性低于颈总动脉,继而甲状腺显像渐浓。

2. 甲状腺静态显像　两侧叶放射性分布均匀,呈蝴蝶状。峡部一般不显影。

## 三、基本病变的影像征象

（一）X 线平片的异常征象

1. 肿大甲状腺向胸骨后伸延,可见上纵隔增宽和气管移位。

2. 甲状旁腺肿瘤一般较小,平片上不易发现,但甲状旁腺功能亢进所致骨骼病变和尿路结石可经平片证实。

（二）CT 检查的异常征象

1. 甲状腺体积增大　可见于单纯性甲状腺肿、甲状腺炎等。

2. 甲状腺肿块

（1）甲状腺囊肿:表现为密度均匀类圆形低密度灶,无或环形强化,继发于肿瘤者壁较厚,可有壁结节强化。

（2）甲状腺腺瘤(thyroid adenoma):呈低密度结节,1 ~ 4cm 大小,边缘清楚,轮廓光滑,可有钙化,增强后呈结节状或环形强化。

（3）甲状腺癌(thyroid carcinoma):表现为肿块大小不一,轮廓不规则,边界不清,密度减低且不均匀,常有出血、囊变和钙化,增强后表现为不均匀或环形强化。可伴有颈淋巴结肿大或远处转移。

3. 甲状旁腺结节　位于甲状腺背侧气管-食管沟内,呈类圆形软组织结节,密度多均匀,均匀或不均匀性强化。

（三）MRI 检查的异常征象

1. 甲状腺体积增大,实质信号不均匀。

Notes

（1）单纯性甲状腺肿（simple goiter）：在 $T_1Wl$ 上呈低或等信号，均匀或不均匀；$T_2WI$ 呈高或低混杂信号，以高信号为主（图3-1-13）。胶样结节及出血结节呈高信号。

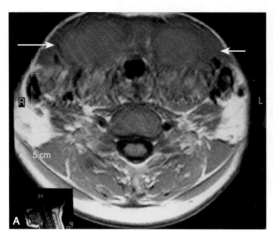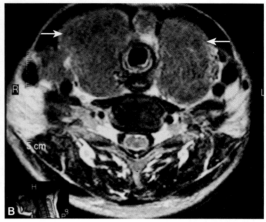

图 3-1-13　单纯性甲状腺肿
A、B. 甲状腺侧叶弥漫性增大，边缘规则、锐利，呈等 $T_1$、混杂低等 $T_2$ 信号

（2）毒性弥漫性甲状腺肿（toxic diffuse goiter）：在 $T_1WI$ 和 $T_2Wl$ 上均呈高信号，其间可见低信号纤维间隔及较多的流空血管。

2. 甲状腺肿块。

（1）液性囊肿：呈长 $T_1$ 和长 $T_2$ 信号。

（2）胶样囊肿：含大量蛋白质，呈短 $T_1$ 和长 $T_2$ 信号。

（3）出血囊肿：信号因血肿的期龄而异。

（4）软组织肿块：可呈稍长 $T_1$ 和稍长 $T_2$ 信号，内部信号不均匀。

3. 甲状旁腺肿瘤　在 $T_1WI$ 上呈等或稍低信号，$T_2WI$ 上呈高信号；少数肿瘤 $T_1WI$ 和 $T_2WI$ 均呈混杂信号，为肿瘤退行性变、陈旧出血及纤维化所引起。

（四）USG 检查

1. 甲状腺体积增大　可见于单纯性甲状腺肿、甲状腺炎等。

2. 甲状腺实质回声异常　可表现为回声减低、增高或回声不均。

3. 甲状腺肿块

（1）甲状腺囊肿呈边缘光滑均质性无回声区。

（2）良性肿瘤常表现为单个或多发均质性较高或稍低回声结节，边界清楚，包膜完整，肿瘤周围有时可见"声晕"征。

（3）恶性肿瘤表现为肿块轮廓不清，形态不规则，包膜不完整，内部回声不均匀，后方可有声衰减。坏死、出血、囊变和沙砾样钙化常见。

4. 甲状旁腺肿大到 6～15mm 才能显示　甲状旁腺肿瘤呈边界清楚、回声均匀的肿块，一般难与甲状腺肿瘤鉴别。

## ▌学生自测题

1. 眼部的影像学检查方法的优选。

2. 眼部的正常与异常的影像学征象。

3. 耳部的影像学检查方法的优选。

4. 耳部的正常与异常的影像学征象。

5. 鼻及鼻旁窦的影像学检查方法的优选。

Notes

6. 鼻及鼻旁窦的正常与异常的影像学征象。

7. 喉部的影像学检查方法的优选。

8. 喉部的正常与异常的影像学征象。

9. 甲状腺及甲状旁腺的影像学检查方法的优选。

10. 甲状腺及甲状旁腺的正常与异常的影像学征象。

11. 腮腺的影像学检查方法的优选。

12. 腮腺的正常与异常的影像学征象。

### 与本章节内容相关的参考书

1. 吴恩惠,兰宝森. 中华影像医学(头颈部卷). 北京:人民卫生出版社,2002
2. 兰宝森. 中华影像医学(头颈部卷). 北京:人民卫生出版社,2002
3. 周康荣,陈祖望. 体部磁共振成像. 上海:上海医科大学出版社,2000
4. Som PM,Curtin HD. Head and Neck Imaging. 4th ed. St. Louis:Mosby-Year book,2003

(严福华)

# 第二章 头颈部疾病

Eyes and orbita
 Foreign body
 Retinoblastoma
 Choroidal melanoma
 Cavernous hemangioma
 Idiopathic orbital inflammation
 Grave disease
Ears
 Otitis media and mastoiditis
 Congenital malformations
 Fracture
 Paraganglioma
Nose and paranasal sinuses
 Suppurative nasal sinusitis
 Mucocele & submucous cyst

Inverted papilloma
 Malignant tumors
Pharynx & Larynx
 Pharyngeal abscess
 Nasopharyngeal carcinoma
 Larynx carcinoma
Disease of cervix
 Tumors of parotid gland
 Diseases of thyroid and parathyroid
 Hashimoto thyroiditis
  Simple goiter
  Thyroid adenoma
  Thyroid carcinoma
 Metastastic lymphnode

## 第一节 眼与眼眶常见疾病

常见疾病包括眼和眼眶先天性病变、眼球肿瘤、眼眶肿瘤、炎症、外伤和异物等。

### 一、眼与眶内异物

眼与眶内异物(foreign body)分为金属异物和非金属异物。金属异物包括钢、铁、铜、铅及其合金等,非金属异物包括玻璃、塑料、橡胶、沙石、骨片和木片等。眼与眶内异物可产生眼球破裂、晶状体脱位、眼球固缩、出血及血肿形成、视神经创伤、眼外肌创伤、眼眶骨折、颈动脉海绵窦瘘及眶内动静脉瘘以及感染等较多并发症。

【临床表现】 根据异物进入眼部的路径、异物存留部位以及异物对眼部结构损伤的程度而有不同的临床表现。眼球内异物的主要表现有视力障碍、眼球疼痛等。眶内异物若损伤视神经则表现为视力障碍,若损伤眼外肌则可出现复视、斜视和眼球运动障碍等。

【影像学检查方法的选择】 眼眶的 X 线平片广泛用于诊断金属异物。眼眶 CT 能准确显示高密度或低密度异物并准确定位,与玻璃体密度相近的异物最好选用 MRI 检查。CT 多方位重建图像和 MRI 能够准确定位。铁磁性金属异物禁用 MRI 检查:铁磁性金属异物在检查时会发生移位,导致眼球壁或眶内结构(视神经等)损伤。

【影像学征象】

(一) X 线平片

可显示不透 X 线异物,细小金属异物或半透 X 线异物不能显示。不能确定异物的具体位置。

**（二）CT 表现**

能够显示大多数异物及异物引起的眼内改变和眶壁骨折，并能确定异物的具体位置。

1. 金属异物　眼球内或眶内异常高密度影，CT 值在+2000Hu 以上，其周围有明显的放射状金属伪影。金属伪影对异物大小的测量和准确定位有较大的影响。

2. 非金属异物

（1）高密度非金属异物：沙石、玻璃和骨片等，CT 值多在+300Hu 以上，一般无明显伪影。

（2）低密度非金属异物：植物类、塑料类等。木质异物表现为明显低密度影，CT 值为–199 ~ –50Hu，有时与气体很难区分；塑料类异物的 CT 值为 0 ~ 20Hu。

**（三）MRI 表现**

1. 金属异物　铁磁性金属异物禁用 MRI 检查。

2. 非金属异物　由于含氢质子较少，在 $T_1WI$、$T_2WI$ 和质子密度像上均为低信号。眼球内异物在 $T_2WI$ 显示较清楚；球后眶内异物在 $T_1WI$ 显示较好。

3. 较好地显示颅内并发症　如挫裂伤等。

**【诊断与鉴别诊断】**　有外伤史，诊断较明确。

# 二、视网膜母细胞瘤

视网膜母细胞瘤(retinoblastoma，RB)是婴幼儿最常见的眼球恶性肿瘤，好发于 3 岁以下的婴幼儿。

**【临床表现】**　主要临床表现为瞳孔区黄白光反射，即白瞳征。晚期可引起继发性青光眼及球后扩散等。

**【影像学检查方法的选择】**　CT 是诊断 RB 的最佳首选方法。CT 对于显示肿块内的钙化很敏感。MRI(尤以增强 MRI)显示肿瘤的球后扩散、视神经和颅内转移以及颅内异位 RB 优于 CT，但显示钙化不如 CT。B 超可显示 RB 的肿块，一般用于筛查。

**【病理生理基础】**　肿瘤位于视网膜，向玻璃体内或视网膜下生长，多呈灰白色，常有钙化和坏死。镜下主要是未分化的神经母细胞，部分瘤细胞可发生凝固性坏死，坏死区内常见瘤细胞钙化，RB 最具特征性的病理学改变为瘤细胞菊花团形成。

肿瘤沿视神经向眶内或颅内扩散较常见，也可直接蔓延到眼眶、眶骨、颅内等；可发生淋巴结转移或血行转移至肺、脑及其他器官。

**【影像学征象】**

**（一）CT 表现**

1. 眼球后部圆形或椭圆形肿块，密度不均匀，高于玻璃体密度。约95% 患者肿块内可有团块状、片状或斑点状钙化(图 3-2-1)，钙化是本病的特征性表现。

2. 视网膜脱离。呈新月状或 V 形，与肿瘤密度相似。增强后，脱离的视网膜强化，依靠此征象一般可鉴别肿瘤与视网膜脱离。

3. 双侧眼球内及松果体或鞍上的多中心性视网膜母细胞瘤称为三侧性 RB，双眼球、鞍上及松果体均可见此肿瘤者为四侧性 RB。

4. 增强后呈轻至中度不均匀强化。

**（二）MRI 表现**

1. 与玻璃体信号相比，RB 的肿块在

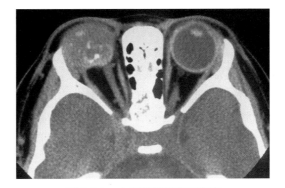

图 3-2-1　右眼视网膜母细胞瘤

横轴位平扫 CT，示右眼球内不规则形软组织肿块影伴钙化，玻璃体腔密度增高，晶状体变形移位，肿瘤部分累及球后

Notes

$T_1WI$ 上呈轻至中度高信号,在 $T_2WI$ 上呈明显低信号(图 3-2-2A、B)。

2. 肿块内钙化,在 $T_1WI$ 上呈低信号;肿瘤内坏死,在 $T_2WI$ 上呈片状高信号。

3. 增强后肿块呈轻至中度不均匀强化(图 3-2-2C)。

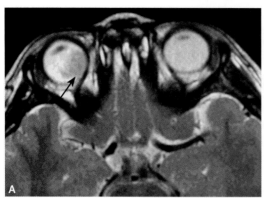
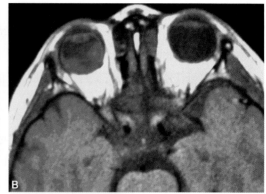
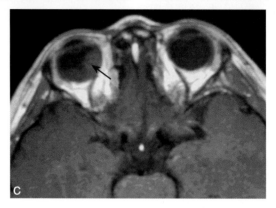

图 3-2-2　视网膜母细胞瘤

A. 横轴位 $T_2WI$;B. 横轴位 $T_1WI$,示肿瘤位于眼球后壁鼻侧,在 $T_1WI$ 上与玻璃体信号相比呈轻至中度高信号,$T_2WI$ 上呈略低信号,颞侧为继发的视网膜网脱离;C. 增强横轴位 $T_1WI$,肿块呈中度强化

4. 周围侵犯常出现。眼球外侵犯表现为眼球外不规则肿块;视神经侵犯表现为视神经增粗,视神经管扩大等;进一步可累及视交叉、视束、颅内脑实质甚至对侧视神经。增强后轻至中度强化。

### 三、脉络膜黑色素瘤

脉络膜黑色素瘤(choroidal melanoma)是成年人眼球内最常见的恶性肿瘤,主要发生于 40 ~ 50 岁之间的成年人,很少发生于儿童或 70 岁以上老年人。

【临床表现】　肿瘤较小时一般无临床症状,位于眼球后部或黄斑部的脉络膜黑色素瘤早期就可引起视力下降、视野缺损等症状。

【影像学检查方法的选择】　MRI 是诊断本病的最佳方法。对于较大的、不伴有视网膜脱离的脉络膜黑色素瘤首选平扫 MRI。如果肿瘤较小,则选用增强 MRI 和脂肪抑制技术。MRI 显示眼球外扩散优于 CT。B 超可以显示高度小于 2mm 的肿瘤,不过 B 超诊断该瘤的特异性明显低于 MRI。CT 对于脉络膜黑色素瘤的诊断帮助不大。

【病理生理基础】　脉络膜黑色素瘤是发生于脉络膜内黑色素细胞或黑色素痣的恶变形成的。表现为结节状、界限清楚的黑色素性肿物,肿瘤早期位于脉络膜下生长,随着肿物不断增大,可突破脉络膜和视网膜细胞层,向视网膜下生长形成典型的蘑菇状肿物,极少数扁平状生长。

Notes

脉络膜黑色素瘤可直接蔓延至视网膜和玻璃体,也可穿出巩膜侵犯至眼球外,极少数累及视神经。

【影像学征象】

（一）CT 表现

1. 蘑菇状、蕈伞形或扁平形实性肿块　密度高于玻璃体密度,增强后肿块轻或中度强化。

2. 可继发视网膜脱离　呈 V 字形的略高密度影(与玻璃体密度相比),增强后无强化。

（二）MRI 表现

由于黑色素瘤含有顺磁性物质-黑色素,可缩短 $T_1$ 和 $T_2$ 弛豫时间,缩短程度与黑色素含量的多少成比例。

1. 特征性表现　与脑灰质信号相比,$T_1WI$ 呈高信号,$T_2WI$ 呈低信号(图 3-2-3),增强后肿瘤轻至中度强化,而继发性视网膜脱离不强化。

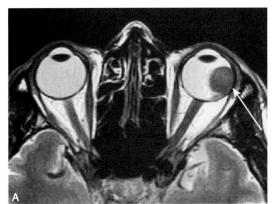
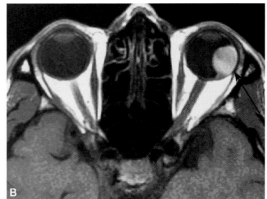
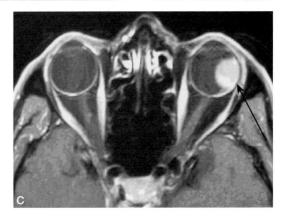

图 3-2-3　脉络膜黑色素瘤

A. 横轴位 $T_2WI$;B. 横轴位 $T_1WI$;C. 增强后横轴位脂肪抑制像,示左眼球颞侧壁半圆形肿块影,
$T_1WI$ 呈高信号,$T_2WI$ 呈低信号,信号欠均匀,增强后肿块呈中度至明显强化

2. 晚期可以眼球外扩散。

【鉴别诊断】

1. 脉络膜血管瘤　一般呈梭形,MRI 表现为 $T_1WI$ 与脑实质相比呈低信号或等信号,$T_2WI$ 与玻璃体信号相比呈等信号或略高信号,增强后强化十分明显。

2. 脉络膜转移瘤　MRI 表现多种多样,主要根据检眼镜表现和全身有无原发恶性肿瘤来鉴别。

3. 视网膜下出血或视网膜脱离　MRI 信号多种多样,增强扫描有助于鉴别,黑色素瘤强化而出血或视网膜脱离不强化。

Notes

## 四、海绵状血管瘤

海绵状血管瘤(cavernous hemangioma)为成人眶内最常见的良性肿瘤,发展缓慢,大多发生于 20～40 岁女性。

【临床表现】　缓慢进行性眼球突出。视力一般不受影响。

【影像学检查方法的选择】　MRI 及动态增强扫描是首选检查方法,显示海绵状血管瘤的信号特点以及"渐进性强化"征象均优于 CT。

【病理生理基础】　海绵状血管瘤实际为一种脉管性畸形,大体上为类圆形有完整包膜的暗红色肿物,镜下由大小不等、形状各异的血窦构成,内部充满血液。

【影像学征象】

(一) CT 表现

1. 大多(约 83%)位于肌锥内,其次位于肌锥外。形态呈圆形或椭圆形,边界清楚,大多数与眼外肌等密度,密度均匀。

2. 肿块呈"渐进性强化"。CT 动态增强扫描与 MR 动态增强扫描的表现相似。

(二) MRI 表现

1. 肿块在 $T_1WI$ 上呈均匀的等或略低信号,与眼外肌信号相似。$T_2WI$ 上呈高信号,与玻璃体信号相似(图 3-2-4A、B)。

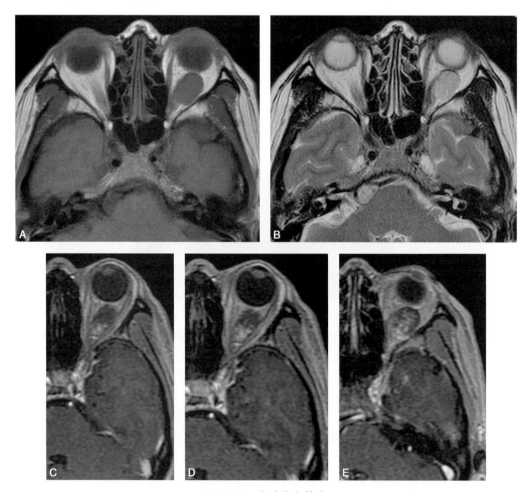

图 3-2-4　海绵状血管瘤

A. 横轴位 $T_1WI$;B. 横轴位 $T_2WI$;C～E. 横轴位动态增强系列图像,示左眼眶肌锥内间隙类圆形软组织肿块影,呈长 $T_1$ 长 $T_2$ 信号,边缘光滑清楚,信号均匀;动态增强扫描可见随着时间延长,肿块内强化范围逐渐扩大,呈"渐进性"强化

Notes

2. "渐进性强化"。即早期在病变内部出现小片状强化,随着时间的延长强化范围逐渐扩大(图3-2-4C～E)。

【鉴别诊断】

1. 神经鞘瘤 CT表现肿块密度不均匀,内有囊变或坏死的低密度区,增强后肿瘤立即强化,强化不均匀,内有不强化的低密度区。MRI更有助于二者的鉴别。

2. 局限性淋巴管瘤 肿瘤内部密度不均匀,常伴有出血,出现液-液平面,增强后呈不均匀强化。

3. 血管内皮瘤 增强扫描后肿瘤立即强化。

## 五、炎性假瘤

炎性假瘤(inflammatory pseudotumor)也称为特发性眶炎症(idiopathic orbital inflammation),是一种非感染性炎症。无已知的眶内局部原因,也无任何明显的全身性疾病,目前多数学者认为炎性假瘤是一种免疫反应性疾病。

【临床表现】 症状和体征可快速出现,也可缓慢发生。单侧发病常见,症状与眼眶结构受累部位有关。眼周不适或疼痛、眼球转动受限、眼球突出、球结膜充血水肿、眼睑皮肤红肿、复视和视力下降等是常见表现。皮质激素治疗有效但容易复发。

【影像学检查方法的选择】 眼眶CT能清楚地显示眶内改变及眶壁骨质改变,故为首选。对于弥漫性病变,显示病变范围、视神经及颅内是否受累,应首选MRI。

【病理生理基础】 急性期主要为水肿和炎性浸润,浸润细胞包括淋巴细胞、浆细胞和嗜酸性粒细胞。亚急性期和慢性期,病变逐渐纤维化,当眶内组织全部纤维化时,眼球完全固定在眶组织内。少数炎性假瘤在病变开始时就表现为纤维化。一般不产生骨质改变。

根据炎症累及的范围可将炎性假瘤分为眶隔前炎型、肌炎型、泪腺炎型、巩膜周围炎型、神经束膜炎型及弥漫型。发生于眶尖的炎症可扩散至海绵窦,产生托洛萨-亨特综合征,表现为海绵窦增大。

【影像学征象】

(一)CT表现

包括眶内脂肪浸润影、眼球突出、眼外肌增粗、眶尖脂肪浸润影、视神经增粗等。

1. 眶隔前炎型 眶隔前眼睑组织肿胀增厚。

2. 肌炎型 典型表现为眼外肌肌腹和肌腱同时增粗,单侧上直肌和内直肌受累常见。

3. 巩膜周围炎型 眼球壁增厚,巩膜与视神经结合部的Tendon间隙内为软组织影充填。

4. 视神经束膜炎型 视神经增粗,边缘模糊。

5. 泪腺炎型 泪腺增大,一般为单侧,也可为双侧。

6. 弥漫型 可累及眶隔前软组织、肌锥内外、眼外肌、泪腺以及视神经等。

(二)MRI表现

$T_1WI$上呈中低信号,$T_2WI$上呈中高信号,慢性期$T_2WI$上呈略低或低信号,增强后呈中度强化。如有眶尖及海绵窦受累时,表现为眶尖区软组织影、海绵窦增宽,增强后呈中度强化。

## 六、格雷夫斯眼病

格雷夫斯眼病(Graves disease)又称为突眼性甲状腺肿,是突眼的常见原因之一。格雷夫斯眼病大多数伴有弥漫性甲状腺肿,多发生于甲状腺功能亢进治疗不当或甲状腺功能低下时,中年女性居多。

【临床表现】 双侧无痛性突眼,上睑回缩,眼肌麻痹,突眼程度与临床表现、实验室检查结果可不符合。

**【影像学检查方法的选择】**　眼眶 CT 能清晰地显示眼外肌增粗及继发改变,故为首选检查方法。眼眶 MRI 不仅可以明确本病的诊断,还可以通过 $T_2$ 值的测量评估眼外肌功能状态。

**【病理生理基础】**　眶内脂肪增多、眼外肌间质炎性水肿和淋巴细胞浸润,晚期眼外肌纤维化。

**【影像学征象】**

(一) CT 表现

1. 眼外肌增粗,以肌腹增粗为主,而附着于眼球壁的肌腱不增粗,双侧下直肌、上直肌、内直肌受累最常见。增强扫描,受累眼外肌强化。

2. 继发改变:眼球突出、泪腺脱垂及眶隔脂肪疝。

(二) MRI 表现

急性期和亚急性期增粗的眼外肌在 $T_1WI$ 呈低信号,$T_2WI$ 呈高信号,晚期眼外肌纤维化 $T_2WI$ 呈低信号。

**【鉴别诊断】**

1. 肌炎型炎性假瘤　肌腹和肌腱同时增粗,上直肌和内直肌最易受累,增粗的眼外肌边缘模糊。

2. 颈动脉海绵窦瘘　常有多条眼外肌增粗,眼上静脉增粗,增强后增粗的眼上静脉增强尤为明显,伴海绵窦增宽,MRI 上容易鉴别。

# 第二节　耳部常见疾病

耳部常见病有中耳乳突炎、良恶性肿瘤、先天畸形及外伤等。

## 一、中耳乳突炎

中耳乳突炎(otitis media and mastoiditis;otomastoiditis)为最常见的耳部感染性疾病。分为急性和慢性。

**【临床表现】**

(一) 急性化脓性中耳乳突炎

1. 急剧发作的耳痛,多为跳痛;体温略有升高,也可升至 40 ℃;鼓膜穿破后,外耳道有分泌物流出即耳漏。

2. 早期仅有轻度听力减退,鼓室积液时加重;低频耳鸣;炎症影响到迷路可出现眩晕。

(二) 慢性化脓性中耳乳突炎

长期耳流脓、听力减退(以传导性聋或混合性聋常见)、可伴有耳鸣、眩晕等为主要临床表现。

**【影像学检查方法的选择】**　HRCT 是显示中耳乳突炎的最佳方法,平片已不再使用。MRI 主要用于显示颅内并发症(脑膜炎、脓肿、静脉窦血栓形成等)及鉴别诊断。

**【病理生理基础】**　肺炎链球菌、流感嗜血杆菌和化脓链球菌是常见的致病细菌,细菌从鼻咽部通过咽鼓管进入中耳。急性中耳乳突炎可见咽鼓管、鼓室、鼓窦及乳突小房黏膜肿胀、渗出、积脓,小房破坏后形成乳突脓肿。慢性化脓性中耳乳突炎根据病理及临床表现分为单纯型、骨疡型及表皮样瘤型。单纯型可见鼓室、鼓窦黏膜增厚粘连,鼓膜穿孔;骨疡型又称肉芽肿型中耳乳突炎,病变深达骨质,可见死骨,局部肉芽生长或见息肉。表皮样瘤型可见鼓室、鼓窦、乳突小房明显的骨质破坏,上皮呈葱皮样堆积形成表皮样瘤。

**【影像学征象】**

(一) CT 表现

1. 急性中耳乳突炎　鼓室和乳突小房内透亮度减低,常伴有液平面,但乳突分隔、听小骨及

Notes

乳突骨皮质完整。

2. 单纯型 中耳异常软组织影,呈网状或弥漫性分布,部分及全部听骨链被包绕;听小骨部分骨质破坏;鼓膜穿孔、增厚、凹陷或钙化(图3-2-5)。

3. 骨疡型 乳突部骨质破坏区,边缘模糊,破坏区内可见游离死骨。

4. 表皮样瘤型

(1) 中耳区圆形或类圆形团片状软组织密度影,呈轻度膨胀性改变,通常上鼓室和乳突窦同时受累,窦入口扩大。(图3-2-6A、B)。

(2) 听小骨骨质破坏、包埋、固定或推移。

(3) 邻近骨质吸收破坏,边界较清楚。

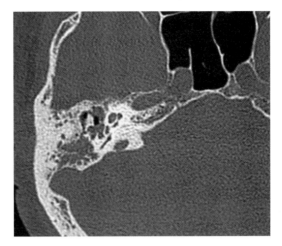

图 3-2-5 中耳乳突炎
颞骨 CT 横轴位,右鼓室、乳突蜂房及乳突窦内可见软组织影,听小骨部分被包埋

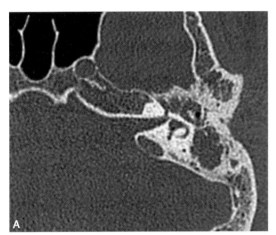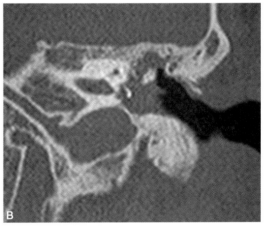

图 3-2-6 表皮样瘤
A. 颞骨 CT 横轴位;B. 颞骨 CT 冠状位,左鼓室及乳突窦内片状软组织密度影,乳突窦呈膨胀性改变,边界较清楚,听小骨骨质侵蚀

(二)MRI 表现

炎症在 $T_1WI$ 呈低信号,$T_2WI$ 呈高信号,肉芽组织及表皮样瘤在 $T_1WI$ 上呈中等信号,$T_2WI$ 上呈略高信号。显示颅内并发症优于 CT,如骨膜下脓肿、脑内脓肿、脑膜炎及乙状窦血栓。

【诊断与鉴别诊断】 中耳癌:病变范围广,骨质破坏及听小骨破坏明显。

## 二、先天畸形

(一)外中耳畸形

外耳畸形主要包括耳郭畸形和外耳道畸形,外耳畸形常伴有中耳畸形。外耳道骨性闭锁较为多见。

【临床表现】 绝大多数患者有耳郭发育畸形、小鼓膜及听力下降,听力下降可导致语言发育迟缓、智力低下等。听力下降一般为传导性聋,少数伴内耳畸形的患者可为混合性聋。

【影像学检查方法的选择】 HRCT 是显示外中耳畸形的最佳方法,平片不再使用。MRI 一般也不使用。

Notes

【影像学征象】　外耳道骨性闭锁的 HRCT 表现:

1. 无骨性外耳道　在外耳道区可见骨性闭锁板,骨性闭锁板的厚度不一,厚度的测量方法是在外耳道层面测量骨性闭锁板外缘至鼓室外缘的距离(图 3-2-7A、B)。

2. 伴有中耳畸形与面神经管走行异常

(1) 中耳畸形:鼓室腔小,听小骨畸形。听小骨畸形包括听小骨形态发育不良、体积变小、旋转、异位、融合、与鼓室外壁融合,甚至听小骨完全未发育,其中以锤砧骨融合、与上鼓室外壁融合和镫骨畸形多见(图 3-2-7A、B)。

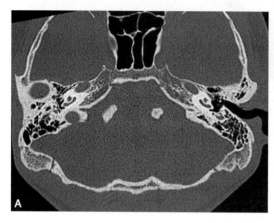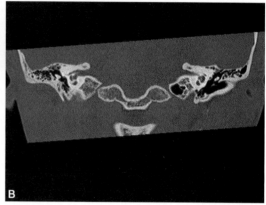

图 3-2-7　外耳道骨性闭锁

A. 颞骨 CT 横轴位;B. 颞骨 CT 冠状位,右外耳道未见,被骨性闭锁板封闭,鼓室腔狭小,听小骨畸形

(2) 面神经管走行异常:面神经管前位最常见,表现为蜗窗或其前方见到面神经管乳突段;其次为面神经管低位,表现为前庭窗或其下方见到面神经管鼓室段。

3. 垂直外耳道　部分外耳道骨性闭锁患者可见鼓室外下壁局部骨质缺损,形成一个骨性管道,呈喇叭状,上宽下窄,管道内充满软组织影。

(二) 内耳畸形

通常孤立存在,也可合并外耳和中耳畸形。

【临床表现】　多表现为双侧感音性耳聋。

【影像学检查方法的选择】　HRCT 显示骨迷路、内听道、前庭水管及外中耳有无畸形,MRI 用来显示膜迷路、内淋巴管与内淋巴囊及听神经与面神经。HRCT 和高分辨率 MRI 的 $T_2WI$ 显示半规管畸形较好。

【影像学征象】　内耳畸形有很多种,影像学表现各有特点。

1. 耳蜗畸形　可以为耳蜗不发育、空耳蜗或耳蜗周数不足等。常与前庭、半规管畸形并存。

2. 半规管畸形　包括半规管缺如、半规管发育不良和半规管扩大,以外半规管畸形最常见。HRCT 表现为半规管未发育、狭窄或短而粗。

3. 前庭畸形　前庭畸形常与其他内耳畸形同时发生,最常见的是外半规管全部或部分与前庭融合。

4. 内听道畸形　包括内听道缺如、内听道闭锁、内听道狭窄和内听道扩大。高分辨率 MRI 的 $T_2WI$ 在桥小脑角和迷路内液体之间未见脑脊液高信号是内听道闭锁的可靠征象。CT 显示内听道的直径小于 2mm 为内听道狭窄。

## 三、颞 骨 骨 折

颞骨骨折分为纵行骨折和横行骨折,前者常见。纵行骨折是指骨折线与颞骨长轴平行,横行骨折指骨折线与颞骨长轴垂直。颞骨骨折常是复合的,骨折线是斜行的或几种骨折同时存在。

Notes

【临床表现】　最常见的症状和体征是鼓室积血。急性期症状可有:外耳道有血或脑脊液;面神经麻痹。亚急性期症状可有恢复后仍有听力下降,传导性听力下降常见。

【影像学检查方法的选择】　HRCT 横轴位和冠状位是首选方法。怀疑颅内并发症可行 MRI 扫描。

【影像学征象】

（一）纵行骨折

1. 骨折线常起自颞鳞部后方向前内,并通过外耳道后方穿过鼓室顶壁达膝状神经节,与颞骨长轴平行(图 3-2-8)。

2. 常伴有听小骨脱位、骨折,面神经管骨折亦常见。纵行骨折前部亚型常累及前膝部,后部亚型不累及前膝部。

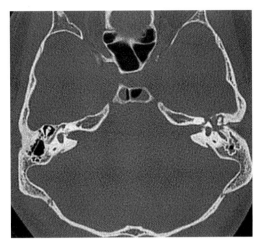

图 3-2-8　颞骨纵行骨折

颞骨 CT 横轴位,左颞骨鳞部可见骨折线影,累及鼓室外壁、听小骨及面神经管水平段,鼓室内可见积液

（二）横行骨折

骨折线与颞骨长轴垂直,可分为内侧亚型和外侧亚型。

1. 内侧亚型　骨折线从岩骨的后缘通过内听道底到前膝。

2. 外侧亚型　骨折线从岩骨的后缘横行通过迷路。

【诊断与鉴别诊断】　颞骨骨折需与正常的骨缝、裂隙和小管鉴别,熟悉正常解剖是鉴别的基础。

# 四、副神经节瘤

副神经节瘤( paraganglioma )是起源于副神经节化学感受器细胞的真正肿瘤。根据肿瘤部位分为:鼓室球瘤(10%)、颈静脉鼓室球瘤(40%)和颈静脉球瘤(50%)。女性发病率明显多于男性,好发于 50 ~ 60 岁。

【临床表现】　搏动性耳鸣为常见临床症状。耳镜的典型表现为紫红色或蓝色鼓膜。

【影像学检查方法的选择】　CT 对术前显示颞骨骨质破坏情况较好,是术前制订手术入路不可缺少的依据。MRI 可明确肿瘤的大小、范围和颅内结构受累情况,与中耳炎、胆固醇肉芽肿等进行鉴别,尤其适于伴有中耳炎的患者。DSA 可明确肿瘤供血情况。

【病理生理基础】　副神经节瘤为富血管性肿瘤,呈球形或结节性生长。多数肿瘤以上皮样细胞巢为主,少数肿瘤为很多扩张的血管和梭形细胞构成肿瘤基质。肿瘤常通过中耳腔破坏鼓膜扩散至外耳道。

该瘤呈缓慢侵袭性生长,侵犯邻近软组织,造成广泛性骨质破坏。肿瘤常通过阻力较小的孔道、神经血管间隙等扩散。

【影像学征象】

（一）CT 表现

1. 鼓室球瘤　鼓岬外侧下鼓室区类圆形软组织影,听小骨可正常。较大的肿瘤可累及到上鼓室、前鼓室、外耳道,导致乳突蜂房、乳突窦积液,表现为透亮度减低、外耳道软组织影。

2. 颈静脉鼓室球瘤　鼓室和颈静脉孔区软组织影,鼓室后下壁(颈静脉窝上壁)骨质破坏。较大的肿瘤可广泛破坏外、中、内耳结构和岩尖,可累及颅内。

3. 颈静脉球瘤( glomus jugulare tumor )　颈静脉孔区软组织影,颈静脉窝扩大,鼓室下壁未见破坏,鼓室内无肿瘤。

（二）MRI 表现

1. 较小的肿瘤（多小于2cm）  类圆形长 $T_1$ 长 $T_2$ 信号影，信号略不均匀，隐约可见较小的点状信号流空影，增强后肿瘤明显强化。

2. 较大的肿瘤（多大于2cm）  平扫时呈特征性的"椒盐征"，"椒"指管状的呈信号流空的血管影，"盐"指亚急性出血，增强后肿瘤呈明显不均匀强化（图 3-2-9A～D）。

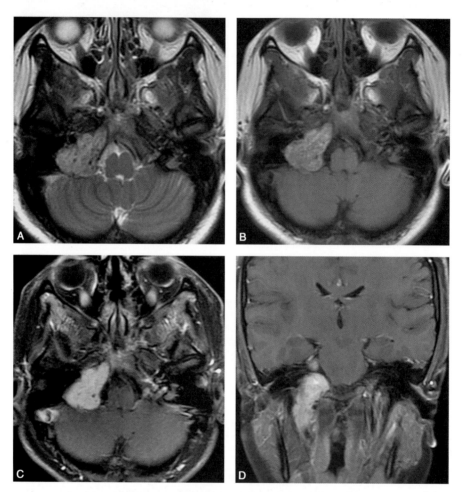

图 3-2-9  颈静脉球瘤

A. 横轴位 $T_2WI$；B. 横轴位 $T_1WI$；C. 增强后横轴位脂肪抑制像；D. 增强后冠状位脂肪抑制像，右颈静脉窝区分叶状软组织肿块影，$T_1WI$、$T_2WI$ 均呈略高信号，信号欠均匀，并可见多发点状血管流空影，呈"椒盐征"，增强后明显强化

（三）DSA 表现

显示肿瘤的供血动脉、肿瘤染色等情况，并且可进行栓塞治疗，减少术中出血，有助于彻底切除肿瘤。

【诊断与鉴别诊断】

1. 鼓室球瘤应与表皮样瘤或肉芽肿型中耳炎等鉴别  鼓室球瘤 MRI 增强呈明显强化，有助于鉴别。

2. 颈静脉鼓室球瘤应与中耳或内淋巴囊恶性肿瘤鉴别  肿瘤内部可见血管流空信号，较大时 MRV 或 DSA 显示颈内静脉腔是否存在有助于鉴别。

3. 颈静脉球瘤应与神经鞘瘤鉴别  肿瘤的信号、增强表现、发病部位、颈内静脉腔是否正常等有助于鉴别。

# 第三节 鼻与鼻旁窦常见疾病

鼻腔和鼻旁窦常见疾病包括炎症、良恶性肿瘤、外伤及先天病变。

## 一、化脓性鼻窦炎

化脓性鼻窦炎(suppurative nasal sinusitis)为鼻科临床最常见的炎症,分为急性和慢性两类。以上颌窦最多见,筛小房次之,额窦和蝶窦较少。

【临床表现】 急性期有发烧、畏寒、头痛、鼻塞与脓涕等。慢性期则为长期鼻阻、脓涕等。部分患者可出现嗅觉减退或消失,部分视力受影响。

【影像学检查方法的选择】 华氏位、柯氏位平片用于检查鼻窦炎症。CT 平扫及 3D 重建是鼻窦炎症最常用的检查方法。

【病理生理基础】 急性化脓性鼻窦炎(acute sinusitis)多继发于急性鼻炎,鼻旁窦黏膜明显充血、水肿,黏液脓性分泌物多。慢性化脓性鼻窦炎(chronic sinusitis)除窦腔黏膜水肿增厚外,可伴发息肉、囊肿、纤维化等改变。

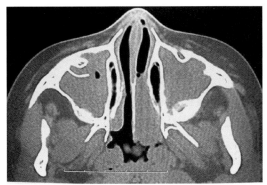

图 3-2-10 双侧上颌窦炎症
横轴位平扫 CT,示双侧上颌窦内密度增高,密度大致均匀,上颌窦壁正常,左侧中鼻甲肥厚

【影像学征象】

1. 鼻甲肥大,鼻旁窦黏膜增厚 CT 平扫呈低密度(图 3-2-10),增强后明显强化。MRI 在 $T_1WI$ 呈低信号,$T_2WI$ 呈高信号(图 3-2-11A、B)。

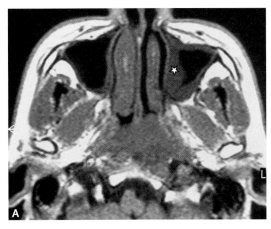
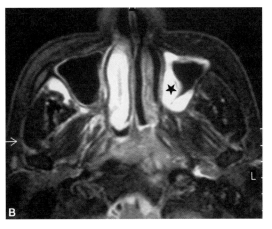

图 3-2-11 左侧上颌窦炎症
A. 横轴位 $T_1WI$,示左侧上颌窦黏膜增厚,呈低信号(☆);B. 横轴位脂肪抑制,示增厚的黏膜呈明显高信号(★)

2. 窦内分泌物潴留,可出现液气平面 CT 表现为窦腔内低密度(图 3-2-10)。MRI 表现为 $T_1WI$ 呈低信号,$T_2WI$ 呈高信号。

3. 黏膜囊肿或息肉(polyp)

(1) 黏膜囊肿:CT 表现为边缘规则囊性病变,MRI 在 $T_1WI$ 上呈低信号,$T_2WI$ 呈高信号。

Notes

（2）息肉：CT 多表现为低密度病变内可
有多个高密度灶，病变边缘多规则（图 3-2-
12）。MRI 在 $T_1WI$ 中等信号，在 $T_2WI$ 呈高
信号。

4. 窦壁骨质增厚　常见于慢性化脓性鼻
窦炎，但无骨质破坏。

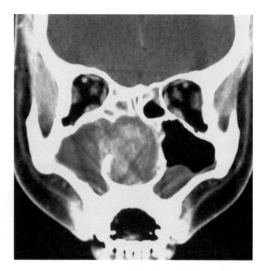

图 3-2-12　双侧上颌窦炎症伴鼻腔息肉
冠状位增强 CT，示右侧上颌窦积液，黏膜肥厚，
鼻腔软组织肿块，内部密度不均匀，有多个高密
度区；左侧鼻腔内亦有少量软组织影

## 二、鼻旁窦囊肿

鼻旁窦囊肿常见的有鼻旁窦黏液囊肿
（mucocele）及黏膜下囊肿（submucous cyst）。

【临床表现】　早期可无症状，肿物增大
后可出现压迫症状（头痛等）。

【影像学检查方法的选择】　CT 平扫及
3D 重建是鼻旁窦囊肿最常用的检查方法。
MRI 可作为补充检查方法。

【病理生理基础】　黏液囊肿多发生于筛
小房，其次是额窦，上颌窦较少见。黏膜下囊肿多见于上颌窦，额窦和蝶窦次之。

【影像学征象】

（一）CT 表现

1. 黏液囊肿　鼻旁窦腔膨大，窦壁变薄外凸，窦腔内均匀低密度影，增强后囊壁可有线形增
强，囊液无明显强化。如合并感染，则病变密度不均匀，囊壁增厚，并可见窦腔壁毛糙，有骨质硬
化或吸收变薄。

2. 黏膜下囊肿　窦腔内均匀低密度软组织肿块，边缘光滑、锐利（图 3-2-13）。增强后囊肿
无明显强化。

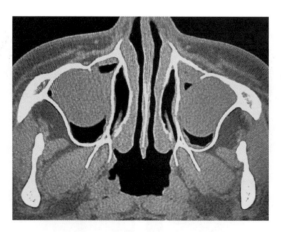

图 3-2-13　双侧上颌窦黏膜下囊肿
横轴位平扫 CT，示双侧上颌窦内边缘规则、
密度均匀囊性病变，上颌窦黏膜增厚

（二）MRI 表现

黏液囊肿与黏膜下囊肿的内容物信号差异很大，与囊肿内蛋白质和水的含量有关。一般在
$T_1WI$ 呈边缘规则的中等或低信号，在 $T_2WI$ 呈高信号。包膜薄且均匀。

Notes

## 三、内翻性乳头状瘤

内翻性乳头状瘤(inverted papilloma)是一种少见良性上皮性肿瘤,占鼻腔鼻旁窦黏膜肿瘤的3%,手术后容易复发,术前准确定位、定性,明确肿瘤的范围,术中完整切除肿瘤是减少复发的关键。

【临床表现】　常为单侧进行性鼻塞、流黏液脓涕或血涕。临床检查可见鼻腔外侧壁息肉样肿块,表面不平,基底宽或有蒂。

【影像学检查方法的选择】　CT平扫及3D重建是内翻性乳头状瘤最常用的检查方法。

【影像学征象】

1. 病变部位　多位于鼻腔外侧壁,常沿中鼻甲长轴生长,且多位于鼻腔中后部。

2. 病变形态、边缘及密度(信号改变)　肿瘤呈长柱状,边缘规则,CT平扫呈较均匀软组织密度,可有小低密度区,增强后肿瘤呈轻度强化(图3-2-14)。在MRI的$T_1WI$呈中等或低信号,与肌肉信号强度相仿,在$T_2WI$上呈高信号,增强后肿瘤信号有强化(图3-2-15A、B)。

3. 周围骨质可见外压性改变。

4. 恶变后,肿物形态多不规则,明显侵犯周围结构,常伴有明显骨质破坏(图3-2-16)。

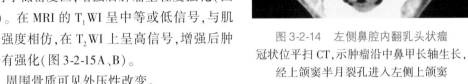

图3-2-14　左侧鼻腔内翻乳头状瘤
冠状位平扫CT,示肿瘤沿中鼻甲长轴生长,
经上颌窦半月裂孔进入左侧上颌窦

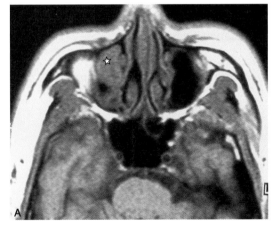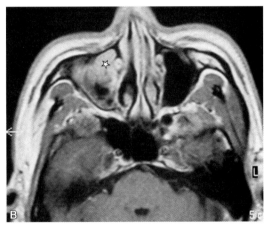

图3-2-15　右侧上颌窦内翻性乳头状瘤
A. 横轴位$T_1WI$,示上颌窦前内侧壁肿块,呈低信号(☆);B. 横轴位增强$T_1WI$,示肿块明显强化(☆),伴右侧上颌窦黏膜增厚

## 四、鼻腔、鼻旁窦恶性肿瘤

鼻腔和鼻旁窦的恶性肿瘤较多见,约占全身肿瘤的1%~2%,好发部位依次为鼻腔、上颌窦、筛小房、额窦和蝶窦。

【临床表现】　鼻腔和鼻旁窦恶性肿瘤的临床表现多无特征性。肿瘤侵犯鼻腔可引起鼻塞、涕中带血。肿瘤侵入眶内,可引起眼球突出、眼部运动障碍、视力减退、复视等。肿瘤侵及口腔,可致牙齿疼痛、松动、脱落、牙龈肿胀溃烂。肿瘤侵及周围神经或颅内时可产生相应的神经症状。

【影像学检查方法的选择】　平扫及增强CT、MRI均可用于检查鼻腔和鼻旁窦恶性肿瘤,但

Notes

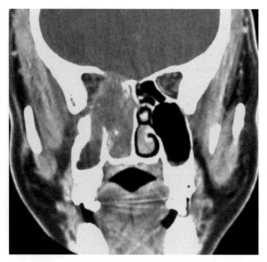

图 3-2-16 右侧鼻腔内翻乳头状瘤恶变
冠状位增强 CT,示肿块破坏眶内侧壁、
颅底骨质,侵入眶内及颅内

MRI 显示肿瘤的范围与周围重要结构的关系、鉴别肿瘤复发与治疗后纤维化好于 CT。定性诊断主要依靠镜检或手术后病理诊断。

【病理生理基础】 鼻腔和鼻旁窦来源于黏膜上皮的恶性肿瘤有鳞癌、腺癌、未分化癌等,以鳞癌最多见;来源于小唾液腺恶性肿瘤有腺样囊性癌、黏液表皮样癌、腺泡细胞癌等。非上皮来源肿瘤发病率低,有淋巴瘤(lymphoma)、嗅神经母细胞瘤(olfactory neuroblastoma)、恶性黑色素瘤(malignant melanoma)、横纹肌肉瘤(rhabdomyosarcoma)等。

【影像学征象】

(一) 鼻腔、鼻旁窦癌(carcinoma of nasal and paranasal cavity)

1. CT 表现

(1) 鼻腔、鼻旁窦内不均匀的软组织密度肿物,内部可有低密度坏死,增强扫描呈不均匀强化(图 3-2-17A、B)。边缘多不规则。

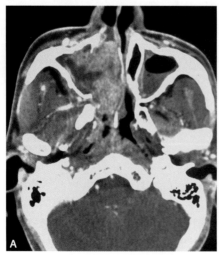 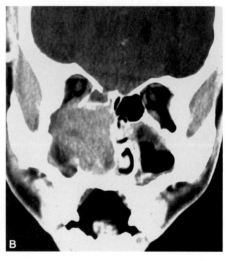

图 3-2-17 右侧鼻腔、上颌窦鳞癌

A. 横轴位增强 CT;B. 冠状位增强 CT,示右鼻腔、上颌窦内肿块,肿块边界不规则,呈不均匀中度强化,内可见低密度坏死区;侵犯筛小房、眶内、翼腭窝及翼突,右侧上颌窦内壁、上壁溶骨性骨质破坏;左侧上颌窦内炎症

Notes

（2）周围侵犯：常有同侧或对侧鼻腔、上颌窦、筛小房、眶内、颅内受侵；鼻腔、上颌窦恶性肿瘤向后易侵犯翼腭窝并经与其相连的管道往周围结构浸润。

（3）溶骨性骨质破坏：尤以上颌窦内侧壁多见。

2. MRI 表现　肿块在 $T_1WI$、$T_2WI$ 上呈均为低至中等信号，信号多不均匀，增强后肿瘤呈轻至中度强化（图 3-2-18A ~ C）。

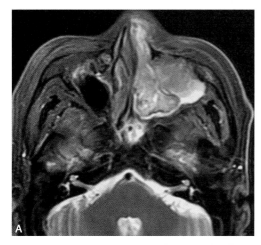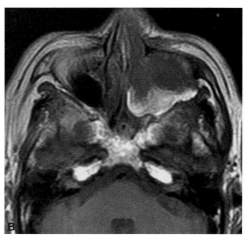

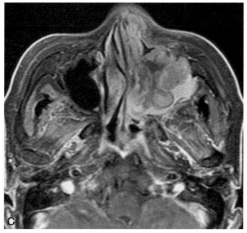

图 3-2-18　左侧鼻腔、上颌窦鳞癌

A. 横轴位脂肪抑制 $T_2WI$，肿块呈中高信号；B. $T_1WI$，示肿块呈低信号，后方上颌窦内见高信号血性积液；C. $T_1WI$ 脂肪抑制增强扫描示肿块呈不均匀中等度强化

（二）非霍奇金淋巴瘤（non-Hodgkin lymphoma）

1. 病变好发于鼻腔前部，常伴有相邻鼻背部及颜面部皮肤增厚、皮下脂肪消失（图 3-2-19A）。

2. 骨质破坏少见，多为鼻甲或其周围骨质被环绕，少部分有局部骨质侵蚀变薄。

3. CT 表现为软组织密度肿块。MRI 表现为肿块在 $T_1WI$ 上呈中低信号，与肌肉信号相仿，在 $T_2WI$ 上呈中高信号，高于肌肉但低于鼻旁窦黏膜的信号，增强扫描呈中等强化（图 3-2-19B ~ D）。

（三）嗅神经母细胞瘤（esthesioneuroblastoma）

1. 一般发生于嗅上皮分布的部位（鼻腔顶、筛板、上鼻甲和鼻中隔的上部等），也可发生于鼻腔、筛小房和上颌窦等。

2. CT 表现为局限于上鼻腔和筛小房内的边缘规则、密度大致均匀的肿物，增强后可有明显强化。MRI 表现为肿块在 $T_1WI$ 上呈低信号，在 $T_2WI$ 上呈高信号，增强后肿瘤呈中度至明显强化，可均匀或不均匀（图 3-2-20A、B）。

Notes

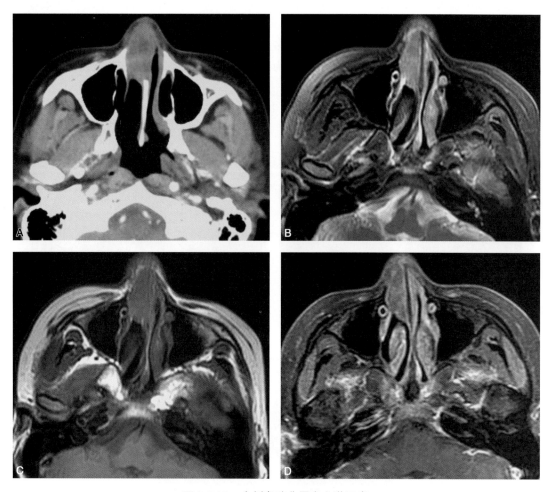

图 3-2-19 右侧鼻腔非霍奇金淋巴瘤

A. 增强 CT,示右侧鼻腔及鼻前庭肿物,密度均匀,贴邻鼻中隔,无明显骨质改变;B. 脂肪抑制 $T_2WI$ 肿块呈均匀稍高信号;C. $T_1WI$,示肿块呈均匀低信号;D. $T_1WI$ 脂肪抑制增强扫描示肿块呈较均匀中等度强化

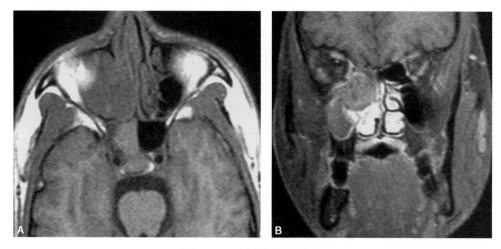

图 3-2-20 嗅神经母细胞瘤

A. 横轴位 $T_1WI$,示右侧筛小房肿块,呈低信号,侵犯右侧上颌窦、右侧额窦、鼻腔;

B. 冠状位脂肪抑制增强,示肿块有强化

Notes

# 第四节　咽喉部常见疾病

鼻咽部常见疾病为良恶性肿瘤、炎症和外伤。

## 一、咽部脓肿

咽部脓肿（pharyngeal abscess）主要包括扁桃体周脓肿（peritonsillar abscess）、咽后脓肿（retropharyngeal abscess）及咽旁脓肿（parapharyngeal abscess）等。

### （一）扁桃体周脓肿

化脓性的扁桃体炎可引起扁桃体周脓肿或罕见的扁桃体脓肿。

【临床表现】　局部症状为一侧明显咽痛，全身症状为高热、全身酸痛等。临床检查为扁桃体、舌腭弓、软腭红肿，脓肿形成后有局部软组织肿胀，可有波动感，继之破溃、溢脓。

【影像学检查方法的选择】　CT 扫描是评价扁桃体周脓肿常用的影像学检查方法，尤其对不合作而需要使用镇静剂的婴幼儿。MRI 作为 CT 检查的补充，可用于鉴别诊断。

【影像学征象】　急、慢性扁桃体炎的影像学表现是非特征性的。

1. CT 表现　扁桃体区软组织广泛肿胀，密度欠均匀，边界不清。当脓肿形成后，肿胀软组织内出现低密度区，增强表现为边缘环状强化，中央为低密度坏死区。脓肿可超过扁桃体窝进入咽后间隙、咽旁间隙及颌下间隙。

2. MRI 表现　病灶在 $T_1WI$ 上呈低信号，边缘有一圈中等信号环，在 $T_2WI$ 上信号增高（图3-2-21A、B），脓腔壁仍呈低信号。增强扫描时脓肿壁有强化。

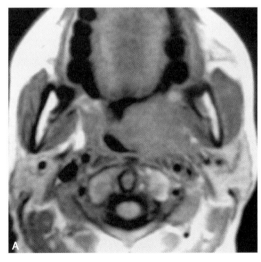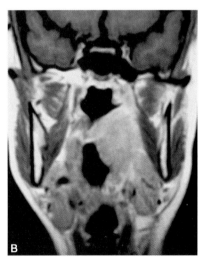

图 3-2-21　左侧扁桃体周脓肿
A. 横轴位 $T_1WI$，示左侧扁桃体区域肿块，边缘不规则，呈不均匀低信号；
B. 冠状位 $T_2WI$，示肿块呈高信号

### （二）咽后脓肿

咽后脓肿为一潜在致命性感染性疾病，好发于 6 岁以下的儿童。

【临床表现】　发病急，局部症状为一侧明显咽痛，全身症状为高热、全身酸痛等。临床检查为咽后壁红肿，脓肿形成后可有波动感，常伴有颌下及颈深组淋巴结肿大。

【影像学检查方法的选择】　CT 扫描是评价咽后脓肿常规的检查方法，尤其对不合作而需要使用镇静剂的婴幼儿。MRI 作为 CT 检查的补充，可用于鉴别诊断。颈部平片可明确颈部感染的存在，但不能明确定位及确定感染的范围，目前较少应用。

Notes

**【影像学征象】**

1. 颈部侧位平片表现　椎前软组织肿胀,软组织内可出现蜂巢状透亮小区,颈椎正常生理弯曲消失。

2. CT表现　咽后低密度病灶,增强扫描病灶呈环形强化。可有明显占位效应,咽后壁可明显向前移位。咽后脓肿常可引起相邻椎间隙椎间盘炎和邻近椎体的侵蚀破坏。

3. MRI表现　病灶在$T_1WI$上呈低信号,在$T_2WI$上呈高信号,脓腔壁仍呈低信号,并可见病灶周围的水肿。

**(三)咽旁脓肿**

咽旁脓肿多发生于儿童和成人,常继发于鼻咽部和口咽部急性炎症,尤其是扁桃体周脓肿扩散至咽旁间隙。

**【临床表现】**　主要症状为发热、畏寒、咽痛、吞咽困难等。临床检查为咽侧壁红肿,脓肿形成后可有波动感,可伴有颌下及颈深组淋巴结肿大。

**【影像学检查方法的选择】**　颈部侧位平片诊断价值不大。CT和MRI检查能明确病变的部位及感染扩散的范围。

**【影像学征象】**

1. CT表现　咽旁间隙内正常脂肪组织减少或消失,出现边界不清的低密度区,增强后病灶呈环状强化。病灶可有明显占位效应,可侵蚀颈动脉。

2. MRI表现

(1)蜂窝织炎:在$T_1WI$上呈低信号,在$T_2WI$上呈高信号。

(2)脓肿:在$T_1WI$上呈中低信号,在$T_2WI$上呈等或略高信号,脓腔壁在$T_1WI$上呈中等信号,在$T_2WI$上呈略低信号,增强后脓肿壁有强化。

# 二、鼻　咽　癌

鼻咽癌(nasopharyngeal carcinoma)有独特的地理分布特征,中国南部及香港的发病率最高。鼻咽癌最常发生于中年人,男性较多见。

**【临床表现】**　早期鼻咽癌的临床表现不明显,中、晚期鼻咽癌因肿物的侵犯范围不同而表现各异。颈部淋巴结肿大常为首发症状,可出现回缩性血涕、鼻出血等鼻部症状,晚期可有鼻塞、耳鸣、单侧听力减退或丧失等耳部症状。晚期肿瘤侵犯迷走神经可引起声嘶、吞咽困难等咽喉部症状。头痛、面麻、舌偏斜、眼睑下垂、复视等神经症状。

**【影像学检查方法的选择】**　影像学检查用于确定鼻咽癌的范围、与周围重要结构尤其是与颅底及颅内结构的关系。MR检查为鼻咽癌最有价值的影像学检查方法,显示肿瘤侵犯深部软组织、肿瘤在黏膜下浸润、沿神经播散远优于CT。对血管受侵程度的判断亦有明显价值。CT扫描(包括冠状位、矢状位重建图像)为鼻咽癌有价值和常用的的影像学检查方法,显示颈部转移淋巴结、尤其是淋巴结内坏死及包膜外侵犯的显示优于MRI。

**【病理生理基础】**　鼻咽癌是发生于鼻咽部上皮细胞的恶性肿瘤,大多数鼻咽癌起自咽隐窝。鼻咽癌最常见的组织学类型为未分化癌,典型的高分化鳞状细胞癌仅占2%以下。

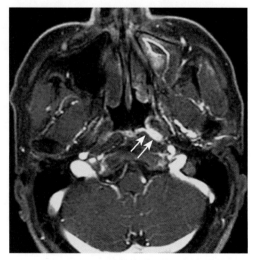

图 3-2-22　鼻咽低分化鳞癌
横轴位 $T_1WI$ 脂肪抑制增强扫描序列,
左侧咽隐窝(↑)黏膜增厚,呈明显强化

**【影像学征象】**

**（一）鼻咽壁增厚或软组织肿物**

1. 早期　咽隐窝变浅、闭塞（图3-2-22），咽侧壁增厚，失去正常对称的外观（图3-2-23A、B）。

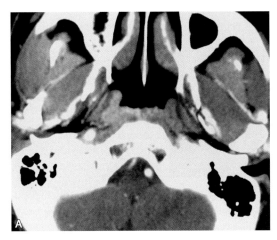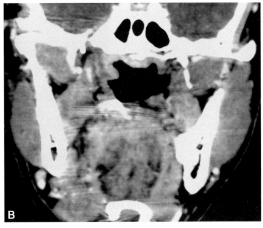

图 3-2-23　鼻咽低分化鳞癌

A. 横轴位增强 CT；B. 冠状位增强 CT，示右侧壁、后壁软组织增厚，呈均匀明显强化，咽隐窝闭塞

2. 中晚期　CT 表现为较均匀的软组织密度肿物突入鼻咽腔，致鼻咽腔不对称、狭窄或闭塞。肿物与周围组织分界不清。增强扫描肿物可呈轻或中度强化。MRI 表现为在 $T_1WI$ 上呈中低信号，在 $T_2WI$ 上呈较高信号（图3-2-24A ~ C）。

**（二）周围结构受累**

1. 肿瘤向前播散到鼻腔、鼻旁窦，可引起鼻旁窦炎症。侵犯翼腭窝表现为局部正常的脂肪消失、翼腭窝扩大或周围骨质破坏。从翼腭窝经圆孔进入前颅窝近海绵窦区，经翼管进入中颅窝颅内，自眶尖再经眶上裂进入颅内（图3-2-25A、B），亦可经蝶腭孔进入鼻腔，经翼下颌裂进入颞下窝。

2. 向外方播散侵犯咽旁间隙，再侵犯咀嚼肌间隙，可以沿下颌神经周围浸润，进而侵犯颅内。

3. 向后播散侵犯咽后间隙及椎前间隙，偶可见椎体破坏。尤其需注意肿瘤是否侵犯颈动脉鞘、颈静脉孔及邻近的舌下神经管。

4. 向下播散可侵犯口咽及软腭。

5. 向上直接侵犯颅底，颅内侵犯常累及海绵窦、颞叶、桥小脑角等。

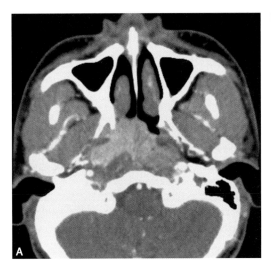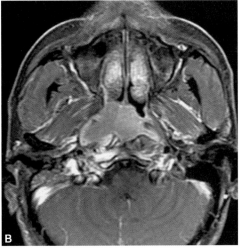

Notes

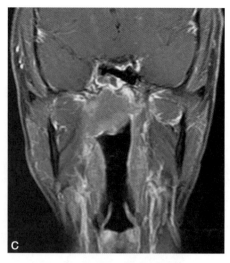

图 3-2-24　鼻咽低分化鳞癌

A. 横轴位增强 CT 扫描；B. 横轴位 T₁WI 脂肪抑制增强扫描；C. 冠状位 T₁WI 脂肪抑制增强扫描，
示鼻咽顶后壁、右侧壁肿块，侵犯右侧咽隐窝、咽旁间隙及右后鼻孔，肿块呈明显强化

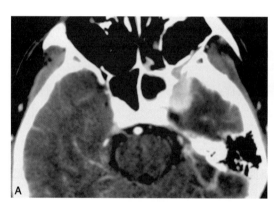

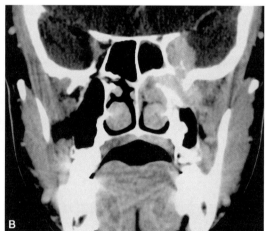

图 3-2-25　鼻咽低分化鳞癌

A. 横轴位增强 CT，示肿块侵及左侧翼腭窝、海绵窦；B. 冠状位增强 CT，示肿块通过与
翼腭窝相连的管道侵入左侧颞下窝、眶尖、海绵窦

（三）颈部淋巴结转移（cervical lymph node metastasis）

1. 咽后组淋巴结外组是鼻咽癌的首站转移淋巴结（图 3-2-26），其他常见转移部位为颈静脉链周围及颈后三角区。

2. 约 70% 的颈部转移淋巴结边缘规则，内部大多密度均匀，呈轻、中度强化。

3. 边缘不规则强化、内部低密度坏死是典型鳞癌转移淋巴结的征象。

【诊断与鉴别诊断】　鼻咽癌与鼻咽部的其他良性或恶性肿物鉴别：

1. 鼻咽部恶性淋巴瘤（nasopharyngeal malignant lymphoma）　鼻咽癌和鼻咽部淋巴瘤单从肿物形态很难区别，但淋巴瘤侵犯范围广泛，常侵犯鼻腔及口咽，多表现为软组织弥漫性增厚，颅骨破坏少见。颈部淋巴结受侵区域同鼻咽癌相仿，但受侵淋巴结多边缘规则，内部密度均匀，增强 CT 扫描多无明显强化。

2. 腺样囊性癌（adenoid cystic carcinoma）　鼻咽部腺样囊性癌密度多不均匀，可有囊性低密度区，且有沿神经播散蔓延的倾向。但有时仅靠影像表现难于鉴别鼻咽癌。

3. 青年性血管纤维瘤（juvenile angiofibroma）　青年性血管纤维瘤几乎均见于男性青、少

Notes

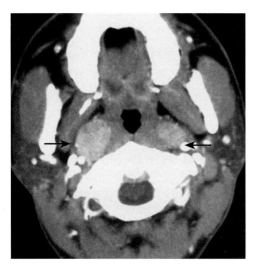

图 3-2-26　鼻咽低分化鳞癌双侧咽后淋巴结转移
横轴位增强 CT,示双侧咽后淋巴结肿大(↑),
边缘规则,呈均匀中度强化

年。肿瘤多位于蝶骨体、枕骨斜坡及后鼻孔。肿块呈类圆形,增强 CT 扫描肿块呈明显强化,CT 值可超过 100Hu。MRI 的 $T_1WI$ 呈中等信号,信号可不均匀,$T_2WI$ 呈明显高信号,内部可掺杂低信号的血管基质信号,可呈胡椒盐样改变。

4. 腺样体肥大 ( adenoidal hypertrophy ) 常表现为鼻咽顶壁和后壁软组织对称性增厚,不累及其下方的肌肉,亦无骨质破坏。CT 和 MRI 的 $T_1$ 加权像不能鉴别淋巴样组织及其下方的肌肉,$T_2$ 加权像淋巴样组织呈高信号,肌肉呈低信号,对比明显,易于鉴别。

【鼻咽癌的 TNM 分期】
（一）鼻咽癌的 TNM 定义
$T_1$:肿瘤局限于鼻咽。
$T_2$:肿瘤蔓延至口咽软组织及/或鼻腔。

$T_{2a}$:无咽旁受累;T2b:咽旁受累。

$T_3$:肿瘤侵犯骨质结构及(或)鼻旁窦。

$T_4$:肿瘤向颅内蔓延及(或)侵犯颅神经、颞下窝、下咽或眼眶。

$N_0$:无区域淋巴结转移。$N_1$:单侧转移淋巴结,位于锁骨上窝以上,最大径≤6cm。$N_2$:双侧转移淋巴结,位于锁骨上窝以上,最大径≤6cm。$N_{3a}$:转移淋巴结最大径>6cm;$N_{3b}$:转移淋巴结累及锁骨上窝。

$M_0$:无远处转移。$M_1$:有远处转移。

（二）鼻咽癌的 TNM 分期
Ⅰ 期:$T_1N_0M_0$
Ⅱ$_A$ 期:$T_{2a}N_0M_0$
Ⅱ$_B$ 期:$T_1$,$T_{2a}N_1M_0$;$T_{2b}N_0$,$N_1M_0$
Ⅲ 期:$T_1N_2M_0$;$T_{2a}$,$T_{2b}N_2M_0$;$T_3N_{0-2}M_0$
Ⅳ$_A$ 期:$T_4N_{0-2}M_0$;Ⅳ$_B$ 期:任何 $TN_3M_0$;Ⅳ$_C$ 期:任何 T 任何 $NM_1$

## 三、喉　　癌

喉癌 ( larynx carcinoma ) 占耳鼻喉部恶性肿瘤的 12% ~22% 左右,仅次于鼻腔、鼻咽部的恶性肿瘤居第三位。好发于 50~60 岁年龄段,30 岁以下少见。喉癌常见于嗜烟酒者,声带过度疲劳、慢性喉炎、暴露于粉尘、石棉或电离辐射也与喉癌的发病有关。

【临床表现】
1. 声门上喉癌　早期仅有喉部异物感,咽部不适,中晚期可有咽喉痛,痰中带血,声嘶。
2. 声门型喉癌　主要症状为声嘶,肿瘤较大时可有血痰、喘鸣、呼吸困难。
3. 声门下喉癌　早期可无明显症状,中晚期可有血痰、呼吸困难。

【影像学检查方法的选择】　喉癌的影像学检查的价值在于确定肿瘤的范围、与周围重要结构的关系及评价有无颈部淋巴结转移。CT 扫描,尤其是多层螺旋 CT 扫描及其后处理技术(多平面重建、容积再现、仿真内镜)可明确显示喉腔及其周围结构的解剖,对肿瘤局部浸润及肿瘤与周围结构的关系评价更为准确,目前为喉癌的基本检查方法。MRI 能明确显示肿瘤的范围及侵犯深度,为 CT 检查的必要补充。

Notes

【病理生理基础】　绝大多数的喉部恶性肿瘤为鳞状细胞癌,其余为腺癌、黏液表皮样癌、腺样囊性癌、小细胞癌等。声门上喉癌(supraglottic carcinoma)多起源于会厌、室带或杓会厌皱襞,常表现为上述结构的软组织增厚,易转移至颈淋巴结。声门型喉癌(glottic carcinoma)多发生于声带前2/3,少部分发生在前联合,常表现为声带的软组织增厚,晚期可有明显软组织肿物。在肿瘤累及前联合之前极少发生转移。声门下喉癌(infraglottic carcinoma)常呈环形浸润性生长,可侵犯气管,易淋巴转移。

【影像学征象】

1. 会厌、会厌披裂皱襞、真假声带等结构　出现软组织增厚或肿物(图3-2-27、图3-2-28)。

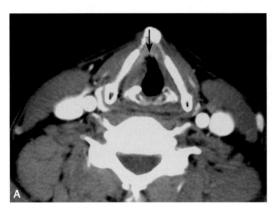
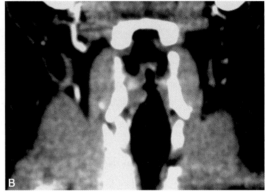

图 3-2-27　喉鳞状细胞癌
A、B. 横轴位及冠状位增强,示右侧真、假声带增厚,呈轻度强化,
病变通过前联合(↑)侵及对侧声带

2. 肿瘤侵犯周围结构　肿物较大时常侵犯会厌前间隙、喉旁间隙、喉软骨、颈动脉及静脉等(图3-2-28)。喉软骨受侵常表现为软骨侵蚀、溶解,亦可有软骨硬化表现。

3. 颈部淋巴结转移　可有单侧或双侧淋巴结肿大,呈边缘强化,内部常可见坏死。

【诊断与鉴别诊断】　喉癌与喉部的其他良性或恶性病变鉴别:

1. 喉头水肿(laryngeal edema)　黏膜弥漫性增厚,边缘光滑,两侧对称,增强扫描无异常强化。

2. 声带息肉(glottic polyp)　多见于一侧声带前中1/3交界处,呈小结节状,但基底较窄,可以带蒂,喉内其他结构正常。

3. 乳头状瘤(papillary tumour)　多见于声带、室带和声门下区,发生于儿童者常多发,呈广基底,成人者多单发,可带蒂。

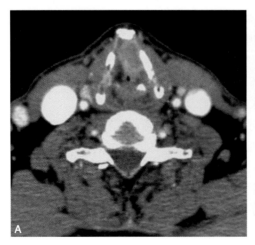
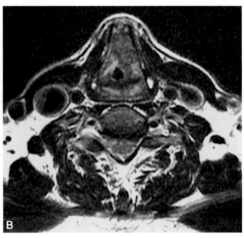

Notes

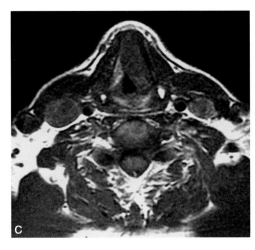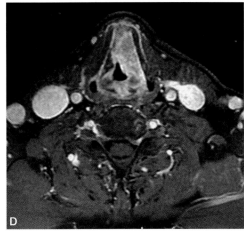

图 3-2-28 喉鳞状细胞癌

A. 横轴位增强 CT 扫描,示左侧喉旁间隙、前联合肿块,呈不均匀中等度强化;B. 横轴位 $T_2WI$,示病变信号强度略高于肌肉;C. 横轴位 $T_1WI$,示病变呈均匀低信号;D. 横轴位 $T_1WI$ 脂肪抑制增强扫描,示肿块呈不均匀中等度至明显强化

# 第五节 颈 部 疾 病

## 一、腮 腺 肿 瘤

大多数腮腺肿瘤为良性,恶性肿瘤只占少数。

【临床表现】 腮腺良性肿瘤常见于青壮年,表现为面颊部无痛性肿物,圆形或卵圆形,边缘规则,质地较软或中等硬度,生长缓慢。腮腺恶性肿瘤好发年龄较大,表现为不规则肿块,质硬,生长较快。

【影像学检查方法的选择】

1. CT 扫描是腮腺肿瘤的基本检查方法,能明确显示肿瘤的部位、形态、大小、密度变化,确定肿瘤与周围结构的关系,尤其是能提供肿物是否侵犯面神经、破坏颅底骨质、侵犯颈动脉间隙及咽旁间隙的有效信息。

2. MRI 是检查腮腺肿瘤极有价值及极具潜能的影像学方法,同样能显示肿瘤的部位、形态、大小、密度变化以及与周围结构的关系,可作为 CT 检查的必要补充。

3. B 超对于腮腺肿瘤的诊断亦有一定的价值,B 超对囊实性的鉴别有很高的敏感性,尤其是 B 超导引下的穿刺活检细胞学检查极有临床价值。

【病理生理基础】 根据 WHO 1991 年正式发表的新分类,腮腺肿瘤分为腺瘤、癌、非上皮性肿瘤、恶性淋巴瘤、继发性肿瘤、未分类的肿瘤及瘤样病变七大类。腮腺腺瘤主要包括多形性腺瘤(plemorphic adenoma)、肌上皮瘤、基底细胞腺瘤、淋巴瘤性乳头状囊腺瘤或沃辛瘤、单形性腺瘤、嗜酸性腺瘤等,癌则包括黏液表皮样癌(mucoepidermoid carcinoma)、腺泡细胞癌(acinous cell carcinoma)、腺样囊性癌(adenoid cystic carcinoma)、多形性低度恶性腺癌、涎腺导管癌、腺癌、鳞状细胞癌等。

【影像学征象】

(一)腮腺良性肿瘤

1. CT 表现 腮腺区边缘规则的圆形或椭圆形结节,密度均匀或不均匀。

(1)多形性腺瘤多位于面神经平面的外侧。平扫时,结节密度高于周围腮腺实质。增强后肿物强化程度与同层的颈后三角区肌肉密度相仿或略高(图 3-2-29),若明显强化,需警惕恶性

Notes

倾向。

（2）沃辛瘤多位于腮腺浅叶的后部（尾叶），可表现为单侧或双侧腮腺内多个实性结节（图3-2-30），常有囊性变，囊壁薄而光滑，囊腔内可有结节。

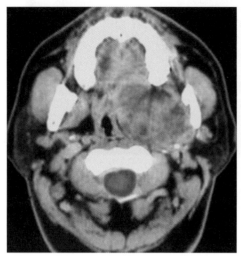
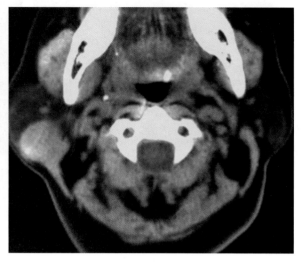

图3-2-29　左侧腮腺多形性腺瘤
增强CT，示左侧腮腺深叶肿块，边缘规则，
呈不均匀轻度强化，内有多个小低密度区

图3-2-30　右侧腮腺沃辛瘤
增强CT，示右侧腮腺浅叶结节，边缘规则，
呈均匀中度强化

2. MRI 表现　结节在 $T_1WI$ 呈中低信号，在 $T_2WI$ 呈中高信号，信号均匀或不均匀。动态增强 MR 扫描，沃辛瘤在早期明显强化，然后强化逐渐减弱。

（二）腮腺恶性肿瘤

1. 低度恶性肿瘤的影像学表现可与良性肿瘤相似。

2. 实性结节，边缘规则或不规则，有时无具体边界，常侵犯周围结构。CT 增强扫描结节明显强化，高于颈后三角区肌肉密度约50Hu（图3-2-31）。结节在 $T_1WI$ 呈低信号，在 $T_2WI$ 上信号强度不一。MR 动态增强扫描，结节信号早期较低，然后信号逐渐增强（图3-2-32）。

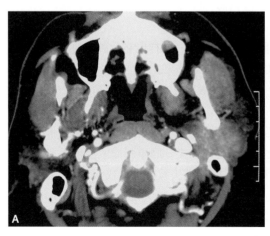
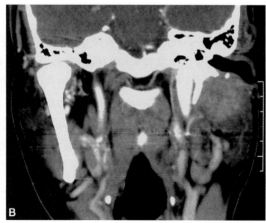

图3-2-31　左侧腮腺黏液表皮样癌
A、B. 横轴位及冠状位增强CT，示左侧腮腺边缘不规则的肿块，呈浸润性生长，肿块呈不均匀明显强化

【诊断与鉴别诊断】

1. 腮腺良、恶性肿瘤的鉴别（表3-2-1）

2. 腮腺深叶肿瘤与咽旁肿块鉴别　前者与正常腮腺间无脂肪间隙，后者则可见；前者向内

Notes

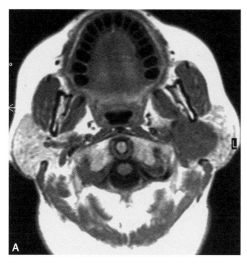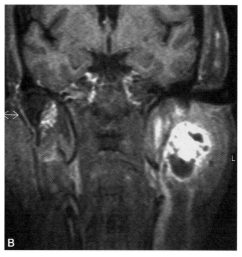

图 3-2-32　左侧腮腺腺样囊性癌

A. 横轴位 $T_1WI$,示左侧腮腺低信号肿块;B. 脂肪抑制增强 MRI,
示肿块呈明显不均匀强化,边缘不规则

侧推压咽旁间隙,而后者常向前外推压。

表 3-2-1　腮腺良、恶性肿瘤的鉴别诊断

| | 良 性 肿 瘤 | 恶 性 肿 瘤 |
| --- | --- | --- |
| 大小 | 较小,常<3cm | 肿物多较大 |
| 形态、边缘 | 形态规则,边界清楚 | 形态不规则,呈分叶状,边界模糊 |
| 侵及邻近组织结构 | 罕见 | 常见 |
| CT 密度 | 均匀软组织密度或有囊变,增强扫描呈均匀或环形轻中度强化 | 肿块内可见低密度坏死区,增强扫描呈不均匀中度强化 |
| MRI 信号 | 在 $T_2WI$ 上呈中高信号 | 在 $T_2WI$ 上信号强度不一 |
| 淋巴结肿大 | 罕见 | 常见 |
| 临床病史 | 常见于青壮年,病程长,无疼痛 | 发病年龄较大,短期内有增大,可有疼痛及相应神经症状 |

## 二、甲状腺疾病

甲状腺的良性病变包括结节性甲状腺肿、甲状腺腺瘤、桥本甲状腺炎等,恶性病变主要为甲状腺癌(乳头状癌、滤泡癌、髓样癌和未分化癌等)。

（一）桥本甲状腺炎

桥本甲状腺炎(Hashimoto thyroiditis)又称慢性淋巴细胞性甲状腺炎(chronic lymphocytic thyroiditis),是甲状腺炎(thyroiditis)的常见类型。本病为一种自身免疫性疾患,患者血清中抗甲状腺球蛋白抗体及抗甲状腺微粒体抗体显著增高。

【临床表现】　好发于 40~60 岁的女性,病程较长。主要表现为颈部不适,甲状腺肿大,质硬,可随吞咽运动,可有疼痛。患者可有一过性甲状腺功能亢进症状,逐渐出现甲状腺功能减退表现。

【影像学检查方法的选择】　首选高频 B 超、甲状腺核素扫描发现病变,明确病变性质。如果定性困难或病变较大需观察病变与气管、食管、颈动脉、纵隔等重要结构关系应选用 CT 检查。

Notes

MR 检查的价值与 CT 扫描相仿,但目前应用不如 CT 普及。B 超导引下的细针穿刺活检可获得细胞学诊断。

【病理生理基础】　甲状腺弥漫性或结节性肿大,质韧,腺体内广泛的淋巴细胞浸润,甲状腺滤泡萎缩,结缔组织增生。

【影像学征象】

1. CT 表现　甲状腺侧叶及峡部弥漫性增大,常呈矩形,边缘规则、锐利。密度较均匀,比正常甲状腺密度低,增强扫描常可见腺体内有条索或斑片状高密度灶(图 3-2-33)。

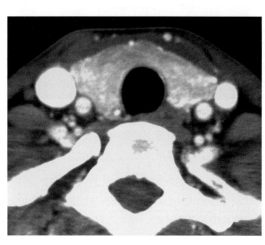

图 3-2-33　桥本甲状腺炎
横轴位增强 CT,示双侧甲状腺对称性增大,边缘规则,相对于正常甲状腺呈低密度,内有斑片状高密度区

2. MR 表现　$T_1WI$ 为等/低信号,$T_2WI$ 信号增高,其间有粗的低信号纤维带,可有(无)扩张的血管。

(二) 单纯性甲状腺肿

单纯性甲状腺肿(simple goiter)指任何非肿瘤性及非炎症性原因造成的甲状腺肿大,患者甲状腺功能正常。单纯性甲状腺肿的早期为弥漫性甲状腺肿(diffuse goiter),后发展为多结节性甲状腺肿(multinodular goiter)。

【临床表现】　多见于青春期及妊娠期女性。主要表现为颈部变粗,甲状腺肿大,质软或中等硬度,可有多个结节。

【影像学检查方法的选择】　与甲状腺炎的影像学检查方法相似。

【病理生理基础】　单纯性甲状腺肿的增生期可见甲状腺弥漫性肿大,滤泡上皮增生,胶质含量少;胶质存贮期可见甲状腺弥漫性肿大,滤泡上皮反复增生与复旧,部分滤泡内存贮较多胶质;结节期可见甲状腺有多发结节,滤泡上皮形成腺瘤样增生结节。

【影像学征象】

1. CT 表现

(1) 弥漫性甲状腺肿:双侧甲状腺对称性增大,密度较均匀,比正常甲状腺低。增强扫描呈轻中度强化。

(2) 多结节性甲状腺肿:①甲状腺不同程度增大,轮廓清晰呈波浪状。②甲状腺内多个、散在、形态规则、边缘清晰的低密度结节为特征性改变(图 3-2-34),增强扫描结节呈不同形式、不同程度的强化。③可见斑片、斑点状粗钙化,颗粒状小钙化少见。④不侵犯周围组织结构。⑤淋巴结肿大少见。⑥约 30%的肿物可向下延伸至纵隔。

2. MRI 表现　结节无包膜,边界多清楚。信号不均,其形态、信号取决于内部的结构。$T_1WI$ 可为低(囊性变)、中或高(蛋白质含量高的胶体、出血)信号。$T_2WI$ 呈常高信号(图 3-2-35A、B)。

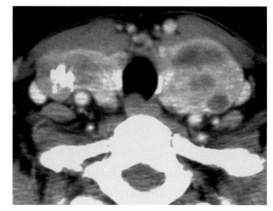

图 3-2-34　双侧结节性甲状腺肿
横轴位增强 CT,示双侧甲状腺增大,边缘规则,内有多个、散在的低密度结节,右侧病灶内可见斑片状钙化

Notes

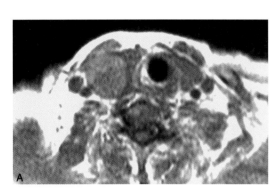
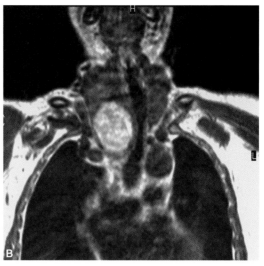

图 3-2-35 右侧结节性甲状腺肿

A. 横轴位 $T_1WI$,示右侧甲状腺结节,边缘规则,呈低信号;B. 冠状位 $T_2WI$,示结节呈高信号

【诊断与鉴别诊断】 弥漫性甲状腺肿与桥本甲状腺炎鉴别:后者甲状腺侧叶与峡部均增大,质韧,血清中抗甲状腺球蛋白抗体及抗甲状腺微粒体抗体显著增高,超声表现为网格状改变且病变区血流信号丰富。

## (三)甲状腺腺瘤

甲状腺腺瘤(thyroid adenoma)约占甲状腺上皮性肿瘤的 60%,好发于 30 岁以上的妇女。

【临床表现】 主要表现为颈部结节,光滑,质硬,可随吞咽运动。

【影像学检查方法的选择】 与甲状腺炎的影像学检查方法相似。

【病理生理基础】 甲状腺腺瘤起自滤泡上皮,常为单发,有光整包膜,瘤内常见出血、坏死、胶样变性、囊变及钙化。

【影像学征象】

1. CT 表现 甲状腺内的孤立结节,边缘光滑,部分肿瘤与周围结构之间有明显被压缩的脂肪间隙。结节密度低于正常甲状腺或呈囊性低密度。增强扫描,结节的实性部分均匀强化,但强化程度低于正常甲状腺,囊性部分不强化(图 3-2-36)。

2. MR 表现 结节在 $T_1WI$ 上呈低或中等信号,如有出血可呈高信号,在 $T_2WI$ 上呈均匀或不均匀高信号。可见完整的低信号晕环(包膜),其厚薄不一。

## (四)甲状腺癌

甲状腺癌(thyroid carcinoma)是人体内分泌系统最常见的恶性肿瘤。

【临床表现】 患者可无症状,仅表现为质硬、固定的颈部肿块。部分患者表现为颈部迅速增大的肿块,可合并邻近组织结构受累的症状(咽下困难、呼吸困难等)。

【影像学检查方法的选择】 与甲状腺炎的影像学检查方法相似。

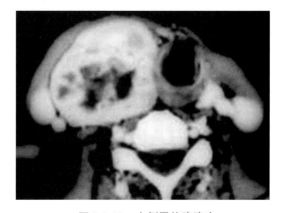

图 3-2-36 右侧甲状腺腺瘤

横轴位增强 CT,示右侧甲状腺较大单发肿块,呈明显强化,内部有低密度区,肿块边缘规则、锐利,与周围结构有脂肪间隙相隔

Notes

【病理生理基础】　甲状腺癌主要有乳头状甲状腺癌、滤泡性甲状腺癌、未分化癌及起源自滤泡旁细胞（C 细胞）的髓样癌。乳头状甲状腺癌（papillary thyroid carcinoma）最常见，恶性程度低，患者无碘缺乏病史。滤泡性甲状腺癌（follicular thyroid carcinoma）多见于 50 岁以上的女性，恶性程度高，易转移，有完整包膜，患者常长期缺碘。未分化甲状腺癌（undifferentiated thyroid carcinoma）多见于老年人，恶性程度高，无包膜，易出血、坏死，预后不良。髓样癌（medullary carcinoma）无包膜，可有钙化，约 1/4 见于多发性内分泌瘤病（multiple endocrine neoplasia，MEN）患者。

【影像学征象】

1. CT 表现

（1）肿块形态不规则，边界模糊不清，常侵犯周围组织结构（气管、食管、颈动脉等）。

（2）肿块密度不均匀，肿块内不规则高密度区内混杂不规则低密度灶为其特征性改变。增强扫描，肿块实性部分呈不均匀强化，强化程度低于正常甲状腺。肿块内出现囊性变伴有明显强化的乳头状结节为乳头状甲状腺癌的特征性表现（图 3-2-37）。

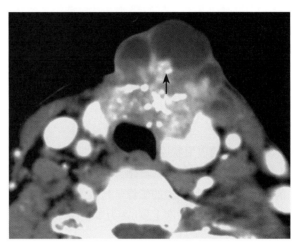

图 3-2-37　乳头状甲状腺癌

增强 CT，示甲状腺内肿块，边缘不规则，呈不均匀强化，有多个
低密度囊变区，囊壁有明显强化结节（↑），病灶内有粗细不等
钙化

（3）肿块内可有颗粒状、斑片状、斑点状钙化，其中颗粒状钙化较为特异。

（4）颈部或纵隔淋巴结转移。

2. MR 表现　与正常甲状腺相比，肿块在 $T_1WI$ 上呈低或中等信号，如有出血可呈高信号，在 $T_2WI$ 上常呈不均匀高信号。偶可有不完整的包膜。

【诊断与鉴别诊断】　甲状腺良、恶性病变的鉴别诊断（表 3-2-2）。

表 3-2-2　甲状腺良、恶性病变的鉴别诊断

|  | 多结节性甲状腺肿 | 甲状腺腺瘤 | 甲 状 腺 癌 |
|---|---|---|---|
| 临床表现 | 质软或中等硬度的多个结节 | 光滑、质硬的结节，可随吞咽运动 | 质硬、固定的颈部肿块 |
| 甲状腺肿大 | 双侧 | 多单侧 | 多单侧 |
| 病变 | 多发结节 | 单发结节 | 单发肿块 |
| 形态 | 规则 | 规则 | 多不规则 |

Notes

续表

|  | 多结节性甲状腺肿 | 甲状腺腺瘤 | 甲 状 腺 癌 |
|---|---|---|---|
| 边缘 | 清晰 | 清晰 | 多模糊 |
| 周围浸润 | 无 | 无 | 常见 |
| 淋巴结肿大 | 少见 | 少见 | 常见 |
| 平扫 CT | 低或混杂密度结节 | 结节密度低于正常甲状腺或呈囊性低密度 | 不规则高低混杂密度肿块 |
| 增强 CT | 结节呈不同形式、不同程度的强化 | 实性部分均匀强化,但强化程度低于正常甲状腺 | 实性部分不均匀强化,强化程度低于正常甲状腺,肿块内出现囊性变伴有明显强化的乳头状结节 |
| US | 中或低回声结节,结节间可见呈线状高回声 | 等或低回声结节,边缘可见晕征 | 不均质的低、中回声肿块,后方呈衰减暗区 |
| CDFI | 结节血流信号正常或减少 | 结节周围环绕彩色血流,内有少量条状血管 | 肿块血流信号丰富 |
| 核素检查 | 冷结节,亲肿瘤显像阴性 | 冷、热或温结节,亲肿瘤显像阴性 | 冷结节且亲肿瘤显像阳性 |
| 钙化 | 多为粗钙化,颗粒状钙化少见 | 多为粗钙化,颗粒状钙化少见 | 颗粒状钙化约占 30% |

# 三、颈部淋巴结转移

头颈部淋巴结非常丰富,约有 300 个,头颈部肿瘤、胸腹部肿瘤均容易引起颈部淋巴结转移。

**【临床表现】** 颈部及锁骨上区淋巴结肿大,质硬,无痛,固定。常有原发肿瘤病史。

**【影像学检查方法的选择】** 超声检查用于筛查颈部淋巴结肿大,但难以检查气管食管沟、咽后组淋巴结。B 超导引下穿刺活检是一种很好的有助于定性的检查方法。检查颈部淋巴结首选 CT 扫描(包括冠状位及矢状位重建图像、增强 CT 等),CT 扫描能显示淋巴结的部位、数目、大小、密度变化以及与周围结构的关系。MR 检查为颈部淋巴结转移有价值的检查方法,但不如增强 CT。

**【影像学征象】** 如近期无颈部手术、感染及放疗病史,淋巴结边缘强化、内部呈低密度坏死为淋巴结转移最有特征性的密度变化。

(一)上呼吸道、消化道鳞癌的转移淋巴结

1. 部位及大小

(1)转移淋巴结(metastatic lymph node)发生部位和原发肿瘤的淋巴引流区域相关:鼻咽癌转移淋巴结多为双侧发生,常见于颈静脉链周围淋巴结。咽后组、颈后三角区为特征性部位,其中咽后组淋巴结是鼻咽引流的首站淋巴结。口咽癌、下咽癌及喉癌转移淋巴结多为单侧发生,常见于颈静脉链周围淋巴结。

(2)颏下及颌下淋巴结(Ⅰ区)最大横径≥10mm、颈部其他区域淋巴结最大横径≥8mm 诊断转移。

2. 形态、边缘 约 80% 鼻咽癌转移淋巴结形态规则,边缘清楚,约 80% 的喉癌及下咽癌转移淋巴结形态不规则且边缘不清,常有明显外侵征象,口咽癌转移淋巴结的边缘情况介于鼻咽癌与喉癌、下咽癌之间。

Notes

3. 密度(信号)及内部结构

(1) 喉、下咽鳞癌转移淋巴结的 CT 特征性表现为不规则环形强化伴中央低密度(图 3-2-38)。

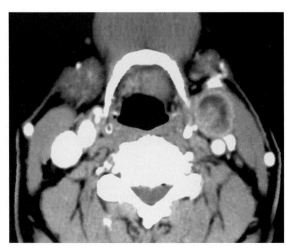

图 3-2-38　口咽鳞癌左颈中深组淋巴结转移
增强 CT,示左颈中深组淋巴结肿大,边缘不规则,
边缘环状强化,内部有低密度区

(2) 鼻咽癌转移淋巴结密度较均匀,常呈中等度强化,内部可有小低密度区,仅约26% 鼻咽癌淋巴结转移为此征象。

(3) 颈部淋巴结转移瘤在 $T_1WI$ 上呈中低信号,在 $T_2WI$ 上呈中高信号,信号不均匀。

**(二)甲状腺癌转移淋巴结**

1. 部位及大小

(1) 转移部位为颈静脉链周围淋巴结(图 3-2-39),以颈下深组(包括锁骨上窝)最多,颈上中深组次之,其他依次为气管食管沟、甲状腺周围淋巴结,上纵隔等。

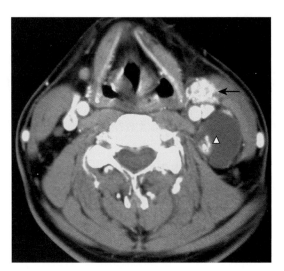

图 3-2-39　乳头状甲状腺癌左颈淋巴结转移
增强 CT,示左颈中深组二个肿大淋巴结,血管前方淋巴结
明显强化(↑),血管后方淋巴结边缘规则,有明显囊变,
内侧囊壁有明显强化结节(△)

(2) 颈部有多个最大横径≥5mm 淋巴结即需警惕淋巴结转移,气管食管沟内发现有淋巴结,不论其大小,均可疑。

Notes

2. 形态、边缘　边缘大多规则,无明显外侵征象。

3. 密度及内部结构

(1) 转移淋巴结明显强化,略低于或与正常甲状腺密度一致。

(2) 乳头状甲状腺癌转移淋巴结的特征性表现:①淋巴结囊性变、壁内明显强化的乳头状结节(见图3-2-39);②淋巴结内细颗粒状钙化。

**【诊断与鉴别诊断】**

1. 颈部转移淋巴结与淋巴瘤、结核的 CT 鉴别(表3-2-3)。

表 3-2-3　淋巴结病变的 CT 鉴别诊断

| | 淋巴结结核 | 淋巴瘤 | 淋巴结转移 |
|---|---|---|---|
| 部位 | 颈静脉链周围、颈后三角区、锁骨上 | 咽后组、颈静脉链周围、颈后三角区 | 咽后组、颈静脉链周围、颈后三角区 |
| 形态、边缘 | 形态不规则,边缘模糊 | 形态规则、边缘大多清晰 | 形态部分不规则,边缘部分模糊、有外侵 |
| 密度变化 | 边缘强化、内部坏死,多个分隔及多个低密度灶为其特征性改变 | 轻、中度强化,少有边缘强化、内部坏死 | 鳞癌多有边缘强化、内部坏死。淋巴结内囊性变伴乳头状结节、颗粒状钙化为甲状腺癌特征性改变 |
| 临床病史 | 多为青年女性,可有结核中毒症状 | 青中年多见 | 中老年多见,多有原发肿瘤病史 |

2. 颈部淋巴结转移与颈部神经源肿瘤的 CT 鉴别(表3-2-4)。

表 3-2-4　颈部淋巴结转移与神经源肿瘤的鉴别诊断

| | 淋巴结病变 | 神经源肿瘤 |
|---|---|---|
| 数目 | 单发 | 多发 |
| 形态、边缘 | 形态规则,边缘清晰 | 形态多不规则,边缘多模糊,有明显外侵 |
| 与血管的关系 | 外于颈动、静脉的前、外、后方,使血管内移 | 外于颈动、静脉的内侧,使管外移,部分可使动、静脉分离 |
| 密度变化 | 多有强化,鳞癌淋巴结转移典型表现为边缘强化、内部坏死 | 神经鞘瘤及神经纤维瘤为低血供,强化不明显,多为边缘低密度,内部高低混杂密度。颈动脉体瘤位于颈总动脉分叉处,增强后明显强化 |

## 学生自测题

1. 视网膜母细胞瘤的大体分型。

2. 视网膜母细胞瘤的 CT 表现。

3. 视网膜母细胞瘤的诊断与鉴别诊断。

4. 眼球血管膜黑色素瘤的大体病理表现。

5. 眼球血管膜黑色素瘤的 MRI 表现。

6. 眼球血管膜黑色素瘤的诊断与鉴别诊断。

7. 海绵状血管瘤的的大体表现和组织学表现。

8. 海绵状血管瘤的影像学表现。

9. 海绵状血管瘤的诊断与鉴别诊断。

10. 炎性假瘤的大体分型。

11. 炎性假瘤的影像学表现。

12. 慢性化脓性中耳炎的分型。

13. 慢性化脓性中耳炎的 CT 表现。

14. 外耳道骨性闭锁的 CT 表现。

15. 内耳畸形的分类及影像学表现。

16. 颞骨骨折的分型及 CT 表现。

17. 颞骨副神经节瘤的大体分型。

18. 颞骨副神经节瘤的影像学表现。

19. 颞骨副神经节瘤的诊断与鉴别诊断。

20. 急性化脓性鼻窦炎的影像学表现。

21. 鼻腔、鼻旁窦内翻性乳头状瘤、淋巴瘤、癌的诊断及鉴别诊断要点。

22. 鼻咽癌的影像学表现。

23. 喉癌的影像学表现。

24. 腮腺良、恶性肿瘤的鉴别诊断要点。

25. 甲状腺良、恶性病变的鉴别诊断要点。

26. 上呼吸道、消化道鳞癌淋巴结转移的影像学特点。

27. 甲状腺癌淋巴结转移的影像学特点。

28. 颈部淋巴结转移与神经源肿瘤的鉴别诊断要点。

## 与本章节内容相关的参考书

1. 吴恩惠,兰宝森. 中华影像医学(头颈部卷). 北京:人民卫生出版社,2002

2. 兰宝森. 中华影像医学(头颈部卷). 北京:人民卫生出版社,2002

3. 石木兰. 肿瘤影像诊断学. 北京:科学出版社,2003:73-234

4. 周康荣,陈祖望. 体部磁共振成像. 上海:上海医科大学出版社,2000:207-373

5. 刘复生,李彤华. 肿瘤病理学. 北京:北京医科大学中国协和医科大学联合出版社,1997:488-651

6. Som PM,Curtin HD. Head and Neck Imaging. 4th ed. St. Louis:Mosby-Year book,2003

（周纯武　王振常　鲜军舫　罗德红　欧阳汉　蒋力明）

# 第四篇 呼 吸 系 统

# 第一章 呼吸系统总论

Common imaging methods
　Plain film
　Angiography
　Computed tomography
　Magnetic resonance imaging
　Nuclear imaging
　PET-CT
Normal anatomy and variances
　Plain film
　Computed tomography
　Magnetic resonance imaging
　Nuclear imaging
Common abnormal imaging signs
Trachea and bronchi
　Stenosis and obstruction

Lungs
　Emphysema
　Atelectasis
　Consolidation
　Calcification
　Nodule & mass
　Intrapulmonary air containing space & cavity
　Interstitial abnormalities
Pleura
　Pleural effusion
　Pneumothorax
　Hydropneumothorax
　Pleural thickening, adhesion, calcification
　Pleural nodules & masses
Mediastinum

## 第一节 常用的影像学检查方法

　　呼吸系统的影像学检查方法主要有 X 线检查、CT 检查、MRI 检查、血管造影及介入放射学检查、核素检查、PET-CT 检查等。在检查、诊断呼吸系统疾病时,恰当选择影像学检查方法十分重要。

### 一、X 线检查

　　包括 X 线透视、摄片、CR、DR、体层摄影(tomography)、支气管造影(bronchography)等。

　　1. X 线透视　该检查虽然操作简单、费用低廉,可进行多方位及器官运动的观察,但由于空间分辨力低和辐射剂量较大等原因,目前已经不再用于胸部疾病的检查。

　　2. 摄片　指非数字化的模拟成像方法,可显示大部分呼吸系统疾病,价格较低,常用于呼吸系统疾病的筛查。其中正位(后前位)(postero-anterior view)、侧位(lateral view)是胸部最常用的投照体位;前弓位(kyphotic view)投照多用于观察肺尖病变,目前很少应用。

　　3. CR、DR　作为数字化 X 线成像技术,在许多医院逐步替代了普通 X 线摄片。常见体位与摄片相同。尽管图像清晰度有所提高,但结构重叠与微小病灶显示能力较低,临床应用呈逐渐减少趋势。

　　4. 体层摄影　既往主要用于观察肺内病灶及气管支气管,目前已经淘汰。

　　5. 支气管造影　既往主要用于观察和诊断支气管病变,目前很少应用。

## 二、CT

胸部 CT 是呼吸系统疾病最常应用和最有效的影像学检查方法。

（一）扫描技术与参数

1. 扫描范围　从肺尖（apex）至肋膈角（costophrenic angle），原则上包括双侧肾上腺。

2. 窗宽　肺窗采用 1000～2000Hu，纵隔窗采用 300～500Hu。

窗位：肺窗采用 -800～-500Hu，纵隔窗采用 30～50Hu。

3. 常规扫描采用 5～10mm 层厚，螺距 1.5。高分辨 CT 采用 1～2mm 层厚，螺距 1.5。

（二）平扫

1. 常规扫描　用于检查呼吸系统常见疾病。

2. 特殊检查方法

（1）高分辨 CT（high resolution CT，HRCT）：能够清晰地显示肺内细微结构，用于观察诊断弥漫性病变（间质病变、肺泡病变、结节病变）、支气管扩张、肺结节与肿块。

（2）病灶容积显示及多平面重建：层厚 0.5～2mm。能够多平面、多角度、立体显示肺内病灶的轮廓（分叶征等）及与周围结构（胸膜凹陷征、小血管和小支气管等）的关系，能够计算病灶倍增时间，进行随诊观察。用于观察诊断肺内结节与肿块等。

（3）气管支气管的多平面重建、CT 仿真内镜：层厚 0.5～2mm。能够显示气管及较大支气管，具有无创性、简便易行等优点，但特异性、敏感性低，容易形态失真，目前一般不用于对细支气管的检查。可用于观察诊断气管支气管病变、评价支气管内支架的疗效。

（4）CT 肺功能成像（CT pulmonary functional imaging）：既显示肺的形态学变化，又能定量检测肺功能。用于诊断肺气肿，评估肺减容术的疗效等。

（5）低剂量 CT（low-dose CT，LDCT）：除管电流管电压外，其他扫描参数同常规扫描。目前主要用于肺癌筛查。

（三）增强扫描

1. 增强扫描　从肘静脉手推或高压注射器注入对比剂（浓度 300mgI/ml 的非离子型碘剂 100ml）进行胸部增强扫描。用于鉴别肺门周围的血管断面与肺内病灶，鉴别肺门或纵隔淋巴结与血管断面，判断胸部大血管受累情况。

2. 动态增强扫描　在注射对比剂后，对某一选定层面在设定的时间范围内进行连续扫描。对孤立肺结节的定性诊断有一定辅助作用。

3. 肺血管 CTA　能够显示肺动脉及其大分支。用于诊断肺血管病变（肺栓塞等），判断胸部大血管受累情况。

4. CT 灌注成像　用于肺结节的鉴别诊断。目前尚处于临床研究阶段。

（四）CT 引导肺穿刺活组织检查

CT 引导肺穿刺活组织检查（CT guided needle biopsy of chest lesion）可用于肺内病变的定性诊断，但有假阴性出现，肺癌患者可能出现穿刺道转移的风险。

## 三、MRI

呼吸系统的 MRI 检查应采用呼吸门控或平静浅呼吸进行扫描以减少呼吸运动的影响。扫描范围从肺尖到肺底，横轴位为主，依据病情加扫冠状位、矢状位。

肺实质的成像一般包括 $T_1WI$、$T_2WI$ 及质子密度加权像，使用钆喷酸葡胺作为对比剂的 $T_1WI$ 增强扫描应用相对较少。

（一）胸部平扫

不用于检查肺内微小病变或弥漫性疾病，常用于鉴别肺门周围的肺结节与血管断面，鉴别

Notes

肺门纵隔淋巴结与血管断面,判断胸部大血管受累情况,诊断纵隔内病变。

（二）特殊检查方法

1. 肺血管的 MRA　用于检查近段肺动脉病变。

2. 肺脏 MRI 功能成像　尚处于研究阶段。MRI 灌注成像可用于观察诊断肺栓塞、肺气肿、孤立肺结节。MRI 通气成像可用于观察诊断肺气肿、肺弥漫性间质病、肺癌、肺栓塞等。

## 四、DSA

分为选择性支气管动脉 DSA、选择性肺动脉 DSA、选择性胸壁动脉 DSA。诊断与治疗功能兼备。目前主要用于:①肺内血管性疾病的诊断或术前了解肺内血管状况,不作为其他呼吸系统疾病的主要诊断手段;②咯血患者术前确定出血部位或进行栓塞止血治疗;③肺癌做支气管动脉灌注化疗。

## 五、放射性核素检查

肺通气-灌注显像( pulmonary ventilation-perfusion imaging)是诊断肺血栓栓塞的首选方法,还可用于诊断 COPD 等疾病,测定肺肿瘤或肺气肿、肺大疱的术前肺功能。生长抑素受体显像可用于检查诊断神经内分泌肿瘤。

## 六、PET-CT

PET-CT 可通过显示肺内病变(结节、肿块)的代谢活性进行病变良恶性判断。用于肺结节或肿块的良恶性诊断、肺癌的分期、肺癌的疗效评估及复发判断等。但对于肺部磨玻璃样小结节可出现假阴性结果;另外,检查费用昂贵。

# 第二节　正常影像解剖和常见变异

## 一、正常 X 线胸片表现

（一）胸廓( thoracic cage)

1. 软组织( 图 4-1-1)

（1）胸锁乳突肌及锁骨上皮肤皱褶

1）胸锁乳突肌影( sternocleidomastoid muscles shadows):表现为自胸骨柄( manubrium sterni)斜向后上的带状阴影,密度均匀,边缘清晰。易被误认为肺尖病变。

2）锁骨上皮肤皱褶影( supraclavicular skin folds shadows):表现为位于锁骨上缘,并与锁骨平行,宽 3 ~5mm 的均匀软组织密度阴影。

（2）胸大肌:胸大肌影( pectoralis major shadows)表现为双肺中野外侧斜向腋窝的扇形密度增高阴影。

（3）女性乳房与乳头

1）女性乳房影( breast shadows):表现为位于双肺下野,下缘清晰,上缘密度逐渐减低的半圆形的高密度阴影。双侧对称或不对称。

2）乳头影( nipple shadows):表现为一般位于第 5 前肋间,呈双侧对称的小圆形阴影。但乳头影也可不对称或单侧出现,容易误诊为肺内结节。

（4）伴随阴影( companion shadows):胸膜在肺尖的返折处及胸膜外的软组织沿第 1、2 肋骨下缘形成 1 ~2mm 宽、边缘清晰的线条状阴影。

Notes

2. 骨骼(图 4-1-1)

(1) 肋骨

1) 肋骨影(ribs shadows):12 对,自后上向前下倾斜。后肋轮廓清晰,密度较高,前肋轮廓相对模糊,密度较淡。

2) 肋软骨(costal cartilage):未钙化的肋软骨不显影。肋软骨钙化表现为与肋骨呈条状连接的斑点样高密度影。20 岁后第 1 肋软骨最先出现钙化,随着年龄增长,其他肋软骨自下而上依次发生钙化。

3) 肋骨先天变异(congenital rib anomalies):①叉状肋(bifid rib):肋骨前端呈分叉或铲状,易发生于第 2、4 前肋;②颈肋(cervical rib):发生于第 7 颈椎的短小肋骨;③肋骨联合(fused rib):常累及第 1、2 肋骨,相邻肋骨局部融合或形成假关节。

(2) 锁骨(clavicle)及肩胛骨(scapula):胸锁关节(sternoclavicular joint)由锁骨内侧端与胸骨柄构成。"菱形窝"(rhomboid fossa)指锁骨的内侧下缘,菱形韧带附着处的半圆形凹陷。后前位胸像时,若双肩前旋不足,双侧肩胛骨内侧与肺野可有不同程度的重叠。

(3) 胸骨(sternum)与胸椎(thoracic vertebrae):后前位胸像上,只有胸骨柄的两侧可突出于上纵隔,易误认为肺内或纵隔病变。投照条件合适,后前位胸像可显示第 1～4 胸椎。

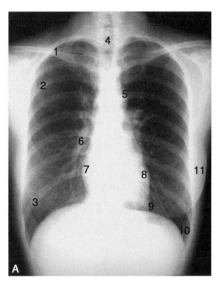 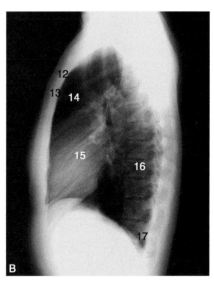

图 4-1-1　正常 X 线胸像

A. 正位;B. 侧位;1. 锁骨;2. 肋骨;3. 乳头;4. 气管;5. 主动脉结;6. 右下肺动脉;7. 右心缘;8. 左心缘;9. 心膈角;10. 肋膈角;11. 乳腺;12. 胸骨柄;13. 胸骨体;14. 心前间隙;15. 心影;16. 胸椎;17. 后肋膈角

(二) 气管与支气管

1. 气管(trachea)　后前位胸像上位于纵隔中部,上缘起自第 6～7 颈椎水平,至第 5～6 胸椎水平分为左、右主支气管,气管分杈(bifurcation of trachea)角度为 60°～80°。

2. 气管隆嵴(carina of trachea)　左、右主支气管下壁交界处,气管隆嵴角锐利,一般不大于 90°。

3. 支气管(bronchi)及分支　高千伏胸像可显示左右主支气管,主支气管以下分支不能显示。

(三) 肺

1. 肺野(lung fields)　后前位胸像上自纵隔肺门向外的透光区域。为了便于定位,沿第 2、4 前肋下缘水平画线将肺野分为上中下肺野,从肺门到一侧肺野的最外部纵行均分 3 带(内、中、

Notes

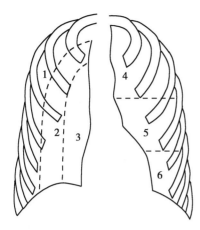

图 4-1-2  肺分野、分带示意图

1. 外带;2. 中带;3. 内带;4. 上肺野;
5. 中肺野;6. 下肺野

外带)(图 4-1-2)。

2. 肺纹理( lung markings)  由肺动脉、肺静脉及支气管形成,表现为自肺门向外周放射状分布的树枝状阴影,立位时下肺野纹理较粗。

3. 肺门( hilar)  肺门影由肺动脉、肺静脉、支气管、淋巴组织构成,主要成分是肺动脉和肺静脉(见图 4-1-1)。

右肺门的上部由右上肺动脉及肺静脉分支构成,下部由右下肺动脉构成。右肺门上下部的夹角称为右肺门角。左肺门由左肺动脉及上肺静脉的分支构成。后前位胸像上,左肺门略高于右肺门。侧位胸像上,右肺门多位于前方,左肺门位于后方。

4. 肺叶( pulmonary lobe)与肺段( pulmonary segment)

(1) 肺的分叶:横裂和斜裂将右肺分为上叶( superior lobe)、中叶( middle lobe)和下叶( inferior lobe),斜裂将左肺分为上、下肺叶,左肺上叶又分为上部与舌部( lingular lobe)。

(2) 副叶( accessory lobe):额外的胸膜裂伸入肺段之间,形成额外的肺叶。位于右侧肺门上方纵隔旁的奇叶( azygos lobe)和位于下叶内侧部的下副叶( inferior accessory lobe)是常见的副叶。

(3) 肺段:右肺有 10 个肺段,左肺有 8 个肺段。每个肺段有与其名称一致的段支气管。肺段呈尖端指向肺门,底部位于肺周围呈圆锥形。正常的肺段之间无清楚的边界(图 4-1-3)。

(四) 胸膜

1. 正常胸膜( pleura)  一般不显影。

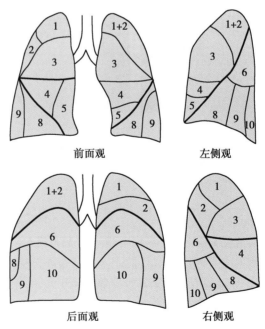

前面观          左侧观

后面观          右侧观

图 4-1-3  肺段的 X 线解剖示意图( 前后观及外侧观)

1. 右上叶尖段;2. 右上叶后段;1 + 2. 左上叶尖后段;
3. 上叶前段;4. 右中叶外段( 上舌段);5. 右中叶内段( 下舌段);6. 下叶背段;8. 下叶右前基底段( 左前内基底段);9. 下叶外基底段;10. 下叶后基底段

2. 斜裂（oblique fissure）叶间胸膜　在侧位胸像上显示为自后上向前下的细线状阴影。

3. 水平裂（horizontal fissure）叶间胸膜　在后前位胸像上显示约在第4前肋水平的横行细线状阴影。

（五）纵隔

1. 纵隔（mediastinum）　位于两肺之间，上部为胸廓上口（superior aperture of thorax），下缘为膈，前部为胸骨（sternum），后部为胸椎。

2. 纵隔分区（mediastinum division）前纵隔位于胸骨后，气管、升主动脉、心脏之前。食管前壁是中后纵隔的分界。胸骨柄下缘至第4胸椎体下缘连线与第4前肋端至第8胸椎体下缘的连线将纵隔分为上、中、下纵隔（图4-1-4）。

（六）横膈

1. 后前位胸像　横膈（diaphragm）呈圆顶状，轮廓光滑，一般右膈高于左膈1~2cm。横膈内侧与心脏形成心膈角（cardiophrenic angle），左心膈角常有心包脂肪垫（pericardial fat pad）；横膈外侧与胸壁形成清晰锐利的肋膈角（costophrenic angle）。

2. 侧位胸像　横膈与前胸壁形成前肋膈角，与后胸壁形成后肋膈角，后肋膈角低于前肋膈角。

图4-1-4　纵隔分区
B. 气管；E. 食管；前纵隔（红色），中纵隔（黄色），后纵隔（白色）

# 二、正常胸部CT表现

（一）胸壁

CT纵隔窗不仅能够显示胸壁肌肉（胸大肌、胸小肌、斜方肌等）、脂肪、女性乳房，还能显示胸骨、锁骨、胸锁关节、胸椎（椎体及附件）、肩胛骨等（图4-1-5）。但CT横轴位图像判断肋骨序数困难，肋骨三维重建图像可以良好显示肋骨。

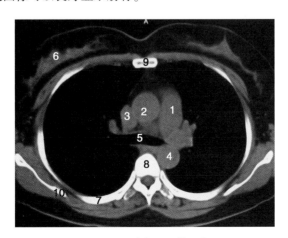

图4-1-5　胸部CT纵隔窗
1. 主肺动脉；2. 升主动脉；3. 上腔静脉；4. 降主动脉；5. 气管分权；6. 乳腺；7. 肋骨；8. 椎体；9. 胸骨；10. 肩胛骨

Notes

（二）胸膜

常规胸部 CT 肺窗扫描叶间胸膜呈横行或略呈弧形的少血管带,薄层或 HRCT 扫描斜裂叶间胸膜可呈软组织密度的细线状阴影(图 4-1-6)。

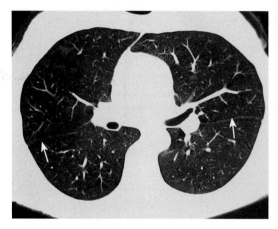 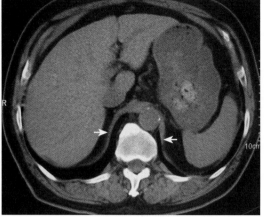

图 4-1-6　胸部 CT 肺窗示双侧叶间胸膜(白箭)　　　　图 4-1-7　膈脚(白箭)

（三）横膈

1. 膈　胸部 CT 显示为软组织密度的波浪状或弧形线影。

2. 膈脚　胸部 CT 显示为位于椎体两旁、主动脉前方的软组织密度弧形影。膈脚前方是腹腔,后方是胸腔(图 4-1-7)。

（四）肺叶、肺段、肺小叶

1. 胸部 CT　肺窗上的肺叶、肺段定位较 X 线胸像更加准确(图 4-1-8)。

2. 次级肺小叶(secondary pulmonary lobule)　是肺组织的微小解剖结构单位,切面呈圆锥形,尖端向肺门,底朝胸膜。每个次级肺小叶包含约 3～20 个腺泡(acinus),HRCT 也难以显示腺泡。

（1）小叶核(lobular core):位于肺小叶中央,由小叶中心细支气管(centrilobular bronchiole)、伴随的小叶中央动脉及包绕的纤维结缔组织构成。小叶中央动脉(centrilobular artery)在 HRCT 上呈分支状或逗点状,距离胸膜 5～10mm。HRCT 一般不能显示小叶中心细支气管。

（2）小叶间隔(interlobular septa):包绕肺小叶的纤维结缔组织,内有肺静脉和

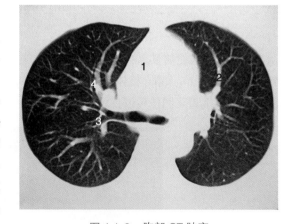

图 4-1-8　胸部 CT 肺窗
1. 心脏;2. 肺动脉分支;3. 右上叶后段气管;4. 右上叶前段支气管

淋巴管分支。HRCT 偶可显示小叶间隔,呈与胸膜垂直的长约 1～2cm 的均匀细线,厚度不超过 1mm,无分支。

（3）小叶实质(lobular parenchyma):位于小叶核与小叶间隔之间,包括由小气管、肺动静脉分支供应的肺泡(alveoli)和相关的毛细血管床,是功能性肺实质(functional lung parenchyma)。HRCT 显示为无结构的均匀低密度区。

（五）肺动脉、肺静脉、支气管、肺门

1. 胸部 CT 能够显示气管、主支气管、部分肺段支气管;薄层 CT、螺旋 CT 显示肺段、亚段支

Notes

气管较好。支气管的 CT 表现为长管状或圆形、椭圆形透亮影(见图 4-1-8)。

2. 肺动脉与支气管伴行,横轴位在 CT 上表现为小结节(见图 4-1-8)。肺静脉走行在肺段之间,变异较多,识别困难。

3. 胸部 CT 显示肺门良好。

(六)纵隔

胸部 CT 的纵隔窗能够显示纵隔内的胸腺、心脏、大血管、食管、淋巴结等结构。

1. 胸腺(thymus)　正常胸腺外缘平直或略有凹陷。

(1)青少年胸腺在 CT 上表现为位于血管前间隙的三角形均匀软组织密度影(图 4-1-9)。

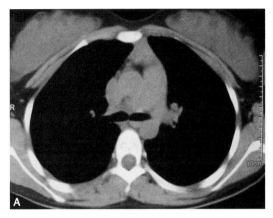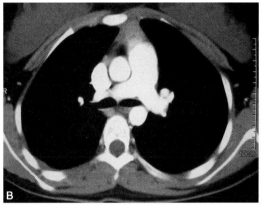

图 4-1-9　青春期胸腺

A. 平扫 CT 纵隔窗;B. 增强 CT 纵隔窗,示位于前纵隔的三角形均匀软组织密度影,外缘光滑(箭头)

(2)随着年龄的增长,胸腺逐渐萎缩,老年胸腺在 CT 上呈脂肪密度影(图 4-1-10)。

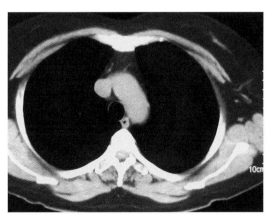

图 4-1-10　老年胸腺

平扫 CT 纵隔窗,示位于前纵隔的三角形均匀
脂肪密度影,外缘光滑(箭头)

2. 食管(esophagus)　管壁厚度一般不超过 3mm。

3. 淋巴结(lymph node)　CT 表现为圆形、卵圆形软组织密度影,增强 CT 能够区别淋巴结与血管断面。正常淋巴结一般小于 10mm,淋巴结≥15mm 视为病理性淋巴结增大,但 15mm 以下的淋巴结亦可有病理性改变。

## 三、正常胸部 MRI 表现

SE 序列的 $T_1$ 加权像($T_1$WI)能清晰显示胸部组织器官的信号特点。

Notes

**（一）胸廓**

胸壁脂肪在 $T_1WI$、$T_2WI$ 上均呈高信号。胸壁肌肉在 $T_1WI$ 上呈中等信号,在 $T_2WI$ 上呈等至略低信号。胸壁骨骼在 $T_1WI$、$T_2WI$ 上,骨皮质呈低信号,骨髓呈高信号(图4-1-11)。

**（二）肺**

肺实质在 MRI 上呈极低信号,MRI 难以显示肺纹理及小叶间隔。

**（三）肺动脉、肺静脉、气管与支气管、肺门、纵隔**

1. 肺动脉、肺静脉的管壁在 MRI 上呈中等信号,管腔呈流空信号(图4-1-11)。

2. 气管、支气管管腔呈极低信号,管壁显示困难。

3. 食管壁呈中等信号。

4. 肺门与纵隔淋巴结呈边缘光滑的类圆形中等信号。

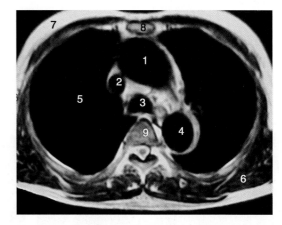

图 4-1-11　胸部 MRI( $T_2$ WI)
1. 升主动脉;2. 上腔静脉;3. 气管;4. 降主动脉;5. 肺野;6. 胸壁肌肉;7. 胸壁脂肪;8. 胸骨;9. 椎体

5. 青少年胸腺呈均匀的中等信号,中年胸腺以脂肪为主,与周围脂肪组织分界困难。

**（四）胸膜**

MRI 难以显示胸膜。因叶间胸膜多不能显示,MRI 上难以区分肺叶。

**（五）横膈**

横膈一般呈 2～3mm 宽的线状或条片状低信号。

## 四、正常核素显像表现

**（一）肺通气显像**

1. 放射性气体通气显像

（1）单次吸入显像:大气道无明显放射性滞留,肺内自上而下呈由低到高的均匀放射性分布。反映气道通畅情况及肺局部通气功能。

（2）平衡期显像:双肺放射性均匀分布。反映肺各部位容量。

（3）清除显像:随放射性气体呼出,放射性分布逐渐均匀减少,半清除时间一般少于 2 分钟,无局部放射性滞留。

2. 放射性气溶胶通气显像　肺内放射性分布较均匀,肺周边略低。气道内,特别是气管分权处放射性分布略高。

**（二）肺灌注显像( $^{99m}$Tc-MAA)**

（1）肺实质放射性分布均匀,放射性高低与肺实质厚度成正比,放射性分布与肺动脉的小分支及毛细血管分布一致。

（2）肺门部大血管及气管无放射性分布。

（3）正常肺通气显像的影像与肺灌注显像的影像基本一致,即匹配显像征。

# 第三节　基本病变的影像征象

## 一、气管、支气管病变

**（一）气管、支气管狭窄与闭塞( stenosis and obstruction)**

腔内肿块、异物、外压等都可以引起气管支气管局限性狭窄或闭塞。

Notes

1．X线表现　正位胸像发现气管支气管病变困难,但可显示阻塞性肺气肿、肺不张等间接征象。

2．CT表现　能够直接显示管腔内息肉样或菜花样结节,管壁局限性增厚,管腔内异物,气管支气管周围结构异常,同时显示气管支气管管腔狭窄或闭塞(图4-1-12)。常用于观察气管支气管病变范围与深度。

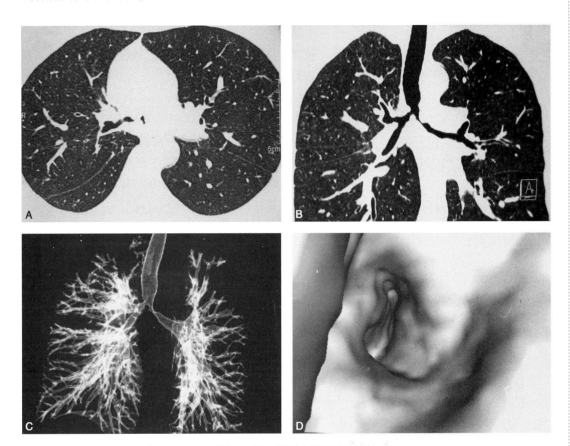

图4-1-12　双侧支气管狭窄

A．横轴位CT肺窗;B．MPR;C．VRT;D．左主支气管CTVE,示左侧支气管内壁结节状突起,管腔不规则狭窄

（二）支气管扩张

在胸部疾病的支气管扩张一节中详述。

## 二、肺 部 病 变

（一）肺气肿（emphysema）

支气管狭窄后,空气能被吸入,不能完全呼出,使该支气管所分布的肺泡过度充气而逐渐膨胀,形成阻塞性肺气肿。

1．X线表现　分为弥漫性、局限性。

（1）弥漫性肺气肿:常表现为肺过度充气膨胀,肺纹理减少,肺大疱形成(图4-1-13)。

1）肺过度充气膨胀（over inflation）:①双侧肺野透明度增加;②胸廓膨大,肋间隙变宽,可形成桶状胸（barrel chest）;③膈肌低平,心影狭长;④侧位胸像显示胸骨后透亮区增宽。

2）肺大疱（bullae）:局限的薄壁含气囊状阴影。

（2）局限性肺气肿:常表现为肺野局部透亮度增加。

2．CT表现　肺气肿病理上分为小叶中央型、全小叶型和间隔旁型。

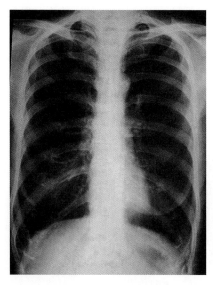

图 4-1-13　弥漫性肺气肿

正位 X 线胸像,示胸廓膨大,肋间隙变宽,肺纹理减少,双侧肺野透明度增加,膈肌低平,心影狭长

（1）小叶中央型肺气肿(centrilobular emphysema)：病变累及肺小叶中央部分(腺泡中央的呼吸性细支气管),常分布在上叶。CT 表现为肺内小圆形低密度区,无壁,周围是相对正常的肺实质,两者无明显分界。病变严重时,肺纹理稀少(图 4-1-14)。

（2）全小叶型肺气肿(panlobular emphysema)：病变累及全部肺小叶(整个腺泡),下叶分布为主。CT 表现为广泛分布的低密度区,肺纹理稀少(图 4-1-15)。

（3）间隔旁型肺气肿(paraseptal emphysema)：病变累及肺小叶边缘(肺泡管和囊),多位于胸膜下或沿小叶间隔周围。CT 表现为胸膜下多发小气囊、肺大疱(图 4-1-16)。肺大疱好发于奇静脉食管隐窝、左心室及前联合线附近,CT 表现为肺内局限性薄壁气囊,无肺实质结构。

（二）肺不张(atelectasis)

支气管完全闭塞致肺内气体减少及肺体积缩小,形成阻塞性肺不张,可并发慢性阻塞性肺疾病。

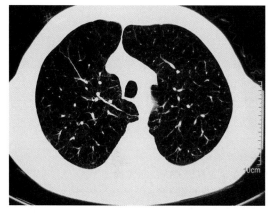

图 4-1-14　小叶中央型肺气肿

平扫 CT 肺窗,示肺内小圆形低密度区,无壁,周围肺实质相对正常,两者无明显分界,肺纹理稀少

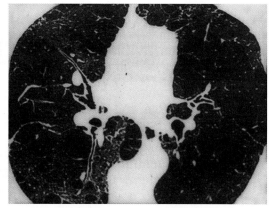

图 4-1-15　全小叶型肺气肿

平扫 CT 肺窗,示广泛分布的低密度区,肺纹理稀少,可见肺大疱

1. X 线表现

（1）一侧全肺不张：患侧肺野致密不透光,胸廓塌陷,肋间隙变窄,纵隔向患侧移位,膈肌升高,对侧肺代偿性通气过度(compensatory hyperinflation)(图 4-1-17)。

（2）肺叶肺不张

1）直接征象：患侧肺叶通气减低,叶间胸膜移位,血管、支气管聚拢(图 4-1-18)。

2）间接征象：患侧膈肌抬高,纵隔向患侧移位,肺门移位,邻近肺叶肺代偿性通气过度。

2. CT 表现　与 X 线胸像征象相似,但 CT 显示叶间胸膜移位、血管和支气管聚拢等征象优于 X 线胸像(图 4-1-19)。

（三）实变(consolidation)

肺泡腔内的气体被渗出液及细胞成分代替后形成实变。多见于急性炎症、浸润型肺结核、肺出血、肺水肿及细支气管肺泡癌。其中急性炎症、肺出血、肺泡性肺水肿引起的肺实变吸收较快。

Notes

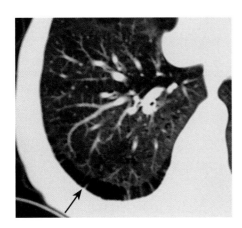

图 4-1-16 间隔旁型肺气肿
平扫 CT 肺窗,示右后肺胸膜下单层串珠状多发
小气囊影,其间可见细小分隔,囊内无肺结构(箭
头)

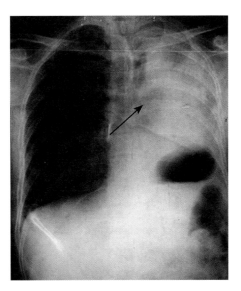

图 4-1-17 左侧全肺不张
正位 X 线胸像,示左侧肋间隙变窄,左肺野致密不
透光,左主支气管截断(箭头),气管及纵隔向左侧
移位,左侧膈肌升高;右侧肺代偿性通气过度

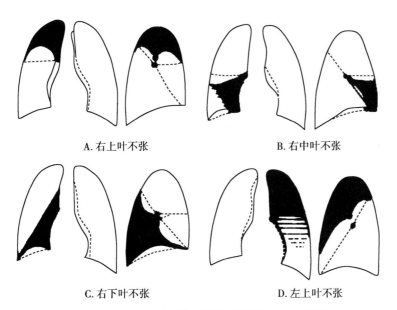

A. 右上叶不张      B. 右中叶不张

C. 右下叶不张      D. 左上叶不张

图 4-1-18 肺叶不张示意图(黑色区域表示病变范围)

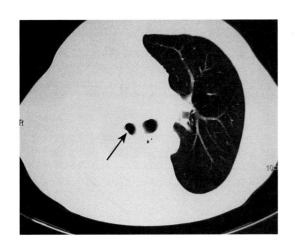

图 4-1-19 右侧全肺不张
平扫 CT 肺窗,示右主支气管狭窄闭塞(箭头),
右全肺不张,纵隔向患侧移位

Notes

1. X 线与 CT 表现

（1）肺泡、肺小叶实变：边缘模糊的斑点状、斑片状密度增高阴影。

（2）肺段或肺叶实变：大片状密度增高阴影，部分可见含气的支气管分支影即支气管充气征（air bronchogram），实变的肺体积一般无明显变化（图 4-1-20、4-1-21）。

2. MRI 表现　肺实变表现为小片状或大片状异常信号，在 $T_1WI$ 上呈中低信号，在 $T_2WI$ 上呈高信号。

（四）钙化（calcification）

X 线与 CT 表现为边缘清楚的高密度影，MRI 显示钙化较差。肺结核钙化多为斑点状、斑块状；肺错构瘤钙化可呈"爆米花"状（图 4-1-22）；少数肺癌结节内可见钙化，多呈偏心分布的细沙砾状或点状，病理基础为肿瘤组织坏死后钙质沉积或原来肺内钙化被肿瘤包裹。

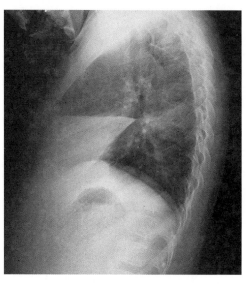

图 4-1-20　肺实变
侧位 X 线胸像，示右肺中叶边缘清晰的大片状密度增高阴影，肺体积无明显缩小

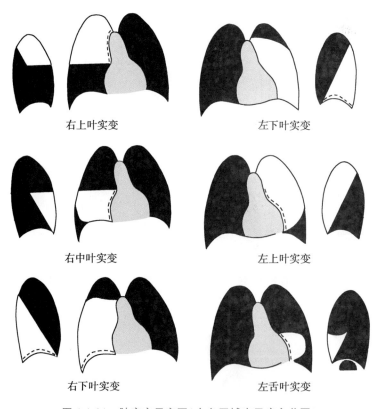

右上叶实变　　　　　左下叶实变

右中叶实变　　　　　左上叶实变

右下叶实变　　　　　左舌叶实变

图 4-1-21　肺实变示意图（白色区域表示病变范围）

（五）结节（nodule）与肿块（mass）

1. 良性肺结节与肿块　多见于肺腺瘤、结核球、肺错构瘤、炎性假瘤等。其周边多有包膜，生长缓慢，X 线与 CT 显示边缘清晰光滑，偶分叶，少有毛刺（图 4-1-23）。结核球内常可见钙化、裂隙或新月样空洞，周围可见卫星灶（satellite lesions）。

2. 恶性肺结节与肿块　早期周围型肺癌多表现为肺内结节（图 4-1-24），中、晚期肺癌多表

Notes

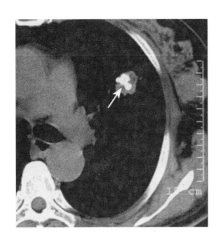

图 4-1-22 肺错构瘤钙化
平扫 CT 纵隔窗,示左肺上叶分叶状结节灶,
其内可见高密度钙化呈"爆米花"状(箭头)

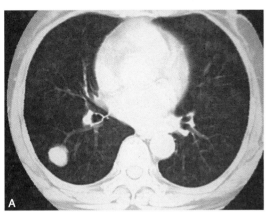
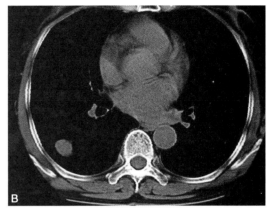

图 4-1-23 良性肺结节
A. 平扫 CT 肺窗;B. 平扫 CT 纵隔窗,示右下肺结节,边缘光滑,密度均匀

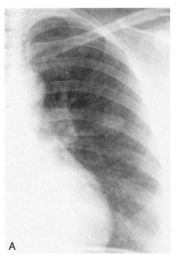
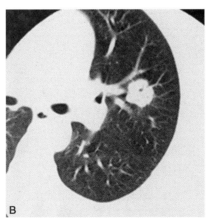

图 4-1-24 恶性肺结节
A. 正位 X 线胸像;B. 平扫 CT 肺窗,示左上肺结节(直径<2cm),边缘略呈分叶

现为肺内肿块(图 4-1-25)。

(1) X 线与 CT 表现:常出现下列征象,但不具有特异性。

1) 分叶征(lobulation):X 线与 CT 显示结节边缘呈细小深分叶或锯齿状,状如桑葚。病理基础为肿瘤自身生长速度不均等,肿瘤生长遇到的阻力不同,小叶间隔纤维性增生限制肿瘤

Notes

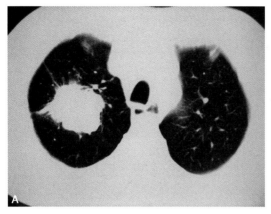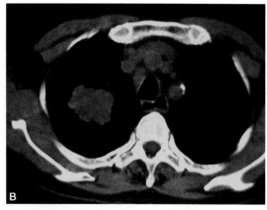

图 4-1-25   恶性肺肿块

A. 平扫 CT 肺窗;B. 平扫 CT 纵隔窗,示右上肺肿块,边缘清晰,有分叶及毛刺征

生长。

2）毛刺征(spiculatecd sign):X 线与 CT 显示结节边缘呈浓密的短细毛刺,僵硬,状如绒球。病理基础为肿瘤的恶性生长方式,肿瘤周围间质反应。

3）小泡征:CT 表现为肺结节内连续数个层面上的直径一毫米至数毫米的小泡状或轨道状空气样低密度影。病理基础为肿瘤内残存的肺泡或小支气管。

4）支气管血管集束征:CT 表现为一支或数支肺小血管受牵拉向病灶聚拢移位,在病灶处中断或贯穿病灶,累及的血管可为肺动脉或肺静脉。

5）病灶的胸壁侧小片状浸润:病理基础为小支气管阻塞引起的炎症或肺不张。

6）增强后改变:结节或肿块呈轻、中度均匀强化或不均匀强化(CT 值增加 15～20Hu),部分结节可呈内缘不规则的环状强化。

（2）MRI 表现:周围型肺癌在 $T_1WI$ 呈中等信号,在 $T_2WI$ 呈高信号,信号可不均匀。肿瘤液化坏死时,坏死区在 $T_1WI$ 信号更低,在 $T_2WI$ 信号更高。

3. 良、恶性肺结节的鉴别诊断(表 4-1-1)。

表 4-1-1   良、恶性肺结节的影像特点与鉴别

| | 良　性 | 恶　性 |
|---|---|---|
| 边缘 | 清楚,光滑锐利 | 浓密的细短毛刺,僵硬,状如绒球 |
| 轮廓 | 少数可见切迹,且不同于分叶征 | 细小深分叶,呈棘状凹凸不平或锯齿状,状如桑葚 |
| 密度 | 均匀或不均匀,中等偏高<br>CT 值一般在 164Hu 以上,部分结节内可见脂肪样低密度 | 均匀或不均匀,中等偏低<br>CT 值一般在 164Hu 以下 |
| 钙化 | 多见,呈层状、斑点状或斑块状<br>弥漫分布或中心分布 | 少见,呈细点状或沙砾状<br>偏心分布 |
| 空洞 | 新月形或裂隙形小空洞 | 空洞内壁形态不规则,可见壁结节 |
| 支气管充气征 | 可见 | 可见 |
| 血管集束征 | 少见 | 常见 |
| 周围结构 | 周围肺野清晰或有卫星病灶<br>部分结节的胸壁侧可见小片状浸润 | 周围肺野清晰,无卫星病灶<br>部分结节的胸膜侧可见小片状浸润 |

续表

| | 良　性 | 恶　性 |
|---|---|---|
| 邻近胸膜 | 增厚粘连<br>肺窗和纵隔窗均能显示 | 胸膜皱缩征常见<br>肺窗显示而纵隔窗不显示 |
| 强化 | 多种形式 | 轻、中度均匀或不均匀强化 |
| 淋巴结肿大 | 极少 | 可合并肺门、纵隔内淋巴结肿大 |
| 随诊观察 | 短期内吸收或在1年至2年变化不大 | 多在2~6个月可有明显增长,早期的肺癌结节、瘢痕癌可较长时间无明显变化 |

（六）空腔（air containing space）与空洞（cavity）

1. 空腔　是肺内生理腔隙的病理性扩张,如肺大疱、含气的支气管源性囊肿、囊状支气管扩张等。X线与CT表现为边缘清晰光滑、壁厚约1mm的类圆形透明区（图4-1-26）。曲霉菌球位于支气管源性囊肿、囊状支气管扩张的腔内时,可随着体位变化而移动,其与壁层之间的狭小裂隙称为新月征（air crescent sign）。

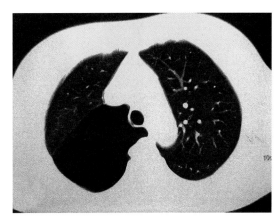

图4-1-26　肺空腔
平扫CT肺窗,示边缘清晰光滑、壁厚约
1mm的类圆形透明区

2. 空洞　病变内发生坏死,坏死组织经支气管排出后形成空洞。多见于肺结核、肺脓肿和肺癌。

（1）虫蚀样空洞:是大片状坏死组织内的多发小空洞,多见于结核干酪样肺炎,X线与CT表现为大片状密度增高阴影内多发的、边缘不规则如虫蚀样的小透亮区。

（2）薄壁空洞:纤维组织与肉芽组织形成的洞壁厚在3mm以下的空洞,多见于肺结核,X线与CT表现为边界清晰,内壁光滑的类圆形透亮区。

（3）厚壁空洞:洞壁厚在3mm以上的空洞,多见于肺脓肿、肺癌、肺结核。肺脓肿空洞内多有气液平面（air-fluid level）;肺癌空洞的内壁常不规则,呈结节状内壁（图4-1-27）。

（七）肺间质病变（interstitial lung disease）

间质性肺炎、结缔组织病、肺尘埃沉着病、肺水肿、癌性淋巴管炎、慢性炎症、肺结核等可引起肺间质病变,病理改变可以是渗出或漏出液、炎性细胞浸润、纤维结缔组织增生、肉芽组织增生和肿瘤细胞淋巴管浸润等。

1. X线表现

（1）肺纹理增粗、模糊。

（2）不同于正常肺纹理的、密度增高的、僵直索条影（stripe）。

（3）网状影（reticular opacities）或网状小结节阴影（reticulonodular opacities）、蜂窝状阴影。

（4）间隔线（septal lines）:多见于肺间质水肿、肺静脉高压,肺小叶间隔内有液体或组织增生,可表现为A、B、C间隔线。

1）A间隔线:位于肺野中带,自外周引向肺门,长约4cm细线,与肺纹理走行不一致。

2）B间隔线:长约2cm,垂直于胸膜,水平走行的细线,常位于肋膈角附近。

3）C间隔线:网状细线,位于下肺野。

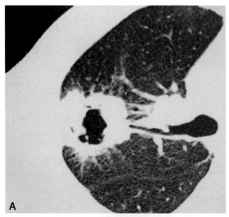
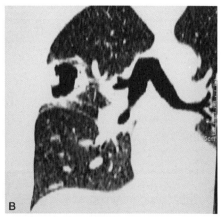
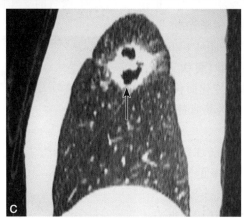

图 4-1-27　厚壁空洞(肺癌空洞)
A. 平扫 CT 肺窗横轴位;B. 冠状位;C. 矢状位,示空洞的
内壁不规则,可见壁结节(箭头)

2. CT 表现

(1) 支气管血管束周围的间质增厚

1) 界面征(interface sign):支气管血管束周围的间质增厚在肺实质与肺门旁血管、支气管间形成不规则界面。

2) 印戒征(signet-ring sign):支气管管壁增厚,管腔呈柱状、囊状或串珠状扩张,且较邻近的肺动脉分支粗大,形似印戒。反映肺间质纤维化使肺组织扭曲变形引起的牵引性支气管扩张(traction bronchiectasis)。

(2) 次级小叶异常

1) 小叶间隔增厚(interlobular septal thickening):垂直于胸膜、长约 1～2cm 的僵直细线或多角形网线(图 4-1-28),反映肺间质异常。常见于肺水肿、癌性淋巴管炎、肺泡蛋白沉着症、结节病、硅沉着病等疾病。

2) 长索条(parenchymal bands):长约 2～5cm,不同于正常肺纹理的、向胸膜下延伸的僵直索条。反映广泛的间隔增厚或支气管血管束周围的纤维化。

3) 小叶中心结构增粗:小叶内支气管血管束的间质异常,HRCT 显示小叶中心血管增粗,直径大于 2～3mm。细支气管周围间质增厚或细支气管扩张,HRCT 显示小叶

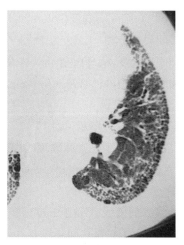

图 4-1-28　小叶间隔增厚
平扫 CT 肺窗,示弥漫分布的僵直
细线或多角形网格影

Notes

内细支气管呈小环状、轨道样、分枝状等。当细支气管内充填有分泌物或炎性渗出时,HRCT 显示为胸膜下树枝样小细线伴 3mm 左右的小结节,称为树芽征(tree-budded sign)(图 4-1-29)。常见于弥漫性全细支气管炎(diffuse panbronchiolitis)、肺结核的支气管播散等疾病。

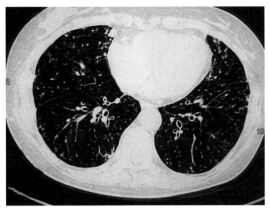 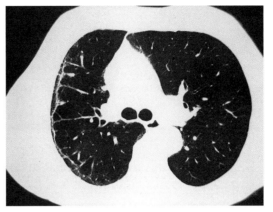

图 4-1-29　树芽征

平扫 CT 肺窗,示两肺外带弥漫分布直径 3mm 左右的小结节与分支状影相连,形成树芽征

图 4-1-30　胸膜下线

平扫 CT 肺窗,示长数厘米、与胸膜平行的弧形细线影,位于胸膜下 1cm 之内

4)胸膜下线(subpleural line):位于胸膜下 1cm 以内,长约 2~5cm,与胸膜平行的弧形细线。由相邻增厚的小叶间隔相连而成(图 4-1-30)。常见于石棉沉着病、硬皮病等。

5)蜂窝征(honeycombing sign):多个聚集、大小不等、壁厚且清晰的囊腔,多分布于胸膜下(图 4-1-31)。由肺弥漫性纤维化合并肺组织破坏所致。常见于特发性肺间质纤维化、石棉沉着病等。

(3)结节影

1)间质结节:病理改变为肉芽肿、肿瘤、纤维组织、淀粉样变等。常见于结节病、肺尘埃沉着病、癌性淋巴管炎、血行播散型肺结核核等疾病。HRCT 表现为直径 1~2mm,边缘清晰的软组织密度结节,多分布于肺门旁支气管血管束周、小叶中心间质、小叶间隔及胸膜下。串珠状或结节状间隔增厚指小叶间隔增厚呈光滑结节状或串珠状,多由恶性肿瘤的淋巴管播散所致。

2)气腔结节(air-space nodules):是细支气管周围的气腔实变(而非腺泡实变),也称腺泡结节(acinar nodule)。病理改变为肉芽组织、肿瘤、血管炎、渗出、出血及水肿等。常见于外源性变应性肺泡炎、嗜酸细胞肉

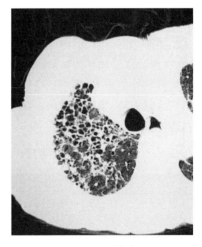

图 4-1-31　蜂窝征

平扫 CT 肺窗,示多个聚集、大小不等、壁厚且清晰的厚壁囊腔,多分布于胸膜下,伴有小叶间隔增厚

芽肿等疾病。HRCT 表现为边缘模糊,密度均匀,CT 值低于邻近血管的结节,多位于小叶中心,在肺外周多见。

3)聚结肿块(conglomerate masses):位于肺中央或肺门旁,包绕支气管、血管的较大肿块,被包绕的支气管常聚集并扩张。由纤维组织构成,常见于结节病。

(4)磨玻璃样影(ground-glass opacity):肺内密度略增高的模糊影,其内的肺血管影、支气管影可见(图 4-1-32)。反映微小间质增厚或气腔病变,病理改变为肺泡腔内渗液、肺泡壁肿胀或肺泡隔炎症。该征象常代表进展性、活动性、潜在可治愈性的过程,如肺水肿、肺泡炎、特发性间质性肺炎等。

Notes

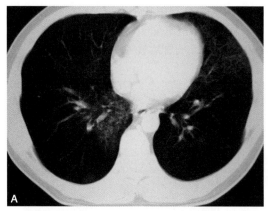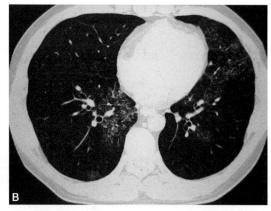

图 4-1-32　磨玻璃样影

A. 常规 CT 肺窗；B. HRCT 肺窗，示双肺内密度增高的模糊影，其内肺血管影和支气管影可见

# 三、胸 膜 病 变

## （一）胸腔积液（pleural effusion）

结核、炎症、肿瘤、外伤、结缔组织病等均可以引起胸腔积液。

1. 游离性胸腔积液（free effusion）

（1）X 线表现：X 线胸像可以大致估计积液量，但不能判断积液性质。

1）少量积液：因后肋膈角最低，故少量积液首先在侧位胸像显示后肋膈角变钝，继之在后前位胸像显示患侧侧肋膈角变钝。

2）中量积液：指积液面超过整个膈面。因胸腔内负压、积液的重力与表面张力、肺组织的弹性等作用，立位后前位胸像表现为患侧肋膈角消失，患侧下肺野均匀致密，上缘呈外高内低的弧线影，膈肌显示不清（图 4-1-33）。

3）大量积液：指积液面内上缘超过肺门角水平。表现为患侧肋间隙增宽，患侧肺野大部分均匀致密，纵隔向健侧移位。

（2）CT 表现：与胸壁平行的弧形水样密度影，随体位变化而变化（图 4-1-34）。

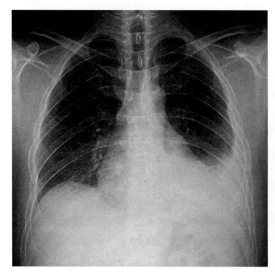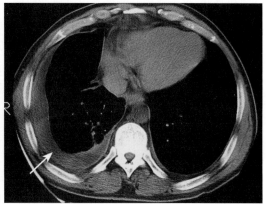

图 4-1-33　中量胸腔积液

正位 X 线胸像，示左侧肋膈角消失，左侧下肺野均匀致密，上缘呈外高内低的弧线影，左侧膈肌显示不清

图 4-1-34　胸腔积液

平扫 CT 纵隔窗，示与胸壁平行的弧形水样密度影（箭头）

Notes

2. **局限性胸腔积液**(localized effusion)

（1）X线表现

1）包裹性积液(encapsulated effusion)：指胸膜的脏层、壁层粘连，使胸腔积液局限于胸腔某一部分。表现为自胸壁突向肺野，边界清晰的半圆形致密阴影，只有在X线与病变呈切线位时该征象才能显示。

2）叶间积液(interlobar effusion)：指积液局限于叶间胸膜。侧位胸像表现为密度均匀的梭形阴影（图4-1-35）。

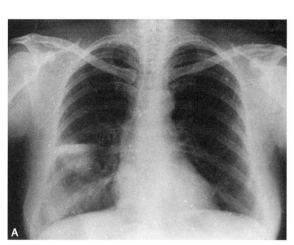
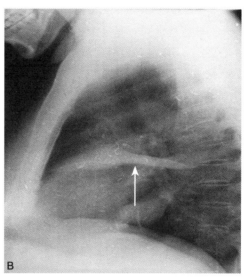

图4-1-35　叶间积液

A. 正位X线胸像，示积液局限于叶间胸膜；B. 侧位X线胸像，示密度均匀的梭形阴影（箭头）

3）肺底积液(infrapulmonary effusion)：指积液局限于肺底与横膈之间。X线表现与横膈抬高类似。

（2）CT表现：局限于肺底的水样密度影（图4-1-36）。

**（二）气胸**(pneumothorax)

胸壁穿通伤、胸部手术、胸腔穿刺等可使空气进入胸膜腔，导致气胸。

1. **X线表现**

（1）患侧肺萎陷致透亮度减低，并向肺门侧压缩（图4-1-37）。

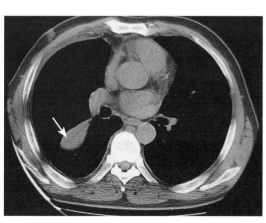
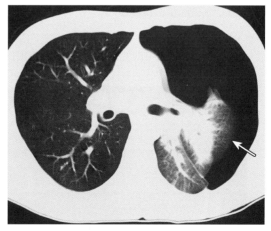

图4-1-36　叶间积液
平扫CT纵隔窗，示局限于叶间胸膜走行区的梭形水样密度影（箭头）

图4-1-37　左侧气胸
平扫CT肺窗，示左侧胸膜腔内气体，右肺受压部分萎缩（箭头）

Notes

（2）丝状脏层胸膜线清晰可见。

（3）肺与胸壁间出现无肺纹理的透亮带。

（4）张力性气胸（tension pneumothorax）可有纵隔向健侧移位。

（5）横膈下降变平，伴有矛盾运动。

2. CT表现　肺外周无肺纹理的气体密度弧状带，内侧可见压缩的肺。

（三）液气胸（hydropneumothorax）

指胸膜腔内同时有气体和液体。胸部外伤或手术、支气管胸膜瘘等可引起液气胸。X线与CT表现为气液平面横贯患侧胸腔，内侧为受压萎陷的肺组织（图4-1-38）。

（四）胸膜增厚、粘连、钙化

胸膜炎、胸腔积液等可引起胸膜增厚、粘连、钙化。

1. 轻度胸膜增厚、粘连　X线表现为患侧肋膈角变钝，膈肌运动减弱。胸膜凹陷征（pleural indentation）常可见，表现为病灶与胸膜间致密影，呈V字形或索条状，病理基础为肿瘤内瘢痕收缩致胸膜内陷，多见于肺腺癌和细支气管肺泡癌（图4-1-39）。

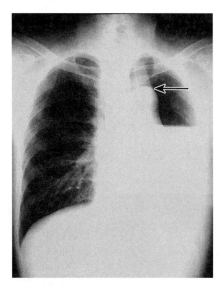

图4-1-38　液气胸

正位X线胸像，示气液平面横贯左侧胸腔，内侧为受压萎陷的肺，丝状脏层胸膜线清晰可见（箭头）

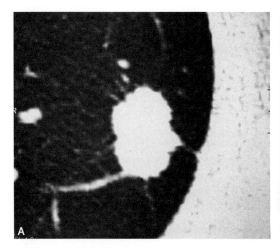

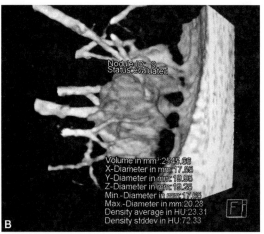

图4-1-39　胸膜凹陷

A. HRCT肺窗；B. VRT三维图像，示左肺结节与胸膜间线状致密影

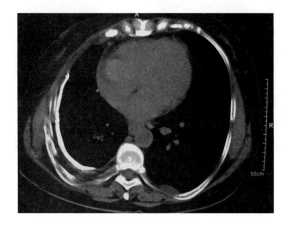

图4-1-40　胸膜钙化

平扫CT纵隔窗，示沿肺表面的线状、条状高密度影

2. 广泛胸膜增厚、粘连

（1）X线表现：患侧胸壁与肺野之间条带样、边界清晰的致密阴影，患侧胸廓缩小，膈肌运动减弱。

（2）CT表现：沿肺与胸壁之间的软组织密度的条带状影，形态与边缘常不规则。

3. 胸膜钙化　　X线与CT表现为沿肺表面的线状、条状或斑点状高密度影（图4-1-40）。

（五）胸膜结节、肿块

常见于胸膜间皮瘤、转移瘤等。X线表现为边缘清晰的半圆形结节或肿块影。CT表现为从胸壁内侧向肺野突出的半圆形软组织密度阴影（图4-1-41）。

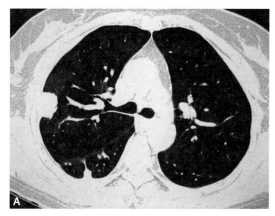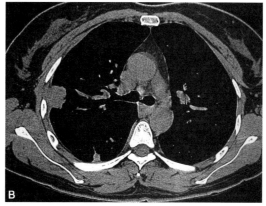

图 4-1-41　胸膜结节

A. 平扫 CT 肺窗；B. 平扫 CT 纵隔窗，示右侧胸壁内侧向肺野突出的半圆形软组织密度肿块影

## 四、纵 隔 病 变

肺不张、肺间质纤维化、广泛胸膜增厚等常使纵隔向患侧移位，肺气肿、胸腔积液等常使纵隔向健侧移位。胸部大血管病变、纵隔炎、纵隔肿瘤等的 X 线表现常为纵隔增宽；CT 与 MRI 表现多为纵隔内结节或肿块。肺门、纵隔淋巴结直径大于 15mm 称为淋巴结肿大，直径介于 10 ~ 15mm 时为可疑肿大。

（一）纵隔肿瘤的好发部位

1. 前纵隔　　胸骨后甲状腺位于上部，胸腺瘤、畸胎性纵隔肿瘤位于中部，淋巴瘤位于中上部。

2. 中纵隔　　支气管源性囊肿，心包囊肿位于下部。

3. 后纵隔　　纵隔神经源性肿瘤。

（二）纵隔肿瘤的组织特点（表4-1-2）

表 4-1-2　常见纵隔病变的影像特点（图 4-1-42 ~ 4-1-44）

| | 常见疾病 | CT 表现 | MR 表现 |
|---|---|---|---|
| 脂肪性 | 脂肪瘤、脂肪堆积等 | 脂肪密度 | $T_1WI$ 呈高信号，$T_2WI$ 呈略低高信号，在脂肪抑制序列上呈低信号 |
| 囊性 | 支气管源性囊肿、食管囊肿、心包囊肿、皮样囊肿、胸腺囊肿等 | 水样密度 | 通常在 $T_1WI$ 呈均匀低信号，$T_2WI$ 呈高信号。囊液内黏液或蛋白质增加，$T_1WI$ 的信号升高 |
| 实性 | 胸腺瘤、淋巴瘤、纵隔神经源性肿瘤、畸胎瘤等 | 软组织密度 | $T_1WI$ 呈中低信号，$T_2WI$ 呈中高信号 |
| 血管性 | 胸主动脉瘤、夹层动脉瘤等 | 软组织密度，增强后呈血管性强化，可见低密度的附壁血栓或内膜片 | 主动脉增宽，附壁血栓及内膜片呈高信号，真腔呈流空信号，假腔呈较高信号 |

Notes

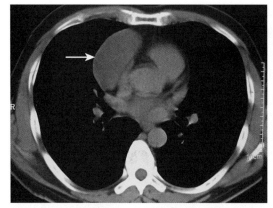
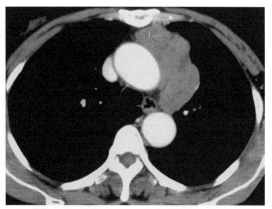

图4-1-42 囊性肿块
平扫CT纵隔窗,示右前纵隔水样密度肿块,
边界光滑清晰(箭头)

图4-1-43 实性肿块
增强CT纵隔窗,示左前纵隔软组织密度
肿物影,外缘呈分叶状

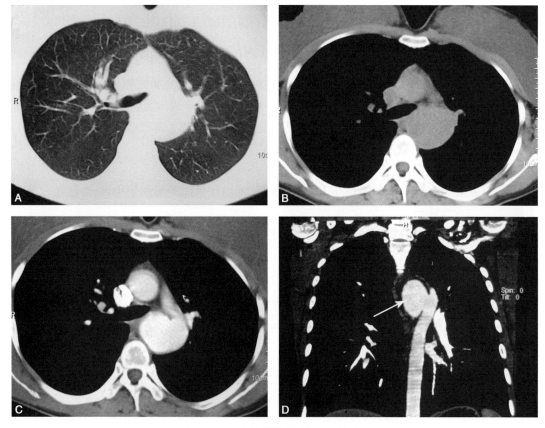

图4-1-44 血管性肿块(胸主动脉瘤)
A. 平扫CT肺窗;B. 平扫CT纵隔窗,示胸主动脉走行区肿块,边缘光滑,密度均匀;C. 增强CT,
示肿块密度与升主动脉近似;D. CTA,示胸主动脉瘤样外突(箭头)

Notes

（三）良、恶性纵隔肿块的鉴别诊断（表 4-1-3）

表 4-1-3 良、恶性纵隔肿块的影像特点

|  | 良性 | 恶性 |
| --- | --- | --- |
| 肿块边缘 | 清晰光滑 | 模糊 |
| 周围脂肪间隙 | 存在 | 消失 |
| 邻近结构 | 受压移位 | 侵犯 |
| 胸腔、心包转移 | 少见 | 多见 |

（四）肺内肿块与纵隔肿块的鉴别诊断（表 4-1-4）

表 4-1-4 肺内与纵隔肿块的鉴别要点

|  | 肺内肿块 | 纵隔肿块 |
| --- | --- | --- |
| 边缘 | 光滑或不规则 | 光滑锐利 |
| 位置 | 位于纵隔一侧 | 位于纵隔一侧或双侧 |
| 肿块中心（epicenter） | 在肺内 | 在纵隔内 |
| 与肺的夹角 | 锐角（acute angle） | 钝角（obtuse angle） |
| 空气支气管征 | 可能有 | 无 |
| 与运动的关系 | 随呼吸而动 | 随吞咽而动 |

# 五、膈 肌 病 变

膈肌囊肿、转移瘤、棘球蚴病等引起膈肌肿块，X 线与 CT 表现为膈肌上边缘清晰的丘状阴影。肺气肿可引起膈肌平直、下降，胸膜增厚、粘连可引起膈肌平直、升高，膈麻痹、腹水、腹部肿物等可使膈肌升高，这些疾病又都可以引起膈肌运动减弱或消失。

## 学生自测题

1. 呼吸系统影像学检查方法有哪些及其优选原则。

2. 呼吸系统正常 X 线解剖（胸廓的软组织阴影、肺的分叶与分段、纵隔分区）。

3. 呼吸系统正常 CT 解剖（肺动脉、肺静脉与支气管的 CT 表现、肺叶与肺小叶的 CT 表现、正常淋巴结与淋巴结增大）。

4. 呼吸系统正常 MRI 解剖。

5. 概念：伴随阴影、肋软骨钙化、菱形窝、肺野、肺纹理、肺门、气管隆嵴、气管分权、肺小叶、小叶间隔、副叶。

6. 常见气管、支气管病变及其 X 线与 CT 表现。

7. 常见肺部病变及其 X 线与 CT 表现。

8. 常见胸膜病变及其 X 线与 CT 表现。

9. 概念：分叶征、毛刺征、小泡征、支气管充气征、胸膜凹陷征、血管集束征等。

## 与本章节内容相关的参考书

1. 荣独山. X 线诊断学（胸部）. 第 2 版. 上海：上海科学技术出版社，2002：132-144

Notes

2. 曹丹庆. 全身 CT 诊断学. 北京：人民军医出版社,1996：361-375

3. Sutton D. Radiology and Imaging-Volume Ⅰ.6th ed. New York：Churchill Livingstone,1998：399-420

4. Meschan I. Analysis of Roentgen Signs in General Radiology-Volume Ⅱ. London：W. B. Saunders company, 1974：748-799

5. Felson B. Chest Roentgenology. Philadelphia：W. B. Saunders company,1973

（伍建林　宋伟）

Notes

# 第二章　呼吸系统疾病

Trachea,bronchi and lung diseases

  Trachea,bronchiforeign body

  Bronchiectasis

  Pneumonia

  Pulmonary abscess

  Pulmonary tuberculosis

  Bronchogenic carcinoma

Chest wall and pleura diseases

  Chest wall diseases

  Pleura diseases

Mediastinum tumor

  Intrathoracic goiter

  Thymoma

  Teratogenic tumor

  Lymphoma

Bronchogenic cyst、pericardial cyst、esophageal cyst

  Neurogenic tumor

Trauma

## 第一节　气管支气管与肺部疾病

### 一、气管、支气管异物

气管支气管异物(foreign body)多发生于儿童,较大异物多停留于喉或气管中,小异物多停留在大支气管,尤其是右侧主支气管。深吸气和深呼气胸像能够直接显示金属等不透光异物,但只能通过纵隔摆动、局限性肺气肿、肺不张等间接征象来推断透光异物的部位。胸部 CT 能够直接显示异物。钱币等扁平状异物在气管中多呈矢状位,与声门裂方向一致。

### 二、支气管扩张

支气管扩张(bronchiectasis)指支气管腔的持久性扩张、变形,多数为肺段以下的第 3~6 级小支气管。少数为先天性,多数为后天性,后天性支气管扩张可见于慢性化脓性疾病。

【临床表现】　慢性咳嗽,咳脓痰、反复咯血是常见的症状。白细胞计数可增高。

【影像学检查方法的选择】　诊断支气管扩张首选胸部 HRCT。

【病理生理基础】　支气管扩张的发病机制是:支气管壁的炎性损伤和支气管阻塞,两者相互影响。支气管壁的平滑肌、弹力纤维、软骨等有不同程度的破坏,纤维组织增生,逐渐纤维化、瘢痕化,导致支气管腔扩张。支气管扩张按形态分为:①柱状支气管扩张;②囊状支气管扩张;③曲张型支气管扩张。

【影像学征象】

（一）X 线表现

1. 特征性表现　小囊状或蜂窝状阴影,囊内可有液平。

2. 非特异性征象　常伴有肺纹理粗乱、肺内小斑片、肺不张等。

（二）CT 表现

1. 柱状支气管扩张( cylindrical or tubular bronchiectasis)　多发生于第 3~5 级支气管,表

现为支气管的内径大于伴随肺动脉的直径。当柱状扩张的支气管平行于扫描层面时,呈"轨道征"(tram-track sign),垂直时,呈"印戒征"(signet-ring sign)(图4-2-1)。

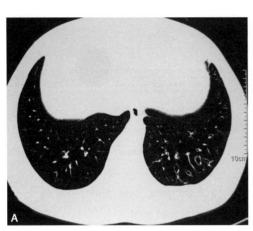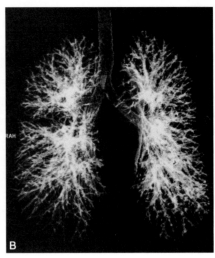

图 4-2-1　柱状支气管扩张
A. 平扫 CT 肺窗,示左下肺小支气管柱状扩张,呈"印戒征";B. 支气
管树 VRT,示左下肺小支气管扩张

2. 曲张型支气管扩张(varicose bronchiectasis)　多发生于第 4~5 级支气管,扩张的支气管平行扫描层面时呈串珠状,垂直时呈粗细不均的囊柱状扩张。

3. 囊状支气管扩张(cysticbronchiectasis)多见于第 5~6 级以下或末端支气管,表现为薄壁或厚壁囊腔。合并感染时,其内可出现气液平面(图4-2-2)。串状囊腔、簇状囊腔可呈葡萄串样,称为葡萄串征。

4. 常见伴发征象

(1) 指套征(gloved finger sign):表现为扩张的支气管内气体消失,而呈 Y 形或 V 形高密度影,为分泌物潴留于支气管内形成支气管内黏液栓(mucus plugging)。

(2) 肺实变:支气管感染累及到周围的肺泡及呼吸性细支气管时可伴发。

(3) 肺段性肺不张:表现为支气管并拢,相邻肺叶代偿性肺气肿,为支气管周围纤维化引起的瘢痕性不张。

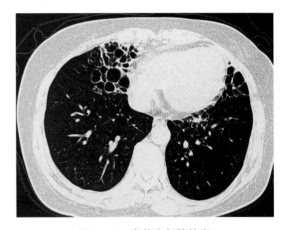

图 4-2-2　囊状支气管扩张
平扫 CT 肺窗,示左叶舌段及右中叶多
发囊状支气管扩张

【诊断与鉴别诊断】　胸部 CT 诊断支气管扩张的特异性较高。

# 三、肺　炎

肺炎是指终末气道、肺实质和间质的炎症,可由病原微生物、理化因素、免疫损伤、过敏反应及药物等所致。肺炎主要有几种分类法:①按解剖学或病理学主要分为大叶性肺炎(lobar pneumonia)、小叶性肺炎(lobular pneumonia)、间质性肺炎(interstitial pneumonia)、细支气管炎;②按病因分为细菌性肺炎(金黄色葡萄球菌肺炎等)、非典型病原体所致肺炎(支原体肺炎等)、病毒性肺炎(腺病毒肺炎等)、真菌性肺炎、原虫性肺炎(肺孢子虫病等)以及非感染病因所致肺

Notes

炎(吸入性肺炎等);③按病程分为急性肺炎(病程<1个月)、迁延性肺炎(病程1~3个月)、慢性肺炎(病程>3个月);④按病情分为轻症(除呼吸系统外,其他系统症状轻,无全身中毒症状)、重症(除呼吸系统外,其他系统症状明显,出现全身中毒症状,甚至危及生命)。在临床上肺炎病因若明确则按病因分类,否则按解剖学或病理学分类。

（一）大叶性肺炎

【临床表现】 多见于青壮年,突发的高热,咳嗽,胸痛,咳铁锈色痰是大叶性肺炎的典型症状。白细胞计数及中性粒细胞分类明显增高。

【影像学检查方法的选择】 X线胸像是大叶性肺炎最常用的影像学检查方法,胸部CT用于鉴别诊断。

【病理生理基础】 由肺炎链球菌等引起,病变始于肺泡,迅速扩展至肺叶段的纤维素性炎。典型的病理变化分为充血期、红色肝变期、灰色肝变期、消散期。病变一般在2周内吸收。近年来,因抗生素的广泛应用,典型的大叶性肺炎少见。

【影像学征象】

1. 充血期

（1） X线胸像检查常无阳性征象或仅表现为局限性肺纹理增粗。

（2） CT表现为边缘模糊的磨玻璃样阴影。

2. 红色肝变期和灰色肝变期(实变期)

X线与CT表现为大片肺实变,内可见支气管充气征。肺叶实变以叶间裂为界,边缘清楚(图4-2-3、4-2-4)。

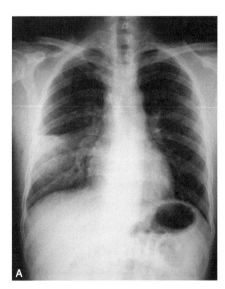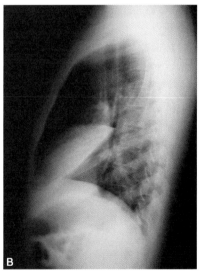

图4-2-3 右中叶大叶性肺炎(实变期)
A. 正位X线胸像;B. 侧位X线胸像,示右中叶大片肺实变,
以叶间裂为界,边缘清楚

3. 消散期

X线与CT表现为肺实变密度减低,呈散在的斑片状实变。每个肺叶的大叶性肺炎在X线胸像上各有特点(图4-2-5)。

大叶性肺炎与肺肿瘤的慢性阻塞性肺疾病、浸润型肺结核鉴别(参照中心型肺癌的鉴别诊断)。

（二）支气管肺炎

支气管肺炎又称小叶性肺炎。

Notes

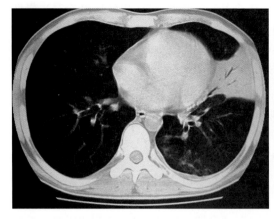

图 4-2-4　左舌叶大叶性肺炎(实变期)
平扫 CT 肺窗,示大片肺实变,边缘
清楚,内可见支气管充气征

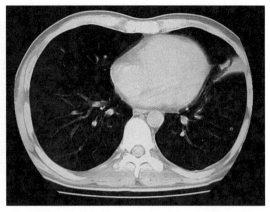

图 4-2-5　左舌叶大叶性肺炎(消散期)
抗感染治疗后复查 CT,实变明显吸收

【临床表现】　多见于婴幼儿和老年人,常表现为高热,咳嗽,咳泡沫痰或脓痰,常伴有呼吸困难。

【影像学检查方法的选择】　X 线胸像是肺炎最常用的影像学检查方法,胸部 CT 用于鉴别诊断。

【病理生理基础】　肺炎链球菌、金黄色葡萄球菌或链球菌等引起,病变常始细支气管,形成以细支气管为中心、灶状散布的化脓性炎,多见于肺下叶。病变一般在 2 周内吸收。

【影像学征象】

1. X 线表现

(1) 肺纹理增厚、模糊。

(2) 常可见散在、密度不均匀、大小 1~2cm 的斑片状实变沿着增厚的肺纹理分布,斑片能够融合成大片。

(3) 邻近的肺野可见代偿性肺气肿。

(4) 好发于双肺中下肺野的中内带。

(5) 空洞与肺气囊(pneumatocele):常见于金黄色葡萄球菌支气管肺炎。肺气囊表现为斑片影内的薄壁类圆形透亮阴影(图 4-2-6)。

2. CT 表现与 X 线表现相似,斑片状实变内常可见支气管充气征。

**(三) 机会性肺炎**

由于广泛应用免疫抑制剂以及对恶性肿瘤患者进行化疗,尤以获得性免疫缺陷病(艾滋病)出现后,机会性肺炎(opportunistic pneumonia)较过去为多见。成人艾滋病的机会性肺炎以肺孢子虫病(pneumocystis carinii pneumonia)最常见和最严重。

【临床表现】　呼吸困难、发绀、干咳、发热为肺孢子虫病的典型症状,但体征轻微。

【影像学检查方法的选择】　肺孢子虫病的诊断与鉴别诊断首选胸部 CT。

【病理生理基础】　肺孢子虫病是肺孢子菌引起的间质性浆细胞性肺炎。

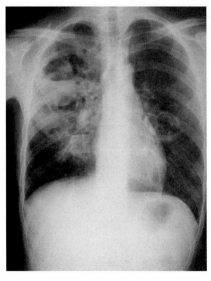

图 4-2-6　支气管肺炎
正位 X 线胸片,示不均匀的斑片影内的薄壁
类圆形透亮阴影及含气液平面的空洞

Notes

【影像学征象】

1. 双肺磨玻璃样阴影,主要累及上叶或肺门周围(图4-2-7),影像上表现为间质性肺炎。病变可短期内迅速进展,融合成片状、地图状或双侧肺门旁蝶翼状阴影。

2. 小叶间隔增厚或网状影可见,为肺泡内物质机化或纤维化所致。

3. 结节或肿块少见,可能与肉芽肿性反应或肺实质破坏有关。

4. 囊腔可见,囊内壁光滑可能与肺大疱形成有关,囊内壁颗粒状可能与组织坏死及空洞形成有关。

【诊断与鉴别诊断】　CT 发现肺内病变敏感性高,但仅从影像学上进行诊断存在难度,需结合临床资料。

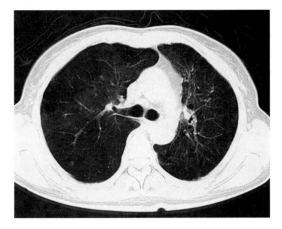

图 4-2-7　肺孢子虫病
CT 肺窗,示双肺磨玻璃样阴影,主要
累及上叶或肺门周围

(四) 特发性间质性肺炎

特发性间质性肺炎(idiopathic interstitial pneumonia)主要包括:特发性肺间质纤维化(idiopathic pulmonary fibrosis,IPF)、非特异性间质性肺炎(nonspecific interstitial pneumonia,NSIP)、隐源性机化性肺炎(cryptogenic organizing pneumonitis,COP)、急性间质性肺炎(acute interstitial pneumonia,AIP)、呼吸性细支气管炎性间质性肺病(respiratory bronchiolitis associated interstitial lung disease,RB-LID)、脱屑性间质性肺炎(desquamative interstitial pneumonia,DIP)和淋巴细胞性间质性肺炎(lymphocytic interstitial pneumonitis,LIP)等。

特发性间质性肺炎、慢性支气管炎和胶原病等所致肺间质纤维化的临床表现缺少特异性,CT 表现相似,单纯病理学诊断不能区分特发性和有病因的间质性肺炎,因此,特发性间质性肺炎的诊断应该是临床,影像学和病理学的综合诊断,不能单纯依靠病理学诊断。若根据临床特点与胸部 CT 表现足以做出特发性肺间质纤维化诊断,则无须进一步病理活检。影像学检查还可除外一些肺内疾病并提供确切的活检部位。

【临床表现】

1. IPF 好发于中年患者,男性比女性多见,起病隐匿,典型表现为进行性呼吸困难和干咳。NSIP 常有吸烟史、养宠物史及其他基础疾病史,好发于中老年,常呈亚急性起病,主要表现为胸闷、咳嗽、呼吸困难,病程较 IPF 短,而明显长于 AIP。COP 多见于中年人,发病时间多少于 3 个月,常有不同程度的咳嗽和呼吸困难。AIP 发病无性别差异。通常起病急骤,发病初期常有类似上呼吸道感染表现,几天后进展为呼吸困难、难以纠正的呼吸衰竭,其临床过程与急性呼吸窘迫综合征相似。DIP 及 RB-LID 主要见于 30～50 岁的吸烟者,男性多见,大多数患者有轻微的干咳和气短,逐渐加重,可进展为呼吸衰竭。LIP 好发于中年女性,起病缓慢,呈逐渐加重的咳嗽,气短等。

2. 肺功能检查为限制性通气障碍。

3. IPF 与 AIP 对甾体类激素不敏感,预后差,AIP 多死于发病后 1～2 个月内。DIP 及 RB-LID 用甾体类激素治疗有效,预后良好。COP 用甾体类激素治疗有效,但部分患者在减量后或停药后可复发。NSIP 对甾体类激素疗效明显优于 IPF。

【影像学检查方法的选择】　特发性间质性肺炎诊断与鉴别诊断首选胸部 HRCT。

【病理生理基础】

1. IPF 的典型组织学特点　正常肺组织间为不同程度的间质炎症与纤维化,新旧病变同时存在。炎症主要由淋巴细胞、浆细胞构成，肉芽肿少见。病变侵犯肺泡壁、肺泡腔，进而可发展为弥漫性肺间质纤维化。

2. **NSIP 分为细胞型和纤维型**　细胞型主要表现为肺泡隔的淋巴细胞伴浆细胞浸润，纤维型的表现为肺泡间隔纤维化，伴或不伴少量炎症细胞。细胞型 NSIP 的预后明显好于纤维型。

3. **COP 表现**　为肺泡腔内、呼吸性细支气管内及肺泡管内有成纤维组织，伴肺泡壁内不同程度的纤维化与慢性炎症，病变呈灶性分布。

4. **AIP 表现**　早期出现弥漫性的肺泡壁的水肿与炎性细胞浸润，肺泡腔内充满蛋白质分泌物，肺泡透明膜形成。进展期出现成纤维组织，最终变为成熟的胶原，小到中等动脉中常有血栓形成。

5. **DIP 表现**　为肺泡腔内大量巨噬细胞聚集，纤维化程度轻，病变弥漫分布但受累范围及病变程度较为均一。

6. **RB-LID**　出现呼吸性细支气管内与相邻肺泡内的巨噬细胞聚集，细支气管壁内与相邻肺泡壁内可有轻度纤维化和炎症。

7. **LIP 表现**　为广泛肺泡隔的淋巴细胞浸润，肺淋巴管内的淋巴滤泡常见。采用免疫组织化学检查已能区别它与淋巴增生性疾病。

【影像学征象】

1. **不同时期的 IPF 各有一定的 CT 表现**　①早期：斑片状或大片状磨玻璃样阴影，多位于双侧中下肺叶的胸膜下；②进展期：小叶内间质增厚，小网状影及蜂窝阴影，可出现胸膜下不规则索条阴影、小叶中央型肺气肿、小支气管牵拉性扩张、肺实变等；③晚期：胸膜下蜂窝状阴影，提示为不可逆改变（图 4-2-8）。根据胸部 CT 显示的磨玻璃样阴影可以估计 IPF 的活动性并提示可能对甾体类激素治疗有反应。在随诊中，磨玻璃样阴影可有吸收，但更多患者进展为纤维化或蜂窝影。

2. **NSIP 表现**　为双侧中下肺叶胸膜下的斑片状磨玻璃样阴影，病变范围较 AIP 及 IPF 局限，很少形成双肺弥漫性病变；不规则条状或网状阴影、斑片状气腔实变影、小叶内间质增厚、牵引性支气管扩张等可见；蜂窝影和实变影相对少见（图 4-2-9）。采用甾体类激素治疗后，磨玻璃影多吸收。

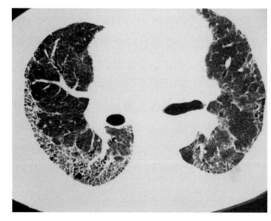
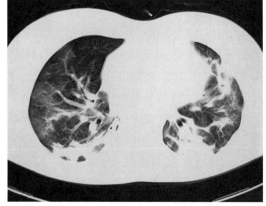

图 4-2-8　特发性肺间质纤维化（IPF）
平扫 CT 肺窗,示胸膜下蜂窝状阴影

图 4-2-9　非特异性间质性肺炎（NSIP）
平扫 CT 肺窗,示双侧中下肺叶胸膜下的
斑片状、磨玻璃样阴影

3. **COP 表现**　为下肺胸膜下或支气管周围的实变，内可见充气支气管征，病变区域常有轻度柱状支气管扩张（图 4-2-10）。经甾体类激素治疗，实变吸收，可残留少许条索影。

4. **AIP 表现**　为两肺局灶性或弥漫性分布的磨玻璃样阴影或实变，多伴有支气管扩张和肺

Notes

结构扭曲;小叶间隔增厚及蜂窝影少见(图4-2-11)。对甾体类激素不敏感,多死于发病后1~2个月内。少数能存活患者的表现为双肺网状、囊状影或蜂窝影,可伴有肺结构扭曲。

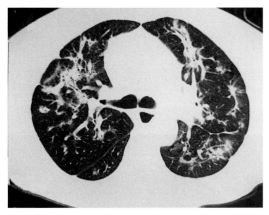

图4-2-10 隐源性机化性肺炎(COP)
平扫CT肺窗,示双肺胸膜下或支气管周围的实变,内可见充气支气管征,病变区域有轻度柱状支气管扩张

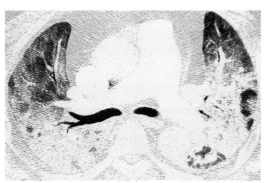

图4-2-11 急性间质性肺炎(AIP)
平扫CT肺窗,示两肺弥漫性分布的磨玻璃样阴影、实变

5. DIP 及 RB-LID 表现 为磨玻璃样阴影,DIP以双侧中下肺叶的胸膜下多见,RB-LID以上叶多见且常伴小叶中心性肺气肿、支气管壁增厚。蜂窝影少见,不规则条状或网状影可见于双下肺。经甾体类激素治疗后磨玻璃样阴影可完全消失,少数磨玻璃样阴影可进展为网状影或网状结节影。

6. LIP 表现 为两侧肺弥漫分布的磨玻璃样阴影和模糊的网状小结节影,囊状影和蜂窝影可见,可伴有肺大疱、小叶间隔增厚,偶可见广泛片状实变影(图4-2-12)。

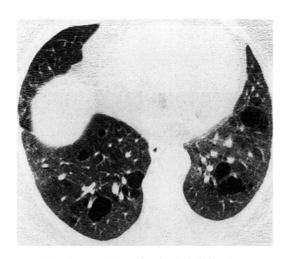

图4-2-12 淋巴细胞型间质性肺炎(LIP)
平扫CT肺窗,示两侧肺弥漫分布的磨玻璃样阴影伴囊状影

## 四、肺 脓 肿

肺脓肿(pulmonary abscess)是由化脓性细菌引起的肺组织化脓坏死,分为急性、慢性。

【临床表现】 发病急,表现为高热,寒战,咳嗽,胸痛。1周后常有大量脓痰咳出。白细胞计数及中性粒细胞分类明显增高。

【影像学检查方法的选择】 X线胸像用于初筛肺脓肿,首选胸部CT。

Notes

【病理生理基础】　由金黄色葡萄球菌、溶血性链球菌、大肠杆菌等化脓性细菌引起的肺组织炎症,导致细支气管阻塞、邻近肺血管炎症和栓塞,肺组织坏死。1周后坏死组织液化,经支气管咳出后形成脓腔。若感染未能及时控制,脓肿周围纤维组织增生,形成厚壁的慢性肺脓肿空洞。

【影像学征象】

(一)急性肺脓肿

1. 早期肺脓肿 X 线与 CT 表现为边缘模糊的大片肺实变(图4-2-13)。血源性肺脓肿表现为双肺多发结节或斑片。

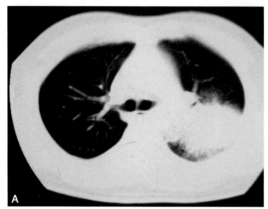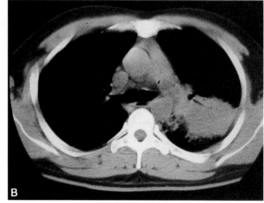

图 4-2-13　早期肺脓肿
A. 平扫 CT 肺窗;B. CT 纵隔窗,示边缘模糊的类圆形肺实变,密度均匀

2. 坏死物咳出后,在实变内可见厚壁空洞,空洞内壁光滑或不规整,外缘模糊,空洞内常可见气液平。

3. 邻近胸膜明显增厚或有少量胸腔积液。

(二)慢性肺脓肿

X 线与 CT 表现为内外壁均较清晰的厚壁空洞,周围可见斑片及纤维索条(图4-2-14)。

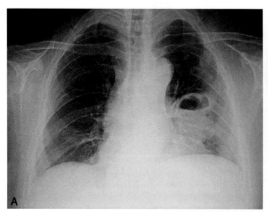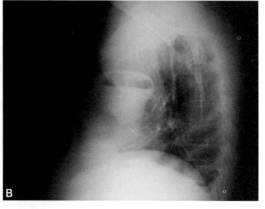

图 4-2-14　慢性肺脓肿
A. 正位 X 线胸像;B. 侧位 X 线胸像,示内外壁均较清晰的空洞,内可见气液平面

【诊断与鉴别诊断】　肺脓肿与下列疾病的影像学征象相似,应进行鉴别诊断(表4-2-1)。

Notes

表4-2-1　肺脓肿的鉴别诊断

| | 肺脓肿 | 结核空洞 | 肺癌空洞 |
| --- | --- | --- | --- |
| 临床表现 | 高热,寒战,咳嗽,胸痛,咳大量脓痰 | 低热,盗汗,乏力,咳嗽,咯血,胸痛等 | 咳嗽,咳痰,咯血,胸痛等 |
| 实验室检查 | 白细胞计数明显增多 | 结核菌素试验、痰检结核菌阳性 | 痰检瘤细胞阳性 |
| 空洞外缘 | 模糊 | 较清晰 | 分叶征、毛刺征 |
| 空洞壁 | 厚 | 薄 | 厚或偏心状 |
| 空洞内壁 | 较光整 | 较光整 | 结节状 |
| 液平 | 常有 | 多无 | 多无 |
| 卫星灶 | 常有 | 多无 | 多无 |

# 五、肺　结　核

肺结核(pulmonary tuberculosis)是由结核分枝杆菌引起的肺部感染性疾病,是一种慢性传染病。

【临床表现】　低热、盗汗、乏力等全身症状,咳嗽、咯血、胸痛等呼吸系统症状。全身中毒症状表现为高热、寒战、咳嗽、神志不清等,见于急性血行播散型肺结核。结核菌素试验、痰检结核菌阳性。

【结核病分类】　(2001年中华人民共和国卫生行业标准)

(一) 原发型肺结核(Ⅰ型)(primary pulmonary tuberculosis)

包括原发复合征及胸内淋巴结结核。

(二) 血行播散型肺结核(Ⅱ型)(hemo-disseminated pulmonary tuberculosis)

包括急性血行播散型肺结核(即急性粟粒型肺结核)及亚急性、慢性血行播散型肺结核。

(三) 继发性肺结核(Ⅲ型)(secondary pulmonary tuberculosis)

包括浸润性、纤维空洞及干酪样肺炎等,可以出现增殖、浸润、干酪病变或坏死、空洞等多种病理改变。

(四) 结核性胸膜炎(tuberculous pleuritis)(Ⅳ型)

临床上已排除其他原因引起的胸膜炎。

(五) 其他肺外结核(Ⅴ型)

按部位及脏器命名。

【影像学检查方法的选择】　X线用于初步筛查肺结核,胸部CT和HRCT用于诊断与鉴别诊断。

【病理生理基础】　渗出、增生、干酪样坏死是肺结核的基本病理改变,肺结核好转的病理改变可以是吸收、纤维化、钙化,恶化进展的病理改变可以是液化、空洞形成、血行或支气管播散。但AIDS、糖尿病患者等并发肺结核常有不典型的临床与影像表现。

【影像学征象】

(一) 原发型肺结核

常见于儿童和青少年。

1. 原发复合征(primary complex)　具有三个典型影像征象。

(1) 斑片状或大片实变:多位于中上肺野,邻近胸膜,常呈云絮样,边缘模糊。为结核菌引起的肺泡炎,病理改变以渗出(exudation)为主,是原发病灶。

(2) 肺门、纵隔淋巴结肿大:为结核性淋巴结炎。

（3）不规则索条影：位于斑片状实变与肺门之间，较难见到。为结核性淋巴管炎。

2. 胸内淋巴结结核指当原发病灶很轻微或吸收后，影像检查仅见肺门、纵隔淋巴结肿大（图4-2-15）。淋巴结内可见低密度区（坏死或液化）、钙化，周围常有浸润。

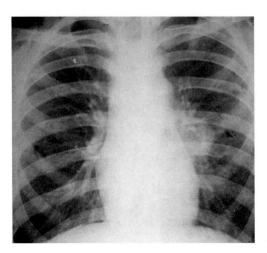 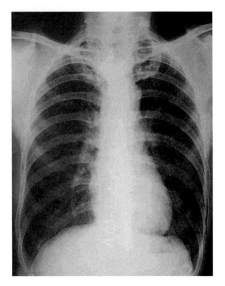

图4-2-15  胸内淋巴结结核　　　　　　　图4-2-16  急性血行播散型肺结核
正位X线胸像，示左肺门肿块，边界光滑　　正位胸片，示双肺弥漫性粟粒样结节，结节
　　　　　　　　　　　　　　　　　　　分布均匀、大小均匀、密度均匀

（二）血行播散型肺结核

结核菌经肺动脉、支气管动脉或体静脉系统血行播散的肺结核。

1. 急性血行播散型肺结核，又称急性粟粒型肺结核（acute miliary tuberculosis）。

（1）双肺弥漫性粟粒样（1～3mm）结节：病理改变为干酪病灶伴周围炎。

（2）三均特点：结节分布均匀、大小均匀、密度均匀（图4-2-16）。

2. 亚急性、慢性血行播散型肺结核常为分布不均（多见于上中肺野）、大小不等、密度不均（软组织密度与钙化均可见）的双肺多发结节，有时可见纤维索条、胸膜增厚。

（三）继发性肺结核

1. 浸润型肺结核（infiltrative pulmonary tuberculosis）　外源性再感染结核分枝杆菌或体内潜伏的病灶活动进展，引起的肺结核。X线与CT表现多种多样，可以多种征象并存。根据影像学征象可以初步判定浸润性结核是否具有活动性。

（1）活动的浸润型肺结核常见征象

1）斑片状实变：边缘模糊，好发于上叶尖后段、下叶背段（图4-2-17）。病理改变为渗出。

2）肺段或肺叶实变：边缘模糊，密度不均，可见支气管充气征和（或）空洞，常见于干酪样肺炎（caseous pneumonia）（图4-2-18）。病理改变为渗出与干酪样坏死。

3）结核性空洞：引流支气管呈索条轨道影与空洞相连。

4）支气管播散：沿支气管分布的斑片实变，病变可融合。为干酪样物质经支气管引流时，沿支气管播散。

（2）稳定的浸润型肺结核常见征象

1）间质结节：常排列成"花瓣样"，是肺结核的典型表现。病理改变为增生（hyperplasia）。

2）结核球（tuberculoma）：边界清晰的类圆形结节，密度较高，内常有钙化、裂隙样或新月样空洞，周围可见卫星灶（图4-2-19）。病理改变为纤维组织包绕的局限性干酪样肺炎。若上述病灶在随访中出现形态、大小、密度的变化，从影像学诊断角度视病灶为活动性。

Notes

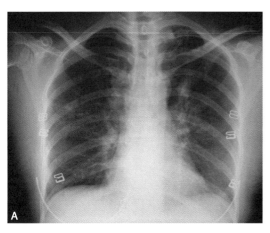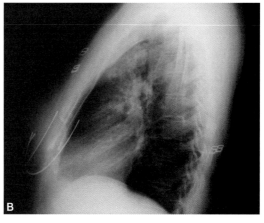

图 4-2-17　浸润型肺结核

A. 正位 X 线胸片；B. 侧位 X 线胸片，示双上肺斑片状实变，边缘模糊，可见散在的间质结节

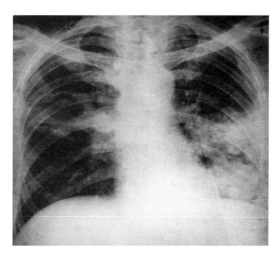

图 4-2-18　干酪样肺炎

正位 X 线胸片，示左肺大片实变，边缘模糊，
密度不均，右肺可见薄壁空洞

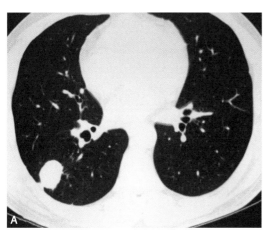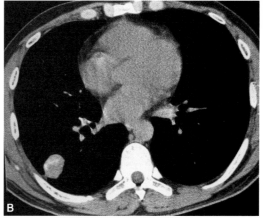

图 4-2-19　结核球

A. 平扫 CT 肺窗；B. 平扫 CT 纵隔窗，示边界清晰的类圆形结节，密度较高，内有钙化，局部胸膜粘连

（3）结核病灶愈合的常见征象：包括钙化及纤维索条。

2. **慢性纤维空洞型肺结核**（chronic fibro cavernous pulmonary tuberculosis）　浸润型肺结核长期迁延不愈，形成以空洞伴明显纤维病变为主的慢性肺结核。

（1）纤维空洞多位于中上肺野，空洞内壁较光整，周围有大量纤维索条、斑片状实变、小结节、钙化。

（2）病变肺叶萎缩，肺门上移，后前位胸像示肺纹理呈垂柳状。

（3）患侧胸膜增厚粘连。

（4）邻近胸廓塌陷，肋间隙变窄。

（5）健侧肺代偿性肺气肿。

（6）支气管播散常见。

**（四）结核性胸膜炎**

结核菌及代谢产物引起胸膜变态反应性炎症。分为干性胸膜炎和渗出性胸膜炎。

1. **干性胸膜炎**　无异常表现，或仅表现为肋膈角变钝，膈肌活动受限。

2. **渗出性胸膜炎**　游离性或局限性胸腔积液，胸膜增厚、粘连、钙化。

**【诊断与鉴别诊断】**

1. 胸内淋巴结结核与下列疾病均可出现胸内淋巴结肿大，需进行鉴别诊断，有时确诊需依靠病理学诊断（表4-2-2）。

表4-2-2　引起胸内淋巴结肿大的常见疾病的鉴别诊断

| | 胸内淋巴结结核 | 恶性淋巴瘤 | 结节病 | 转移性淋巴结 |
|---|---|---|---|---|
| 肺门淋巴结肿大 | 单侧 | 双侧 | 双侧，常不对称 | 原发灶侧为主 |
| 纵隔淋巴结肿大 | 多位于气管旁 | 多位于血管前间隙，主动脉弓上 | 多位于上腔静脉后，主动脉弓旁，气管隆嵴下 | 多位于气管旁、气管隆嵴下 |
| 淋巴结钙化 | 多见 | 少见 | 少见 | 少见 |
| 淋巴结内低密度 | 多见 | 少见 | 少见 | 少见 |
| CT增强扫描 | 周边环状强化 | 肿瘤包绕血管 | 环状或均匀强化 | 均匀强化 |
| 结核菌素试验、痰检结核菌 | 阳性 | 阴性 | 阴性 | 阴性 |
| 好发年龄 | 儿童、青少年 | 青少年，老年 | 中青年 | 中老年 |

2. 急性血行播散型肺结核与下列疾病均可表现为肺内弥漫小结节，需进行鉴别诊断（表4-2-3）。

表4-2-3　肺内弥漫小结节性疾病的鉴别诊断

| | 急性血行播散型肺结核 | 结节病 | 癌性淋巴管炎 | 肺血行转移瘤 |
|---|---|---|---|---|
| 分布 | 均匀 | 不均匀（胸膜下、支气管血管束周围） | 不均匀（胸膜下、支气管血管束周围） | 不均匀（肺外周多见） |
| 密度 | 均匀 | 均匀 | 均匀 | 均匀 |
| 大小 | 一致 | 不一致 | 不一致 | 不一致 |
| 肺间质病变 | 无 | 有 | 小叶间隔增厚呈串珠样 | 无 |
| 胸内淋巴结肿大 | 无 | 有 | 可有 | 无 |
| 原发肿瘤 | 无 | 无 | 有 | 有 |

3. 原发复合征、浸润型肺结核的鉴别诊断请分别参照肺炎、周围性肺癌的诊断与鉴别诊断。

4. 结核性胸膜炎、恶性胸膜间皮瘤与胸膜转移瘤的鉴别诊断以上三种病症均可表现为胸腔积液、胸膜增厚，但后两者常表现为结节状或肿块状胸膜增厚伴大量胸腔积液。结核性胸腔积液的糖及氯化物减少，淋巴细胞比例增高，腺苷脱氨酶（ADA）升高，IFN-γ、TNF-α 常显著高于恶性胸腔积液。

# 六、肺　癌

肺癌（lung cancer），即支气管肺癌（bronchogenic carcinoma），是世界上常见的恶性肿瘤之一。

**【临床表现】** 临床症状、体征与肺癌的发生部位、病理组织类型、分期密切相关。

1. 早期肺癌无症状，往往在 X 线胸像体检时偶然被发现。中央型肺癌出现临床症状稍早于周围型肺癌。

2. 呛咳、无痰或偶有少量白色黏液痰是最常见的症状。间断性出现的痰中带有少量血丝为早期肺癌的常见表现。

3. 内分泌紊乱症状（endocrine disturbance）（如库欣综合征、甲状腺功能亢进等）、神经系统副肿瘤综合征（paraneoplastic neurological syndromes）多由肺小细胞癌引起；肺性骨关节病（pulmonary osteoarthrosis）等多见于肺鳞癌。

4. 肿瘤累及周围组织、器官出现多种症状和体征

（1）肿瘤累及胸膜、胸壁、肋骨、肋间神经等，可引起憋气、呼吸困难和胸痛；累及心包，可引起心悸、胸闷。

（2）肿瘤累及上腔静脉，可引起上腔静脉综合征（superior vena caval obstruction）（出现气短、头颈部浮肿和颈静脉怒张等）。

（3）肿瘤累及喉返神经、臂丛神经、迷走神经等，出现相应的症状；肿瘤累及颈交感神经，可出现霍纳综合征。

5. 肿瘤出现远处转移时，可出现相应症状和体征。

**【病理生理基础】**

（一）组织学类型

1. 大多数支气管肺癌起源于各级支气管黏膜上皮，少数起源于肺泡上皮及支气管腺体。

2. 鳞状细胞癌（squamous-cell carcinoma）、小细胞癌（small-cell carcinoma）、腺癌（adenocarcinoma）、大细胞癌（large-cell anaplastic carcinoma）是 4 种常见的组织学类型。细支气管肺泡癌（alveolar-cell carcinoma）在最新的病理组织分型中已经取消。

（二）大体病理类型

分为中央型、周围型和弥漫型。

1. **中央型肺癌**（central bronchogeniccarcinoma） 指发生于肺段或肺段以上的支气管，主要为鳞状细胞癌、小细胞癌和大细胞癌。

（1）肿瘤的生长方式：肿瘤向支气管腔内生长，沿支气管壁浸润生长，都可引起支气管壁增厚、狭窄或阻塞。若肿瘤穿破支气管外膜生长，则可形成支气管周围肿块。中、晚期的肺癌可有上述多种生长方式。

（2）气道阻塞（airway obstruction）

1）阻塞性肺气肿（obstructive emphysema）：为支气管活瓣性阻塞的结果。

2）阻塞性肺炎（obstructive pneumonia）：是因支气管狭窄而继发的肺感染。

3）阻塞性支气管扩张（obstructive bronchiectasis）：为肿瘤远端支气管内黏液潴留所致内径增宽。

4）阻塞性肺不张（obstructive atelectasis）：为支气管阻塞后肺内气体吸收而致。

2. **周围型肺癌**（peripheral bronchogeniccarcinoma） 指发生于肺段以下的支气管，见于各

Notes

种组织学类型的肺癌。大体病理形态为肺内结节或肿块。肺上沟瘤(superior sulcus tumor):发生在肺尖部的周围型肺癌。

3. 弥漫型肺癌(diffuse bronchogeniccarcinoma)　指癌组织沿肺泡管、肺泡弥漫性生长,主要为细支气管肺泡癌及腺癌。大体病理形态可为多发结节、斑片,或为单叶、数叶及两肺多发的肺实变。

### (三) 肺癌的扩散途径

1. 转移

(1) 淋巴转移(lymphatic metastasis):最常见,先转移到支气管肺淋巴结,再至肺门、纵隔淋巴结等,常引起淋巴结肿大。

(2) 血行转移(blood-borne metastasis):常转移至脑、肾上腺、骨、肝等。肺癌转移到肺内形成单发或多发结节。

2. 直接蔓延(direct spread)　肺癌侵犯纵隔、血管、胸膜、胸壁等。

【影像学检查方法的选择】

1. 筛查肺癌(lung cancer screening)　首选胸部低剂量CT。

2. 胸部CT　是诊断肺癌的首选影像检查方法。应用薄层CT观察肺癌的细微结构,多层螺旋CT的MPR可用于多方位观察肺癌,CTVE用于初步观察中央型肺癌的气管、支气管病变,CT引导肺穿刺活检可用于周围型肺癌的定性诊断。增强CT用于鉴别肺门周围的肺结节与血管断面、判断淋巴结转移及大血管受累情况。CTA也用于判断大血管受累情况。动态增强CT用于难以定性肺结节的鉴别诊断。

3. 胸部MRI　一般不用于筛查、诊断肺癌。

4. PET　应用较少,可用于肺癌的鉴别诊断、疗效评估与复发判断。

5. DSA　目前偶用于原发性肺癌的支气管动脉灌注化疗。

【影像学征象】

### (一) 中央型肺癌的影像表现

1. 早期中央型肺癌　X线胸像常无异常表现,胸部CT能够显示支气管管腔或管壁的异常。

2. 阻塞性改变　不具有特征性。X线胸片及胸部CT能够显示阻塞性肺气肿、阻塞性肺炎、阻塞性肺膨胀不全或不张等(图4-2-20),而胸部MRI显示不佳。

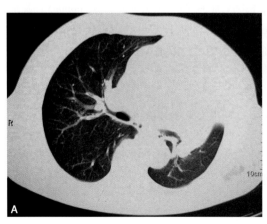
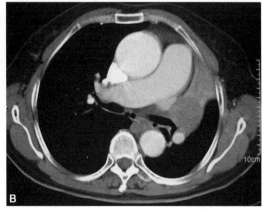

图 4-2-20　中央型肺癌

A. 平扫CT肺窗;B. 增强CT纵隔窗,示左肺门肿块,左舌段支气管闭塞及左舌段阻塞性不张

3. 肺门肿块　肿瘤向管壁外生长,与转移的肺门淋巴结均可在肺门区形成肿块(图4-2-21)。X线胸像、胸部CT及MRI均能够显示。X线胸片上右肺门肿块与右上叶不张相连构成反S征,见于右上叶支气管肺癌(图4-2-22)。

Notes

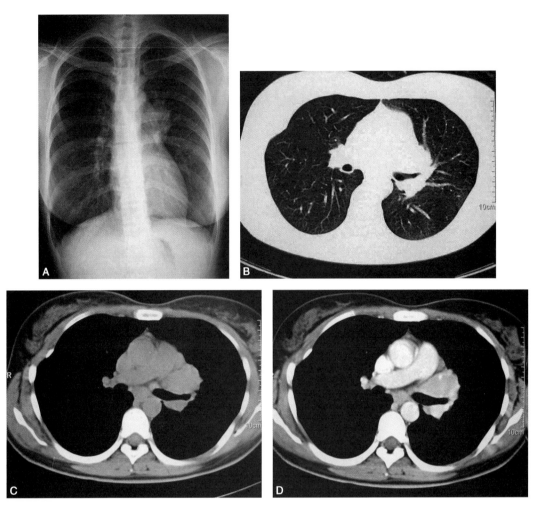

图 4-2-21　中央型肺癌

A. 正位 X 线胸像;B. 平扫 CT 肺窗;C. 平扫 CT 纵隔窗;D. 增强 CT,示左肺门肿块,
左主支气管狭窄增强后肿块中度强化

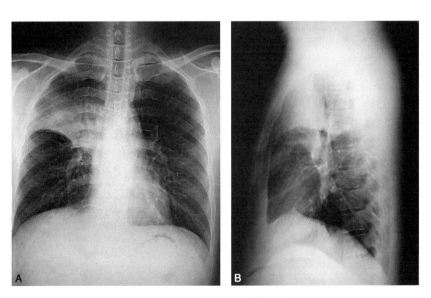

图 4-2-22　右上叶支气管肺癌

A. 正位 X 线胸像,示右肺门肿块与右上叶不张相连构成反"S"征;B. 侧位 X 线
胸像,示斜裂及水平裂向前上移位

Notes

4. **支气管管腔内肿块、管壁增厚、壁外肿块、管腔狭窄或闭塞**　胸部 CT 显示清晰,而 X 线胸片、胸部 MRI 显示不佳。

5. **纵隔淋巴结转移与纵隔结构浸润**　纵隔淋巴结大于 15mm 常提示转移。纵隔结构浸润的胸部 CT 显示为肿瘤与纵隔间脂肪间隙消失、肿瘤与纵隔结构分界不清,胸部 MRI 显示为纵隔结构周围脂肪高信号带消失。腔静脉瘤栓胸部 MRI 显示为腔内结节状中等信号。

**（二）周围型肺癌的影像表现**

周围型肺癌多表现为肺内结节或肿块,部分结节呈磨玻璃样影( ground-glass opacity,GGO)。常合并肺门及纵隔淋巴结肿大。肺内结节或肿块可具有以下征象( 图 4-2-23、4-2-24):①形态:类圆形或不规则形;②边缘:可见细小而深的分叶、浓密的细短毛刺;③月晕征( halo sign):结节周围环以磨玻璃样影,病理为出血性肺梗死、肿瘤细胞浸润;④支气管充气征;⑤癌性空洞:多可见壁结节( mural nodule);⑥钙化:1% ~ 14% 的肺结节出现;⑦支气管血管束征;⑧病灶的胸壁侧小片状浸润;⑨胸膜凹陷征:腺癌多见;⑩CT 及 MRI 增强后病变呈轻、中度均匀或不均匀强化( 增强后密度比平扫时增加 15 ~ 20Hu),部分病变呈边缘不规则的环状强化。少数周围型肺癌表现为密度较低或呈磨玻璃样的肺叶、段实变,内可见不规则的、似枯树枝样的支气管充气征,增强后在实变内可见血管分支影( 图 4-2-25)。少数周围型肺癌表现为网状结节影或蜂窝征,或者多发结节或斑片。

**【诊断与鉴别诊断】**

1. 良、恶性肺结节的 CT 的鉴别诊断请参照呼吸系统总论内容。

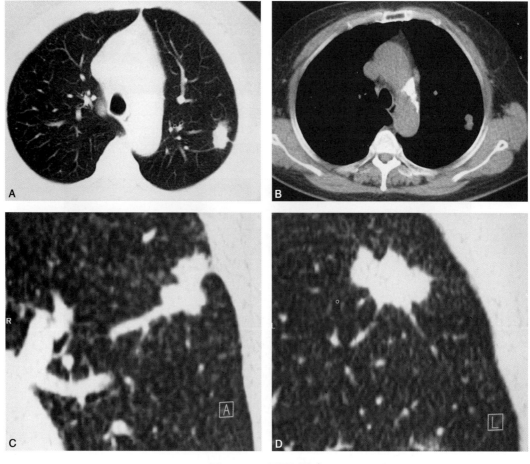

图 4-2-23　周围型肺癌

A. 平扫 CT 肺窗;B. 平扫 CT 纵隔窗;C、D. MPR,示左肺结节形态不规则,边缘有
细小深分叶,可见胸膜凹陷征

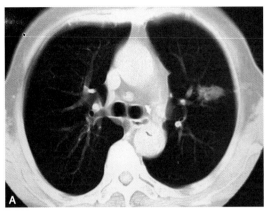
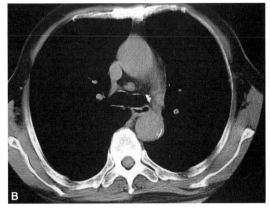

图 4-2-24　孤立结节型细支气管肺泡癌

A. 平扫 CT 肺窗,示轮廓清晰的类圆形肺结节,密度不均匀,可见毛刺征和胸膜凹陷征;

B. 平扫 CT 纵隔窗,该结节显示欠清

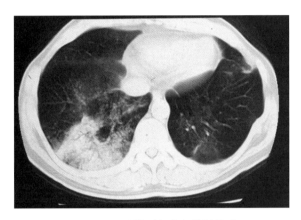

图 4-2-25　弥散型细支气管肺泡癌

平扫 CT 肺窗,示右下肺大片实变,边缘模糊,内可见支气管充气征

2. 中央型肺癌的鉴别诊断中央型肺癌与下列疾病具有相似的影像学征象,需进行鉴别诊断,必要时行经支气管镜活检以确诊(表 4-2-4)。

表 4-2-4　中央型肺癌及相关疾病的鉴别诊断

| | 相似征象 | 鉴别要点 |
| --- | --- | --- |
| 中央型肺癌 | 支气管内壁不光滑,管腔狭窄或闭塞,可引起支气管阻塞性改变等 | 病变累及范围局限,常有管腔外壁肿块,常有肺门、纵隔淋巴结肿大。抗感染治疗效果不佳 |
| 支气管结核 | 支气管内壁不光滑,管腔狭窄或闭塞,可引起支气管阻塞性改变等 | 病变累及范围大,无管腔外壁肿块,无肺门、纵隔淋巴结肿大 |
| 浸润型肺结核 | 大片肺实变 | 常合并空洞、索条、钙化、卫星灶,肺段支气管通畅,无肺门、纵隔淋巴结肿大。抗感染治疗无效 |
| 肺段肺炎 | 大片肺实变 | 肺段支气管通畅,无肺门、纵隔淋巴结肿大。抗感染治疗有效 |
| 支气管腺瘤 | 支气管腔内息肉样肿块,管腔狭窄或闭塞,可引起支气管阻塞性改变 | 肿块边缘光滑,管壁增厚与壁外肿块较少见 |

Notes

3. 周围型肺癌的鉴别诊断　周围型肺癌与下列疾病均可表现为肺内结节,需进行鉴别诊断,有时需要依靠病理检查以确诊(表4-2-5)。

表4-2-5　肺内结节性病变的鉴别诊断

| | 肺癌 | 结核球 | 炎性假瘤 | 肺错构瘤 | 肺局灶机化性肺炎 |
|---|---|---|---|---|---|
| 形态 | 类圆形 | 类圆形 | 类圆形 | 类圆形 | 多边形或楔形 |
| 边缘 | 不规则 | 边缘整齐 | 边缘光滑 | 边缘光滑 | 锯齿状 |
| 分叶征 | 有 | 少 | 无 | 无 | 无 |
| 毛刺 | 细短毛刺 | 长毛刺 | 无 | 无 | 粗长毛刺 |
| 密度 | 均匀 | 不均匀 | 均匀 | 不均匀,有脂肪样低密度 | 不均匀,支气管充气征 |
| 钙化 | 少 | 斑块状或弧形 | 少 | 斑点状、爆米花状 | 少 |
| 结节周围 | 胸壁侧小片状浸润 | 卫星灶 | 清晰 | 清晰 | 索条 |
| 胸膜病变 | 胸膜皱缩征 | 胸膜皱缩征 | 无 | 无 | 增厚粘连 |
| 肺门、纵隔淋巴结肿大 | 有 | 无 | 无 | 无 | 无 |
| 增强 CT | 轻度强化 | 无强化 | 均匀强化 | 强化 | 不均匀强化 |
| 随诊观察 | 增长较快 | 很少变化 | 缓慢增长 | 很少变化 | 很少变化 |

**【肺癌的 TNM 分期】**

(一) TNM 定义

$T_x$:支气管肺分泌物中证实有恶性细胞,但 X 线片或支气管镜未能发现肿瘤,或在治疗分期时不能确定的任何肿瘤。

$T_0$:无原发性肿瘤的证据。

$T_{is}$:肿瘤仅在气道衬里的细胞层上,不侵犯肺组织。

$T_1$:①直径≤3cm;②未播散到脏层胸膜;③未影响到支气管大分支。

$T_2$:①直径>3cm;②侵犯大支气管,但距离气管隆嵴远于 2cm;③侵犯脏层胸膜;④可能部分阻塞气道,但未引起全肺萎陷或引发肺炎。

这 4 条中至少具备 1 条以上。

$T_3$:①播散到胸壁、膈肌、纵隔胸膜、心包;②侵犯一个大支气管且距离气管隆嵴小于 2cm,但未侵犯该区域;③气道阻塞引起一侧全肺萎陷或引发全肺炎。

这 3 条中至少拥有 1 条以上。

$T_4$:①播散到纵隔,心脏,大血管,气管,食管,椎体,气管隆嵴;②同一肺叶上有 2 个以上结节;③胸腔积液中找到瘤细胞。

这 3 条中至少具备 1 条以上。

$N_0$:无淋巴结播散。$N_1$:播散到肺内或同侧肺门淋巴结。$N_2$:播散到气管隆嵴或同侧纵隔(胸骨后方、心脏前方)淋巴结。$N_3$:①播散到胸廓上口附近的淋巴结;②播散到对侧肺门或纵隔淋巴结。

$M_0$:无远处转移。$M_1$:有远处转移。

(二) TNM 分期

0 期:原位癌

Notes

Ⅰ$_A$期:$T_1N_0M_0$;Ⅰ$_B$期:$T_2N_0M_0$

Ⅱ$_A$期:$T_1N_1M_0$;Ⅱ$_B$期:$T_2N_1M_0$,$T_3N_0M_0$

Ⅲ$_A$期:$T_3N_1M_0$,$T_1 \sim T_3N_2M_0$;Ⅲ$_B$期:$T_4N_{0\sim2}M_0$,$T_{1\sim4}N_3M_0$

Ⅳ期:任何 T,任何 N,$M_1$

## 七、肺转移性肿瘤

**【临床表现】** 多数患者表现为原发肿瘤症状,少数表现为咳嗽、胸痛、咯血等呼吸道症状。恶性肿瘤可通过血行、淋巴、直接蔓延等途径转移到肺。

**【影像学检查方法的选择】** X 线胸像常用,但容易漏诊 5mm 以下的转移结节。胸部 CT 最佳。

**【影像学征象】**

(一)血行转移

CT 表现与 X 线表现相似,均表现为多发的棉球样或粟粒样结节,边界清晰,密度均匀,大小不一,多位于双肺中下肺野(图4-2-26)。空洞少见,钙化/骨化可见于骨肉瘤的肺转移结节。

(二)淋巴转移

包括淋巴结转移和淋巴管转移。

1. X 线表现 肺门和(或)纵隔淋巴结肿大。自肺门向外的索条影,肺内网状影或网状结节影。

2. CT 表现 肺门和(或)纵隔淋巴结肿大。支气管血管束增粗,小叶间隔增厚,可呈串珠状或结节状。

**【诊断与鉴别诊断】** 表现为肺多发结节的转移瘤鉴

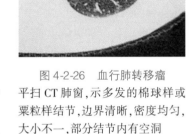

图 4-2-26 血行肺转移瘤
平扫 CT 肺窗,示多发的棉球样或粟粒样结节,边界清晰,密度均匀,大小不一,部分结节内有空洞

别诊断不难,可参考临床病史。表现为肺单发结节的转移瘤鉴别诊断困难,需与表现为肺内结节的多种疾病进行鉴别(参照周围性肺癌的诊断与鉴别诊断内容)。

## 第二节 胸壁与胸膜疾病

### 一、胸 壁 疾 病

胸壁疾病包括胸壁软组织疾病与构成胸壁的骨骼系统疾病,软组织的常见疾病有结核、血管瘤、脂肪瘤、肉瘤等,骨骼的常见疾病有肋骨的软骨瘤、血管瘤、骨囊肿、转移瘤。胸壁疾病诊断要综合临床、影像表现。平扫与增强 CT 可用于囊性、脂肪性、实性、血管性病变的鉴别以及病变范围的判断,X 线平片用于观察骨骼病变的全貌。

### 二、胸 膜 疾 病

外伤、感染、肿瘤是常见的胸膜疾病,其他疾病(如结缔组织病等)也可累及胸膜。结核性胸膜炎是较常见的胸膜感染性疾病(参见呼吸系统总论及肺结核部分),胸膜间皮瘤是较常见的胸膜肿瘤。

胸膜间皮瘤分为局限型和弥漫型,前者临床症状不明显,CT 表现为自胸膜突向肺内的半圆形肿块,边界较光滑,密度均匀,无明显强化;后者以进行性胸闷、气短、胸痛等为常见症状,CT 表现为广泛的胸膜增厚(最厚可达 1cm)、增长较快的胸腔积液、胸膜结节或肿块,这几种影像表现可单独或同时存在。

Notes

# 第三节　纵　隔　肿　瘤

纵隔肿瘤分为原发性与继发性肿瘤。原发性纵隔肿瘤的种类较多,以胸内甲状腺肿(intrathoracic goiter)、胸腺瘤(thymoma)、畸胎类肿瘤、淋巴瘤(lymphoma)、支气管源性囊肿(bronchogenic cyst)、心包囊肿(Pericardial cyst)、食管囊肿(esophageal cyst)、神经源性肿瘤(neurogenic tumors)最常见。

## 一、胸内甲状腺肿

【临床表现】　多无明显症状,常在体检时被发现。肿瘤压迫或侵犯周围组织可出现压迫症状:胸骨后不适、气管压迫症状等。

【影像学检查方法的选择】　平扫及增强胸部 CT、胸部 MRI 能清楚显示胸内甲状腺及其所致的纵隔内大血管、胸膜、心包受累;冠状位与矢状位图像能清晰显示肿块与颈部甲状腺的关系。

【病理生理基础】　胸内甲状腺肿包括胸骨后甲状腺肿及先天性迷走甲状腺。肿块多数是甲状腺肿(goiter)、囊肿或腺瘤,少数为恶性。

【影像学征象】

1. 好发部位　前纵隔上部,常位于一侧。

2. 形态与密度　多数肿块呈软组织密度(MRI 表现为不均匀的 $T_1WI$ 等信号、$T_2WI$ 高信号),内常可见低密度囊变(图 4-2-27)、斑片状钙化。增强扫描,胸骨后甲状腺组织可明显强化,CT 值可达 100Hu 以上(图 4-2-27)。

3. 其他征象　胸骨后甲状腺组织向上与颈部甲状腺相连,气管受压向对侧和后方移位。

## 二、胸　腺　瘤

【临床表现】　多无明显症状,在体检时被发现。胸腺瘤成人多见,约 30% 胸腺瘤患者有重症肌无力(myasthenia gravis),约 15% 的重症肌无力患者有胸腺瘤。少数患者伴有低 γ 球蛋白血症或红细胞再生不良。

【影像学检查方法的选择】　平扫及增强胸部 CT、胸部 MRI 能清晰显示胸腺瘤及其所致的纵隔内大血管、胸膜、心包受累。

【病理生理基础】　胸腺瘤分为淋巴细胞型、上皮细胞型和混合型。10%～15% 的胸腺瘤是恶性的。侵袭性胸腺瘤(invasive thymoma)常发生种植转移,血行或淋巴转移少见。依据肿瘤的包膜是否完整以及肿瘤是否侵犯周围组织结构来判定胸腺瘤的良恶性,组织学诊断不可靠。

【影像学征象】

1. 好发部位　前纵隔中部。

2. 形态与密度

(1) 多数肿块呈类圆形,边缘清晰光滑,可呈分叶状。

(2) 多数肿块呈均匀软组织密度(MRI 表现为不均匀的 $T_1WI$ 等信号、$T_2WI$ 高信号),内有时可见斑点状钙化(图 4-2-28)。

(3) 实性胸腺瘤有强化(图 4-2-29)。

3. 侵袭性胸腺瘤肿块边缘不规则,有明显分叶;肿块周围的脂肪间隙消失;种植转移(implantation)表现为胸膜不规则增厚与胸腔积液,心包增厚与心包积液,多局限于一侧胸腔(图 4-2-30)。

Notes

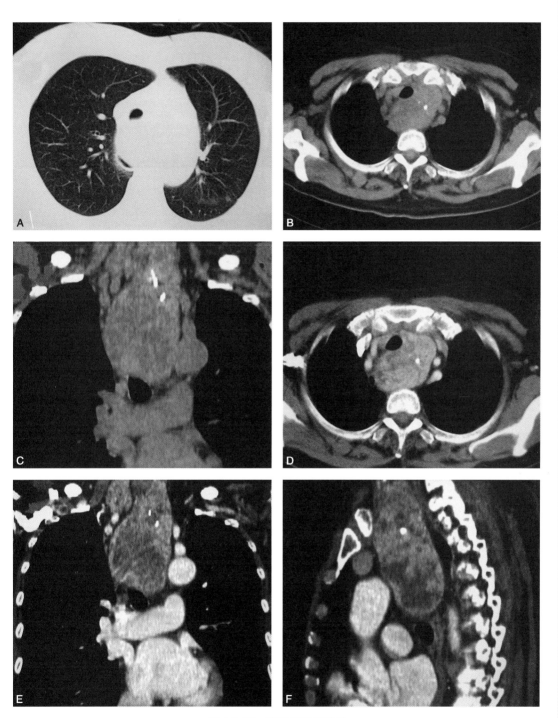

图 4-2-27　胸骨后甲状腺肿

A. 横轴位平扫 CT 肺窗；B. 横轴位平扫 CT 纵隔窗；C. 冠状位平扫 MPR，示中后纵隔肿块，边缘清晰光滑，呈不均匀软组织密度，内可见钙化及低密度囊变；D. 横轴位增强 CT；E. 冠状位增强 MPR；F. 矢状位增强 MPR，示肿块明显强化，肿块向上与颈部甲状腺相连，气管及邻近大血管受压移位

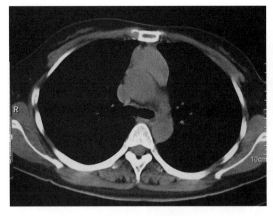
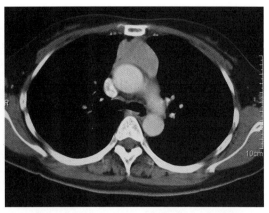

图 4-2-28　胸腺瘤
平扫 CT 纵隔窗,示前纵隔软组织
密度肿块,边缘清晰光滑

图 4-2-29　胸腺瘤
增强 CT,示肿块强化

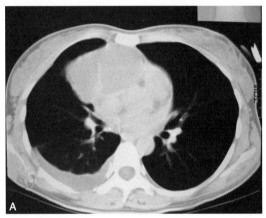
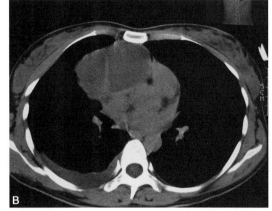

图 4-2-30　侵袭性胸腺瘤
A. 平扫 CT 肺窗;B. 平扫 CT 纵隔窗,示右前上纵隔囊实性肿块,肿块周围的脂肪间隙模糊,右侧胸腔积液

## 三、畸胎类肿瘤

【临床表现】　多无明显症状,常在体检时被发现。部分畸胎类肿瘤患者可咳出毛发或豆渣样物。肿瘤压迫或侵犯周围组织可出现压迫症状:胸骨后不适、上腔静脉受压症状、气管压迫症状、食管压迫症状等。

【影像学检查方法的选择】　胸部 CT、MR 均可用于检查畸胎类肿瘤,CT 显示肿瘤内的钙化、骨化占优势,MRI 显示肿瘤内脂肪成分占优势。

【病理生理基础】　畸胎类肿瘤包括囊性畸胎瘤(皮样囊肿)和实性畸胎瘤(畸胎瘤)。皮样囊肿(dermoid cyst)包含外胚层和中胚层组织,畸胎瘤(teratoma)包含三个胚层的组织。

【影像学征象】

1. 好发部位　多位于前纵隔中部,较大的肿瘤可突向中后纵隔,甚至胸腔。

2. 形态与密度

(1) 多数肿块呈类圆形,边缘清晰光滑,可有分叶。

(2) 皮样囊肿呈均匀囊性密度,囊壁常见蛋壳样钙化。实性畸胎瘤呈混杂密度,内可见软组织密度、脂肪密度、水样密度、钙化,肿块内脂肪液平面具有一定特征性。肿瘤内骨化及牙齿影是畸胎类肿瘤的特征性表现(图 4-2-31)。

(3) 实性畸胎肿瘤可见强化。

Notes

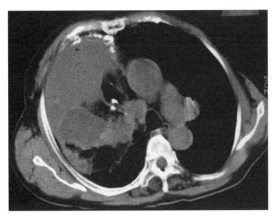

图 4-2-31  实性畸胎瘤
平扫 CT 纵隔窗,示右侧纵隔巨大实性肿块呈混杂
密度,内可见软组织密度、脂肪密度、钙化及牙齿影

3. 其他征象  肿块短期内迅速增大,可能是肿瘤继发感染、出血、恶变所致。肿瘤破裂可引起肺内感染。

## 四、淋 巴 瘤

【临床表现】  淋巴瘤好发于青少年、老年人,病程短,进展快,常有发热、浅表淋巴结肿大。

【影像学检查方法的选择】  平扫及增强胸部 CT、胸部 MRI 能清楚显示淋巴瘤及其所致的纵隔内大血管、胸膜及心包受累。

【病理生理基础】  淋巴瘤可单独在胸内发生,也可是全身淋巴瘤的胸内表现。淋巴瘤分为霍奇金淋巴瘤(霍奇金病)与非霍奇金淋巴瘤,霍奇金淋巴瘤侵犯纵隔更多见。

【影像学征象】

1. 好发部位  多位于中纵隔的上中部。

2. 形态与密度

(1) 多数肿块呈类圆形,边缘清晰光滑,部分淋巴瘤容易融合成分叶状团块。

(2) 多数肿块呈均匀软组织密度(MRI 表现为不均匀的 $T_1WI$ 等信号、$T_2WI$ 高信号)。增强扫描肿块呈轻度强化,易包绕血管(图 4-2-32)。

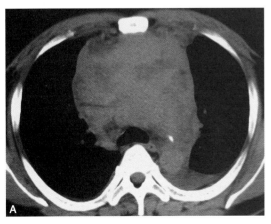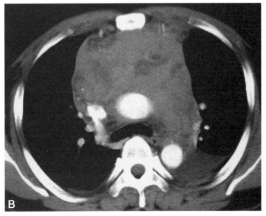

图 4-2-32  淋巴瘤
A. 平扫 CT 纵隔窗,示纵隔不均匀软组织密度肿块,边缘不清;B. 增强 CT,示肿块
轻度不均匀强化,包绕血管

Notes

（3）淋巴瘤常为双侧病变,对放射治疗很敏感。

（4）部分患者有肺内和心包浸润常表现为肺内网线状或网状小结节影以及心包积液。

## 五、支气管源性囊肿、心包囊肿、食管囊肿

【临床表现】  多无明显症状,常在体检时被发现。肿瘤压迫或侵犯周围组织可出现压迫症状。

【影像学检查方法的选择】  平扫及增强胸部 CT、胸部 MRI 能清楚显示纵隔囊肿及其与纵隔内大血管、胸膜、心包的关系。

【病理生理基础】  囊性淋巴管瘤、支气管源性囊肿、心包囊肿、食管囊肿为先天性疾病。囊性淋巴管瘤内壁为内皮细胞,可为单房、多房囊肿或海绵状淋巴管瘤。支气管源性囊肿壁有呼吸道上皮结构,极少与支气管腔相通。心包囊肿内壁是单层间皮细胞,外壁是疏松结缔组织。食管囊肿壁有消化道上皮结构(黏膜层、黏膜下层和肌层)。

【影像学征象】

1. **好发部位**  淋巴管囊肿多位于前纵隔,中上部多见;支气管源性囊肿常位于气管分权以上的气管旁;心包囊肿多位于心膈角区,右侧多见;食管囊肿多位于后纵隔前部或食管旁。

2. **形态与密度**

（1）多数肿块呈类圆形,边缘清晰光滑,部分边缘模糊。

（2）多数肿块呈均匀水样密度(MRI 表现为 $T_1WI$ 低信号、$T_2WI$ 高信号)(图 4-2-33)。

（3）增强扫描囊肿无强化。

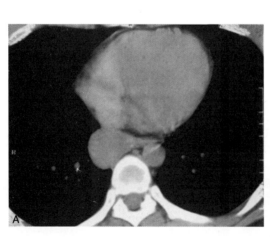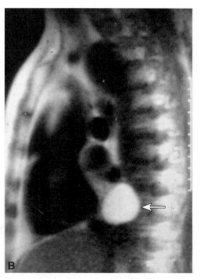

图 4-2-33  食管囊肿

A. 横轴位平扫 CT 纵隔窗;B. 矢状位 $T_2WI$,示位于后纵隔前部、食管旁的肿块,边界光滑,$T_2WI$ 呈高信号(白箭)

## 六、纵隔神经源性肿瘤

【临床表现】  多无明显症状,常在体检时被发现。神经压迫症状为常见临床表现。

【影像学检查方法的选择】  平扫及增强胸部 MRI 是后纵隔神经源性肿瘤的最佳影像检查方法。平扫及增强胸部 CT 横轴位、冠状位与矢状位重建图像能清楚显示纵隔肿瘤及其所致的纵隔内大血管、胸膜、心包受累。

【病理生理基础】  纵隔神经源性肿瘤可起源于周围神经、交感神经或副交感神经。神经鞘

Notes

瘤(neurolemmoma)、神经纤维瘤(neurofibroma)、神经节瘤(ganglioneuroma)为良性肿瘤,恶性神经鞘瘤、神经母细胞瘤(neuroblastoma)为恶性肿瘤。后纵隔的副神经节瘤(paraganglioma)少见。部分患者伴有神经纤维瘤病。

**【影像学征象】**

1. 好发部位 多位于后纵隔椎体旁。

2. 形态与密度

(1) 多数肿块呈类圆形,边缘清晰光滑。少数神经源性肿瘤的部分肿块位于椎管内,部分位于脊椎旁呈哑铃状。

(2) 多数肿块呈均匀软组织密度肿块,其内有时可见低密度囊变或钙化。神经母细胞瘤内可见大量钙化(图4-2-34)。

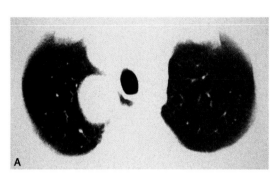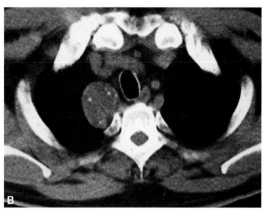

图 4-2-34 神经鞘瘤

A. 平扫 CT 肺窗;B. 平扫 CT 纵隔窗,示右侧后纵隔均匀软组织密度肿块,边界光滑,内可见点状钙化

(3) 增强扫描肿块可见强化。

3. 其他征象 肿瘤压迫邻近肋骨或脊椎出现骨质吸收、骨质侵蚀、骨质增生,但无骨质破坏。哑铃状肿块常使椎间孔(intervertebral foramina)扩大。

4. 恶性征象 恶性神经源性肿瘤的肿块边界不规则,邻近肋骨或脊椎出现溶骨性骨破坏,侵犯胸膜。

# 第四节 胸 部 外 伤

摔伤、车祸、枪刺伤等均能引起胸部外伤,外伤的部位与程度需具体分析。肋骨骨折是较为常见的胸部外伤,易合并气胸、血胸或血气胸。后前位胸像易漏诊肋骨骨折,可采用斜位胸像予以补充,胸部 CT 观察肋骨骨折不佳。胸膜外伤可出现气胸、血胸、血气胸或纵隔气肿,有时合并颈胸皮下气肿、肋骨骨折。后前位胸像是首选的影像学检查方法,胸部 CT 用于鉴别诊断。肺部外伤可出现创伤性湿肺、肺内血肿、肺气囊等,后前位胸像是首选的影像学检查方法,胸部 CT 用于鉴别诊断。

## 学生自测题

1. 各种肺炎的影像表现。

2. 肺脓肿的影像表现及肺空洞的鉴别诊断。

3. 肺结核的分型及各型的影像表现。

4. 肺癌病理组织分型与大体分型。

5. 肺癌 TNM 分期。

6. 肺癌的诊断与鉴别诊断。

## ■ 与本章节内容相关的参考书

1. 荣独山. X 线诊断学(胸部). 第 2 版. 上海:上海科学技术出版社,2002:132-144

2. 曹丹庆. 全身 CT 诊断学. 北京:人民军医出版社,1996:361-375

3. 李果珍. 临床 CT 诊断学. 北京:中国科学技术出版社,1994:309-310

4. Sutton D. Radiology and Imaging-Volume Ⅰ. 6th ed. New York:Churchill Livingstone,1998:399-420

（宋伟 金征宇）

Notes

# 第五篇 循 环 系 统

# 第一章　循环系统总论

Common imaging methods
   X-ray examination
   Angiography
   Computed tomography
   Magnetic resonance imaging
   Ultrasonography
   Nuclear imaging
Normal anatomy and variances
   Plain film

Computed tomography
Magnetic resonance imaging
Ultrasonography
Angiography
Common abnormal imaging signs
   Plain film
   CT & MRI
   Ultrasonography
   Angiography

## 第一节　常用的影像学检查方法

循环系统(circulatory system)全面的影像学诊断信息应该包括:①显示心脏大血管(包括冠状动脉及分支)解剖形态的变化;②显示心脏功能,瓣膜功能和血流的动态变化;③显示心肌灌注(myocardial perfusion)、心肌代谢、组织特征等改变。从临床实际出发,不同疾病或同一疾病的不同病期对影像诊断有不同的要求,因此应该了解每一种影像方法的价值和限度,优化选择,合理应用。

### 一、普通 X 线检查

（一）X 线透视

虽可观察心脏大血管的搏动,但已不做常规检查手段。

（二）X 线摄影

1. 心脏远达片

（1）X 线焦点与胶片间距离为 2m 的后前位立位 X 线片,投照条件以高电压(100 ~ 150kV)、短曝光时间(<0.01 秒)为佳。

（2）是心脏 X 线检查最基本的方法,能够判定心脏外形、肺循环改变。

2. 左前斜位与右前斜位(服钡)片　目前已较少应用。

（1）左前斜位指患者从后前位向右旋转 60°,能够观察主动脉全貌、右心房增大、心室增大。

（2）右前斜位指患者从后前位向左旋转 45°,服钡后观察左心房增大、肺动脉段突出、右心室流出道扩张。

3. 左侧位(服钡)片　某些情况下兼有左、右前斜位片的作用,常用于主动脉瘤与纵隔肿瘤的定位。

心脏远达片结合左侧位(服钡)片是最适合的观察胸部大血管体位。X 线对肺循环的显示明显优于其他影像方法。

## 二、心血管造影

心血管造影（angiocardiography）是应用导管技术将对比剂快速注入心脏大血管内来显示其解剖结构和功能动态变化，是有创检查。由于无创性影像检查的推广，心血管造影适应证范围缩小。

（一）适应证、禁忌证

1. 适应证

（1）各种无创性的影像技术不能明确临床诊断。

（2）制订外科手术方案提供确切的形态学与血液动力学诊断。

（3）进行介入性治疗。

2. 禁忌证

（1）碘过敏或显著过敏体质。

（2）严重的心、肝、肾功能损害。

（3）凝血机制障碍。

（二）检查设备

进行心血管造影需要一套复杂的设备，包括心血管造影机、心电监护、高压注射器、麻醉机、除颤器等。新型数字化心血管造影机具备 DSA 和 DA 两种模式，能够提供实时图像。

（三）心血管造影方法

包括上、下腔静脉造影，左、右心房室造影，胸、腹主动脉造影以及选择性的冠状动脉、肺动脉、肾动脉、头臂动脉、体-肺侧支血管等造影。

## 三、CT

（一）电子束 CT

不仅能显示心脏大血管形态，还能显示功能和血流动态。常用于检查冠心病、胸部大血管疾病（肺动脉栓塞、主动脉夹层、主动脉瘤及畸形等）、瓣膜疾病、心脏肿瘤、心肌病等。但检查费用昂贵。

（二）螺旋 CT 及 CT 血管造影

用于显示心脏大血管形态以及心功能评价。常用于检查冠心病、胸部大血管疾病（肺动脉栓塞、主动脉夹层、主动脉瘤及畸形等）、瓣膜疾病、心脏肿瘤、心肌病等。检查费用相对低廉。

## 四、MRI

（一）心脏 MRI 成像

1. 常用自旋回波、梯度回波、快速梯度回波等序列，但不作为心脏的首选影像检查。

2. 常规扫描体位

（1）横轴位图像：所见与 CT 横轴位相似，是心脏扫描最基本体位。

（2）冠状位图像：可较好地显示左心室和左心室流出道、升主动脉的形态和走行、左心房、右心房后部的上腔静脉入口。

（3）矢状位图像：显示右心室流出道和肺动脉、主动脉弓、降主动脉较好，常用于定位。

3. 特殊扫描层面

（1）心脏长轴位：扫描层面平行于左心室长轴和室间隔，显示左心室前壁、侧壁、心尖、膈面、后壁各段肌壁运动和二尖瓣功能。

（2）心脏短轴位：扫描层面垂直于室间隔，与超声大动脉短轴所见相同，用于评估左心室功能、计算射血分数。

Notes

（3）大血管斜位：根据横轴位血管走行的角度定位左前斜位断面扫描，显示主动脉各部及头臂动脉开口。

（二）MRA

信号的强弱取决于血液的流速，血流呈白色的高信号。冠状动脉 MRA 是目前研究热题。

（三）对比增强 MRI 血管造影

从静脉注射顺磁性对比剂，利用二维或三维快速梯度回波技术，经最大强度投影技术重建血管图像，从任意角度进行观察。用于检查大血管，显示中小血管欠佳。

（四）快速心脏成像 MRI 电影

应用小角度激发梯度反转回波心脏成像与心电图门控技术结合进行心脏扫描，图像以电影方式连续显示。用于评价心脏功能，属非实时显像技术且显示解剖细节较差。

（五）超快速 MR 成像（ultrafast magnetic resonance，UFMR）

如回波平面成像（echo planar imaging，EPI）序列能够观察心脏运动，评价心脏功能，但仍处于研究阶段。

（六）磁共振频谱

通过进行 $^{31}$P 波谱分析，研究心脏病的早期诊断和功能代谢。

# 五、超　声

M 型超声心动图显像（M echocardiography，ME）是在人体无创伤地直接显示心肌收缩与舒张活动的唯一的一项技术。ME 显示瓣膜整体运动情况及与周围组织的关系。

（一）检查途径分类

1. 经胸检查法（transthoracic echocardiography，TTE）　探头置于胸骨左缘，在肋间隙、心尖部、肋下区、胸骨上窝等无肺组织遮盖的声窗处探查（图 5-1-1）。

2. 经食管检查法（transesophageal echocardiography，TEE）　将 1.5cm 以下的探头送入食管内，声束经食管前壁和侧壁探查心脏。能够观察心房肿物和血栓、瓣的返流及判定房间隔缺损的位置、数量、大小等，优于经胸检查法。常用于心脏房、室间隔缺损介入治疗封堵术中的检测和外科手术关胸前的复查。

3. 血管内超声显像（intravascular ultrasound imaging，IVUI）　将 2mm 以下的探头与导管连接，直接送入血管内。用于冠状动脉及其他血管检查。

（二）显示技术分类

1. M 型超声心动图（M echocardiography，ME）和二维超声心动图（two-dimensional echocardiography，2DE）　可显示心脏结构的形态、肌壁薄厚、腔室大小、排列关系、室壁运动、心内缺损畸形等。用于诊断瓣膜病、心肌病、心包病、冠心病、心脏肿瘤和各种先天性心脏病。

2. 声学造影（contrast echocardiography，C-Echo）　为在血液中注入声阻抗不同的物质，使血流产生回声，借以观察血流途径、方向的技术。用于诊断心内分流、计算左心室容量、评价左心功能、判定心肌缺血和心肌存活性等。

3. 多普勒超声心动图（Doppler echocardiography，D-Echo）　包括脉冲波多普勒频谱显示、连续波多普勒频谱显示、彩色多普勒血流显像、组织多普勒显像。是无创性直接显示心血管内血流信息的最佳技术，目前是心脏大血管疾病首选的影像检查方法。

4. 组织定征检查

（1）视频分析法根据图像的灰阶分析心脏结构的组织性质。

（2）射频分析法以背向散射积分值的周期性变化鉴别心肌缺血、心肌顿抑（myocardial stunning）和心肌坏死。

（3）声学定量法实时测定心输出量及射血分数。

（4）彩色动力壁运动分析诊断局部室壁运动异常。

## 六、放射性核素

放射性核素心室造影、心肌显像、肺显像、肾显像常用于检查心脏大血管。

（一）放射性核素心室造影

1. 首次通过法放射性核素心室造影　静脉内"弹丸式"注射$^{99m}$Tc 显像剂后,立即用 γ 照相机拍摄显像剂从上腔静脉至左心室通过心脏的全过程,从而观察心动周期中心室容积的变化。是测定右心室功能可靠方法,也用于测定左心室功能、心内分流量等,但一次注射只能采集一个体位,故不作为常规使用。

2. 平衡法　当静脉内注射的$^{99m}$Tc 显像剂在血液中混合均匀达到平衡后,以患者心电图 R 波和 R 间期内间隔相等的时间段作为信号触发 γ 照相机,γ 照相机及计算机图像处理系统采集数据,获得图像以观察室壁运动及测定左、右心室功能参数。能够准确评价左、右心室的收缩、舒张的整体和局部功能以及心室泵血效应,分析室壁运动,用于诊断冠心病、室壁瘤,判断心脏疾病疗效,评价肺心病右心功能、心肌活力等。

（二）心肌显像

1. 心肌灌注显像（myocardial perfusion imaging）　由于心肌细胞对某些放射性核素($^{201}$Tl)或$^{99m}$Tc 标记化合物有选择性摄取能力,摄取量与心肌血流灌注成正比,而当冠状动脉狭窄供血部位心肌血流减少时则示踪剂摄取减少,图像上表现为局部放射性分布稀疏或缺损区,即心肌"冷区"显像。

（1）静态显像:安静状态下进行的心肌平面或断层显像。

（2）负荷显像:采用运动负荷或药物(双嘧达莫、腺苷和多巴酚丁胺)介入试验加大正常与缺血心肌摄取$^{201}$Tl 的差距,以鉴别心肌缺血与梗死。

（3）是目前诊断心肌缺血最常用、最可靠的方法。用于诊断冠心病、心肌梗死,评价心肌存活性、冠心病预后,指导治疗和评价疗效。

2. 心肌代谢显像（myocardial metabolic imaging）　对心肌糖代谢、脂肪酸代谢、蛋白质代谢标记物进行显像。$^{18}$F-FDG 代谢显像对心肌梗死患者残余心肌存活（viability）的估测,仍是公认的最好方法。

# 第二节　正常影像解剖

## 一、正常心脏大血管 X 线影像

（一）不同体位正常心脏大血管 X 线表现

1. 后前位远达片（PA）

（1）心影右缘上段为上腔静脉与升主动脉的复合投影,下段由右心房构成。心影左缘上段为主动脉结,呈圆形突出;中段为肺动脉段,由主肺动脉干外缘构成,可呈平直或略有凹凸;下段由左心室构成。正常时,左心耳部、右心室不构成心影左缘,降主动脉紧贴脊柱左缘走行(图 5-1-1A)。

（2）心尖部（cardiac apex）:指左心室在心影左缘突出部分。心尖外侧低密度软组织影为心包脂肪垫（pericardial fat pad）。

（3）心胸比率:心脏横径（左、右心缘至体中线的最大距离之和）与胸廓横径（通过右膈顶水平胸廓的内径）之比。成人心胸比率的正常上限为 0.5。

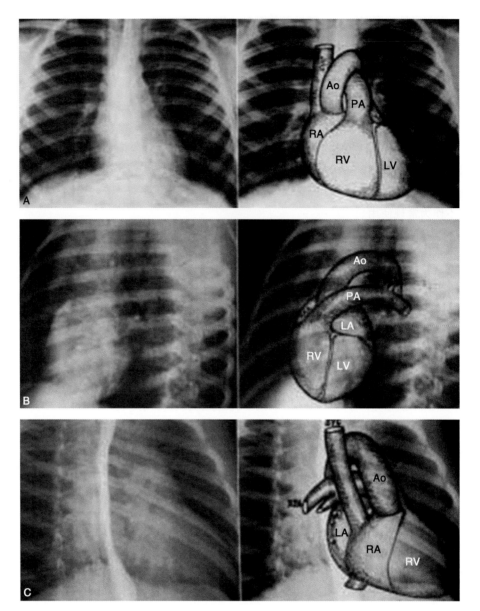

图 5-1-1　不同体位正常心脏大血管 X 线表现
A. 后前位远达片；B. 左前斜位片；C. 右前斜位，Ao. 主动脉；PA. 肺动脉；
LV. 左心室；RV. 右心室；LA. 左心房；RA. 右心房

2. 左侧位、右前斜位、左前斜位片

（1）左侧位：心前缘下段为右心室，向上为右心室漏斗部、主肺动脉干和升主动脉；心后缘上段小部分为左心房，大部分为左心室，后心膈角处有下腔静脉影，降主动脉走行在心后间隙内。

（2）右前斜位：心前缘自上而下为升主动脉、主肺动脉干、右心室漏斗部、右心室，仅膈上的一小部分为左心室心尖部；心后缘上段为升主动脉后缘、弓部、气管及上腔静脉重叠组成，下段左心房、右心房（图 5-1-1C）。

（3）左前斜位：心前缘上段升主动脉下段右心室心后缘上段主动脉弓以及主动脉窗下段小部分为左心房，余为左心室（图 5-1-1B）。

（4）心前间隙指心前缘与胸壁之间的间隙，心后间隙指心后缘与脊柱之间的间隙。

（5）主动脉窗（aortic window）：指主动脉弓下的透明区，在左前斜位其内可见气管分权、左主支气管和伴行的左肺动脉，在左侧位其内可见气管分权及左、右肺动脉的阴影。

Notes

（二）直接影响心脏大血管外形的生理因素

1. 生长发育　新生儿期和婴儿期，心脏和右心室相对大，心影局中呈球形，各弓分界不清，心胸比率接近0.6。学龄期儿童心影才逐渐接近成人。

2. 体型和胸廓类型　正常人心脏在胸廓内的形状随体形有相应的变化（表5-1-1）（图5-1-2）。

表 5-1-1　体型、胸廓类型与心脏类型

|  | 胸廓形态 | 横膈位置 | 心膈面 | 心影 | 心胸比率 |
|---|---|---|---|---|---|
| 瘦长型体格 | 狭长 | 低位 | 小 | 垂位心 | <0.5 |
| 矮胖型体格 | 短宽 | 高位 | 大 | 横位心 | >0.5 |
| 体格适中 | 适中 | 适中 | 适中 | 斜位心 | 0.5 |

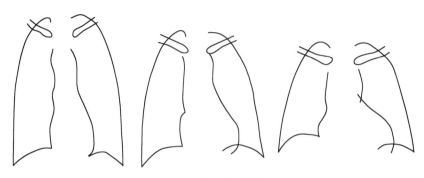

图 5-1-2　体型和胸廓类型

3. 性别　心脏与身体的大小呈一定比例，女性心脏比同龄男性小。

4. 呼吸与膈高度　深吸气时，膈下降，心脏向下拉长，横径变小，心影变小。深呼气时，膈上升，横径变大，心影增大。

5. 心动周期与心率　心脏的容量和形状随心动周期有较明显的变化，平片上心影大小和形态也有相应的变化。心率快时心影可稍缩小，心动过缓时，心影可见增大。

6. 妊娠　随胎盘血液循环的建立、子宫膨大、横膈上升，心脏可呈横位型。产后恢复正常。

# 二、正常心脏大血管 CT 影像

主动脉弓上层面（图5-1-3）、主动脉弓层面（图5-1-4）、主动脉弓下层面（亦称主肺动脉窗层面）（图5-1-5）、肺动脉层面（图5-1-6）、主动脉根部层面（图5-1-7、5-1-8）、左心室流出道层面

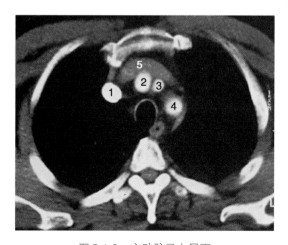

图 5-1-3　主动脉弓上层面
1. 右头臂静脉；2. 无名动脉；3. 左颈总动脉；4. 左锁骨下动脉；5. 左头臂静脉

Notes

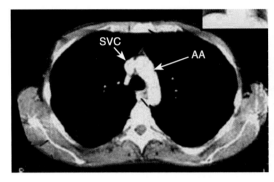

图 5-1-4 主动脉弓层面

SVC. 上腔静脉;AA. 主动脉弓

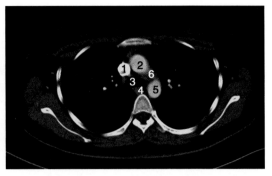

图 5-1-5 主动脉弓下层面

1. 上腔静脉;2. 升主动脉;3. 气管;4. 食
管;5. 降主动脉;6. 主肺动脉窗

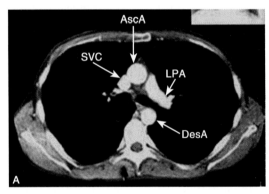

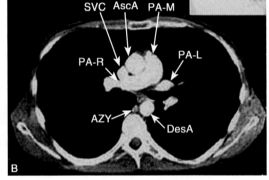

图 5-1-6 肺动脉层面

A. 左肺动脉层面;B. 右肺动脉层面 SVC. 上腔静脉;AscA. 升主动脉;PA-M. 主肺动脉;PA-L(LPA).
左肺动脉;PA-R. 右肺动脉;AZY. 奇静脉;DesA. 降主动脉

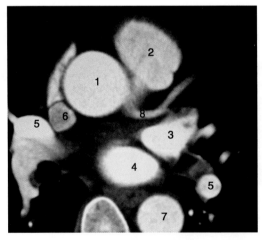

图 5-1-7 主动脉根部层面(偏上)

1. 升主动脉;2. 右心室;3. 左心室;4. 左心房;5. 左
右肺动脉;6. 上腔静脉;7. 降主动脉;8. 冠状动脉

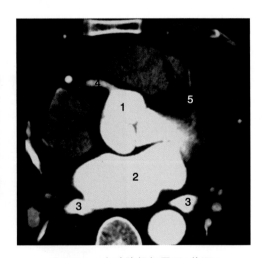

图 5-1-8 主动脉根部层面(偏下)

1. 升主动脉;2. 左心房;3. 左右下肺
静脉;4. 冠状动脉;5. 左心室壁

Notes

（图5-1-9）、左心室体部层面（图5-1-10）、左心室膈面（图5-1-11）的CT横轴位图像基本可以清晰显示心脏大血管，根据横轴位扫描的数据，应用多种后处理软件可重建出冠状动脉、肺动脉的二维、三维图像（图5-1-12）。

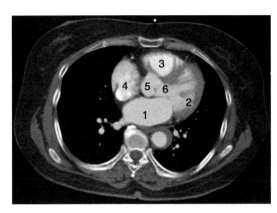

图5-1-9 左心室流出道层面
1. 左心房；2. 左心室；3. 右心室；4. 右心房；5. 主动脉窦；6. 左心室流出道

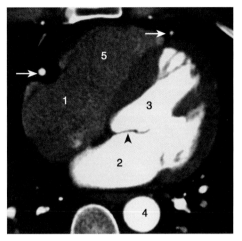

图5-1-10 左心室体部层面
1. 右心房；2. 左心房；3. 左心室；4. 降主动脉；5. 右心室；二尖瓣（黑箭），冠状动脉（白箭）

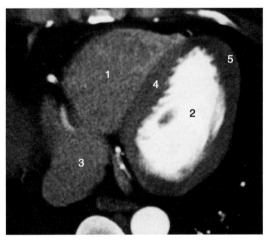

图5-1-11 左心室膈面
1. 右心室；2. 左心室；3. 右心房；4. 室间隔；5. 左心室壁

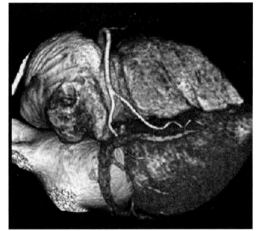

图5-1-12 冠状动脉CT重建图像

## 三、正常心脏大血管MRI影像

（一）心脏

1. 形态 右心房横轴位呈不规则四边形，右心耳呈宽基底的三角形。左心房呈长方形，左心耳呈管状。右心室呈三角形，内壁粗糙，肌小梁粗大。左心室呈类圆形，内壁光滑，肌小梁细（图5-1-13）。

2. 信号特点

（1）心肌呈均匀中等信号，与胸壁肌肉信号强度相似。乳头肌呈条带状中等信号。左心室心肌的收缩期厚度比舒张期多30%以上。

Notes

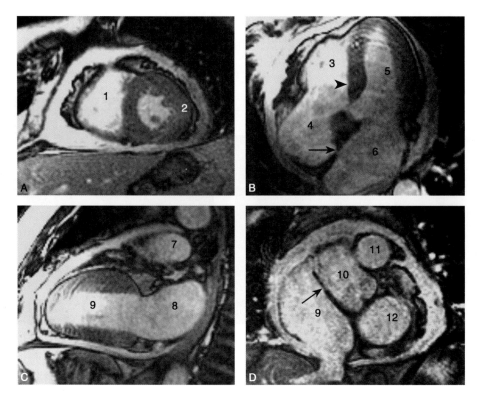

图 5-1-13 心脏 MRI 图像
A. 左心室短轴位,1. 右心室;2. 左心室;B. 四腔心位,3. 右心室;4. 右心房;5. 左心室;
6. 左心房;C. 二腔心位,7. 肺动脉;8. 左心房;9. 左心室;D. 冠状位,10. 主动脉根部;
11. 肺动脉;12. 左心室

（2）心腔呈无或极低信号。

（3）房间隔与瓣呈线状中等信号,略低于心肌。

（4）心外膜脂肪和心内膜分别呈线状高信号和较高信号。

（5）心包(pericardium)在 $T_1WI$、$T_2WI$ 上均呈弧线状低信号,心包腔在舒张期的厚度为 $0.5 \sim 1.2mm$。

（二）大血管、冠状动脉

血管呈圆形或管状无或低信号(图 5-1-14)。

根据横轴位扫描的数据,应用多种后处理软件可重建出冠状动脉、肺动脉的二维、三维图像。

## 四、正常心脏大血管造影表现

（一）心脏

1. 右心房(right atrium,RA) 前后位呈不规则卵圆形,居脊柱右缘(图 5-1-15)。

（1）左前壁是右心房室口和三尖瓣(tricuspid valve),左后壁是房间隔(interatrial septum),外侧壁向外膨出。

（2）右心房分为前部(固有心房)和后部(腔静脉窦)。固有心房突向左上前方(主动脉根部右侧)为右心耳部(auricle of heart),腔静脉窦的上端有上腔静脉口,下端有下腔静脉口和下腔静脉瓣。

图 5-1-14 心脏冠状位 MR 图像
RA. 右心房;LA. 左心房;AO. 主动脉;
PA. 肺动脉;LV. 左心室

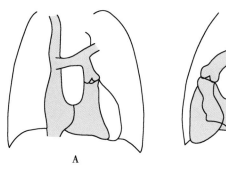

图5-1-15 正常上、下腔静脉和右心房、右心室造影示意图
A. 前后(正)位;B. 侧位

2. 右心室(right ventricle,RV) 前后位呈圆锥形(图5-1-15)。

(1) 前壁向前上膨起,后下壁向膈肌,左侧壁是室间隔(interventricular septum),右缘为三尖瓣口。

(2) 右心室腔以室上嵴(supraventricular crest)为界分为流入道与流出道。流入道从右心房室口至右心室尖,内壁由肌小梁构成,三尖瓣经腱索与乳头肌相连附着在右心房室口的纤维环上。流出道漏斗部内壁无肌小梁,顶端为主肺动脉口。

3. 左心房(left atrium,LA) 前后位呈卵圆形,居中偏左,位于气管分杈的下方、心影内,侧位在心影的后上部。左心房分为前、后部,前部向左突出为左心耳部,左右肺静脉开口于后部的后壁上(图5-1-16)。

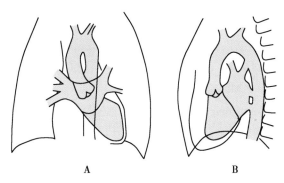

图5-1-16 正常左心房、左心室和主动脉造影示意图
A. 前后(正)位;B. 侧位

4. 左心室(left ventricle,LV) 呈斜置的椭圆形,心尖指向左前下方,上端为主动脉瓣(图5-1-16)。

(1) 左心室腔以二尖瓣前瓣为界分为流入道与流出道。流入道的左心室壁肌小梁纤细,二尖瓣(mitral valve)经腱索与前、后组乳头肌相连附着在左心房室口的纤维环上。流出道(主动脉前庭)内壁无肌小梁,顶端为主动脉口。

(2) 左心室大小、形态在心室收缩期、舒张期变化明显。

(二) 大血管

1. 肺动脉(pulmonary artery) 起自右心室流出道漏斗部上方,主肺动脉干(pulmonary trunk)向左上斜行位于升主动脉左侧,在主动脉弓下分成左、右肺动脉。侧位位于升主动脉前方(图5-1-17)。

2. 肺静脉(pulmonary vein) 于肺门处汇合成两个主干后引流入左心房,引流支数变异较多(图5-1-18)。

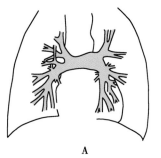 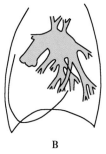 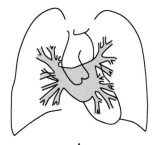 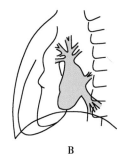

图 5-1-17　正常肺动脉造影示意图
A. 前后(正)位;B. 侧位

图 5-1-18　正常肺静脉造影示意图
A. 前后(正)位;B. 侧位

3. 上腔静脉(superior vena cava,SVC)与下腔静脉(inferior vena cava,IVC)　上腔静脉位于上纵隔右侧,侧位在气管前方,入右心房。下腔静脉居右后心膈角处,过膈后即入右心房(图 5-1-15)。

4. 主动脉(aorta)　升主动脉(ascending aorta)起自左心室流出道的上端(图 5-1-16)。

(1) 主动脉根部壁上有三个窦,分别称为左、右和无(后)冠窦。冠状动脉是升主动脉的唯一分支。

(2) 主动脉弓(aortic arch)上缘发出无名动脉(innominate artery)、左颈总动脉(left common carotid artery)和左锁骨下动脉(left subclavian artery)。降主动脉(descending aorta)发出肋间动脉(intercostal artery)和支气管动脉(bronchial artery)。

(三) 冠状动脉
左心室后支向左心室后壁供血,构成最常见的右优势型冠状动脉。若回旋支向左心室后壁供血,右冠状动脉向右心室后壁供血,构成均衡型冠状动脉(图 5-1-19)。

1. 左冠状动脉(left coronary artery)　起自左冠状窦(coronary sinus),左主干(left main branch)较长,随即分成前降支和回旋支(图 5-1-20)。

(1) 前降支(anterior descending branch):走行于前室间沟,下行至心尖。2～4 支对角支(diagonal branch)向左心室前侧壁供血。若对角支直接开口于左主干,位于前降支和回旋支之间则为三开口解剖变异,称为中间支。前(室)间隔支(septal branch)6～10 支,较粗大的第 1、2 支向室间隔前 2/3 部分供血。

(2) 旋支(circumflex branch):走行于左心房室沟内,终止于心脏膈面,向左心室后侧壁供血。主要分支有钝缘支(obtuse marginal branch)和左心房旋支,左心房旋支向左心房壁供血。若左回旋支发出后降支和房室结支则构成左优势型冠状动脉。

2. 右冠状动脉　起自右冠状窦,走行于右侧房室沟,沿心脏右缘至心后缘,达房室沟和室间沟交叉处(称十字交叉)下或越过该处到达左心房室沟,终止于心脏膈面,沿途有较多分支(图 5-1-21)。

(1) 动脉圆锥支(branch of arterial conus):为第一分支,向右心室圆锥部供血。

(2) 窦房结支(branch of sinoatrial node):也可起自左回旋支。

(3) 锐缘支动脉(acute marginal branch):2～4 支不等,向右心室壁供血。

(4) 后降支(posterior descending branch):向室间隔的下 1/3 部分供血。

(5) 房室结支(branch of atrioventricular node):向房间隔、房室结、希氏束供血。

(6) 左心室后支(posterior branch of left ventricle):向左心室后壁供血。构成最常见的右优势型冠状动脉。若左心室后壁由回旋支供应,而右心室后壁由右冠状动脉供应称为均衡型冠状动脉。

Notes

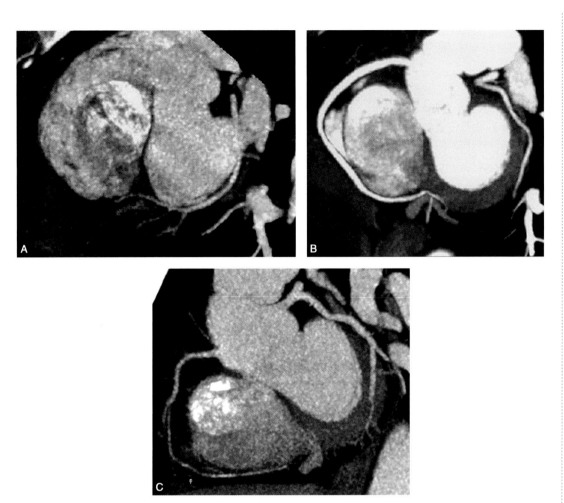

图 5-1-19  冠状动脉分型

A. 右优势型冠状动脉;B. 左优势型冠状动脉;C. 均衡型冠状动脉

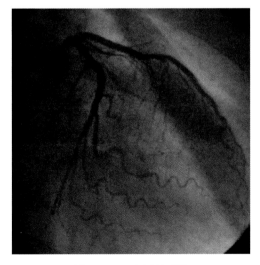

图 5-1-20  左冠状动脉

冠脉造影右前斜位,示左冠状动脉、前降支和
回旋支管壁光滑,无狭窄梗阻

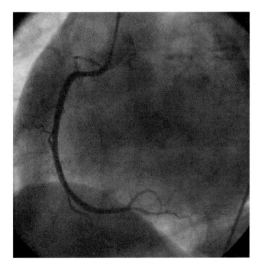

图 5-1-21  右冠状动脉

冠脉造影左前斜位,示右冠状动脉及
其分支管壁光滑,无狭窄梗阻

Notes

## 第三节 心脏大血管基本病变的影像学征象

### 一、心脏大血管 X 线平片的异常征象

**（一）心脏位置异常**

1. 心脏移位常与胸肺疾患或畸形有关，而非心脏大血管发育畸形。

2. 心脏异位是先天异常，判断心脏异位应综合心脏和内脏位置：左旋心是内脏反位的左位心，右旋心是内脏正位的右位心，镜面右位心是内脏反位的右位心。

**（二）心脏外形的改变**

心脏外形的改变并不代表具体的心脏病，但可揭示一定的病理变化，为进一步诊断提供线索（图 5-1-22）。

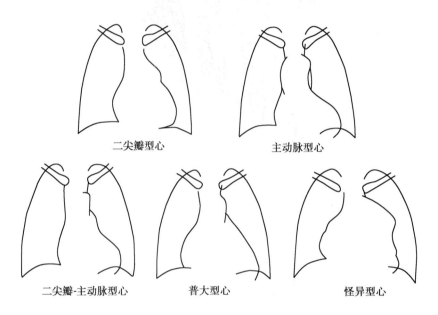

二尖瓣型心　　　主动脉型心

二尖瓣-主动脉型心　　　普大型心　　　怪异型心

图 5-1-22　心脏外形的改变示意图

1. **常见类型**　多种因素可使心影有多种外形（表 5-1-2）。

表 5-1-2　心脏常见的外形改变

| 征象 | | 病理生理改变 | 常见疾病 |
| --- | --- | --- | --- |
| 二尖瓣型 | 肺动脉段凸出及心尖上翘，主动脉结缩小或正常，状如梨形 | 右心负荷或以其为主的心腔变化 | 二尖瓣病变、房间隔缺损、肺动脉瓣狭窄、肺动脉高压和肺心病等 |
| 主动脉型 | 肺动脉段凹陷和心尖下移，主动脉结多增宽 | 左心负荷或以其为主的心腔变化 | 主动脉瓣病变、高血压、冠心病或心肌病等 |
| 普大型 | 心脏比较均匀地向两侧增大，肺动脉段平直，主动脉结多正常 | 双侧负荷增加的心腔变化或心包病变 | 心包、心肌损害或以右心房明显增大的疾患 |

2. **其他类型**　靴形心反映右心排血受阻伴右心室漏斗部发育不全；"8"字心代表心上型完全性肺静脉畸形引流；怪异形心影主要见于缩窄性心包炎或心脏肿瘤。

Notes

（三）心脏增大

1. X线平片上测量心胸比率仍是目前国内外最常使用的判断心脏增大的方法（图5-1-23）。心胸比率0.51~0.55、0.56~0.60、≥0.6分别为轻、中、高度心脏增大。心胸比率受横膈位置的影响较大。

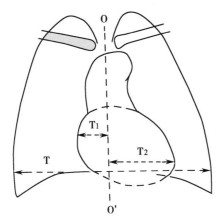

图 5-1-23　心胸比率示意图

2. 心脏房室增大　在不同体位的影像学表现各有特点（表5-1-3）（图5-1-24~5-1-26）。

表 5-1-3　心脏各房室增大的影像学表现

| | PA | LAO | RAO 或 LL（服钡） |
|---|---|---|---|
| 左心房增大 | 心右缘出现"双房影"，左心耳膨凸，气管隆凸开大 | 心后缘左心房段隆凸，与左主支气管间透明带消失，左主支气管后上移位并狭窄 | 食管中下段局限性压迹和移位（RAO和LL） |
| 右心房增大 | 右心房段向右上膨凸，右心房/心高比值大于0.5，腔静脉扩张 | 心前缘上段的膨凸与下方的右心室构成"成角现象" | 心后缘下段弧形膨凸（RAO） |
| 左心室增大 | 左心室段延长，向左膨隆，心尖下移，心腰凹陷，相反搏动点上移 | 心后缘下段向后下膨凸、延长，与脊柱重叠 | 心后缘下段向后突出超过下腔静脉后缘15mm（LL） |
| 右心室增大 | 心尖圆隆上翘，有时可见肺动脉段突出 | 心前缘右心室段前凸，心膈面延长 | 肺动脉段下方圆锥部膨凸（RAO）。心前缘前凸，与胸骨接触面增大（LL） |

3. 左心房增大的分度　根据心房食管压迹（atrial impression of esophagus）和移位的程度判定。仅有食管压迹为轻度，有食管压迹且移位止于胸椎前缘为中度，移位与胸椎重叠为高度。

（四）胸部大血管的异常

1. 胸主动脉屈曲延长、扩张　升主动脉向右前弯曲，主动脉弓顶超过胸锁关节明显向左突出，降主动脉向左后弯曲，食管呈相应的牵拉移位。

2. 主动脉钙化　管壁的弧线状密度增高影。主动脉粥样硬化多见主动脉弓或弓降部钙化，梅毒多见升主动脉钙化，大动脉炎常见降主动脉钙化。

（五）肺循环异常

肺循环沟通左右心腔，反映心脏血流动力学和功能状态。心脏血流动力学和功能状态异常，可引起肺循环异常（表5-1-4）。

Notes

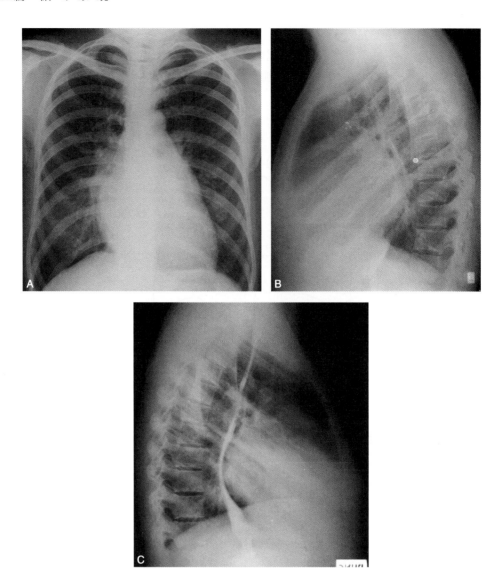

图 5-1-24　风心病二尖瓣狭窄
A. 后前位心脏像；B. 左前斜位；C. 右前斜位，示左心房、右心室增大，肺淤血

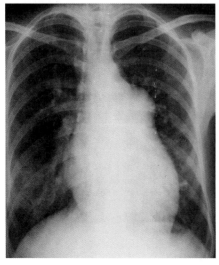

图 5-1-25　动脉导管未闭
后前位心脏像，示左心室增大，肺血增多

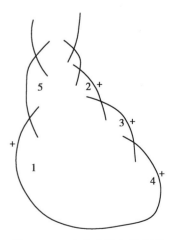

图 5-1-26　左心房增大示意图
1. 右心房；2. 肺动脉段；3. 左心耳；4. 右心室；
5. 升主动脉，心右缘双房影，心左缘四弓

表 5-1-4 常见肺循环异常的 X 线表现

| X 线征象 | 肺血增多 | 肺血减少 | 肺动脉高压 | 肺淤血 |
|---|---|---|---|---|
| 肺纹理 | 增粗、增多 边缘清晰 | 纤细、稀疏 | 中心肺动脉扩张,外围分支纤细(称肺门截断现象) | 增多 边缘模糊 |
| 肺动脉段 | 突出 | 因病而异 | 明显突出 | |
| 肺门 | 动脉扩张,搏动增强 | 动脉正常或缩小 | 动脉扩张、搏动增强(称肺门舞蹈征) | 肺门影增大 边缘模糊 |
| 肺静脉 | 扩张 | 缩小 | | 上肺静脉扩张 |
| 肺野透明度 | 正常 | 增加 | | 减低 |
| 其他 | | 扭曲、紊乱的侧支循环 | 右心室增大 | |

1. 肺血增多 心内分流、心排血量增多使肺动脉血流量增多,也称肺充血(pulmonary congestion)(见图 5-1-25)。

2. 肺血减少 右心排血受阻、肺动脉阻力-压力升高、肺动脉分支的重度狭窄-阻塞性病变等引起肺动脉血流量减少,亦称肺缺血(pulmonary oligemia)。

3. 肺动脉高压(pulmonary hypertension) 指肺动脉收缩压>30mmHg,平均压>20mmHg。常由肺动脉血流量增加、心排血量增加、肺小动脉阻力增加和胸肺疾患(肺间质纤维化、慢性支气管炎等)引起。

4. 肺静脉高压 指肺毛细血管-肺静脉压超过 10mmHg,一般超过 25mmHg 血浆可外渗引起肺水肿(pulmonary edema)。常由左心房阻力增加(二尖瓣狭窄)、左心室阻力增加(主动脉瓣狭窄、左侧心力衰竭)、肺静脉阻力增加(肺静脉狭窄、阻塞)等引起。

(1) 肺淤血(pulmonary passive congestion,pulmonary venous stasis)(见图 5-1-24)。

(2) 间质性肺水肿:不同部位的肺泡隔水肿增厚形成小叶间隔线(Kerley A、B、C 线),胸膜下和(或)胸腔少量积液。Kerley A 线自肺野外围斜行引向肺门,长 5~6cm,宽 0.5~1mm,常见于急性左侧心力衰竭。Kerley B 线位于肋膈角区,水平横行,长 2~3cm,宽 1~3mm,常见于二尖瓣狭窄及慢性左侧心力衰竭。Kerley C 线位于肺下野,呈网格状,常见于肺静脉高压明显加重者。

(3) 肺泡性肺水肿:好发于肺中内带,边缘模糊的斑片状阴影,常融合成片,可见含气支气管征。以两肺门为中心则形成"蝴蝶"状阴影是典型征象。阴影短期内变化迅速。常见于急性左侧心力衰竭和尿毒症。

5. 心力衰竭 左、右心力衰竭的影像表现不同(表 5-1-5)。

表 5-1-5 左、右心力衰竭的 X 线表现

| | X 线征象 | | | 常见疾病 |
|---|---|---|---|---|
| | 心脏 | 其他 | 出现 | |
| 左侧心力衰竭 | 心脏和左心房、左心室增大 | 较重的肺淤血、间质性和肺泡性肺水肿。肋膈角和(或)叶间少量积液 | 常早于临床表现 | 心肌梗死及心肌病 |
| 右侧心力衰竭 | 右心房、右心室增大 | 上腔静脉和(或)奇静脉扩张 | 常晚于临床表现 | 肺心病 |

6. 肺动脉栓塞及肺梗死

(1) 肺动脉栓塞:简称为肺栓塞,指栓子(下肢和盆腔的深静脉血栓、右心附壁血栓等)堵塞

Notes

肺动脉及其分支的病理及病理生理状态。

1）肺动脉高压的征象。

2）肺栓塞的征象：区域性的肺血管纹理显著纤细、稀疏或无正常走行的纹理；叶、段动脉或分支粗细不均、缺支、走行异常；同侧肺门或相应的叶、段动脉阴影异常细小；对侧肺门阴影可因代偿或肺动脉高压而扩张。

（2）肺梗死：在此基础上发生的肺组织坏死（多为出血性）称为肺梗死。

1）典型梗死阴影呈底边面向胸膜、尖端指向肺门的三角形、楔形实变影。由于缺血性坏死或继发感染可形成空洞。

2）患侧胸膜反应或少量积液。

3）患侧膈肌升高或运动受限。

## 二、心脏大血管 CT 与 MRI 的异常征象

（一）心脏异常

1. 心肌异常

（1）心肌薄厚改变：肥厚型心肌病时显示非对称性心肌肥厚（图 5-1-27），心肌梗死患者心肌局部变薄及室壁瘤形成。

（2）心肌的密度或信号改变：急性缺血时，局部心肌含水量增加，$T_1WI$ 信号增强。心肌缺血性损害，心肌纤维由结缔组织取代，CT 表现为局部心肌的密度减低或无强化，MRI 表现为心肌信号 $T_1WI$、$T_2WI$ 均降低。心肌信号中断时提示房、室间隔缺损（图 5-1-28）。

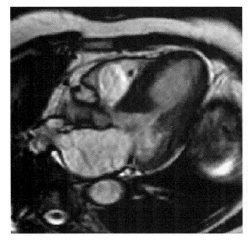
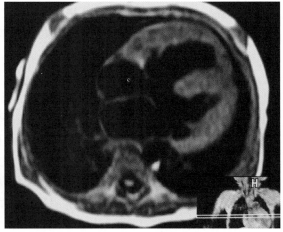

图 5-1-27　非对称性间隔肥厚型心肌病　　　　图 5-1-28　室间隔缺损
MRI 示室间隔基底部肥厚，左心室流出道狭窄　　　MRI 示室间隔局部心肌信号中断

（3）心肌运动异常：心肌梗死时局部心肌运动反常，运动消失。

2. 心腔异常

（1）心腔大小的改变：MRI 及增强 CT 显示心腔的扩张或狭小，室壁瘤时心腔局部向外扩张（图 5-1-29）。

（2）心腔内密度或信号的改变：黏液瘤或附壁血栓在增强 CT 上表现为高密度的心腔内有低密度的充盈缺损（图 5-1-30）。新鲜附壁血栓在 MRI 的 $T_1WI$ 呈中高信号，$T_2WI$ 信号强度不变；陈旧附壁血栓在 $T_1WI$ 呈中等信号，$T_2WI$ 信号高于心肌。黏液瘤在 $T_1WI$ 呈中等强度信号，在 $T_2WI$ 呈中等强度高信号（图 5-1-31）。

3. 心包异常

（1）心包缺损：心包壁层缺如，心包外脂肪层消失，有时可见心脏自缺损部突出并成角。升

Notes

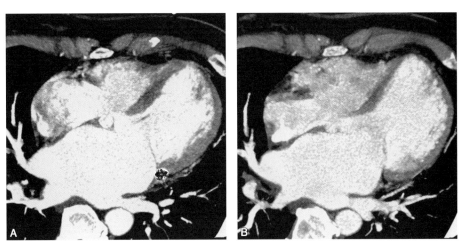

图 5-1-29　扩张型心肌病

A. 增强 CT 收缩期;B. 增强 CT 舒张期,示心脏心腔扩大,以左心室和
左心房为主,左心室壁收缩期增厚率降低

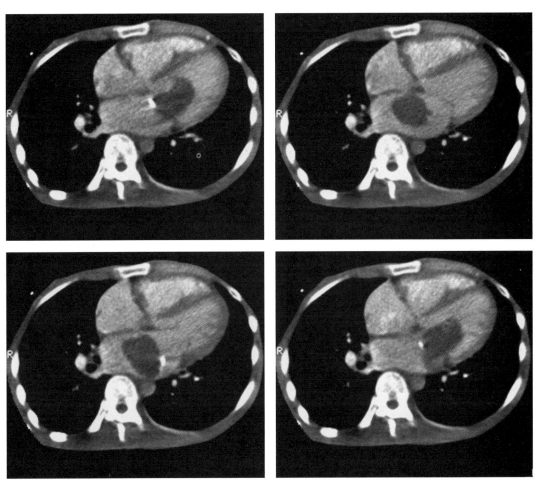

图 5-1-30　左心房黏液瘤

增强 CT,示高密度的心腔内有低密度的充盈缺损

Notes

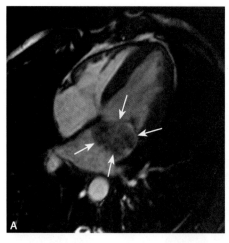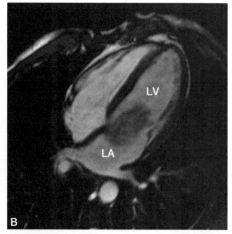

图 5-1-31　左心房黏液瘤

MRI,A. 示左心房内见一不规则占位,附着于房间隔;B. 舒张期,示该
病变通过二尖瓣脱入左心室

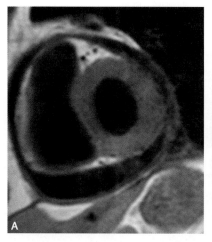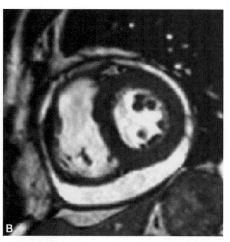

图 5-1-32　心包积液

A. 左心室短轴位 $T_1WI$;B. 左心室短轴位 $T_2WI$,示心包脏、壁层间
长 $T_1$ 长 $T_2$ 异常信号带

主动脉与肺动脉之间有肺组织嵌入。

（2）心包积液:仰卧位时少量的渗液聚集在左心室的后外方,CT 表现为心包脏、壁层间水样密度带。浆液性积液、渗出液、积血的 $T_1WI$ 分别为均匀低信号、不均匀高信号、中高信号。心包积液在 $T_2WI$ 多呈高信号(图 5-1-32)。

（3）心包增厚和钙化:CT 表现为心包厚度增大,增厚的心包可见斑点或条块状钙化(图 5-1-33)。MR 表现为心包脏、壁层界限不清,心包腔不规则,$T_1WI$ 为中、低信号,但钙化难显示。

（4）心包肿块:CT 和 MRI 表现为心包肿块伴有心包增厚、积液。常见于

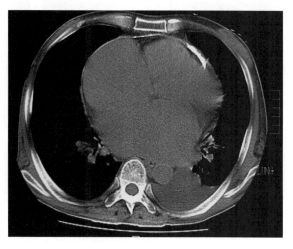

图 5-1-33　缩窄性心包炎

平扫 CT,示心包增厚,增厚的心包有条状钙化

Notes

心包间皮瘤。

（二）大血管异常

1. 位置异常　右位主动脉弓、左上腔静脉等。

2. 管腔异常　MRI 与增强 CT 可直接测量动脉壁、瘤壁的厚度并显示附壁血栓。

（1）主动脉瘤时,管腔内径增大(图 5-1-34);主动脉缩窄时内径变小。

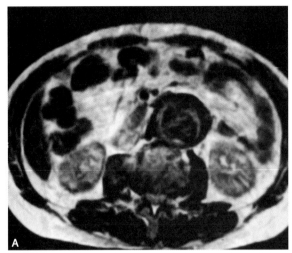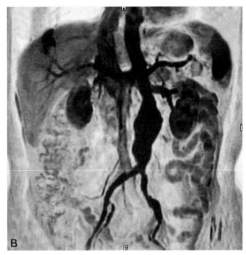

图 5-1-34　腹主动脉瘤

A. 横轴位 $T_2WI$;B. MRA,示腹主动脉管腔内径增大

（2）主动脉夹层的 MRI 与增强 CT 表现为动脉中层出现假腔,内膜有破口,内膜片移位(图 5-1-35)。

3. 密度或信号异常

（1）管壁钙化时为高密度影,CT 值在 200Hu 以上。

（2）大血管近瓣膜处信号改变提示局部有反流,GRE 序列表现为血池亮白信号内的低信号。

（3）主动脉夹层的密度差异有助于判断真、假腔。主动脉夹层真、假腔内血流速度不同可出现信号差异。

（4）腔静脉的瘤栓可致管腔内出现软组织异常信号。

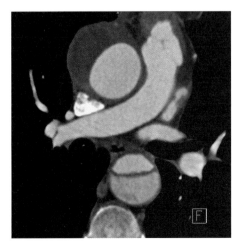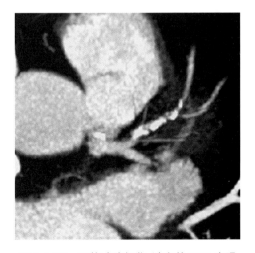

图 5-1-35　主动脉夹层 　　　　　图 5-1-36　冠状动脉钙化、狭窄的 CTA 表现

增强 CT,示动脉中层出现假腔、内膜片

Notes

**（三）冠状动脉异常**

多排螺旋的冠状动脉 CTA 和冠状动脉 MRA 是目前无创性显示冠脉病变较好的技术。

1. 冠状动脉解剖发育异常　如数目、分布、空间走行、供血方式的改变等。

2. 冠状动脉钙化　可显示钙化的分布、钙化量,计算钙化积分(图 5-1-36)。

3. 冠状动脉管腔狭窄、闭塞　显示狭窄、闭塞的数目、范围(图 5-1-37)。

4. 冠状动脉腔内斑块　通过测量斑块的 CT 值,定性斑块的性质(图 5-1-38)。

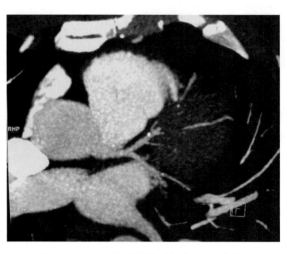
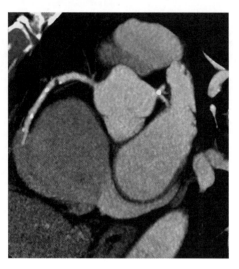

图 5-1-37　冠状动脉管腔闭塞 CTA 表现　　　图 5-1-38　冠状动脉腔内斑块 CTA 表现

# 三、心脏大血管造影的异常征象

**（一）对比剂充盈顺序的异常**

1. 正常循环顺序　体静脉→腔静脉→右心房→右心室→肺动脉及分支→肺静脉→左心房→左心室→主动脉。

2. 异常改变　早期或短路充盈、延迟充盈、不充盈、再充盈和反向充盈。

3. 能够反映血液循环的功能变化。

**（二）解剖变化**

选择性的心房、心室、大血管造影有助于明确解剖形态,进行解剖及定位诊断。

**（三）密度改变**

密度的变化在一定程度上可以帮助判断分流量、反流量的多少,做出"定量"诊断。

## 学生自测题

1. 心脏大血管影像学检查的基本要求是什么？检查手段有哪些？如何在临床上合理应用？

2. 心脏各房、室增大和肺循环异常的 X 线征象是什么？

3. 经胸法二维心脏超声的长轴和短轴切面正常解剖结构是什么？如何判断其异常？

4. 心脏大血管 CT 横轴位扫描的基本层面及其所代表的解剖结构是什么？

## 与本章节内容相关的参考书

1. 刘玉清. 心血管病影像诊断学. 合肥:安徽科学技术出版社,2000.

2. 戴汝平. 心血管病 CT 诊断学. 北京:人民卫生出版社,2000.

（金征宇）

Notes

# 第二章 循环系统常见疾病

Congenital heart diseases
 Atrial septal defect
 Ventricular septal defect
 Patent ductus arteriosus
 Tetralogy of fallot
Rheumatic heart disease
 Mitral stenosis
 Mitral insufficiency
Hypertension
Coronary atherosclerotic heart disease

Pulmonary embolism
Cardiomyopathy
 Dilatedcardiomyopathy
 Hypertrophic cardiomyopathy
 Restrictive cardiomyopathy
Diseases of pericardium
 Pericardial effusion
 Constrictive pericarditis
Diseases of aorta
 Aortic dissection

## 第一节 先天性心血管病

### 一、房间隔缺损

单发的房间隔缺损(atrial septal defect,ASD)是最常见的先天性心脏病之一,约占先心病的20%。男女发病比例为1.6:1。

**【临床表现】**

（一）临床症状

一般出现较晚,多为查体时被发现。部分患者可有劳累后心悸、气短,易患呼吸道感染等。出现肺动脉高压后,症状逐渐加重。若房水平出现右向左分流,则可有发绀等。

（二）体征

常于胸骨左缘第2~3肋间闻及2~3级收缩期吹风样杂音,肺动脉第二音分裂,部分有亢进,多无震颤。

（三）心电图

多为不完全右束支传导阻滞,少数为右心室肥厚;一孔型ASD可有一度房室传导阻滞及电轴左偏、P-R间期延长等。

**【影像学检查方法的选择】** X线胸片为常规的影像学检查方法。超声心动图是最佳的影像学检查方法。多排螺旋CT(MDCT)、MRI主要用于明确或除外肺动静脉、主动脉及腔静脉的合并畸形。MDCT对外科术后残余分流及介入术后封堵器位置及形状的判断有一定意义。心血管造影及右心导管检查仅用于检查合并肺动脉高压或其他畸形的疑难ASD及ASD介入治疗。

**【病理生理基础】**

（一）分型

ASD包括二孔型,亦称继发孔型(ostium secundum)和一孔型,亦称原发孔型(ostium primum)。

1. **二孔型**   是 ASD 的常见类型。

（1）胚胎时期：第一房间隔吸收过度，残留较大心房间孔，在以后的发育过程中未能被第二房间隔完全遮盖，就形成了二孔型 ASD。常为直径约 1~4cm、椭圆形的单一大缺损，少数可见多发缺损或缺损呈筛孔状。

（2）根据缺损部位不同可分为四型：①中央型（卵圆窝型）：占全部二孔型 ASD 的 76%，缺损位于房间隔中心卵圆窝处，其四周房间隔组织基本完整；②下腔型：占 12%，缺损位于房间隔后下方下腔静脉入口处，其下缘完全缺如与下腔静脉入口相连或残留少许边缘，主要由左心房后壁构成缺损后缘；③上腔型（静脉窦型）：占 3.5%，缺损位于房间隔后上方上腔静脉入口下方，没有后缘，与上腔静脉界限不清，上腔静脉血可直接流入两侧心房，常合并右上肺静脉畸形引流；④混合型，占 8.5%，上述缺损有两种以上同时存在，常为巨大缺损。

（3）二孔型 ASD 多为单发，也可与其他心血管畸形并发。

2. **一孔型**   因心内膜垫发育障碍所致，缺损位于房间隔下部。

（二）血液动力学改变

一般情况下，左心房的压力高于右心房压力。当有 ASD 时，左心房的血液分流入右心房，使右心房、室及肺血流量增加，加重了小循环负担。可引起右心房、室肥厚和扩张，久之可导致肺动脉高压，严重时出现心房水平双向分流或右向左分流。

【影像学征象】

（一）X 线平片表现

1. **典型 ASD**   肺血增多，心脏呈"二尖瓣"型，肺动脉段凸出，右心房、室增大，主动脉结缩小或正常（图 5-2-1）。

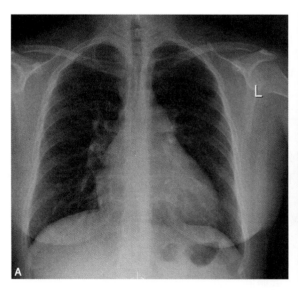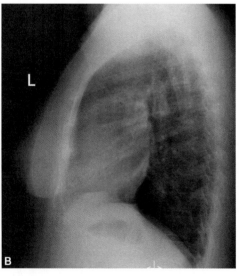

图 5-2-1   房间隔缺损
胸片示双肺血增多，肺动脉段凸，主动脉结小，心脏呈"二尖瓣"型。手术
证实房间隔缺损，缺损直径为 3cm，大量左向右分流

2. **小 ASD**   X 线平片表现可大致正常或仅有轻度变化。

（二）MDCT 或双源 CT 增强扫描表现

左、右心房间有对比剂连通，可出现右心房、室和肺动脉的扩张。

（三）MRI 表现

1. **左室长轴和短轴成像**   以右房中部为中心，向上、下各扫 2~3 层，在相邻层面可见房间隔组织连续中断、缺失。

Notes

2. **梯度回波的 MRI 电影** 可见左向右分流的血流喷射。两心房显示血流高信号,低或低至无信号血流束起自缺损处。

（四）血管介入检查表现

1. **右心导管** 导管经右心房直接进入左心房,可提示两房之间有交通,常需与卵圆孔未闭相鉴别。右心房血氧饱和度高于上、下腔静脉 9%,提示心房水平左向右分流。

2. **心血管造影** 一般采用四腔位右上肺静脉造影可见对比剂沿房间隔下行,在左心房体部尚未充盈时,对比剂即已通过缺损进入右心房。

【诊断与鉴别诊断】 小 ASD 应与卵圆孔未闭鉴别,超声心动图有助于鉴别诊断。

## 二、室间隔缺损

单纯室间隔缺损（ventricular septal defect, VSD）为常见的先天性心脏病之一,其发病率居先天性心脏病的首位,约为 20%。

【临床表现】

（一）临床症状

小 VSD 的患者可无症状,部分可自然闭合;大 VSD 的患儿发育较差,可有心悸、气短,易感冒及肺部感染等,严重者活动后口唇发绀。

（二）体征

胸骨左缘第 3~4 肋间可闻及 3 级收缩期杂音,常可触及收缩期震颤。产生肺动脉高压后,肺动脉第二音亢进,严重者可有杵状指、趾。

（三）心电图

小 VSD,心电图正常;中至大 VSD,多见左心室或双心室肥厚;若有明显肺动脉高压后,则出现右心室肥厚。

【影像学检查方法的选择】 X 线平片用于 VSD 的初步或筛选诊断。超声为诊断 VSD 首选和普遍应用的影像学方法。MDCT、MRI 可作为 VSD 的辅助检查手段。右心导管检查和心血管造影虽仍为 VSD 诊断的可靠方法,但目前主要应用于合并重度肺动脉高压、复杂或复合畸形的 VSD 诊断及介入治疗患者。

【病理生理基础】

（一）病理解剖分型

根据缺损部位的不同分为三型。

1. **膜周部（perimembranous）** 占 VSD 的 80% 左右,又分为单纯膜部型、嵴下型及隔瓣下型。

2. **漏斗部（infundibular）** 占 10% 左右,又分为干下型（subarterial）及嵴内型,前者亦称肺动脉瓣下型（subpulmonary defects）,缺损位于肺动脉瓣下。

3. **肌部（muscular）** 占 10% 左右,缺损多靠近心尖部的肌部室间隔,也可发生于心肌梗死后（postmyocardial infarction）室间隔穿孔及外伤性室间隔破裂。

（二）血液动力学改变

正常生理状态下左心室收缩压高于右心室。当有 VSD 时,左心室的血流经 VSD 进入右心室,通过肺循环进入左心房,因此,可引起左心房、室及右心室容量负荷增加,心腔扩大。肺循环的血流量增多,肺血管内阻力增加,继之血管内膜及中层增厚,部分管腔逐渐狭窄,右心室的压力随之增高。当右心室的压力接近左心室,左向右的分流量减少。当右心室的压力高于左心室,出现右向左分流时,患者可出现发绀,即艾森门格综合征（Eisenmenger syndrome）。

【影像学征象】

（一）X 线平片

1. **典型 VSD** 指中至大量左向右分流或已有中等左右肺动脉高压的 VSD。

（1）心影呈二尖瓣型，中至高度增大。主要累及左、右心室，多以左心室更显著，或伴有轻度左心房增大（图 5-2-2）。

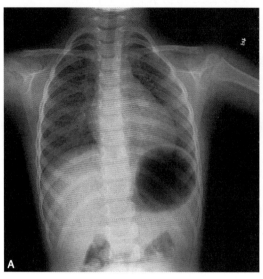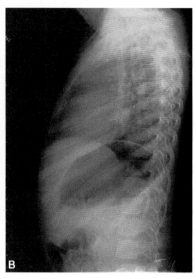

图 5-2-2 典型室间隔缺损

A. 心脏远达正位片，B. 侧位片，示双肺血增多，左右心室均大，肺动脉段轻凸。

手术证实为膜部 VSD，直径约 8mm

（2）肺血增多，肺门动脉扩张，肺动脉段中至高度凸出。部分患者可见外围肺血管纹理扭曲、变细等肺动脉高压征象（图 5-2-3）。

（3）主动脉结正常或缩小。

2. **少量左向右分流的 VSD** 心影及心室轻度增大，以左心室为主；肺血轻度增多；肺动脉段不凸；主动脉结多正常。

3. **Roger 病** 指少数小 VSD 心肺 X 线平片所见属正常范围，但临床体征典型。

4. **VSD 合并重度肺动脉高压** 心脏增大多不明显，但右心室增大较突出，并有右心房增大；肺血减少征象；主动脉结多缩小。

（二）MDCT 或双源 CT 增强扫描表现

左、右心室间有对比剂连通，可出现左、右心室增大和肺动脉的扩张。

（三）MRI 表现

连续横轴位图像可见室间隔组织连续中断、缺失。

（四）血管介入检查表现

1. **心导管** 右心室血氧饱和度高于右心房 5%，提示心室水平左向右分流。

2. **心血管造影** 多采用四腔位左心室造影。左心室充盈后对比剂立即进入右心室，为心室水平左向右分流的确凿征象（图 5-2-4）。根据右心室

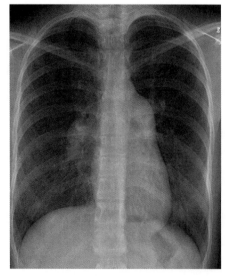

图 5-2-3 室间隔缺损艾森门格综合征期

正位 X 线胸片，示外围肺血减少，肺动脉高度凸出，心脏不大，结合临床发绀，考虑为右向左分流为主，属艾森门格综合征

Notes

充盈的密度、对比剂通过室间隔的宽度、部位、喷射方向及右心室最早充盈的位置,可以准确地判断 VSD 的解剖部位、大小、数量以及缺损上缘距主动脉瓣的距离。

【诊断与鉴别诊断】 超声心动图有助于 VSD 与主动脉窦瘤破入右心室鉴别。

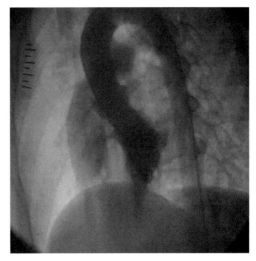

图 5-2-4　室间隔缺损

左心室造影,示室间隔上部过隔分流束,右心室及肺动脉也相继显影,手术证实为膜周部 VSD,直径 5mm

## 三、动脉导管未闭

动脉导管未闭(patent ductus arteriosus, PDA)是最常见的先天性心脏病之一,占先心病的 20% 左右,发病率女多于男,约为 3:1。

【临床表现】

1. 临床症状　少量分流时,PDA 患者可无症状;较大分流时,患者可出现活动后心悸、气短、反复呼吸道感染;大量分流时,患者早期可发生左侧心力衰竭;重度肺动脉高压时,患者可出现发绀,往往下肢重于上肢,称为分界性发绀。

2. 体征　大多数患者于胸骨左缘 2~3 肋间可闻及双期连续性机器样杂音,伴震颤,可有周围血管征;细小的 PDA 及合并重度肺动脉高压者杂音常不典型,或仅有收缩期杂音,甚至无明确杂音,但若合并重度肺动脉高压时肺动脉区第二音明显亢进。

3. 心电图　多正常或左心室肥厚,出现双心室肥厚或右心室肥厚则提示有相应程度的肺动脉高压。

【影像学检查方法的选择】 X 线平片用于对 PDA 初步或筛选诊断。超声为目前常用而有效的无创性检查。心血管造影结合导管检查目前仍为 PDA 形态和血流动力学诊断的"金标准"。主要应用于疑难病例或并发复杂畸形的 PDA 诊断,特别有助于发现细小 PDA 及合并重度肺动脉高压的判定。实际上造影检查现已成为 PDA 介入治疗的组成部分。MDCT 及 MRI 对单纯 PDA 临床应用甚少,有时用于排除继发于 PDA 的肺动脉高压。

【病理生理基础】 动脉导管由左侧第六主动脉弓的背侧部分演变而来,连接于左右肺动脉分叉处与主动脉弓之间,是构成胎儿期血液循环的主要通道。生后肺膨胀肺循环阻力减低,右心室的血液直接进入肺循环。因动脉血氧含量升高,促进动脉导管收缩逐渐由功能的闭缩(生后 48 小时)导致解剖的闭锁(生后 4 周),生后持续不闭者则形成 PDA。

(一)病理解剖分型

PDA 按其形态基本分为三型(图 5-2-5)。

1. 圆柱型　也称管状型,导管的主动脉与肺动脉端粗细相仿,状如圆柱。

2. 漏斗型　此型最多见,导管的主动脉端较粗,肺动脉端较细,状如漏斗。

3. 窗型　此型最少见,导管短而粗,形似间隔缺损,又称缺损型。

另外,尚有较少见的"牙签"型及不规则型。

(二)血液动力学改变

通常情况下,主、肺动脉压力在整个心动周期相差悬殊,一部分血液从主动脉经未闭的导管持续进入肺动脉,引起连续性左向右分流,导致体循环的血流量减低,肺循环及左心的血流量增加,加重左心的负荷,可使左心室扩张肥厚。同时,由于肺动脉的血流量增加,逐渐引起肺小动脉的功能性甚至器质性损害,阻力升高从而导致不同程度的肺动脉高压,右心室排血阻力和负

Notes

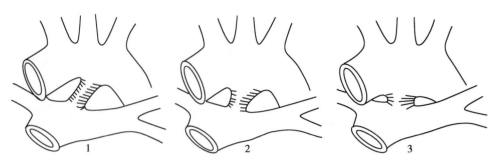

图 5-2-5　动脉导管未闭形态分类示意图
1. 管型;2. 漏斗型;3. 窗型

荷加重,肺动脉高压接近或超过体动脉水平者可导致双向或以右向左为主的分流。

**【影像学征象】**

**(一) X 线平片表现**

**1. 典型 PDA**

(1) 肺血增多。

(2) 左心室增大。

(3) 90% 病例主动脉结增宽。

(4) 近半数可见"漏斗征":指正位片上主动脉弓降部呈漏斗状膨凸,其下方降主动脉在与肺动脉段相交处骤然内收(图 5-2-6)。

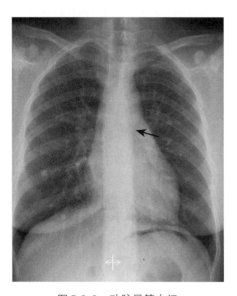

图 5-2-6　动脉导管未闭
心脏远达片(后前位),示双肺血增多,左心室轻度增大,心脏呈"主动脉"型,主动脉结增宽,降主动脉近段内收,形成"漏斗征"(箭头所示)

**2. 细小的 PDA** 肺血正常或轻度增多,心脏大小多在正常范围。

**3. 合并肺动脉高压的 PDA** 出现肺动脉段不同程度的凸出,肺门动脉扩张,外周肺血管纹理扭曲、变细,双心室增大甚至以右心房、室增大为主,提示肺动脉高压。

**(二) MDCT 或双源 CT 增强扫描表现**

在横轴位表现为连通主肺动脉近左肺动脉处与降主动脉之间的管道。

**(三) MRI 表现**

于横轴位(升主动脉-左肺动脉层面)表现为主肺动脉近左肺动脉处与降主动脉之间的异常管道,呈无或低信号。

**(四) 血管介入检查表现**

**1. 右心导管检查** 肺动脉血氧饱和度高于右心室 3%,可提示心底部有左向右分流;在多数病例导管可由肺动脉直接通过未闭的动脉导管进入降主动脉。

**2. 心血管造影**

(1) 一般做主动脉弓降部左侧位造影为宜:主动脉弓降部对比剂充盈后,主肺动脉立即充盈为主要征象。若降主动脉上端有对比剂的稀释征象,则为肺动脉水平有右向左分流的佐证(图 5-2-7)。

(2) 主肺动脉造影:若降主动脉提前充盈,亦提示该水平有明确的右向左分流。

**【诊断与鉴别诊断】** PDA 应与其他心底部分流畸形相鉴别,如冠状动脉瘘、主动脉窦瘤破

Notes

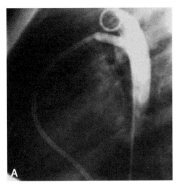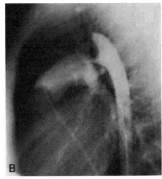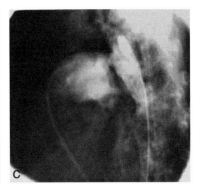

图 5-2-7　各型动脉导管未闭的造影表现
A. 管型；B. 漏斗型；C. 窗型

裂,尤其是主动脉-肺动脉间隔缺损,超声心动图及心血管造影有助于确诊。

## 四、法洛四联症

法洛四联症(tetralogy of fallot,TOF)居发绀属先天性心脏病的首位,约占30%~50%。

**【临床表现】**

**(一) 临床症状**

TOF患者发育较迟缓,常有发绀,多于生后4~6个月内出现,久之,可有杵状指、趾,易气短、喜蹲踞或缺氧性晕厥等。

**(二) 体征**

于胸骨左缘第2~4肋间闻及较响的收缩期杂音,多可触及震颤。

**(三) 心电图**

示右心室肥厚。

**【影像学检查方法的选择】**　X线胸片用于对TOF术前的初步和筛选诊断,是临床常规检查方法。其"定性"诊断的准确率达90%以上,而且根据心脏大小和肺血管改变等可大致估计病变程度。超声心动图是TOF的首选影像学检查方法。MRI是TOF的重要的辅助检查方法。MRI对左、右肺动脉的观察优于超声心动图。增强MDCT与MRI效用相似,特别对显示主肺动脉及其左、右分支的发育状况以及冠脉异常帮助颇大。心血管造影目前仍为TOF形态诊断的"金标准",其显示肺动脉及其分支发育情况、有无体肺侧支形成等良好,现主要用于疑难病例的诊断、鉴别诊断及外科术前排除合并畸形或体肺侧支形成。

**【病理生理基础】**

**(一) 病理解剖分型**

TOF包括四种畸形:肺动脉狭窄、室间隔缺损、主动脉骑跨和右心室肥厚,其中以肺动脉狭窄和室间隔缺损为主要畸形。

TOF常并发卵圆孔未闭,可高达80%;TOF并发房间隔缺损者,称为"五联症";20%~30%TOF合并右位主动脉弓,以及双上腔静脉和动脉导管未闭等。

1. **肺动脉狭窄**　以漏斗部或漏斗部+肺动脉和(或)瓣狭窄最为常见,约有半数以上为二瓣畸形。

2. **室间隔缺损有三种类型**　①膜周部缺损,又称为嵴下型缺损;②干下型缺损又称为嵴上型缺损;③漏斗部肌性缺损,又称为肌内或穿嵴型缺损。

3. **主动脉骑跨**　一般为轻至中度。

**(二) 血液动力学改变**

一般TOF的VSD较大,使左、右心室和主动脉的压力接近,故肺动脉狭窄所形成的阻

Notes

力起主要作用。狭窄越重,右心室射血阻力越大,通过 VSD 的右向左的分流量也就越多;体动脉血氧饱和度降低,肺动脉血流量减少,缺氧加重,从而引起发绀、红细胞增多等一系列变化。

**【影像学征象】**

（一）X 线平片表现

典型 TOF 表现为肺血减少,两肺门动脉细小;主动脉升弓部多不同程度的增宽、凸出;肺动脉段-心腰部凹陷,心尖圆隆、上翘,心脏近似靴形（图 5-2-8）。近 30% 的病例合并右位主动脉弓,几乎均为"镜面型"。

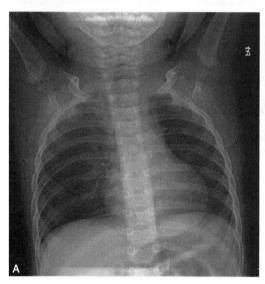
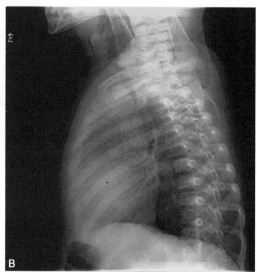

图 5-2-8　法洛四联症

A. 心脏远达正位片;B. 侧位片,示双肺血少,肺动脉段凹,右心室增大,
心尖上翘、圆钝,心影呈"靴形"

（二）MDCT 或双源 CT 增强扫描表现

于横轴位可显示右心室漏斗部狭窄、主和左、右肺动脉的发育情况、有无大的体肺侧支、PDA、VSD 及右心室肥厚等。

（三）MRI 表现

1. SE 序列横轴位结合矢状位或长、短轴位　可显示主肺动脉瓣环和漏斗部狭窄及其程度和范围,但显示肺动脉瓣狭窄尚有一定限度;可显示 VSD 大小和部位,但对鉴别干下和肌型 VSD 及小的肌部缺损有一定困难;可显示右心室肥厚和心腔扩张。

2. 横轴位　可明确显示升主动脉与主肺动脉的相对大小关系以及左、右肺动脉的发育状态。

3. 短轴位　可观察主动脉骑跨及其程度。

4. GRE 序列 MRI 电影　通过狭窄瓣口的快速血液湍流在肺动脉根部呈无信号区;在心室收缩期,肺动脉瓣呈鱼口样或幕状突向肺动脉腔,即"圆顶征"。

（四）血管介入检查表现

1. 右心导管　单纯右心导管不用于 TOF 的诊断,常与心血管造影同时进行。若导管进入肺动脉,可根据肺动脉到右心室的压力曲线,判断肺动脉瓣和(或)漏斗部的狭窄程度。另外,还可根据导管走行观察有无房间交通、左上腔静脉及主动脉骑跨等。

2. 心血管造影　多采用双向正侧位右心室造影为宜,正位可加轻度左前斜(7°)及半坐位(25°～30°)。对疑有体肺侧支形成者应行主动脉弓降部及选择性体肺侧支造影。

Notes

（1）右心室、肺动脉充盈时，左心室和升主动脉几乎或稍后提早显影，反映心室水平右向左分流和升主动脉骑跨，为 TOF 最常见的具有"定性"诊断价值的异常征象。

（2）漏斗部狭窄：程度轻重不等，狭窄范围多较长，呈管道状，一般在心室舒张和收缩期变化不大。若为跨瓣口一至数厘米的局限狭窄，其远端与瓣口之间可形成第三心室。

（3）肺动脉瓣狭窄：在心室收缩期可见圆顶征（图 5-2-9）；在对比剂注入早期，可见含对比剂的血柱自瓣口射出，即"喷射征"；约半数以上病例，瓣口深长，呈"袖口"状凸向肺动脉，提示为二瓣畸形。

（4）主肺动脉及左、右肺动脉分支常有不同程度的细小（图 5-2-9）。

（5）膜周部 VSD 多见，常较大，一般为单发。若导管经房间交通进入左心房而又到达左心室，可佐以长轴斜位或四腔位左心室造影，有助于发现多发 VSD（常合并肌部间隔缺损）（图 5-2-15）。

（6）升主动脉骑跨和扩张，前者多为轻至中度（图 5-2-9）。

（7）右心室肥厚，右心房和上、下腔静脉可有不同程度的扩张。

【诊断与鉴别诊断】 TOF 应与三尖瓣闭锁、VSD 合并肺动脉闭锁及合并肺动脉狭窄的右室双出口等相鉴别：三尖瓣闭锁心电图多示电轴正常或左偏，右房扩大，亦常见左室肥厚。VSD 合

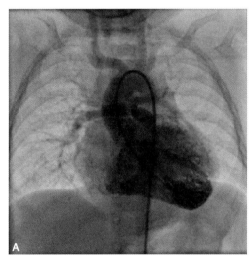
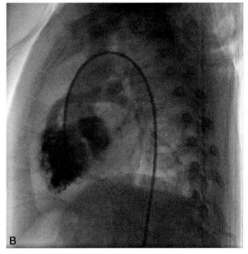
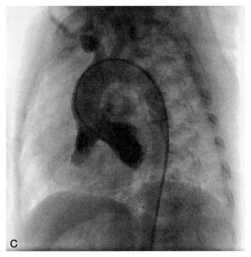

图 5-2-9　法洛四联症

A. 右心室正位造影，示右心室腔扩大，肺动脉瓣及瓣下流出道狭窄，左右肺动脉发育较细；B. 右心室侧位造影，示室间隔位于主动脉瓣下，主动脉骑跨约 50%；C. 左心室造影长轴斜位（左前斜 60°+足头 20°），示 VSD 位置及与主动脉的关系，左心室发育尚可

并肺动脉闭锁的X线胸片和心血管造影表现与TOF不同(表5-2-1、5-2-2)。合并肺动脉狭窄的右室双出口的超声心动图表现有其特点。以上三种畸形外科手术前均需行心血管造影检查。

表5-2-1　TOF与VSD合并肺动脉闭锁的X线胸片的鉴别诊断

| X线胸片表现 | 法洛四联症 | 室间隔缺损合并肺动脉闭锁 |
| --- | --- | --- |
| 肺血管纹理 | 稀少 | 稀少且紊乱 |
| 肺门动脉 | 细小 | 无明确肺动脉干影 |
| 主动脉影 | 增宽 | 明显增宽 |
| 心脏、右心室 | 增大 | 明显增大 |

表5-2-2　TOF与VSD合并肺动脉闭锁的心血管造影的鉴别诊断

| 心血管造影表现 | 法洛四联症 | 室间隔缺损合并肺动脉闭锁 |
| --- | --- | --- |
| 肺动脉显影顺序 | 右心室→肺动脉 | 右心室→胸主动脉→动脉导管未闭和(或)体肺侧支→固有肺动脉 |
| 狭窄或闭缩部位 | 右心室流出道、肺动脉瓣和(或)肺动脉狭窄 | 右心室流出道或肺动脉瓣水平闭锁 |
| 体肺侧支 | 少数有,一般不丰富 | 有,且丰富 |
| 室间隔缺损及主动脉骑跨 | 有,升主动脉增宽 | 有,升主动脉增宽明显 |
| 右心室增大及肌小梁肥厚 | 轻 | 明显 |

# 第二节　风湿性心脏病

## 一、二尖瓣狭窄

单纯二尖瓣狭窄(mitral stenosis,MS)约占风湿性心脏病(rheumatic heart disease,RHD)(风心病)的40%。近年来随着我国医疗条件的改善及人民生活水平的提高,风心病二尖瓣狭窄的发病率有逐年下降之趋势。

【临床表现】　临床症状和体征与二尖瓣口的狭窄程度以及有无合并心律失常有关。

1. 临床症状　二尖瓣轻度狭窄伴窦性心律者早期可无症状,常在胸部X线体检、心脏听诊或超声心动图检查时被发现。患者常感劳累后心悸、气短、咳嗽,严重者可有咯血、咳泡沫痰、下肢浮肿及夜间不能平卧等症状。也可出现"二尖瓣面容"。

2. 体征　于心尖部闻及隆隆样舒张期杂音,第一心音亢进,亦可闻及开瓣音,肺动脉瓣第二音亢进等。

3. 心电图　多为心房扩大、右室肥厚或心房颤动。

【影像学检查方法的选择】　心脏远达和左侧位(服钡)片是二尖瓣狭窄的影像学常规检查方法之一。不仅能显示心脏外形及大小,而且能观察肺循环的情况。超声心动图是二尖瓣狭窄的首选影像学检查方法。心血管造影仅用于某些特定的适应证。目前CT仅用于除外合并冠心病、左房血栓、二尖瓣钙化或明确肺部疾患的病例,MRI可用于排除合并心肌疾病者;余临床一般很少应用检查单纯二尖瓣狭窄。

【病理生理基础】　二尖瓣叶不同程度的增厚、瓣交界粘连,开放受限造成瓣口狭窄;可累及腱索及乳头肌使其增粗、融合和短缩。MS分为两型:隔膜型和漏斗型。

正常二尖瓣口面积为$4.0\sim6.0cm^2$。当瓣口面积减至$1.5\sim2.0cm^2$(轻度狭窄)时,左心房内的血液淤滞,左心房与左心室间的舒张期跨瓣压力阶差增高。当瓣口面积小于$1.5cm^2$(中度狭

Notes

窄），甚至小于1.0cm²（重度狭窄）时，左心房室跨瓣压差可明显升高，引起左心房扩张，肺循环阻力增加，产生肺循环高压；右心室负荷加重，导致右心室扩大、肥厚，终致右侧心力衰竭。左心房和右心室增大为二尖瓣狭窄的基本征象。

**【影像学征象】**

（一）X线平片表现

单纯典型 MS 表现为肺淤血，严重者可出现间质性肺水肿或肺循环高压。心脏呈"二尖瓣"型，左心房及右心室增大，左心房耳部凸出；右心房常轻度增大（图 5-2-10）。部分病例可见二尖瓣区和左心房壁钙化。

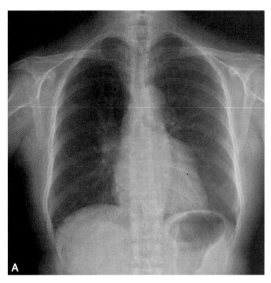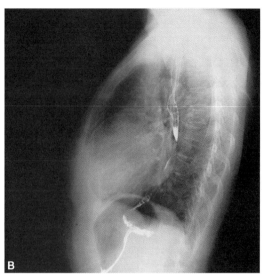

图 5-2-10　风湿性二尖瓣狭窄

A. 后前位胸像，示双肺淤血，左心房增大，左心缘出现"第 3 弓"，右心缘出现"双房影"，右心室增大，心脏呈"二尖瓣型"；B. 左侧位服钡片，示食管受压、移位，但未超过脊柱前缘，为Ⅱ度压迹，示左心房中度增大

（二）CT 表现

1. 二尖瓣叶增厚、也可见瓣叶、甚至瓣环或左心房壁钙化；中重度狭窄者，可见左心房和右心室增大。

2. 增强 CT 电影　可显示二尖瓣运动受限、瓣口狭窄以及左心房内的充盈缺损（血栓）等。

（三）MRI 表现

1. MR 快速成像　于心室舒张期，可见左心室的喷射血流在二尖瓣口下方造成无信号区。左房血栓在高信号的血流对比下呈充盈缺损。

2. SE 图像　可见左心房和右心室增大，左心房内血液淤滞呈中高信号；左心房血栓呈高信号。

（四）心血管造影表现

1. 二尖瓣狭窄多采用双斜位左心室造影　于心室舒张期，二尖瓣口区域可见圆形或椭圆形、边缘清楚的圆顶状充盈缺损。

2. 冠状动脉造影　有时在左心房区显示微小血管群，并可见对比剂向心腔内溢出之"烟雾征"（smoking sign），是左心房内附壁血栓的特征性表现，多见于合并心房颤动的二尖瓣狭窄患者。

**【诊断与鉴别诊断】**　风心病二尖瓣狭窄、缩窄性心包炎（左侧房室沟受累者）及左心房黏液瘤的 X 线胸片均可见肺淤血、左心房增大，超声心动图检查有助于鉴别诊断。

Notes

# 二、二尖瓣关闭不全

风心病二尖瓣关闭不全(mitral insufficiency,MI)常合并二尖瓣狭窄,而单纯二尖瓣关闭不全少见。

**【临床表现】**

1. 临床症状 轻度二尖瓣关闭不全患者可无症状,中度以上者则有心悸、气短、乏力和左侧心力衰竭的症状。

2. 体征 于心尖部闻及明显的收缩期吹风样杂音,可传导至腋中线。

3. 心电图 多示心房扩大或左心室肥厚。

**【影像学检查方法的选择】** 心脏远达和左侧位(服钡)片是 MI 影像学常规检查方法之一,可显示 MI 患者的心脏外形、大小及肺循环的情况。超声心动图是 MI 的首选影像学检查方法,可显示心脏各房室大小及二尖瓣关闭不全的程度外,还有助于病因学的判定。CT 增强扫描仅能显示继发的左心房和左心室增大,对二尖瓣关闭不全的诊断受累,但有助于除外冠心病并存。MRI 目前临床应用较少。心血管造影也仅用于某些特定的适应证。

**【病理生理基础】** 受累瓣叶与融合、缩短的乳头肌、腱索之间的粘连,致使瓣膜不能正常关闭。

当左心室收缩时,因二尖瓣不能完全关闭,部分血液返流入左心房,使左心房扩大,压力升高,久之产生肺淤血。由于左心房同时接受来自肺循环的回流血和来自左心室的返流血,使左心房的压力显著升高,可形成"巨大"的左心房。

**【影像学征象】**

(一) X 线胸片表现

1. 轻至中度 MI 肺野清晰或仅有轻度肺淤血(一般较 MS 肺淤血轻),左心房和(或)左心室有不同程度的增大。

2. 重度 MI 在左心房、室高度增大的基础上常有右心室增大,后者甚至掩盖左心室增大征象,此时多伴有肺循环高压。

(二) CT 表现

对瓣膜关闭不全显示受限。

(三) MRI 表现

1. MR 快速成像 心脏收缩期可见左心房返流所致的无信号区,根据其范围可进行半定量和定量分析。

2. SE 图像 左心房和左心室扩张。

(四) 心血管造影表现

MI 多采用双斜位左心室造影。

1. 在心室收缩期,可见对比剂返流入左心房(除外心律失常或导管位置不当等因素)(图 5-2-11)。

2. 根据分流量的多少并参考左心房大小,可将 MI 分为三度。心室收缩期,左心房密度轻度增高或部分充盈,属轻度 MI;左心房迅速全部充盈,密度明显增高,属重度 MI;两者之间属中度 MI。

**【诊断与鉴别诊断】** 风湿性二尖瓣关闭不全需与心肌病、先天性心脏病等所致的继发性二尖瓣关闭不全鉴别,超声心动图检查有助于二尖瓣关闭不全的定量及定性分析,尤其是对除外心内其他畸形或病变颇有帮助。

Notes

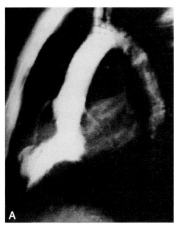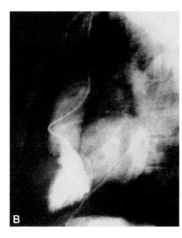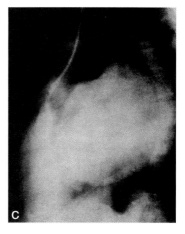

图 5-2-11 二尖瓣轻、中、重度关闭不全

A. 左心室造影,示收缩期左心房区密度轻度增高或部分显影,为轻度反流;B. 左心室造影,示两者之间为中度反流;C. 左心室造影,示收缩期左心房区迅速全部充盈,密度显著增高,为重度反流

## 第三节 高血压所致心血管改变

高血压(hypertension)是危害人类健康的常见疾病,成人高血压患病率为 8% ~ 18%。高血压按病因分为原发性高血压和继发性高血压,前者约占全部高血压患者的 90% 以上。

【临床表现】 头痛、头晕、失眠为高血压的常见症状;部分患者可有心悸、气短、乏力、记忆和视力减退等。

凡收缩压≥140mmHg 和(或)舒张压≥90mmHg 的成年人均可诊断为高血压,并根据血压水平、危险因素及靶器官的损害将其分为三级。

心电图示左心室高电压、肥厚,也可出现 ST-T 的左室劳损改变。

【影像学检查方法的选择】 X 线胸片对观察心脏、大血管及肺循环改变有其优势;对原发性高血压的分期、某些继发性高血压的病因诊断以及预后估计也有较大帮助。超声心动图在测量心室肥厚、扩张及其程度以及射血分数等方面为首选的方法,有助于部分先天性主动脉缩窄病变的显示,但难以观察其全貌,尤其是侧支循环,诊断限度较大。MDCT 及 MRI 对高血压所致脑病损及主动脉夹层等靶器官病损的诊治中占有重要地位,对先天性主动脉缩窄、各种原因引起的肾动脉狭窄、肾上腺肿瘤等继发性高血压的诊断也有重要价值。血管造影一般不用于检查原发性高血压,仅用于继发性高血压的病原及解剖诊断,有助于手术及介入治疗的选择。放射性核素检查对肾、肾上腺和肾血管性病变引起的继发性高血压的原发病因有一定的价值。

【病理生理基础】

(一)病因

1. 原发性高血压 目前尚未找到明确的病因,多与体重、膳食、遗传、精神心理、社会职业及神经内分泌失调等有关。

2. 继发性高血压 主要病原疾患有慢性肾炎、肾盂肾炎、先天性多囊肾等肾脏疾患以及引起肾缺血的各种肾血管疾病;嗜铬细胞瘤,原发性醛固酮增多症,库欣综合征等内分泌异常;先天性主动脉缩窄及侵犯胸主动脉和腹主动脉上段的大动脉炎所致的主动脉缩窄综合征等。

(二)血液动力学改变

原发性高血压日久不治,可对动脉系统、心、脑、肾等器官造成损害。因外围血管阻力增加,久之则引起左心室肥厚以至左心室腔扩张,进一步可影响左心房导致肺淤血,严重者可波及右侧心腔引起右心乃至全心衰竭。

Notes

【影像学征象】

（一）X 线胸片表现

1. 因高血压的程度和时间长短不同而表现各异　轻者肺血管纹理正常，心脏不大或左心室圆隆（图 5-2-12）；重者可有不同程度的肺淤血及间质性肺水肿等，心脏左心室增大，主动脉迂曲、延长及扩张。

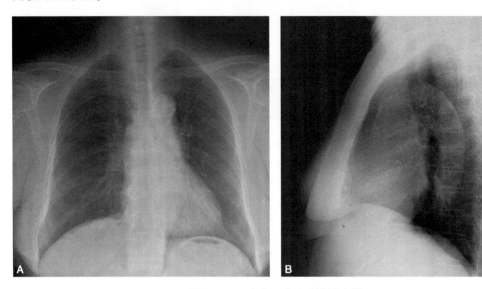

图 5-2-12　高血压病主动脉型心脏
患者有高血压病史 5 年，血压 150/110mmHg。胸片，示双肺血正常，
主动脉结宽，左心室圆隆，心胸比 0.51

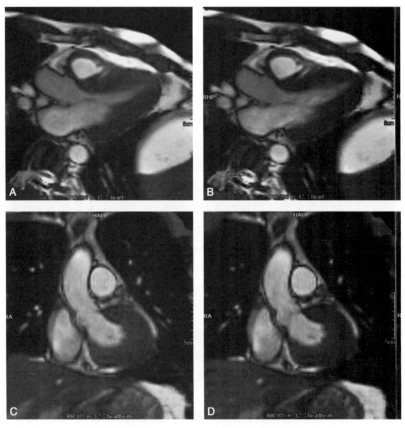

图 5-2-13　高血压病心脏病
MRI 自旋回波（SE）序列横轴位（上排）及冠状位（下排）显示主动脉增宽，
左心室室壁增厚，左心负荷增加征象

Notes

2. 应注意观察有无反映先天性主动脉缩窄、大动脉炎及胸内嗜铬细胞瘤的异常 X 线征像。

**（二）CT 表现**

MDCT 或双源 CT 增强扫描可以显示心腔大小、室间隔及心室壁的厚度；也可显示主动脉、大动脉及病变的全貌；CT 可显示两肾大小、肾肿块病变及肾上腺肿瘤等；电影检查可以观察心室运动功能，有助于高血压分期判定。

**（三）MRI 表现**

心电门控左室长、短轴成像观察室间隔、室壁厚度及心腔扩张程度；SE 序列矢状位、斜位、冠状位并结合横轴位可显示胸主动脉病变的内腔、管壁及与左锁骨下动脉、周围软组织结构的关系等形态变化（图 5-2-13）；GRE 快速成像有助于除外并发畸形和观察侧支血管情况。

**（四）心血管造影表现**

一般仅用于肾血管性高血压、先天性主动脉缩窄及大动脉炎所致的主动脉缩窄综合征等的诊断。

**【诊断与鉴别诊断】** 超声心动图检查有助于高血压所致的心脏大血管改变与肥厚型心肌病鉴别。

# 第四节 冠状动脉粥样硬化性心脏病

冠状动脉粥样硬化性心脏病简称冠心病（coronary atherosclerotic heart disease，CHD）是一种严重危害人民健康的常见病、多发病。随着我国膳食结构的改变，动物性脂肪摄入增加，冠心病的发病率有逐渐增高的趋势。

**【临床表现】**

1. 临床症状 患者常有阵发性胸痛，多为胸骨后区，亦可累及心前区或放射至左臂，常与劳累、情绪变化有关；一般疼痛持续 30 秒至 15 分钟，静息 2 ~ 5 分钟或舌下含硝酸甘油后几分钟缓解。一旦发生左侧心力衰竭，可有呼吸困难、咳嗽、咯血及夜间不能平卧等。严重者可发生猝死。

2. 体征 心绞痛未发作时，患者一般无异常体征。心绞痛发作时，可闻及第三心音或第四心音；若有室间隔破裂或乳头肌功能不全时，可于胸骨左缘第 3 ~ 4 肋间或心尖部闻及粗糙的收缩期杂音。

3. 心电图 ST 段压低或升高和（或）T 波倒置，亦可为室性早搏、左束支和左前分支阻滞或心肌梗死等改变。

**【影像学检查方法的选择】** X 线平片一般不用于检查冠心病。MDCT CT 用于冠心病的筛选诊断，CT 平扫可测定冠状动脉钙化，CT 增强扫描能够显示冠状动脉斑块的形态、管腔狭窄、有无肌桥等，判断冠状动脉搭桥术（CABG）后桥血管以及冠状动脉介入治疗（PCI）后的开通情况，可显示冠状动脉及桥血管的立体结构，对诊断、介入及外科治疗、术后复查等都有重要意义。对比增强电影扫描可用于分析左心室整体和节段功能，包括左心室收缩/舒张末期容积、射血分数以及心肌重量等均可作定量分析。超声心动图是冠心病的辅助检查方法。MRI 检查临床应用较少，可显示心肌梗死病理改变、评价心功能、室壁运动状态，评价心肌血流灌注和鉴别心肌活力。冠状动脉造影至今仍是明确冠状动脉狭窄程度、部位和范围的主要检查方法，并可进一步治疗。SPECT 心肌灌注显像负荷试验对冠心病心肌缺血、梗死的检测、愈后评估及治疗方案的选择均有一定的临床价值。[18]F-脱氧葡萄糖（FDG）PET 心肌代谢显像是鉴别存活心肌与坏死心肌的"金标准"。光学相干断层成像（OCT）技术可以精确显示冠状动脉粥样硬化斑块的微结构特性，在识别易损斑块、指导介入治疗及评价其治疗效果等方面，均有重要的应用价值。

Notes

【病理生理基础】 动脉粥样硬化性病变主要在内膜,主要分布于心外膜下的大动脉,近端多于远端。动脉粥样硬化斑块引起的冠状动脉狭窄是CHD的基本病变,冠状动脉狭窄最常见于前降支,其次为左回旋支、右冠状动脉及左冠状动脉主干。

管腔狭窄程度分为四级:管腔狭窄<25%为Ⅰ级;管腔狭窄26%～50%为Ⅱ级;管腔狭窄51%～75%为Ⅲ级;管腔狭窄>76%为Ⅳ级。

当狭窄>50%时,部分患者于运动时可导致心肌缺血;冠状动脉完全闭塞时发生心肌梗死。若缺血或梗死面积较大、累及乳头肌或室间隔时可引起室壁瘤、MI或室间隔破裂。

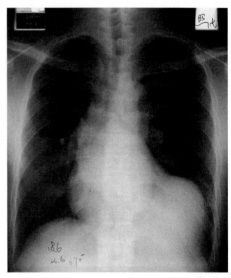

图5-2-14 心肌梗死伴室壁瘤形成
后前位胸片,示左心室明显扩大,左心缘下方近心尖部可见异常凸起,呈"怪异型"心脏

【影像学征象】

(一)X线平片表现

1. 不合并高血压的心绞痛患者 心肺常无异常改变。

2. 冠心病心肌梗死(或继发心室壁瘤)

(1) 半数以上的患者心肺无异常改变。

(2) 少数患者有心影增大,以左心室增大为主;出现不同程度的肺静脉高压-肺淤血、间质和(或)肺泡性肺水肿征象,提示左侧心力衰竭。

3. 心室壁瘤 可见左室缘局限性膨凸;左心室"不自然"增大(图5-2-14);左室缘搏动异常——搏动减弱、消失或反向;左室壁钙化;左室缘纵隔-心包粘连。

4. 心肌梗死后室间隔破裂 可见心影短时间内增大,以左心室增大最显著;肺血增多和(或)肺淤血及肺水肿。

(二)CT表现

1. 冠状动脉平扫 +130Hu≥2mm²诊为钙化,钙化多呈沿冠状动脉走行的斑点状、条索状高密度影,亦可呈不规则轨道形式或整条冠状动脉钙化(图5-2-15、5-2-16)。可作钙化的定量分析。

2. 冠状动脉增强CT 可通过横轴位图像、三维重建图像(VR、MPR、MIP等)多角度分析冠状动脉管腔情况、包括斑块定位、定性(软斑块、钙化斑块、混合斑块)、斑块大小、累及范围、狭窄或闭塞程度、支架及桥血管通畅情况等。同时可了解心脏大小、心肌灌注情况、主动脉管壁情况等。典型的冠状动脉粥样斑块表现为凸出于管腔的附壁充盈缺损,中低密度、可伴或不伴钙化(软斑块),或表现为管壁明显增厚、狭窄,如果管腔狭窄>50%,则可基本诊断冠心病。(图5-2-16～5-2-18)

3. 心功能测定 可作左心室收缩/舒张末期容积、射血分数以及心肌重量等的定量分析,CTA电影还可观察室壁运动及瓣膜运动情况。

(三)MRI表现

1. 心肌梗死

(1) 陈旧性心肌梗死:梗死室壁可出现:①阶段性变薄;②心肌信号强度减低,在$T_2WI$上更明显;③收缩期增厚率异常;④运动异常。

(2) 急性心肌梗死:梗死区心肌信号增强,在$T_2WI$上更明显;若信号强度变化不明显,增强后,梗死心肌可见强化;梗死室壁阶段性变薄和运动减弱。MRI心肌灌注显像示梗死区变薄,呈低信号区;延迟扫描,该区域信号增强(图5-2-19)。

Notes

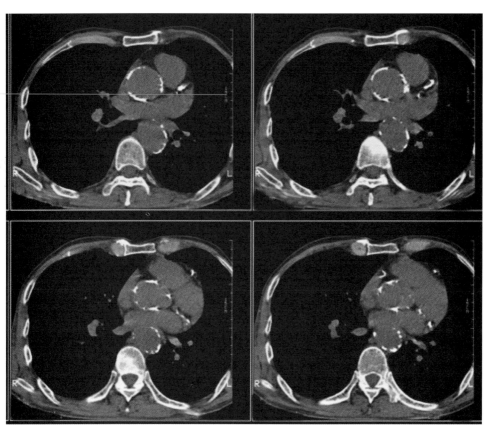

图 5-2-15　冠状动脉狭窄

EBCT 平扫,示左冠状动脉前降支、回旋支(箭头所指)广泛钙化,钙化积分 1032 分。冠状动脉造影示冠状动脉狭窄,三支病变

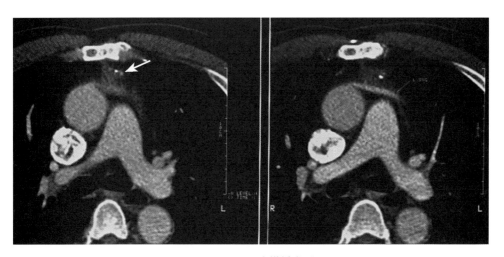

图 5-2-16　冠脉搭桥术后

EBCT 冠脉增强扫描,示左乳内-前降支桥血管(短箭头),主动脉-大隐静脉-回旋支桥血管(长箭头)显影良好,示桥血管通畅

Notes

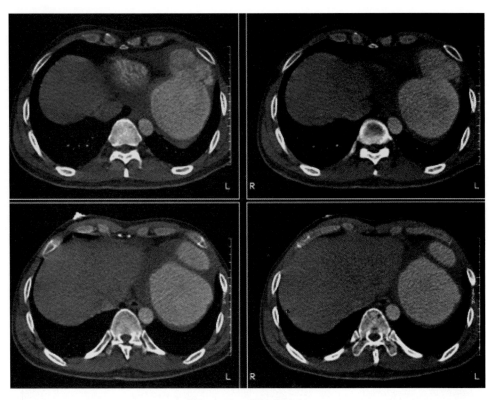

图 5-2-17 假性室壁瘤

EBCT 心脏增强扫描,示左心室心尖部室壁变薄,部分心腔呈囊袋样向外膨出,被心包包裹

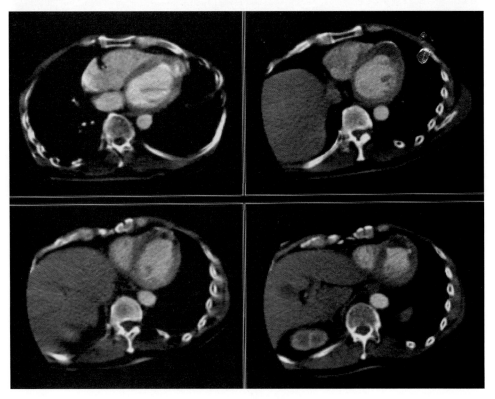

图 5-2-18 假性室壁瘤

EBCT 心脏增强扫描,示假性室壁瘤形成,瘤壁伴血栓和钙化

Notes

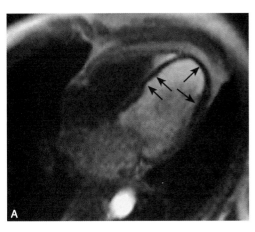
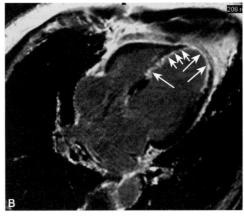

图 5-2-19 急性前间壁心肌梗死

A. MRI 心肌灌注显像横轴位,示左心室心尖部、前室间隔显著变薄,呈低信号区;B. 延迟
扫描,示该区域信号增强

(3)左室室壁瘤:左室多增大;左室壁阶段性变薄范围大且运动异常;室壁瘤部收缩期增厚率消失且信号异常,并常可见附壁血栓(图 5-2-20)。

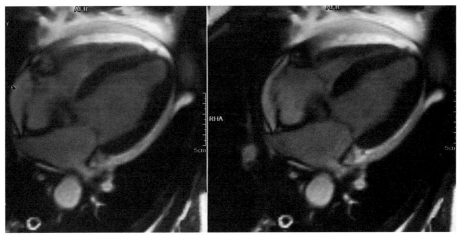

图 5-2-20 急性前壁心肌梗死伴真性室壁瘤

MRI 的 SE 序列 $T_1WI$ 横轴位,示心尖部室壁薄,向外凸出,形成真性室壁瘤

2. **冠状动脉狭窄** 对>50% 的冠状动脉狭窄可作出判断。

**(四)冠状动脉造影表现**

1. **冠状动脉粥样硬化**

(1)管腔边缘不规则,半圆形"充盈"缺损以及不同程度偏心性狭窄及完全阻塞,为动脉粥样硬化斑块溃疡、龛影形成(复杂斑块)所致(图 5-2-21)。

(2)冠状动脉痉挛,可见于狭窄的冠状动脉和造影正常的冠状动脉。

(3)冠状动脉瘤样扩张或动脉瘤形成。

(4)冠状动脉血栓、栓塞及阻塞再通。

(5)侧支循环形成。

2. **左心室造影** 主要观察左心室运动功能;二尖瓣、主动脉瓣功能;有无室壁瘤、附壁血栓及室间隔破裂等。

**【诊断与鉴别诊断】** 心血管造影有助于鉴别冠心病与扩张型心肌病(表 5-2-3)。

Notes

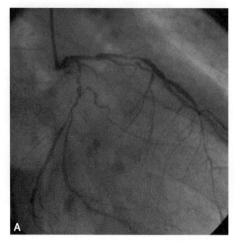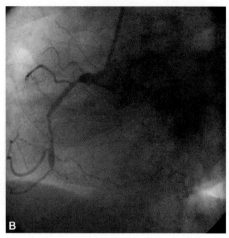

图 5-2-21 冠心病（三支病变）

A. 冠状动脉造影右前位，示前降支近心段节段性狭窄约 50% ~75% ；回旋支近中段长段不规则狭窄>75%，并累及第一、二钝缘支开口；B. 冠状动脉造影，示右冠状动脉中段节段性狭窄 75%，第二转折以远几近闭塞

表 5-2-3 冠心病与扩张型心肌病的心血管造影的鉴别诊断

| | 冠心病 | 扩张型心肌病 |
|---|---|---|
| 冠状动脉病变 | 狭窄或阻塞 | 无 |
| 心脏房室大小 | 正常或左心室增大 | 全心中至重度增大，左心室为著 |
| 左心室功能 | 正常或节段性室壁运动异常（减弱、消失、矛盾运动等） | 运动功能普遍减弱 |
| 二尖瓣 | 正常或不同程度的反流 | 多合并反流 |

# 第五节 肺 栓 塞

肺栓塞（pulmonary embolism，PE）是指内源性或外源性栓子阻塞肺动脉或其分支造成肺循环障碍的临床和病理生理综合征。发病率占常见心血管疾病第三位，仅次于冠心病和高血压。栓子类别包括血栓、脂肪、羊水、空气、瘤栓等，其中 99% 是血栓栓子，也称为肺动脉血栓栓塞症（pulmonary thromboembolism，PTE）。

【临床表现】 主要为劳累后呼吸困难，可有胸痛、烦躁不安、咳嗽、咯血、晕厥及心悸等症状。体检患者表现为呼吸急促、发绀、发热，肺内可闻及哮鸣音和（或）干湿啰音或胸膜摩擦音。可有下肢深静脉血栓引起的浮肿、外伤、手术、介入治疗术后或制动的病史。

【影像学检查方法的选择】 X 线胸片检查仍可作为诊断肺栓塞的初步或筛选方法。超声心动图可发现肺动脉主干的栓子、初步诊断肺心病，评价肺动脉高压情况及右心负荷情况。肺血流灌注和通气显像相结合对评估肺动脉血流受损程度有重要作用，是诊断肺栓塞安全、无创性方法，特异性高，尤其适合于肺段以下的肺栓塞，但敏感性不如 CT。MDCT 肺动脉增强扫描是肺栓塞首选而有效的无创诊断技术，敏感性和特异性均很高，可清楚显示亚段以上肺动脉分支内的栓子，尤其适合于急诊危重患者，同时可观察肺部病变及相应心脏的情况，如右心室增大等。MRA 检查可显示肺动脉的大分支内的栓子及相关肺动脉高压征象，但一般适合于慢性肺栓塞或病情稳定的患者。肺动脉造影一般较少采用，仅限于鉴别诊断或部分需外科手术者，或需测定肺动脉压力及阻力时。

Notes

**【病理生理基础】**

（一）病因

栓子主要来源于下肢的深静脉血栓多见,长期卧床、手术史(特别是心脏及骨科手术)、下肢静脉曲张、静脉炎等都是可能的病因。妊娠也是主要病因之一。

（二）血液动力学改变

由于栓子堵塞肺动脉导致肺血管阻力增加及肺小动脉收缩,造成肺部通气/血流比值失调、肺动脉压力增高、右心负荷增加甚至右心功能不全、严重时造成心源性休克死亡。肺栓塞可导致右心室不同程度扩张、室壁肥厚,右心室收缩功能减弱。右心室扩张可造成三尖瓣环扩大,三尖瓣反流,右心房扩大,引起右心室输出量减少。低心排血量使肺通气和灌注比例失调而发生低氧血症。

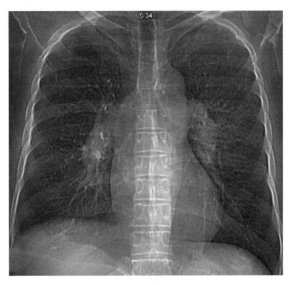

图 5-2-22　肺栓塞的肺动脉高压表现
正位 X 线胸片,示肺动脉段高度凸出,
右下肺动脉扩张,右心室增大

**【影像学征象】**

（一）X 线平片表现

急性肺栓塞 X 线平片表现大多并不特异,少部分可出现典型肺梗死征象,即基底位于胸膜尖端指向肺门的楔形阴影,伴或不伴胸腔积液,故正常的胸部 X 线平片不能除外肺栓塞的可能;慢性肺栓塞表现为典型为肺动脉高压征象,包括心脏右室增大、肺动脉段凸出、肺门动脉扩张和外围分支纤细、扭曲等;伴有一侧或某个区域肺血管纹理显著稀疏、纤细(图 5-2-22)。

（二）CT 表现

MDCT 或双源 CT 肺动脉增强扫描可显示栓塞部位、形态,与管壁关系等,直接显示至肺段血管。PE 的直接 CT 征象为腔内充盈缺损和(或)附壁充盈缺损,以及肺动脉主干及分支的狭窄和阻塞。充盈缺损周边呈线状对比剂充盈者,即"双轨征"为典型征象,多提示新鲜血栓。间接征象为主肺动脉及左右肺动脉扩张、右心扩大、血管断面细小、缺支,肺内灌注不均匀,呈"马赛克征"、肺梗死灶及胸膜改变等。按血栓的部位可分为三型:中心型,即血栓位于主肺动脉、左右肺动脉及叶肺动脉主干;外围型,即血栓位于肺段及以下肺动脉;混合型,及中心及外围肺动脉内均有血栓。(图 5-2-23 ~ 5-2-25)

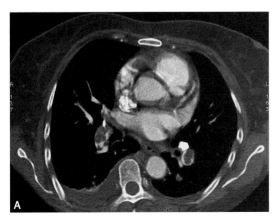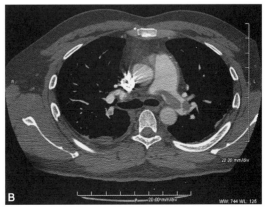

图 5-2-23　急性肺栓塞
增强 CT,示左右肺动脉分叉部可见条带状充盈缺损(A);双下肺动脉干腔内可见大量充盈缺损(B)

Notes

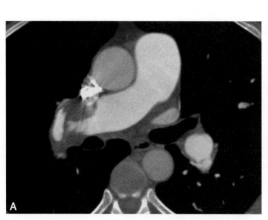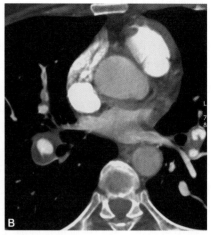

图 5-2-24　慢性肺栓塞

A、B. 增强 CT,示右肺动脉远端及右下肺动脉干内可见附壁充盈缺损,肺动脉扩张明显

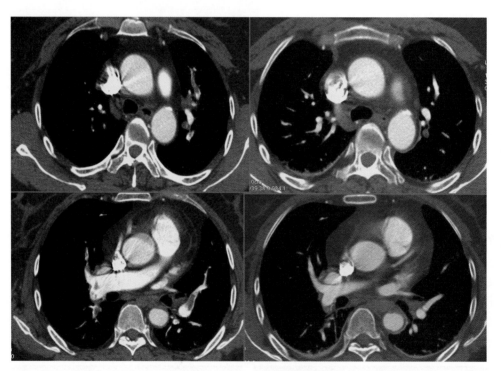

图 5-2-25　急性肺栓塞溶栓前后

左图:溶栓前;右图:溶栓后。可见充盈缺损明显消失、减少

（三）MRI 表现

以心电门控自旋回波(SE)技术及磁共振肺血管造影可显示主肺动脉、左右肺动脉及较大分支的血栓栓塞,还可发现继发性肺动脉高压所致的右心室增大及室壁肥厚。不需对比增强及无辐射为其优势。

（四）心血管造影表现

心血管造影是诊断肺栓塞的可靠方法。主要征象为肺动脉及其分支充盈缺损,多呈圆形;完全阻塞者呈杯口状或囊袋状;双轨征为肺栓塞的典型征象。肺动脉分支缺支、粗细不匀、走行不规则;肺实质期局限性显像缺损和(或)肺动脉分支充盈及排空延迟。同时可了解肺动脉压力及肺循环阻力等血流动力学情况。

Notes

【诊断与鉴别诊断】 急性肺栓塞的临床症状与急性冠状动脉综合征及急性主动脉综合征相似,需与之鉴别,CT 增强及核素肺通气/灌注扫描有利于鉴别;肺栓塞所致的肺动脉高压需与继发左向右分流先心病所致的肺动脉高压相鉴别,超声心动图及右心导管检查和(或)心血管造影有助于确诊。

# 第六节 心 肌 病

心肌病(cardiomyopathy)指原因不明的心肌的疾病,分为扩张型、肥厚型、限制型以及致心律失常性右室心肌病(arrhythmogenic right ventricular cardiomyopathy,ARVC)和未分类的心肌病,现称为特定性心肌病(specific cardiomyopathy)。

## 一、扩张型心肌病

扩张型心肌病(dilated cardiomyopathy)多见于中青年,以男性居多。

【临床表现】 充血性心力衰竭、各种心律失常和体动脉栓塞等是常见的临床症状。体检无病理性杂音,或于心尖部/胸骨左缘闻及Ⅱ级左右的收缩期杂音。心电图示左室或双室肥厚,心律失常,传导阻滞或异常 Q 波等,且具有多样性或多变性。

【影像学检查方法的选择】 X线平片及超声心动图简便、易行,对扩张型心肌病的诊断仍为常用的方法,具有初步筛选作用。MRI 和 CT 增强扫描检查可直接显示心肌和心腔的形态变化及其功能动态改变。心血管造影仅用于与冠心病的鉴别诊断。

【病理生理基础】 心脏常呈球形增大,主要侵犯左心室,有时累及右心室或双心室。以心

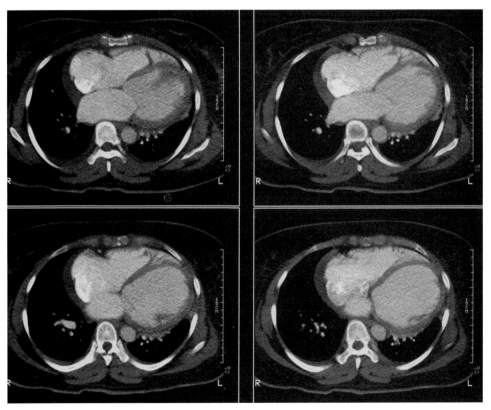

图 5-2-26 扩张型心肌病
EBCT 增强扫描,示左心室明显扩大,室壁变薄,左心室舒张末径 71mm,EF 值 28%;电影序列,示左心室舒张及收缩功能明显减低

Notes

腔扩张为主,通常肌壁不厚,心肌松弛无力。镜下可见心肌纤维排列正常,心肌细胞一般直径不大,但细胞核可见核肥大,且常示有不同程度的间质纤维化。

心室收缩功能减弱,舒张期血量和压力升高,心排血量降低为本型心肌病的主要病理生理异常。

**【影像学征象】**

（一）X 线平片表现

1. 多有不同程度的肺淤血,间质性肺水肿。

2. 心脏呈"普大"型或"主动脉"型,多为中至高度增大,各房室均可增大,而以左室增大为著。

3. 常有两心缘搏动普遍减弱(透视下观察)。

（二）CT 表现

1. CT 对比增强    心脏增大以左室扩张为主,室壁和肌部间隔厚度正常或稍变薄。若有附壁血栓则表现为左室心尖-前壁区域的充盈缺损(图 5-2-26)。

2. CT 电影    左室整体收缩功能减弱以至消失。

（三）MRI 表现

其所见基本同 CT(图 5-2-27),对比剂延迟增强扫描有时可见不均匀强化,主要累及室间隔,提示心肌间质纤维化。MRI 电影还有助于显示继发的房室瓣关闭不全。

（四）心血管造影表现

左室扩张,在各心动周期心室形态及大小变化极少;冠状动脉基本正常。

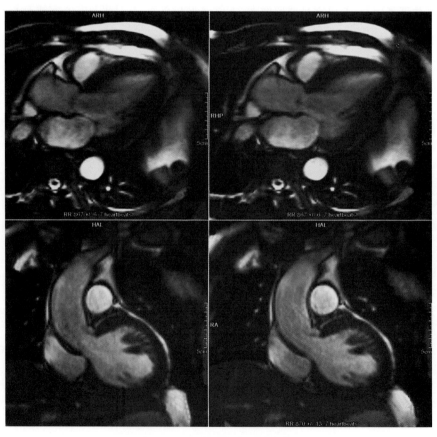

图 5-2-27    扩张型心肌病早期
MRI 心电门控 SE 序列 $T_1WI$ 横轴位(上排)及冠状位(下排),示左心腔扩大,
室壁厚度正常范围,室壁运动轻度减低

【诊断与鉴别诊断】　扩张型心肌病无特异性临床、心电图和影像学征象,属"排除性"诊断。

扩张型心肌病与冠心病或高血压-冠心病鉴别:根据病史、心电图及影像学检查(包括冠状动脉造影)多可做出正确诊断(表5-2-4)。

表5-2-4　扩张型心肌病与冠心病或高血压-冠心病的鉴别诊断

| | 扩张型心肌病 | 冠心病 |
| --- | --- | --- |
| 病史 | 多无心肌梗死和(或)高血压 | 多有心肌梗死和(或)高血压 |
| ECG | 左室或双室肥厚,心律失常,传导阻滞或异常Q波等,且具有多样性或多变性 | ST段压低或升高和(或)T波倒置,亦可为室性早搏、左束支和左前分支阻滞或心肌梗死等改变 |
| 心脏增大 | 明显增大 | 无或轻度 |
| 冠状动脉 | 基本正常 | 异常 |

## 二、肥厚型心肌病

肥厚型心肌病(hypertrophic cardiomyopathy)多见于青少年,男女无差别。

【临床表现】　常有心悸、气短、头痛、头晕等症状,少数病例可发生晕厥,甚至猝死。多数病例于胸骨左缘或心尖部闻及较响的收缩期杂音,可扪及震颤。心电图示左室或双室肥厚、传导阻滞、ST-T改变和异常Q波等。

【影像学检查方法的选择】　超声心动图为肥厚型心肌病的首选检查方法。其可直接显示心肌和心腔的形态变化及其功能动态改变。CT增强扫描为肥厚型心肌病的辅助检查方法。其可显示室壁及肌部间隔异常肥厚的部位、程度和范围;电影方式可观察心脏及左室运动功能。MRI可全面显示肥厚型心肌病的形态变化。心血管造影仅用于肥厚肌型左室流出道狭窄介入或手术治疗适应证的选择。X线平片对肥厚型心肌病的诊断限度较大。

【病理生理基础】　心肌肥厚,心腔不扩张,且多缩小、变形。病变可侵犯心室的任何部位,但最常累及肌部室间隔引起非对称性间隔肥厚(asymmetric septal hypertrophy,ASH)。部分病例可主要侵犯心尖部、左室中段甚或左室游离壁形成普遍性肥厚,而无流出道狭窄,构成肥厚型心肌病的亚型。镜下可见心肌细胞及核异常肥大、变形,肌束排列错综紊乱以及灶性纤维化。

非对称性间隔肥厚可引起左室流出道狭窄,排血受阻;由于心肌肥厚、变硬、顺应性降低,心室舒张受限,尤其心室游离壁心肌肥厚较著者,血液流入阻力增高,可引起舒张期心力衰竭,多属晚期表现。

【影像学征象】

(一)X线平片表现

无特异性或多正常。

1. 肺血管纹理多为正常,心脏明显增大的病例可见肺淤血和间质性肺水肿。

2. 心脏多呈"主动脉"和中间型,一般心脏不大或仅见左室肥厚为主的轻度增大,少数心脏呈中至高度增大,且主要累及左心室。

3. 心脏搏动多为正常或增强(透视下观察)。

(二)CT表现

1. 室间隔肥厚,其与左室后壁厚度之比大于1.5,非对称性室间隔肥厚最常见(图5-2-28)。

2. 心脏整体收缩功能正常或增强,但心肌普遍肥厚或病程晚期时,收缩功能减弱。

Notes

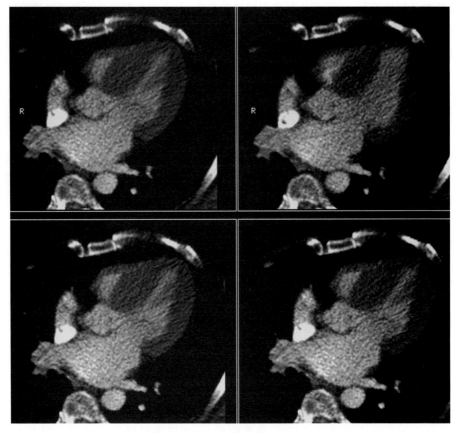

图 5-2-28　肥厚型梗阻性心肌病

EBCT 增强心脏横轴位扫描左心室流出道切面,示室间隔上部非对称性肥厚,
厚度约 21mm,左心室腔变小,左心室流出道狭窄

（三）MR 表现

1. 室间隔肥厚,异常肥厚的心肌呈均匀的中等信号(图 5-2-29)。

2. 异常肥厚的心肌收缩期增厚率减低,正常的心肌收缩功能正常或增强。

3. 对比剂延迟增强扫描于肥厚心肌处可出现斑片状或条带样增强,且与冠状动脉所对应的区域无关,多分布于心肌中层。

（四）心血管造影表现

多采用双斜位或正侧位左心室造影。

1. 左室流出道呈倒锥形狭窄,为室间隔肥厚和二尖瓣前瓣前移所致。

2. 心室腔缩小、变形,呈“砂钟”、“鞍背”状,为乳头肌肥厚和不同部位的心肌肥厚所致。

3. 不同程度继发的二尖瓣关闭不全。

4. 冠状动脉及分支正常或轻度扩张。

## 三、限制型心肌病

限制型心肌病( restrictive cardiomyopathy )又称闭塞型心肌病( obliterative cardiomyopathy ),主要指心内膜心肌纤维化和嗜酸性粒细胞增多性心内膜心肌病(或称 Loeffler 心内膜炎)。心内膜心肌纤维化常见于非洲湿热地区,且多见于儿童和青少年。

【临床表现】　本病可分为右心、左心和双室型三个类型:右心型者表现为三尖瓣关闭不全,肝大、腹水,但下肢无或仅有轻度水肿为其特点;左心型则似二尖瓣关闭不全,常有呼吸困难、胸痛等;双室型为两组症状和体征的组合,但常以右心损害及其表现为著。

Notes

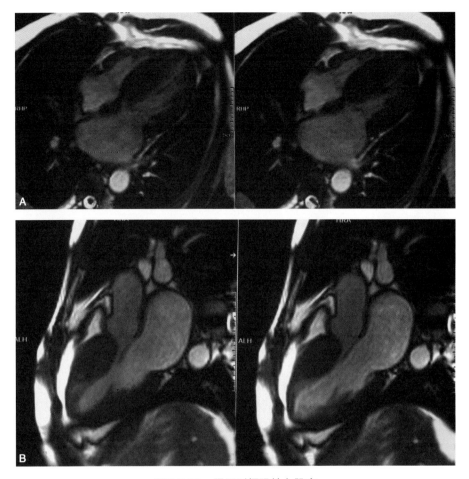

图 5-2-29 肥厚型梗阻性心肌病

A. MRI 心电门控 SE 序列 $T_1WI$ 横轴位,示舒张末期肌部室间隔厚度/左心室后壁厚度比
值为 1.3∶1,属非对称性间隔肥厚型(左);收缩期室间隔肥厚部分增厚率降低(右);B. 矢
状位,示左心室流出道狭窄

心电图无特异性变化,可有异常 P 波,心房颤动和 P-R 间期延长等。

【影像学检查方法的选择】 X 线平片用于初步筛选限制型心肌病。超声心动图是该病的
首选的影像检查方法。MRI 和 CT 是该病的辅助检查方法,可直接显示心肌和心腔的形态变化
及其功能动态改变。心血管造影有时仅用于限制型心肌病的鉴别诊断,目前临床很少应用。

【病理生理基础】 心内膜和内层心肌的纤维化,附壁血栓形成,导致心内膜明显增厚,心肌
变硬。病变主要侵犯心室流入道和心尖,引起收缩、变形以至闭塞,腱索及乳头肌亦常被累及,
使心室充盈舒张受限,充盈压升高,心排血量减低和房室瓣关闭不全。

【影像学征象】

(一) X 线平片表现

1. 右心型

(1) 肺血减少:为右心排血减低所致。

(2) 心脏呈高度普遍增大或呈球形,常伴巨大右心房,部分病例左心缘上段膨凸为扩张的
右室流出道,上腔静脉可有扩张。

(3) 左心缘上段搏动正常或增强。

2. 左心型

(1) 肺淤血,也可见不同程度的肺循环高压。

(2) 心脏和左心房增大程度较轻,或心脏不大。

3. 双室型　为上述两型征象的组合,心脏多呈中至高度增大,常以右心损害表现为著。

（二）CT 表现

与 MRI 所见相似(图 5-2-30、5-2-31)。

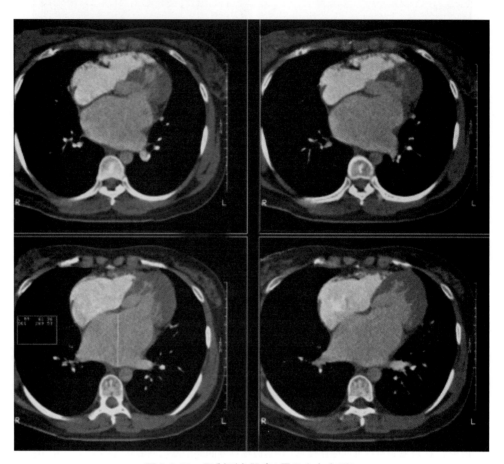

图 5-2-30　限制型心肌病(累及左心室型)
EBCT 增强扫描,示左心房显著扩大,左心室内径减小,左心室心尖部
内膜增厚,左心室舒张功能受限

（三）MRI 表现

1. 右室型　右室腔变形,心尖闭塞,流出道扩张;右心房明显扩张,呈中高信号;三尖瓣中重度关闭不全(图 5-2-32)。

2. 左心型　左室腔心尖变形,圆隆或闭塞;左心房扩张,伴二尖瓣轻度关闭不全。

3. 双室型　为上述两型征象的组合,常以右心损害表现为著。

（四）心血管造影表现

1. 右心型　右室心尖闭塞,流入道收缩变形,两者缩成一团,舒缩功能消失;流出道扩张,舒缩功能良好;三尖瓣关闭不全,可见中大量返流;右房高度扩张,对比剂排空延迟;肺动脉分支纤细,充盈延迟。

2. 左心型　左室不大,心尖圆钝,舒缩功能受限;二尖瓣关闭不全及左房增大。

3. 双室型　常以右心病变为主。

【诊断与鉴别诊断】　根据病史、心电图及超声心动图多可做出右心型限制型心肌病与缩窄性心包炎的鉴别诊断。

Notes

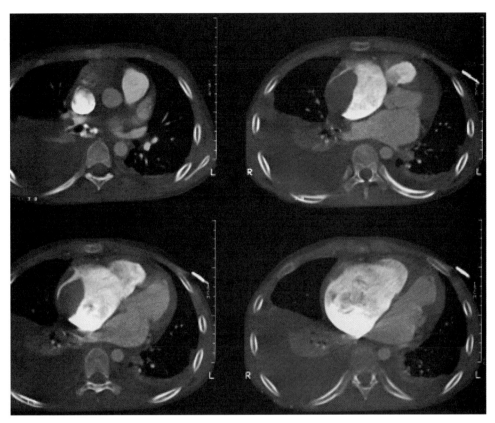

图 5-2-31 限制型心肌病(累及右心室型),右心功能不全

EBCT 增强扫描,示右心房高度扩大,右心室流入道变形,右心室心尖部明显增厚,右心室流出道
相对扩张,右心房内血栓形成,右侧胸腔积液,右下肺不张

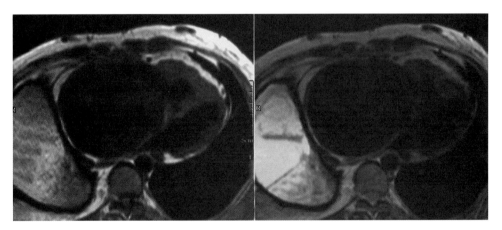

图 5-2-32 限制型心肌病

MRI 心电门控 SE 序列 $T_1$WI 横轴位,示右心房高度扩大,右心室流入
道变形,右心室心尖部明显增厚

# 第七节 心 包 疾 病

## 一、心 包 积 液

心包积液(pericardial effusion,PE)指心包腔内的液体超过 50ml,是心包病变的一部分。

【临床表现】 患者可有乏力、发热、心前区疼痛等症状,疼痛仰卧时加重,坐位或俯卧位减

Notes

轻。急性者积液量短时间内迅速增加,出现心包填塞症状,如呼吸困难、面色苍白、发绀、端坐呼吸等。

体检示心音遥远,颈静脉怒张、静脉压升高,血压及脉压均降低。

心电图示 T 波低平、倒置或低电压。

**【影像学检查方法的选择】** X 线平片可用于检查中至大量 PE,但其诊断价值不如超声心动图,一般不用于诊断少量 PE。超声心动图目前已成为诊断 PE 首选和最重要的影像学方法,以 ME 和 2DE 方法最适用,尤其后者,可准确判定 PE 量的多少。MRI、CT 是诊断 PE 的辅助方法,发现 PE 敏感,对 PE 的定位准确。

**【病理生理基础】** 心包腔内的液体分为漏出性和渗出性,前者常见于心功能不全,后者常见于心包炎的渗出期。

PE 可引起心包腔内压力升高,达到一定程度时,可压迫心脏导致心室舒张功能受限,使心房和体、肺静脉回流受阻,进而心房和静脉压力升高,心脏收缩期排血量减少,有的可出现心脏压塞。

**【影像学征象】**

(一) X 线平片表现

1. 少量 PE　X 线可无异常发现。

2. 大量 PE

(1) 多数病例肺血管纹理正常,部分病例可伴有不同程度的上腔静脉扩张。

(2) 心影向两侧扩大,呈"普大"型或球形,心腰及心缘各弓的正常分界消失,心膈角变钝;短期内(数日至 2 周)心影大小可有明显的变化(图 5-2-33)。

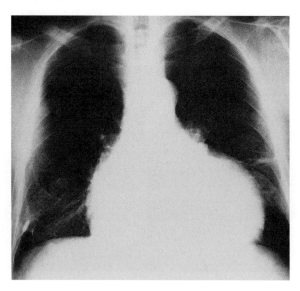

图 5-2-33　大量心包积液
心脏后前位片,示心脏普遍增大,两心缘弧度
消失,肺纹理大致正常

(3) 心缘搏动普遍减弱以至消失,主动脉搏动可正常(透视下观察)。

(二) CT 表现

少量 PE 多位于左室后侧壁或右房侧壁的外方;中量 PE,除在上述部位外,多位于右室前壁前方或左室心尖部下外方。平扫,PE 为沿心脏轮廓分布、近邻脏层心包脂肪层的环形低密度带,依部位不同此低密度带的宽度有所变化。增强扫描,可清楚地显示 PE(图 5-2-34)。

Notes

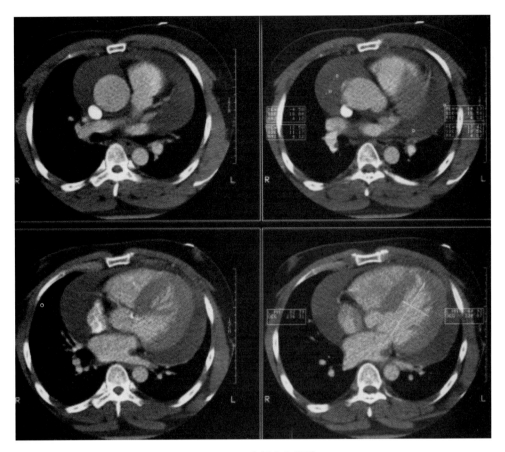

图 5-2-34 大量心包积液

EBCT 心脏增强扫描,示心包内环绕中-大量低密度影,厚约 1cm

（三）MRI 表现

心包脏、壁层间距增宽;积液因性质不同,在 $T_1WI$ 上信号各异,$T_2WI$ 上呈高信号(图 5-2-35)。

## 二、缩窄性心包炎

缩窄性心包炎(constrictive pericarditis,CPC)是比较常见的心血管疾患之一。

【临床表现】 呼吸困难、腹胀和(或)水肿伴心悸、咳嗽、乏力、胸闷等为常见症状。体检可发现颈静脉怒张、腹水、奇脉、心音低钝和静脉压升高(>0.375kPa)等。心电图示肢体导联 QRS 波群低电压,T 波低平或倒置及双峰 P 波等。

【影像学检查方法的选择】 X 线平片仍是诊断 CPC 常用的检查方法,可显示心包钙化和体、肺循环淤血等情况,对估计病变程度亦有一定帮助。超声心动图目前已成为诊断 CPC 最重要的检查方法,在显示心包增厚、评价心功能,特别对房室沟缩窄与二尖瓣狭窄的鉴别诊断方面起决定作用。CT 和 MRI 是诊断 CPC 常用的辅助检查方法。二者均可直接显示心包结构及其异常增厚、粘连;CT 对检测钙化敏感;MRI 可观察心腔形态及运动功能,鉴别 CPC 与限制型心肌病尤佳。

【病理生理基础】 心包脏、壁层粘连,不同程度的增厚,重者可达 20mm 以上。心包增厚一般以心室面为著,右心房室侧较左心侧增厚更明显,而大血管根部较轻。

CPC 的心包异常增厚,首先限制心脏的舒张功能,使体、肺静脉压力升高,静脉回心血量下降,心排血量降低,继而亦可限制心脏收缩功能,导致心力衰竭。

Notes

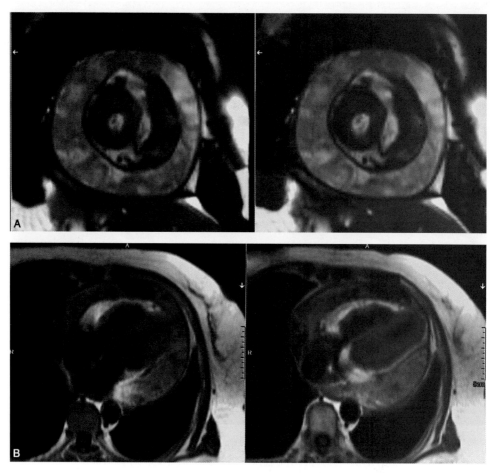

图 5-2-35 大量心包积液

A. MRI 心电门控 SE 序列 $T_2WI$ 心尖短轴位,示心缘外环绕大量高信号区;

B. $T_1WI$,示为低信号区

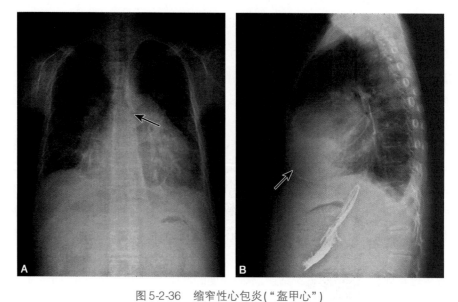

图 5-2-36 缩窄性心包炎("盔甲心")

A. 心脏后前位片,示双肺淤血,肺动脉段饱满,双房大,各弓正常分界不清,心脏中度
增大,呈"烧瓶状";B. 侧位片,示心影前缘长条状壳样钙化(箭头)

 Notes

【影像学征象】

（一）X 线平片表现

1. 心脏大小正常或轻度增大,少数亦可中度增大;两侧或一侧心缘僵直,各弓分界不清,心外形常呈三角形或近似三角形(图 5-2-36)。

2. 心脏搏动减弱、甚至消失(透视下观察)。

3. 部分患者可见心包钙化,呈蛋壳状、带状、斑片状等高密度影,多分布于右室前缘、膈面和房室沟区。个别病例仅有钙化而无功能上的心包缩窄,应结合临床及其他影像学资料综合判断。

4. 多数患者可见上腔静脉或/和奇静脉扩张,仅少数患者肺血正常,肺淤血和间质性肺水肿常见。

5. 胸腔积液和不同程度的胸膜增厚、粘连。

（二）CT 表现

1. 平扫 心包不规则增厚(厚度大于 4mm),脏壁层界限不清,部分可见钙化灶(图 5-2-37)。

2. 增强扫描 左右心室内径缩小,室间隔僵直,心室内径收缩舒张期变化幅度明显下降,提示心室舒张功能受限;部分患者腔静脉扩张,左右心房扩大,和继发的肝脾肿大、腹水及胸腔积液等征象(图 5-2-37)。

（三）MRI 表现

除不能直接显示钙化灶外,其作用基本同 CT 相似(图 5-2-38)。MRI 电影可显示室间隔摆动。

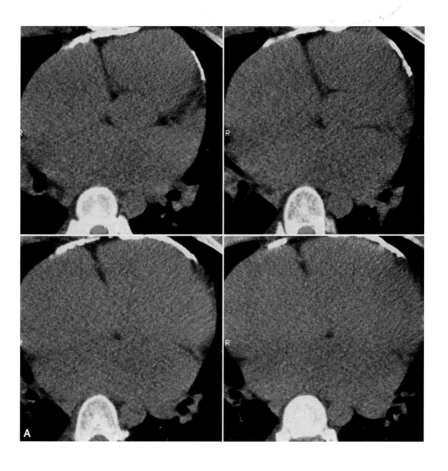

A

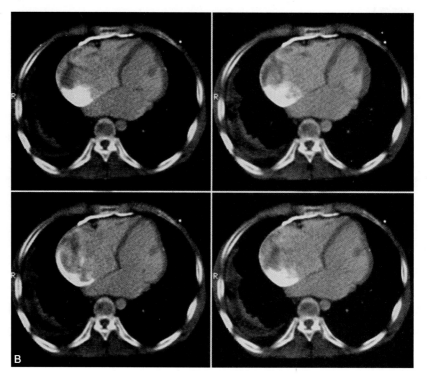

图 5-2-37  缩窄性心包炎

A. 心脏 EBCT 平扫,示心前缘心包钙化;B. 增强扫描,示双心房增大,
以右心房明显,伴右侧胸腔积液

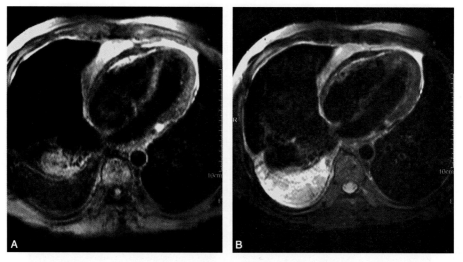

图 5-2-38  缩窄性心包炎

MRI 的 SE 序列 T$_1$WI 横轴位心室舒张期,示心包不均匀增厚,增厚部位信号强度
减低,右心房明显扩大,伴右侧胸腔积液

【诊断与鉴别诊断】  缩窄性心包炎与风心病二尖瓣狭窄相鉴别:超声心动图有助于鉴别。
若 X 线检查示房室沟环状钙化,可进一步行 CT 及 MRI 检查,有助于缩窄性心包炎的诊断。

# 第八节  主动脉夹层

主动脉夹层(aortic dissection,AD)是指主动脉内膜与中膜发生撕裂并沿主动脉纵轴剥离形成
双腔改变。近年来随着影像学技术的普及与提高,主动脉夹层的检出率日趋增多,且男多于女。

Notes

【**临床表现**】 胸背痛或腰腹痛、气短、咳嗽等为常见症状。体检部分患者可有两侧上肢血压不对称或下肢动脉搏动减弱、消失等。

【**影像学检查方法的选择**】 X线平片可作为诊断胸主动脉夹层的初步或筛选方法。增强CT可显示AD真假腔、累及的范围、破口的部位、数量、有无附壁血栓等,尤其有助于不典型AD(壁内血肿)的确诊;而CTA则可从不同解剖角度观察AD的主要征象及病变范围。目前已成为主动脉夹层首选检查方法之一,尤其适合急危重患者。需采用对比剂和有辐射为其不足。MRI可从不同体位显示AD的形态、类型、范围、破口情况、附壁血栓以及与主动脉主支、周围组织结构的关系等,还可血流动态变化。血管造影仅用于外科术前需除外冠心病者及主动脉夹层介入治疗的患者等。

【**病理生理基础**】

1. 主动脉有内膜破口(entry),主动脉腔内高压血流灌入主动脉壁中膜,形成血肿,并使血肿在动脉壁内扩展延伸。少数无内膜破口者为中膜内出血或破口为血栓闭塞所致。夹层血肿远端常可见内膜再破口(re-entry),出血回至主动脉腔内,起自然减压作用。

2. 主动脉夹层分型(表5-2-5)

表5-2-5 主动脉夹层 DeBakey 分型

| | Ⅰ型 | Ⅱ型 | Ⅲ型 |
|---|---|---|---|
| 夹层范围 | 广泛 | 局限于升主动脉 | 局限或广泛 |
| 破口位置 | 升主动脉 | 升主动脉 | 降主动脉上段(锁骨下动脉远端) |

【**影像学征象**】

(一) X线平片表现

X线平片作为初步筛查手段,可提示或发现部分主动脉夹层的征象,如两上纵隔或主动脉弓降部明显增宽、扩张,若上述征象为近期发现或短期内进行性加重,则诊断较肯定(图5-2-39);如并发主动脉瓣关闭不全则可见左室及心脏增大;急性心包或胸腔积液等,提示夹层破裂可能。

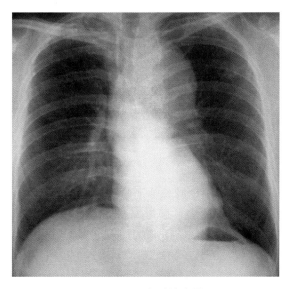

图 5-2-39 主动脉夹层
后前位胸片,示主动脉弓及降主动脉
显著扩张,左心室轻度增大

Notes

（二）CT 表现

CT 增强扫描所见与 MRI 表现相似（图 5-2-40、5-2-41）。

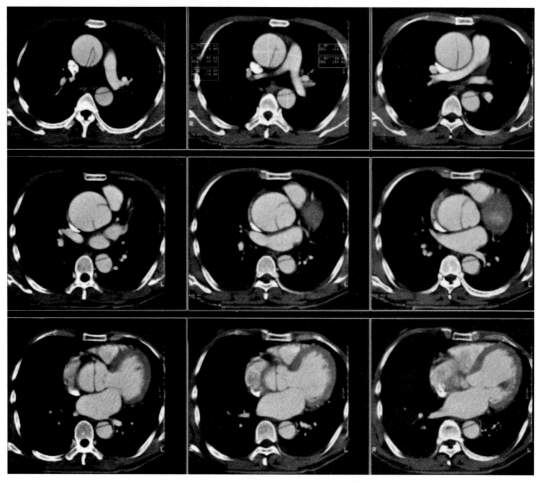

图 5-2-40　Ⅰ型主动脉夹层（DeBakey 分型）

EBCT 主动脉增强扫描，示升主动脉扩张，升主动脉-降主动脉全程腔内可见内膜
片影和"双腔征"，左心室扩大

主要 CT 征象包括：主动脉腔内可见横贯的线样低密度影（内膜片）；主动脉被分为真假两腔；近端及远端一般可见内膜片破口，破口可有多个；冠状动脉、头臂动脉及腹主动脉分支开口可受累；伴或不伴胸腔积液及心包积液；如并发主动脉瓣关闭不全则可见左室及心脏增大；依据 CT 征象的累及范围可进行主动脉夹层分型诊断。而主动脉三维图像重建图像（VR、MPR 法）则可从不同解剖角度观察 AD 的主要征象及病变范围。

（三）MRI 表现

1. 平扫

（1）主动脉真假腔和内膜片沿主动脉长轴延伸：①真腔血流较快，呈低或无信号，多较小；假腔血流较慢，呈低或中等信号，常较大；内膜片（intimal flap）呈中等信号位于其间；②内破口表现为内膜片连续性中断；③假腔内血栓多位于假腔的后侧壁，呈中高信号（图 5-2-42）。

（2）主动脉分支受累：常累及头臂动脉和肾动脉，表现为受压移位、狭窄、闭塞或夹层。

2. MRI 电影　真腔血流经内破口快速流入假腔，在破口处湍流呈低或无信号；假腔附壁血栓呈中高信号，血流呈低中信号；部分患者可见主动脉瓣关闭不全。

（四）血管造影表现

采用正侧位或左前斜位胸主动脉造影为宜，有时需加做腹主动脉造影，可显示破口的部位、

Notes

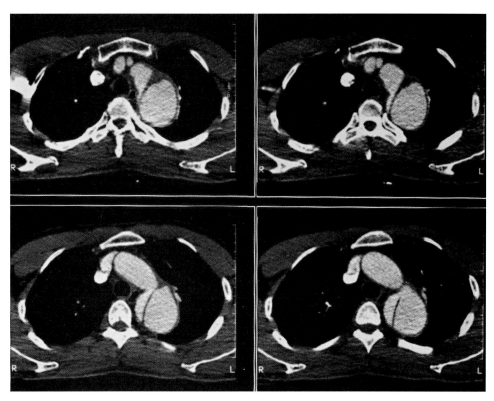

图 5-2-41 Ⅲ型夹层（DeBakey 分型）

EBCT 主动脉增强扫描,示显示内膜片破口位置位于左锁骨下动脉开口附近

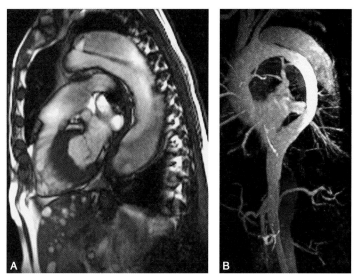

图 5-2-42 夹层动脉

A. MRI SE 序列矢状位,示内膜片和真假腔;B. MRA,示内膜片和
真假腔,破口位置,主动脉主要分支夹层累及情况

数量、内膜片及主动脉双腔征象(图5-2-43)。

1. **典型征象** 主动脉真腔显影同时,假腔内亦有对比剂充盈或充盈延迟,一般真腔变窄,假腔扩张。若对比剂外溢或进入邻近组织内,则为夹层外穿的指征。

2. **内膜片** 表现为有对比剂的双腔间的线条状充盈缺损。

3. **内破口** 表现为主动脉管壁(内膜片)局部对比剂喷射、外溢或龛影样突出。

4. **假腔内血栓** 表现为假腔内充盈缺损。

Notes

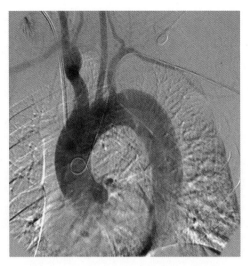

图 5-2-43　Ⅲ型夹层(DeBakey 分型)

升主动脉造影(DSA),示降主动脉于起始部开始明显扩张,
分为真、假两腔,腔内可见明确内膜片影

**【诊断与鉴别诊断】**　AD 与胸主动脉迂曲、扩张等鉴别;MRI 和增强 CT 有助于确诊。

## 学生自测题

1. 房间隔缺损的血流动力学改变。

2. 房间隔缺损的 X 线胸片征象。

3. 经食管超声心动图对 ASD 的诊断价值。

4. 何谓卢滕巴赫综合征?

5. 室间隔缺损影像学检查方法的选择。

6. 室间隔缺损血流动力学改变。

7. 艾森门格综合征及 X 线表现。

8. 动脉导管未闭血流动力学改变。

9. 动脉导管未闭需与哪些先天性心脏病相鉴别。

10. 概念:分界性发绀、"漏斗征"。

11. 法洛四联症包括哪四种畸形? 哪两种为主要畸形?

12. 法洛四联症 X 线胸片的主要征象。

13. 心血管造影在诊断法洛四联症中的价值。

14. 二尖瓣狭窄程度的判定。

15. 尖瓣狭窄的 X 线胸片表现。

16. 尖瓣狭窄和左心房黏液瘤的超声心动图的鉴别要点。

17. 哪种影像学检查方法有助于左心房血栓的检出?

18. 哪种影像学检查方法有助于判定二尖瓣关闭不全的病因?

19. 风心病二尖瓣关闭不全的超声心动图表现。

20. 哪种影像学检查方法对高血压是首选技术?

21. X 线胸片在高血压诊治中的作用。

22. 高血压所致心脏大血管改变需与哪种心脏病相鉴别?

23. 选择性冠状动脉造影的适应证。

24. 冠心病选择性冠状动脉造影的主要征象。

Notes

25. 放射性核素显像在冠心病诊治中的价值。

26. 肺动脉 CTA 所示肺栓塞的主要征象。

27. 放射性核素在肺栓塞诊断中的作用及其主要征象。

28. 扩张型心肌病的 X 线胸片表现。

29. 超声心动图在扩张型心肌病诊断中的作用及其主要征象。

30. 肥厚型梗阻性心肌病的心血管造影征象。

31. 超声心动图在肥厚型心肌病诊断中的作用及其主要征象。

32. 限制型心肌病分哪几型？

33. MR 在限制型心肌病诊断中的作用及其主要征象。

34. 心包积液在 MR 的表现。

35. 超声心动图在 PE 诊断中的作用及其主要征象。

36. 缩窄性心包炎在 X 线胸片上的主要征象。

37. CT 在缩窄性心包炎诊断中的作用及其主要征象。

38. CT 对比增强在主动脉夹层诊治中的作用。

39. 主动脉夹层影像学检查方法的选择。

## 与本章节内容相关的参考书

1. 刘玉清. 心血管病影像诊断学. 合肥:安徽科学技术出版社,2000

2. 刘延玲,熊鉴然. 临床超声心动图学. 北京:科学出版社,2001

3. 戴汝平. 经皮穿刺二尖瓣球囊扩张术. 北京:科学出版社,2000

4. 胡盛寿. 阜外心血管外科手册. 北京:人民卫生出版社,2006

5. 杨跃进,华伟. 阜外心血管内科手册. 北京:人民卫生出版社,:410-421

6. Sutton D,et al. Radiology and imaging (Volume 1). 6th ed. CHURCHILL LIVINGSTONE

7. Gutierrey FR,et al. Cardiovascular magnetic resonance imaging. St. Luis:Mosby Year book,1992

8. Naidich DP,et al. Computed tomography of the thorax. New York:Raven Press,1984

（卢光明）

# 第六篇 消 化 系 统

# 第一章 消化系统总论

Digestive tract

Common imaging methods

    Plain film

    Barium contrast examination

    DSA

    Computed tomography

    Magnetic resonance imaging

    Ultrasonography

    Nuclear imaging

Normal anatomy and variances

    Esophagus

        Barium contrast examination

        CT & MRI

    Stomach

        Barium contrast examination

        CT & MRI

        Ultrasonography

    Duodenum

        Barium contrast examination

        CT & MRI

    Small intestine

        Barium contrast examination

        CT & MRI

    Large bowel

        Barium contrast examination

        CT & MRI

Common abnormal imaging signs

    Barium contrast examination

    Computed tomography

Liver,biliary system,pancreas & spleen

Common imaging methods

    Liver

Biliary system

Pancreas

    Spleen

Normal anatomy and variances

    Liver

        Division

        Vascularity

        Parenchyma

        Biliary system

        Gall bladder

        Biliary tree

    Pancreas

        Parenchyma

        Pancreatic duct

    Spleen

Common abnormal imaging signs

    Liver

    Biliary system

    Pancreas

    Spleen

Abdomen

Common imaging methods

    Plain film

    Contrast examination & DSA

    Ultrasonography

    Computed tomography

    Magnetic resonance imaging

Normal anatomy and variances

    Plain film

    Computed tomography

Common abnormal imaging signs

    Plain film

消化系统(digestive system)在解剖和生理学意义上由消化道(digestive tract)和与消化过程相关、并与消化道相通连的消化腺(digestive gland)组成。前者即为胃肠道(gastrointestinal tract)，包括食管(esophagus)、胃(stomach)、十二指肠(duodenum)、空肠(jejunum)、回肠(ileum)、结肠(colon)和直肠(rectum)；后者包括肝(liver)、胆道系统(biliary system)和胰(pancreas)。脾(spleen)本身属于网织内皮系统(reticuloendothelial system)器官，但由于其位于左上腹，与消化器官存在密切的解剖学联系，故将脾的影像学检查纳入本章。由于消化系统的绝大多数器官位于腹部(多数位于腹膜腔内，少数为腹膜间位和腹膜后间隙器官)，有关腹部(腹壁、腹膜腔及腹膜后间隙)的影像学检查也放在本章一并叙述。

# 第一节　消　化　道

## 一、常用的影像学检查方法

包括 X 线检查，钡剂造影(barium contrast examination)、血管造影、超声、CT、MRI 和核医学检查。

（一）X 线检查

X 线检查包括腹平片和透视，二者常合用于急腹症(acute abdomen)的筛查诊断。

1. **透视**　常用于观察膈肌运动、胃肠蠕动等。目前已很少应用。

2. **腹部平片**　常用摄影位置包括仰卧前后位、侧卧水平正位、站立正、侧位，倒立正、侧位等。

（1）仰卧前后位：是基本摄影位置。腹部平片能显示腹内异常钙化、高密度异物、胁腹脂线、肾周及腰大肌脂线等，详见本章第三节。

（2）站立位：有利于观察膈下游离气体和肠腔内有无异常气液平形成。对于危重患者则可采用侧卧位水平投照。

（3）倒立侧位：多用于检查婴儿先天性直肠肛门闭锁(congenital anal atresia)。因其检查方法已由 MR、CT 替代，该体位 X 线检查已不应用。

（二）钡剂造影

疑有胃肠道穿孔时，禁用硫酸钡，可改用有机碘水溶液对比剂。

1. 方法食管、胃肠道钡剂造影可分为传统法钡检和气钡双重造影(air-barium double contrast)。

（1）传统法钡检：按检查部位和要求将硫酸钡加水调制成不同浓度的悬混液口服或肠道灌注，目前应用较少。

（2）气钡双重造影：又称为双对比法造影，指用钡液和气体共同在胃肠腔内形成影像，目前是胃肠道常用的检查。检查时序应包括：①黏膜相(mucous phase)：显示黏膜皱襞轮廓、结构以及黏膜面的细微结构和微小异常(如胃小区与小沟、结肠的无名区与无名沟及早期胃癌、胃炎的微小改变等)；②充盈相(filling phase)：显示受检器官的形态、轮廓、蠕动和龛影、充盈缺损等附壁性病变，此外亦能观察胃肠道的排空功能和管壁的柔软度(pliability)；③加压相(compression phase)：显示胃腔内凹陷性病变和隆起性病变等。

静脉注入盐酸山莨菪碱(654-Ⅱ)或胰高血糖素，可松弛平滑肌、降低肌壁张力、抑制胃肠道蠕动，能更清晰地显示胃肠道黏膜面的细微结构及微小病变、鉴别器质性与功能性狭窄，本方法称为低张双对比造影(hypotonic double-contrast)。肌内注射新斯的明或口服甲氧氯普胺(胃复安)可增加消化道张力，促进蠕动，加快钡剂在肠道内的运行时间，能在短时间内观察全部小肠。

2. 检查范围常根据检查部位和检查方法划分。

（1）食管吞钡造影(barium swallow)：观察食管病变及不透 X 线的食管异物。双重对比检查有利于显示食管早期病变。

Notes

（2）上胃肠道钡剂造影（upper GI series）：亦称为钡餐造影（barium meal），观察食管、胃、十二指肠和上段空肠。

（3）小肠钡剂造影：了解小肠排空情况、黏膜病变和占位性病变。有时为避免重叠和更清楚显示病变，可将导管从口插入小肠，分段注入气钡行小肠双重对比检查，此方法称为小肠灌肠双对比造影（enteroclysis）。

（4）气钡灌肠双重对比造影：用于发现结肠黏膜溃疡、息肉和恶性占位性病变。

（三）血管造影

1. 多采用动脉内数字减影血管造影。

2. 血管造影能够诊断胃肠道血管性病变：血管栓塞、动脉瘤和动静脉血管畸形等；寻找小肠内富血管性肿瘤，如类癌、异位嗜铬细胞瘤等；了解胃肠道出血的病因和部位；对发现有对比剂外溢（extravasation of contrast medium）者，可根据器官的血供类型和特点，采用超选择性插管技术栓塞出血血管或应用动脉内局部注入缩血管药物来制止出血。

（四）CT 检查

1. 扫描技术与参数

（1）检查前准备：检查前 1 周内不服含重金属的药物，不作胃肠道钡剂检查，一般需在 CT 扫描前禁食 6 ~ 8 小时。扫描前嘱患者分段饮清水（也可酌情使用 1% ~ 3% 含碘阳性对比剂，如泛影葡胺等）800 ~ 1000ml，以充分充盈胃腔。为了达到低张效果，可在扫描前 5 分钟肌注盐酸山莨菪碱（654-2）20mg。

（2）在选定恰当的 CT 扫描参数（扫描层厚、重建层厚、扫描范围等）后，先行 CT 平扫；然后采用静脉团注的方式注入含碘对比剂 80 ~ 100ml，即刻行 CT 增强扫描。根据需要，可行双期或多期的 CT 扫描。

2. 平扫与增强　CT 扫描可以清晰显示消化道管壁本身的改变、管腔外的异常以及周围器官结构的继发性改变。在消化道肿瘤的分期、消化道急腹症、肠系膜病变等消化道疾病的评价方面能够提供更多的信息。

3. CT 仿真内镜检查

（1）扫描技术与参数：检查前要求与钡灌肠同样的肠道清洁准备，静脉注射山莨菪碱 20mg 使结肠低张，经肛管注入足量的气体后，采用层厚 1 ~ 3mm、螺距 1.5 ~ 2 进行连续 CT 横轴位薄层扫描，然后通过计算机三维成像后处理，获取仿真内镜图像（图 6-1-1）。

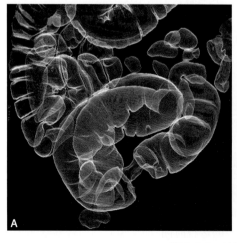
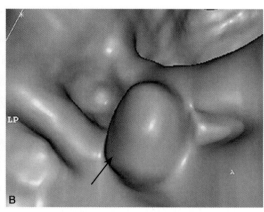

图 6-1-1　结肠 CT 仿真内镜成像

A. 清晰显示结肠黏膜细节、结肠袋形态和结肠壁轮廓；B. 内腔飞驰技术（fly-through），示结肠乳头状息肉（黑箭），表面光滑，突入肠腔内

Notes

（2）可以清晰显示消化道黏膜面上直径 5mm 以上的息肉状病变，其敏感性及准确性已接近内镜检查，目前在结直肠病变的早期筛查方面得到较多应用。

（五）MRI

1. 常用的 MRI 成像系列包括 $T_2WI$、$T_1WI$ 平扫及使用钆喷酸葡胺作为对比剂的 $T_1WI$ 增强扫描，在横轴位成像的基础上加冠状位、矢状位成像。此外，尚有一些特殊的 MRI 序列（如 True-FISP 序列、DWI、MRI 电影等）用于小肠病变定性和肠功能评估。

2. MRI 在显示消化道管壁结构、管腔外改变以及腹部其他器官、结构异常方面较有价值。特别是在远端小肠病变的诊断上 MRI 提供了一个较好的无创性手段来显示小肠黏膜、管壁及壁外的改变，可达到与小肠插管灌肠造影类似的效果。

（六）超声

1. 由于胃肠道腔内气体对回波干扰，普通 USG 检查在消化道的应用有限。

2. 内镜超声（endoscopic ultrasonography） 把微小的超声探头置于内镜上，在直接观察黏膜病变的同时，能够清晰显示消化道管壁各层的细微情况以及邻近结构的改变，此外还可以取材活检（biopsy），因而在发现早期微细异常和定性诊断方面颇具优势。但其属于有创性操作，反映的只是受检区域局部的问题，可能漏诊消化道多重癌，而且难以评价消化道的全貌。

（七）核医学

主要反映消化道的代谢、功能状态和特定组织的分布特点。主要用于消化道出血显像、消化道黏膜异位的显像、消化道排空评价和反流测定等方面。

## 二、正常影像解剖

（一）食管

食管是连接下咽部与胃之间的肌性管道，分为颈、胸、腹三段。位于膈食管裂孔处的下食管括约肌（lower oesophageal sphincter，LOS）具有防止胃内容物反流（reflux）的重要作用，它的左侧壁与胃底形成一个锐角切迹，称为食管胃角或贲门切迹。

1. 正常钡餐造影表现

（1）吞钡后食管呈外壁完整的管状影；在黏膜相上食管黏膜皱襞表现为数条纵行、相互平行、连续的纤细条纹状影，且与胃小弯的黏膜皱襞相连续（图 6-1-2）。右前斜位是观察食管的常

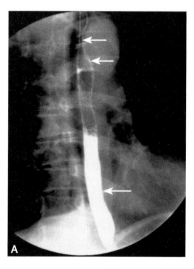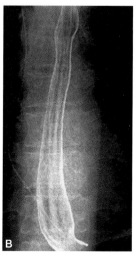

图 6-1-2 食管吞钡造影

A. 右前斜位，示食管前缘三个压迹（白箭），从上到下为主动脉弓压迹、左主支气管压迹和左心房压迹；B. 正位黏膜相，示纵行平行排列的数条纤细的食管黏膜皱襞

用位置。

（2）食管的蠕动（peristalsis）波：在透视下可观察，表现为不断向下推动的环形收缩波，其下方的食管舒张。食管的第一蠕动为原发性蠕动，由下咽动作激发，使食物迅速下行。第二蠕动为继发性蠕动，始于主动脉弓水平向下推进，是食管壁受食物内压引起。

（3）第三收缩（tertiary contractions）：多见于老年人或食管贲门失弛缓症患者，为食管环状肌出现不规则收缩，表现为食管下段波浪状或锯齿状边缘。

（4）膈壶腹（ampulla）：指深吸气时膈下降，食管裂孔收缩，常使钡剂于膈上方停顿，形成膈上约 4～5cm 长的食管一过性扩张。呼气时消失，属正常表现。

（5）食管在影像解剖学上的 4 个生理性狭窄：钡餐造影右前斜位上呈压迹表现，它们分别为：①食管入口处狭窄：下咽部两侧梨状窝在第 5 颈椎下缘处向中心汇合成约 1cm 长的狭窄，此部为食管开口，大口吞钡时可使该部扩张。②主动脉弓压迹：平第 4～5 胸椎高度，为一半月弧形压迹，正位位于食管左缘，侧位位于食管前缘，并随年龄增加而压迹加深。③左主支气管压迹：为左主支气管斜行经过食管左前方而形成，在与主动脉弓压迹之间食管相对膨出，切勿误认为是食管憩室。④横膈裂孔部狭窄。

2. **正常 CT 与 MRI 表现**    食管在胸部 CT 或 MRI 横轴位图像上呈圆形软组织影（图 6-1-3），位于胸椎及胸主动脉前方及气管、气管隆嵴、左主支气管和左心房后方。其内如有气体或对比剂时则可观察食管壁的厚度，约为 3mm。胃食管连接部表现为管壁局限性增厚，不要误诊为病变。

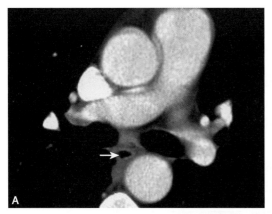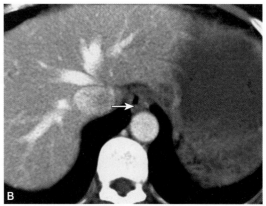

图 6-1-3    食管的 CT 表现
A. CT 增强，示气管隆嵴平面的胸段食管（白箭）；B. CT 增强，示食管与胃连接部（白箭）

## （二）胃

X 线解剖通常将胃分为胃底（fundus）、胃体（body of stomach）、胃窦（antrum）等几个区域，经常使用的名称还有胃小弯（lesser curvature）、胃大弯（greater curvature）、角切迹（angular incisure）、贲门（cardia）、幽门（pylorus）等（图 6-1-4）。胃底位于贲门水平线以上，内含气，立位时可见胃泡。胃体位于贲门与角切迹间。胃窦位于角切迹与幽门间。幽门为连接胃和十二指肠的 5mm 左右短管。

1. **正常钡餐造影表现**

（1）在充盈相上，胃大、小弯边缘形成光滑、规则的连续性曲线。

（2）在黏膜相上，胃黏膜皱襞呈条纹状透亮影，其形态是可变的，胃的充盈状态、服钡多少、加压轻重等因素均可影响皱襞的粗细和走行。胃底部皱襞呈网状排列不规则，小弯侧皱襞一般 4～5 条，平行整齐，向大弯处逐渐变粗而成横行或斜行。胃窦部皱襞走向与胃舒缩状态有关，收缩时为纵行，舒张时为横行。大弯侧皱襞较宽，为 1cm 左右，其余部位其宽度一般不超过 5mm。

（3）在胃气钡双对比造影片上，胃皱襞消失而显示出胃小沟（gastric groove）和胃小区

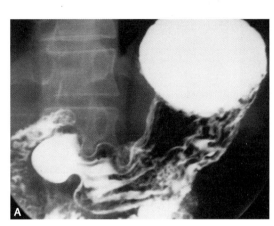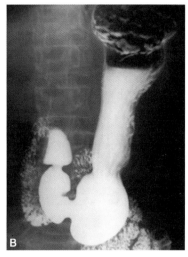

图 6-1-4 胃气钡双重造影
A. 仰卧位胃黏膜相;B. 站立位胃充盈相,示胃的 X 线分部

（gastric areas）。正常胃小区呈大小为 1～3mm 的网格状结构,胃小沟呈粗细和密度均匀的细线,宽约 1mm,多出现在胃窦区。

（4）胃蠕动:为肌肉收缩运动,由胃体上部开始,有节律地向幽门推进,同时波形逐渐加深,一般同时可见到 2～3 个蠕动波。胃窦区无蠕动波,整体向心性收缩,使胃窦呈一细管状,将钡剂排入十二指肠。片刻后胃窦又整体舒张,恢复原来状态。但不是每一次胃窦收缩都有钡剂被排入十二指肠。胃蠕动波的多少和深浅与胃的张力有关。胃的排空一般为 2～4 小时,排空时间与胃张力、蠕动、幽门功能和精神因素等有关。

（5）胃的形状:与受检者体型、张力及神经系统的功能状态有关。在站立位时分:①钩型胃:位置与张力中等,胃角明显,形如鱼钩,胃下极大致位于髂嵴（iliac crest）水平;②牛角型胃:位置与张力高,呈横位,上宽下窄,胃角不明显,形如牛角,多见于肥胖体型;③瀑布型胃:胃底宽大向后返折,胃体小、张力高,造影时钡剂由贲门进入后倾的胃底,充满后再溢入胃体,犹如瀑布;④长型胃:又称无力型胃,位置与张力均低,胃腔上窄下宽如水袋状,胃小弯角切迹在髂嵴平面以下,多见于瘦长体型（图 6-1-5）。

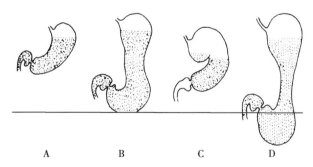

图 6-1-5 胃形状分型的示意线图
A. 牛角型胃;B. 钩型胃;C. 瀑布型胃;D. 长型胃

2. **正常 CT 与 MRI 表现**

（1）平扫 CT:扩张良好的胃,胃壁较薄,正常时厚度不超过 5mm,且整个胃壁均匀一致,柔软度佳。

（2）增强 CT 表现:胃壁常表现为三层结构,内层与外层为高密度,中间层为低密度。内层与中间层分别相当于黏膜层（mucosa）和黏膜下层（submucosa layer）,外层相当于肌层（muscular

Notes

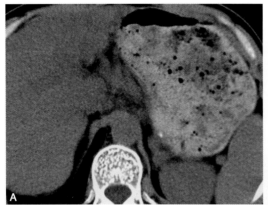
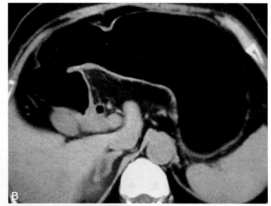
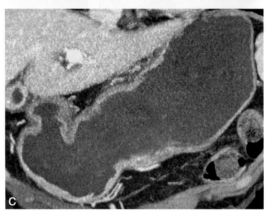

图 6-1-6　胃的 CT 表现

A. 胃底(胃内充盈混有造影剂的食物);B. 胃体和胃窦(胃内充盈空气);C. MIP 冠状位
重建图像,示胃的全貌(胃内充盈水)

layer)和浆膜层(serosa)。胃周血管及韧带结构显示良好(图 6-1-6)。

(3) MR 表现:胃壁的信号特点与腹壁肌肉类似。余同 CT 所见。

3. 正常超声表现在胃充盈超声对比剂、胃腔扩张良好时,USG 可以显示正常胃壁的厚度和光滑度,内镜超声能够显示胃壁分界清楚的各层结构。

(三)十二指肠

十二指肠全程呈 C 形,胰头被包绕其中。通常将十二指肠全程称为十二指肠肠曲或肠袢(duodenal sweep orloop),一般分为球部(duodenal bulb)、降部(descending part)、水平部(horizontal part)和升部(ascending part)。

1. 正常钡餐造影表现

(1) 球部呈三角形,顶部指向右后上方,基底部两侧为对称的穹隆,轮廓光滑整齐,幽门开口于基底部中央,球部收缩时黏膜皱襞为纵行的平行条纹。约在第 1 腰椎水平,肠管在球后处急转向下成为降部,降部位于第 1 ~ 3 腰椎的右缘,在第 3 腰椎高度向左上形成十二指肠升部,降部与升部间有一小段肠管横行称为水平段(图 6-1-7)。十二指肠球部以远肠管黏膜皱襞呈羽毛状。球部为整体性收缩,可一次性将钡剂排入降部,降部及升部蠕动,将钡剂呈波浪状推入空肠。十二指肠正常时可有

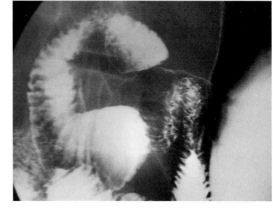

图 6-1-7　十二指肠低张钡餐造影
示十二指肠环的各段组成

逆蠕动。

（2）低张双对比造影时,球部边缘呈纤细白线,黏膜面呈毛玻璃状,穹隆圆钝。降部、水平部和升部的肠腔增宽,黏膜皱襞呈环状和龟背状花纹。降部中段内侧壁的局限性肩样突起,称为岬部,乳头位于其下方,表现为圆形或椭圆形边缘光滑、直径 1.5cm 左右的隆起影,周围有横行及斜行皱襞。

2. 正常 CT 与 MRI 表现    在 CT 及 MRI 图像上,十二指肠全段与周围结构的解剖关系能得到充分的显示,十二指肠的各分部也较清楚(图 6-1-8)。

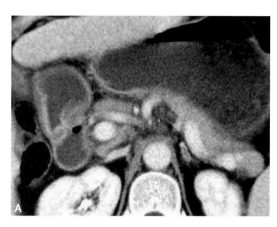
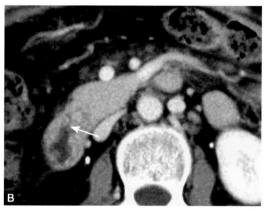

图 6-1-8  十二指肠的 CT 表现

A. 增强 CT,示十二指肠球部,内侧邻胰,前方邻肝左叶,外侧邻结肠肝曲;B. 增强 CT,示十二指肠降段和水平段交界部,胆总管开口于十二指肠乳头(白箭),十二指肠左侧紧邻胰头钩突部

（四）小肠

小肠(small intestine)通过小肠系膜(small bowel mesentery)与后腹壁相连,活动范围很大。小肠长度约 5～7m,其中 3/5 为空肠,位于左中上腹,2/5 为回肠,位于右中下腹及盆腔,两者间无明确分界,空肠向回肠逐渐移行,肠腔逐渐变细,管壁逐渐变薄。

1. 正常钡剂造影表现

（1）空肠:充钡扩张时皱襞呈环形排列,蠕动活跃,当空肠腔钡剂排空后,黏膜皱襞呈羽毛状,钡涂布少时则呈雪花状。

（2）回肠:肠腔略小于空肠,蠕动慢而弱,有时可见分节现象,其皱襞少而浅,在肠腔扩张时无明显黏膜皱襞(图 6-1-9)。末端回肠在右髂窝处与盲肠相连接,称为回盲部(ileocecal junction)。

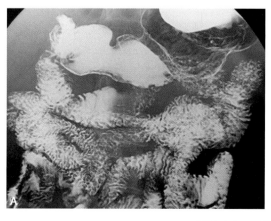
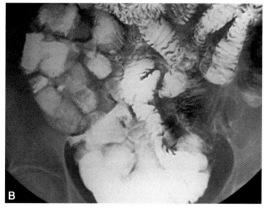

图 6-1-9  正常小肠钡餐造影

A. 空肠位于左中上腹,具丰富的环形皱襞,显示为"羽毛状"影像;B. 回肠位于右下腹和盆腔,黏膜皱襞较空肠少而浅,常显示为轮廓光滑的充盈相

Notes

（3）充钡的小肠呈连续性排列,钡剂运行自然,各部分肠管粗细均匀,边缘光整,加压时肠管柔软且活动良好。小肠蠕动呈推进性运动,空肠蠕动迅速有力,回肠蠕动慢而弱。服钡后 2～6 小时钡剂前端可达盲肠,7～9 小时小肠排空。

2. 正常 CT 与 MRI 表现

（1）当小肠肠腔内有较多气、液体充盈时,CT、MRI 可以较好地显示肠壁,但肠祥空虚或较多肠曲密聚时会影响 CT 观察肠壁。

（2）增强 CT 和 MRI 对小肠肠腔外的结构,特别是小肠系膜、腹膜、网膜,显示非常好(图 6-1-10),此外 CT、MRI 还能判断小肠位置、形态等的异常。

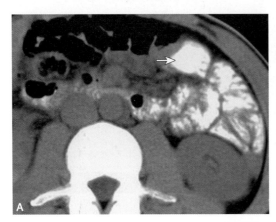 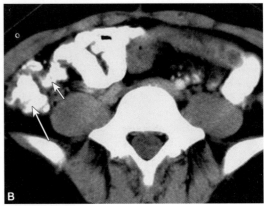

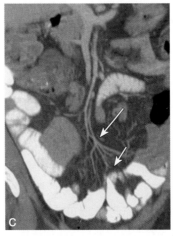

图 6-1-10　正常小肠及肠系膜的 CT 表现

A. 平扫 CT,示空肠内充满造影剂(短白箭)可见环状的黏膜皱襞;B. 平扫 CT,示回肠末段(短白箭)肠壁光滑,在右下腹开口于回盲部(长白箭);C. MIP 冠状位图像,示富含脂肪的小肠系膜及走行于其中的呈"梳状"排列的肠系膜上动脉和静脉(长白箭)的分支,小肠呈"扇状"排列于肠系膜周边(短白箭)

### （五）大肠

大肠(large bowel)起于盲肠止于直肠,包括阑尾(appendix)、盲肠(cecum)、升结肠、横结肠、降结肠、乙状结肠和直肠(图 6-1-11)。升、横结肠交界处称结肠肝曲(hepatic flexure),横、降结肠交界处称结肠脾曲(splenic flexure)。盲肠、横结肠、乙状结肠位置变化较大,降结肠和直肠位置较为固定。结肠肠管以盲肠较为粗大,以后依次逐渐变细。乙状结肠与直肠交界处是结肠最狭窄处,长度约为 1～1.5cm,此处应与病理性狭窄相鉴别。

1. 正常钡剂造影表现

（1）回盲瓣(ileocecal valve):指回肠末端形成突入盲肠腔内的瓣状结构,通常位于盲肠的后内侧壁。回盲瓣的上下缘呈对称的唇状突起,在充盈相上呈透亮影。

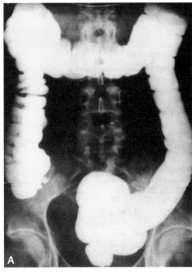 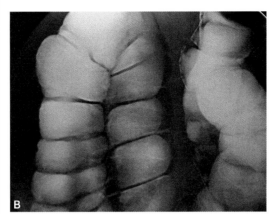

图 6-1-11 结肠的形态与分部
A. 结肠钡灌肠充盈相;B. 双对比造影,示正常的结肠及结肠袋

(2) 阑尾:在钡餐或钡灌肠时都可能显影,表现为位于盲肠内下方的长条状影,粗细均匀,边缘光滑,易于推动(图6-1-12)。

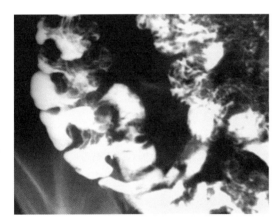

图 6-1-12 正常回盲部
钡剂造影,示回盲瓣和阑尾,末段回肠入盲肠处肠管收缩,形似"鸟嘴"

(3) 结肠袋(colonic haustra):指结肠充钡时大致对称的袋状突起,横结肠以近明显,降结肠以远逐渐变浅,至乙状结肠接近消失。是结肠最主要的X线特征(见图6-1-11)。其数目、大小、深浅可因人和结肠充盈状态而异。

(4) 直肠通常可见上、中、下三个直肠横襞。

(5) 结肠黏膜皱襞呈纵、横、斜三种方向交错的不规则纹理,盲肠、升结肠和横结肠明显,以横行及斜行为主,降结肠以下皱襞渐稀疏,以纵行为主,皱襞的形态可随蠕动而发生改变。

(6) 结肠的无名沟和无名区:在低张双对比造影中表现为细小网络状的微皱襞影像,许多结肠病变在早期常造成微皱襞的异常。

2. 正常 CT 与 MRI 表现

(1) 在 CT 图像上,结肠腔、肠壁及壁外的结肠系膜均能良好显示;经过三维图像重建后的冠状位 CT 图像可以全面、形象反映结肠在腹腔的位置、分布及与结肠系膜、邻近器官的解剖关系;而 CT 仿真内镜技术则为 CT 显示结肠黏膜及黏膜下病变提供了可能(图6-1-13)。

(2) CT 与 MRI 均可清晰显示直肠本身及直肠周围间隙(包括筋膜、脂肪等)的形态,对直肠病变的局部状态评价有较大帮助(图6-1-14)。

## 三、基本病变的影像表现

钡剂造影勾画出的是消化道的轮廓、黏膜表面和内腔,而黏膜下层、肌层及浆膜等结构不能得到直接显示。CT、MRI 可以显示消化道管腔、管壁各层和腔外邻近器官、结构的改变,但对黏

Notes

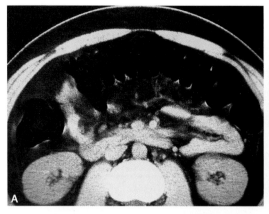
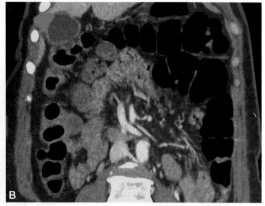

图 6-1-13　结肠的 CT 表现

A. 含气的结肠各段；B. MIP 冠状位重建图像,示结肠排列成框状位于腹部周边,
结肠系膜位于腹部中央,内有系膜血管走行

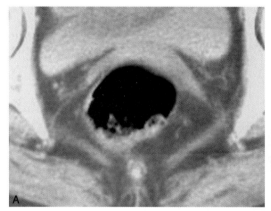
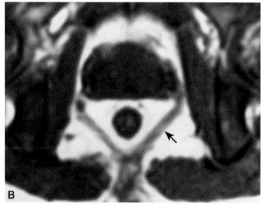

图 6-1-14　直肠及直肠周围间隙

A. CT,示直肠内含气体,肠壁光滑均匀,直肠周围间隙充满脂肪,直肠前方可见膀胱和阴道(女性)；

B. MRI T₂WI,示直肠壁肌层为低信号,黏膜信号稍高；直肠周围脂肪间隙为均匀高信号,直肠外周肛提肌内侧的间隙为骨盆直肠间隙,肛提肌以外为坐骨肛管间隙；直肠前方为前列腺(男性)

膜层的显示不如钡剂造影。

（一）钡剂造影的异常征象

1. 轮廓改变　充钡后的正常消化道的轮廓平滑、光整而连续,当消化道管壁(特别是黏膜层)发生病变时,即可造成轮廓的 X 线改变。

（1）隆起:指消化道管壁向管腔内的局限性突起,主要见于肿瘤性病变(如癌等)和一些非肿瘤性局限性病变(如炎性息肉等)。隆起致使消化道局部不能充盈钡剂,这时由钡剂勾画出的消化道轮廓形成局限性的内凹改变,称为充盈缺损(filling defect)(图 6-1-15)。良、恶性隆起各有特点(表 6-1-1)。

表 6-1-1　良、恶性隆起的影像鉴别诊断

| 隆起 | 形状 | 边缘 | 基底部 | 表面形态 | 有无凹陷 |
|---|---|---|---|---|---|
| 良性 | 圆或椭圆形 | 光滑 | 与周围管壁呈钝角或为有蒂隆起 | 光滑或虽有轻微的凹凸,但程度细小且均匀 | 多为小而深的溃疡 |
| 恶性 | 不规则 | 不光滑 | 与正常管壁形成切迹 | 显著性凹凸不平,呈大小不均的大颗粒状或花瓣状 | 浅而大的溃疡 |

Notes

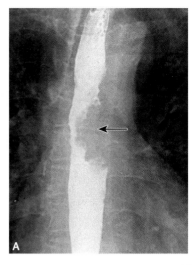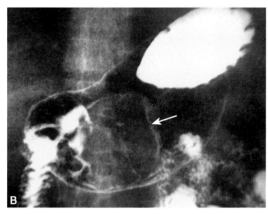

图 6-1-15 充盈缺损

A. 食管癌:食管吞钡充盈相,示食管中段左侧壁"充盈缺损"(黑箭),轮廓不规则,表面凹凸不平;B. 肿块型胃癌:胃双对比造影仰卧位,示胃体肿块(白箭)突入胃腔内,肿块轮廓由钡剂勾画显示为不规则线状高密度影

(2) 凹陷:指消化道管壁的局限或广泛缺损,常见于消化道炎症、肿瘤等。黏膜缺损未累及黏膜肌层时称为糜烂(erosion),如缺损延及黏膜下层时则称为溃疡(ulceration)。在钡剂造影中,当黏膜面形成的凹陷或溃疡达到一定深度时可被钡剂填充,在切线位投照时,形成突出于腔外的钡斑影像,称为龛影(niche)或壁龛(crater),在正面投影时则表现为类圆形钡斑(barium spot)(图 6-1-16)。良、恶性凹陷各有特点(表 6-1-2)(图 6-1-17)。

表 6-1-2 良、恶性龛影的影像特点

| 龛影 | 形状 | 轮廓 | 深度 | 凹陷底 | 凹陷周边 | 位置 |
|---|---|---|---|---|---|---|
| 良性 | 圆或类圆形 | 光整 | 深 | 较平坦 | 黏膜水肿带 | 突出于腔外 |
| 恶性 | 不规则,呈地图状 | 不规整 | 浅 | 凸凹不平伴有颗粒状小隆起 | 结节状隆起 | 位于腔内 |

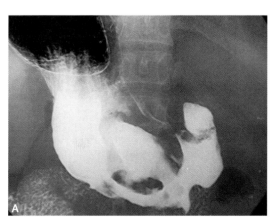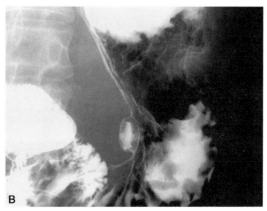

图 6-1-16 龛影

A. 溃疡型胃癌:胃双对比造影,示胃体前壁巨大龛影,其内钡剂聚集,边缘不规则,周围见"指压状"宽窄不等的环堤,无钡剂充填,形似火山口;B. 胃溃疡:胃双对比造影切线位图像,示胃小弯乳头状龛影位于胃小弯轮廓线之外,龛影边缘光滑,靠近胃壁处见环状低密度水肿带,表面光滑规整,周围黏膜呈现放射状纠集

Notes

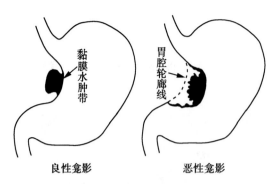

图 6-1-17　良恶性龛影的影像特点对比示意图

（3）憩室（diverticulum）：是消化管壁局部发育不良、肌壁薄弱和内压增高致该处管壁膨出于器官轮廓外,使钡剂充填其内。憩室可发生于消化管任何部位,以食管、十二指肠降部、小肠和结肠多见,X 线上表现为器官轮廓外的囊袋状突起,黏膜可伸入其内,可有收缩,形态可随时间而发生变化,与龛影不同。

（4）管壁增厚及管壁僵硬：多种疾病可引起消化道管壁的增厚,一般炎性疾患如克罗恩病,可引起肠壁广泛增厚。

管壁僵硬是指消化道壁失去正常的柔软度,形态固定,即使在压迫相中形态也无明显改变,受累段管壁蠕动波消失。

2. 黏膜及黏膜皱襞改变消化道黏膜的异常表现对早期病变的发现及鉴别诊断有重要意义（图 6-1-18）。

（1）黏膜破坏：黏膜皱襞消失,形成杂乱无章的钡影,与正常黏膜皱襞的连续性的中断（图 6-1-19）。多由恶性肿瘤侵蚀所致。

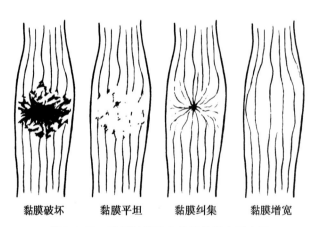

黏膜破坏　　　黏膜平坦　　　黏膜纠集　　　黏膜增宽

图 6-1-18　黏膜皱襞改变的影像特点示意图

（2）黏膜皱襞平坦：条纹状皱襞变得平坦而不明显,甚至完全消失。多为黏膜和黏膜下层水肿或肿瘤浸润所引起。水肿者多为逐渐移行,与正常皱襞无明显分界（良性溃疡）；浸润者多伴有病变形态固定而僵硬,并与正常黏膜有明显界限（恶性肿瘤）。

（3）黏膜纠集：皱襞从四周向病变区集中,呈车辐状或放射状（图 6-1-20）。常因慢性溃疡产生纤维结缔组织增生（瘢痕挛缩）所致,有时浸润型癌也可产生类似改变,但黏膜僵硬而且不规则,并有中断现象。

（4）黏膜皱襞增宽和纡曲：亦称黏膜皱襞肥厚,表现为黏膜皱襞的透明条纹影增宽,常伴有皱襞迂曲和紊乱。常为黏膜和黏膜下层的炎症、肿胀及结缔组织增生所致,多见于慢性胃炎和胃底静脉曲张。

（5）微黏膜皱襞改变：炎性疾病时导致小区呈颗粒状增大,大小不均,小沟增宽、模糊；伴有糜烂时小区和小沟结构破坏,呈散在小点状钡影；癌肿浸润时小区和小沟结构可完全破坏。

3. 管腔改变

（1）管腔狭窄：指超过正常限度的管腔持久性缩小。病变性质不同引起管腔狭窄的形态亦不相同：①炎性狭窄范围较广泛,有时呈分段性,狭窄边缘较光整；②癌性狭窄范围局限,管壁僵

Notes

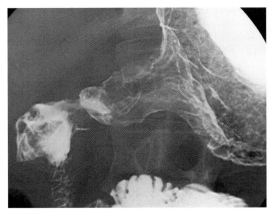

图 6-1-19　黏膜破坏

胃窦癌:钡餐,示胃窦部胃腔环状缩窄、僵硬,病变部位胃腔表面平坦或呈不规则结节状改变,无正常胃黏膜显示,胃窦部黏膜破坏区域与胃体部正常黏膜有截然分界

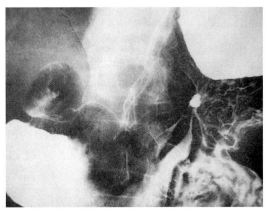

图 6-1-20　黏膜聚集

胃溃疡:钡餐正位投照,示胃体部小龛影,呈类圆形存钡斑,周围见放射状黏膜聚集征象,直达钡斑边缘,形态光滑整齐,无黏膜破坏、中断现象

硬,边缘不规则;③外压性狭窄多偏于管腔一侧且伴有移位,管腔压迹光整;④痉挛性狭窄具有形态不固定和可消失的特点。

(2)管腔扩张:指超过正常限度的管腔持续性增大。常由消化道梗阻或麻痹引起,均可有积液和积气,常伴有胃肠道蠕动增强或减弱。

4. 位置和移动度改变

(1)腹腔肿瘤可造成对消化道的压迫移位,局部消化道形成弧形压迹,被推移的部分肠管聚集。如肝左叶肿块可使胃底向下移位,并在该处出现充盈缺损;胰头癌常造成十二指肠曲扩大、固定及肠管浸润等。

(2)肠管粘连、牵拉造成位置改变,移动性受限。

(3)腹水可导致小肠位置、分布异常,肠管活动度增大。

(4)肠管先天性固定不良或先天性位置异常,如移动盲肠、盲肠位置过高或过低,肠旋转异常等,均可引起肠管位置和移动度的改变。

5. 功能性改变消化道功能包括张力(tonicity)、蠕动、排空和分泌功能,消化道的各种器质性和功能性改变均可导致胃肠功能的异常。

(1)张力改变:消化道张力受神经控制和调节。①交感神经兴奋和迷走神经麻痹可使张力降低,管腔扩张;迷走神经兴奋使张力增高,管腔缩小;如麻痹性肠梗阻(paralytic ileus)常使肠管张力下降,管腔扩张;溃疡的局部刺激可引起管腔变窄。②痉挛(spasm):指胃肠道局部张力增高,暂时性和形态可变性为其特点,用解痉剂可消除。食管痉挛使其轮廓呈波浪状;幽门痉挛使钡剂排空延迟;球部和盲肠痉挛可使其充盈不良;结肠痉挛使肠管变细,袋形增多,肠管呈波浪状。

(2)蠕动改变:蠕动增强表现为蠕动波增多、加深和运行加快,蠕动减弱则反之。逆蠕动与正常运行方向相反,常出现在梗阻部位的上方。肠麻痹表现为全部小肠不见蠕动;肿瘤浸润则使病变处蠕动消失。

(3)排空(exhaustion)功能改变:排空功能与张力、蠕动、括约肌功能和病变本身有关。①胃的排空时间为 2~4 小时,小肠排空时间约为 9 小时,超过上述时间而仍有钡剂潴留则称为排空延迟。口服甲氧氯普胺(胃复安)或肌注新斯的明常可缩短排空时间。②胃肠运动力增强则表现为排空时间缩短,如服钡后 2 小时即抵达盲肠则意味着运动力增强。

(4)分泌功能改变:胃肠分泌功能的改变常与疾病有关。①胃溃疡:常引起胃分泌增加,使

Notes

胃液增多,立位透视可见液平面,服钡后钡不能均匀涂布在胃壁上。②吸收不良综合征:肠腔内分泌物增加,黏膜纹理增粗模糊,钡剂易凝成絮片状。③过敏性结肠炎:肠腔内有大量黏液存在,服钡后表现为细长或柱状影,结肠黏膜面钡剂附着不良,肠管轮廓不清。

（二）CT 检查的异常征象

1. 管腔改变同钡剂造影检查一样,CT 可以准确显示消化道管腔的狭窄与扩张。在多数情况下,结合管腔改变处的形态、管壁及管外情况,可以作出造成管腔改变的病因诊断(图 6-1-21)。对管腔内容物的改变,如异物、肠套叠(intussusception)等,CT 也能作出较为准确的判断(图 6-1-22)。

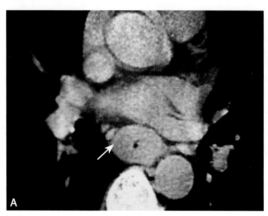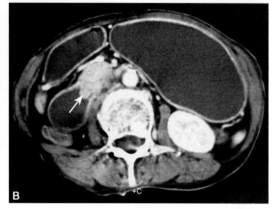

图 6-1-21 消化道管腔狭窄的 CT 表现
A. 胸段食管癌:食管管壁环形增厚,致管腔变窄呈点状(白箭);B. 十二指肠壶腹周围癌:肿块突入肠腔内(白箭),同时造成十二指肠水平段肠腔的重度狭窄和阻塞,致近侧十二指肠腔和胃腔扩大

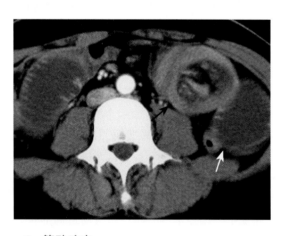

图 6-1-22 消化道内容物改变的 CT 表现
肠套叠:套筒段肠壁增厚,管腔内见脂肪密度影及点状、条索状高密度影(黑箭),为套叠入肠腔内的套头(另一段肠管、肠系膜脂肪和血管);套叠肠段周围见扩张、积液的肠管(白箭),为继发性肠梗阻表现

2. 管壁改变

（1）管壁增厚:在获得良好扩张的条件下,在 CT 断面图像上,一般食管壁超过 5mm、胃壁超过 10mm、小肠壁超过 5mm 可诊断为管壁增厚;大肠壁超过 5mm 为可疑增厚,超过 10mm 则可肯定为异常增厚。

1）缺血性肠病、低蛋白水肿性肠病等造成的肠壁增厚常较均匀、肠壁各层层次清楚、肠壁边缘清晰而光整、受累肠段范围较长等(图 6-1-23)。

2）炎性肠病的肠壁增厚常不均匀且肠壁层次和管腔外结构模糊不清。

3）肿瘤所致管壁增厚多为局限性、向心性增厚,管壁层次消失,甚至形成团块(图 6-1-24)。

（2）管壁肿块:CT 可以直观显示消化道管壁的肿块,而钡剂造影仅能间接提示肿块。目前多排螺旋 CT 已能观察到大小约 0.5cm 的管壁结节,在管腔充盈良好的情况下,还可以判断管壁各层结构的状态,如有无破坏、中断及消失等。

Notes

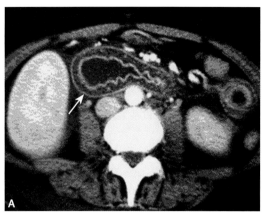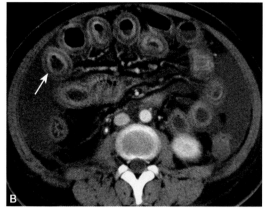

图 6-1-23　小肠肠壁增厚的 CT 表现

系统性红斑狼疮缺血性肠病:A. 增强 CT,示十二指肠壁黏膜层和浆膜层显著强化,呈线状高密度环状影(白箭),而中间的肌层明显水肿、增厚,强化程度差,表现为低密度;B. 增强 CT,示多数空肠肠壁增厚,强化的黏膜、浆膜与中间低密度的肌层在横轴位形成典型的"靶征"(白箭)

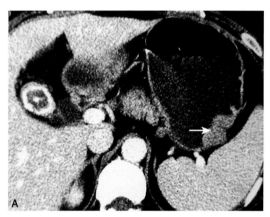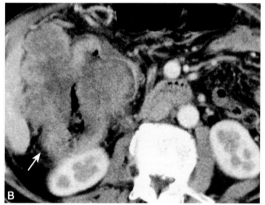

图 6-1-24　管壁增厚的 CT 表现

A. 胃大弯胃癌:胃壁局限性增厚,形成肿块(白箭),突入胃腔内;胆囊内有同心圆状钙化结石;B. 升结肠及肝曲结肠癌:受累肠壁增厚,形成不规则、分叶状肿块(白箭),强化不均匀,结肠浆膜面毛糙,周围脂肪密度增高,提示肿瘤浆膜外浸润

3. 管腔外改变

(1) 炎症可造成相邻肠系膜水肿、充血和结缔组织增生。

(2) 恶性肿瘤穿透浆膜层可造成周围脂肪层模糊、消失,淋巴结肿大,邻近器官浸润和远处转移等(图 6-1-25)。

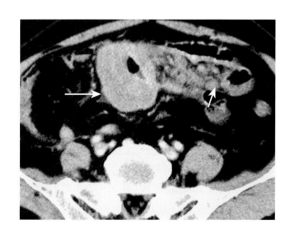

图 6-1-25　小肠癌及腔外侵犯的 CT 表现

受累小肠壁呈显著偏心性增厚(长白箭),管腔狭窄,浆膜面毛糙不清,邻近肠系膜脂肪密度增高,系膜上见多数结节状软组织密度影,为肿大的淋巴结(短白箭)

## 第二节  肝 胆 胰 脾

### 一、常用的影像学检查方法

肝、胰和脾属于腹部的实质性器官,而胆道系统则属空腔脏器。目前能用于肝、胆、胰、脾疾病影像学检查的手段较多,包括 X 线检查、USG、CT、血管造影、MRI 以及核医学方法,但各种检查方法都有其临床应用的特点、指征和限度。了解各种方法的优、劣势并加以合理的选择应用,不仅有利于疾病的诊断,也符合临床效果/价格比的原则。

（一）肝

1. X 线检查    包括 X 线透视、平片,由于不能直观反映肝的改变,目前已少用。

2. 肝血管造影    肝血管造影能够准确判断有无肝内血管异常、评价肝病灶血供情况、了解有无肿瘤新生血管,从而帮助定性诊断、进行介入性治疗。一般是用于其他无创性影像学方法不能发现病灶或虽发现了病灶,但不能准确定性诊断的疑难患者。

（1）肝动脉造影(hepatic arteriography):主要用于肝内占位性病变的诊断和鉴别诊断,或作为肝癌介入治疗的途径。

（2）间接门静脉造影(portography):指肝血管造影中对比剂经脾静脉回流时,可使门静脉显影。用于了解肝恶性肿瘤时门静脉有无侵犯、门脉高压症和门静脉先天变异或畸形。

3. CT

（1）检查前准备与消化道的 CT 检查相似,对左叶小病灶,可口服清水作为对比剂。

（2）平扫对诊断部分肝病变如脂肪肝等、显示肝出血及钙化是不可缺少的,须作为常规进行。

（3）增强扫描:采用静脉团注的方式注入 80～100ml 含碘对比剂。增强扫描可以显示平扫不能发现或可疑的病灶,能判断病灶的血供情况以帮助鉴别病灶的性质,能显示肝内血管解剖。增强扫描方式有多种。

1）同层动态增强扫描:获得病灶强化的时间-密度曲线,通过观察曲线的上升斜率、峰值和下降段形态,判断病灶的动脉供血丰富程度以及病灶内血管的通透性情况。

2）多期增强扫描(dual-phase or multi-phase scanning):注入对比剂后在肝动脉强化峰值期、门静脉强化峰值期、肝实质强化峰值期分别进行肝动脉期(hepatic arterial phase)、门静脉期(portal venous phase)、肝实质期(equilibrium phase)完成全肝扫描,仅进行前两项为双期扫描,再加作延迟(肝实质期)扫描,则称为三期扫描。CTA 可以准确观察肝动脉、门静脉及肝静脉的形态。

3）介入性 CT:包括碘油造影 CT、肝动脉造影 CT 和动脉性门静脉造影 CT 等,均属有创性检查,操作复杂,有一定风险性。

4. MRI

（1）MR 平扫:一般采用自旋回波或快速自旋回波序列,先作横轴位 $T_1WI$ 及 $T_2WI$,然后再作冠状位 $T_1WI$ 及 $T_2WI$,必要时加作矢状位成像,扫描范围从肝膈顶部至肝右叶下缘,扫描层厚及间隔通常为 5～8mm,对较小的病灶可采用 1～2mm 无间隔扫描。MRI 除可提供良好的解剖学图像外,还可根据信号特征分析病灶内的组织结构和成分,因而常用于 USG 和 CT 鉴别诊断有困难的病例(如鉴别在肝硬化背景上发生的再生结节、不典型增生结节、早期小肝癌结节等)。一般而言,MR 对大多数肝疾病可作出准确的定位诊断和初步的定性诊断。

（2）增强 MR 成像:目前临床较常用的 MR 对比剂是钆喷酸葡胺,还有 SPIO 等特异性性 MR 对比剂。MRI 增强的目的是发现平扫不能显示的等信号病灶或可疑病灶,进一步明确病变的起源和性质及其解剖关系。

（3）动态增强 MR 血管造影：经外周静脉快速注射钆喷酸葡胺（0.4mmol/kg）后采用三维快速薄层梯度回波 $T_1WI$ 序列扫描，可获得清晰的肝动脉、门静脉和肝静脉全貌。主要用于肝移植术前显示肝的血管解剖，以及判断肝癌对肝动脉及门静脉的侵犯情况，如肝动脉-门静脉瘘、门静脉癌栓形成等。

（4）MR 波谱技术和肝（靶向）特异性 MRI 对比剂：正在不断发展。若条件允许，可用于少数疑难患者。

5. 超声可作为肝疾病普查、筛选和追踪观察的首选检查方法，能够准确区分肝内囊性和实性病变；采用微泡超声对比剂（micro-bubble US agent）的增强超声检查可以在一定程度上反映病变的血供情况；彩色多普勒超声能观察病灶内和周围区域血管内血流速度与方向，但超声判断病灶血供、定性诊断不甚准确，发现直径<1cm 的病灶较困难。

6. 核医学应用优势在于反映器官的功能、代谢和病理生理变化上。目前较常用的核素显像方法包括肝胆动态显像（血流灌注相、肝实质相、胆管排泄相和肠道排泄相四期）、肝动脉灌注和血池显像、肝脾胶体显像、肝肿瘤的标记和放免显像。

7. PET 与 PET-CT 技术利用肿瘤与其他性质病变在葡萄糖、核酸、蛋白质等代谢方面的差别，鉴别病变的性质、评估肿瘤的存活状态和寻找转移性病灶等，在肿瘤的诊断与鉴别诊断、术前分期、疗效评价、预后评估等方面有较大应用前景。

（二）胆道系统

1. X 线平片　在临床上已很少使用。

2. X 线造影

（1）口服或静脉胆囊及胆道造影在临床上已很少使用。

（2）术后经 T 管逆行造影（retrograde T-tube cholangiography）：主要用于了解术后胆管内有无残余结石、胆管与十二指肠的通畅情况以及有无术后并发症。

（3）内镜逆行性胰胆管造影（endoscopic retrograde cholangiopancreatography，ERCP）：指经内镜导管插入乳头，再注入对比剂以显示胰、胆管，主要用于诊断胰腺疾病和确定胆系梗阻的原因，进行病灶活检，胆总管取石和胆总管狭窄内支架置入术等操作。随着无创性 MRCP 技术的出现和不断完善，ERCP 的诊断作用逐渐被 MRCP 取代。

（4）经皮肝穿胆管造影（percutaneoustranshepatic cholangiography，PTC）：将针经皮肤穿入肝管后注入对比剂显示肝内胆管和胆总管，临床上用于鉴别阻塞性黄疸的原因和确定梗阻的部位。PTC 现在仅用于经无创性影像手段不能确诊的患者，或考虑进行胆管引流、减黄的患者。PTC 术后应密切观察有无出血、胆汁漏等并发症。

3. CT

（1）检查前准备与扫描参数同肝扫描近似，若怀疑胆系结石，则不必口服碘对比剂。

（2）平扫 CT 能够清晰显示多数含钙胆石和固醇类胆石，其他结石、胆汁结晶等 CT 难于显示。

（3）增强扫描：①方法与肝的 CT 增强扫描相同；②静脉内注射 20～30ml 的胆道对比剂（胆影葡胺）后行 CT 扫描，此时胆道和胆囊充盈对比剂，显示清晰；③口服胆囊对比剂后行 CT 扫描，可特异性的显示胆囊。增强 CT 多期扫描可以发现胆道系统原发肿瘤，并依据肿瘤强化方式及其演变特点可进行鉴别诊断。同时还能了解上腹部有无与肿瘤相关的继发改变，如肝脾转移、淋巴结肿大、腹膜种植等。

4. MRI 检查

（1）MR 平扫：检查时应空腹。胆道 MR 检查序列与肝、胰基本相似，薄层扫描有助于胆囊内细微结构的观察。

Notes

（2）MRCP：对胆、胰管梗阻性病变的诊断具有很好的敏感度、特异度和准确度。

（3）MRI 能够显示 CT 不易发现的等密度结石。在对胆道系统肿瘤的评价方面，MRI 具有与 CT 类似的价值。薄层 MRI 多序列成像与 MRCP 结合，是全面评价梗阻性黄疸的重要手段。

5. 超声　可以从多角度、全方位观察胆管树结构，且胆汁与肝组织、结石、肿瘤组织等之间存在较明显的回声差别，因此，超声常作为多数胆系疾病的首选检查手段和疑有胆系异常人群的筛查方法。

（三）胰

胰处于位置深在的腹膜后间隙，与周围缺乏自然对比。

1. 普通平片、胃肠钡餐造影、低张十二指肠造影等只能根据胰周围器官位置和形态的改变来推断胰腺病变，诊断价值有限，现已少用。

2. ERCP、PTC 属有创检查方法，可用于诊断和治疗胆管和胰管的梗阻性病变，但随着 MRCP 的出现，它的诊断作用日益减弱。目前来看，ERCP 技术更多地趋向于介入性治疗方面。

3. 血管造影

（1）胰腺血供来源丰富，主要来源于胃十二指肠动脉、脾动脉和肠系膜上动脉，故作胰腺血管造影时，除需作选择性腹腔动脉造影外，还需对上述动脉作超选择性插管。

（2）主要用于胰腺癌的分期和了解有无血管受侵犯，对于富血供的胰腺内分泌性肿瘤的诊断价值较大。但由于 CT 和 MRI 增强以及 CTA、MRA 技术的完善，已取代了 DSA 在胰腺癌诊断与分期方面的作用。

4. CT

（1）扫描前准备与肝相似，扫描范围从肝门平面至十二指肠水平段。扫描层厚和间距均为 3～5mm。快速静脉内注射含碘对比剂 80～100ml 后作全胰普通增强扫描或双期增强扫描（与肝双期增强扫描相似）。

（2）平扫及增强 CT 检查可以作为胰腺疾病（胰腺炎、胰腺肿瘤等）的首选影像学检查方法，对胰腺肿瘤的分期和手术可切除性判断的准确性较高。增强 CT 利于显示胆总管、胰管，检出尚未造成胰形态异常的胰内小病灶，显示胰腺肿瘤与胰周血管的关系；CTA 可以准确判断胰周动脉、静脉血管状态；CT 扫描及三维重建能清晰显示胰腺疾病在胰周和腹膜后间隙的扩散，全面反映腹腔内和腹膜后的淋巴结肿大、肝和脾情况、腹膜、网膜和系膜状态。

5. MRI 检查

（1）MR 平扫：检查前禁食 4～6 小时，检查时口服 5% 甘露醇溶液以充盈胃及十二指肠。常规采用 SE 序列，做冠状位及横轴位 $T_1WI$ 及 $T_2WI$。扫描层厚 3～5mm。快速梯度回波加脂肪抑制技术对显示胰大小、形态及轮廓比 SE 效果更佳。对平扫发现的胰可疑病灶，采用钆喷酸葡胺作为对比剂的增强扫描有助于病变的定性诊断。

（2）MRCP：是显示胰管的最佳检查方法，它能完整的显示胰管的全程，主要用于观察胰管的形态及其通畅情况。

（3）与 CT 相比，MRI 技术在胰腺疾病诊断中的价值基本相同，其优势在于：鉴别胰腺内的病变组织与正常组织；显示和区分囊性病变；MRCP 是无创性评价胰管形态的最佳影像学手段。在以下情况下可选用 MRI 检查：①碘对比剂过敏而不宜 CT 检查者；②超声或 CT 发现局限性胰腺增大，但无明确病灶界限，超声或 CT 均难以诊断者；③临床疑为胰岛细胞瘤患者，精细设计的 MRI 应用价值优于 CT。

6. 超声　用于胰腺疾病的普查和筛选。当超声发现胰腺有异常时，再作 CT 或 MRI 检查，以进一步明确病变的性质、范围和继发性改变。

Notes

**（四）脾**

脾属单核-巨噬细胞系统器官,位于左上腹后外侧。

1. **X线检查** 诊断价值有限。仅能观察脾轮廓及大小改变。

2. **选择性腹腔动脉或脾动脉造影** 脾动脉插管技术同于肝动脉,造影摄片持续至脾静脉和门静脉显影。在门脉高压或门静脉阻塞时,脾、门静脉需延迟至25～30秒才有显示。脾血管造影检查的诊断价值已相当有限,更多的是用于脾病变的介入性治疗。

3. **CT** 与肝CT检查的扫描技术相同。薄层和多期增强扫描有利于显示各类小病灶(血肿、囊肿、肿瘤、脓肿等)、了解病变内有无钙化。CT检查可确定病变的存在和范围,结合临床及其他辅助性检查,推断病变可能的性质。

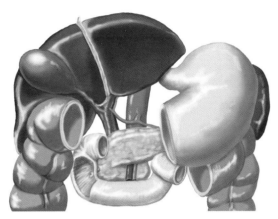

4. **MRI** 脾MR平扫检查方法与肝相同,对于MR平扫发现的可疑病变和等信号病变,应作采用钆喷酸葡胺或SPIO作为对比剂进行增强扫描,观察其强化特点,提高脾肿瘤的诊断率。MR显示脾的弥漫性病变(如淋巴瘤等)较好。

5. **超声** 可以作为脾病变的普查和筛选手段。超声能显示脾的大小、形态以及直径在1cm以上的病变,当超声发现脾有异常后,可进一步选用CT增强扫描或MRI增强检查。

图6-1-26 中上腹部主要脏器的空间解剖关系示意图

## 二、正常解剖影像表现

肝、胆道系统、胰和脾位于上腹腔内,在解剖学上与胃、十二指肠、结肠肝曲、结肠脾曲以及胃肝韧带、胃脾韧带、肝十二指肠韧带、小网膜等器官及亚腹膜结构关系密切(图6-1-26)。由于断面成像技术是评价肝、胆、胰、脾的主要影像手段,因此熟悉腹部的断面解剖对正确认识肝胆胰脾的断面影像学表现十分重要。

在中上腹的解剖断面中,第二肝门、肝门、胆囊窝以及肾门是反映肝胆胰脾的解剖位置、大体形态、内部结构以及与周围器官、结构毗邻关系的4个典型层面,故选择上述层面的增强CT图像作为范例,并与相应的断层解剖线图作对比(图6-1-27)。

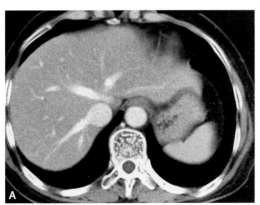
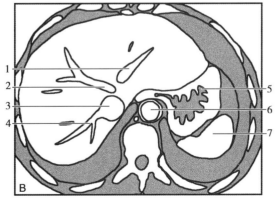

图6-1-27AB 第二肝门平面CT图像与相应解剖示意图

1. 肝左静脉;2. 肝中静脉;3. 下腔静脉;4. 肝右静脉;5. 胃;6. 主动脉;7. 脾

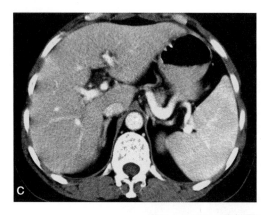
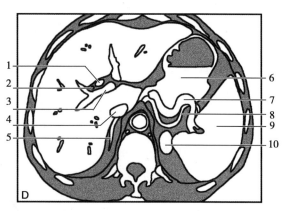

图 6-1-27CD    肝门平面 CT 图像与相应解剖示意图

1. 肝总管;2. 肝动脉;3. 门静脉;4. 下腔静脉;5. 右肾上腺;6. 胃;
7. 脾静脉;8. 脾动脉;9. 脾;10. 左肾

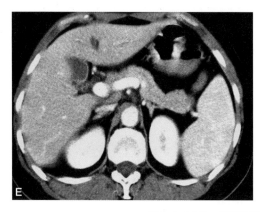
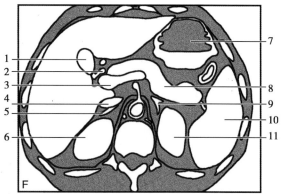

图 6-1-27EF    胆囊平面 CT 图像与相应解剖示意图

1. 胆囊;2. 胆总管;3. 门静脉;4. 下腔静脉;5. 右肾上腺;6. 右肾;7. 胃;
8. 胰;9. 左肾上腺;10. 脾;11. 左肾

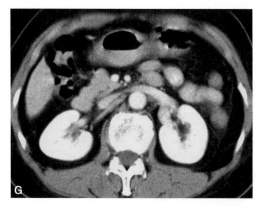
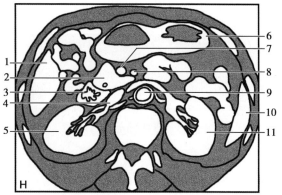

图 6-1-27GH    肾门平面 CT 图像与相应解剖示意图

1. 肝;2. 胰腺钩突;3. 十二指肠;4. 下腔静脉;5. 右肾;6. 胃;7. 肠系膜上静脉;
8. 肠系膜上动脉;9. 主动脉;10. 脾;11. 左肾

Notes

（一）肝

1. **外形及肝叶、肝段划分** 肝位于右膈下的右上腹腔内。正常肝表面光整、圆钝。除了可以清晰显示肝形态外，断面影像学检查还能够准确划分肝叶和肝段，甚至亚段解剖。以三条肝静脉、肝内门静脉左、右支和肝裂为解剖标志，肝可划分为 8 个段（图 6-1-28）。

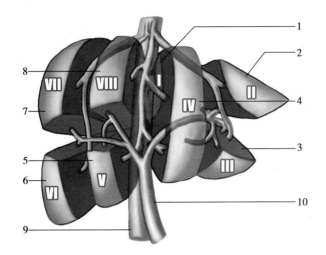

图 6-1-28 Couinaud 肝段划分法解剖示意图
1. 尾叶（Ⅰ段）；2. 左叶外上段（Ⅱ段）；3. 左叶外下段（Ⅲ段）；4. 左叶内段（Ⅳ段）；5. 右叶前下段（Ⅴ段）；6. 右叶后下段（Ⅵ段）；7. 右叶后上段（Ⅶ段）；8. 右叶前上段（Ⅷ段）；9. 下腔静脉；10. 门静脉

2. **肝血管**

（1）肝动脉造影表现：依肝内血管显影的次序，可将肝动脉造影图像分为三期（图 6-1-29）：①肝动脉期：可见肝内自肝门向肝左、右叶自然行走的肝动脉影，呈树枝状均匀分布，管径逐渐变细；②实质期：动脉影消失，代之以多数纤细小毛细血管影和肝实质的均匀性密度增高；③静脉期：肝内静脉显影，并汇合成肝左、肝中和肝右三支静脉，在第二肝门处回流入下腔静脉。

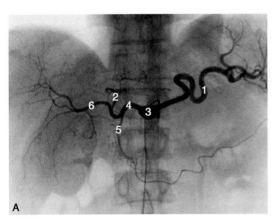
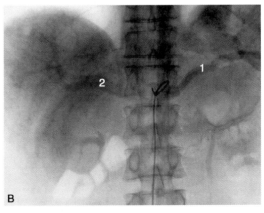

图 6-1-29 腹腔动脉干血管造影
A. 动脉期，1. 脾动脉；2. 左肝动脉；3. 腹腔动脉干；4. 肝总动脉；5. 胃十二指肠动脉；
6. 右肝动脉；B. 静脉期，1. 脾静脉；2. 门静脉

在腹腔动脉干造影时，由于脾静脉回流，还可见肝内门静脉显影。

（2）肝内门静脉系统：断面影像图像上能够观察到肝内的门静脉血管。增强 CT 和 MRI 扫描所采集的数据，经各种二维和三维像处理后，可以获得立体的肝内门静脉血管图像（图 6-1-30）。采用 MRI 梯度回波快扫序列，在不用 MRI 对比剂的情况下，也能使肝门静脉系统良好显示。

Notes

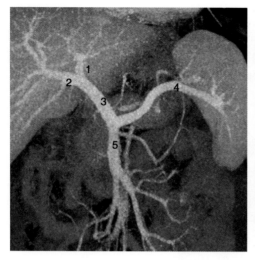

图 6-1-30　肝门静脉系统

增强 CT 扫描 MIP 法重建,1. 门静脉左支;
2. 门静脉右支;3. 门静脉;4. 脾静脉;5. 肠
系膜上静脉

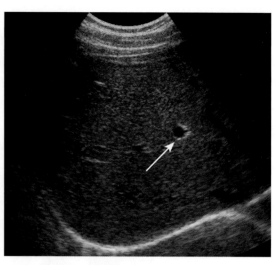

图 6-1-31　正常肝 USG 声像图

肝实质表现为分布均匀的中等回声细小点
状影,门静脉横轴位表现为圆形无回声区
(白箭),后缘弧状强回声带为膈肌

3. 肝实质( parenchyma of liver)

(1) 超声表现:正常肝实质表现为均匀分布的中等回声的细小光点影(图6-1-31)。

(2) CT 表现

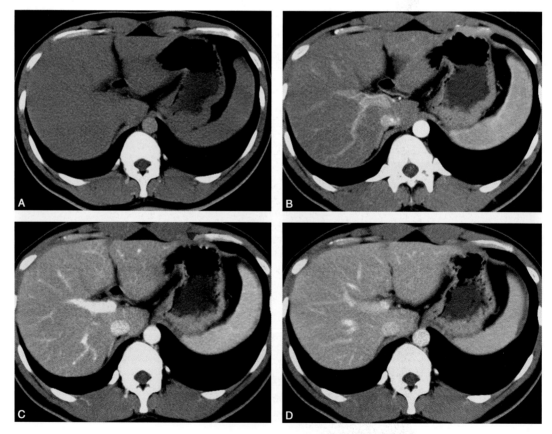

图 6-1-32　正常肝 CT 表现

A. 平扫,示肝实质呈均匀的软组织密度,略高于脾、胰、肾等脏器,肝内门静脉和肝静脉血管密度低于肝
实质,显示为管道状或圆形影;B. 增强扫描动脉期,示肝内动脉强化显著,呈高密度影像,而肝实质尚无
明显强化;C. 增强扫描门静脉期,示门静脉和肝静脉强化明显,肝实质开始强化,CT 值逐渐升高,但静脉
血管的密度仍高于肝实质;D. 增强扫描延迟期,示门静脉密度逐渐下降,肝实质密度持续上升,达到峰值

Notes

1）平扫：肝实质呈均匀的软组织密度，CT值为40~65Hu，略高于脾、胰、肾等脏器；肝内门静脉和肝静脉血管密度低于肝实质，显示为管道状或圆形影。

2）增强扫描：肝实质和肝内血管均有强化，密度较平扫明显升高，其强化程度取决于CT对比剂的剂量、注射速率以及扫描的时相。①肝动脉期，动脉呈显著的高密度影，而肝实质和肝内静脉均尚无明显强化；②门静脉期，门静脉强化明显，肝实质和肝静脉也开始强化，肝实质CT值逐渐升高，但门静脉血管的密度仍高于肝实质；③肝实质期或平衡期，由于对比剂从血管内弥散至细胞外间隙，门静脉内对比剂浓度迅速下降，而肝实质达到强化的峰值（CT最高可达140~150Hu），此时静脉血管的密度与肝实质相当或低于后者（图6-1-32）。

（3）MRI表现：一般而言，正常肝实质在$T_1WI$上呈均匀的中等信号（灰白），较脾信号稍高；在$T_2WI$上信号强度则明显低于脾，呈灰黑信号。肝门区和肝裂内的脂肪组织在$T_1WI$和$T_2WI$上均呈高和稍高信号。肝内血管由于流空效应的作用，在$T_1WI$和$T_2WI$上均为黑色流空信号，与正常肝实质形成明显对比。增强后，肝实质呈均匀强化，信号强度明显升高，同时肝内血管亦出现对比增强（图6-1-33）。

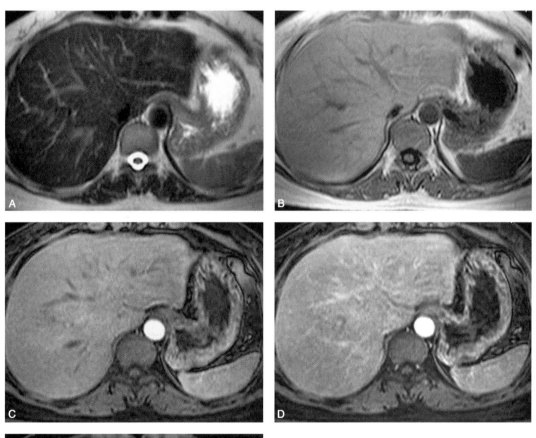

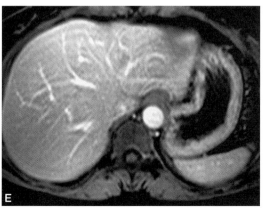

图6-1-33 正常肝MRI图像
A. $T_2WI$平扫，示肝实质呈中等灰黑信号，信号强度明显低于脾；B. $T_1WI$平扫，示肝实质呈中等灰白信号，信号均匀，信号强度比脾高；C. $T_1WI$增强扫描动脉期，示腹主动脉明显强化，肝内门静脉显示为低信号，肝实质信号较平扫略有增高；D. $T_1WI$增强扫描门静脉期，示肝内门静脉信号明显增高，主动脉强化程度逐渐下降，肝实质信号又有上升；E. $T_1WI$增强扫描实质期，示肝实质均匀强化，信号强度达到峰值，同时肝内肝静脉血管亦出现较强强化

（二）胆道系统

由胆囊和各级胆管所组成。

1. 胆囊（gall bladder）

（1）超声表现：胆囊壁为纤细、光滑的强回声带，囊腔内为液性无回声区，后壁和后方回声可有增强（图6-1-34）。

（2）CT表现：胆囊表现为位于肝左叶内侧段下方胆囊窝内的水样密度卵圆形囊腔影，囊壁光滑，与周围结构分界清楚（见图6-1-27EF）。

（3）MRI表现：在 $T_1WI$ 上，胆囊内胆汁一般呈均匀低信号，但由于胆汁内成分（蛋白质、脂质、胆色素等）的变化，胆汁可表现出"分层"现象，即患者仰卧位时胆汁上份为低信号，下份为稍高或高信号；在 $T_2WI$ 上胆汁均表现为高信号（图6-1-35）。增强CT扫描和MRI成像有助于胆囊壁厚度的判断。

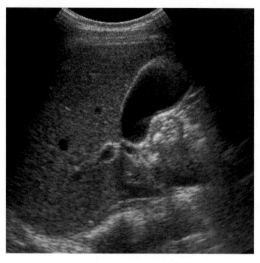

图6-1-34 正常胆囊 USG 图像

胆囊壁表现为光滑、带状回声，囊腔内胆汁为无回声液性暗区，后壁有回声增强效应

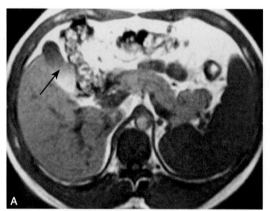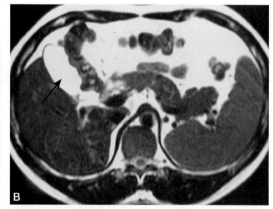

图6-1-35 正常胆囊 MRI 图像

A. $T_1WI$，示胆汁"分层"现象，胆汁上份为低信号，下份为稍高或高信号（箭头）；B. $T_2WI$，示胆汁为均匀高信号（箭头）

2. 胆管树正常时，整个胆道系统呈树枝状，故称为胆管树（biliary tree）。

（1）肝内胆管纤细、整齐，逐级汇合成左、右肝管，后二者在肝门区再汇合成肝总管。常规超声、CT、MRI仅可以观察到肝总管及左、右肝管，难以显示正常的肝内胆管分支。含胆汁的肝内胆管有时可在薄层MRI上表现为圆点状或长条状 $T_1WI$ 低信号和 $T_2WI$ 高信号，MRCP可以显示正常肝内胆管及其第3~4级分支。

（2）肝总管和胆总管：肝总管直径为0.4~0.6cm，长约3~4cm，在与胆囊管汇合后形成胆总管。胆总管总长约7~8cm，直径0.5~0.8cm，一般不超过1cm。胆囊切除后胆总管可出现代偿性增粗，直径可达1.3~1.5cm。ERCP、PTC和MRCP均可以显示胆道系统的全貌（图6-1-36），而横轴位图像（超声、CT、MRI）能显示圆形或椭圆形的胆管切面、管壁厚度以及与周围结构的毗邻关系，表现为位于门静脉前外侧的圆形或管状影，CT平扫呈液性低密度，增强扫描后无强化。

Notes

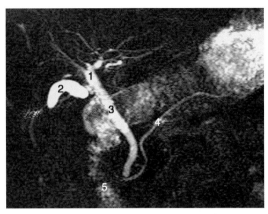

图 6-1-36　正常胆道 MRCP 表现
1. 肝总管;2. 胆囊;3. 胆总管;
4. 胰管;5. 十二指肠

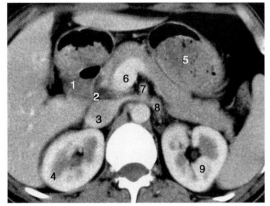

图 6-1-37　胰腺各部的 CT 表现
1. 十二指肠;2. 胆总管;3. 下腔静脉;4. 右
肾;5. 胃;6. 门静脉起始部;7. 肠系膜上动脉;
8. 左肾静脉;9. 左肾

（三）胰

胰位于腹膜后间隙内,为一狭长、柔软、稍呈浅分叶状的腺体器官,其左侧端伸达脾门(图6-1-37)。主胰管(又称 Wirsung 管)由胰尾开始,走行于胰实质内偏后,管径从胰尾到胰头逐渐增粗,宽约0.1～0.3cm。胰表面仅覆盖一层稀疏的结缔组织被膜,因此胰腺疾病容易突破被膜,在胰周和腹膜后间隙内广泛扩散、蔓延。

1. 超声表现　胰实质呈均匀细小光点回声,多数情况下稍强于肝回声。胰管(pancreatic duct)无增粗时不易显示。

2. CT 表现　平扫时,胰呈略低于脾的均匀软组织密度(CT 值35～55Hu)。有时,胰腺体萎缩和脂肪浸润可使胰腺边缘呈"羽毛状"或"锯齿样"改变,但胰周结构清晰,层次分明。在增强扫描的动脉期,由于血供丰富胰出现均匀性的显著强化,CT 值可达90～120Hu;在门静脉期和胰实质期,胰强化程度逐渐减退(图6-1-38)。CTA 可清晰显示胰周动脉、静脉的解剖全貌(图6-1-39)。正常胰管不易显示,采用层厚1～2mm的薄层扫描技术,胰管的 CT 显示率会大大提高。

3. MRI 表现　胰实质的信号特点与肝基本一致,在 $T_1WI$ 上呈现中等强度(灰白)信号,在 $T_2WI$ 上呈中等强度(灰黑)信号。胰管呈细长条状影,在薄层 $T_2WI$ 上易于显示(图6-1-40)。

4. MRCP 和 ERCP 表现　均能显示胰管全貌如走行、分支、管径、管腔内异常等(见图6-1-36)。

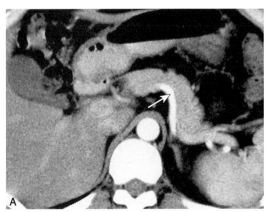
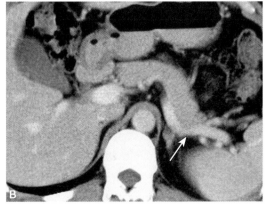

图 6-1-38　胰的增强 CT 表现
A. 动脉期,示胰实质显著强化,紧贴胰体尾后方走行的条状高密度影为脾动脉(白箭);B. 门静脉期,示胰密度较动脉期降低,脾动脉密度降低,脾静脉强化明显(白箭)

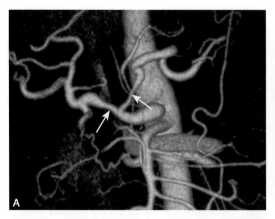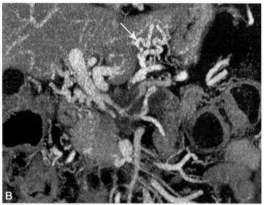

图 6-1-39　胰周血管 CTA 表现

A. VRT 重建动脉成像,示胰头癌包埋、压迫、侵犯位于胰周的脾动脉和肝总动脉,致受累血管起始部管腔狭窄(白箭);B. 冠状位 MIP 重建静脉成像,示胰腺癌包埋、阻塞肠系膜上静脉-脾静脉汇合部,形成胰源性门脉高压,在肝门区域、肝胃韧带区域可见多数纤曲增粗的侧支静脉血管(箭头)

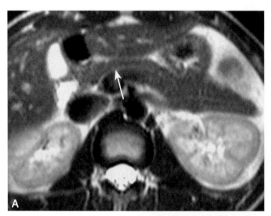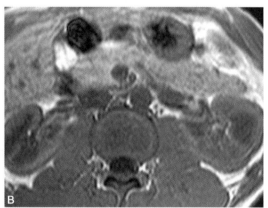

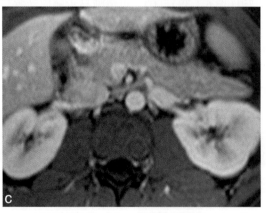

图 6-1-40　胰的 MRI 表现

A. $T_2WI$,示胰实质为灰黑色信号,与肝一致;胰管显示为均匀纤细的线状高信号影(白箭);B. $T_1WI$,示胰实质为灰白色信号,亦与肝一致;C. $T_1WI$ 增强扫描,示胰实质均匀强化,胰周血管显示为高信号

### (四) 脾

　　横轴位影像图像上脾的形态因层面而异,脾上、下部呈新月形,脾门部呈凹陷的半圆形或椭圆形。一般来说,正常脾的径线为前后径不超过 10cm,厚度(宽)不超过 6cm,上下径不超过 15cm。超声、CT 和 MRI 均可作脾有关径线的测量,并可据此计算脾的体积。

1. **超声表现**　脾实质呈均匀中等回声,光点细密;脾包膜呈光滑的细带状回声。

2. **CT 表现**　平扫时,脾密度均匀一致,稍低于肝密度(CT 值差约 5 ~ 10Hu)。增强扫描动脉期,脾迅速出现强化,且周边皮质强化程度高于中间的髓质,造成脾密度不均,称为"花斑脾"(mottled spleen);在门静脉期和实质期,脾皮、髓质密度很快均匀一致,CT 值可达 120 ~ 150Hu(图 6-1-41)。

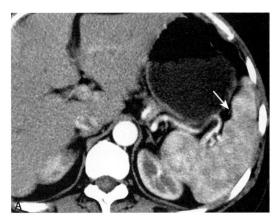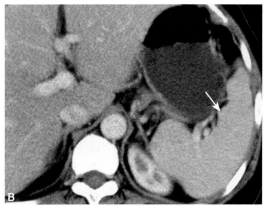

图 6-1-41　脾的增强 CT 表现

A. 动脉期,示脾强化密度不均,呈"花斑脾"(白箭);B. 门静脉期,示脾密度均匀一致(白箭)

3. **MRI 表现**　脾在 $T_1WI$ 上呈均匀的低信号,信号强度略低于肝,这是因为脾内血窦十分丰富、$T_1$ 和 $T_2$ 弛豫时间均较长之故;脾在 $T_2WI$ 上呈较高信号,稍高于肝和周围的其他脏器。增强 MRI $T_1WI$ 上脾的强化特点与增强 CT 类似(见图 6-1-33)。

4. **超声(特别是彩色多普勒超声)、CT 增强扫描、MRI 及 MRA、脾动脉造影表现**　均可了解脾动、静脉情况。脾血窦丰富,常在注射对比剂 5 秒后开始显影,10 秒后脾实质和脾门静脉显影。

## 三、基本病变的影像表现

对于实质性脏器(肝、胰、脾),其基本病变包括形态、质地、器官内管道结构等几大方面的异常。作为空腔脏器的胆囊和胆管,其基本病变主要表现为管(囊)腔大小、管(囊)壁和管(囊)腔内容物的改变三个方面。

### (一)肝

1. **形态异常**肝的形态异常体现在肝外形、轮廓、大小、肝叶/段比例、肝裂宽度等方面。常见于典型肝硬化、肝的各种占位性病变。

2. **实质异常**指除肝内管道系统(肝内血管、胆管、淋巴管)和管道周围的纤维支架结构(Glisson 鞘)以外的肝组织异常,分为局灶性和弥漫性两大类。

(1) 局灶性肝实质异常:主要是指肝内单发、孤立的病变,或虽为多发病变,但病变本身并不造成肝实质广泛而又显著的形态学和病理学异常。

1) 病灶形态:局灶性肝内病变多呈圆形或类圆形。良性肿瘤、肿瘤样病变、肝脓肿等常常边界光滑、锐利,而恶性肿瘤常边缘不清、模糊。

2) 病灶大小:肝内病变大小差异悬殊,病变大小可从数毫米至十多厘米,甚至占据肝的大部分容积。病灶较小者(如 0.5 ~ 1.0cm 大小),定性诊断常较困难。

3) 病灶数目:肝转移性肿瘤、肝囊肿和肝血管瘤具有多发的特点,原发性肝肿瘤既可单发,也可多发。准确诊断病灶的数目和部位有助于治疗方案的恰当选择。

4) 病灶质地:①超声表现:多数肝内病灶的回声有一定特点,与其周围正常肝组织之间有明

Notes

显差异(表6-1-3)。②平扫 CT 表现:肝脓肿的病灶内可出现气液平面和呈分隔状;肝囊肿呈水样密度,但依囊内液体成分不同而有差异,特别是当囊肿合并出血或感染时,CT 值会稍高;肝外伤或肝肿瘤合并出血常表现为高密度灶。肿瘤合并出血、坏死或纤维瘢痕等时,病灶中心密度也可不均匀。③平扫 MRI 表现:肝囊肿在 $T_1WI$ 上呈均匀较低信号,在 $T_2WI$ 上呈显著高信号;肝血管瘤和肝癌在 $T_1WI$ 上均为稍低信号,而在 $T_2WI$ 上前者为均匀或极高信号,后者仅为稍高或混杂信号。伴有病灶内出血、液化、坏死和脂变的病灶在 MRI 上呈混染信号。肝内结石或钙化在 $T_1WI$ 和 $T_2WI$ 上均为低信号,而脂肪均呈高信号。极少数肝内病变在 MRI 平扫上可为等信号,易漏诊。

表 6-1-3    常见的局灶性肝实质异常的回声特点

| 高回声病灶 | 混合回声病灶 | 中等回声病灶 | 低回声病灶 | 无回声病灶 |
|---|---|---|---|---|
| 肝血管瘤、增生结节、局灶性脂肪、转移性肝癌等 | 原发性肝癌、肝血管瘤、尚未液化的肝脓肿等 | 肝癌、增生结节、腺瘤等(极易漏检) | 早期小肝癌、转移性肝癌、肝腺瘤等 | 肝囊肿、已液化的肝脓肿、肝包虫、中央有液化坏死的巨块型肝癌 |

5)病灶强化特点:在肝内病灶的强化效果及其演变方面,增强 CT 和钆剂增强 MRI 基本一致。增强后肝内病灶强化特点可为不强化、边缘环状强化及不同程度的病灶内实质强化。①囊性病变表现为不强化,见于肝囊肿、肝包虫囊肿。②肝脓肿壁呈现厚壁的环状强化,脓肿腔内脓液不强化,但腔内纤维性隔膜(fibrous septum)可有强化(图 6-1-42)。③大多数血供丰富的原发性肝细胞癌(hepatocellular carcinoma, HCC),在动脉期即出现病灶内的显著强化,但由于肿瘤内新生血管(neovasculature)内皮基底膜发育的不完善,病灶廓清对比剂的速率也很快,在门静脉期即变为稍低或低密度/信号,呈现"快进快出"的强化演变特点(图 6-1-43)。④肝海绵状血管瘤

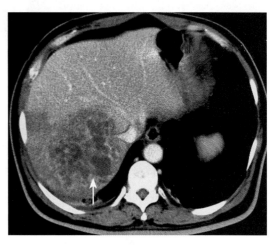

图 6-1-42    肝脓肿的增强 CT 表现
肝右叶脓肿壁和脓肿腔内的纤维分隔出现强化(白箭),坏死、液化呈低密度,无强化,脓肿周围见片状低密度水肿带

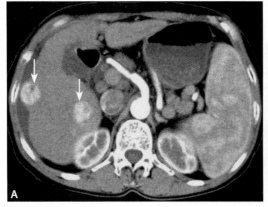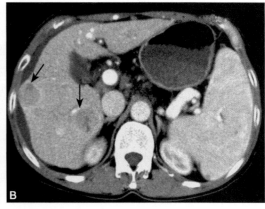

图 6-1-43    肝内病灶"快进快出"强化
小肝癌:A. 增强 CT 动脉期,示肝右叶两个直径 2cm 肿瘤病灶(白箭),强化非常显著,密度明显高于周围尚无强化的正常肝组织;B. 门静脉期,示病灶密度迅速下降(箭头),低于正常肝组织

（hepatic cavernous hemangioma），在动脉期出现病灶边缘的结节样强化（nodular enhancement），强化程度相当显著，与血管密度相同，且随着时间的推移，强化向病灶中央扩展，并在数分钟后肿瘤与周围肝组织呈相同密度/信号，整个过程呈"快进慢出"的向心性强化特点（centripetal enhancement pattern）（图6-1-44）。⑤大多数转移性肝癌、原发性胆管细胞性肝癌（cholangiocarcinoma）为少血供肿瘤，病灶中心区强化不明显或稍有强化，密度/信号低于正常肝组织，而病灶周边呈淡薄的环状强化（rim-like enhancement）（图6-1-45）。

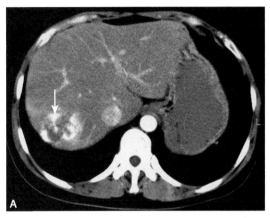
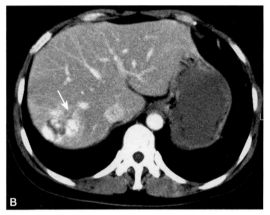
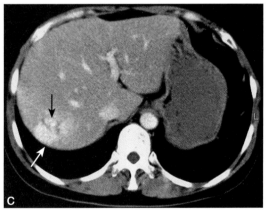

图6-1-44　肝内病灶"快进慢出"向心性强化

肝海绵状血管瘤：A. 增强CT动脉期，示肝右叶后上段病灶呈现边缘性的结节状强化（白箭），强化程度与腹主动脉密度相同；B. 门静脉期，示病灶强化逐渐向中央扩展（白箭）；C. 2分钟延迟期，示病灶内强化渐均匀，密度较周围肝组织稍高（白箭）；瘤内血栓或纤维瘢痕部分为低密度、无强化区（黑箭）

6）病灶周围管道结构的异常：①原发性肝细胞癌常侵蚀、破坏邻近血管并造成门静脉或肝静脉癌栓，表现为上述血管内出现CT对比剂的充盈缺损（图6-1-46）；②良性占位病变则常推移、压迫灶周血管；③肝内胆管细胞性肝癌（intrahepatic cholangiocarcinoma）对周围胆管也可侵蚀、破坏或推移、压迫，造成灶周胆管的扩张、狭窄或胆管腔内癌栓形成。

（2）弥漫性肝实质改变

1）病因：较多，且复杂。大体可分为以下几类：①各种病因造成的肝炎、肝硬化；②弥漫性脂肪肝；③胆红素代谢障碍性疾病，如吉尔伯特综合征、罗托综合征、克里格勒-纳贾尔综合征、杜宾-约翰逊综合征等；④遗传性疾病，如α-抗胰蛋白酶缺乏症、囊性纤维化、肝豆状核变性（Wilson病）、肝糖原贮积症（戈谢病、尼曼-皮克病）、含铁血红素沉积症、先天性肝纤维化等；⑤全身性疾病造成的肝受累，如系统性红斑狼疮、白血病、淋巴瘤等。

2）影像学表现：①肝体积常常明显增大（肝硬化终末期时表现为肝萎缩）；②肝实质质地不均匀，表现为超声回声/CT密度/MRI信号强度的不均匀性；③增强CT可显示肝内门静脉属支

Notes

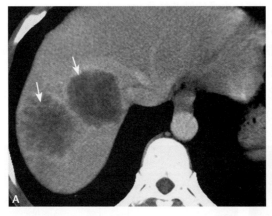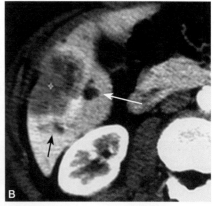

图 6-1-45   肝内病灶环状强化

A. 肺癌肝转移。右肝内两个病灶(白箭),肿瘤主体部分为低密度,但其边缘呈淡薄的、不完整的
环状强化;B. 肝右下叶胆管细胞性肝癌。病灶强化程度低于邻近肝组织(白箭),但病灶边缘见
淡薄的环状强化,肿瘤浸润周围小胆管,造成病灶周围的胆管扩张(黑箭)

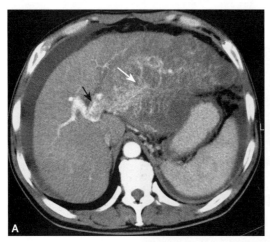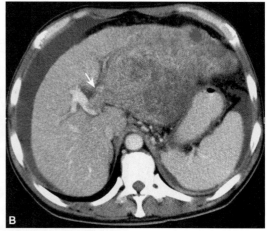

图 6-1-46   肝细胞癌所致血管异常的 CT 表现

肝左叶巨块型肝癌:A. 增强 CT 动脉期,示病灶内广泛的新生血管生成(白箭)和肿瘤染色现象,门静脉
右支在动脉期即显著强化(门脉早显),左支内有细线状高密度影(黑箭),为肝癌侵犯门静脉所致动-门
脉瘘(门脉的小动脉化),肝、脾周围低密度腹水;B. 门静脉期,示门脉左支充盈缺损(白箭),其内充填软
组织密度影,与肝左叶肿瘤相连续,强化程度相似,为门脉左支内癌栓表现

和下腔静脉第二肝门段周围环状低密度带,称为门脉周围晕环征(periportal halo sign),其病理基
础为肝内淋巴回流淤滞、汇管区淋巴管扩张,提示肝实质(肝细胞)肿胀(图 6-1-47);④若病情持
续发展,最终导致肝硬化(liver cirrhosis),病理基础为大量肝细胞的坏死、肝小叶结构的破坏,以
及出现大量因肝细胞再生而形成的结构异常的假小叶和伴随的弥漫性纤维化。

### 3. 肝内血管异常

(1) 解剖学变异:主要表现为肝动脉系统和肝内门静脉系统血管起源的变化多端,此外,肝
内血管的走行、分布、汇合以及管腔大小等方面也可出现变异。

(2) 病理性异常:主要指继发于肝肿瘤对血管的直接侵蚀而出现的一系列改变,如肝内静
脉癌栓等(图 6-1-48)。

1) 肿块占位效应导致的血管异常:表现为血管的受压移位、拉直、分离等。

2) 肿瘤对血管的浸润:表现为血管壁的不规则狭窄、闭塞、血管壁僵硬等。

3) 肿瘤血管(tumor vessel):是一些发育不成熟的血管腔隙,表现为动脉期肿瘤区内管径粗

Notes

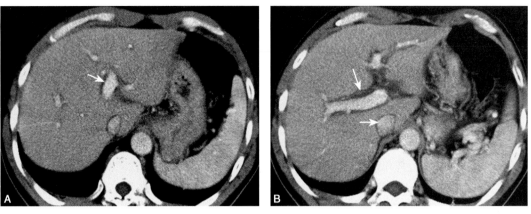

图 6-1-47　慢性肝炎所致肝实质损害的 CT 表现

肝肿大、肝实质密度不均匀,肝内门静脉属支和下腔静脉周围可见"双轨征"、"晕环征"(白箭),沿静脉周围分布的线状低密度影,提示肝细胞肿胀、肝内淋巴淤滞

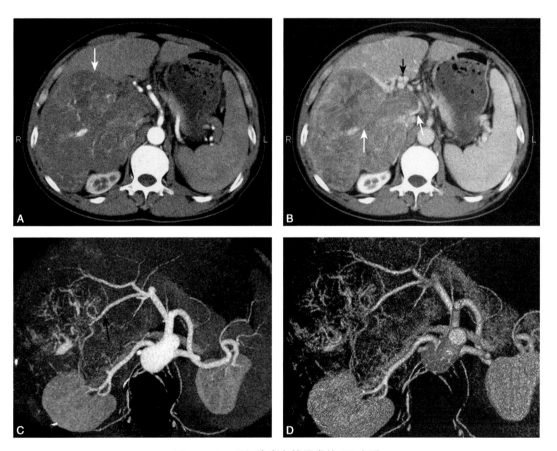

图 6-1-48　肝细胞癌血管异常的 CT 表现

肝右叶巨块型肝癌:A. 增强 CT 动脉期,示肝右叶形态失常,外形膨隆,肿块显示为不均匀稍低密度病灶(白箭),其内见不规则条索状、斑片状高密度影,为紊乱的肿瘤新生血管影;B. 门静脉期,示肿瘤与周围肝组织密度差增大,肿瘤生长入门脉右支和主干腔内形成门脉癌栓(白箭)肝门区可见纤维增粗的小静脉丛,为门脉阻塞后侧支循环开放而形成的门静脉海绵样变(黑箭);C. 动脉期 MIP 轴位重建,图像,示肝癌供血动脉来自右肝动脉分支(长箭),肿块内可见成团、紊乱的血管影及肿瘤染色现象(短箭);D. VRT 重建图像,示肝癌血供

Notes

细不均、走行方向紊乱而呈不规则网状的血管影。肿瘤血管区域内出现不规则片状造影剂聚集区称为造影池或造影湖,是恶性病变的重要征象,常因肿瘤坏死区与肿瘤血管或被肿瘤侵蚀的血管发生交通所致。

4) 肿瘤染色(tumor stain):与周围正常肝区相比,肿瘤内血液循环缓慢,对比剂廓清延迟,表现为毛细血管期或实质期结节样密度增高影;良性肿瘤时,染色边缘较光整,密度均匀,而在恶性病变时则反之。见于多血管肿瘤、炎性病变。

5) 供血肝动脉的增粗、扭曲。

6) 充盈缺损:由于病变区无血供,实质期为无对比剂染色的空白区,常见于肝内囊性病变或实性肿瘤内的液化、坏死区。

7) 静脉早显(early filling of the vein):在动脉期即可见肝内静脉血管显影,多见于肿瘤破坏动脉和静脉,造成动静脉短路或瘘所致。

8) 静脉腔内异常:恶性肿瘤对肝内门静脉主要属支或主干、肝静脉、下腔静脉等的直接侵蚀,造成管腔内癌栓形成,出现受累静脉腔内的充盈缺损征。由于癌栓具有新生肿瘤血管供血,故在动脉期,受累静脉腔内癌栓也可见细线状或薄层状、不规则的强化影像,尤以门静脉系统多见,被称为门静脉小动脉化现象(arterialization of portal vein)。

4. 肝内胆管异常　当肝内胆管由于各种病因出现扩张时,在 USG、CT、MRI 上则可以得到清晰显示。肝内胆管的异常主要为管腔狭窄及扩大、管腔内容物改变等,详见下述。

（二）胆道系统的异常影像学征象

1. 管(囊)腔大小改变　发育异常造成的胆道系统先天性扩张,常不伴狭窄或阻塞(图 6-1-49);其他病因导致的胆道管腔狭窄、阻塞或完全中断,可出现近端胆道管(囊)腔的继发性扩张。

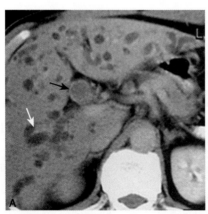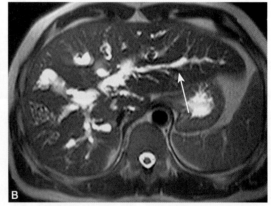

图 6-1-49　胆管扩张

A. 肝总管癌阻塞所致肝内胆管扩张:增强 CT,示肝总管腔内软组织密度影充填(黑箭),肝内胆管成比例均匀扩张(白箭),状如软藤;B. 先天性胆管囊性扩张症所致肝内胆管扩张:$T_2WI$,示肝内树枝状扩张的高信号胆管影(长白箭),扩张程度不成比例,部分末梢胆管仍见显著扩张;胆管腔内还可见多数颗粒状、泥沙状的低信号结石影

2. 管(囊)壁改变　主要为胆道系统管(囊)壁的均匀增厚,或不均匀、呈结节状的增厚。增强 CT 或 MRI 扫描时增厚的管壁可呈现显著强化(图 6-1-50)。

3. 管(囊)腔内容物异常　指胆道系统内胆汁成分发生变化或管(囊)腔内出现其他病理性组织(结石、软组织、肿块、血液、气体、蛔虫等)。目前多种无创性影像学方法均可以反映胆道系统管(囊)腔内容物的改变,MR 波谱成像可能在胆汁成分的分析中发挥重要作用。

（三）胰的异常影像学征象

1. 形态异常

（1）直接征象

Notes

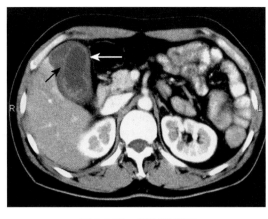

图 6-1-50　胆囊壁增厚

慢性胆囊炎:增强 CT,示胆囊壁不均匀结节样增厚
(白箭),胆囊周围水肿(黑箭)

1)胰各部比例失调、局部隆起凸出,多见于胰腺肿瘤占位。

2)胰肿大、丰满,多见于急性胰腺炎时胰腺弥漫性或节段性的肿胀。

3)胰萎缩,多见于慢性胰腺炎时,胰缩小。

4)胰边缘毛糙、模糊不清,多见于急性胰腺炎。

(2)间接征象:上消化道造影检查能显示胰腺疾病造成的胰周围消化道的继发性改变,如十二指肠环扩大、淤胀、结肠切断征(colon cut-off sign)、胃结肠间距扩大等。

2. 实质异常(图 6-1-51)

(1)胰腺的囊性病灶(包括各类囊肿、坏死灶、囊性肿瘤等):在超声上呈液性无回声灶;在 CT 上呈水样低密度灶;在 MRI 的 $T_1WI$ 上呈低信号,$T_2WI$ 上呈高信号。

(2)胰管内结石(或胰内钙化)、胰内出血灶在 CT 上表现为高或稍高密度;结石在超声上表现为强回声伴声影,而在 MRI 上为无信号灶。

(3)胰的实性占位(包括原发和转移性肿瘤):在超声上一般呈稍低回声,可不均匀;在 CT 上多为无明显强化的低密度灶,而胰岛细胞瘤强化明显;在 MRI 各序列上呈软组织信号,与周围正常胰组织存在信号差别,尤以 $T_2WI$ 明显,增强 MRI 成像可有类似 CT 增强的发现。

3. 胰管异常　胰腺肿瘤(特别是胰腺癌)、慢性胰腺炎可造成不同程度的胰管扩张。前者胰管扩张常较均匀,在肿瘤发生处常有胰管的狭窄,甚至闭塞;后者多为节段性扩张与狭窄交替,呈串珠样改变,且扩张的胰管常伴发结石。

(四)脾的异常影像学征象

与肝相比,脾的异常有以下 2 个特点:①在位置和数目上的先天发育性变异较多;②多数脾实质占位性病变的影像学表现缺乏特异性,定性诊断有一定的难度。

1. 脾增大　脾大小存在较大的个体差异。若脾的径线显著超过正常脾的径线范围,即可认为有脾增大。脾增大可以在三维上不成比例,即可以是单独的上下径增大,前后径增大或厚度增大,或三维均大。需要注意的是与周围器官的比较(特别是肝)以及与自身以往的影像学资料的对比,是明确有无脾增大的较好方法。

2. 数目与位置改变　主要有多脾、副脾、无脾和脾异位这几种先天发育异常。根据这些结节的位置分布、质地特点(超声回声、CT 密度、MRI 信号)以及强化后的表现、与脾血管的解剖关系等征象,不难明确诊断。

3. 脾实质异常　脾实质完整性(包括包膜的完整性)中断也属于脾实质异常的范畴,常见于外伤所造成的各种类型的脾挫裂伤(也称脾破裂,splenic rupture),同时伴有脾周和腹腔内的积血、积液。增强 CT 扫描对于发现轻微的脾实质损伤、判断脾破裂的类型和程度以及了解上腹腔继发性或合并性改变有较大帮助。

(1)CT 平扫表现

1)液性低密度病变:主要见于脾囊肿、脾梗死、脾挫伤慢性期、脾脓肿等。

2)稍低或等密度灶:主要见于各类脾实性肿瘤(图 6-1-52),如脾海绵状血管瘤、血管肉瘤、脾淋巴瘤、转移性肿瘤等。

Notes

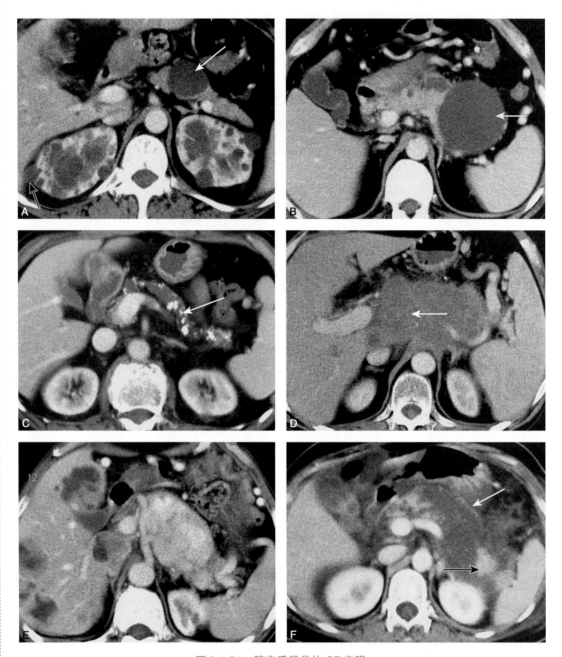

图 6-1-51　胰实质异常的 CT 表现

A. 胰腺真性囊肿：呈均匀液性密度（白箭），边界锐利，双肾亦见多发囊肿（黑箭）；B. 急性胰腺炎后胰腺假性囊肿：囊肿密度均匀（白箭），由纤维组织包裹形成，边界清晰，压迫脾静脉；C. 慢性胰腺炎：胰体积缩小，胰内散在分布斑点状钙化灶（白箭）；D. 胰腺癌：胰区域见软组织密度肿块（白箭），包埋和侵犯腹腔动脉干及其分支，阻塞脾静脉，脾门区域见纤曲、增粗的侧支静脉血管影，增强扫描肿块密度低于正常胰组织，显示胰腺癌为少血供肿瘤；E. 胰腺恶性胰岛细胞瘤：胰体尾部肿块，增强扫描强化明显，为富血管肿瘤表现，肝内多发转移灶；F. 急性胰腺炎时的液化坏死灶：CT 增强扫描示胰内大片无强化区（白箭），呈液性密度，边界不清；少量残留的胰组织正常强化（黑箭）

Notes

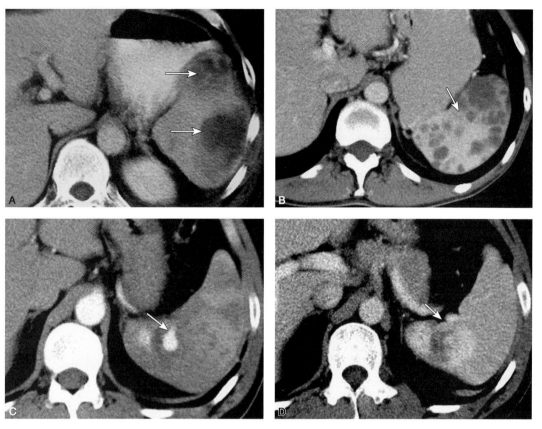

图 6-1-52 脾实质异常

A. 肺癌脾转移:脾内见多个低密度灶(白箭),边界不清,密度不均,较大病灶中心可见坏死,增扫边缘有淡薄环状强化;B. 脾结核:脾内多发大小不等、弥漫分布的低密度灶(白箭),边界模糊不清;C. 脾血管瘤:动脉期,示病灶边缘结节状明显强化(白箭),强化程度接近腹主动脉;D. 脾血管瘤:门脉期,示病灶强化逐渐向中心推进(白箭),强化程度减低,范围扩大,病灶中心仍见小灶性不强化区,为血管瘤内纤维瘢痕表现

3) 稍高或高密度病灶:常见于脾外伤性出血急性期、脾错构瘤和寄生虫性囊肿的钙化等(图 6-1-53)。

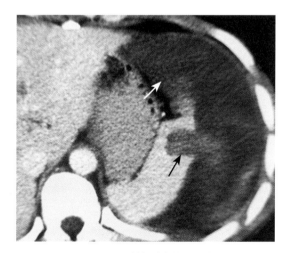

图 6-1-53 脾挫裂伤的 CT 表现

增强 CT,示脾实质完整性中断,可见一缺损口,并见稍高密度的活动性出血(黑箭);脾周可见新月形、低密度积液,为脾包膜下积液/积血表现(白箭头)

Notes

（2）增强 CT 和 MRI 表现

1）病灶强化：海绵状血管瘤在增强早期（动脉期）病灶出现周边结节样强化，延迟扫描时病灶逐渐与周围正常脾组织趋于一致；局灶性淋巴瘤、转移瘤常呈现轻至中度的周边性、不均匀性环状强化；脾脓肿壁常表现为较均匀的环状强化。

2）病灶无强化：见于脾梗死、液化灶和脾囊肿。

# 第三节　腹壁、腹膜腔及腹膜后间隙

在解剖学上，腹部（abdomen）是指自横膈以下、盆底（pelvic floor）以上的区域。腹膜、系膜、网膜、韧带、筋膜、血管等结构，以及由它们分隔而形成的腹膜腔和腹膜后各间隙等是腹部的重要组成部分。

## 一、常用的影像学检查方法

常用的影像学检查方法包括：普通 X 线检查、超声和 CT 检查，MRI 检查相对应用较少。

1. 普通 X 线主要包括透视和腹部平片，应用较少。

2. 钡剂造影、血管造影应用较少。

3. 超声尽管存在分辨率不高、易受肠气干扰、声波穿透距离有限等局限性，有时会影响对病变的检测以及定位和定性诊断，但方便、经济的超声仍然广泛应用于腹膜腔和腹膜后各间隙、腹壁疾病的初步筛查上。

4. 无论是从病变的检测，还是从病变的定位、定性诊断来说，CT 检查都是目前评价腹部的最优方法。检查技术应包括 CT 平扫和增强扫描，根据具体临床情况可作 CT 双期或多期增强扫描。有关 CT 检查的技术参数等情况详见本章第一、二节。

5. MRI 在腹膜腔和腹膜后各间隙、腹壁应用相对较少，更多的是作为一种定性诊断和鉴别诊断的手段。

## 二、正常影像解剖和常见变异

（一）正常腹部平片（正位）表现

双侧胁腹部皮下脂肪、腹膜外脂肪以及腹腔内脏器周围的脂肪表现为灰黑色带状影，可以比衬、勾画邻近结构。

1. 胁腹脂线（flank fat stripe）　指双侧胁腹壁腹膜外脂肪所形成的条带状影。

2. 腹肌间的脂肪线因较薄而不易显示。

3. 肾周脂肪线由肾周间隙的脂肪组织投影而成，清晰勾画出肾轮廓。

4. 腰大肌、腰方肌位于腹后壁，闭孔内肌、肛提肌等处于盆腹膜外，在肌鞘内脂的对比下，可以清晰显示它们的边缘、轮廓。

（二）正常 CT 表现

腹部 CT 检查能够显示腹膜及其反折所形成的亚腹膜结构，以及腹膜腔与腹膜后的若干间隙（space）、陷凹（pouch）、浅窝（fossa）、隐窝（recess）等情况。腹膜结构、腹膜腔及腹膜后间隙的划分比较复杂。

1. 腹膜结构

（1）腹膜属浆膜组织，分为衬覆于腹壁、盆壁内表面的壁腹膜（parietal peritoneum）和覆盖于腹腔、盆腔脏器表面的脏腹膜（visceral peritoneum）。上述两层腹膜在后腹壁相互融合而形成一个潜在的腔隙，即为腹膜腔（peritoneal cavity）。

（2）重要的腹膜结构包括大网膜（greater omentum）、小网膜（肝十二指肠韧带和胃十二指

Notes

肠韧带)、网膜囊(omental sac)、小肠系膜(small bowel mesentery)(图6-1-54)、横结肠系膜(transverse mesocolon)、乙状结肠系膜(sigmoid mesocolon)、阑尾系膜(mesoappendix)、肝镰状韧带、肝冠状韧带、肝左三角韧带、胃脾韧带、脾周韧带、膈结肠韧带等(图6-1-55)。

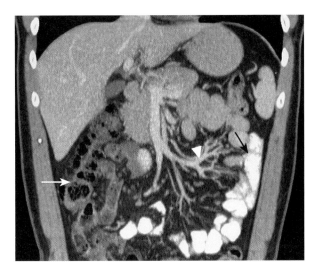

图6-1-54 重要的腹膜结构

CT冠状位MPR重建,显示扇形分布的小肠系膜及系膜血管(白三角)、充盈对比剂的小肠袢(黑箭)和分布于腹腔周边的结肠框(白箭),以及它们与肝、胰、脾等实质性脏器的空间解剖关系

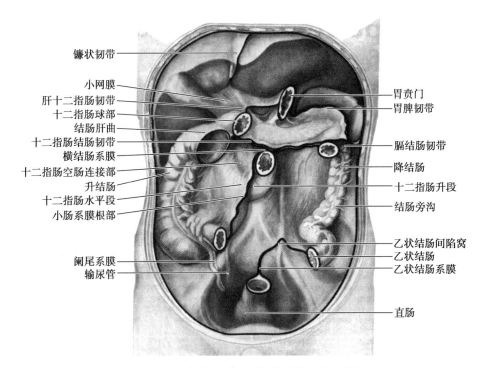

图6-1-55 腹膜、系膜、韧带、网膜的解剖示意图

2. 腹膜腔的划分 根据近年来腹部放射解剖学的发展,腹膜腔(含盆腔)的解剖间隙划分如下(图6-1-56):

(1) 上腹腔间隙划分

● 右侧:肝上间隙、肝下间隙、肝裸区

Notes

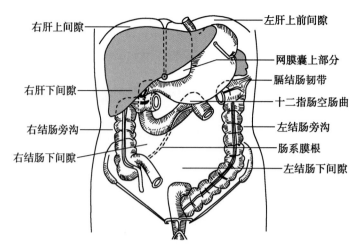

图 6-1-56　腹膜腔的主要间隙划分的解剖示意图

- 左侧:肝上前间隙、肝上后间隙、肝胃陷凹、胃脾陷凹、脾肾陷凹、脾外侧间隙、网膜囊上部分、网膜囊下部分
（2）下腹腔间隙划分
- 右侧:结肠下间隙、结肠旁沟
- 左侧:结肠下间隙、结肠旁沟
（3）盆腔间隙划分
- 腹膜陷凹:男性的直肠膀胱陷凹,女性的膀胱子宫陷凹和直肠子宫陷凹直肠旁浅窝
- 膀胱旁外侧隐窝:盆外侧隐窝、盆外侧隐窝

3. 腹膜后间隙

（1）腹膜后间隙( retroperitoneal space ):是指位于腹膜壁层后部分(后腹膜)与腹后壁腹横筋膜之间的、上达横膈,下至盆腔的一个立体间隙。除疏松结缔组织和筋膜以外,腹膜后间隙还包含一些脏器,如胰、十二指肠降部和水平部、升结肠和降结肠、肾、肾上腺、输尿管、性腺,以及腹主动脉及其分支、下腔静脉及其属支、淋巴管、淋巴结和神经等。

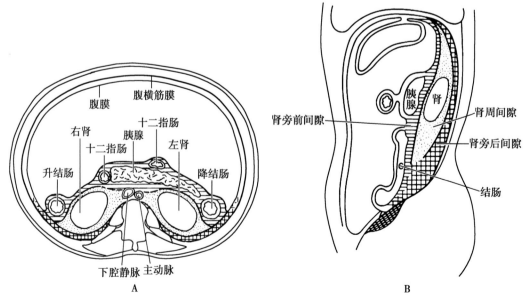

图 6-1-57　以肾筋膜为中心的腹膜后各间隙的解剖示意图
A. 横轴位;B. 为经左肾的矢状位

Notes

（2）肾筋膜（renal fascia）：是腹膜后间隙划分中的解剖标志，以其为中心，腹膜后间隙可以分为五个间隙（图 6-1-57）：肾旁前间隙（双侧）、肾周间隙（双侧）、肾旁后间隙（双侧）、中线大血管区域盆腹膜外间隙（包括膀胱前间隙、膀胱旁间隙、膀胱周围间隙、直肠周围间隙）。

# 三、基本病变的影像征象

（一）腹部平片的异常征象

1. 腹腔积气

（1）游离气腹（free pneumoperitoneum）：各种原因导致腹腔内积气且随体位改变而移动，称为游离气腹。立位透视，气体可上浮到膈与肝或胃之间，显示为透明的新月形气影；侧卧水平位投照，气体则游浮到靠上方侧腹壁与腹内脏器外壁之间；仰卧前后位时，气体浮聚于腹腔前方，也可使居前方的肝镰状韧带和脏器外壁得到显示。常见于胃肠穿孔、腹腔术后或合并感染。

（2）局限性气腹：指腹腔内气体局限于某处，且不随体位改变而移动。在实质脏器内（如肝脓肿）、血管内（如门静脉积气）、胆管内（如胆管瘘或吻合术后）以及胃肠壁内（如新生儿坏死性小肠结肠炎）均可出现积气征象。

2. 腹腔积液　各种不同的病因如感染、外伤、肝硬化、低蛋白血症等均可导致腹膜腔积液（peritoneal fluid collection），简称腹水（ascites）。

（1）腹水在腹腔内坠积于低处。仰卧位时，以盆腔和上腹腔的肝肾隐窝（hepatorenal recess）最低，其次为两侧结肠旁沟。大量腹水时，胀气的肠曲浮游于腹中部。

（2）肠曲间也可有腹水，仰卧位片上，表现出肠间隙加宽，但改变为侧卧水平位投照时，因肠曲之间的腹水流向近地侧，其肠间隙相对变窄，且近地侧腹部密度显著增高。这种可变性肠间隙宽度征象，可帮助判断有无腹水存在及大致估计积液量。

3. 腹内高密度影　主要为阳性结石、钙斑和异物。

（1）阳性结石：常见于泌尿系结石、阑尾粪石（fecalith），阑尾粪石常呈分层同心环状，居右下腹。

（2）钙斑：常见于腹腔内淋巴结的钙化、胎粪性腹膜炎、扭转的卵巢畸胎瘤等。

4. 腹壁异常　包括腹脂线异常、腹壁软组织肿胀、组织间积气和腹壁肌张力异常等。

（1）炎症或外伤使脂肪组织发生充血、水肿、坏死和出血等，致使腹脂线增宽、透明度下降，甚至消失；此外，还可使腹壁软组织增厚、密度增加和向外突出。

（2）腹壁软组织间积气，可源于腹膜后或腹膜间位空腔脏器向腹膜外破裂；也见于开放性腹壁损伤。

（二）腹部 CT 的异常征象

1. CT 平扫表现

（1）气体及液体积留：CT 检查可发现腹部的积气、积液，并准确定位和相对量化（图 6-1-58、6-1-59）。脏器挫裂伤出血常混有其他性质的液体（肝破裂时的胆汁、胰破裂时的胰液、肾破裂时的尿液），再加上从出血到 CT 扫描时间的不同，可能造成损伤处及腹腔内、腹膜后间隙液体有不同的 CT 值。腹主动脉破裂后外溢血液可产生不同程度的腹膜后脏器推移表现（主要是肾、胰、十二指肠降部等）。

（2）异常高密度灶：腹内结石（图 6-1-60）、钙化淋巴结、部分肿瘤的钙化，以及高密度的异物。

（3）腹膜腔和腹膜后各间隙、腹壁的肿块：判断肿块与空虚的消化道的关系、肿块的位置与起源，以及其与周围脏器的关系等。

2. 增强 CT 表现

（1）肠系膜的异常：肠系膜脂肪密度增高，血管边缘模糊不清，血管拉长、增粗、异常走行、

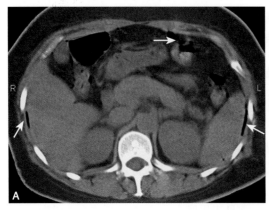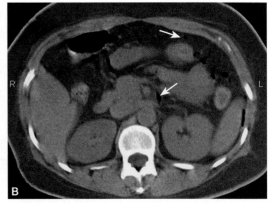

图 6-1-58　游离气腹的 CT 表现

A、B. 乙状结肠穿孔：CT,示腹腔内多数游离气体影,分布于肝周、脾周和系膜面上(白箭)

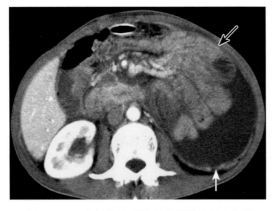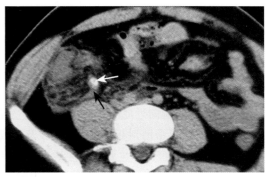

图 6-1-59　急性胰腺炎引流术后粘连性肠梗阻

CT,示左侧腹膜明显增厚(白箭),广泛粘连,致近段空肠袢密聚成团(黑箭),活动度降低,浸泡在液体密度的腹水中

图 6-1-60　急性阑尾炎

CT,示右下腹阑尾肿大(黑箭),内可见 1cm 大小高密度粪石结节(白箭);周围盲肠水肿,肠壁增厚,盲肠系膜密度增高,肿胀明显

集中,血流灌注延迟,甚至闭塞。

（2）腹膜结构的异常：当腹膜炎症及脓肿形成时,可以显示腹膜增厚,密度增高等改变,并可以根据脓肿的部位,结合病史,明确原发性病变;并显示网膜、韧带、筋膜等的异常改变(图 6-1-61)。

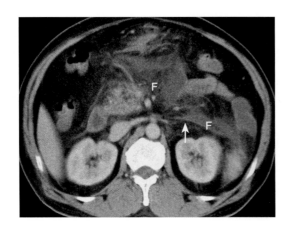

图 6-1-61　急性胰腺炎所致系膜和筋膜改变的 CT 表现

CT,示胰头钩突肿大,边缘模糊不清;双侧肾前筋膜水肿、增厚(白箭);小肠系膜根部、横结肠系膜密度增高,水肿和积液(F);左侧肾旁前间隙内少许积液(F)

Notes

## 学生自测题

1. 消化道各种影像学检查方法的优点、限度和优选原则。

2. 消化道各部分在 X 线钡剂造影上的主要影像表现特点。

3. 消化道基本病变的 X 线钡剂造影表现。

4. 概念解释：隆起、充盈缺损、凹陷、龛影、憩室、黏膜破坏、黏膜皱襞平坦、黏膜纠集、黏膜皱襞增宽、管腔狭窄、管腔扩张、肠麻痹。

5. 肝、胆、胰、脾各种影像学检查方法的优点、限度和优选原则。

6. 中上腹部的正常断面影像解剖（以第二肝门、肝门、胆囊窝和肾门平面为例）。

7. 腹部实质性脏器（肝、胰、脾）基本病变的影像学表现。

8. 胆道系统基本病变的影像学表现。

9. 根据各种影像学检查的优势和限度以及效价比最佳的原则，请设计一套针对梗阻性黄疸的影像学检查流程（imaging workflow）。

10. 腹膜及腹膜反折所形成的结构及其在腹部间隙划分、疾病蔓延方面的作用。

11. 腹膜腔和腹膜后间隙的主要解剖划分。

12. 腹部基本病变的 X 线平片征象。

13. 腹部基本病变的 CT 征象。

## 与本章节内容相关的参考书

1. 李松年. 现代全身 CT 诊断学. 北京：中国医药科技出版社，2001：669-803；957-1046

2. 周康荣. 中华影像医学（肝胆胰脾卷）. 北京：人民卫生出版社，2002

3. 尚克中. 中华影像医学（消化系统卷）. 北京：人民卫生出版社，2002

4. 郭俊渊. 现代腹部影像诊断学. 北京：科学出版社，2001：123-874

5. 张晓鹏. 胃肠道 CT 诊断学. 沈阳：辽宁科学技术出版社，2001

6. 陈星荣，沈天真. 全身 CT 和 MRI. 上海：上海医科大学出版社，1994：516-637；687-705

7. Eisenberg RL. Gastrointestinal Radiology：A Pattern Approach. 4th ed. Philadelphia：Lippincott Williams & Wilkins，2003

8. Davis M，Houston JD. Fundamentals of Gastrointestinal Radiology. Philadelphia：WB Saunders，2002

9. Feczko PJ，Halpert RD. Gastrointestinal Imaging：Case Review. St Louis：Mosby，2000

10. Meyers MA. Dynamic Radiology of the Abdomen：Normal and Pathologic Anatomy. 5th ed. New York：Springer Science & Business Media，2000

（宋彬　张伟国）

Notes

# 第二章　消化系统疾病

Acute abdomen
 Intestinal obstruction, ileus
 Perforation of gastrointestinal tract
 Acute intussusception
 Volvulus
Common diseases of esophagus
 Foreign body of esophagus
 Esophageal varices
 Achalasia of cardia and esophgus
Common diseases of stomach, intestine
 Peptic ulcer disease
 Carcinoma of stomach
 Duodenal diverticulum
 Intestinal tuberculosis
 Crohn disease
 Colonic carcinoma
Common diseases of liver

Liver cirrhosis
Liver abscess
Hepatic cyst
Cavernous hemangioma
Primary hepatic carcinoma
Secondary tumor of the liver
Common diseases of biliary system
 Congenital deformity of bile duct
 Cholecystitis
 Cholecystolithiasis, chololithiasis
 Cholecystocarcinoma cholangiocarcinoma
Common diseases of pancreas
 pancreatitis
 Pancreatic carcinoma
Common diseases of spleen
 Splenic trauma
 Tumor of spleen

## 第一节　急　腹　症

急腹症(acute abdomen)是一类以急性腹痛为突出表现,需要早期诊断和紧急处理的腹部疾病。其原因包括:①消化系统急症,如各脏器炎症、穿孔、破裂、梗阻、套叠及绞窄等;②泌尿系统急症,如结石、炎症等;③妇科急症,如宫外孕;④腹主动脉疾病。急腹症的影像诊断一般以 X 线检查为主;超声能对腹部实质性脏器急症及妇产科急症进行早期诊断;CT 显示的影像学征象更丰富和精细,诊断价值较高;腹部血管造影能对急性出血性病变、有无动脉血栓形成作出诊断和进行介入治疗。

### 一、肠　梗　阻

肠梗阻(intestinal obstruction, ileus)是由于肠粘连、炎症、肿瘤、腹腔手术后等因素所致肠腔部分性或完全性阻塞而引起的肠内容物通过受阻。

【临床表现】

1. 单纯性肠梗阻的主要临床症状为腹痛、腹胀、呕吐及停止排气、排便,一般在梗阻后 3 ~ 5 小时即可出现。

2. 绞窄性肠梗阻主要临床表现为持续性腹痛伴阵发性加剧,同时可伴有呕吐、腹胀、无排气及排便,压痛性包块和腹膜刺激征。

3. 麻痹性肠梗阻的主要临床表现为腹胀、便秘、无绞痛,腹部膨隆但无肠型,肠鸣音消失。

【影像学检查方法的选择】 影像学检查的主要目的:明确肠梗阻的类型、位置和原因等,判断梗阻是完全性的还是不完全性的。

1. 腹部平片 是肠梗阻传统的检查方法。站立位片可以确定肠腔内有无积气以及气液平面宽度与分布,仰卧位片易于观察扩张的肠管,鉴别大、小肠。如危重患者不能站立,可照腹部侧位水平位片,以除外有无肠梗阻,但是腹部平片不能明确肠梗阻的确切部位。

2. 立位腹部透视 目前较少用于检查肠梗阻。

3. 消化道造影检查 可以明确肠梗阻的部位,但应遵循以下原则:①临床怀疑胃肠道穿孔时,不能口服硫酸钡造影剂检查,因钡剂外溢至腹腔会引起不良后果,给手术带来不便。当临床怀疑胃肠道穿孔而 X 线检查为阴性时,可给患者口服有机碘水溶液,右侧卧位约 5 分钟后,用透视或照片观察是否有造影剂外溢到胃肠腔外。②小肠或结肠梗阻,若要了解阻塞部位并确定其性质时可通过胃肠减压管注入低浓度硫酸钡,然后连续观察钡剂走向、停留部位及其变化,然后再将钡剂吸出,从而为临床治疗提供依据。

4. CT 平扫和增强诊断肠梗阻部位和梗阻病因优于传统 X 线检查,并能评估有无肠缺血。

【病理生理基础】 梗阻以上的肠内气体和液体通过受阻而淤积,肠壁吸收能力减弱、食物分解增加,导致肠腔内气体和液体聚集,肠管扩大。根据梗阻部位分为高位小肠梗阻(十二指肠及空肠上段)、低位小肠梗阻(空肠下段及回肠)和结肠梗阻。肠梗阻又常分为机械性、动力性和血运性三类。

1. 机械性肠梗阻(mechanical ileus) 最为常见,分为单纯性和绞窄性肠梗阻(strangulating ileus)两种,前者只有肠道通畅障碍,而无血循环障碍,后者同时伴有血循环障碍。

2. 动力性肠梗阻(dynamic ileus) 分为麻痹性肠梗阻(paralytic ileus)与痉挛肠梗阻(spastic ileus) 是由于各种原因引起交感神经或副交感神经过度兴奋使整个胃肠道动力明显减弱或痉挛所致的肠内容物不能有效运行,肠道本身并无器质性病变。

3. 血运性肠梗阻 见于肠系膜血栓形成或栓塞,伴有血循环障碍和肠肌运动功能失调。

【影像学征象】

(一)单纯性小肠梗阻(simple small intestinal obstruction)

1. 腹部平片表现 典型 X 线表现可概括为:梗阻以上肠腔扩大积气积液,立位或水平侧位可见气液平面,梗阻以下肠腔萎陷无气或仅见少量气体。

(1) 阶梯状液面征:是单纯性小肠梗阻的 X 线特征。在立位腹部平片上表现为梗阻近侧的肠曲胀气扩张,呈弓形或拱门状或倒 U 形,弓形肠曲两端的液面可处于不同高度,多个弓形肠曲液面在腹部自左向右下平行排列成阶梯状(图 6-2-1)。透视下可见液面上下波动,似天平摆动,说明小肠蠕动增强。

(2) 大跨度肠襻:通常是低位(回肠中、下段)梗阻的重要 X 线征象。在仰卧位腹部平片上表现为胀气扩大的空、回肠,连续较长、充气的肠曲跨越距离超过整个腹腔横径一半以上;立位片上表现为高低不等的气液平面,液面长度大都在 3cm 以上。

(3) 鱼肋征:是空肠梗阻的重要 X 线征象。表现为在扩大的空肠内见到密集排列的线条状或弧线状皱襞,形似鱼肋骨样,为空肠皱襞在气体衬托下显影

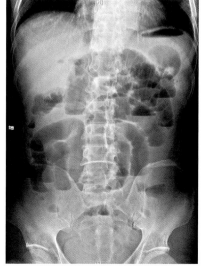

图 6-2-1 单纯性小肠梗阻
站立位腹平片,示小肠积气扩张,有高低不平气液平面,呈阶梯状排列

Notes

之故,位置多在上腹或左上腹部。而回肠梗阻则无此征象,梗阻扩张的回肠表现为连贯的均匀透明的肠管,呈腊肠状,其位置多在中下腹部,二者鉴别不难。

(4) 驼峰征:是蛔虫性小肠梗阻的典型 X 线表现。在立位腹部平片上表现为扩张的肠管内有软组织密度影突出于液平面之上,呈驼峰状,系多条蛔虫盘绕成蛔虫团所致,其内如见到不规则气泡或线条状透光影,为蛔虫吞入的气体,更具特征。

**2. 碘剂造影表现** 适用于小肠梗阻在腹部平片上仍不能确诊,需明确有无小肠梗阻及其梗阻的部位者。一般在口服造影剂后 3 小时之内即可到达梗阻部位且不能通过梗阻点,梗阻上段肠曲扩张。如 6 小时以后造影剂仍未通过梗阻点,提示为完全性梗阻。如在梗阻以下肠曲见少量造影剂显影,提示为不完全性梗阻。

**(二) 绞窄性小肠梗阻**

**1. 腹部平片表现** 既有梗阻以上肠腔扩大积气积液表现,还有以下几个较为特征性征象。

(1) 假肿瘤征(pseudotumor sign)(图 6-2-2)。

(2) 咖啡豆征(coffee bean sign):是由于气体可以通过近端梗阻点进入,但却不能排出,以致闭袢肠曲明显扩大,闭袢肠曲的内壁因水肿而增厚且相互靠拢,形成一条线状致密影,形似咖啡豆(图 6-2-3)。如果在 3 天之内,小肠肠曲扩大直径达 6cm 以上,则很可能为闭袢。

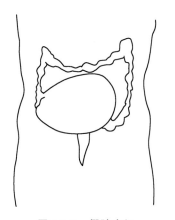

图 6-2-2 假肿瘤征

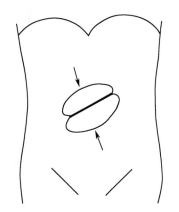

图 6-2-3 咖啡豆征

(3) 小跨度蜷曲肠袢:由于闭袢肠曲的肠系膜充血、水肿、出血造成肠系膜增厚缩短,使闭袢肠曲受牵拉而蜷曲堆挤在一起,多见于由小肠扭转所致的绞窄性肠梗阻,表现为充气扩大的小肠肠曲明显卷曲成 C 形、"8" 字形、同心圆状、花瓣状、香蕉状等多种不同形态,跨度较小,不超过腹腔横径的一半。

(4) 小肠内长液面征:是由于不完全性绞窄性肠梗阻闭袢的肠张力降低,其内有大量血性液体,在闭袢以上的肠曲也可因反射性肠张力降低,积有多量液体。在站立位腹部平片上表现为扩张的小肠内有几个长的液平面。一般认为液平面愈长愈多,愈支持绞窄性肠梗阻之诊断。

(5) 空回肠易位征:见于小肠扭转所致绞窄性肠梗阻(图 6-2-4)。

**2. 碘水造影表现** 采用碘水造影可发现闭袢,有助于诊断。一般给药 1～3 小时后可达近侧梗阻点,如果 6 小时后碘水仍不能进入蜷曲的闭袢肠曲,则可考虑为完全性绞窄性肠梗阻。

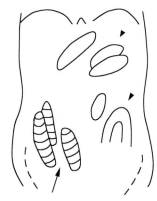

图 6-2-4 空回肠易位征

↑所指为环状空肠黏膜皱襞,位于右下腹;▲所指为回肠,位于左上腹

Notes

（三）麻痹性肠梗阻

最常见的原因为急性腹膜炎、急性肠炎（特别是急性中毒性肠炎）、腹部手术后、全身麻醉及败血症等。

1. **腹部平片表现** 仰卧位腹部平片上表现为整个胃肠道普遍性扩张，胃、小肠和结肠均见轻到中度扩大、胀气，尤以结肠胀气较明显；站立位平片上表现为在小肠和结肠内可见宽窄不等的气液平面，分布范围较广。

2. **透视表现** 肠管蠕动明显减弱或完全消失。

3. **碘水造影表现** 造影剂能够到达盲肠，但通过时间延迟。

（四）结肠梗阻（colon obstruction）

结肠梗阻也可分为单纯性和绞窄性，多由结肠内肿瘤、炎性狭窄、结肠扭转等所致。结肠梗阻后，小肠内食糜及气体仍将不断涌入结肠，由于回盲瓣的作用，使结肠内产生高压而极度膨胀，是一种闭袢型肠梗阻（closed loop ileus）。

1. **腹部平片表现**

（1）仰卧位腹平片上表现为梗阻部位以上结肠充气扩张，被液体所充填，位于腹部周围，可显示出结肠袋借以与小肠区别；在站立位片上可见结肠内有宽大的液平。

（2）部分患者由于回盲瓣不能抵抗结肠内的压力，其内气体和液体可反流入小肠内，伴有小肠充气扩张和气液平面，但其扩张程度一般相对较轻。

（3）乙状结肠扭转（详见本节"四、肠扭转"）。

2. **钡剂灌肠** 可进一步了解结肠梗阻的部位、程度和原因。

# 二、胃肠道穿孔

胃肠道穿孔（perforation）是胃肠道溃疡、癌肿、炎症等疾病的严重并发症，在临床上以胃及十二指肠溃疡穿孔最为常见。

**【临床表现】** 典型临床症状为突发性剧烈腹痛。

**【影像学检查方法的选择】** 站立位或侧卧位水平投照的腹部平片是诊断胃肠道穿孔首选检查方法。无论哪种体位摄片均应在该位置持续 5～10 分钟再曝光，这样对气腹的诊断较为可靠。CT 扫描检测腹腔内游离气体较平片更为敏感，可作为有效补充。碘水胃肠道造影检查不作为常规检查。碘水剂量不宜过少（60% 泛影葡胺 60～100ml），最好是在电视监视下多体位连续观察并点片以确定穿孔部位。

**【影像学征象】**

（一）腹部透视或平片表现

1. **立位腹平片** 膈下游离气体（free gas）为主要 X 线征象，表现为膈下线条状或新月状透光影，边界清楚，其上缘为光滑整齐的双侧膈肌，下缘分别为肝、脾上缘（图 6-2-5）。大量气腹使

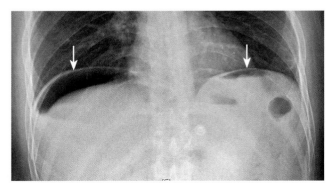

图 6-2-5 膈下游离气体
立位腹平片，显示双侧膈下新月形气体影

双膈位置升高,内脏下移,有时衬托出肝、脾、胃等脏器的外形轮廓。

2. **左侧卧位水平片**　游离气体聚积在右侧腹壁与肝右叶外缘之间,呈长带状透亮影。

3. **仰卧位平片**　十二指肠后壁穿孔时,气体可进入小网膜囊内及右侧肝下间隙内,表现为右上腹肝、胃之间或右肾上方椭圆形或三角形透亮影,位置较固定。

（二）CT 与 MRI 表现

CT、MRI 均可清楚地显示游离气腹,仰卧位扫描时,在前腹壁与脏器之间有一带状极低密度或低信号气体影,当气体与液体并存时,可见气液平面。

# 三、肠　套　叠

急性肠套叠是指一段肠管套入邻近的肠管内,是常见的急腹症,也是引起肠梗阻的重要原因之一,以婴幼儿发病率最高。

**【临床表现】**　主要表现为腹痛、便血、腹部包块三联症。

**【影像学检查方法的选择】**　钡剂灌肠检查是诊断肠套叠的首选方法,并可复位。超声和 CT 可以发现某些肠套叠征象,有助于诊断。气钡灌肠用于结肠套叠的复位。

**【病理生理基础】**　依病理解剖部位可将其分三大类型:小肠型、回结肠型、结肠型。根据套叠程度可分为单套叠和复套叠两种,前者由三层肠壁组成,后者是在单套叠基础上三层肠壁再一起套入远侧肠管内,使套叠由五层肠壁构成。

**【影像学征象】**

（一）钡剂造影表现

1. 钡剂灌肠主要用于诊断结肠套叠。当钡剂到达套叠头部时,钡柱即突然停止前进,在钡柱前端出现杯口状充盈缺损,在适当加压下,钡剂向前推进,杯口加深呈钳状;当钡剂进入套鞘部与套入部之间时,可见到袖套状、平行环状或弹簧状之特征性肠套叠表现,这种征象一般在排钡后摄片最为典型(图 6-2-6)。

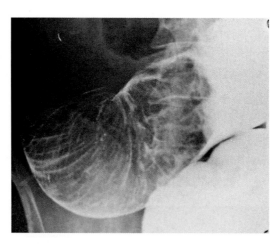

图 6-2-6　肠套叠
钡剂灌肠示弹簧征

2. **钡餐造影**　适用于小肠型肠套叠。

（1）套叠部位钡剂通过受阻,小肠排空时间延长。

（2）阻塞端肠腔呈"鸟嘴状"狭窄,并延长呈线条状,为钡剂进入狭窄的套入部肠腔所致。

（3）远端肠腔扩张,并可见平行环状或弹簧状表现,常围绕在狭窄的套入部肠腔周围。

3. **肠套叠复位成功标准**　①有大量钡剂或气体进入小肠;②盲肠充盈良好;③腹部包块消失;④患者腹痛减轻;⑤血便消失。

Notes

（二）CT 表现

肠套叠在 CT 上表现为具有三层同心圆环的软组织密度影,同心圆的最内层代表套入部的内层,外层为陷入的肠系膜,因其含有脂肪而呈低密度影,最外层是套入部的外层和鞘部。若口服造影剂扫描,则在套入部周围还可见高密度造影剂影。有时 CT 还能明确引起肠套叠的基本病变如肿瘤等(图 6-2-7)。

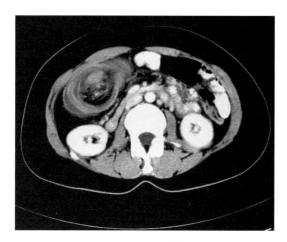

图 6-2-7 肠套叠

增强 CT,示具有三层同心圆环的软组织密度影,同心圆的最内层代表套入部的内层,外层为陷入的肠系膜,因其含有脂肪而呈低密度影,最外层是套入部的外层和鞘部

# 四、肠 扭 转

在肠扭转(volvulus)中以小肠扭转居多,占 80% 以上,其次为乙状结肠扭转,两者均是导致绞窄性肠梗阻的主要原因。

【临床表现】 小肠扭转在临床上表现为突发性剧烈腹痛,伴频繁呕吐、腹胀及停止排气排便等肠梗阻症状。乙状结肠扭转表现为左下腹痛,其压痛和反跳痛亦位于左下腹。

【影像学检查方法的选择】 X 线平片为小肠扭转的首选方法,可发现空回肠位置的改变;钡灌肠检查为结肠扭转的首选方法,可明确梗阻的部位。

【影像学征象】

（一）小肠扭转

1. 仰卧位平片表现 肠曲排列形式的变化,如空回肠易位,肠曲呈花瓣状或香蕉状排列(图 6-2-8)。

2. 立位平片表现 阶梯状排列的气液平面。

（二）乙状结肠扭转

乙状结肠肠扭转多为闭祥型肠梗阻。

1. X 线平片表现 卧位片上可见乙状结肠高度扩大,直径常超过 10cm,呈马蹄状肠曲(inverted U shaped loop),两肢向下并拢于梗阻点,呈三条白线;站立位可见宽大的气液平面。

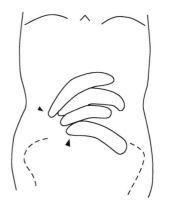

图 6-2-8 小肠扭转
香蕉征,空肠向箭头所示一端聚拢

2. 钡剂灌肠表现 钡剂通过受阻,梗阻端呈鸟嘴状,有时可见螺旋状黏膜皱襞,这是其特征性表现(图 6-2-9)。在灌肠检查时压力不宜过高,动作应轻柔。如为部分性梗阻,一旦见到造影剂通过梗阻区,应立即停止继续灌钡,以免加重梗阻或导致穿孔。

Notes

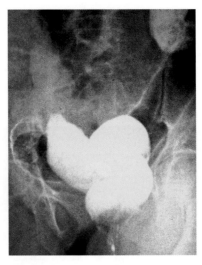

图 6-2-9  乙状结肠扭转
钡剂灌肠示乙状结肠近端呈"鸟嘴"样闭塞

# 第二节  食 管 疾 病

## 一、食 管 异 物

食管异物(foreign body)指嵌留于食管内不能通过的外来物质,分为透 X 线异物和不透 X 线异物。

【临床表现】  一般均有吞食异物病史,钝性异物常引起吞咽梗阻感、作呕或因异物刺激致频繁做吞咽动作。而尖刺状异物常引起刺痛感,疼痛位置明确,刺破食管可致出血。

【影像学检查方法的选择】  显示不透 X 线异物的部位和方向,首选透视和平片。明确透 X 线异物的部位和(或)大小,首选口服钡餐或钡棉检查。CT 或 MRI 检查可用于明确异物侵犯食管壁的程度。

【病理生理基础】  食管异物可嵌留于食管的任何部位,以滞留于食管生理狭窄处常见,尤其见于第一狭窄处,其次为第二狭窄。异物嵌顿时,局部可发生充血、水肿或溃疡形成。尖刺异物穿破食管壁可引起食管周围炎、纵隔炎症及脓肿形成。

【影像学征象】

(一) X 线表现

不透 X 线异物多为金属性异物,呈特殊形态的高密度影。食管内硬币样不透 X 线的异物常呈冠状位,与滞留于气管内呈矢状位不同(图 6-2-10)。

(二)钡餐或钡棉检查表现

1. 圆钝状异物  因异物表面涂抹钡剂而易于显示,有时见钡棉勾挂征象。较小异物可见钡剂或钡棉偏侧通过或绕流;较大嵌顿异物显示钡剂或钡棉通过受阻。

2. 尖刺状或条状异物  常见钡棉勾挂征象,口服钡剂可见分流。若细小尖刺一端刺入食管壁,另

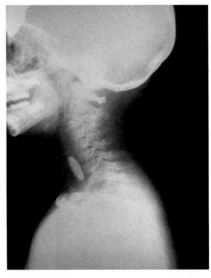

图 6-2-10  食管金属异物
食管胸廓上口处可见一圆形高密度异物影

Notes

一端斜行向下,口服钡剂或钡棉检查可无任何异常表现。

（三）CT 和 MRI 表现

CT 显示异物敏感性高于钡棉检查,可直接显示异物及与邻近器官结构关系,还可了解食管壁损伤、穿孔及其周围情况。

1. 食管壁损伤　CT 显示局部食管壁肿胀、增厚,严重者管腔狭窄;MRI 显示为长 $T_1$ 长 $T_2$ 条状或梭形信号。

2. 食管穿孔　CT、MRI 显示邻近纵隔内边缘模糊的肿块,周围器官受压,食管周围脂肪层消失,纵隔可局限性增宽。如出现气体则提示急性化脓性纵隔炎或脓肿形成,脓肿呈长 $T_1$ 长 $T_2$ 不均匀信号。增强时脓肿壁强化明显。

3. 食管穿孔出血　CT 显示食管腔内及邻近纵隔内密度较高的血肿;MRI 显示各期血肿的不同信号。

## 二、食管静脉曲张

食管静脉曲张(esophageal varices)是门脉高压症的重要并发症,其发生率约 80%~90%,常见于肝硬化患者。

**【临床表现】**　食管黏膜溃疡糜烂或粗糙食物损伤曲张的静脉致血管破裂,引起急性大出血,由于曲张静脉管壁薄弱,缺乏弹性,出血不易自止。临床上出现呕血或柏油样便,严重者出现休克症状或死亡。常合并脾大及腹水等门脉高压表现。

**【影像学检查方法的选择】**　钡餐造影是食管静脉曲张的首选检查方法,可以明确食管静脉曲张的有无及程度。呕血期间应禁止该项检查。CT 和 MRI 扫描可以显示中晚期食管静脉曲张,增强扫描效果更佳。血管造影一般用于了解食管静脉曲张的程度及有无出血,必要时行选择性插管栓塞治疗。

**【病理生理基础】**　在门脉高压情况下,门静脉血流通行受阻,其属支因淤血而不同程度扩张,并开放和形成大量侧支循环。最常见的侧支循环是由胃冠状静脉通向胃底和食管的静脉以及食管周围静脉丛,最后经奇静脉流入上腔静脉。病理表现为食管黏膜下层的静脉丛异常迂曲,呈瘤样扩张。曲张静脉首先出现在食管下段,并向上蔓延累及中上段。

**【影像学征象】**

（一）钡餐造影表现

1. 早期　食管下段黏膜皱襞增粗或稍显迂曲,管壁柔软,边缘不光整,略呈锯齿状或小凹陷。

2. 中期　随着曲张静脉数目的增加和程度加重,食管黏膜皱襞明显增粗、迂曲,呈串珠状或蚯蚓状充盈缺损,管壁边缘凹凸不平呈锯齿状,可波及食管中段。

3. 晚期　严重的静脉曲张,透视下食管蠕动减弱,钡剂排空延迟,管径扩大,但管壁仍柔软,伸缩自如,无局部的狭窄和阻塞,一般累及食管上段(图 6-2-11)。

（二）CT 表现

1. 平扫　食管壁增厚或小分叶状腔内软组织肿块,CT 值在 50Hu 左右。病变严重者,突入腔内的曲张静脉表现为簇状、管状、卵圆状及蚯蚓状的单一腔内软组织结节,可波及食管全层。

2. 增强扫描　延迟扫描显示圆条状、分叶状或蚯蚓状静脉曲张,其强化程度基本与腔静脉同步,邻近可见与之吻合的扩张静脉。

（三）MRI 表现

1. SE 序列平扫　示食管壁不规则增厚或局部软组织信号影突入腔内,因血流缓慢,流空效应不明显,可呈花簇状或分叶状,少数可见血管巢。

2. 增强 MR 扫描　可见圆条状、蚯蚓状静脉曲张影。

Notes

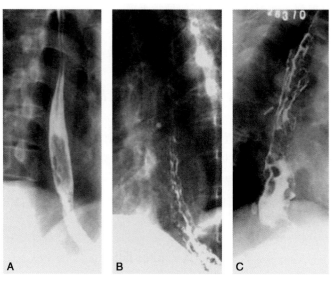

图 6-2-11　食管静脉曲张

A. 轻度曲张;B. 中度曲张;C. 重度曲张

3. 病变严重者　用快速 MRA 扫描模式,选择适当的扫描时间和方式,并行 MIP 三维重建,可显示曲张的食管静脉网,其效果近似于血管造影。

(四) 间接门静脉造影表现

1. 门静脉的显影延迟,主干增粗,肝内分支僵硬如枯树枝状。

2. 胃冠状静脉、胃短静脉、奇静脉出现扩张、迂曲,严重的食管静脉曲张者可显示食管下段周围异常静脉网。

3. 曲张静脉内造影剂排空延迟。合并出血时,见造影剂溢出呈团片状积聚,存留时间较长,弥散慢(图6-2-12)。

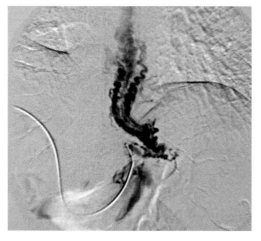

图 6-2-12　食管静脉曲张

DSA,示导管置入胃冠状静脉,食管静脉增粗、增多,走行迂曲,延伸向上

## 三、食管贲门失弛缓症

食管贲门失弛缓症是食管神经肌肉障碍性疾病。多发于青壮年,女多于男。

【临床表现】　主要表现为吞咽困难、胸骨后沉重及梗阻感以及纵隔内邻近器官压迫症状。

【影像学检查方法的选择】　钡餐造影是食管贲门失弛缓症的首选检查方法,可明确诊断和病变程度。透视或摄片、CT 及 MRI 扫描一般不用于本病的诊断。

【病理生理基础】　病因不明,因食管中下段的管壁平滑肌运动受肠肌神经丛支配,一般认为该段神经节细胞发生病变或缺损时,局部肌肉痉挛而致本病。主要病理表现为中下段食管及贲门痉挛狭窄并发食管中上段扩张,食管缺乏蠕动、食管下括约肌高压和对吞咽动作的松弛反应障碍。

【影像学征象】

(一) 透视或平片表现

1. 轻度食管贲门失弛缓症无明显异常。

2. 重度者见食管高度扩张延长,内存大量残留食物,可见气液平面,纵隔影增宽。因气体不能进入胃内,胃底气泡多不明显或消失。

Notes

（二）钡餐造影表现

1. 轻度者贲门狭窄,食管稍扩张,钡剂滞留时间延长,管壁光整。

2. 严重者食管极度扩张,当食管内存留大量液体时,钡剂像雪花样分散于液体中,缓慢下沉至狭窄的食管下段,食管下段呈漏斗或鸟嘴状变细进入膈下胃腔内。狭窄段边缘可光滑或稍不规则,管壁尚柔软,黏膜仍存在(图6-2-13)。

（三）CT表现

1. 食管明显扩张,局部管壁变薄,腔内可见液平面,有时可见食物残渣。

2. 食管下段入胃段移行性狭窄,局部管壁对称性增厚,无充盈缺损,食管外周脂肪层完整,与癌性狭窄不同。

（四）MRI表现

1. 中上段食管扩张,壁变薄,腔内含水,在 $T_1WI$ 上呈低信号,$T_2WI$ 上呈高信号。

2. 食管下端呈漏斗状狭窄,狭窄段呈对称性肥厚,食管腔外脂肪层完整。

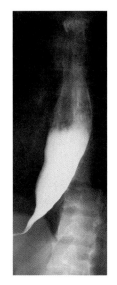

图 6-2-13 食管贲门失弛缓症食管造影示食管明显扩张,食管贲门呈"鸟嘴样"狭窄

## 四、食 管 癌

食管癌(carcinoma of esophagus)是消化道最常见的恶性肿瘤之一,患者男多于女,比率约3:1~8:1,发病年龄多在40岁以上,尤以60岁以上者居多。发病一般认为与饮食、饮食习惯、遗传和反流性食管炎有关。

【临床表现】 早期食管癌的症状不明显,偶有进食阻挡感、胸骨后疼痛。进展期食管癌主要表现为进行性持续性吞咽困难、胸闷或胸背痛、声嘶、呼吸困难或进食呛咳。晚期出现贫血、消瘦及恶病质。

【影像学检查方法的选择】 钡餐造影是食管癌首选的检查方法,可发现大部分早期食管癌,能确诊中晚期食管癌。CT和MRI扫描用于了解食管癌管壁的浸润程度、周围组织器官累及范围和有无淋巴结肿大,为临床手术治疗提供依据。血管造影仅用于确诊食管癌的血管内介入治疗。

【病理生理基础】 食管癌起源于食管黏膜,多生长于食管中段,下段次之,上段少见。

1. 组织学分型 有鳞状细胞癌、腺癌、小细胞癌、腺棘皮癌等类型,90%为鳞状细胞癌。腺癌多发生在食管下段。

2. 早期食管癌分型 可分隐伏型、糜烂型、斑块型和乳头状型。

3. 中晚期食管癌分型

(1) 髓质型:癌肿在管壁内浸润性生长,累及食管全层,并向腔内外生长,食管壁增厚,僵硬,管腔变窄。

(2) 蕈伞型:主要浸润黏膜下层和表浅肌层,肿块呈扁平卵圆形,如蘑菇状突入食管腔内,表面可有糜烂和溃疡。

(3) 溃疡型:肿瘤表面形成溃疡,深达肌层,大而深,边缘隆起不规则,底部凹凸不平。穿透肌层侵及邻近组织和器官可形成瘘管,以气管食管瘘多见。

(4) 缩窄型:癌肿在管壁内呈环形浸润生长,累及食管全周,形成明显的环形狭窄,近端食管腔明显扩张。上述各型中以髓质型多见。

Notes

**【影像学征象】**

**（一）钡餐造影表现**

**1. 早期食管癌**

（1）食管黏膜皱襞的改变:病变部位黏膜皱襞增粗迂曲,部分黏膜中断,边缘毛糙。

（2）小溃疡:增粗的黏膜面上出现大小不等、多少不一的小龛影,一般直径小于 0.5cm,局部管壁出现轻度痉挛。

（3）小充盈缺损:为向腔内隆起的小结节,直径约 0.5 ~ 2.0cm,黏膜毛糙不规则,局部黏膜紊乱。

（4）局部功能异常:局部管壁舒张度减低,偏侧性管壁僵硬,蠕动减慢,钡剂滞留等。

**2. 中晚期食管癌** 典型表现为局部黏膜皱襞中断、破坏、消失,腔内锥形或半月形龛影和充盈缺损,病变管壁僵硬和蠕动消失(图 6-2-14)。

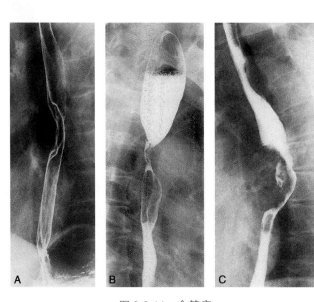

图 6-2-14　食管癌

食管造影:A. 蕈伞型癌,食管中段局限性不规则充盈缺损,黏膜破坏;B. 缩窄型癌,食管中段局限性环形狭窄,边界不规整,上方食管扩张;C. 溃疡型癌,食管中下段不规则充盈缺损内有一个与食管纵轴方向一致的长条状不规则龛影

（1）髓质型:管腔内较大的充盈缺损,病变段管腔高度或中度狭窄,壁僵硬,上部食管明显扩张。癌肿向腔外生长,平片可显示局部纵隔增宽。

（2）蕈伞型:管腔内较低平的充盈缺损,边缘不整,病变中部常显示表浅溃疡,晚期才出现管腔偏侧性狭窄。

（3）溃疡型:显示为大小和形态不同的腔内龛影,边缘不光整,部分龛影底部超出食管轮廓。溃疡沿食管长轴破溃伴边缘隆起时,出现"半月征",周围绕以不规则环堤。

（4）缩窄型:病变食管呈环状对称性狭窄或漏斗状梗阻,病变长约 2 ~ 3cm,管壁僵硬,边缘多较光整,上部食管显著扩张。

**（二）CT 表现**

**1. 平扫**

（1）食管壁改变:食管壁全周环形或不规则状增厚或局部增厚,相应平面管腔变窄。

（2）食管腔内肿块:圆形或卵圆形,多呈广基底状,有时其表面可见龛影。

（3）食管周围脂肪层模糊,消失:提示食管癌已外侵。

Notes

（4）周围组织器官受累：最多见者为气管和支气管，常形成食管-气管瘘，其次为心包、主动脉等。

（5）转移：以纵隔、肺门及颈部淋巴结转移多见，少数逆行性转移至上腹部淋巴结，肺部转移少见。

2. 增强扫描瘤体轻度强化。较大瘤体强化不均匀，常合并低密度的坏死灶，较小瘤体强化均匀。

（三）MRI 表现

多与 CT 表现相似，但平扫时瘤体呈等 $T_1$ 长 $T_2$ 信号；增强扫描时肿瘤明显强化。

# 第三节 胃 肠 疾 病

## 一、消化性溃疡病

消化性溃疡病（peptic ulcer disease）是常见的慢性消化系统疾病。胃肠道与胃酸接触的任何部位均可发生溃疡，如食管下段、胃、十二指肠、胃肠吻合口及有异位胃黏膜的梅克尔憩室（Meckel diverticulum）。溃疡与糜烂不同，后者为局限性黏膜缺损，不累及黏膜肌，愈合后不遗留瘢痕。

【临床表现】 胃溃疡（gastric ulcer，GU）与十二指肠溃疡（duodenal ulcer，DU）发病之比为1∶4，后者男性明显多于女性，为 3∶1 ~ 10∶1。胃溃疡发病无性别差异。均以青壮年居多。临床上两者的共同表现为疼痛。十二指肠溃疡以饥饿性疼痛为主，有节律性，表现为疼痛-进食-缓解，疼痛在夏季多缓解，疼痛部位较固定和局限。胃溃疡则多表现为餐后疼痛，常发生在餐后半小时，疼痛部位常与溃疡发生部位和程度有关，如穿通性胃溃疡累及胰可产生背部疼痛。十二指肠溃疡患者食欲正常，体重常无明显改变，胃溃疡者则有明显体重减轻，这与患者因疼痛影响进食量有关，病程较长者常伴有营养不良和贫血。

【影像学检查方法的选择】 胃肠道钡餐造影是溃疡病最常用的影像学诊断方法，但不如胃肠内镜直观、准确。CT 及 MRI 仿真内镜技术来显示胃肠道的溃疡病变亦在探索之中。

【病理生理基础】

（一）胃溃疡

1. 形态 轮廓清晰，边界清楚，直径变异在 0.5 ~ 10.0cm 之间，大多数为 2.0cm 左右，溃疡周边可有黏膜水肿，底部为纤维瘢痕组织。

2. 胼胝性溃疡 指慢性溃疡经久不愈可使其周边及底部大量瘢痕组织形成，十分坚硬。

（二）十二指肠溃疡

1. 部位 90% 以上发生在十二指肠球部，前壁和后壁的发病率大致相等。5% 的十二指肠溃疡发生在十二指肠的第二部，而第三、四部的溃疡多见于佐林格-埃利森综合征的患者。

2. 十二指肠溃疡多为单发，亦可同时发生于前、后壁，称相对面溃疡。少数患者可出现复合性胃和十二指肠溃疡，但胃溃疡多位于胃窦部。

3. 形态 十二指肠溃疡多呈圆形，直径 1cm 左右，少数可呈线形，溃疡周边可充血水肿，底部为程度不等的纤维组织和瘢痕组织。

4. 溃疡愈合时形成瘢痕组织，严重时可形成狭窄，伴憩室形成可使十二指肠球部呈三叶草样变形。溃疡具有慢性穿透特性，腐蚀血管可致消化道大出血。

【影像学征象】

（一）胃溃疡

1. 钡餐造影表现

（1）良性龛影：是胃溃疡的直接征象（图 6-2-15）。

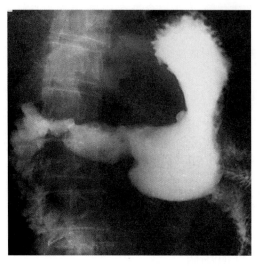

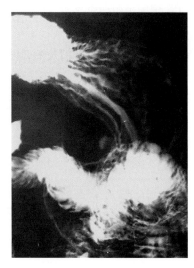

图 6-2-15　胃溃疡
上消化道造影,示胃小弯可见乳头状位于胃轮廓
外龛影,其间可见光滑透明线(Hampton 氏线)

图 6-2-16　胃溃疡
上消化道造影,示龛影口部与胃壁之间
较窄的光滑透明影(项圈征)

(2) 黏膜水肿带:是龛影口部一圈黏膜水肿造成的透明带,是良性溃疡的重要特征。有多种特殊的 X 线表现。

1) 黏膜线(Hampton line):为龛影口部一条宽约 1～2mm 光滑透明线。

2) 项圈征(collar sign):为龛影口部宽约 0.5～1.0cm 透明带,形如一个项圈而得名(图 6-2-16)。

3) 狭颈征:为龛影口部上下端明显狭小、对称光滑透明影,形如颈状。

(3) 黏膜纠集(converging folds),无中断。

(4) 其他间接征象

1) 痉挛切迹(incisura):为小弯溃疡在大弯壁上相对应处出现一个光滑凹陷。

2) 胃液分泌增多致空腹大量潴留液,钡剂涂布差。

3) 胃蠕动增强或减弱致胃排空加快或减慢。

4) 胃变形和狭窄,因瘢痕收缩所致,表现为"蜗牛胃"、"葫芦胃"或"B 型胃"和幽门狭窄、梗阻。

2. 胃特殊类型溃疡

(1) 穿透性溃疡(penetrating ulcer):龛影深而大,深度多超过 1.0cm 以上,口部有较宽大透亮带。

(2) 穿孔性溃疡(perforating ulcer):龛影大,如囊袋状,可见气钡二层或气、液、钡三层现象。

(3) 胼胝性溃疡(callous ulcer):龛影大,但直径不超过 2.0cm,而深度不超过 1.0cm,有较宽透明带伴黏膜纠集。

(4) 多发性溃疡:指胃内发生二个以上的溃疡,可在同一部位或相距较远。

(5) 复合性溃疡:指胃及十二指肠同时发生溃疡。

3. 胃溃疡恶变的 X 线征象

(1) 龛影周围出现小结节状充盈缺损、"指压征"或"尖角征"。

(2) 龛影周围黏膜皱襞杵状增粗、中断、破坏。

(3) 治疗中龛影增大,变为不规则。

(4) 胃溃疡恶变的后期与溃疡型胃癌 X 线表现一样,难以鉴别时统称为恶性溃疡。

(二) 十二指肠溃疡

1. 钡餐造影表现

(1) 良性龛影:是球部溃疡的直接征象,充盈加压像可见龛影周围有一圈光滑的透亮带,或

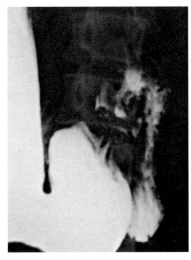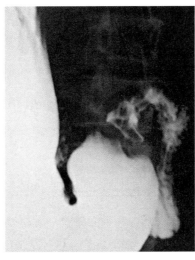

图 6-2-17　十二指肠球部溃疡

上消化道造影示球部黄豆大小龛影,十二指肠球部黏膜向龛影纠集

见放射状黏膜纠集(图 6-2-17)。

(2)球部变形:是诊断球部溃疡的重要征象。由瘢痕收缩、黏膜水肿、痉挛引起,表现为山字形、三叶草状、花瓣状、葫芦形或假性憩室形成,而且恒定存在。

(3)间接征象

1)激惹征:为炎症刺激所引起,表现为钡剂迅速通过球部不易停留。

2)十二指肠球部有固定压痛。

3)胃液有无分泌增多,胃蠕动增加或减弱。

4)并发症有出血、穿孔、梗阻及瘘管形成。

# 二、胃　癌

胃内恶性肿瘤以胃癌(carcinoma of stomach)为最多见,是我国主要的恶性肿瘤之一,其死亡率较高。胃癌的组织学类型为腺癌、黏液腺癌、印戒细胞癌、低分化腺癌和未分化癌。

**【临床表现】**　早期无明显症状,晚期出现上腹不适、膨胀感、隐痛感等。胃癌患者疼痛多无节律,进食不能缓解,常伴有食欲减退、消瘦、乏力。频繁呕吐多因胃窦部肿瘤致幽门梗阻而发生。胃癌早期或出血量少大便潜血阳性,出血量大时可出现呕血或黑便。当肿瘤进一步发展,可在上腹部扪及肿块,触及区域肿大淋巴结,如锁骨上淋巴结。由于胃癌早期发病隐匿,故临床就诊时,Ⅰ、Ⅱ期胃癌仅占 10% 左右,Ⅲ、Ⅳ期者高达 90%。

**【影像学检查方法的选择】**　钡餐造影检查对中晚期胃癌的诊断都有很大价值,但定性诊断还需结合内镜活检。CT 和 MRI 检查的重要价值在于直接观察癌肿侵犯胃壁、周围邻近组织及远处淋巴结转移情况和癌肿的分期与手术切除可能性评估及术后随访。CT 仿真胃内镜对胃癌有较高的检出率。血管造影检查主要用于消化道出血和胃癌的介入治疗。超声在胃癌的术前分期和黏膜下肿瘤的判断方面有价值,与 CT 检查有互补作用。核素检查和 PET 检查的作用有限。

**【病理生理基础】**　胃癌多发生于幽门区,约占一半左右,其次为贲门区、胃体区及广泛区。

(一)早期胃癌

指病变仅局限于黏膜及黏膜下层,无论病灶大小及有无局部淋巴结或远处转移。根据形态可分成三种亚型(图 6-2-18)。

1. 突起隆起型-Ⅰ型　病变呈结节状向胃腔内不规则隆起,直径约 2cm 以上,隆起高于胃黏

Notes

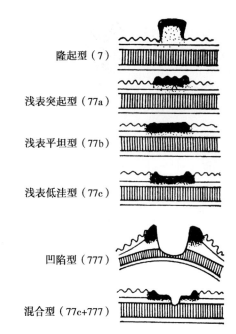

图 6-2-18　早期胃癌分型示意图

隆起型（Ⅰ）

浅表突起型（77a）

浅表平坦型（77b）

浅表低注型（77c）

凹陷型（777）

混合型（77c+777）

膜 2 倍以上，本型占早期胃癌 10% 左右。

2. **浅表隆起/突起型-Ⅱ型**　癌肿沿黏膜浸润，呈较平坦的斑块样糜烂，形状不规则，边界不清楚，根据形成可分为三型。

（1）浅表隆起型（Ⅱa）：隆起低于胃黏膜 2 倍。

（2）浅表平坦型（Ⅱb）：癌灶与周围黏膜几乎同高，既不隆起也不凹陷。

（3）浅表凹陷/低注型（Ⅱc）：癌灶较周围黏膜稍凹陷，其深度不超过黏膜厚度。

3. **凹陷型**　癌肿表面明显凹陷，不规则，其凹陷超过胃黏膜 2 倍以上，周边可见黏膜中断。

4. **混合型**　以上三型可同时存在。

**（二）中晚期胃癌（Borrmann 分类）**

1. **肿块型-Ⅰ型**　亦称菜花型或蕈伞型。肿块向腔内生长，表面粗糙，呈乳头状或结节状，可有溃疡形成。

2. **溃疡型-Ⅱ型**　肿瘤向胃壁生长，形成溃疡，边缘隆起呈堤岸状，周边黏膜中断破坏。

3. **浸润溃疡型-Ⅲ型**　肿瘤有较大溃疡，边缘隆起和破坏并存，肿瘤黏膜下浸润大于肉眼所见的肿瘤部分，本型约占 50%。

4. **浸润型-Ⅳ型**　先累及黏膜下结缔组织，可累及胃的一部或大部，使胃壁增厚，变硬，胃腔变窄。累及全胃时，则整个胃壁僵硬，形成皮革胃。本型恶性度最高，早期即可发生转移。

**（三）胃癌发展**

1. **直接蔓延**　可累及横结肠系膜、胰、腹膜、大网膜及肝。

2. **淋巴结转移**　胃淋巴结可为三组：第一组为肿块胃壁旁的浅淋巴结；第二组是引流浅组的深组淋巴结，如脾门、脾动脉、肝总、胃左及胰十二指肠动脉后的淋巴结；第三组包括腹腔动脉旁、腹主动脉、肠系膜根部及结肠中动脉周围的淋巴结。如第三组淋巴结被侵及，一般而言，胃癌多半失去根治机会。淋巴结远处转移多见于左锁骨上淋巴结。

3. **血行转移**　常见转移至肝、肺、骨、肾及中枢神经系统。

4. **种植转移**　种植于腹腔及盆腔，有时在胃癌很小时即可发生。

**【影像学征象】**

**（一）钡餐造影表现**

1. **早期胃癌**

（1）隆起型（Ⅰ型）：表现为小而不规则的充盈缺损，高度超过 5mm，边界清楚。

（2）表浅型（Ⅱ型）：表现为胃小沟、胃小区破坏呈不规则颗粒状，轻微凹陷小龛影，僵硬、界限尚清楚。①表浅隆起/突起型（Ⅱa 型）：癌肿突出高度不超过 5mm；②表浅平坦型（Ⅱb 型）：病灶几乎无隆起和凹陷；③表浅凹陷型（Ⅱc 型）：病灶轻度凹陷不超过 5mm。

（3）凹陷型（Ⅲ型）：表现为形态不规整，边界明显的龛影，深度超过 5mm，可见黏膜皱襞中断，杵状或融合。

但早期胃癌的诊断还有赖于胃镜活检。

2. **中晚期胃癌**

（1）蕈伞型癌：多表现为腔内不规则分叶状的充盈缺损，与正常胃壁界限清楚（图 6-2-19）。

Notes

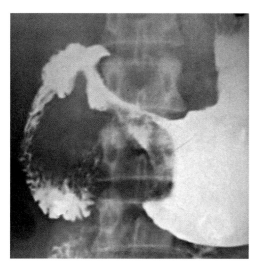

图 6-2-19　蕈伞型胃癌
上消化道造影示胃窦内巨大充盈缺损,边界较
清楚,邻近胃壁僵硬,胃腔狭窄

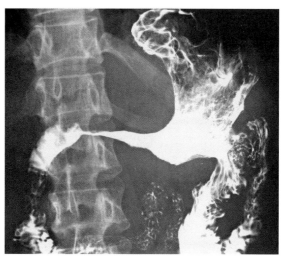

图 6-2-20　浸润型胃癌
上消化道造影示胃窦及胃体胃壁僵硬,胃腔
狭窄,形似"皮革袋状胃"

也可表现为局部胃腔狭窄,胃壁僵硬。

（2）浸润型癌:多表现为胃腔狭窄,胃壁僵硬。胃壁广泛受累时形成"皮革袋状胃"（leather bottle stomach）（图 6-2-20）。

（3）溃疡型癌:多表现为恶性龛影,常有下列征象:①指压征（finger pressure sign）:指因黏膜及黏膜下层癌结节浸润使龛影口部有向龛影隆起的不规则的弧形压迹,如手指压迫样,加压后显示清晰。②裂隙征:指在两指压征之间指向口部的尖角,为溃疡周围的破裂痕迹或两个癌结节间的凹陷。③环堤征:指在正位上环绕龛影的宽窄不一的不规则透明带,切线位呈半弧形,为肿瘤破溃后留下的隆起边缘（图 6-2-21）。④半月征（meniscus sign）:为龛影位于轮廓内、龛影周围环堤及龛影大而浅的综合征象,呈半月形,切线位加压投照时显示清晰。⑤黏膜皱襞破坏、中断、消失或黏膜皱襞结节状或杵状增粗,癌肿区胃蠕动消失。

3. 特殊部位的胃癌

（1）贲门癌:胃底贲门区肿块突入胃腔,食管下端不规则狭窄,钡剂入胃时绕肿块分流,黏膜破坏,局部胃壁僵硬。

（2）胃窦癌:胃窦区不规则狭窄,可见不规则腔内龛影,黏膜破坏,胃壁僵硬,蠕动消失,钡剂排空受阻。

（二）CT 表现

蕈伞型可见突向胃腔内的息肉状的软组织肿块密度影;浸润型为胃壁增厚,其范围依局限型与弥漫型而定;溃疡型表现为肿块表面有不规则的凹陷。不规则增厚的胃壁,有不同程度的强化。胃周围脂肪线消失提示癌肿已突破胃壁。

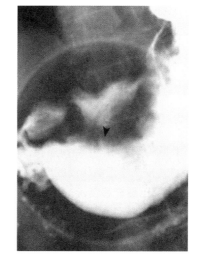

图 6-2-21　溃疡型胃癌
上消化道造影,示胃小弯腔内半月形龛影,龛影周围呈指压样不规则充盈缺损（环堤）,在指压迹间可见指向龛影的尖角（箭头）

**【诊断与鉴别诊断】**

（一）良恶性胃溃疡鉴别要点（表6-2-1）

表6-2-1　胃良、恶性溃疡的X线鉴别诊断

| | 良 性 溃 疡 | 恶 性 溃 疡 |
|---|---|---|
| 龛影形状 | 圆形或乳头状、边缘光整 | 大而浅、不规则、尖角样 |
| 龛影位置 | 突出于胃轮廓外 | 位于胃轮廓内 |
| 龛影边缘 | 光滑 | 不规则 |
| 龛影大小 | 直径<1.0cm | 直径>2.0cm |
| 龛影口部及周围情况 | 黏膜线、项圈征、狭窄征、月晕征、黏膜皱襞纠集 | 环堤征、半月征、指压征、裂隙征、黏膜皱襞破坏、中断 |
| 邻近胃壁 | 柔软、有蠕动波 | 僵硬、蠕动消失 |

（二）胃窦良、恶性狭窄的X线鉴别诊断（表6-2-2）

表6-2-2　胃窦良、恶性狭窄的X线鉴别诊断

| | 良性狭窄 | 恶性狭窄 |
|---|---|---|
| 狭窄段形态 | 整齐，形态可变 | 不规整，漏斗状 |
| 腔内肿块 | 无 | 有 |
| 病变与正常分界 | 无明显分界 | 分界清晰 |
| 黏膜破坏、中断 | 无 | 有 |
| 胃壁形态 | 柔软，蠕动良好 | 僵硬，蠕动消失 |

**【胃癌临床病理分期】**　胃癌的临床病理分期对判断预后和临床诊疗方法的选择十分重要。它以TNM分期为基础并考虑肿瘤浸润深度，转移淋巴结与原发癌边缘的距离来判断。此方法为我国胃癌分期的标准。

（一）TNM分期

1. 肿瘤浸润的深度（T）

$T_{is}$:肿瘤仅局限于黏膜层;$T_1$:浸润黏膜和黏膜下层;$T_2$:浸润至肌层或浆膜下层;$T_3$:穿透浆膜层;$T_4$:侵及邻近结构或腔内扩散至食管、十二指肠。

2. 淋巴结转移情况（N）

$N_0$:无淋巴结转移;$N_1$:距肿瘤边缘3cm以内的淋巴结转移;$N_2$:距肿瘤边缘3cm以外的淋巴结转移,包括肝总、胃左、脾及腹主动脉周围淋巴结转移。

3. 远处转移情况（M）

$M_0$:无远处转移;$M_1$:有远处转移,包括第12、13、14、16组淋巴结转移。

（二）临床分期

0 期:$Tis\ N_0M_0$

Ⅰ期:$Ⅰ_a$:$T_1N_0M_0$;$Ⅰ_b$:$T_1N_1M_0$、$T_2N_0M_0$

Ⅱ期:$T_1N_2M_0$、$T_2N_1M_0$、$T_3N_0M_0$

Ⅲ期:$Ⅲ_a$:$T_2N_2M_0$、$T_3N_1M_0$、$T_4N_0M_0$;$Ⅲ_b$:$T_3N_2M_0$、$T_2N_1M_0$

Ⅳ期:$T_4N_2M_0$、$T_{1\sim4}N_{0\sim2}M_1$

# 三、十二指肠憩室

Notes

十二指肠憩室（duodenal diverticulum）很常见,常发生于60~70岁的老人,男女发病一致,可

能与肠内压力长期增高有关。

【临床表现】　十二指肠憩室多无症状,少数患者因憩室引流不畅可产生上腹部不适、嗳气、恶心、体重下降。解痉药或改变体位可缓解症状。如果并发炎症、溃疡或结石等,上述症状可持续存在,并右上腹部有压痛。憩室可压迫胆总管和胰管引起胆道梗阻或胰腺炎。十二指肠憩室可发生出血或穿孔引起急腹症。

【影像学检查方法的选择】　钡餐造影检查是最主要的检查方法,尤其是低张双重对比造影有助于显示小憩室。

【病理生理基础】　十二指肠憩室多为单发,大小不一。绝大多数憩室位于十二指肠内侧,距瓦特氏壶腹2.5cm范围之内。少数可发生在十二指肠水平部和升部。球部真憩室少见,多为溃疡瘢痕收缩或外在炎性粘连牵拉而形成的假憩室。真性十二指肠憩室壁有黏膜、黏膜下肌层和浆膜。

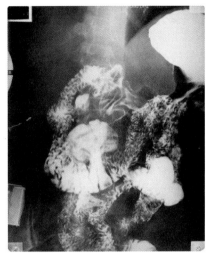

图6-2-22　十二指肠憩室

上消化道造影示十二指肠水平部巨大憩室
并可见十二指肠黏膜伸入其内

【影像学征象】　钡餐造影表现。

憩室一般呈囊袋状,有时囊内可见钡剂、液体和空气(图6-2-22)。如伴发憩室炎,可见憩室内黏膜增粗。如憩室炎波及乳头,可见因乳头水肿所造成十二指肠黏膜压迹,严重者可造成胆总管压迫形成梗阻,临床上常将此称为"十二指肠乳头旁憩室综合征"。

## 四、肠　结　核

肠结核(intestinal tuberculosis)多继发于肠外结核,原发性肠结核约占肠结核的10%以下。吞服含结核分枝杆菌的痰、血行播散和女性生殖器官结核直接播散可能是发生肠结核的病因。肠结核可发生于任何年龄,但以中青年发病居多,约占半数以上,女性多于男性。

【临床表现】　肠结核早期可无症状,且起病缓慢,可伴有一般性的结核中毒性症状,如低热、盗汗、虚弱等。发病典型者具有右下腹疼痛,且常因进食后而诱发。腹泻常与腹痛相伴,为半成形或水样便,每日可达数次或数十次,重症者可为脓便。有时腹泻与便秘交替发生。肠结核患者常有体重下降、贫血等症状,查体可在右下腹触及包块,有压痛。

【影像学检查方法的选择】　钡餐造影是首选的检查方法,其征象常为非特异性,但结合临床和实验室表现一般可作出较为可靠的诊断。钡剂双重对比灌肠检查可显示回盲瓣细微结构和变形,可作为与克罗恩病鉴别诊断的参考。

【病理生理基础】　肠结核可发生在小肠和结肠任何部位,但以回盲部发病率最高,达80%以上,这可能与肠内容物在该部停留时间较长和该部淋巴组织较丰富有关。常与腹膜结核、肠系膜淋巴结结核并存。大体病理上分溃疡型和增殖型,以溃疡型多见,但实际上难以区分。

【影像学征象】

(一)溃疡型肠结核

1. 跳跃征或激惹征象因回盲部炎症溃疡形成,钡剂通过此段迅速,不能正常停留,致回肠末端、盲肠和升结肠充盈不良或少量钡剂充盈呈细线状,而上、下两端肠管则充钡正常。是溃疡型肠结核典型表现。

2. 在充盈时小刺状龛影使管壁轮廓不规则,为小溃疡形成所致。

3. 黏膜皱襞增粗、紊乱。

4. 管腔狭窄中期为肠管痉挛收缩,晚期为瘢痕性狭窄,收缩致回盲部缩短(图6-2-23),狭窄以上肠管扩张。病变常累及回盲瓣。

### (二)增殖型肠结核

盲肠及升结肠管腔狭窄、缩短和僵直感,狭窄的回肠近段扩张致小肠排空延迟。黏膜皱襞增粗紊乱、消失,常见息肉样充盈缺损。钡灌肠显示上述表现恒定不变。

# 五、克 罗 恩 病

克罗恩病(Crohn disease)病因未明,多见于青年人,女性略多于男性。本病过去亦曾被称为"局限性肠炎"、"节段性肠炎"等。欧美发病率较我国高。

【临床表现】 疾病早期可无症状,临床病程缓慢。间歇性腹痛和腹泻,在排气和排便后可缓解为最常见症状。腹痛部位与病变发生部位有关,病变累及胃十二指肠时疼痛部位与溃疡病相似,侵犯回盲部疼痛发生在脐周。累及远端结肠可出现里急后重或便秘等,手术后易复发。

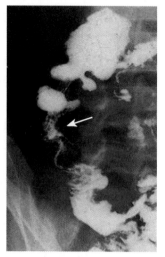

图6-2-23　肠结核
消化道造影示盲肠、升结肠变窄缩短,回盲瓣及回肠末端受累、缩窄,黏膜增粗紊乱,与正常黏膜移行(↑)

克罗恩病的常见并发症有肠梗阻、窦道和瘘管形成、肛门周围或直肠周围脓肿、腹腔脓肿、消化道出血、肠穿孔和癌变,癌变多见于结肠型克罗恩病。

【影像学检查方法的选择】 口服钡剂小肠造影可显示病变部位和范围以及肠管狭窄、瘘管,特别是气钡双重对比造影可显示早期溃疡性改变,如纵行溃疡和裂隙溃疡以及卵石征,是最有价值的检查方法。CT与MRI检查作为辅助方法,可显示肠壁增厚,盆腔和腹腔脓肿等。

【病理生理基础】 克罗恩病为肉芽肿性炎性病变,常合并溃疡与纤维化,可累及全胃肠道任何一段,病变呈节段性或跳跃性分布。小肠和结肠同时受累最为常见,约为50%左右;末端回肠发病率为30%～40%;结肠单独发病者较少。

肉眼早期病变呈口疮样小溃疡,大小不等,可伴出血。较大溃疡边界清楚,底为白色。溃疡呈纵形排列,大小不等,不连续。肠壁的裂隙溃疡可深达固有肌层,可形成跨壁穿透,这是内瘘管、皮肤瘘管和脓肿的基础。肠黏膜面因黏膜下炎症、水肿和纤维化可呈鹅卵石样改变。由于水肿和淋巴管扩张及胶原纤维数量增加,可使黏膜下层增宽、肠壁增厚,以后形成纤维狭窄。几乎所有病例均有肠壁增厚和肠腔狭窄,有时可见肠壁炎性息肉。镜下病变主要为炎性细胞浸润黏膜下层,黏膜层可见陷窝脓肿。约50%病例可见肠壁非干酪性肉芽肿,为本病重要的病理特征之一。

【影像学征象】

(一)钡餐造影表现

1. 早期黏膜"口疮样"溃疡 表现为散在分布的直径2mm左右的类圆形钡点,周围为水肿所致的透亮晕影。病变进展则发展成横行或纵行溃疡,呈条纹状影,多出现在肠系膜附着侧。裂隙状溃疡为深在溃疡,其深度可超过3mm,在切线位肠壁上呈尖刺状突起(图6-2-24)。

2. "卵石"状或息肉样充盈缺损 因溃疡间黏膜肉芽组织增生,使黏膜隆起所致。一般认为是克罗恩病较特异性改变。

3. 局限性环状狭窄和管状狭窄 因肠壁的炎性增生和纤维化致肠壁增厚、管腔狭窄。末端回肠最易受累,狭窄多呈线状,是克罗恩病较经典的征象(图6-2-25)。

4. 溃疡易发生穿孔,形成肠曲间瘘管,亦可形成脓肿,钡剂有时可进入脓肿。粘连可使肠曲形态僵硬、固定。

Notes

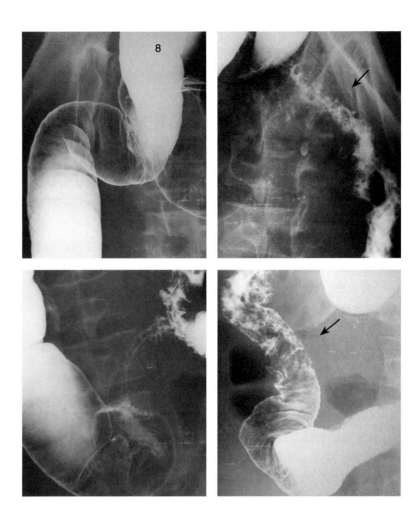

图 6-2-24　克罗恩病
钡剂灌肠,示回肠末端黏膜紊乱,其间可见小卵石样充盈缺损影(双重对
比像),切线位见沿肠壁小尖刺状龛影(↑)

## (二) CT 表现

可发现肠壁增厚、脓肿和肠系膜及肠曲的异常改变。

# 六、结 肠 癌

结肠癌(colonic carcinoma)是胃肠道内常见的恶性肿瘤,我国结肠癌的发病率低于欧美国家,但近年来有上升趋势,特别是大城市,其年发病率也达(21~22)/10 万,男女之比为 1.42:1,发病高峰年龄为 40~49 岁。

【临床表现】　患者早期多无症状,确诊时多为晚期。结肠癌的临床症状取决于病变发生部位,右侧结肠癌以腹部包块、腹痛及贫血为多见;左侧则以便血、腹痛及便频为主,易发生梗阻;直肠癌以便血、便频及便细为多见。

【影像学检查方法的选择】　钡剂灌肠可显示进展期结肠癌,发现早期病变欠佳。气钡双重造影易

图 6-2-25　克罗恩病
钡剂灌肠示回肠末端及降、横结肠广泛
受累,肠腔狭窄(↑)

Notes

于发现大于1cm的肿瘤,但对小于1cm肿瘤及乙状结肠病变易发生漏诊。CT与MRI对肿瘤分期具有较高价值。超声一般用于了解有无肝、肾、腹腔淋巴结转移,腔内超声可显示肠壁浸润深度和范围,周围淋巴结转移情况,对有肠腔狭窄者则超声探头不易通过。

**【病理生理基础】**

1. 结肠癌好发部位依次为乙状结肠、盲肠、升结肠、降结肠,极少数患者可为2处同时发病。细胞类型多为腺癌,其次为黏液腺癌,印戒细胞癌,未分化癌及鳞癌等。

2. 早期结肠癌分为隆起型、浅表型和凹陷型。进展期结肠癌一般分为四型:①隆起型:外观为息肉隆起和广基盘状隆起,后者表面可形成溃疡;②溃疡型:溃疡深达肌层,有环堤形成。如溃疡伴周边浸润,则无环堤表现;③浸润型:肿瘤在肠壁内浸润,致肠壁增厚,肠腔狭窄;④胶样型:肿瘤外观及切面呈胶冻状。上述四型以溃疡型居多,占一半以上。

3. 结肠癌扩散途径主要为:①直接蔓延:表现为壁外浸润,使邻近器官受累,如直肠癌常累及膀胱、前列腺、输尿管等;②淋巴转移:主要为结肠旁淋巴结,再引流至系膜淋巴结,最后转移至血管蒂根部中央淋巴结;③血行转移:以肝为多见,其次为肺、胃、肾、卵巢、皮肤等;④种植转移:穿破浆膜后肿瘤细胞脱落至腹腔内和其他脏器表面。

**【影像学征象】**

(一)钡餐造影表现

1. **隆起型**  表现为腔内充盈缺损,缺损边界清楚,轮廓不规则,伴黏膜破坏,缺损多偏于管壁一侧或环绕整个肠壁,形成管腔狭窄。

2. **浸润型**  多表现为管腔环形狭窄,轮廓欠光滑,管壁僵硬,边界清楚,易造成肠梗阻。

3. **溃疡型**  表现为较大且不规整的龛影,沿结肠长轴发展,边缘有尖角及不规则的充盈缺损,肠壁僵硬,结肠袋消失。其典型X线表现为"苹果核征"(apple-core sign),造成"苹果核征"狭窄段的两端是溃疡的环堤,中央的管腔狭窄段为癌性溃疡形成的癌性隧道。结肠气钡双重对比造影能更清楚地显示腔内不规则软组织肿块影(图6-2-26)。

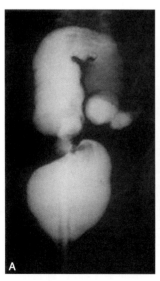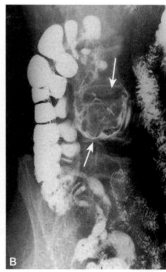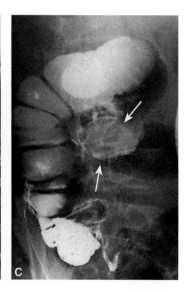

图6-2-26　结肠癌

A. 钡剂灌肠,示直肠壶腹部局限性不规则狭窄;B. 小肠造影示横结肠近肝曲肠腔内不规则充盈缺损,表面不光滑,黏膜破坏,与正常肠腔界限清楚(↑);C. 与B为同一病例,充气后显示出软组织肿块影(↑)

(二)CT表现

1. 充盈对比剂后,CT可显示腔内软组织块影、不规则的管壁增厚或狭窄。肿瘤与周围脂肪界限不清,提示癌肿向腔外侵犯,增强扫描癌肿显示更清楚,尤其是对肠壁外浸润的评估。

Notes

2. CTVE可检出结肠内0.5cm以上的隆起息肉。对腔内肿块或管腔狭窄的发现率极高,对显示狭窄后的情况有独到之处。

**(三)MRI表现**

癌肿在$T_1WI$上信号低于直肠壁,$T_2WI$上信号增高。用直肠内线圈对显示癌肿侵犯的深度和局部淋巴结转移的价值更高。直肠癌术后复发,$T_2WI$上信号高于瘢痕组织。DWI对病灶定性、淋巴转移有价值。

**【诊断与鉴别诊断】**　回盲部常见疾病的鉴别诊断(表6-2-3)。

表6-2-3　回盲部常见疾病的影像鉴别诊断

| | 肠结核 | 克罗恩病 | 溃疡性结肠炎 | 结肠癌 |
| --- | --- | --- | --- | --- |
| 好发部位 | 盲肠及升结肠 | 盲肠及升结肠 | 直肠,上行性发展 | 乙状结肠、盲肠、升结肠 |
| 病变特征 | 跳跃性 | 区域性 | 连续性 | 局限 |
| 溃疡形态 | 浅而不规则 | 纵行和环形溃疡,口疮样溃疡裂隙 | 肠壁微小溃疡,典型为地图样溃疡 | 大而不规则龛影,沿周边充盈缺损 |
| 溃疡分布 | 横轴方向,呈环状分布 | 纵轴方向,散在 | 弥散性 | 沿结肠长轴发展 |
| 溃疡周围 | 可见正常黏膜 | "卵石"样黏膜隆起 | 假息肉形成 | 出现环堤,管壁僵硬,管腔狭窄,软组织肿块 |
| 溃疡激惹症 | 有 | 有 | 有 | 无 |
| 愈后期表现 | 结肠缩短、变形,环形狭窄,假憩室,瘢痕收缩 | 非对称狭窄,憩室样变形,炎性息肉 | 肠管狭细、缩短,呈铅管状,皱襞消失 | — |
| 其他表现 | 回盲瓣开大 | 易形成瘘管及脓肿,肛门病变 | 反流性回肠炎改变 | 周边及肝、局域淋巴结转移 |

**【结肠癌分期】**

**(一)TNM分期**

1. 原发肿瘤范围(T)

$T_1$:未侵及黏膜下层;$T_2$:侵及固有层;$T_3$:侵至浆膜下层;$T_4$:穿透浆膜或侵入邻近组织。

2. 区域淋巴结转移(N)

$N_0$:无淋巴结转移;$N_1$:肠旁1~3个淋巴结转移;$N_2$:肠旁>3个淋巴结转移;$N_3$:系膜血管淋巴结转移。

3. 远位转移(M)

$M_0$:无转移;$M_1$:有转移

**(二)临床分期**

Ⅰ期:$I_a$:肿瘤局限于黏膜及黏膜下层,无淋巴结及远处转移;$I_b$:肿瘤浸润黏膜固有层,无淋巴结及远处转移。

Ⅱ期:肿瘤浸润黏膜各层,无淋巴结及远处转移。

Ⅲ期:有淋巴结转移而无远处转移;无淋巴结及远处转移,但肿瘤浸润邻近组织及器官。

Ⅳ期:有远处转移。

# 七、结肠腺瘤

结肠腺瘤(colonic adenoma)是发生在结肠的一种息肉性病症,是息肉中最常见的一种组织

Notes

学类型,以往常称为腺瘤性息肉(adenomatous polyp)或息肉样腺瘤(polypoid adenoma),现在已统称为管状腺瘤(tubular adenoma),属结肠癌的癌前病变。结肠腺瘤无论其大小,部位如何,一旦确诊均应手术切除或经内镜摘除,标本应作病理学检查。

【临床表现】　大多数无任何自觉症状,而是在结肠镜检查或 X 线钡剂灌肠中无意发现。临床最常见的症状为便血,可呈鲜红色或暗红色布于粪便表面,出血量不多;或表现为便潜血阳性,贫血;偶有下消化道大出血。偶有较大的有蒂腺瘤引起肠套叠,肠梗阻,并有腹痛。多发腺瘤或腺瘤较大时,可出现腹痛,便秘,腹泻,排便习惯改变等症状。

【影像学检查方法的选择】　气钡双重对比灌肠造影是首选的影像学检查方法,但直肠指诊和纤维乙状结肠镜检是直肠和乙状结肠腺瘤的主要诊断步骤。CT 和 MR 仿真内镜可以发现数毫米大小的病变,有一定的实用价值。

【病理生理基础】

1. 形态学分类　按照传统腺瘤可分为有蒂和广基两种。按照腺瘤的外观形态分为隆起性腺瘤、扁平腺瘤和凹陷性腺瘤。

2. 组织学分类　绒毛状成分<20%者属管状腺瘤,>80%者为绒毛状腺瘤(villous adenoma),介于20%~80%之间者属混合腺瘤。管状腺瘤最常见,以有蒂者居多,>2cm 时癌变率显著增高;绒毛状腺瘤好发于直肠和乙状结肠,是一种癌前病变,癌变率为40%,多为广基型;混合型腺瘤又称管状绒毛腺瘤(tubular villous adenoma),在组织学具有管状腺瘤与绒毛状腺瘤特征,其癌变率介于管状腺瘤与绒毛状腺瘤之间。

【影像学征象】

(一) 气钡双重对比灌肠造影表现

1. 造影表现　结肠腔内境界光滑锐利的圆形或椭圆形充盈缺损,有时可呈分叶状或者绒毛状。双对比相呈表面涂有钡剂的环形软组织影(图 6-2-27),有时亦可见长短不一的蒂,长蒂者具有一定的活动性。

2. 恶变　腺瘤体积短期内迅速增大;外形不光滑、不规整;带蒂者顶端增大并进入蒂内,至蒂变短形成一个广基肿块;基底部肠壁形成凹陷切迹等。在检查时,需要多轴面观察与加压相结合方能显示,并注意与肠腔内气泡和粪块的识别。

(二) CT/MR 仿真内镜表现

隆起性息肉表现为肠腔内局限性突起,表面光滑,宽基底或者窄蒂与肠壁相连。在 VRT 像上,与邻近肠壁的色泽基本一致(图 6-2-28)。如果在 CT/MR 增强后进行内镜成像,息肉将与肠壁同时强化,有助于与肠腔内残留的粪便加以鉴别。

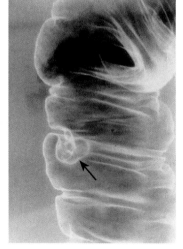

图 6-2-27　结肠腺瘤
双重对比钡剂灌肠,示降结肠见一个
分叶状腺瘤样息肉(黑箭)

【与结肠腺瘤伴发的综合征】　家族性腺瘤性息肉病(familial adenomatous polyposis,FAP)又称家族性结肠息肉病,是一种常染色体显性遗传性疾病,整个大肠布满大小不一的腺瘤。本病非先天性疾病,而是随青春期发育逐渐出现。出现症状均在 20 岁,40 岁左右可发生癌变。常见症状是出血、腹泻、黏液便、肠梗阻、穿孔或贫血、甚至恶病质等。

腺瘤多发且大小不一,数目一般在 100 个以上,90% 腺瘤<0.5cm。腺瘤密集分布于全部结肠,以直肠和乙状结肠为高发部位。家族性腺瘤性息肉病的癌变率为 100%,但不是指所有的腺瘤均发生癌变。

Notes

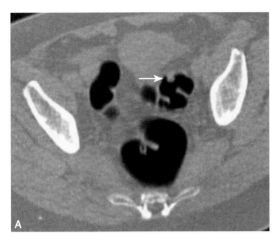
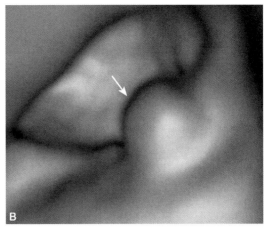
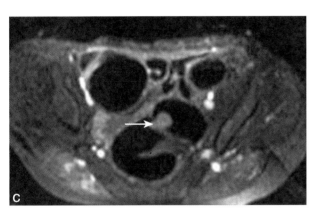
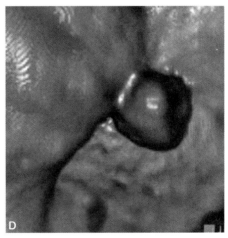

图 6-2-28　结肠腺瘤

A. 横轴位 CT,示边界光滑的乙状结肠息肉(白箭);B. CTVE,示无蒂息肉(箭头);C. 3D 梯度回波成像(口服水对比剂及静脉注射钆苯酸后),示乙状结肠壁突向肠腔内的大约 12.0mm 息肉(白箭);D. CTVE,示窄蒂息肉

双重对比造影可见大小均一或大量密集在一起成团块状影,另外患病结肠无激惹、结肠袋正常,结肠无短缩。结肠黏膜无溃疡形成亦是本病一个特征性表现。

## 八、胃肠道间质瘤

胃肠道间质瘤( gastrointestinal stromal tumor,GIST)是一种间质细胞起源的、非定向分化的少见肿瘤。目前认为肿瘤来源于可分化为 Cajal 间质细胞的祖细胞。50 岁以上发病,无性别差异。肿瘤发生于胃约占 60% ~70% ,小肠约占 20% ~30% ,结直肠约占 1% ~5% ,食管则少于 5% ,约 20% ~30% 的肿瘤为恶性。转移以腹腔种植及肝多见,淋巴结较少见。

【临床表现】　临床症状有无取决于肿瘤大小及其发生部位,以上腹部疼痛、胃肠道出血、肠梗阻或腹部包块多见。但是大多数无任何自觉症状,而是在内镜检查或体检中无意发现。恶性GIST 可有体重减轻、发热等症状。

【影像学检查方法的选择】　气钡双重对比造影对于显示 GIST 有重要帮助。CT 有助于显示不同种类、部位 GIST 的大小、外形、质地及其肿瘤内部变化如出血、坏死、囊变、钙化、溃疡、有无与胃肠道相通及其对毗邻结构的影响、有无远隔脏器转移。GIST 的 MR 检查无特异性表现。

【病理生理基础】

1. 形态学表现　肿瘤多呈圆形、类圆形,直径在 1 ~2cm 至 20cm 不等,单发或多发,无包

Notes

膜。可突向胃肠道腔内或腔外生长。切面灰白至棕褐色,多为实性,可见坏死或囊变。

2. 镜下表现 由梭形细胞构成,部分可见上皮样细胞特征。GIST 中 *c-kit*(原癌基因)和血小板来源生长因子受体 α(PDGFR α)突变检测表明,约85%的 GIST 有 *c-kit* 突变,无 *c-kit* 突变者中35%有 PDGFR α 突变,这二者都有胞浆酪氨酸激酶活性,活化细胞内信号通路相似,从而促进细胞增殖和抑制细胞凋亡。*C-kit* 以酪氨酸激酶(CD117)的形式表达,故 GIST 免疫组化染色时约有95%呈 CD117 阳性,70%呈 CD34 阳性,具有特征性。

【影像学征象】

(一)胃肠道气钡双重对比造影表现

胃肠道腔内见边界光滑的圆形、类圆形充盈缺损或半圆形充盈缺损,表面溃疡形成时可见浅龛影(图6-2-29A);当肿块主要向胃肠道腔外生长时可见胃肠道受压,形成局部肠管空白区域,并见肠黏膜紊乱。如果肿瘤破溃并与胃肠道相通,可见钡剂填充于肿瘤内。

(二)CT 表现

胃肠道腔内可见圆形、类圆形软组织肿块,密度均匀或肿块内见片状不规则低密度区(图6-2-29B);肿块腔内面或可见坏死、糜烂形成的浅表溃疡;向胃肠道外生长的软组织肿块,部分可与胃肠道壁关系密切,部分与胃肠道是否关联难以判定。肿块内坏死区与胃肠道腔相通时,内可见对比剂充盈,肿块周围毗邻结构可见推移征象(图6-2-30)。如肿瘤为恶性,或可见肝内转移灶表现。增强扫描后肿瘤显示均匀或不均匀强化,低密度区代表肿瘤内部的坏死液化。

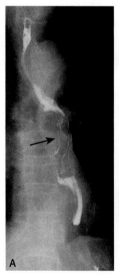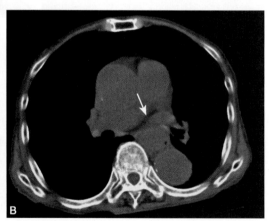

图6-2-29 胃肠道间质瘤

A. 食管钡餐造影,气管分叉水平以下见长径约5.95cm的偏心性充盈缺损,腔内面欠光滑,可见小龛影(黑箭);B. 与 A 为同一病例,CT 横轴位示气管隆嵴水平食管右侧壁见软组织肿块影,相应水平食管腔呈细线状狭窄(白箭)

(三)MRI 表现

肿瘤实性部分在 $T_1WI$ 上表现为低至中等信号;$T_2WI$ 上表现为高信号。若肿瘤有出血,则由于出血时间不一致,使得坏死液化区在 $T_1WI$ 和 $T_2WI$ 上表现从高信号到低信号的不同变化。增强扫描后肿瘤实性部分表现均匀或不均匀强化。

Notes

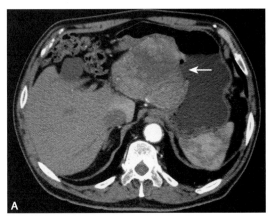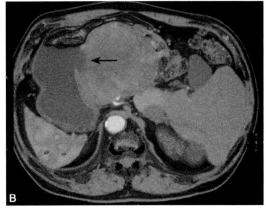

图 6-2-30　间质瘤

A. CT 横轴位图像,动脉期,肝胃韧带区见不均质软组织肿块,周边部分明显不均匀强化,肿块中间可见片状不规则低强化区,其胃小弯侧可见一浅龛影,与胃腔相通(白箭);B. 与 A 同一病例,容积再现图像,龛影(黑箭)

# 第四节　肝　疾　病

## 一、肝　硬　化

肝硬化(liver cirrhosis)是一种常见的慢性病,是以肝细胞变性、坏死、再生、纤维组织增生、肝结构和血管循环体系改建为特征的一种病理过程。主要病因是肝炎、血吸虫病、酒精中毒、营养缺乏、慢性胆道梗阻等;国内以乙型肝炎为主要病因。

【临床表现】　肝硬化患者临床上以肝功能损害和门脉高压(portal hypertension)为主要表现。肝硬化代偿期:患者无明显不适或仅有疲乏、腹胀等症状,肝、脾增大,硬度增加。失代偿期:肝逐渐缩小,临床出现腹水(ascites)、脾肿大(splenomegaly)、食管静脉曲张,晚期出现黄疸、上消化道出血、肝性脑病等。预后不良。

【影像学检查方法的选择】

1. 食管吞钡检查用于判断有无食管和胃底静脉曲张,静脉曲张的程度和范围。

2. CT 扫描为肝硬化的首选检查方法,能充分反映肝硬化的大体病理形态改变,有利于检出有无腹水、门脉高压及食管和胃底静脉曲张,以及是否合并肝癌。CT 增强扫描还可判断门静脉内有无血栓形成和侧支循环。经导管经脾动脉或肠系膜上动脉注射对比剂后肝 CT 扫描,为门静脉 CT 造影检查,可用于门脉病变的诊断,鉴别肝内病灶的血供来源,是一种有创性检查,多在 DSA 检查之后进行。

3. MR 可作为辅助检查手段,其诊断肝硬化的价值与 CT 相似。无需注射对比剂即可显示门静脉血栓形成和侧支循环。

4. DSA 用于显示肝硬化时肝动脉分支的变化。间接或直接门静脉造影可反映门脉高压及曲张静脉的情况。采用经颈静脉肝内门体分流术可对不适宜外科手术分流的门脉高压患者进行介入治疗,还可应用经门体侧支介入治疗胃静脉曲张。

5. USG 可以发现肝形态的变化,肝内回声异常和再生结节,肝静脉、肝动脉、门静脉管径和流速的改变,侧支循环血管显影,脾大,腹水等。

【病理生理基础】

1. 病理上可以分为门脉性、坏死后和胆汁性肝硬化。

(1) 门脉性肝硬化(portal cirrhosis)的早、中期肝体积正常或略大,重量增加,质地正常或稍

Notes

硬,伴明显脂肪变性。后期肝体积缩小,重量减轻,硬度增加。肝表面和切面见许多由一至数个假小叶构成的颗粒和结节,最大结节直径常不超过 1.0cm。镜下见正常肝小叶结构破坏,由广泛增生的纤维组织将原来的肝小叶分割包绕成大小不等、圆形或椭圆形的肝细胞团,即假小叶。

（2）坏死后肝硬化(postnecroticcirrhosis)的肝体积缩小以左叶为明显,重量减轻,质地变硬。肝表面和切面见较大且大小不一的结节,最大结节的直径可达 6.0cm。镜下见肝实质呈灶状、带状甚至整个肝小叶坏死,代之以纤维组织增生形成间隔,将原来的肝小叶分割为假小叶。纤维间隔不规则、厚薄不均,假小叶大小不等、形态各异。

（3）胆汁性肝硬化(biliary cirrhosis)较少见,肝体积常增大,晚期可轻度缩小,硬度中等,表面平滑或呈细颗粒状。小叶的改建较前两者轻。

2. 一般随着病变的发展,肝逐渐缩小、变硬,肝表面变得凹凸不平,肝内血管受到增生结节和纤维化组织的压迫,血流受阻,门脉压力升高,进而侧支循环(collateral blood flow)开放和扩张,导致消化道出血等一系列并发症。门静脉内血流缓慢还可致血栓形成。

【影像学征象】

（一）钡餐造影表现

X 线表现参见本章第二节食管疾病中的“二、食管静脉曲张”。

（二）CT 表现

肝硬化的 CT 表现与临床症状和肝功能异常可以不一致,可先于临床症状,或在临床症状之后出现异常的 CT 征象。

1. 早期肝硬化　肝体积正常或增大。

2. 中晚期

（1）肝缘轮廓呈结节状凸凹不平;肝缩小,肝叶比例失调,通常是肝右叶萎缩,左叶和尾状叶增生肥大;肝门和肝裂增宽(图 6-2-31)。

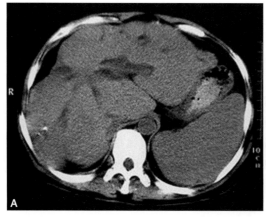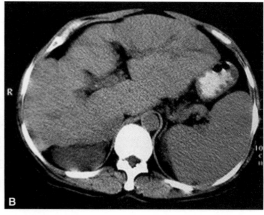

图 6-2-31　肝硬化
CT 平扫,示肝形态异常,肝叶比例失调,肝门及汇管区增宽,脾体积增大

（2）脾增大,至少超过 5 个肋单元。

（3）静脉曲张:常见于肝门、胃周和食管下段,呈簇状或条索状软组织密度影,重者累及腹膜后的静脉血管。

（4）常伴有不同程度脂肪变性,导致全肝或局部密度下降;可伴有腹水,显示肝外围一圈低密度影。

3. 如怀疑合并肝癌时需进行增强扫描

（1）肝硬化再生结节(regenerating nodule):在 CT 平扫中不易与肝癌鉴别,需作动态增强扫描:肝硬化再生结节的强化程度与正常肝实质一致,而肝癌则在动脉期显示明显快速强化,门静

Notes

脉期,其强化程度低于正常肝实质。

（2）门静脉血栓(portal vein thrombosis)：显示门静脉内有充盈缺损。

（三）MRI 表现

1. 肝硬化 MRI 表现与 CT 所见相似。

2. 肝再生结节在 $T_1WI$ 上一般呈等信号,$T_2WI$ 上呈低信号,当结节呈等信号或高信号时,提示癌变。

3. MR 门脉造影可显示门静脉血栓形成和侧支循环(图 6-2-32),并对分流术和移植提供重要术前信息并评价术后分流情况,代替有创性门脉造影。

（四）DSA 表现

1. 病变早期　肝动脉造影时动脉分支形态正常。

2. 中期　肝动脉分支扩张、纡曲。

3. 晚期　肝动脉分支变细、扭曲,呈枯枝状或聚拢呈螺旋状或环状。

4. 间接或直接门静脉造影　门脉增粗,排空延迟,小分支变细,数目减少,呈枯树枝样改变。胃冠状静脉、胃短静脉或脾肾静脉分流通道显影,食管下段胃底静脉曲张增粗。

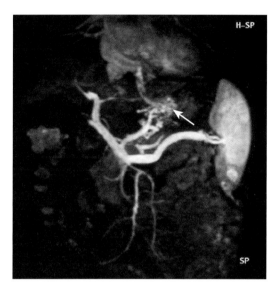

图 6-2-32　门脉高压并侧枝循环形成
磁共振增强门静脉造影(MRP),示脾静脉和门静脉增粗,胃底和食管下段静脉曲张(箭头)

## 二、肝脓肿

临床常见的肝脓肿(liver abscess)有细菌性和阿米巴性肝脓肿(amebic liver abscess),临床上以细菌性多见。细菌可以通过胆系、门脉系统、肝动脉系统入肝,也可由邻近器官直接入侵。阿米巴肝脓肿和阿米巴结肠炎有关,阿米巴原虫随门静脉血流入肝引起脓肿。

【临床表现】　细菌性肝脓肿的典型临床表现有肝区疼痛和叩击痛,肝肿大,全身寒战、高热,多为弛张热及全身衰竭、贫血等,白细胞计数和中性粒细胞升高。晚期可出现黄疸。少数患者发热和肝区症状不明显。阿米巴性肝脓肿患者发病前先有痢疾或腹泻史,后出现发热和肝区疼痛,白细胞计数和中性粒细胞不高,大便可找到阿米巴滋养体。

【影像学检查方法的选择】

1. CT　是诊断肝脓肿的首选检查方法。增强扫描主要用于小病灶或早期脓腔不明显的病灶的鉴别诊断。CT引导肝穿刺活检可用于肝脓肿的定性诊断、细菌学或寄生虫检查、脓肿的引流以及腔内直接灌注药物治疗。复查 CT 可评价临床治疗效果。

2. MR　作为辅助诊断手段,主要用于诊断和鉴别诊断。

3. DSA　可用于无明显液化坏死的早期肝脓肿的诊断和鉴别诊断,一般不作首选。

4. USG　是肝常用的影像学检查方法,经济,检查方便。多数肝脓肿可经超声诊断,亦可经超声导向下行肝穿刺活检,随访复查可评价临床治疗效果。

【病理生理基础】　肝脓肿多数位于肝右叶,初期病灶较小,直径在 1cm 左右,球形,多发,散在;以后融合成较大的圆形或不规则形脓肿。脓肿中心为脓液和坏死肝组织,周围有纤维肉芽组织包裹和炎症细胞浸润、水肿。多房性脓肿由纤维肉芽组织或尚未坏死的肝组织形成房内分隔。

阿米巴肝脓肿多发生于肝右叶,并非真性脓肿,而是阿米巴滋养体溶组织酶等引起的肝组织液化性坏死。脓肿内含咖啡色半液体状态坏死组织,外周未完全坏死的肝实质和间质成分常呈破棉絮状。

脓肿穿破肝表面、横膈可形成膈下脓肿、脓胸和肺脓肿;亦可引起腹腔脓肿;穿破心包可形成心包积脓。

**【影像学征象】**

(一) X线表现

平片和透视结合可见横膈抬高、运动减弱、反射性肠淤胀、肝区积气和出现液平,邻近胃肠有压迫、推移征象。侵犯胸腔可见胸腔积液,肺脓肿、肺不张等。

(二) CT表现

1. 平扫　脓腔为单发或多发低密度区,圆形或椭圆形,约20%病灶可见气体或液平,巨大脓腔的内壁不规则。病灶边界多数不清楚,脓肿壁呈稍高于脓腔但低于正常肝的环形带。

2. 增强扫描　脓肿壁可呈单环、双环甚至三环(图6-2-33)。

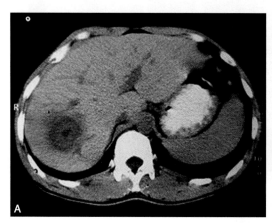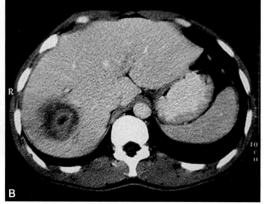

图 6-2-33　肝脓肿 CT

A. CT平扫,示肝右叶类椭圆形稍低密度影,其外围和中央均为更低密度影;B. 增强CT,示脓肿壁呈环形强化,厚薄不均,更低密度影无强化,分别代表水肿和液化坏死

(1) 三环相当于脓肿壁可能出现的三种病理结构:由外到内分别为水肿、纤维肉芽组织和炎性坏死组织。

(2) 单环代表脓肿壁,周围水肿带不明显。

(3) 双环代表水肿带和脓肿壁。多房脓肿的脓腔内有单个或多个分隔。

脓肿早期或蜂窝织炎阶段,无明显液化坏死或仅有少量坏死,其密度高于水类似软组织,不易与肿瘤鉴别。

(三) MRI表现

1. 脓腔　在 $T_1WI$ 上呈稍低信号,$T_2WI$ 上呈高信号。

2. 脓肿壁呈低信号同心环状改变　内层为肉芽组织,在 $T_1WI$ 呈稍低或等信号,$T_2WI$ 呈高信号;外层为纤维组织增生,在 $T_1WI$ 和 $T_2WI$ 上均呈低信号,是典型的表现(图6-2-34)。

(四) DSA表现

血管造影表现与脓肿的病变阶段有关,急性阶段动脉期可有血管推移包绕等占位改变,但病变区无病理血管;亚急性和慢性期可见脓肿周围密度增高带,为充血的脓肿壁,造影实质期脓肿表现为充盈缺损。

Notes

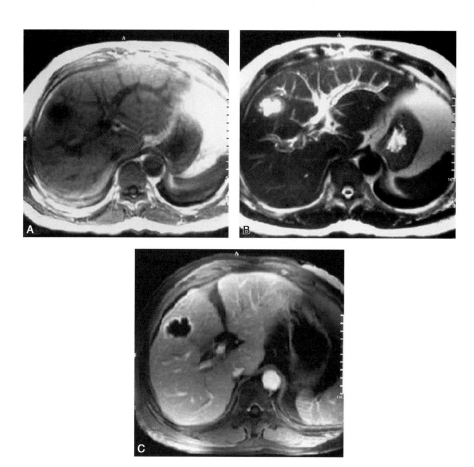

图6-2-34 肝脓肿

A、B. 平扫 $T_1WI$ 和 $T_2WI$,示肝右叶类椭圆形长 $T_1$ 和长 $T_2$ 信号,其外周为薄层稍长 $T_1$ 和长 $T_2$ 信号;C. 增强 $T_1WI$,示脓肿壁呈环形强化,不规则,其内无强化区代表为液化坏死

# 三、肝 囊 肿

肝囊肿(hepatic cyst)是一种较常见的疾病,其中先天性的肝囊肿最常见。肝囊肿可以单发、多发甚至为多囊肝,后者常合并肾、胰、脾囊肿。先天性肝囊肿的病因不明,多认为与胚胎期肝内胆管和淋巴管发育障碍有关。

【临床表现】 肝囊肿的临床表现与囊肿大小、部位、生长快慢、合并出血或感染而有较大不同,小囊肿多无症状,大的囊肿可有右上腹胀痛感。囊肿压迫胃肠道可有食后不适,呕吐。压迫胆道可引起梗阻性黄疸。合并出血感染会有上腹疼痛、畏寒发热、白细胞计数升高。囊肿破裂可引起腹膜炎。

【影像学检查方法的选择】

1. CT 扫描为肝囊肿常用的检查方法,绝大多数肝囊肿经 CT 平扫即可作出定性诊断,直径 1cm 以内的囊肿因部分容积效应可能漏诊。少数囊肿囊液含较多蛋白质成分,密度较高或合并出血,需增强扫描与肝内实质性占位病变鉴别。

2. MR 作为辅助诊断方法,在诊断极小囊肿、含高蛋白和合并出血的囊肿时优于 CT。

3. USG 肝囊肿具有较特征性的声像学特征,USG 可用于肝囊肿的初诊和随访观察。

4. DSA 一般不用于肝囊肿的诊断。

【病理生理基础】 肝囊肿大小差别悬殊,小者直径几毫米,大者可达几十厘米。一般呈圆形或椭圆形,可有分隔。囊壁较薄,内衬以柱状或立方形上皮,具有分泌蛋白质功能,外层为纤维胶原组织。囊液多为清亮无色或淡黄色,含有蛋白质、胆红素等成分,合并出血时呈咖

Notes

啡色。

**【影像学征象】**

（一）X 线表现

一般不用于诊断肝囊肿。肝囊肿巨大,常规 X 线检查可见肝肿大,轮廓异常,横膈抬高或胃肠道受压征象。

（二）CT 表现

1. 平扫　单个或多个、圆形或椭圆形、密度均匀、边缘光整低密度区,CT 值接近水,0 ~ 15Hu。但囊肿合并感染或出血时其密度可以增高。

2. 增强扫描　囊肿本身不强化,显示更清楚(图 6-2-35)。

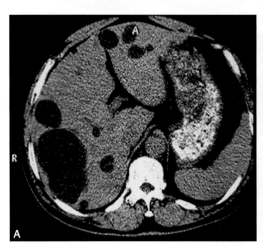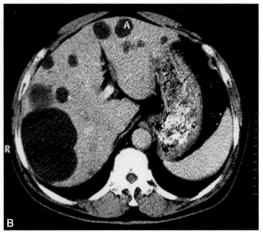

图 6-2-35　肝囊肿
A. CT 平扫,示肝内多发大小不等、边缘清晰锐利的圆形或椭圆形低
密度病变;B. 增强 CT 扫描,示病变无强化

（三）MRI 表现

在 $T_1WI$ 上囊肿呈均匀极低信号区,边缘光整锐利,囊肿蛋白质含量较高或有出血时,可呈等信号或高信号;$T_2WI$ 呈明显高信号(图 6-2-36)。增强后囊肿轮廓更清楚,囊肿无增强。

（四）DSA 表现

动脉期可见囊肿周围血管变直、推移或包绕病灶,无肿瘤血管,毛细血管期肝内见边缘清楚光滑充盈缺损阴影。

## 四、肝海绵状血管瘤

海绵状血管瘤(cavernous hemangioma)是肝最常见的良性肿瘤,约占 41.6%,女性多见,占 70% ~ 95%。

**【临床表现】**　患者多无症状。瘤体大于 5cm 者,生长快,可表现为肝大、上腹肿块,压迫邻近脏器,出现腹胀,肝区痛,食欲减退;血管瘤破裂引起瘤内、包膜下或腹腔内出血,严重者休克。一般对肝功能影响不大。

**【影像学检查方法的选择】**

1. CT 平扫和动态增强扫描是诊断和鉴别肝海绵状血管瘤的有效检查方法。

2. MRI 肝海绵状血管瘤的 MR 表现有特征性,多数病变无需增强即可确诊。MRI 诊断敏感性和特异性高于 CT。

3. DSA 诊断海绵状血管瘤的敏感性和特异性均较高,但目前多用于经肝动脉栓塞

Notes

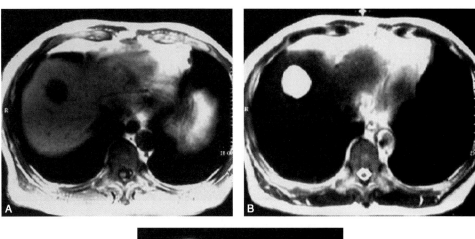

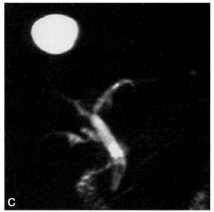

图 6-2-36　肝囊肿
A. $T_1WI$；B. $T_2WI$，示肝右叶边缘清晰锐利的圆形长 $T_1$ 长 $T_2$
信号影；C. MRCP，示病灶清晰可见

治疗。

4. USG 主要用于肝病变的筛选检查和随访观察，对部分肝海绵状血管瘤有定性诊断作用。

【病理生理基础】 常多发，多位于肝的周边部分，由扩张的血窦组成，大小不一，内衬有内皮，之间为纤维组织间隔。血窦内可有血栓形成。海绵状血管瘤的组织学结构可分为薄壁型和厚壁型两种，前者管壁薄而缺乏肌层、血管腔隙扩大显著；后者壁厚而血管腔隙小，管腔内纤维性间隔组织较多。瘤体的中央或瘤体内常见散在分布的纤维瘢痕组织，偶可见出血、血栓或钙化。肿瘤发生及生长与血中雌激素水平有关。

【影像学征象】

（一）X 线表现

肿瘤特别巨大时可见肝大、邻近胃肠道推移征象，少见静脉石或瘤内辐射状细条形钙化。

（二）CT 表现

1. 平扫　单发或多发圆形或类圆形低密度灶，边缘清晰，可见小钙化密度影，瘤内也可见不规则更低密度影。

2. 增强扫描　多数病灶呈"快进慢出"强化（图 6-2-37），瘤内血栓或纤维化部分始终呈低密度。

（三）MR 表现

1. 灯泡征　指因血管瘤内血流慢，在 $T_1WI$ 上多呈均匀低信号，质子相上呈均匀稍高信

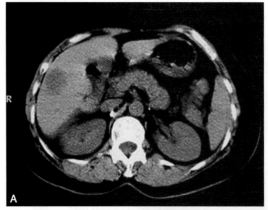
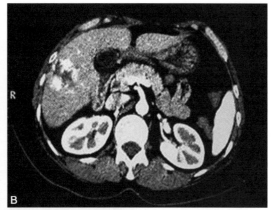
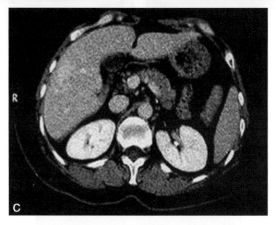

图 6-2-37　肝海绵状血管瘤

A. CT 平扫,示肝右叶包膜下类椭圆形低密度影,边缘欠清;B. 动态增强 CT 扫描的动脉期,示病灶
边缘明显结节状强化;C. 肝实质期,示病灶全部为造影剂填充,密度略高于正常肝实质

号,$T_2WI$ 上随回波时间(TE)延长,信号逐渐增高,重 $T_2WI$ 上信号更高(图 6-2-38),为特征性表现。

2. 瘤内纤维化、囊变部分可致信号不均。钆喷酸葡胺增强 $T_1WI$ 血管瘤动态变化同 CT。

（四）DSA 表现

行肝动脉造影,摄片时间宜长达 30 秒左右。血管瘤较大,动脉期可见供血动脉增粗,病灶周围血管推压移位、分离,动脉早期血管窦显影,可孤立或成串,形成血管湖,散布于肿瘤周围,典型者呈半弧形或马蹄形(图 6-2-39)。造影剂在血管湖内停留时间长达 20 秒以上,静脉期不消退,瘤内有血栓形成则不显影。

# 五、肝　癌

原发性肝癌(primary hepatic carcinoma)的发病率占恶性肿瘤的第 3 位,90% 为肝细胞癌(hepatocellular carcinoma,HCC)。好发于中年及青年男性,女性较少。

【临床表现】　肝癌早期多无明显症状和体征,在体检时被发现。出现症状时,肿瘤往往较大,多已属中晚期,患者可有肝区疼痛、腹胀、食欲减退、乏力、消瘦、发热等症状;肝脾肿大、腹水、黄疸、上消化道出血为晚期症状;也可出现低血糖、红细胞增多症、高血钙、类白血病等表现。早期发现,是治疗成功的关键,除甲胎球蛋白检测外,影像学检查是重要的手段。

【影像学检查方法的选择】

1. CT 平扫和多期增强扫描是诊断肝癌的首选方法,螺旋 CT 的多期扫描对小肝癌的早期检出和定性诊断有很大价值,同时可显示肝门血管和胆管受侵情况,腹膜后淋巴结转移。CT 导向

Notes

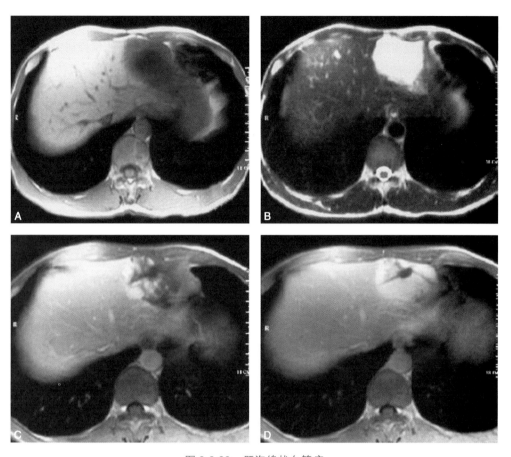

图 6-2-38　肝海绵状血管瘤

A. $T_1WI$；B. $T_2WI$，示肝左叶边缘清晰锐利的类圆形长 $T_1$ 长 $T_2$ 信号肿块；C. 动态增强扫描早期，示病灶边缘明显结节状强化；D. 延迟扫描，示病灶大部分为造影剂填充

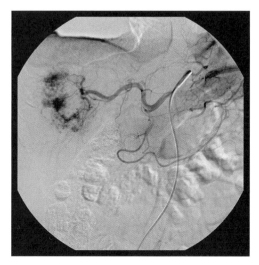

图 6-2-39　肝右叶血管瘤
腹腔动脉造影，见肝动脉增粗，
肝右叶见爆米花样血湖

下经皮肝穿刺活检可用于肝癌的定性诊断，对不能手术的肝癌还可作 CT 导向下经皮肝穿刺介入治疗。

2. MRI 平扫和增强扫描为主要的辅助检查手段，主要用于肝癌的鉴别诊断。

3. DSA 可对肝癌定性诊断，但主要用于栓塞治疗和灌注化疗。

4. USG 用于肝癌的筛选检查，经超声导向下经皮肝穿刺活检可用于肝癌的定性诊断。

【病理生理基础】

（一）大体病理解剖上分型

1. 巨块型　直径大于 5cm，甚至 10cm 以上，可由单个结节，也可由多个结节融合而成。

2. 结节型　可单发或多发，直径小于 5cm，可为多中心性原发或肝内转移所致。

3. 弥漫型　癌结节数目众多，多为 1cm 以下小结节，弥漫分布于全肝，边界不清，多伴有明显肝硬化。

肝癌易侵犯门静脉、肝静脉及下腔静脉，形成癌栓及动静脉瘘，侵犯或压迫胆道形成阻塞性

Notes

黄疸,也常有局部或远处转移,可发生自发性破裂、出血。

（二）小肝癌的病理诊断标准

由于影像诊断设备的快速发展和外科手术水平的提高,早期小肝癌的病理研究成为可能。目前国际上尚无统一的标准。中国肝癌病理协作组的标准是:单个癌结节最大直径≤3cm;2个癌结节,其最大直径总和≤3cm。

（三）肝癌的扩散途径

肝癌的转移与肿瘤的大小、生长方式、机体免疫功能等因素有关。血行转移最常见,肝细胞癌侵犯血窦,在门静脉和肝静脉内形成癌栓,向肝内和肝外转移。肝外转移的主要部位为肺、肾上腺、骨、肾和脑等。淋巴转移其次,以肝门淋巴结最常见,其他有胰头周围、腹膜后和脾门等区域淋巴结。种植性转移最少见,直接种植于大网膜和其他腹腔脏器表面。

【肝癌分期】

（一）肝癌的 TNM 分期

1. 肿瘤（T）

$T_X$:原发肿瘤不明。

$T_1$:孤立结节,最大直径≤2cm,无血管侵犯。

$T_2$:孤立结节,最大直径≤2cm,伴血管侵犯;或孤立结节,最大直径>2cm,无血管侵犯;或多个结节,局限于一叶,最大直径≤2cm,无血管侵犯。

$T_3$:孤立结节,最大直径>2cm,伴血管侵犯;或多个结节,局限于一叶,最大直径≤2cm,伴血管侵犯。

$T_4$:多发结节超出一叶分布,或肿瘤侵犯门静脉或肝静脉主要分支。

2. 区域淋巴结（N）

$N_0$:无转移。$N_1$:转移。

3. 远处转移（M）

$M_0$:无转移。$M_1$:转移。

（二）肝癌的临床分期(日本肝癌研究会根据 TNM 分类提出的分期方案)

0 期:原位癌

Ⅰ期:$T_1 N_0 M_0$

Ⅱ期:$T_2 N_0 M_0$

Ⅲ期:$T_3 N_0 M_0$,$T_1 \sim T_3 N_1 M_0$

Ⅳ$_A$期:$T_4 N_0 M_0$,$T_4 N_1 M_0$

Ⅳ$_B$期:$T_1 \sim T_4 N_0 M_1$,$T_1 \sim T_4 N_1 M_1$

（三）原发性肝癌的临床诊断与分期标准(2001 年第八届全国肝癌学术会议上正式通过)

Ⅰa 期:单个肿瘤最大直径≤3cm,无癌栓、腹腔淋巴结及远处转移;肝功能分级 Child A。

Ⅰb 期:单个或两个肿瘤最大直径之和≤5cm,在半肝,无癌栓、腹腔淋巴结及远处转移;肝功能分级 Child A。

Ⅱa 期:单个或两个肿瘤最大直径之和≤10cm,在半肝或两个肿瘤最大直径之和≤5cm,在左、右两半肝,无癌栓、腹腔淋巴结及远处转移;肝功能分级 Child A。

Ⅱb 期:单个或两个肿瘤最大直径之和>10cm,在半肝或两个肿瘤最大直径之和>5cm,在左、右两半肝,或多个肿瘤无癌栓、腹腔淋巴结及远处转移;肝功能分级 Child A。肿瘤情况不论,有门静脉分支、肝静脉或胆管癌栓和(或)肝功能分级 Child B。

Ⅲa 期:肿瘤情况不论,有门静脉主干或下腔静脉癌栓、腹腔淋巴结或远处转移之一;肝功能分级 Child A 或 B。

Ⅲb 期:肿瘤情况不论,癌栓、转移情况不论;肝功能分级 Child C。

Notes

**【影像学征象】**

（一）X 线表现

肝癌较大时，可引起肝增大，轮廓异常，右膈面抬高，胸腔积液，压迫、推移邻近胃肠道，对小肝癌无诊断价值。

（二）CT 表现

1. 平扫

（1）肿瘤大多呈不均匀低密度影，癌灶内合并坏死、囊变、陈旧出血则密度更低，新鲜出血密度增高。大多数肿瘤边界不清，少数有边缘清楚的包膜。

（2）肿瘤可造成局部膨隆，肝叶增大，肝内管道和肝门推移。

（3）侵犯、压迫胆管系统造成阻塞性黄疸，CT 上显示为肝内条状及小圆形低密度影。

（4）淋巴结肿大，部分融合成团。

（5）多数患者可见肝硬化、脾大和腹水，少数有门脉高压和侧支循环形成。

2. 增强扫描

（1）典型的肝癌主要由肝动脉供血占 75% 以上，门静脉占 25% 左右。肿瘤强化呈"快进快出"，坏死和囊变区始终为低密度（图 6-2-40）。

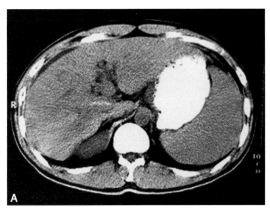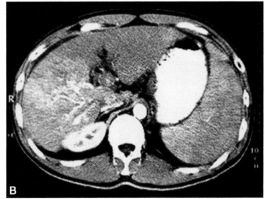

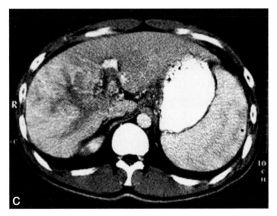

图 6-2-40 肝细胞肝癌

A. CT 平扫，示肝右叶稍低密度影，边缘不清；B. 动态增强扫描动脉期，示病灶内异常增粗的肝动脉，病灶强化明显；C. 门静脉期，示病灶仍明显强化，但强化程度较动脉期降低，门静脉右干及其分支、左干近段增粗，呈充盈缺损，系门静脉癌栓形成所致

（2）肝癌常侵犯门脉时，可见血管内充盈缺损；出现动静脉瘘时动脉期静脉早显。

（三）MRI 表现

1. 平扫 病灶在 $T_1WI$ 上多呈边界不清楚低信号，少数可呈等信号或高信号。如瘤灶内有脂肪变性、出血、坏死囊变等,可呈不均匀混合信号;在 $T_2WI$ 上信号多高于正常肝组织,随 TE 时间延长,信号减低,边界变得模糊。

2. 增强扫描

(1) 动态增强扫描其强化特征同 CT 相似(图 6-2-41)。

(2) 肿瘤压迫浸润血管形成慢流增强效应,在 $T_1WI$ 上呈高信号;累及门静脉和肝静脉则在管腔内出现充盈缺损。

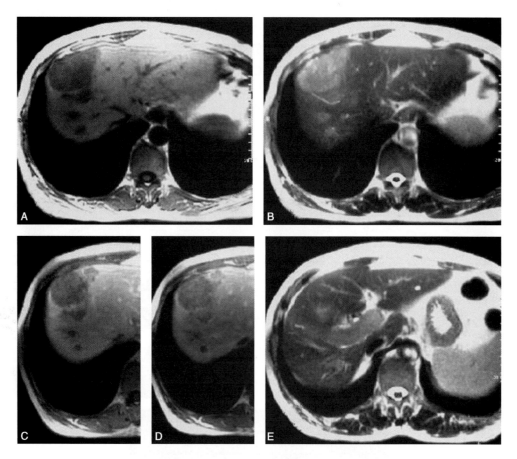

图 6-2-41　肝细胞肝癌

A. $T_1WI$,示肝右叶偏前稍低信号块;B. $T_2WI$,示肿块呈稍高信号,内见小结节状更高信号;C、D. 动态增强扫描早期和中期,示病灶周边轻度强化,随后即减退;E. $T_2WI$,示门静脉右干及其分支明显增粗,为软组织信号影充填,系门静脉癌栓形成,门静脉左干亦增粗;A～D. 肿块后方异常信号影为扩张的门静脉分支

(四) DSA 表现

1. **动脉期**　供血动脉增粗;出现异常增多、管径粗细不均、紊乱的肿瘤血管及形态不规则的血管湖;动脉血管可呈推移、拉直、分离表现;肿瘤包绕浸润动脉表现为血管僵硬、狭窄和闭塞;如有动静脉瘘形成,动脉期可见门静脉或肝静脉显影。

2. **毛细血管期**　肿瘤染色,坏死区为充盈缺损(图 6-2-42)。肿瘤也可有寄生性侧支供血。少数肝癌呈少血管性改变,实质期表现为充盈缺损。

3. **门静脉期**　可显示门脉癌栓所致充盈缺损或阻塞。

# 六、肝 转 移 癌

肝是转移性肿瘤的好发部位之一,全身各组织器官的恶性肿瘤约有 30%～50% 可转移到肝,

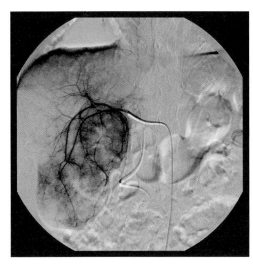

图 6-2-42 肝细胞肝癌
选择性肝动脉造影,见肝右动脉增粗、移位,肝右
叶下极及肝门区见两个肿瘤血管团

形成转移性肝癌(metastatic hepatic carcinoma)。

【临床表现】 早期一般无明显症状。临床可以首先或在原发肿瘤的基础上出现肝症状,此时病灶多已较大或数目众多,症状同其他肝肿瘤,无特异性,但是一般来说症状较轻,发展较慢。晚期可以有黄疸、腹水及恶病质。一般预后不佳。

【影像学检查方法的选择】 CT 是诊断肝转移瘤的主要方法,典型病例平扫即可确诊。MRI 可作为 CT 扫描的补充检查。DSA 是诊断肝转移瘤的重要手段,同时可行介入治疗。USG 对多发性转移瘤具有一定的诊断价值。

【病理生理基础】 肝转移瘤大多数来自门静脉系统引流的脏器(结肠、胃、胰等)的恶性肿瘤,乳腺癌、肺癌、肾癌、卵巢癌等也常转移至肝。另外邻近脏器(胆囊、胃、胰等)的恶性肿瘤可以直接浸润至肝。

肿瘤可以单发或多发,局限或散在,可有不同程度的坏死和出血,少数有钙化。但多为大小不等散在多发结节,呈灰白色,质硬,近肝表面,仅少数为单个结节。较少合并肝硬化和侵犯门脉系统,破裂出血也较少。

【影像学征象】

(一) X 线表现

X 线平片一般难以发现,肝大明显时,可有胃肠道推移压迫征象。

(二) CT 表现

1. 平扫 多数病灶呈低密度,大小不等,边缘可光整或不光整,如有囊变,CT 值接近于水,如瘤体内有出血、钙化则表现为高密度。

2. 增强扫描 病灶边缘显示更清楚,可以出现环状增强或结节状增强。瘤中央强化程度取决于肿瘤的血供,血供丰富的肿瘤动脉期呈显著强化,密度高于正常肝,类似于原发性肝癌,少数增强后变为等密度(图 6-2-43)。

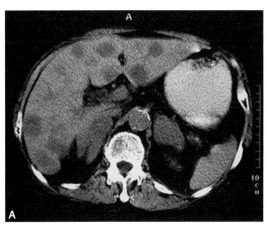 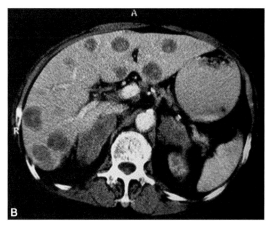

图 6-2-43 肝转移癌
A. CT 平扫,示肝内弥漫分布形态相同、大小相近的低密度结节影;B. 增强扫描,
示病灶强化程度低于正常肝组织,双侧肾上腺转移

Notes

（三）MRI 表现

1. 平扫

（1）肝内多发性大小不等圆形结节影,在 $T_1WI$ 上多数呈边缘较清楚低信号区,信号均匀或不均匀,肿瘤伴有新鲜出血或转移性黑色素瘤可呈高信号;$T_2WI$ 多呈高信号。

（2）"靶征":有的瘤灶中央可见小圆形长 $T_1$ 长 $T_2$ 信号,系中心性坏死或含水量增加。

（3）"晕圈征":在 $T_2WI$ 上,有的转移瘤边缘可见高信号带,其产生机制尚不明,一般认为是瘤体周边水肿或血管丰富的反映。

2. 增强扫描　可提高检出率,多数呈不均匀或环形强化(图 6-2-44)。

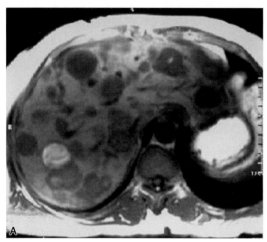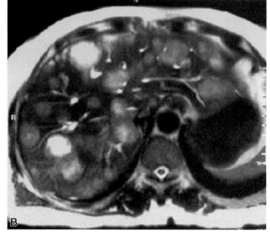

图 6-2-44　肝转移癌

A. 横轴位 $T_1WI$,示肝内弥漫分布形态相同、大小不等的结节影,多为低信号;B. $T_2WI$,示病灶多呈稍高信号。部分结节于 A 和 B 上均见高信号,提示合并有出血

（四）DSA 表现

根据肿瘤血管丰富程度,肝动脉造影表现分为三类。

1. 多血管型　造影表现和原发性肝癌类似,动脉期显示肿瘤血管,实质期肿瘤染色。多见于肾癌、胰岛细胞瘤和甲状腺癌等。

2. 等血管型　动脉期无明显肿瘤血管出现,肿瘤较大时,可见血管受压、推移,动脉晚期可见细小的肿瘤血管,实质期染色较淡或没有染色。多见于乳腺癌、结肠癌、肺癌、肾上腺癌等。

3. 少血管型　动脉期无肿瘤血管,实质期无肿瘤染色而表现为增强的肝实质背景上的充盈缺损。但瘤体周边有时可见环状染色。有的多发病变,可呈部分血供丰富,部分血供较少,静脉期可见门脉或肝静脉受压(图 6-2-45)。

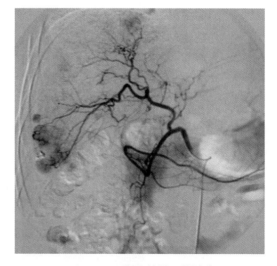

图 6-2-45　富血管性肝转移癌
经肝动脉造影,示肝内多个大
小不等的富血管结节

# 第五节 胆 道 疾 病

## 一、胆道先天异常

胆道先天异常为发育障碍和变异所致。胆囊和胆管由胚胎时期原始前肠的一个芽状突出发育形成,如果这个发育过程不能全部完成或不能按正常的时期完成,就会出现胆囊、胆管异常。有些先天异常无重要临床意义,有些易引起并发症如炎症、结石,有些可引起严重临床症状。

（一）先天性肝内胆管扩张(Caroli disease)

是先天性常染色体隐性遗传病,非常罕见,主要见于儿童和青年,男女发病几率相同。

【临床表现】

1. 先天性肝内胆管扩张分为两型。

（1）Ⅰ型:为少见型或单纯型,不合并先天性肝硬化,常伴有胆石、胆管炎和肝脓肿。患者常出现发热和腹痛症状,败血症和肝脓肿常导致死亡。少数病例可发生胆管癌。

（2）Ⅱ型:为常见型,合并先天性肝纤维化,较少有胆管炎和胆管结石。在儿童期出现症状,如肝脾肿大、食管静脉曲张和胃肠道出血。肝功能衰竭和门脉高压常导致患者死亡。

2. 并发症 包括胆总管囊肿、海绵肾、婴儿多囊肾等。

3. 病理表现 肝内肝管囊性扩张,囊腔与肝内胆管相通,形成交通性胆汁囊肿。有人认为先天性肝内胆管扩张及一些肾囊肿性疾病均属以胆管及肾集合小管的不同程度扩张为特征的一类疾病。

【影像学检查方法的选择】 USG 简便、经济是诊断先天性胆道疾病的首选方法。MRI 和 CT 检查可作为补充检查方法,但对需要外科手术治疗(如肝叶切除和肝移植)的病例,CT 和 MRI 因可满意显示肝病变和门脉血管而具有优越性。MRCP 可直观显示胆管分支形态,已部分取代 PTC。

【影像学征象】

1. X 线表现

（1）X 线平片:肝内多发小结石。

（2）PTC:肝内胆管呈囊状扩张,左右肝叶均可受累,胆总管亦有扩张,但无明显阻塞。

2. CT 表现

（1）平扫:肝内胆管囊状扩张呈分界清楚的条状、分支状及纺锤状低密度影,弥漫累及全肝或呈节段性分布。囊状结构可与轻度扩张的胆管相通。低密度区内高密度影为胆管内结石。Ⅱ型还可见肝硬化和门脉高压表现。

（2）增强扫描:条状低密度灶无强化,但经静脉注射胆影葡胺后,这些低密度区显影而成为纺锤状、分支状高密度影,可解释它与胆道系统的关系。

3. MRI 表现

（1）MRI 的形态学特性与 CT 相似,表现为大小不等、边缘锐利的圆形或椭圆形长 $T_1$ 长 $T_2$ 信号,增强后无强化表现。

（2）肝内胆管扩张一般为多发性,在 MRCP 图像上呈串珠状或藕节状高信号,彼此之间可见正常胆管与之相连(图 6-2-46)。

【诊断及鉴别诊断】 本病需与肝内多发性囊肿或多囊肝鉴别:多发性囊肿在肝内散在分布、大小不一,囊肿互不相通,也不与胆管相通;多囊肝常合并有多囊肾等其他脏器的多囊性病变,可与先天性肝内胆管扩张相鉴别。在排除了梗阻性胆管扩张后,影像学上表现有囊性胆管

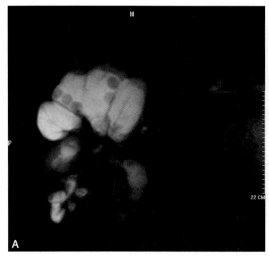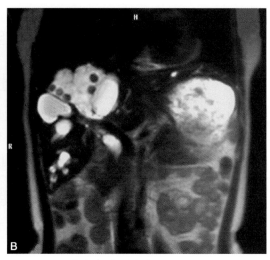

图 6-2-46　先天性肝内胆管扩张Ⅰ型

A. 冠状位 $T_2WI$,肝体积稍大,肝内胆管弥漫性纺锤状扩张,其内见圆形低信号结石影;B. MRCP,肝内
胆管高度扩张,胆总管轻度扩张,其内见低信号结石

扩张且囊性病灶与正常或轻度扩张的胆道相通则应考虑本病。

（二）先天性胆总管囊肿

先天性胆总管囊肿(congenital choledocho cyst)系先天性胆管壁层发育不全所致。

【临床表现】

1. 本病多见于儿童,临床上可出现黄疸、腹痛,有时可在右上腹扪及包块。

2. 病理表现　胆总管梭形扩张,末端狭窄或胆总管呈憩室样膨出。囊性扩张可累及胆总管的一段或全部,亦可位于胆囊管、肝管与胆总管连接处。

【影像学检查方法的选择】　胆总管囊肿的影像方法选择原则与先天性肝内胆管扩张相同。

【影像学征象】

1. 钡餐造影表现　可见一肿物压迫十二指肠球部和降部,同时也将胃窦压向腹侧,大的胆总管囊肿可压迫胰头,使十二指肠弧扩大。

2. ERCP 和 PTC 表现　能显示囊肿的范围、大小、形态与正常段胆管的关系,可据此作出分型,为手术提供依据。

3. CT 表现　有三大特点:①胆总管高度扩张,直径可达 10cm 或更大,管壁增厚;②扩张可延伸至肝门区肝管,但肝内胆管远端不扩张;③静脉注射胆影葡胺后可见高度扩张的胆管显影(图 6-2-47)。

4. MRI、MRCP 表现　肝外胆管扩张多为单发性,大小不等,大者可超过 10cm,扩张的胆管多呈球形或梭形高信号,边缘锐利,而肝内胆管不扩张或仅轻度扩张,这种不成比例的肝内外胆管扩张是鉴别胆管囊肿与阻塞性胆管扩张的要点(图 6-2-48)。

【诊断与鉴别诊断】　胆总管囊肿需注意与右上腹的其他囊性包块鉴别,前者可追踪至与肝总管或左右肝管相通,后者则无此表现。

## 二、胆　囊　炎

胆囊炎(cholecystitis)临床分为急性和慢性。急性胆囊炎是由结石梗阻、细菌感染、胰液反流等原因引起。慢性胆囊炎可为急性胆囊炎的延续,也可为原发的慢性炎症,常合并胆囊结石。

【临床表现】　急性胆囊炎表现为右上腹疼痛、压痛、畏寒、发热、恶心、呕吐等,起病急。慢性胆囊炎则症状轻重不一,常有胆绞痛发作史。

Notes

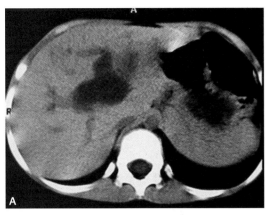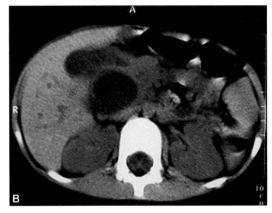

图 6-2-47 先天性胆总管囊肿

横轴位平扫 CT,示胆总管及肝门区胆管明显扩张,肝内胆管不扩张

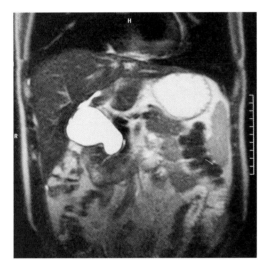

图 6-2-48 先天性胆总管囊肿

冠状位 $T_2WI$,示胆总管局限性增宽,

肝内胆管无扩张

【影像学检查方法的选择】 USG 显像简便易行、诊断迅速准确,并可了解胆囊的收缩功能,对急、慢性胆囊炎均为首选的影像学方法。X 线胆系造影、CT、MRI 为补充的检查方式。

【病理生理基础】 急性胆囊炎病理学表现为胆囊黏膜充血水肿,胆囊肿大,囊壁增厚等,严重者可出现并发症。慢性胆囊炎病理改变为纤维组织增生和慢性炎性细胞浸润,使囊壁增厚。因胆囊肌组织萎缩,致胆囊收缩功能减退。

【影像学征象】

(一)X 线表现

急性胆囊炎不需作 X 线检查。慢性胆囊炎 X 线片上有时可见胆囊结石和胆囊壁钙化。

(二)口服胆囊造影和静脉胆道造影表现

胆囊显影淡,脂肪餐后胆囊排空功能差,胆道显影而胆囊不显影。

(三)CT 表现

1. 平扫

(1)急性胆囊炎:胆囊增大,囊壁增厚(超过 3mm),胆囊周围水肿,可合并胆囊结石(图 6-2-49)。

(2)慢性胆囊炎:胆囊增大或缩小,囊壁均匀增厚,可见囊壁钙化,常合并胆囊结石(图 6-2-50)。

2. 增强扫描 增厚的胆囊壁均匀强化,囊腔和结石无强化。

(四)MRI 表现

1. 急性胆囊炎

(1)平扫:胆囊增大、胆囊壁弥漫性均匀增厚,超过 3mm。胆囊窝积液以及胆囊周围水肿带呈长 $T_1$ 低信号和长 $T_2$ 高信号,偶尔可见胆囊积气、积液征象。

(2)增强扫描:胆囊壁明显强化,可见三层囊壁结构,即黏膜、浆膜层线状强化和中间不强

Notes

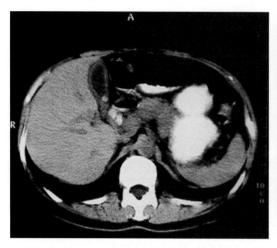

图6-2-49  胆囊结石伴急性胆囊炎
横轴位平扫CT,示胆囊颈部见圆形高密度
结石影,胆囊壁均匀增厚,边缘稍模糊

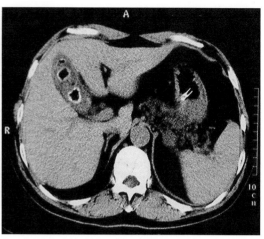

图6-2-50  胆囊结石伴慢性胆囊炎
横轴位平扫CT,示胆囊内多发环形高-低混杂密度
结石,胆囊壁均匀增厚并见少许钙化,边缘较清晰

化的水肿带。

2. 慢性胆囊炎

（1）平扫:胆囊腔缩小,胆囊壁均匀性增厚,但很少超过5mm,有时可见胆囊结石征象。

（2）增强扫描:胆囊壁中度强化。

【诊断与鉴别诊断】

1. 急性胆囊炎需与以下引起胆囊壁增厚的疾病鉴别肝硬化腹水时低蛋白血症、右侧心力衰竭竭、肾疾病等亦可见胆囊壁增厚的"双边影",但无胆囊肿大,亦无胆囊炎的临床表现。

2. 慢性胆囊炎需与以下疾病鉴别:

（1）胆囊癌:胆囊癌引起的胆囊壁增厚十分显著且不规则,尤其是胆囊壁厚度超过1cm更有诊断意义,同时胆囊内有隆起性病变,晚期,肿瘤充满胆囊,隆起的肿块边缘凹凸不平,在声像图上呈低回声或不均匀回声,在CT和MRI上呈软组织密度/信号,增强扫描胆囊壁结节有不均匀明显强化,常伴有邻近肝实质的侵犯。而慢性胆囊炎则囊壁均匀增厚,胆囊轮廓规则。

（2）囊腺肌样增生症:也有胆囊壁增厚,其特点为囊壁内有较多小囊腔。

# 三、胆 道 结 石

胆石症是胆道系统中最为多见的疾病之一,包括胆囊结石( cholecystolithiasis )和胆管结石( calculus of bile duct ),以中年女性多见。

【临床表现】  临床上可有胆绞痛和阻塞性黄疸表现,常在油脂餐后发生,伴有胆囊炎者可有胆囊炎的症状体征。

【影像学检查方法的选择】

1. USG 为胆囊结石的首选检查方法,诊断正确率达90% ~ 100%。CT 和 MR 作为辅助检查方法,用于评价胆囊结石继发囊炎或复杂胆系结石。平片诊断价值不高,临床应用少。

2. USG 为胆管结石的首选方法,但因受胃肠道气体的干扰,对胆总管下段结石诊断准确率只有50%。CT 和 MR,尤其是 MRCP 是目前最佳的影像学检查方法,能立体显示整个胆系结石的分布,并能直观地显示结石的大小、形态、数目、位置以及梗阻部位和梗阻程度。X 线平片和静脉胆道造影对诊断胆管结石帮助不大。

【病理生理基础】  胆结石可分为胆固醇结石、胆色素结石、混合性结石、淤积性即泥沙样结

Notes

石。胆管结石分为肝外胆管结石、肝内胆管结石,后者常与前者同时存在。以结石能否在平片上显影而言,常将胆结石分为透 X 线(阴性)结石和不透 X 线(阳性)结石两种。

**【影像学征象】**

（一）胆囊结石

1. X 线平片表现　　不透 X 线结石表现为胆囊内单发或多发类圆形、石榴子样不规则形致密影。

2. 口服或静脉胆囊造影表现　　透 X 线结石表现为充盈造影剂的胆囊内有类圆形透亮影。

3. CT 表现　　根据结石的化学成分不同,CT 平扫可表现为:①高密度结石;②等密度结石;③低密度结石;④环状结石。等密度结石平扫不易发现,采用胆影葡胺增强扫描可协助诊断,表现为胆囊内充盈缺损。增强扫描结石不强化(图 6-2-51)。

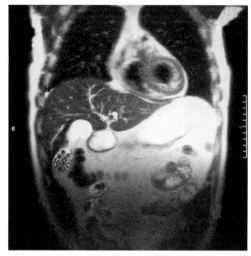

图 6-2-51　胆囊多发性结石
冠状位 $T_2WI$,示胆囊内多发石榴子
样低信号充盈缺损

4. MRI(MRCP)表现

（1）MRI 平扫:结石的信号与结石中脂质成分有关,一般而言,多数结石呈长 $T_1$ 短 $T_2$ 信号(图 6-2-53)。

（2）MRCP:结石呈高信号胆汁内的低信号充盈缺损。

（二）胆管结石

1. CT 表现

（1）胆总管结石:依结石的成分,平扫表现为:①胆总管内高密度影,伴有或不伴有周围低密度胆汁影环绕;②管腔内软组织密度影,周围可环绕低密度区;③管腔内中心低密度区,边缘为高密度影,或者是管腔内低密度区的中心见散在点状高密度影。增强后结石无强化。同时伴有胆总管梗阻,梗阻近端的胆管扩张(图 6-2-52)。

（2）肝内胆管结石:肝内管状、点状、不规则状高密度影,沿胆管走行分布。

2. MRI(MRCP)表现

（1）MRI 平扫:沿肝内、外胆管走行区域的异常信号,$T_1WI$ 及 $T_2WI$ 上结石均为低信号影

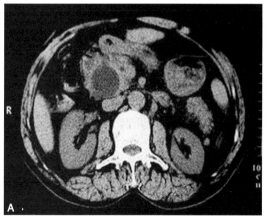
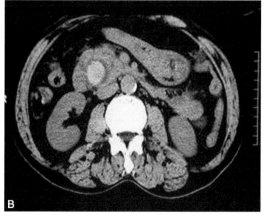

图 6-2-52　胆总管结石
横轴位平扫 CT,示胆总管内高密度结石,其上方胆管扩张

Notes

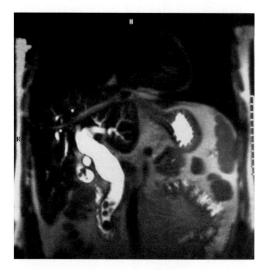

图 6-2-53　胆总管结石

冠状位 $T_2WI$,示胆囊颈部、胆总管下段多个类圆形低信号充盈缺损,胆总管扩张结石部位以上的小胆管扩张

(图 6-2-53)。

（2）MRCP:胆道中的充盈缺损,较大结石梗阻端呈杯口状,可伴有胆管扩张、胆管壁增厚等表现。对于泥沙样结石,MR无特异征象,容易漏诊。

【诊断与鉴别诊断】

1. 胆囊结石与胆囊占位病变鉴别　后者表现为软组织肿块,增强后有不同程度的强化。

2. 肝内胆管结石与下列疾病的鉴别:

（1）肝内钙化斑:一般不引起肝内胆管扩张等。诊断需结合病史。

（2）肝内胆管积气:MRI 为低信号,USG 表现为强回声,伴声影。但其形状不稳定,边界锐利,紧贴胆管前壁,改变体位沿重力相反方向移动。CT 为气体密度。

3. 肝外胆管结石与肝外胆管癌的鉴别　后者一般为软组织密度/信号/回声,可见胆管壁受侵犯等征象,增强有强化。少数鉴别困难者需结合临床资料。

## 四、胆 系 肿 瘤

### （一）胆囊癌

胆囊癌(carcinoma of gallbladder)好发生于老年人,女性多见,约 85% 的胆囊癌合并有胆囊结石。

【临床表现】　早期没有典型的临床症状,晚期出现右上腹痛、黄疸、右上腹包块等症状。

【影像学检查方法的选择】

1. USG 是胆囊癌的首选检查方法,在显示胆囊癌原发病灶或肿瘤侵犯肝的诊断中具有较高的可信度,但在评价腹膜、淋巴结受侵上有很大的局限性。

2. CT 能很好地显示胆囊癌的大小、形态、分型及肿瘤扩散范围,能准确评估胆囊癌的分期(准确度为 83% ~86%)和可切除性,对临床治疗有很大的帮助。

3. MRI 检查有较高的敏感度,诊断准确度与 CT 及 USG 相当,在评价胆囊癌侵犯邻近器官及转移方面,MR 优于 CT 及 USG。

4. CTA 和 MRA 可以准确显示胆囊癌对门静脉的侵犯。

【病理生理基础】　原发性胆囊癌多发生于胆囊体或胆囊底部,以腺癌多见,可分为乳头状、浸润型和黏液型等。胆囊癌转移早而广泛,预后差。

【影像学征象】

1. CT 表现

（1）平扫:胆囊壁不规则增厚;单发或多发结节突向腔内;肿块充满整个胆囊,并侵犯邻近肝组织,肝内出现边界不清的低密度区;可出现胆道梗阻。

（2）增强扫描:不规则增厚的胆囊壁或肿块有明显强化(图 6-2-54)。

2. MRI 表现

（1）胆囊壁不规则性增厚或突向腔内的胆囊壁结节,或胆囊被软组织肿块占据,失去正常形态,几乎都伴有邻近肝实质的侵犯。病变信号强度无特异性,在 $T_1WI$ 上呈不均匀性稍低信号,在 $T_2WI$ 上为中等高信号。

Notes

（2）钆喷酸葡胺增强后，强化明显且持续时间长（图 6-2-55）。

（3）胆囊癌大多并发结石，在胆囊内可发现低信号结石。

【诊断及鉴别诊断】　胆囊癌需与以下疾病鉴别：

1. 慢性胆囊炎　厚壁型胆囊癌有时与慢性胆囊炎不易鉴别。前者胆囊壁增厚且不均匀、不规则，使胆囊轮廓不规则，若壁厚度超过 1cm 要高度怀疑胆囊癌；后者的胆壁增厚较均匀，轮廓也规则。

2. 胆囊良性隆起性病变（如胆囊息肉、肉芽肿、腺瘤等）　胆囊良性病变多数在 1cm 以内，而胆囊癌大多数超过 1cm；病

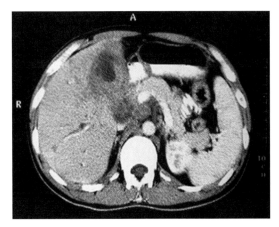

图 6-2-54　胆囊癌
横轴位增强 CT，示胆囊壁明显增厚，边缘模糊，中度强化，病灶累及邻近肝实质伴腹膜后淋巴结肿大

变的形态特征、对胆囊壁有无浸润性改变等均有助于对病变良恶性的鉴别。

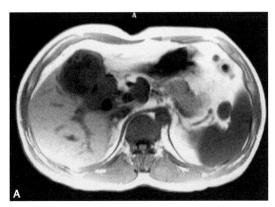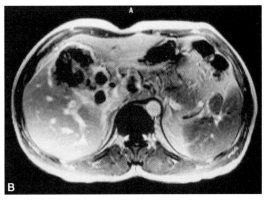

图 6-2-55　胆囊癌
A. 横轴位平扫 $T_1WI$，示胆囊壁不均匀增厚，与正常肝组织分界不清；
B. 增强扫描，示胆囊壁不规则强化表现

（二）胆管癌

【临床表现】　胆管癌（cholangiocarcinoma）临床起病隐匿，以无痛性、进行性加重的黄疸为特征。可伴有体重减轻，全身瘙痒及食欲缺乏、陶土样便。有时发热。并发症有胆管炎、胆汁性肝硬化、肝脓肿、门静脉高压及门静脉周围纤维化和肝衰竭等。部分胆管癌可发生在肝胆结石的基础上，患者常有多年的胆道结石病史。

【影像学检查方法的选择】　USG 可作为胆管癌的筛选方法，在确定梗阻水平及原因方面的敏感性分别是 92% 和 71%。MR 和 CT 在显示梗阻部位、肿瘤性质和淋巴结肿大等方面是等同的，而 MR 显示小肿瘤及血管侵犯优于 CT，MRCP 还能立体、直观地显示梗阻部位、程度及性质，因此 MR 是显示胆管癌的最佳影像学方法。

【病理生理基础】　胆管癌好发于肝门区左右肝管汇合部、胆囊管与肝总管汇合处和胆总管壶腹部，其中以肝门区胆管癌最多见，约占 50%。病理分为乳头状、结节状、硬化型和弥漫型胆管腺癌，以乳头状腺癌最多见。

【影像学征象】

1. CT 表现

（1）胆总管癌：病变近端的胆总管和肝内胆管扩张，于梗阻部位扩张的胆总管突然中断，部

Notes

分病例在中断处可见腔内软组织肿块。增强扫描肿块呈轻至中度强化。

（2）肝门区胆管癌：肝门区软组织肿块，肝内胆管扩张，病变远侧的胆道和胆囊萎缩变细小。增强扫描肿块呈轻至中度强化（图6-2-56）。

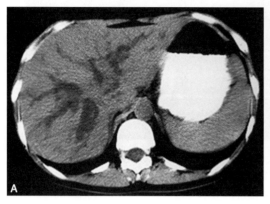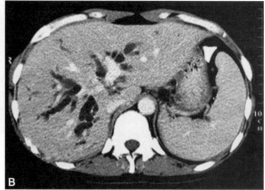

图 6-2-56　肝门区胆管癌
A. 横轴位平扫 CT；B. 增强 CT，示肝门区稍低密度结节，中度强化，肝内胆管明显扩张表现

（3）肝内胆管癌：肝内低密度灶，相应区域肝内胆管扩张，增强扫描病灶轻度强化，密度仍低于正常肝。

2. MRI 表现

（1）平扫：胆管走行区肿块在 $T_1WI$ 上信号比肝实质稍低，在 $T_2WI$ 上呈稍高信号，胆管内失去长 $T_1$ 长 $T_2$ 的胆汁信号。

（2）动态增强：动脉期肿块中度强化，强化持续时间较长（图6-2-57）。

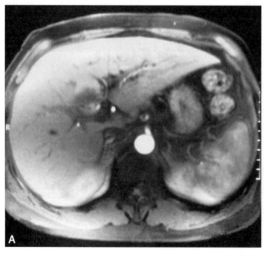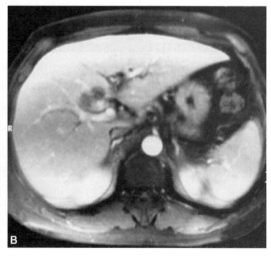

图 6-2-57　肝门区胆管癌
A. MRI 增强早期，示肝门区结节，呈轻度强化；B. 门脉期，结节持续强化表现

（3）MRCP：胆管狭窄或完全中断，梗阻端呈锥形或不规则形，肝内胆管中、重度扩张呈"软藤状"。

【诊断及鉴别诊断】　胆管癌主要应与以下疾病鉴别：

1. 胆道结石　胆道结石在 USG 上多呈强回声且后方伴声影；CT 和 MRI 可见胆管内不强化的结石影，胆管造影或 MRCP 显示边缘规则、局限的充盈缺损。

2. 肝门区肝癌　瘤体具有肝癌"快进快出"的强化特征，早期以压迫胆管为主，晚期侵犯胆

Notes

管,肿块相对胆管癌大。查 AFP 明显增高。

3. **硬化性胆管炎** 继发性病变常有明显胆道手术创伤史,胆管造影或 MRCP 显示胆系形态僵硬,呈弥漫性短环状肝内外胆管狭窄和串珠状表现。

4. **先天性肝内胆管扩张** 多见于儿童和青少年。胆管造影或 MRCP 可见肝内管道局限性或囊状扩张,可达到肝边缘,且囊状区域与胆道相通,没有软组织肿块。

# 第六节 胰 疾 病

## 一、胰 腺 炎

### (一) 急性胰腺炎

急性胰腺炎(acute pancreatitis)是一种常见急腹症,多见于成年男性,由于胆道疾患、酗酒、暴饮暴食等原因导致胰消化液溢出,对胰本身和周围脏器产生"自我消化"引起的一系列化学性炎症。

【临床表现】 主要临床表现为突发性剧烈上腹痛、恶心呕吐、低血压及休克状态、寒战、高热、黄疸、皮下淤血斑、腹肌紧张及压痛等。血、尿淀粉酶测定均高于正常。

【影像学检查方法的选择】 USG 是急性胰腺炎的主要筛选方法,但部分患者肠管胀气可能影响胰观察。CT 是最佳急性胰腺炎的影像学检查方法,可以显示胰本身及胰周改变,对胰腺炎临床分型、了解并发症、判断治疗情况及预后有很大帮助。MRI 可作为补充检查手段,诊断价值等同 CT。X 线平片诊断价值有限,不允许采用胃肠钡餐造影、ERCP、PTC、动脉造影等复杂的检查方法。

【病理生理基础】 主要病理变化为胰腺水肿、出血和坏死。分为两种类型。

1. 急性水肿型胰腺炎相当于临床上的轻型胰腺炎,多见,约占90%。胰肿大明显,质地坚实,胰间质有水肿及炎性细胞浸润,但无出血。病情较轻,预后良好,多可治愈。

2. 急性出血坏死型胰腺炎相当于临床上的重型胰腺炎,少见,约占5% ~15%。胰肿大变硬,胰腺泡、脂肪及血管坏死出血,胰周围组织也可发生坏死。病情险恶,并发症多,死亡率高达25% ~40%,常是猝死的原因之一。

【影像学征象】

1. **X 线平片表现** 仅少数患者有阳性发现。

(1) 上腹部胰区软组织密度增高影,边缘不清楚。

(2) 反射性肠淤积,尤其是十二指肠环胀气伴其内缘有压迹征象时有诊断价值。

(3) 横结肠截断征:为胰腺炎性渗出物刺激横结肠所致,表现为仰卧位时肝曲和脾曲充气,而横结肠不充气;或右半结肠充气扩张,而左半结肠和脾曲不充气。

(4) 小喇叭征:即横结肠分离征。由于胰体积增大,密度增高,加上胃十二指肠和结肠反射性充气扩张,于是在胃和横结肠之间形成一个横置的右宽左窄、横过腰椎从右向左的软组织致密影,状如喇叭筒。

(5) 左侧胸膜炎和腹膜炎改变。

(6) 上肢骨骼可出现多发性溶骨性改变,为骨髓腔转移性脂肪坏死所致。

2. **CT 表现**

(1) 急性水肿型胰腺炎:平扫表现为胰体积弥漫性或局限性明显增大;胰密度减低,形态不规则,边缘模糊;肾前筋膜及肾周筋膜增厚。增强扫描可见胰轻度强化,胰周围水肿显示更清楚(图 6-2-58)。

(2) 急性出血坏死型胰腺炎:除胰增大更明显之外,胰内由于出血,可出现不均匀性密度增

Notes

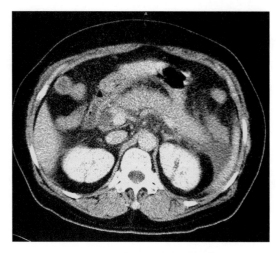

图 6-2-58　急性水肿型胰腺炎
横轴位增强 CT,示胰肿大,边缘模糊,肾
前筋膜增厚、积液

高,CT 值一般大于 60Hu。增强扫描见坏死的胰组织不强化,仍呈低密度影。另外,还可出现胰周积液和腹水(图 6-2-59)。

(3) 急性胰腺炎常并发假性囊肿和脓肿。

3. MRI 表现

(1) 胰增大,形状不规则,在 $T_1WI$ 上呈低信号,$T_2WI$ 上呈高信号。如有出血坏死,在 $T_1WI$ 上则呈高信号或不均匀混杂信号。

(2) 胰边缘多数模糊不清:为胰周围脂肪组织水肿所致。

(3) 增强扫描:正常存活的胰组织强化,而坏死组织不强化。

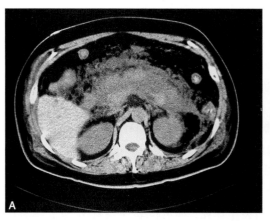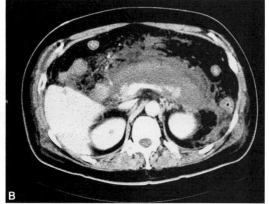

图 6-2-59　急性坏死性胰腺炎
A. 横轴位平扫 CT,示胰明显肿胀,密度普遍下降,边缘模糊,小网膜囊积液,肾周筋膜增厚;B. 增强
CT,示胰实质仅见少许小片状强化,余大部分胰实质不强化(坏死组织)

(4) 当炎症扩散至腹膜后,使该处脂肪信号减低或消失。胰腺假性囊肿、小网膜囊积液等在 $T_1WI$ 上呈低信号,$T_2WI$ 上呈高信号。

(二) 慢性胰腺炎

慢性胰腺炎(chronic pancreatitis),多由急性胰腺炎迁延、反复发作而形成。

【临床表现】　反复发作的上腹痛伴不同程度的胰腺外分泌和内分泌失调为特征。发作时出现上腹痛、恶心呕吐等,缓解期可无任何症状。严重病例因胰酶分泌不足而出现脂肪泻、体重减轻。胰岛受损者,则可出现糖尿病症状。

【影像学检查方法的选择】

1. 腹部平片　主要的异常发现是胰钙化和结石,对胰腺炎的诊断价值有限。

2. USG　用于初查筛选慢性胰腺炎,但对慢性胰腺炎的早期诊断不敏感,需要长期随访。

3. CT 扫描　是慢性胰腺炎的最佳影像学检查方法,可显示胰形态、密度、邻近结构的异常和胰管的不规则扩张,对结石和钙化敏感。

4. MRI　对胰腺炎的诊断价值与 CT 相似,但对钙化和结石不如 CT 显示清楚。MRCP 与常规 MRI 相结合能基本取代 ERCP,但 ERCP 显示胰管早期改变较 MRCP 敏感。

Notes

【**病理生理基础**】 胰广泛纤维化,质地变硬呈结节状,血管很少,腺泡及胰岛均有不同程度的萎缩消失,胰体积增大。如果实质严重萎缩胰可以缩小,也可由于脂肪组织增多而呈假性肥大。胰管和间质可有钙化和结石形成。

【**影像学征象**】

1. X 线平片表现 约 1/3 病例可发现沿胰走行区分布,大小不一的钙化和结石影,有向胰头方向聚集的趋势。

2. 钡餐造影表现 十二指肠受压移位、黏膜增粗及功能性改变。

3. ERCP 表现 胰管多发性狭窄和多发性扩张并存,形成串珠样改变,分支粗细不均、稀疏,可扩张呈小囊状;胰管结石阻塞呈充盈缺损影,腺泡易显影,边界模糊。胰增大或缩小,胆总管下端僵直、狭窄、阻塞或移位。

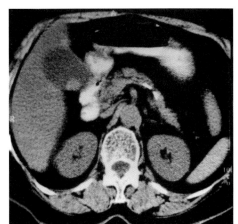

图 6-2-60 慢性胰腺炎
横轴位平扫 CT,示胰萎缩变细,见点状钙化

4. CT 表现

(1) 胰大小:正常、肿大或缩小,这取决于纤维化和萎缩以及炎症的程度(图 6-2-60)。

(2) 胰管扩张:内径超过 5mm,且粗细不均呈串珠状,部分病例可伴有胆总管扩张。

(3) 胰管结石和沿胰管分布的实质内钙化:为特征性改变。

(4) 大多数合并有胰内或胰外假性囊肿。

(5) 胰周围炎性反应:常见。胰周筋膜增厚表现为胰周有多条粗细不等、方向不一的纤维索条影;增厚的左肾前筋膜与腹膜、侧椎筋膜粘连呈条状带影。

(6) 少数病例胰局部肿大形成肿块,肿块无特征性,与癌肿不易鉴别。

5. MRI 表现

(1) 胰增大、缩小或正常。

(2) 胰组织的信号强度正常或局限性降低;1cm 以上的钙化呈黑色低信号;1~2cm 大小的假性囊肿在 $T_1WI$ 上呈圆形低信号,$T_2WI$ 上呈高信号。

(3) 主胰管扩张,MRCP 可以清楚显示胰管串珠样扩张,胰管结石表现为充盈缺损(图 6-2-61)。

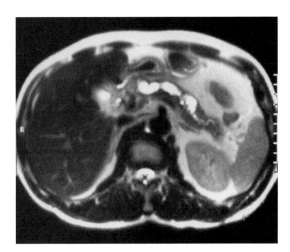

图 6-2-61 慢性胰腺炎
横轴位 $T_2WI$,示胰管串珠状扩张并见
胰头区低信号胰管结石

6. DSA 表现

(1) 特征性改变:胰内部动脉及其分支呈串珠状改变,即短段狭窄与扩张交替出现。

(2) 胰内小血管增多或减少,小血管受胰酶的侵蚀作用表现为不规则和动脉瘤形成,实质期胰染色不均匀。若纤维化严重,则动脉分支减少和实质染色较淡。

(3) 脾动脉常出现长段光滑袖管状狭窄,但不纡曲。脾静脉和肠系膜上静脉常出现狭窄或不规则,脾静脉常发生闭塞。

【**诊断及鉴别诊断**】 急、慢性胰腺炎都有典型的病史和影像学表现,结合临床生化检查,诊断明确。部分肿块型慢性胰腺炎需与胰腺癌鉴别,鉴别点如后述。

# 二、胰 腺 癌

胰腺癌(pancreatic carcinoma)是消化系统较常见的恶性肿瘤,其发病率在全球呈上升趋势。好发于 40~70 岁的中老年人,男性多见。胰腺癌病因不明,可能与吸烟、饮食中的亚硝胺、酗酒、糖尿病、慢性胰腺炎及家族遗传等因素有关。

【临床表现】 早期症状常不明显,随病变进展,可出现腹痛、黄疸、体重明显下降三大特征,尚可出现其他消化道症状,如厌食、恶心、呕吐及腹泻等。

临床表现和肿瘤的生长部位、大小及邻近组织有无受累等情况有关。发生在胰头部位者常出现黄疸,胰体尾部癌常有腹痛。恶性程度高、不易早期发现、切除率低、预后差是本病的特点。

【影像学检查方法的选择】

1. USG 用于筛查胰腺癌,可直接显示胰、胆管及其周围脏器情况,但易受肠道气体干扰,对于胰头癌、十二指肠壶腹部肿瘤及胆总管下段癌定性较难。

2. CT 平扫及双期增强扫描是首选的影像学检查方法,结合 CTA,有助于定性诊断及准确评价胰腺癌的可切除性。

3. MRI 及 MRCP 可作为补充检查手段,MRCP 还可随访胰、十二指肠切除术后的胰管情况。$T_1WI$ 加脂肪抑制技术和动态增强 GRE 序列是显示胰腺癌的最理想的序列。MRI 诊断价值与 CT 相似,MRCP 诊断价值与 ERCP 相似,MRCP 还能显示阻塞远侧胰管。

4. ERCP 可以显示胆总管、胰管的梗阻部位、形态、范围、程度,但逐渐被 MRCP 替代。

5. DSA 较少用于诊断胰腺癌,一般先行腹腔动脉和肠系膜上动脉造影,然后根据肿瘤部位,再行胃十二指肠动脉(胰头癌)或脾动脉(体尾部癌)造影。

【病理生理基础】 胰腺癌 90% 以上起源于胰腺导管上皮细胞,由致密纤维组织构成,呈灰白色硬性肿块。约 10% 为腺泡细胞癌,呈弥漫性浸润,质软易出血坏死。80% 癌肿发生在胰头部,其余在体尾部,少数可呈弥漫性生长或多灶分布。肿瘤以浸润性生长方式向周围扩展,沿淋巴和血行扩散较早,可侵及十二指肠、胃、脾、空肠、横结肠等周围脏器,也可包绕肠系膜上血管、门静脉、肝动脉,下腔静脉、脾动、静脉及腹主动脉等大血管,并可转移到肝、肺、骨、肾上腺等远位脏器。

【影像学征象】

(一)胃肠低张造影表现

可以显示中晚期癌肿对胃十二指肠的压迫和侵蚀。

1. **胃部改变**  胃窦部向前上推移,形成局限性边缘光滑的压迹,称为胃垫征。癌肿亦可直接侵犯胃窦部,形成外压性充盈缺损,甚至造成黏膜皱襞的破坏。

2. **十二指肠改变**

(1) 胆囊继发性扩张对十二指肠球后上方形成压迹。

(2) 笔杆征:指扩张的胆管压迫球后段形成垂直的带状压迹。

(3) 内缘双边影像:癌肿直接压迫侵犯引起十二指肠环内侧黏膜的移位、破坏所致(图6-2-62)。

(4) 反"3"字征:肿瘤侵犯壶腹部上、下肠腔时,造成上、下肠曲扩大,各形成一个凹形压迹,形如反置的"3"字形。

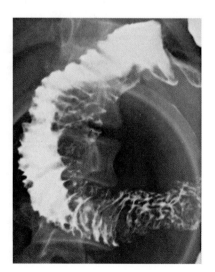

图 6-2-62  胰头癌
十二指肠低张造影,示十二指肠曲扩大,
内缘见不规则型压迹,黏膜破坏

Notes

（5）十二指肠功能性障碍：收缩的无节律性、痉挛、激惹以及胃十二指肠淤积征象等。

### （二）ERCP 表现

取决于肿瘤的发生部位，即肿瘤与胰管的关系。

1. **胰管梗阻**　肿瘤完全阻塞了胰管造成主胰管截断。

2. **胰管狭窄**　主胰管局限性不规则狭窄，远端胰管扩张、纡曲；若在狭窄段见偏心性充盈缺损，则为胰腺癌的特征性改变。

3. **双管征**　胰头端主胰管和胆总管下端充盈并突然截断，为肿瘤包绕和侵犯主胰管和胆总管所致。

4. **主胰管受压移位**　病变侧的小分支稀疏、缺失、中断或移位，多见于腺泡细胞癌。

5. **主胰管正常**　主要见于体尾部小肿瘤，尚未侵及胰管。

### （三）PTC 表现

胆总管下端梗阻，断端形态圆钝、平滑或有小结节状影，充盈扩张的胆总管可有移位性改变。

### （四）CT 表现

1. 平扫

（1）肿瘤较小时胰腺轮廓可正常，肿瘤较大时胰腺呈局限性隆起或不规则肿大。

（2）胰腺局部出现低密度影，少数为等密度或高密度灶。少数肿瘤内有坏死、液化、囊变表现。

（3）"双管征"：胰管、胆总管、肝内胆管呈不同程度扩张，扩大的胆总管、胰管于胰头肿块处骤然截断，这是胰头癌的主要间接征象。

（4）胰周脂肪层消失：说明肿瘤已侵及胰腺附近的脂肪组织。

2. 增强扫描

（1）动脉期肿瘤强化低于正常胰腺组织，表现为相对低密度影；门静脉期肿瘤仍为低密度灶，但与正常胰腺的密度差较动脉期缩小（图 6-2-63）。

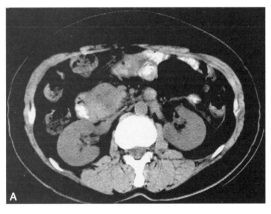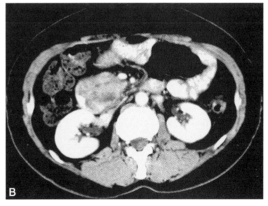

图 6-2-63　胰头癌
A. 横轴位平扫 CT；B. 增强 CT，示胰头肿块，密度
不均，强化不均匀，挤压侵及十二指肠

（2）癌肿直接侵犯或包埋邻近血管：如门静脉、腔静脉和肠系膜上动脉、脾动脉等增粗、边界模糊，甚至被肿块包埋，门静脉或腔静脉系统内癌栓呈低密度。

3. 淋巴转移

（1）胰头部癌：最易经淋巴途径转移至胃幽门下或肠系膜上动脉附近淋巴结，再至主动脉旁淋巴结。

（2）胰体尾部癌：转移至脾门或腹腔动脉处淋巴结。也可发生肝、肾上腺、肺、骨等远处转移。

（五）MRI 表现

1. 直接征象

（1）轮廓不规则的肿块，与正常胰腺分界不清。肿块在 $T_1WI$ 脂肪抑制序列上为低信号，而正常胰腺组织为高信号；$T_2WI$ 上可表现为不均匀高信号（图 6-2-64）。

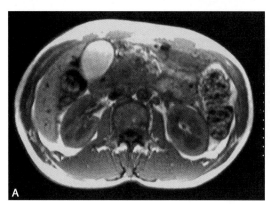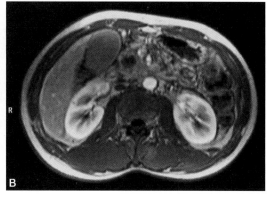

图 6-2-64　胰头癌
A. 横轴位平扫 $T_1WI$，示胰头区略低信号肿块，中心见坏死区；B. 增强扫描，示肿块
不均匀强化，包绕肠系膜上动脉、静脉

（2）由于胰腺癌为少血管肿瘤，动态增强早期癌肿强化不明显，而正常胰腺组织强化。

2. 间接征象

（1）胰头癌引起的胆管和胰管扩张构成"双管征"、继发囊肿、癌肿侵犯周围血管以及淋巴结和肝脏转移等。

（2）MRCP 示胰头段胆总管成角、狭窄、中断，同时伴有病变段以上胆系扩张和胰管扩张。

（六）DSA 表现

与肝癌的表现相似。

【诊断及鉴别诊断】　胰腺癌与肿块型慢性胰腺炎鉴别：前者病变范围局限，钙化少见；阻塞胰管的远段扩张，形态较规则；扩张的胆总管于肿瘤处突然截断或变形，边缘不规则。后者病变范围相对广泛，钙化常见；胰管不均匀扩张，可以合并轻度胆系扩张，但胆总管呈锥形逐渐变细，边缘较光滑。

# 第七节　脾　疾　病

## 一、脾　外　伤

脾是腹腔内最易受外伤而发生破裂的器官，其发生率占腹部闭合损伤的首位。单纯性脾损伤（splenic trauma）约占 47%，通常合并腹内多脏器官损伤。

【临床表现】　有明确的外伤史，主要表现为左上腹或左下胸部疼痛、失血性休克等。

【影像学检查方法的选择】　USG 和 CT 为首选检查方法，但 USG 一般不易显示脾外伤破裂口。MRI 亦有肯定的诊断价值，可作为一种补充检查手段。DSA（脾动脉造影）主要作为脾外伤出血介入治疗（脾动脉栓塞）的一种手段。

【病理生理基础】　脾是一个含血丰富的实质性器官，质地较脆，稍受外力即易破裂，病理上

Notes

分为中央破裂、包膜下破裂和完全性破裂三种。

**【影像学征象】**

（一）X 线平片表现

无特异性表现。

1. 脾影增大，密度增高，边缘模糊。

2. 胃体右移，左半结肠及脾曲下降。

3. 胃十二指肠、空肠及结肠扩张积气。

4. 血液漏至腹腔可导致腹腔积液和腹膜刺激征（腹部压痛、反跳痛、腹肌紧张）。

（二）CT 表现

初次 CT 扫描阴性者，应密切观察，定期复查，以免遗漏迟发性脾出血。

1. 脾包膜下血肿 脾外围半月形或双凸状高密度影，随时间延长，变为等密度或低密度影。

2. 脾挫裂伤 脾实质内线条状或不规则形低密度区。

3. 脾撕裂伤 实质分离，分离处呈低密度，这种分离可局限在脾实质内，也可延伸至脾边缘。

4. 脾实质内新鲜血肿 脾实质内圆形或不规则形的稍高密度或等密度影。

5. 脾破裂伴活动性动脉出血 增强扫描可见造影剂外溢。

6. 血管栓塞脾梗死 脾实质内尖端指向脾门的三角形低密度区，增强后梗死灶不强化。

（三）MRI 表现

脾外伤的 MRI 表现与 CT 表现基本相同，只是血肿的 MR 信号强度随血肿时间不同而变化。

（四）DSA 表现

DSA 表现取决于脾外伤的类型和程度。

1. 造影剂外溢 为脾破裂的直接征象之一。

2. 脾内血肿 脾内动脉分支受压移位，可见无血管区，实质期为充盈缺损。

3. 脾实质受压移位 在实质期，脾实质边缘受压、变平、不规整和移位。为包膜下血肿所致。

4. 脾破裂成块 在动脉期或实质期，脾呈楔形中断、分离，一个完整的脾变成若干块状。

5. 血管损伤 血管断裂、阻塞、痉挛等。

**【诊断及鉴别诊断】** 有明确的外伤史和典型的症状、体征，诊断较明确。须注意邻近实质脏器如肝、肾、胰有没有复合伤存在。

## 二、脾 肿 瘤

脾肿瘤（tumor of spleen）少见。良性肿瘤包括血管瘤、纤维瘤、良性淋巴管瘤、血管内皮细胞瘤等，其中以海绵状血管瘤最为多见。恶性肿瘤包括恶性淋巴瘤（原发性和全身性浸润）、转移性肿瘤等，其中以恶性淋巴瘤多见。

（一）脾血管瘤

**【临床表现】** 一般没有症状，巨大的弥漫型血管瘤可侵犯整个脾，表现为左上腹无痛性包块。血管瘤可发生梗死、感染、出血、纤维化、钙化等继发改变并出现相应症状。

**【影像学检查方法的选择】** 脾血管瘤检查的首选方法为 USG 或者 CT，在多数情况下，这两种方法均可明确诊断。当与其他疾病不能鉴别时，MRI 及 DSA 可提供附加诊断信息。此外，DSA 亦是脾血管瘤超选择性栓塞的介入治疗手段。

**【病理生理基础】** 脾血管瘤（splenic hemangioma）分为海绵状血管瘤、毛细血管瘤和混合型血管瘤。脾血管瘤可以是孤立的或多个的（脾血管瘤病）和全身性血管瘤病的一部分。血管瘤可发生梗死、感染、出血、纤维化、钙化等继发改变。

【影像学征象】

1. CT 表现　块状血管瘤呈均匀的低或等密度,有清晰的边缘;囊性血管瘤表现为等密度的实性肿块内有多个囊性低密度区,少数有钙化环。增强后,实性部分从边缘开始出现结节状强化,随时间推迟,增强范围向中心扩大,最后变为等密度,边界清楚,CT 表现相当有特异性(图6-2-65)。

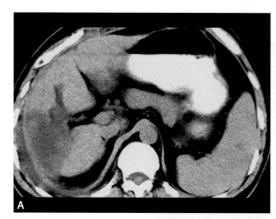
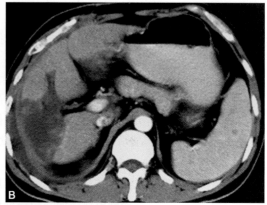
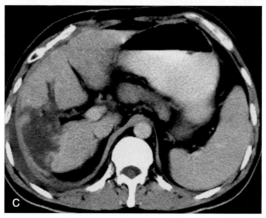

图 6-2-65　脾血管瘤

A. 横轴位平扫 CT,示脾无增大,其内见小圆形低密度影;B. 增强早期,病灶边缘强化;C. 延迟扫描,病灶与正常脾组织成等密度。另见肝右叶楔形梗死灶

2. MRI 表现　肿块在 $T_1WI$ 上呈边界清楚的低信号,在 $T_2WI$ 上呈现极高信号为脾血管瘤的特征表现。增强后可有明显渐进性强化。若有纤维瘢痕形成,肿瘤中心在 $T_1WI$ 上呈星芒状低信号,在 $T_2WI$ 上呈略低信号,增强后纤维瘢痕强化不明显(图 6-2-66)。

3. DSA 表现　脾海绵状血管瘤 DSA 表现与肝血管瘤表现类似。

【诊断及鉴别诊断】

1. 实质性血管瘤与富血供的肿瘤(如血管肉瘤、癌肉瘤和恶性纤维组织细胞瘤)　鉴别这些肿瘤罕见,早期强化明显,延迟期造影剂部分退出,没有填平病灶。

2. 囊性血管瘤与囊性病变(如脓肿、囊肿、淋巴管瘤)　鉴别脓肿有典型临床病史,呈环状明显强化,脓肿壁形态均匀;囊肿和淋巴管瘤是囊性病变,没有实性成分,壁菲薄。

(二)脾淋巴瘤

脾淋巴瘤(splenic lymphoma)分为两类,即霍奇金病(Hodgkin disease,HD)和非霍奇金淋巴瘤(non-Hodgkin lymphoma,NHL),可产生弥漫性和结节性的脾浸润,在 HD 患者脾往往是首先和唯一受累器官。

【临床表现】　主要临床症状为脾迅速肿大,触诊可呈硬结状,伴压痛。压迫胃肠等邻近脏

Notes

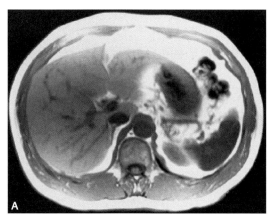
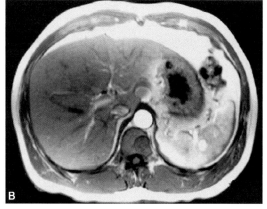

图 6-2-66 脾血管瘤

A. 横轴位平扫 MRI,示脾形态正常,其内见直径 1cm 圆形稍长 $T_1$ 病灶,边界清;B. 增强
MRI,示病灶明显均匀强化

器可有腹胀、恶心、呕吐等症状,可伴有体重减轻、贫血、恶病质、发热等全身症状。

【影像学检查方法的选择】 常规 X 线和 DSA 对脾肿瘤诊断价值有限,一般很少选用。USG
用于脾肿瘤的筛查。CT、MR 对脾肿瘤有一定诊断价值。CT 对小于 1cm 的结节检出率低,而
MR 敏感,易于发现微小粟粒性病变。

【影像学征象】

1. CT 表现

(1) 脾恶性淋巴瘤常有四种类型:①脾均匀肿大;②1~5mm 的粟粒状病变;③2~5cm 的多
发性团块;④大的孤立性团块。CT 平扫,脾内单发或多发低密度影,边界不清;增强扫描,病灶
轻度不规则强化,但密度仍低于正常脾组织,境界显示较清楚(图 6-2-67)。

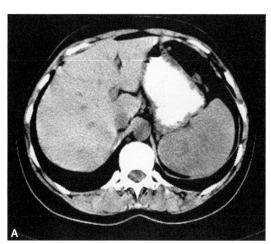
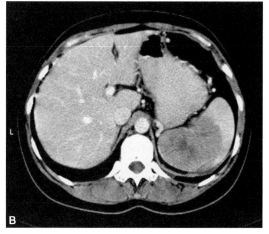

图 6-2-67 脾淋巴瘤

A. 轴位平扫 CT,示脾轻度增大,其内见稍低密度肿块,边界不清;B. 增强 CT,示肿块不均匀
强化,边界较平扫清晰

(2) 全身恶性淋巴瘤浸润还伴有脾肿大、邻近淋巴结肿大和全身淋巴瘤的表现。

2. MRI 表现 单个或多个大小不等的圆形、椭圆形肿块,边界不清,在 $T_1WI$ 上呈等或等、
低混杂信号,在 $T_2WI$ 上呈混杂稍高信号。增强后病灶轻度强化,与明显强化的正常脾实质相比
呈边界清楚的地图样低信号区。

3. DSA 表现 脾内动脉分支受压移位、侵蚀、中断,有时病变区可见肿瘤微细血管,但多数

为少血管性改变。实质期可见多个结节样充盈缺损。全身恶性淋巴瘤侵润还伴有脾肿大。

【诊断及鉴别诊断】　脾增大、多发性病灶并结合全身淋巴瘤病史,诊断较明确。但对于不伴脾肿大、单发病灶或霍奇金病诊断较困难。须结合临床资料和多种影像学检查进行鉴别诊断。

（三）脾转移瘤

脾转移瘤很少见。一般多是全身广泛转移的局部表现。脾转移瘤的主要原发病变是乳腺癌和肺癌,占30%～67%,其余包括胰腺癌、胃肠道肿瘤、卵巢癌和皮肤肿瘤(黑色素瘤)等其他原发部位恶性肿瘤。脾是黑色素瘤最常见的转移部位。

【临床表现】　患者一般处于恶性肿瘤晚期,有恶病质、消瘦、贫血等临床表现,脾轻、中度增大,触诊质硬有压痛。

【影像学检查方法的选择】　同脾血管瘤。

【病理生理基础】　脾转移瘤可发生在静脉窦、红髓、白髓,脾轻、中度增大,仍保存轮廓,切面观示大小不等结节,可伴有液化、坏死和出血。

【影像学征象】

1. CT 表现　表现多样,可以是单发、多灶性或融合性病灶,平扫和增强显示为比周围脾实质密度低的病变,边界清楚或不清楚,也可以为厚壁囊性病变。部分病灶平扫时不能发现,增强后方可显示为低密度灶。

2. MRI 表现　平扫实性病灶在 $T_1WI$ 上不易发现,在 $T_2WI$ 上呈稍高信号。增强后病灶轻、中度强化,与明显强化的脾实质相比为相对低信号。囊性病变在 $T_1WI$ 上呈低信号,在 $T_2WI$ 上呈高信号;黑色素瘤在 $T_1WI$ 上呈高信号,在 $T_2WI$ 上呈低信号。

【诊断及鉴别诊断】　脾转移瘤多为癌肿晚期全身广泛转移的局部表现,原发病灶多已明确,结合病史可以诊断。

1. 脾多发转移瘤与恶性淋巴瘤的鉴别脾转移瘤的脾肿大程度较轻微,病灶通常较大。
2. 脾单发囊性转移瘤与脾良性囊性病变的鉴别影像学鉴别困难,需活检确诊。

## 学生自测题

1. 简述如何检查食管异物。
2. 食管静脉曲张的病理学基础及其影像学表现。
3. 常见食管下段疾病的 X 线鉴别诊断。
4. 简述胃良恶性溃疡的 X 线鉴别诊断。
5. 回盲部常见疾病的 X 线鉴别诊断要点。
6. 何谓"半月征"?
7. 肝硬化的病理改变和影像学表现。
8. 肝占位性病变的检查方法选择。
9. 肝血管瘤的影像学特征。
10. 肝癌的大体分型和病理组织分型。
11. 肝癌的影像学诊断与鉴别诊断。
12. 肝占位性病变的影像学鉴别诊断。
13. 急性坏死性胰腺炎综合影像学表现。
14. 慢性胰腺炎 CT、MRI 诊断标准。
15. 胰腺癌综合影像学表现。
16. 脾外伤的影像学表现。
17. 脾肿瘤的影像学表现与鉴别诊断。

Notes

## 与本章节内容相关的参考书

1. 陈炽贤. 实用放射学. 第 2 版. 北京：人民卫生出版社,1999

2. 郭俊渊. 现代腹部影像诊断学. 北京：科学出版社,2001

3. 李果珍. 临床 CT 诊断学. 北京：中国科学技术出版社,1994：397-437

4. Moss A. Computed Tomography of the Body-Volume 3. 2nd ed. Philadelphia：WB Saunders,1992：735-822

5. 吴孟超. 黄家驷外科学. 第 7 版. 北京：人民卫生出版社,2000

6. 白人驹. 医学影像诊断学. 第 2 版. 北京：人民卫生出版社,2003

7. Levine MS,Rubesin SE,Laufer I,et al. Diagnosis of Colorectal Neoplasms at Double-Contrast Barium Enema Examination. Radiology,2000,216(1)：11-18

8. 张龙江. 多层螺旋 CT 血管成像. 昆明：云南科技出版社,2004

9. Iannaccone R,Catalano C,Mangiapane F,et al. Colorectal Polyps：Detection with Low-Dose Multi-Detector Row Helical CT Colonography versus Two Sequential Colonoscopies. Radiology,2005,237(3)：927-937

10. Lauenstein TC,Goehde SC,Ruehm SG,et al. MR Colonography with Barium-based Fecal Tagging：Initial Clinical Experience. Radiology 2002,223(1)：248-254

（胡道予　金征宇）

Notes

# 第七篇 泌尿系统与肾上腺

# 第一章　泌尿系统与肾上腺总论

Urinary tract
Common imaging methods
　Plain film
　Urography
　DSA
　Computed tomography
　Magnetic resonance imaging
　Ultrasonography
　Nuclear imaging
Normal anatomy and variances
　Plain film
　Urography
　DSA
　Computed tomography
　Magnetic resonance imaging
　Ultrasonography
　Nuclear imaging
Common abnormal imaging signs
　Plain film

Urography
DSA
CT & MRI
Ultrasonography
Nuclear imaging
Adrenal gland
Common imaging methods
　Computed tomography
　Magnetic resonance imaging
　Ultrasonography
Normal anatomy and variances
　Computed tomography
　Magnetic resonance imaging
　Ultrasonography
Common abnormal imaging signs
　Computed tomography
　Magnetic resonance imaging
　Ultrasonography

## 第一节　泌　尿　系　统

### 一、常用的影像学检查方法

　　泌尿系统(urinary tract)有多种影像检查方法,包括腹部平片、尿路造影检查、DSA 检查、CT 检查、MRI 检查、超声检查以及核素显像检查。对于泌尿系统不同病变,这些检查方法的诊断价值和限度各异,因此应根据临床拟诊情况,有针对性地进行选择。

　　(一)腹部平片

　　常规摄取仰卧前后位和水平侧位片。作为泌尿系统结石的首选检查方法,但易受肠道内气体的干扰。泌尿系统的其他病变则极少使用。

　　(二)尿路造影

　　包括排泄性尿路造影(excretory urography)、逆行尿路造影(retrograde urography)。

　　1. 排泄性尿路造影　排泄性尿路造影亦称为静脉肾盂造影(intravenous pyelography,IVP)。静脉注入的含碘对比剂几乎全部由肾小球滤出并排入肾盏、肾盂,然后至输尿管、膀胱,因此 IVP

不仅能显示尿路形态,还能大致了解双肾的排泄功能。

(1) 方法:清洁肠道等检查前准备完成后,先摄取卧位腹部平片,然后在下腹部使用压迫带。于静脉内注射对比剂后1~2分钟、15分钟、30分钟各摄取双肾区片,以获取肾实质和肾盏、肾盂显影的图像。去除压迫带后,摄取全腹片,以获取输尿管和膀胱亦显影的图像。

(2) IVP为临床上较常应用的检查方法,用于发现造成尿路形态改变的病变(如肾结核造成的肾盏、肾盂破坏,尿路上皮肿瘤产生的充盈缺损和发育异常所致的肾盂、输尿管重复畸形等),但发现、诊断局限于肾实质内的病变存在限度。对X线阴性结石的检出有一定帮助,但尿路内的对比剂可掩盖小的X线阳性结石。适用于肾功能无严重受损及无碘过敏者。

2. 逆行尿路造影

(1) 方法:经尿管向膀胱内注入对比剂,或借助膀胱镜(cystoscope)行输尿管插管(ureteral catheterization)并注入对比剂,前者亦称为逆行膀胱造影(retrograde cystography),而后者则称为逆行肾盂造影(retrograde pyelography)。

(2) 特点:用于检查尿路梗阻性病变,能明确梗阻部位,有时还可判断病因。适用于肾功能不良、静脉性尿路造影显影不佳者。

(三) 肾动脉数字减影血管造影(DSA)

1. 分为腹主动脉造影(abdominal aortography)和选择性肾动脉造影(selective renal arteriography)。通常采取经皮股动脉穿刺插管技术。腹主动脉造影时,需将导管顶端置于肾动脉开口稍上方,快速注入对比剂并连续摄片;选择性肾动脉造影是将导管直接插入肾动脉的造影检查方法。

2. 主要用于检查肾血管病变,是诊断肾动脉病变(如肾动脉狭窄、肾动脉瘤等)的金标准。

(四) CT

是泌尿系统影像学检查中最主要的,亦是最常使用的方法。

1. 扫描技术与方法

(1) 肠道准备:检查前禁食、水,口服稀释1%对比剂。

(2) 根据检查需要确定扫描范围:肾扫描范围自肾上极至肾下极,输尿管扫描范围自输尿管与肾盂联合部至输尿管的膀胱入口,膀胱扫描范围自膀胱顶至膀胱底部。

(3) 窗宽采用250~350Hu,窗位为30~40Hu。层厚7~10mm,螺距1~1.5。

(4) 增强扫描时间和期相:开始团注对比剂后30秒、2分钟和5分钟行双肾区扫描,分别获得皮质期(cortical phase)、实质期(nephrographic phase)和排泄期(excretory phase)增强图像。开始注药后30秒和30分钟,行输尿管和膀胱区扫描,可分别获得早期增强和延迟期增强图像。排泄期扫描对观察肾盂输尿管的形态很有帮助。

2. 平扫  泌尿系统影像学检查最常使用的方法,能够显示泌尿系统病变的形态、密度、位置,MPR图像还能清楚显示病变与邻近结构的关系。对尿路结石检出最敏感,但对于少数X线阴性结石不能检出。单纯平扫对病变范围、数目和性质判断有一定的限度。

3. 多期增强  扫描常需要进行此项检查,但肾功能受损者应慎用。

(1) 能够进一步确定病变的范围和数目。

(2) 能够发现、诊断大多数病变(先天发育异常、肿瘤、炎症、外伤、移植肾的评估等),并有助于对病变进行鉴别诊断。

4. 特殊检查方法

(1) 肾动脉CTA:开始团注对比剂后30秒行肾区薄层(1~3mm)扫描,应用MIP、SSD及VRT技术行肾血管三维重建。用于检查肾血管病变(筛选肾动脉狭窄等)。

(2) CT尿路造影(CT urography,CTU):开始团注对比剂后30分钟行全尿路扫描,应用MIP技术行尿路系统三维重建。用于整体观察肾盂、输尿管和膀胱,显示突向腔内的病变。

(五) MRI

是泌尿系统CT和超声检查的重要补充方法,常有助于病变的定性诊断。

Notes

1. 扫描技术与方法

（1）采用呼吸门控和呼吸补偿以减少呼吸运动产生的伪影。

（2）成像序列：平扫通常采用 SE、FSE 和（或）GRE 序列的 $T_1WI$ 和 $T_2WI$ 成像，增强扫描采用 SE 或 GRE 序列 $T_1WI$ 检查，选择性应用压脂技术以确定病变内有无脂肪。

（3）扫描范围、增强扫描时间和期相与 CT 扫描相似。层厚 6～10mm，间隔 1～2mm。

2. 平扫　能够确定病变的组织学特性（脂肪、出血、钙化等），有利于病变的诊断和鉴别诊断。

3. 增强扫描　目的和价值与 CT 增强扫描相似。

4. 特殊检查方法

（1）肾血管 MRA：用或不用对比剂，用于筛选肾血管疾病，但临床应用尚不广泛。

（2）磁共振尿路造影（MR urography，MRU）：临床应用较广泛，主要用于检查尿路梗阻性病变。

（六）超声检查

1. 检查技术

（1）通常用线阵式或凸阵式超声探头，频率 3.5MHz；消瘦者或新生儿用 5.0MHz。经直肠或阴道检查膀胱，需选用腔内探头。

（2）检查体位：通常采用俯卧、侧卧和仰卧位。经背部、侧腰部、腹壁扫查肾；自肾门向下扫查输尿管；经下腹壁、直肠或阴道扫查膀胱。

2. 通常作为泌尿系统影像学检查的首选方法，能够发现和诊断大多数泌尿系统病变，对结石的检出率很高。但诊断较小病变（小结石或小肿瘤等）、不伴有梗阻的输尿管病变困难，不易显示泌尿系统畸形的全貌。总体而言，诊断效果不及 CT 检查。

（七）核素显像

主要为肾动态显像（dynamic renal imaging），包括肾血流灌注显像（renal flow perfusion imaging）和肾功能显像（renal functional imaging）。

1. 检查技术，快速推注显像剂并进行采集。其中开始 1 分钟内（1 帧/秒）所获得的系列图像为肾血流灌注图像，1 分钟至 20～40 分钟（1 帧/15～60 秒）所获得的系列图像为肾功能图像。

2. 肾血流灌注显像主要用于评估肾血管病变导致的肾缺血，肾功能显像则是临床判断肾功能受损的可靠标准。

## 二、正常影像解剖和常见变异

（一）正常 X 线表现

1. 肾（kidney）周围有脂肪组织，前后位腹部平片能够显示双肾影（图 7-1-1）。

（1）双肾呈豆状，外缘光整，内缘中部稍内凹，为肾门所在。

（2）正位呈“八”字状位于脊柱两侧，右肾略低。肾长轴自内上斜向外下，其延长线与脊柱交角为肾脊角（renal-spine angle），正常为 15°～25°。侧位，双肾影与脊柱重叠。

（3）成人肾长径 12～13cm，宽径 5～6cm。

（4）密度均匀，略高于肾周脂肪密度。

2. 输尿管（ureter）不能显示。

3. 膀胱（urinary bladder）通常不能显示。

（二）正常尿路造影表现

排泄性尿路造影与逆行尿路造影的正常影像表现相似，逆行尿路造影注射压力过大，可造成对比剂肾内返流（intrarenal reflux）。

排泄性尿路造影的肾、输尿管和膀胱表现随摄片时间而异。注入对比剂后 1～2 分钟摄片，对比剂集中在肾小球（renal glomeruli）和肾小管（renal tubules）内，肾实质显影，称为肾实质期。15 分钟和 30 分钟摄片，肾盏（calyces）和肾盂（pelvis）显影最浓。解除压迫后摄片，输尿管和膀胱显影（图 7-1-2）。

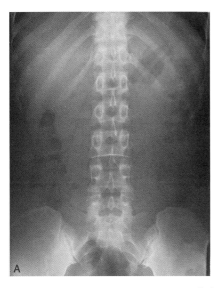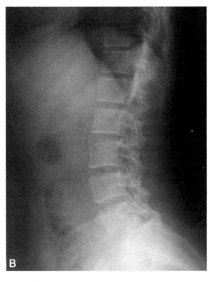

图 7-1-1 正常腹部平片(双肾影)

A. 前后位片,双肾影呈豆状,位于脊柱两侧,为软组织密度;B. 侧位片,
双肾影与脊柱重叠

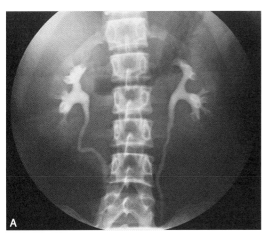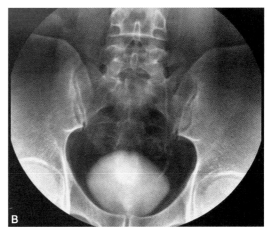

图 7-1-2 正常静脉性(排泄性)尿路造影

A. IVP,双侧肾盏、肾盂和输尿管显影,结构、形态和密度正常;B. IVP,膀胱显影,呈类圆形,
位于耻骨联合上方

1. 肾

(1)肾实质:显影密度均匀,双侧一致。

(2)肾盏:分为肾小盏(renal minor calyces)和肾大盏(renal major calyces)。肾大盏与肾小盏的形态、数目有很大差异,每侧肾各有 2~4 个肾大盏和 6~14 个肾小盏。

1)肾小盏呈边缘光整的"蛋杯"状,体部(漏斗部)与肾大盏相连,穹隆部顶端的杯口样凹陷为肾锥乳头(papilla of pyramid)突入所致。

2)肾大盏呈边缘光整的长管状,顶端(尖部)连接一个或数个肾小盏,峡部(颈部)为长管状部分,基底部与肾盂相连(图 7-1-2A)。

(3)肾盂:多呈边缘光整的喇叭状,少数呈分支状或壶腹状,上缘隆突,下缘微凹。位置可有较大变异,完全位于肾门(renal hilum)之外者称为肾外肾盂(extra-renal pelvis)。

2. 输尿管 表现为长约 25cm,宽 3~7mm,光滑的细条状致密影,常有折曲。

（1）分段：腹段与肾盂相连，向下走行在腹膜后间隙脊柱两侧，在骶髂关节内侧越骨性骨盆（bony pelvis）缘而续为盆段。盆段略向外行，再向内行入膀胱而为壁内段。壁内段由外上向内下穿越膀胱壁，进入膀胱三角区（trigone area of bladder）（图7-1-2A、B）。

（2）3个生理性狭窄（physiological stenosis）区：与肾盂相连处、通过骨盆缘处（与髂总动脉交叉处）和膀胱入口处。

3. 膀胱　大小和形态取决于充盈程度。充盈较满的膀胱呈椭圆形，边缘光滑，横置在耻骨联合上方（图7-1-2B）。

（三）正常肾动脉造影表现

1. 肾动脉期　肾动脉主干和分支显影，自主干至分支逐渐变细，走行自然，边缘光滑（图7-1-3）。

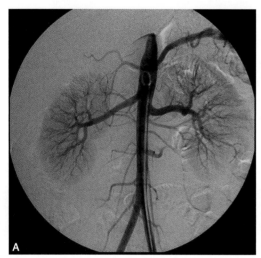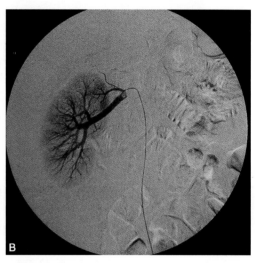

图7-1-3　正常肾动脉造影（动脉期）

腹主动脉造影（A）和选择性肾动脉造影（B），肾动脉主干及其分支显影，自主干至分支逐渐变细，走行自然

2. 肾实质期　肾弥漫性显影，可清楚显示肾轮廓、大小和形态。

3. 肾静脉期　肾静脉显影，但不很清晰。

（四）正常CT表现

1. 平扫

（1）肾

1）肾实质：在轴位图像上呈边缘光整的圆形或椭圆形软组织密度，不能分辨肾皮质（renal cortex）与肾髓质（renal medulla）（图7-1-4A）。

2）肾门：位于肾中部层面，为肾内缘内凹，指向前内。肾动脉和静脉呈软组织密度窄带，自肾门向腹主动脉和下腔静脉走行。

3）肾窦：肾实质围绕的肾窦呈脂肪性低密度，其内肾盂呈水样低密度。

（2）输尿管：自肾盂向下追踪，可见腹段输尿管呈点状软组织密度影，位于腰大肌（psoas major muscle）前方。盆段输尿管常难以显示。

（3）膀胱：充盈的膀胱腔呈圆形、椭圆形或类方形的均匀水样低密度。膀胱壁呈厚度均一的薄壁软组织密度影，内、外缘均光整（图7-1-5B）。

2. 增强扫描

（1）肾：强化表现因扫描时间而异（图7-1-4B～D）。

1）皮质期：肾血管和肾皮质明显强化，而髓质强化不明显，仍呈较低密度。相邻髓质锥体

Notes

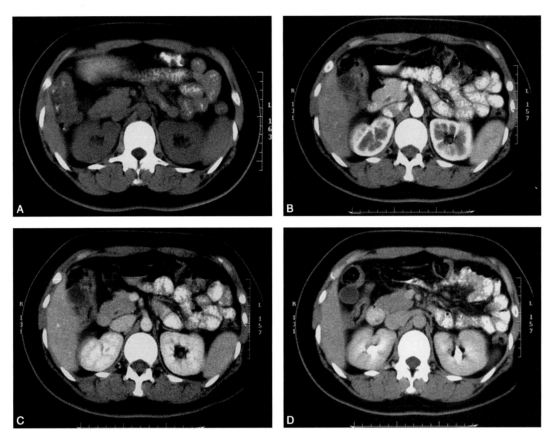

图 7-1-4 正常肾 CT 表现

A. 平扫 CT,双肾边缘光滑,密度均匀;B ~ D. 增强扫描:皮质期(B),周边部肾皮质和 Bertin 柱明显强化,
髓质呈较低密度;实质期(C),皮、髓质强化程度类似;排泄期(D),肾盏和肾盂明显强化

(medullary pyramids)间明显强化的皮质部分称为"肾柱(Bertin columns)"。

2)实质期:皮、髓质强化程度类似。

3)排泄期:又称分泌期,肾实质强化程度减低,肾盏和肾盂明显强化。

(2)输尿管:排泄期输尿管内充有含对比剂尿液,呈点状高密度影。

(3)膀胱:早期显示膀胱壁强化,延迟期膀胱腔内可见高密度对比剂浓聚,内壁光整。

3. 肾血管 CTA 影像表现 类似于 DSA 肾血管造影。

4. CTU 影像表现 类似于静脉肾盂造影。

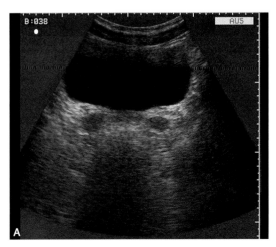

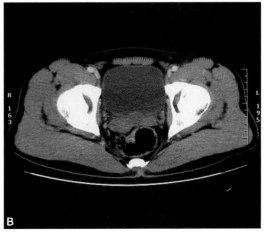

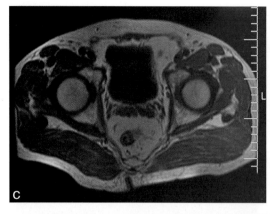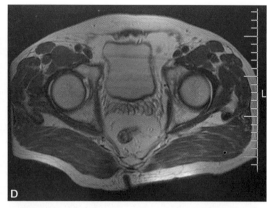

图 7-1-5　正常膀胱超声、CT 和 MRI 表现

A. 超声,膀胱腔呈均匀液性无回声区,侧壁和后方回声增强;B. CT 增强,膀胱腔呈均匀水样低密度,膀胱壁为均一薄壁软组织密度,内外缘光整;C、D. MRI 平扫,T$_1$WI(C)和 T$_2$WI(D)上,膀胱腔呈均匀长 T$_1$ 信号和长 T$_2$ 信号,膀胱壁的信号强度类似肌肉

**(五) 正常 MRI 表现**

1. 平扫

(1) 肾

1) 皮质在 T$_1$WI 上的信号强度略高于髓质,脂肪抑制像上更为明显;髓质在 T$_2$WI 上信号强度等于或略高于皮质(图 7-1-6A ~ C)。

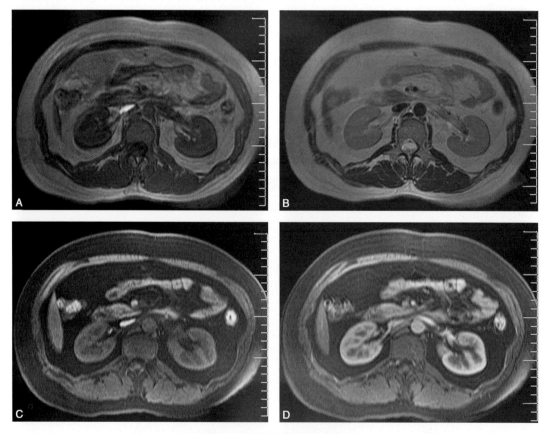

图 7-1-6　正常肾 MRI 表现

A ~ C. 平扫:T$_1$WI(A),肾皮质信号强度略高于髓质,T$_1$WI 脂肪抑制像(C),皮髓质信号差别更加明显;T$_2$WI(B)上,皮髓质信号强度类似,不能分辨;D. 增强扫描(皮质期),肾皮质明显强化

Notes

2）肾窦脂肪在 $T_1WI$ 和 $T_2WI$ 上分别呈高信号和中高信号,肾盂呈 $T_1$ 低信号和 $T_2$ 高信号,肾血管呈无信号或低信号。

（2）输尿管:在轴位 $T_1WI$ 和 $T_2WI$ 上,腹段输尿管在周围高信号或中高信号脂肪组织对比下,呈点状低信号。

（3）膀胱

1）膀胱腔内尿液富含游离水,呈均匀 $T_1$ 低信号和 $T_2$ 高信号。

2）膀胱壁的信号强度类似肌肉,$T_1WI$ 和 $T_2WI$ 上分别高于和低于腔内尿液信号(见图 7-1-5C、D)。

3）$T_2WI$ 上,由于化学位移伪影(artifact from chemical shift),使膀胱两侧壁分别出现线状高信号和低信号伪影。

2. 增强扫描

（1）肾:影像表现类似 CT 增强检查(图 7-1-6D)。

（2）输尿管:应用脂肪抑制技术可获得较佳对比。延迟期输尿管强化呈较高信号。

（3）膀胱:膀胱腔内尿液因对比剂进入而信号强度增高,但当对比剂超过一定浓度后反而呈低信号。

3. 肾血管 MRA　正常表现类似于 DSA 肾血管造影。

4. MRU　正常表现类似于 X 线尿路造影检查(图 7-1-7)。

（六）正常超声表现

1. 肾

（1）常规超声:正常肾随扫查方向,可呈圆形、卵圆形或豆状(图 7-1-8)。

1）肾被膜(renal capsule)呈光滑的线状高回声。

2）肾周皮质和肾柱呈略低回声,肾锥体则呈锥形、卵圆形或圆形的更低回声。

3）肾窦脂肪(renal sinus fat)呈不规则高回声。

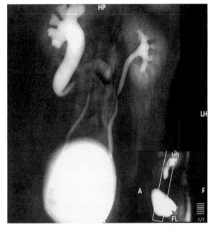

图 7-1-7　磁共振尿路造影(MRU)

左侧肾盏、肾盂和输尿管呈高信号,大小和形态正常;右侧肾盏、肾盂和上段输尿管扩张(腔静脉后输尿管)

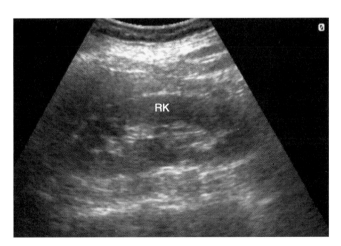

图 7-1-8　正常肾超声表现

延肾长轴扫查,右肾呈豆状,肾被膜呈线状高回声,肾实质呈较低回声,其中髓质锥体回声更低,肾窦脂肪则为较高回声

Notes

（2）彩色多普勒超声：红色表示流向探头方向的血流，而蓝色则指示背离探头的血流。

2. **膀胱**正常充盈的膀胱腔呈均匀液性无回声区，膀胱壁的厚度1~3mm（见图7-1-5A）。经直肠腔内超声检查提高了膀胱壁的分辨力，黏膜呈明亮回声线，肌层呈中等回声带，浆膜层呈高回声线。

### （七）正常核素显像

1. **肾血流灌注显像**　双肾显影并迅速增强，且放射性分布均匀，所生成的双肾血流灌注曲线的形态和峰值大致对称。

2. **肾功能显像**　双肾放射性活性增高且迅速达到高峰，其后逐渐消退。经处理可获取双肾摄取和清除显像剂的时间-放射性曲线即肾图曲线（renogram curve）。由此，还可根据不同的显像剂，分别计算出肾小球滤过率（glomerular filtration rate，GFR）和肾有效血浆流量（effective renal plasma flow，ERPF）。

## 三、基本病变的影像表现

### （一）X线检查的异常表现

1. **异常钙化**

（1）病因：主要为尿路结石（urinary calculi），包括肾结石（renal calculus）、输尿管结石（ureteral calculus）和膀胱结石（vesical calculus）；还可见于肾结核（renal tuberculosis）、肾癌（renal carcinoma）、肾囊肿（renal cyst）和肾动脉瘤（renal arterial aneurysm）等。

（2）钙化的位置、形态常有助于病变的诊断：典型的肾盂结石呈珊瑚状，肾癌钙化呈散在的点状，肾结核钙化呈点状或全肾钙化，肾囊肿和肾动脉瘤钙化呈弧线状。

2. **肾影位置、大小和轮廓改变**可大致观察这些改变，需进一步行超声或CT检查。

### （二）X线尿路造影的异常表现

排泄性和逆行性尿路造影的异常表现相似，但对某些征象显示有差异。

1. **肾实质显影异常**仅在排泄性尿路造影显示

（1）不显影：常见于肾积水（hydronephrosis）。

（2）显影浅淡：常见于肾功能减退（renal hypofunction）。

（3）显影增强：常见于输尿管梗阻（ureteral obstruction）。

2. **肾盏、肾盂的牵拉和变形**　常见于肾内肿块，包括肾囊肿、肾肿瘤、肾血肿（renal hematoma）和肾脓肿（renal abscess）等，但难以鉴别（图7-1-9A）。

3. **肾盏、肾盂破坏**　表现为肾盏肾盂边缘不整，见于肾结核、肾盂癌和侵犯肾盏肾盂的肾癌。

4. **肾盏、肾盂、输尿管和膀胱内充盈缺损**　常见于这些部位的结石、肿瘤、血块和气泡（图7-1-9B、C）。

5. **肾积水、输尿管积水（hydroureter）和巨膀胱（megalocystis）**　表现为肾盏、肾盂、输尿管和膀胱明显扩张，常见于肿瘤、结石、血块或炎性狭窄引起的尿路梗阻所致（图7-1-9D）。

6. **膀胱输尿管返流（vesicoureteral reflux）**　仅在逆行膀胱造影时显示，表现为对比剂由膀胱返流至输尿管内，可为先天性异常、尿道梗阻、感染等多种病因所致。

### （三）肾动脉造影的异常表现

1. **动脉狭窄**　常见于动脉粥样硬化斑块、纤维肌发育不良（fibromuscular dysplasia）和大动脉炎（Takayasu arteritis）等。不同病因造成的肾动脉狭窄部位和形态有所差异。

2. **动脉瘤**　指血管呈囊状或梭状扩张。常见于动脉粥样硬化、纤维肌发育不良和感染。

3. **动脉血栓、栓塞**　血栓表现为充盈缺损，栓塞表现为肾动脉或分支及其供血区肾实质不显影。

Notes

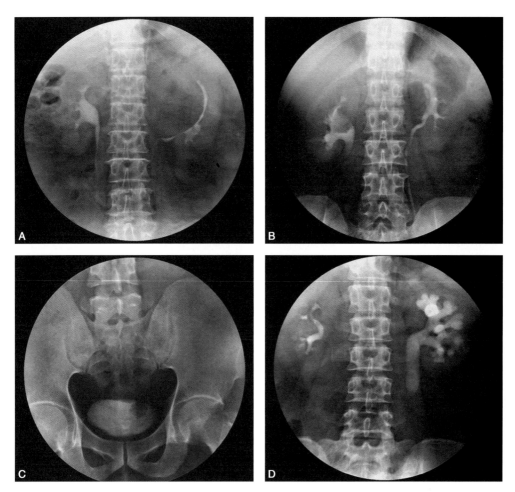

图 7-1-9　尿路造影异常征象

A. 肾盏肾盂牵拉变形(单纯性肾囊肿),左肾上盏和肾盂牵拉变形,呈弧线状;B. 肾盏肾盂内充盈缺损(肾盂肿瘤),右上肾盏和肾盂内显示低密度充盈缺损;C. 膀胱内充盈缺损(膀胱肿瘤),膀胱腔近左上壁处低密度充盈缺损;D. 肾积水和输尿管积水(输尿管结石),左侧肾盏肾盂和输尿管上段明显扩张

4. 动脉扭曲变形　常见于多血管肿瘤。

5. 继发于肾肿瘤对血管的直接侵蚀而出现的异常改变　例如动静脉瘘和对比剂池样充盈等,与肝内血管异常的表现相似。

(四) CT 检查与 MRI 检查的异常表现

1. 肾

(1) 肾位置、大小、数目和形态异常:MRI 与 CT 均可显示(表 7-1-1)(图 7-1-10A、B)。

表 7-1-1　常见的肾位置、大小、数目和形态异常

| | 先天性发育异常 | 其他病因 |
| --- | --- | --- |
| 位置异常 | 异位肾,如盆腔肾、膈下肾等 | 肾外肿块压迫 |
| 大小异常(肾体积小) | 肾发育不全(renal hypoplasia) | 肾血管病变,如肾动脉狭窄;炎症,如慢性肾盂肾炎(chronic pyelonephritis) |
| 数目异常 | 一侧肾缺如(renal agenesis) | 肾切除术后 |
| 形态异常 | 马蹄肾(horseshoe kidney)、分叶肾和驼峰肾等 | 肾肿块 |

Notes

（2）肾实质异常：主要为肾实质肿块。

1）不同肾实质肿块的 CT 密度、形态和增强表现各异（表 7-1-2）（图 7-1-10C、D）。

表 7-1-2    常见肾实质肿块的 CT 密度、形态和增强表现类型

| | 水样密度肿块 | 低密度、近似等密度或混杂密度肿块 | 高密度肿块 |
|---|---|---|---|
| 形态 | 圆形、边缘光滑 | 规则或不规则 | 规则或不规则 |
| 强化 | 无强化 | 不同形式和程度强化 | 无强化 |
| 病因 | 各种类型肾囊肿 | 各种类型良、恶性肿瘤，炎性肿块 | 外伤后急性肾内血肿，出血性肾囊肿 |

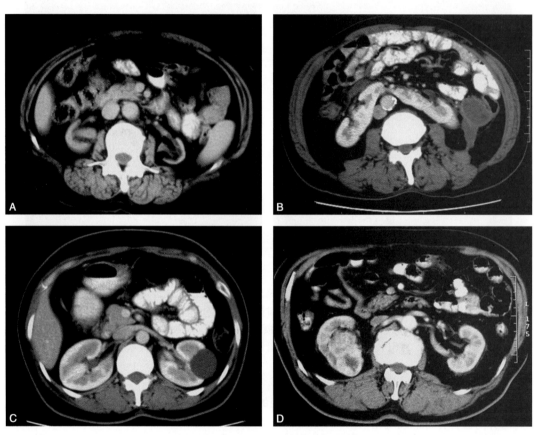

图 7-1-10    肾 CT 异常征象（增强扫描）

A. 肾体积小（慢性肾盂肾炎），显示双肾实质变薄；B. 肾形态异常（马蹄肾），双肾形态异常，肾门指向前外，双肾下极肾实质相连；C. 水样密度肿块（单纯性肾囊肿），左肾可见类圆形水样密度肿块，边缘光滑，无强化；D. 混杂密度不均匀强化肿块（肾癌），右肾肿块，皮质期呈明显不均匀强化，肿块侵犯肾窦

2）肾实质肿块因组织成分不同，MRI 信号强度与增强表现不相同（表 7-1-3）（图 7-1-11）。

表 7-1-3    常见肾实质肿块的 MRI 信号强度、形态和增强表现类型

| MRI 信号强度 | 形态 | 强化 | 病因 |
|---|---|---|---|
| $T_1WI$ 和 $T_2WI$ 分别呈低信号和高信号，类似游离水 | 类圆形 | 无强化 | 单纯性肾囊肿（simple cyst of kidney） |
| $T_1WI$ 和 $T_2WI$ 均呈高信号的肿块 | 规则或不规则 | 无强化 | 出血性肾囊肿（hemorrhagic renal cyst），外伤后肾内血肿（intrarenal hematoma） |

Notes

续表

| MRI 信号强度 | 形态 | 强化 | 病因 |
|---|---|---|---|
| $T_1WI$ 和 $T_2WI$ 呈混杂信号的肿块,内有可被抑制的高信号(脂肪组织) | 类圆形 | 不均匀强化 | 肾血管肌脂肪瘤(renal angiomyolipoma) |
| $T_1WI$ 和 $T_2WI$ 混杂信号的肿块,内可有高信号,但不被抑制(非脂肪组织) | 规则或不规则 | 不均匀强化 | 肾癌 |

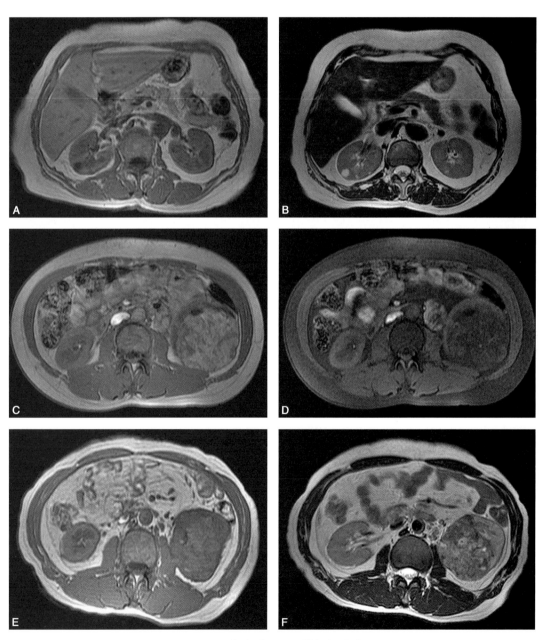

图 7-1-11 肾实质 MRI 异常征象(平扫)

A、B. 水样异常信号灶(单纯性肾囊肿):右肾实质内多个类圆形水样 $T_1WI$ 低信号(A)和 $T_2WI$ 高信号结节(B);C、D. 含有脂肪信号的混杂信号灶(肾血管肌脂肪瘤):$T_1WI$(C)上,左肾混杂信号病变内可见脂肪性高、中信号灶,$T_1WI$ 脂肪抑制像(D)上脂肪信号被抑制成低信号;E、F. 不含脂肪的混杂信号灶(肾癌):$T_1WI$(E)和 $T_2WI$(F)上,可见左肾混杂信号肿块

Notes

（3）肾盏和肾盂异常

1）CT 呈高密度钙化影，MRI 的 $T_1WI$ 和 $T_2WI$ 上皆呈极低信号灶：见于肾结石。

2）肾盏肾盂扩张、积水：肾盏肾盂扩张，CT 呈水样低密度，MRI 的 $T_1WI$ 和 $T_2WI$ 分别呈低信号和高信号，信号强度类似游离水。一般为下方尿路梗阻所致。

3）肾盏肾盂内肿块：肾盏肾盂肿瘤或血块在 CT 上均呈软组织密度，前者有强化。肾盏肾盂肿瘤在 $T_1WI$ 和 $T_2WI$ 上分别呈高于和低于尿液信号，有强化。

（4）肾周异常：MRI 与 CT 的异常表现相似，唯以异常信号强度来表示。

1）肾周脂肪密度增高或信号异常：见于炎症、外伤和肿瘤。

2）肾筋膜（renal fascia，Gerota fascia）增厚：见于炎症、外伤和肿瘤。

3）肾周积液：见于炎症和外伤。

2. **输尿管**　主要异常表现为输尿管梗阻性和非梗阻性扩张、积水。

（1）梗阻性扩张、积水：常见，梗阻上方输尿管增粗，CT 呈水样低密度，MRI 的 $T_1WI$ 和 $T_2WI$ 分别呈低信号和高信号，信号强度类似游离水。

在梗阻层面常可发现梗阻病因：

1）输尿管内钙化影：输尿管结石（图 7-1-12A）。

2）输尿管管壁增厚、软组织肿块：常为输尿管肿瘤（图 7-1-12B）。

3）输尿管周围软组织肿块：邻近炎症或肿瘤。

（2）非梗阻性扩张、积水：较少见，输尿管全程增粗，CT 呈水样低密度，MRI 的 $T_1WI$ 和

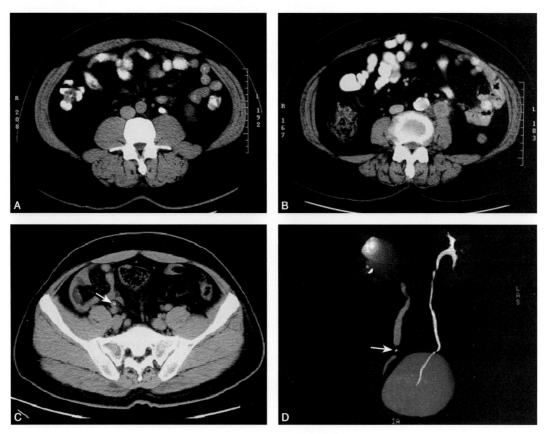

图 7-1-12　输尿管 CT 异常征象

A. 左输尿管内高密度钙化影（输尿管结石）：CT 平扫，左腰大肌前方输尿管内可见高密度钙化影，为输尿管结石；B. 输尿管软组织肿块（输尿管癌）：CT 增强扫描，左腰大肌前方软组织肿块，边缘毛糙，强化不均；C、D. 输尿管肾盂扩张积水（输尿管结石）：CT 平扫（C）示右输尿管中度扩张（箭）；CTU（D）显示右输尿管内结石（箭）和其上方输尿管和肾盂扩张积水，左侧输尿管和肾盂表现正常

Notes

$T_2WI$ 分别呈低信号和高信号,信号强度类似游离水。

3. 膀胱

(1) 膀胱壁增厚:弥漫性增厚见于炎症或尿道梗阻;局限性增厚多见于膀胱肿瘤。

(2) 膀胱肿块:膀胱肿瘤和血块在 CT 上呈软组织密度肿块,前者有强化(图 7-1-13A)。膀胱肿瘤的 MRI 信号强度类似膀胱壁,有强化。膀胱结石在 CT 上呈钙化性高密度,MRI 的 $T_1WI$ 和 $T_2WI$ 均呈极低信号(图 7-1-13B)。

4. 肾血管的 CTA 与 MRA 检查　主要异常表现为肾动脉狭窄。

5. CTU 和 MRU 检查　异常表现类似 X 线尿路造影所见(图 7-1-12C、D)。

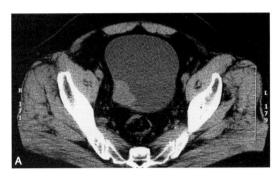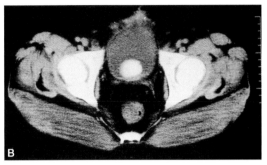

图 7-1-13　膀胱 CT 异常征象

A. 平扫 CT,膀胱右后壁处软组织肿块(膀胱肿瘤);B. 平扫 CT,膀胱腔近后壁处钙化密度灶(膀胱结石)

（五）超声检查的异常表现

1. 肾

(1) 肾位置、大小、数目和形态异常:同 CT、MRI 检查所见。

(2) 肾实质回声异常:肿块的内部回声可以反映其囊实性。圆形无回声(sonolucent)区常见于肾囊肿,有回声者常提示为实性肿瘤(图 7-1-14A)。

(3) 肾窦回声异常

1) 肾窦区低回声肿块:常见于肾盂癌(renal pelvic carcinoma),其多为肾移行细胞癌(renal transitional cell carcinoma)(图 7-1-14B)。

2) 肾窦区为无回声液体(anechoic fluid):常见于肾盂积水(图 7-1-14C),也见于肾盂旁囊肿(parapelvic cyst)。

3) 肾窦内高回声灶,多伴有声影(acoustic shadow):见于肾结石(图 7-1-14D)。

2. 输尿管　主要异常表现是输尿管扩张、积水,常并有肾盂扩张、积水。

3. 膀胱

1) 膀胱壁弥漫性增厚:常见于膀胱炎。膀胱壁回声减低且腔内有较多点状低回声者,为急性膀胱炎;膀胱壁回声不均,表面不光滑及膀胱容量减小则为慢性膀胱炎。

2) 膀胱腔内高回声灶,后方伴声影:见于膀胱结石。

3) 膀胱壁局灶性低回声肿块伴 CDFI 血流信号丰富:见于膀胱肿瘤。

（六）核素显像的异常表现

1. 肾血流灌注显像　肾显影迟缓、放射性分布减低表示血流灌注缓慢或减低;灶性放射性分布增高或减低代表局部血流灌注增加或缺失。

2. 肾功能显像　异常肾图曲线主要包括功能受损型、无功能型、排出不良型和小肾图。GFR 和 ERPF 可表现不同程度减低。

Notes

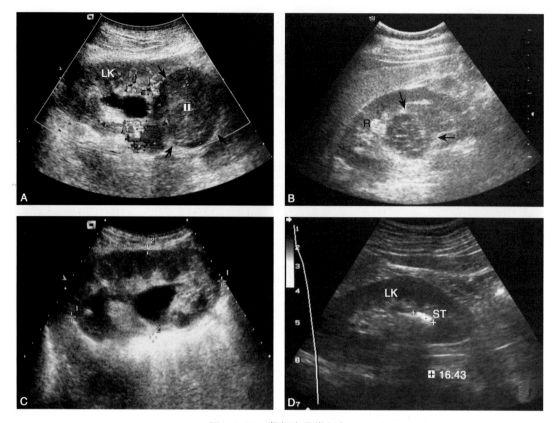

图 7-1-14    肾超声异常征象

A. 肾实质回声异常(肾癌):肾下极不均质低回声肿块,边界较清;B. 肾窦回声异常(肾盂肿瘤):肾
窦区内低回声肿块;C. 肾窦回声异常(肾盂积水):肾窦分离,其内可见无回声液体;D. 肾窦回声异
常(肾结石):肾窦内高回声灶,后方伴声影

# 第二节  肾  上  腺

## 一、常用的影像学检查方法

肾上腺(adrenal glands)是人体重要的内分泌腺。影像学检查方法包括 CT 检查、MRI 检查、
超声检查和核素显像等。

(一) CT

1. 扫描技术与方法

(1) 肠道准备与泌尿系统检查相似。

(2) 扫描范围包括全部肾上腺及其病变。

(3) 窗宽 300~400Hu,窗位 30~50Hu。

(4) 层厚常使用 3~5mm。

2. 平扫与增强扫描

(1) CT 是目前肾上腺疾病最佳影像检查方法,亦是最主要的诊断方法。

(2) CT 薄层扫描利于检出小的病变。平扫能明确病变形态及其解剖关系,并可显示病变的
某些组织特征(脂肪、钙化、液体等),从而对一些肾上腺疾病(增生、萎缩、髓脂瘤等)可做出诊断。

(3) 对平扫检出的肾上腺肿块,常需行增强扫描以明确诊断。

(二) MRI

1. 扫描技术与方法

(1) 层厚 3~5mm,间隔 1mm。

Notes

（2）应用梯度回波序列的同、反相位成像以检测病变内是否混有相当比例的脂质，其他扫描参数（扫描序列）与泌尿系统的相似。

2. 平扫与增强扫描　通常作为肾上腺 CT 检查之后的补充检查方法。

（1）MRI 组织分辨力很高：能够确定脂肪、出血、液体（单纯或富有蛋白质的液体）等成分，对病变定性诊断很有帮助。尤其是梯度回波序列的同、反相位成像常能可靠地鉴别肾上腺腺瘤与非腺瘤。

（2）MRI 空间分辨力相对较低：对肾上腺小病灶的检出不及 CT。

（3）MRI 增强扫描的目的和价值与 CT 增强扫描相似。

（三）超声

1. 超声探头及检查体位的选用与泌尿系统相似。

2. 常作为肾上腺疾病的初查方法。能够发现并确定较大的肾上腺肿块，但对较小的肾上腺功能性病变的检出和病变的定性诊断有一定限度。

## 二、正常影像解剖和常见变异

（一）正常 CT 表现

1. 平扫　肾上腺在周围丰富低密度脂肪组织的对比下，能够清楚显示（图 7-1-15A、B）。

（1）位置：右肾上腺位于右侧膈脚与肝右叶内后缘之间，前方毗邻下腔静脉；左肾上腺位于左肾上极前内侧，前外方毗邻胰体、尾，内为左侧膈脚。

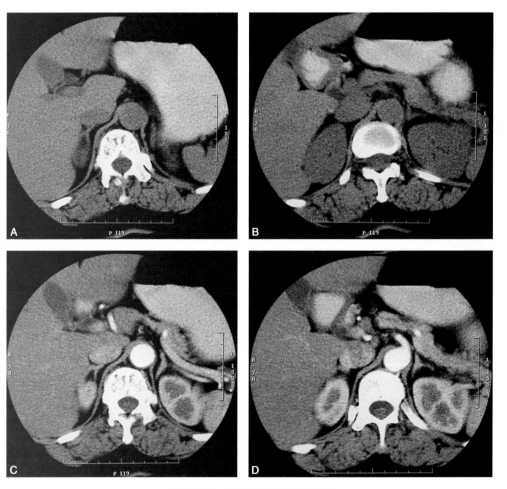

图 7-1-15　正常肾上腺 CT 表现

A、B. 平扫，左、右侧肾上腺表现为倒 V 形、倒 Y 形或三角形，呈均匀软组织密度；C、D. 增强扫描，左、右侧肾上腺均匀强化

Notes

（2）密度：呈均匀软组织密度，不能分辨肾上腺皮质和髓质。

（3）形态：右肾上腺呈斜线状、倒 V 形或倒 Y 形；左肾上腺呈倒 V 形、倒 Y 形或三角形。不同层面上，肾上腺形态各异，边缘平滑或略凹。

（4）大小：肾上腺侧支（limb）厚度小于 10mm，一般不会超过同一扫描层面上的同侧膈脚最厚部分。肾上腺面积小于 150mm$^2$。

2. 增强扫描　肾上腺均匀强化，仍不能分辨皮、髓质（图 7-1-15C、D）。

（二）正常 MRI 表现

1. 平扫

（1）横轴位上，正常肾上腺的位置、形态和大小与 CT 相同。

（2）信号强度依检查序列而异：$T_1WI$ 和 $T_2WI$ 上类似肝实质信号，低于周围脂肪；$T_1WI$ 及 $T_2WI$ 并压脂像上肾上腺信号强度高于周围被抑制的脂肪组织（图 7-1-16）。

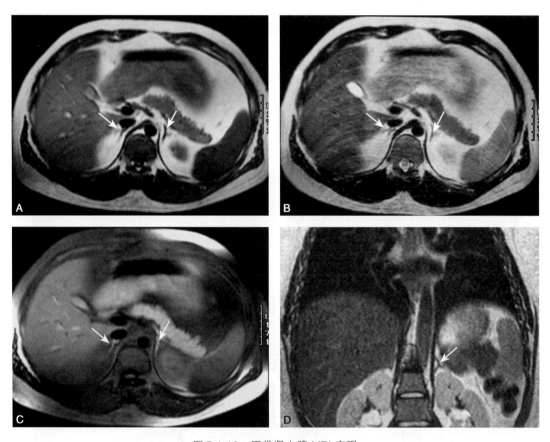

图 7-1-16　正常肾上腺 MRI 表现

A ~ D. 平扫：$T_1WI$（A）和 $T_2WI$（B）上，左、右侧肾上腺（箭）信号强度类似肝实质；$T_1WI$ 脂肪抑制像（C），肾上腺（箭）呈高信号；冠状位 $T_2WI$（D），左侧肾上腺（箭）清晰显示

2. 增强扫描　肾上腺呈均匀强化。

（三）正常超声表现

1. 正常肾上腺位置和大小同 CT 检查所见。

2. 在周围高回声组织对比下，正常肾上腺呈较低回声带状结构。

3. 肾上腺形态与扫查方向有关，可呈横置 Y 形或 V 形、月牙形或"一"字形（图 7-1-17）。

Notes

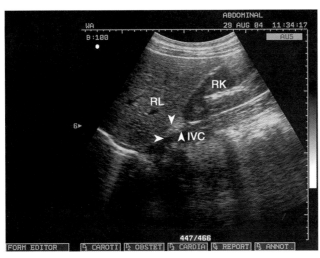

图 7-1-17　正常肾上腺超声表现

正常右侧肾上腺(∧)呈较低回声,周围为较高回声的脂肪组织。由
于肾上腺较薄,常难以显示较低回声的腺体组织

## 三、基本病变的影像表现

### (一) CT、MRI 检查异常表现

1. 肾上腺大小改变通常为双侧性。MRI 与 CT 所示相似,但对大小变化的判断不及 CT 敏感。

(1) 肾上腺弥漫性增大,形态和密度正常:常见于肾上腺皮质增生(adrenal cortical hyperplasia)(图 7-1-18)。

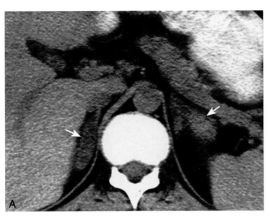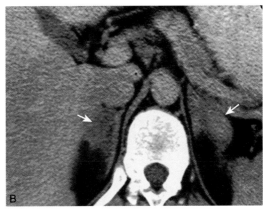

图 7-1-18　肾上腺 CT 异常征象(肾上腺弥漫性增大)

CT 平扫,示双侧肾上腺弥漫性增大(先天性肾上腺皮质增生)

(2) 肾上腺弥漫性增大并边缘小结节,密度正常:见于肾上腺结节性皮质增生(adrenal nodular cortical hyperplasia)。

(3) 肾上腺弥漫性变小,形态和密度仍维持正常:见于肾上腺萎缩(adrenal atrophy)。

2. **肾上腺肿块**　肿块的数目、大小和密度(信号强度)及增强表现与其性质相关。

(1) 肿块数目

1) 双侧性肿块:常见于肾上腺转移瘤(adrenal metastases)(图 7-1-19A),也可为肾上腺腺瘤(adrenal adenoma)、肾上腺嗜铬细胞瘤(pheochromocytoma)或肾上腺结核(adrenal tuberculosis)。

Notes

2）单侧性肿块：常见于肾上腺腺瘤、肾上腺嗜铬细胞瘤、肾上腺皮质癌（adrenocortical carcinoma）和肾上腺囊肿（adrenal cyst）等。

（2）肿块大小

1）良性功能性肿瘤常较小：原发醛固酮增多症（primary hyperaldosteronism）和库欣综合征（Cushing syndrome）中的腺瘤，直径常分别小于2cm和3cm（图7-1-19B）。

2）非功能性肿瘤和恶性肿瘤常较大：肾上腺皮质癌的直径常大于8cm（图7-1-19C）。

（3）肿块密度（信号强度）

1）CT呈均匀较低密度肿块，迅速强化并快速廓清；肿块在 $T_1WI$ 和 $T_2WI$ 上信号强度类似于肝实质，梯度回波序列反相位上信号强度明显下降（图7-1-20A、B）：常见于功能性腺瘤（functioning adenomas）和非功能性腺瘤。

2）CT呈均匀水样低密度肿块，无强化；肿块在 $T_1WI$ 和 $T_2WI$ 分别呈低信号和高信号，类似游离水，无强化：常见于肾上腺囊肿。

3）CT呈含脂肪密度的混杂密度肿块；MRI呈混杂信号肿块，内有可被抑制的脂肪性高信号灶（图7-1-20C、D）：是肾上腺髓样脂肪瘤（adrenal myelolipoma）的特征表现。

4）CT呈混杂密度肿块，中心有不规则的坏死、囊变低密度区或钙化，不均匀强化；MRI呈混杂信号肿块，不均匀强化：见于皮质癌（图7-1-19C）、嗜铬细胞瘤（图7-1-19D）、神经母细胞瘤（neuroblastoma）、转移瘤（图7-1-20E、F）等，也可见于肾上腺结核。

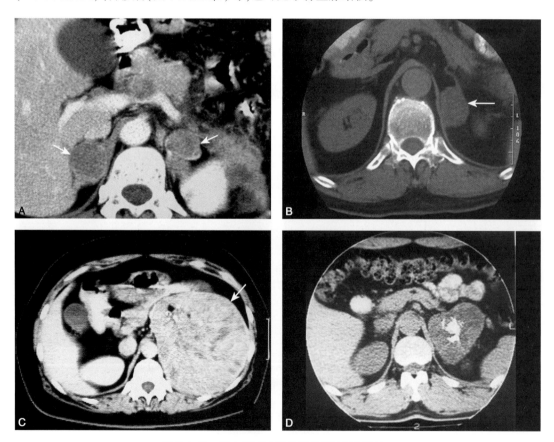

图7-1-19　肾上腺CT异常征象（肾上腺肿块）

A. 双侧肾上腺肿块（肾上腺转移瘤）：CT增强扫描，双侧肾上腺类圆形和分叶状肿块（箭），边缘环状强化；B. 左肾上腺低密度肿块（肾上腺库欣腺瘤）：CT平扫，左肾上腺椭圆形肿块（箭），密度较低，大小2.2cm×1.4cm；C. 左肾上腺较大肿块（肾上腺皮质癌）：CT增强扫描，左肾上腺不规则肿块（箭），呈不均匀强化；D. 左肾上腺混杂密度肿块（肾上腺嗜铬细胞瘤）：CT平扫，左肾上腺分叶状肿块，中心部位有钙化

Notes

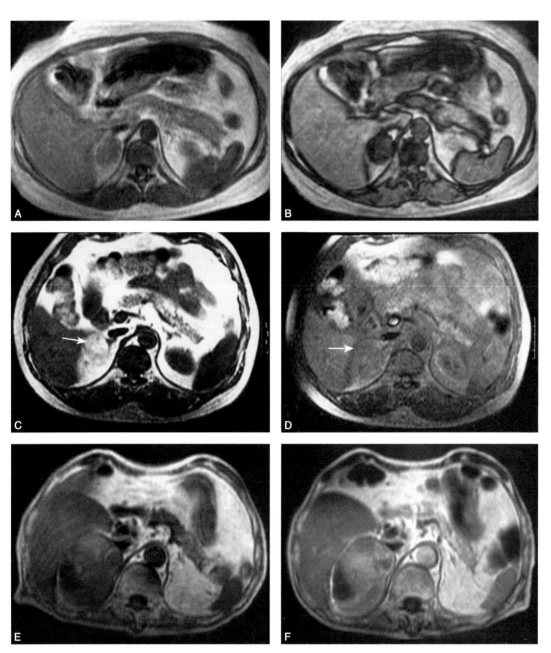

图 7-1-20　肾上腺 MRI 异常征象( 肾上腺肿块)

A、B. 右肾上腺肿块( 肾上腺腺瘤) :化学位移同相位( A )和反相位( B ),二者相比,反相位上右肾上腺肿块信号强度明显减低,为肾上腺腺瘤表现特征;C、D. 右肾上腺肿块( 肾上腺髓脂瘤) :$T_1WI(C)$示右肾上腺肿块主要呈高信号表现,脂肪抑制 $T_1WI(D)$ 示肿块信号强度明显减低;E、F. 右肾上腺肿块( 肾上腺转移瘤) :平扫( E )和增强( F )$T_1WI$ 示右肾上腺肿块呈混杂信号,强化不均

（二）超声检查异常表现

1. 肾上腺大小改变　超声检查不易发现其大小改变,若能显示其意义同 CT 检查。

2. 肾上腺肿块　肿块的数目、大小、形态和回声与其性质相关。

（1）肿块数目和大小:超声检查所示同 CT、MRI 检查。

（2）肿块回声

1）类圆形的光滑无回声病灶:见于肾上腺囊肿( 图 7-1-21A)。

2）包膜完整的高回声或粗网状回声团块:为肾上腺髓脂瘤特征( 图 7-1-21B)。

3)边缘回声高而光整,内部呈均质低回声:常见于肾上腺腺瘤(图7-1-21C)。

4)内部呈混杂回声,常有不规则无回声区:可见于肾上腺嗜铬细胞瘤(图7-1-21D)、转移瘤和皮质癌等。

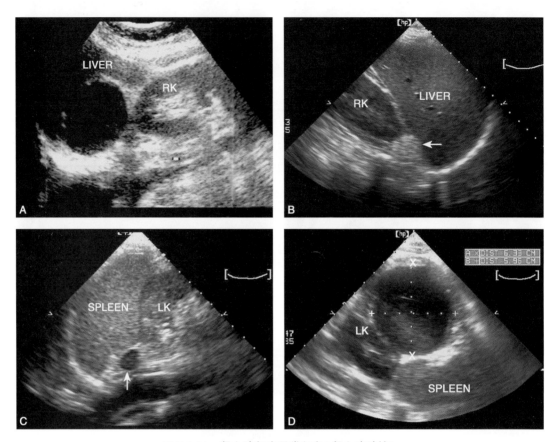

图 7-1-21　肾上腺超声异常征象(肾上腺肿块)

A. 肾上腺无回声肿块(肾上腺囊肿):示右肾上腺无回声肿块,呈圆形,后方回声增强;B. 肾上腺高回声肿块(肾上腺髓脂瘤):示右肾上腺类圆形高回声肿块(箭);C. 肾上腺低回声肿块(肾上腺腺瘤):示左肾上腺类圆形均质低回声肿块(箭);D. 肾上腺混杂回声肿块(肾上腺嗜铬细胞瘤):示左肾上腺类圆形混杂回声肿块,部分液化,呈无回声区

## 学生自测题

1. 泌尿系统常用的影像检查方法。

2. 泌尿系统影像检查方法的优选。

3. 泌尿系统正常静脉肾盂造影解剖(肾盏和肾盂、输尿管、膀胱表现)。

4. 泌尿系统正常 CT 解剖(肾平扫表现,增强扫描皮质期、实质期和排泄期表现)。

5. 泌尿系统正常 MRI 解剖(肾平扫表现,输尿管和膀胱平扫和增强表现)。

6. 泌尿系统正常超声解剖(肾和膀胱表现)。

7. 泌尿系统影像检查概念(CTU、MRU、肾脊角、肾小盏、肾大盏、输尿管生理性狭窄、肾皮质、肾髓质、Bertin 柱)。

8. 泌尿系统异常静脉肾盂造影解剖(肾盏、肾盂破坏,肾盏、肾盂、输尿管和膀胱充盈缺损,肾积水和输尿管积水)。

9. 泌尿系统异常 CT 解剖(肾位置、大小、数目和形态异常,肾实质各种异常密度肿块,肾盏和肾盂钙化、积水和肿块,输尿管梗阻性积水,膀胱壁增厚和膀胱肿块)。

Notes

10. 泌尿系统异常 MRI 解剖(肾实质各种异常信号肿块,膀胱壁增厚和膀胱肿块)。

11. 泌尿系统异常超声解剖(肾实质各种异常回声肿块,肾窦异常回声,膀胱异常回声)。

12. 肾上腺影像检查方法的优选。

13. 肾上腺正常 CT 解剖(位置、形态、大小和密度)。

14. 肾上腺正常 MRI 解剖(信号强度)。

15. 肾上腺正常超声解剖(回声)。

16. 肾上腺影像检查概念(靶扫描,预饱和压脂技术,化学位移同、反相位成像)。

17. 肾上腺异常 CT 解剖(肾上腺大小改变,肾上腺肿块数目、大小、密度和增强表现)。

18. 肾上腺异常 MRI 解剖(肾上腺肿块的信号强度)。

19. 肾上腺异常超声解剖(肾上腺的肿块回声)。

## 与本章节内容相关的参考书

1. 李松年. 现代全身 CT 诊断学. 北京:中国医药科技出版社,2007

2. 高元桂. 磁共振成像诊断学. 北京:人民军医出版社,1993

3. 王新房. 中华影像医学(超声诊断学卷). 北京:人民卫生出版社,2002;533-575;590-597

4. 郭启勇. 实用放射学. 第 3 版. 北京:人民卫生出版社,2007;909-916;996-1018

5. 白人驹,张云亭,冯敢生. 内分泌疾病影像学诊断. 北京:人民卫生出版社,2003;232-334

6. Lee JKT,Sagel SS,Stanley RT,et al. Computed Body Tomography with MRI Correlation. 3rd ed. Philadelphia:Lippincott-Raven company,1998;1087-1225

7. Stark DD,Bradley WG,et al. Magnetic Resonance Imaging. 3rd ed. St. Louis:Mosby company,1999;503-555

8. Haaga JR,Gilkeson RC,Dogra VS,et al. CT and MRI of the whole body. 5th ed. St. Louis:Mosby company,2008;1813-1862;1863-1952

(陈敏　李春媚)

# 第二章　泌尿系统与肾上腺疾病

Congenital diseases of urinary tract

  Solitary kidney

  Renal duplication

  Fused kidney

  Cystic malformation of kidney

Urinary lithiasis

  Renal lithiasis

  Ureteral lithiasis

  Vesical calculus

Urinary tuberculosis

  Renal tuberculosis

  Tuberculosis of ureter & urinary bladder

Urinary tumor and tumor-like diseases

  Renal cyst

  Angiomyolipoma

  Renal cell carcinoma

  Nephroblastoma

  Renal pelvic carcinoma

  Bladder cancer

Common diseases of adrenal gland

  Adrenal hyperplasia

  Adrenal adenoma

  Pheochromocytoma

  Cortical carcinoma

  Adrenal tuberculosis

  Adrenal cyst and pseudocyst

## 第一节　泌尿系统先天发育异常

自胚胎第 3 周尿生殖嵴出现,到泌尿系统发育完成,共经历前肾(pronephros)、中肾(mesonephros)与后肾(metanephros)三个时期。在泌尿系发育的任何时期发生发育障碍均可形成先天性异常。

根据肾先天性异常与发育异常的关系,可分为后肾发育障碍,如肾发育不全或不发育;肾小球-肾小管结构异常,如肾的各种囊性畸形;后肾分离异常,主要为双侧肾的融合畸形;肾上升与旋转异常,如异位肾(ectopic kidney)等。

### 一、先天性孤立肾

对侧肾不发育是由于输尿管芽穿过后肾中胚层失败,后肾缺乏诱导作用而不能发育所致,多同时伴有输尿管缺如。单一的孤立肾(solitary kidney)代偿性肥大。

【临床表现】　常无临床症状。多偶然发现。

【影像学检查方法的选择】　无临床症状时多无需影像检查,需要与一侧肾萎缩或一侧异位肾鉴别时可选择影像检查。没有肾功能损害的患者可选择尿路造影与平扫及增强 CT 检查(可包括三维重建、CTU 等),伴有血尿的患者可加做超声检查除外结石。有肾功能不全的患者可考虑超声结合 MRI 检查(可包括 MRU)。超声检查适于肾囊性病变的诊断与鉴别诊断。

【影像学征象】

1. IVP 表现　仅单侧肾盂输尿管显影,但不能与功能性一侧肾盂输尿管不显影鉴别。质量好的造影片,仔细观察可见对侧肾影缺如。

2. 超声、CT 与 MRI 表现　一侧增大的肾,皮质、髓质结构正常,可有轻度旋转不良,肾门朝向腹侧。对侧肾床内没有肾,常由胰尾(左侧)或结肠占据(图 7-2-1)。

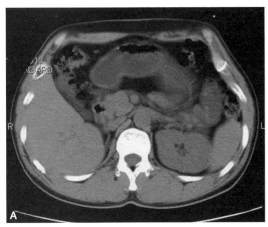
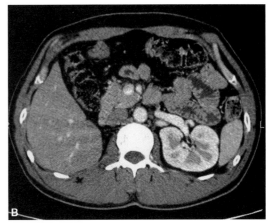
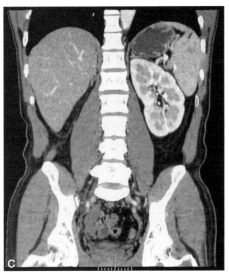

图 7-2-1　一侧孤立肾
A. CT 平扫;B. 增强 CT 扫描;C. 增强 CT 冠状位 MPR,示右肾缺如,
左肾较大,肾皮质、髓质结构正常

【诊断与鉴别诊断】　先天性孤立肾与一侧异位肾、一侧肾发育不全鉴别:

1. 检查范围应足够以发现异位肾。

2. 一侧肾发育不良时,对侧肾可肥大,但在病变侧的肾床内可见到小而无功能的肾,仔细观察还可见到与之相联的肾动静脉。

# 二、重　复　肾

重复肾(duplex kidney)又称为肾盂输尿管重复畸形(pelviureteral duplication)。因中肾管出现 2 个输尿管芽同时进入后肾胚基引起重复肾,单侧多见,多上下排列。两个肾完全分离的少见,外表常为单个肾,但肾盂与肾门血管各自分离,两条输尿管可完全分离,分别进入膀胱,也可在不同水平汇合为单一输尿管。重复肾常发生积水,多发生于头侧半肾(上半肾)。

【临床表现】　未合并其他异常时无临床症状。

【影像学检查方法的选择】　无临床症状时多无需影像检查,合并有其他异常,如结石或积水时可选择影像检查,方法与孤立肾相似。

Notes

【影像学征象】

1. IVP 表现　重复的肾盂与输尿管,但合并有重复肾积水时则造影不能成功。

2. CT 表现　增强 CT 的分泌期及 CTU 可见重复的肾盂与输尿管,多层 CT 的冠状位 MPR 和 MIP 重建图像可显示重复的肾与肾血管。

3. MRI 表现　MRI 冠状位图像可见重复的肾,MRU 可见重复的肾盂输尿管(图 7-2-2)。

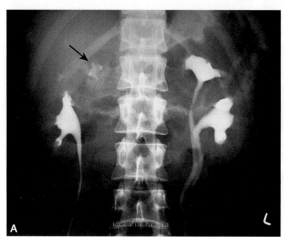
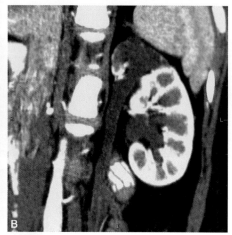
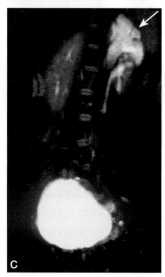

图 7-2-2　重复肾

A. 静脉肾盂造影,示双侧均为双肾盂双输尿管。右侧上肾因尿路梗阻肾盂显影不良,但仍隐约可见扩大的肾盂(箭);B. 多层 CT 增强扫描冠状位 MPR,示左重复肾,双肾盂双输尿管,重复的两肾间没有分界;C. 另外一例双侧重复肾,MRI 水成像,示左侧头侧重复肾盂积水(箭)

【诊断与鉴别诊断】　重复肾合并重复肾积水与肾囊肿鉴别:重复肾可见重复的输尿管是两者的主要不同点。

# 三、融　合　肾

可能来自两侧输尿管芽发生的方向朝向内侧,诱导形成的后肾组织在中线相互融合,形成单个的肾块。两肾的任何部位均可发生中线融合,但以双侧肾下极融合最多见,大体轮廓似马蹄铁,故称"马蹄肾"(horseshoe kidney)。马蹄肾是最常见的融合肾(fused kidney)。

马蹄肾肾门朝向内侧,输尿管出肾门后要向下翻越融合的肾下极,可造成尿的引流障碍,继发肾盂结石。

Notes

【临床表现】　常无临床症状,腹部可触及包块,常偶然发现或因继发结石就诊。

【影像学检查方法的选择】　与孤立肾相似。

【影像学征象】

1. 尿路造影表现　双侧肾盂下极在中线附近靠近甚至融合呈倒"八"字形,双侧输尿管靠近中线。合并结石时,可见致密结节影。

2. CT 与 MRI 表现　马蹄肾峡部在轴位图像上位于主动脉及下腔静脉前方,呈带状,内可见拉长的下肾盏。有时可见肾盂结石。增强 CT 三维重建图像显示马蹄肾双侧的动脉与静脉及双侧输尿管跨越融合的肾下极下行的形态(图 7-2-3)。

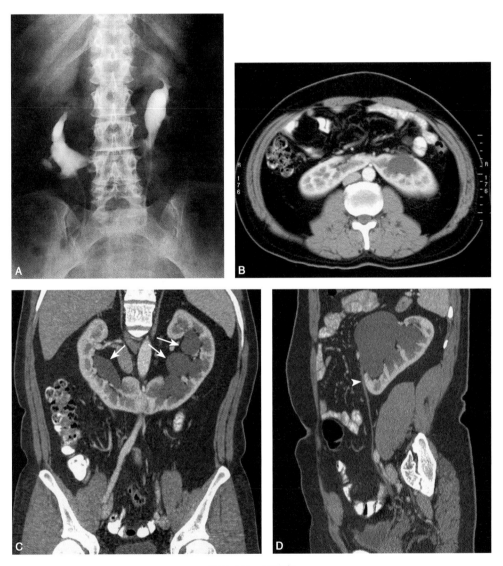

图 7-2-3　马蹄肾

A. 静脉肾盂造影,示双侧肾盂呈半月形排列,双侧输尿管位置内移;B. 增强 CT 扫描(肾下极水平);C. 多层 CT 增强斜冠状位 MPR,示双侧肾下极相互融合,双侧肾盂轻度积水(箭);D. 沿输尿管长轴矢状曲面 MPR,示输尿管向前下跨过融合的肾下极下行(箭)

## 四、先天性肾囊性疾病

先天性肾囊性疾病(congenital renal cystic diseases)多与遗传性疾病有关,共同形态特点是双侧肾不同水平的多囊性改变,包括多囊肾(polycystic kidney),海绵肾(medullary sponge kidney),

Notes

肾髓质囊性病(medullary cystic disease of disease),多房性囊性肾发育不良(multi-cystic dysplastic kidney)等。

### (一) 多囊肾

按遗传方式可分为婴儿型多囊肾与成人型多囊肾(表7-2-1)。

表7-2-1　多囊肾分型

| | 婴儿型多囊肾 | 成人型多囊肾 |
| --- | --- | --- |
| 发病 | 罕见 | 较为多见 |
| 遗传方式 | 常染色体隐性遗传 | 常染色体显性遗传 |
| 肾外畸形 | 肝、胆、胰等内脏纤维化和囊性变 | 肝囊肿性病变、胰囊肿、颅内动脉瘤等 |
| 肾衰 | 早期出现 | 30 岁以后出现 |
| 大体形态 | 肾体积增大,双侧肾内充满数毫米大小的囊,为双侧肾小管的囊性扩张所致 | 双侧肾增大,肾实质内布满多个大小不等的圆形或长圆形的囊,囊内充满液体,囊间为正常的肾组织 |
| 发病机制 | 双侧肾小管的囊性扩张所致 | 肾小管与收集管发育中的缺陷,导致与肾小盏相联的近端肾小管盲端积水而形成囊肿 |

【临床表现】　婴儿性多囊肾肾体积增大,甚至导致难产。多于早期死于肾衰。

成人型多囊肾的患者多于30岁以后出现肾功能异常,最终发展为肾衰。成人型多囊肾的患者可合并有肝的多囊性改变及颅内动脉瘤、胰囊肿等。

【影像学检查方法的选择】　与孤立肾相似。

【影像学征象】

1. X 线腹平片表现　双侧肾影增大,与肾积水等其他原因引起的肾增大不能区别。

2. IVP 表现　双侧肾盂肾盏拉长、变形,呈"蜘蛛足"样。早期囊性改变较小时,肾盂肾盏变化可不明显(图7-2-4)。

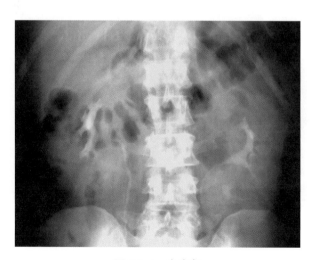

图 7-2-4　多囊肾
静脉肾盂造影,示双侧肾盂肾盏扭曲

3. CT 与 MRI 表现

(1) 双侧肾增大,肾内布满大小不一的圆形、类圆形水样密度($T_1WI$ 呈低信号,$T_2WI$ 呈高信号)囊。囊内出血时,部分囊内密度可增高(等、高、低信号)。部分囊肿可凸于肾外,凸出部分显示"无壁"。

Notes

（2）增强扫描:囊间的肾实质正常增强,而囊无增强。分泌期延时扫描囊内无对比剂进入（图7-2-5）。

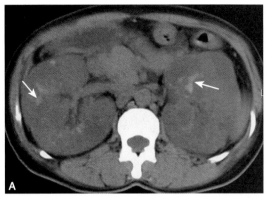 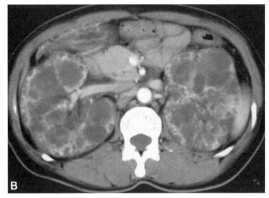

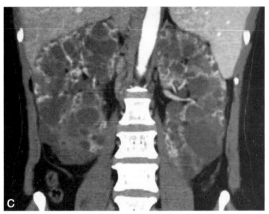

图 7-2-5 多囊肾

A. CT 平扫,示双侧肾增大,肾实质内多发大小不等的圆形低密度囊,部分囊呈较高密度(箭号),代表囊内出血;B. 增强 CT 扫描,可见囊间正常增强的肾实质;C. 双肾长轴水平冠状位 MPR,示双侧肾增大,但仍保持肾外形

【诊断与鉴别诊断】 成人型多囊肾与多发肾囊肿鉴别:

1. 多发肾囊肿是后天性病变,多见于中老年,很少引起肾功能损害。

2. 不合并有肝或胰的多囊性改变。

3. 多发肾囊肿很少引起肾明显增大,囊肿也相对可数。

（二）海绵肾

海绵肾是先天性异常,可能与遗传有关。

【临床表现】 多在 40 岁左右出现高钙尿与尿路结石,易出现感染。

【影像学检查方法的选择】 与孤立肾相似。

【病理生理基础】 多双侧发病,病变的肾不大,主要病理改变为肾乳头部的集合管终端部分扩张,伴有憩室与小囊肿,常多乳头受累,呈海绵状。囊腔内充以细小的结石。

【影像学征象】

1. KUB 表现 肾影内近肾门部位簇状分布的高密度影,为双侧肾乳头结石(图7-2-6)。

2. CT 表现 CT 平扫示脂肪密度的肾窦周围呈花瓣分布的簇状沙砾样致密小结节,位于肾乳头(图7-2-6)。

3. MRI 表现 结石在 $T_1WI$ 与 $T_2WI$ 上均为无信号影像。

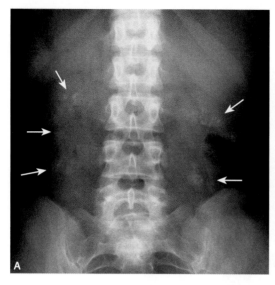
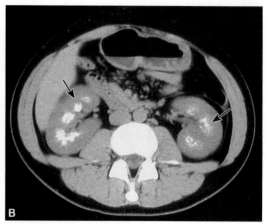

图 7-2-6　海绵肾

A. 腹平片（KUB），示双侧肾影内簇状分布的致密点状影（箭头）；B. CT 平扫，示肾窦周围的致密团片状病变（黑箭）

# 第二节　泌尿系结石

泌尿系统结石（urinary lithiasis）可发生于尿路的任何部位，以肾盂肾盏及膀胱多见，输尿管结石多被认为是上尿路结石下行所致。尿路结石主要有草酸钙结石，磷灰石结石，尿酸结石等，与胆系结石相比，80% 以上的结石含有钙的成分，X 线检查易于发现。

病因：机体代谢异常（甲状旁腺功能亢进，维生素 D 中毒等）；尿路梗阻、尿路感染等局部因素。

## 一、肾　结　石

肾结石（renal calculus）在尿路结石中最为常见，多单侧发生，双侧发生者约为 5% ~ 10%。较小的肾结石位于肾盏穹隆部，大的结石几乎充满整个肾盂，称为铸形结石或鹿角状（stag horn）结石。

【临床表现】　镜下血尿或肉眼血尿是常见的临床表现，血尿发生时常伴有腰痛或肾绞痛。肾盂结石时疼痛可不明显。合并有尿路感染时，尿检可有白细胞。

代谢性疾病伴发尿路结石时，临床可出现原发疾病的相应表现。

【影像学检查方法的选择】　怀疑肾结石的患者，首先应做 X 线摄片（KUB）检查，同时配合超声检查，大多数结石可被检出。诊断不清，可选择 CT 平扫以获正确诊断。少数上述检查诊断仍不明确的尿路 X 线阴性结石患者可进一步行尿路造影检查。

【影像学征象】

1. KUB 表现　肾盂内致密结节影（图 7-2-7）。

2. IVP 表现　肾盂内充盈缺损。

3. CT 表现

（1）尿路结石密度高于 100Hu。CT 平扫可很好显示结石的形态（图 7-2-7），对肾盏小结石更为敏感（图 7-2-8）。

（2）肾盂输尿管结合部或肾大盏体部的结石，可继发结石近侧的肾盂或肾盏积水扩张（图 7-2-9）。

Notes

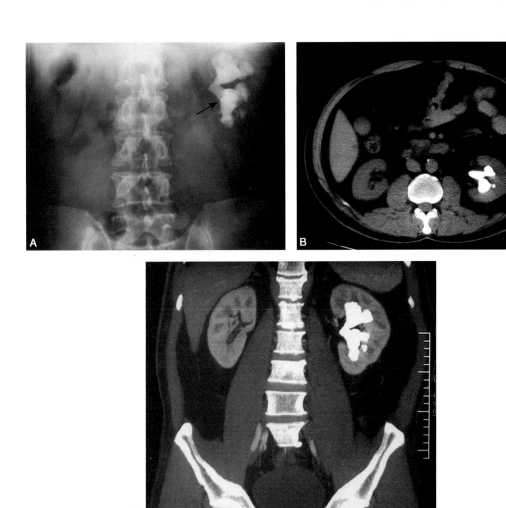

图 7-2-7　肾盂结石-鹿角结石

A. 腹平片(KUB),示左肾区可见致密影,外形与肾盂肾盏相似(箭);B. CT 平扫;C. 多层 CT 平扫冠状位厚层最大密度投影(slab MIP),示左侧肾盂内的致密结石几乎完全充填了左侧肾盂肾盏

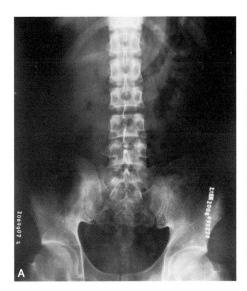

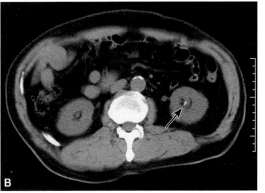

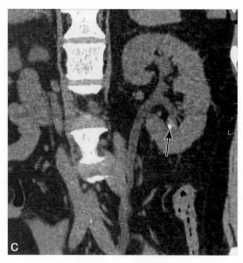

图 7-2-8　肾盏结石
A. 腹平片没有阳性发现;B. CT 平扫;C. 多层
CT 平扫沿左肾长轴的 MPR,示左肾下盏内小
结节状的结石(箭)

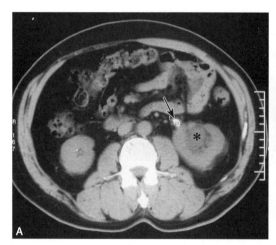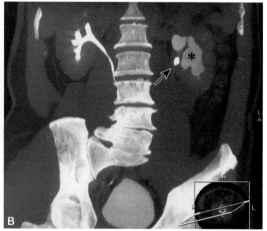

图 7-2-9　肾盂结石合并积水
A. CT 平扫;B. 增强多层 CT 分泌期扫描 slab MIP,可见肾盂输尿管结合部致密结石结节(箭),
继发左肾盂积水( * )

(3) 积水严重时影响到肾功能,增强 CT 显示患侧肾皮质增强后的密度低于对侧。

## 二、输尿管结石

输尿管结石(ureteral lithiasis)常为数毫米大小,长圆形,长轴与输尿管的纵轴平行,多停留在输尿管三个生理性狭窄部位。结石嵌顿于输尿管内,可引起受累输尿管壁的擦伤,肿胀,近侧输尿管肾盂的积水。应注意,输尿管重复畸形、马蹄肾输尿管引流不畅等易发生输尿管结石。

【临床表现】　镜下血尿或肉眼血尿是常见的临床表现,急性输尿管结石可出现肾绞痛。合并有尿路感染时尿检可见有白细胞。

代谢性疾病伴发尿路结石时,临床可出现原发疾病的相应表现。

【影像学检查方法的选择】　与肾结石的影像检查方法相似。

【影像学征象】

1. KUB 表现　长圆形或米粒状致密影位于腰大肌影内或盆腔输尿管走行部位(图 7-

Notes

2-10）。

2. 尿路造影表现　X 线阴性结石表现为输尿管内的结节状充盈缺损。

3. CT 平扫表现　高密度的结石周围可见软组织密度环，代表受累肿胀的输尿管壁（图 7-2-11）。盆腔内静脉石（phlebocalculi，静脉丛腔内小血栓的钙化）无此种表现。

4. MRU 表现　输尿管内高信号尿液内的无信号结节。

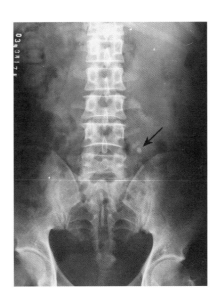

图 7-2-10　输尿管结石
腹平片，示左侧第 4～5 腰椎间盘水平腰大肌影前致密小结节影（箭）

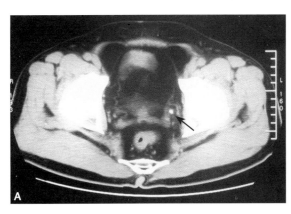

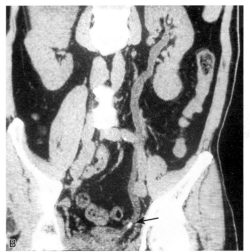

图 7-2-11　输尿管结石
A. CT 平扫，示盆腔左侧壁旁致密的小结节（箭），周围软组织密度环绕，代表肿胀的输尿管壁；B. 多层 CT 平扫沿左输尿管长轴的曲面 MPR，示结石位于左侧输尿管内（箭）

## 三、膀　胱　结　石

膀胱结石（vesical calculus）较少见，多继发于尿路感染，膀胱憩室及不同原因的尿潴留等，也可为原发性结石，常见于营养不良的小儿及老年男性。结石刺激膀胱，可引起膀胱黏膜的炎症，溃疡等改变。

【临床表现】　尿痛、血尿或排尿困难。合并有尿路感染时尿检可见有白细胞。

【影像学检查方法的选择】　怀疑膀胱结石的患者，首先应做 X 线摄片（KUB）检查，同时配合超声检查即可诊断。CT 对小的膀胱结石较 KUB 和超声检查敏感。膀胱结石通常不必做 MRI

Notes

检查。

**【影像学征象】**

1. **X线表现**    耻骨联合上方的高密度影,多卵圆形,也可为梨形或不规则形,大可至数厘米(图7-2-12)。

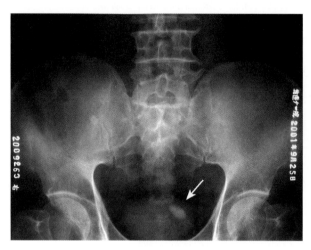

图7-2-12    膀胱结石
骨盆X线平片,示膀胱内高密度的结石影(箭)

2. **尿路造影表现**    少数X线阴性结石表现为低密度的充盈缺损,随体位变换而移动,可与膀胱肿瘤形成的充盈缺损相鉴别。

3. **CT表现**    膀胱内致密结节,骨窗可见结石内的分层结构(图7-2-13)。

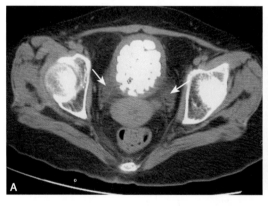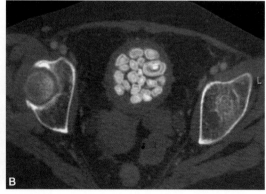

图7-2-13    膀胱多发结石
A. CT增强扫描,示膀胱内多发致密结节,伴双侧输尿管积水扩张(箭);B. 骨窗,示部分结石内的层状结构

# 第三节    泌尿系统结核

泌尿系统结核(urinary tuberculosis)可累及肾、输尿管与膀胱,多继发于全身其他部位的结核病灶,约7%~8%的肺结核患者合并有肾结核。输尿管与膀胱结核多来自肾结核病灶病原菌沿尿路的播散感染。

Notes

# 一、肾　结　核

**【临床表现】** 肾结核（renal tuberculosis）发病年龄为 20～40 岁。早期可全无症状,尿频、尿急、血尿（多为终末血尿或全程血尿）或脓尿是典型症状,少数患者有肾绞痛、肾区压痛与叩击痛。部分患者出现结核中毒症状。

**【影像学检查方法的选择】** 超声、CT 检查显示肾结核的早期病变困难,尿路造影是检查早期病变的首选方法。CT 检查（包括三维重建、CTU）是肾结核常用的影像检查方法。MRI 不是泌尿系结核的常规影像学检查方法。肾结核合并肾盂输尿管积水,特别是合并肾功能不良,应选超声与 MRU 检查。KUB 仅用于显示肾结核钙化。

**【病理生理基础】** 单侧多见,双侧肾结核仅占约 10％。肾结核主要位于肾髓质锥体深部和乳头部。

早期肾结核可见肾乳头浅层及黏膜表面的结核结节或结核性肉芽肿发生干酪性坏死,坏死物由肾乳头排出形成细小空洞。

进展期肾结核可见干酪性空洞继续进展扩大,相互融合,形成较大空洞,累及肾盂、肾盏,形成多个空洞或肾盂积脓。

晚期肾结核可见肾结核在愈合过程中出现纤维性改变,造成肾盂肾盏变形狭窄,可继发肾盏积水。晚期病变钙化,严重时病变肾钙化广泛,肾功能丧失,称为"肾自截"。

**【影像学征象】**

（一）早期肾结核

1. 尿路造影表现　病变肾小盏的杯口形态消失,常呈"虫蚀"状改变（图 7-2-14）。

2. CT 检查不易显示病变。

（二）进展期肾结核

1. 尿路造影表现

（1）肾盏不规则破坏或消失,肾实质内可见对比剂聚集,常呈不规则囊状-空洞（图 7-2-15）。

（2）IVP 检查不显影,逆行尿路造影显示肾盂、肾盏区域对比剂聚集,呈不规则囊腔。

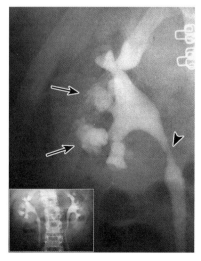

图 7-2-14　右肾结核
IVP,示右肾中、下盏结核模糊,杯口状的形态消失,呈不规则虫蚀（箭）,输尿管上端狭窄（箭头）

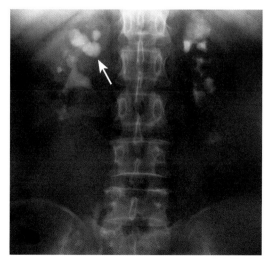

图 7-2-15　肾结核空洞
IVP,示右肾上极囊状对比剂聚集（箭）,代表空洞形成

Notes

## 2. CT 表现

（1）肾实质内的低密度囊样空腔,增强扫描后病灶无强化,延时扫描可见对比剂进入,常形成向地面一侧的高密度液平面(图 7-2-16)。

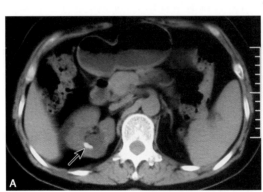
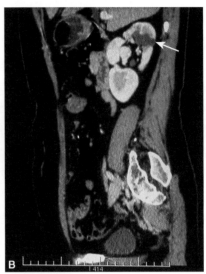
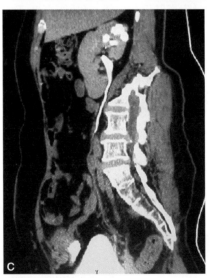

图 7-2-16　肾结核空洞

A. CT 平扫,示右肾上极背侧肾实质内水样密度囊状病变,壁有短弧形致密钙化(箭);B. 多层 CT 增强扫描皮质期旁矢状位 MPR,示病变位于右肾上极,主要累及肾髓质与肾乳头(箭);C. 多层 CT 增强扫描分泌期沿右输尿管长轴的曲面 MPR,示肾上极病变内充盈对比剂

（2）扩张的肾盏呈水样密度,环绕肾盂排列,肾盂扩张相对较轻。

（3）空洞壁钙化。

### (三) 晚期肾结核

1. X 线表现　一侧肾区的斑点状、云絮状致密影,外形与肾相似。

2. 尿路造影表现　肾盏狭窄变形或不显影,肾盂牵拉变形,但边缘光滑。

3. CT 表现　病变肾广泛钙化,增强扫描无增强(图 7-2-17)。

Notes

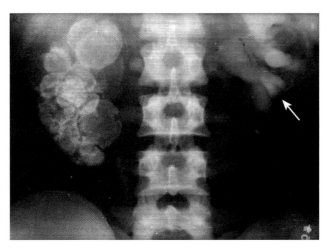

图 7-2-17 自截肾(右肾)
IVP,示右肾区花篮状致密钙化影,与肾外形一致。左肾
盂积水扩大(箭)

## 二、输尿管与膀胱结核

输尿管结核(tuberculosis of ureter)与膀胱结核(tuberculosis of urinary bladder)来自肾结核病灶的播散。输尿管、膀胱结核与肾结核的临床表现相似,选用的影像学检查也相似。

【病理生理基础】 输尿管黏膜的结核结节、溃疡、肉芽肿、纤维化,造成输尿管管壁增厚、管腔僵直、狭窄、挛缩,狭窄近侧输尿管积水。由于病变分布不均匀,这种狭窄分布并无规律。病变蔓延至膀胱,造成膀胱内壁不规则,累及肌层引起膀胱挛缩。

【影像学征象】

(一)输尿管结核

1. 早期 病变引起的狭窄不明显时,尿路造影可无异常表现,但增强 CT 扫描可显示病变黏膜有强化。

2. 较晚期

(1)尿路造影、CTU、MRU 表现:输尿管多发狭窄与扩张呈不规则串珠样,输尿管僵硬、缩短,肾盂扩张积水。

(2)CT 表现:输尿管壁增厚(图 7-2-18),管腔多发狭窄与扩张。

(二)膀胱结核

尿路造影、超声、CTU 及 MRU 可显示病变的全貌。

1. 膀胱腔明显变小 呈小圆形或不规则形。

2. 膀胱输尿管反流 病变的膀胱壁增厚僵硬,使进入膀胱壁内输尿管周围肌纤维的括约肌功能丧失所致。

3. 对侧扩大增粗的肾盂输尿管,患侧肾盂、输尿管呈串珠样或不显影 一侧肾、输尿管结核蔓延到膀胱,可造成对侧输尿管末端或膀胱入口处的狭窄,引起对侧的肾盂积水。

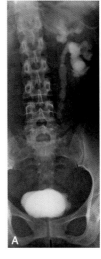
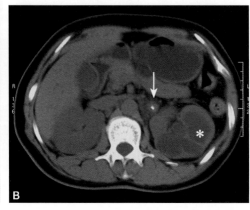
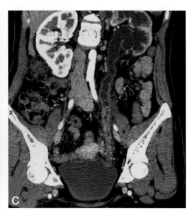

图 7-2-18　左侧输尿管结核

A. IVP,示左侧输尿管串珠样扩张,左侧肾盂肾盏积水扩张;B. CT平扫,可见左侧肾盂积水,呈水样密度花瓣状(＊),输尿管壁增厚,可见致密的点状钙化(箭);C. 多层CT增强扫描皮质期沿左输尿管长轴的曲面MPR,可见左侧输尿管壁不规则增厚,轻度增强,输尿管串珠样扩张,肾盂肾盏积水

# 第四节　泌尿系统肿瘤与肿瘤样病变

泌尿系肿瘤与肿瘤样病变主要指来自肾实质(肾小管上皮、肾间质细胞)与来自肾盂输尿管及膀胱移行细胞的肿瘤及肿瘤样病变。

## 一、肾　囊　肿

肾囊肿(renal cyst)为肾的囊性病变之一,多指单纯性肾囊肿,包括肾盂旁囊肿(parapelvic cyst)。肾囊肿的病因尚不清楚,多数作者认为肾囊肿与肾的退行性改变有关;有实验表明肾小管缺血可引起肾囊肿的形成。肾囊肿可能来源于肾小管的闭塞,肾盂旁囊肿来自肾内淋巴管。

【临床表现】　患者多无症状,常偶然发现。10cm以上的囊肿可有患侧腹部或背部隐痛等局部压迫症状。囊肿内出血可使囊肿短时间内突然增大,患者可出现一侧腹部绞痛。囊肿巨大,可出现腹部包块,肾血管受压时可出现高血压。一般肾囊肿不伴有血尿。

肾盂旁囊肿少见,多发生于中老年。

【影像学检查方法的选择】　超声检查为肾囊肿的首选影像学检查方法。诊断不明确或术前可行CT或MRI检查。尿路造影、肾动脉造影偶用于鉴别诊断。

【病理生理基础】　单纯性肾囊肿的壁菲薄均匀,内为扁平上皮,外侧有纤维组织。囊内为草褐色清亮液体。囊肿内可有出血,偶见囊壁钙化。小病灶可位于肾实质内,较大囊肿常部分凸于肾外。单纯性肾囊肿可单发,但常双侧多发。

【影像学征象】

(一) CT表现

1. 肾囊肿

(1) 圆形、近圆形、边缘光整锐利,均匀的水样密度囊,CT值10Hu左右,囊壁不易显示。囊内出血或囊液蛋白质成分高时,囊肿密度较高,称为高密度肾囊肿。肿块位于肾实质内,凸出肾外的部分常显示"无壁"。相邻肾实质不同程度受压移位(图7-2-19)。囊壁有钙化时,CT可见弧线形致密的囊壁(图7-2-20)。

(2) 增强扫描,肿块不增强;延时扫描对比剂不进入囊内。

Notes

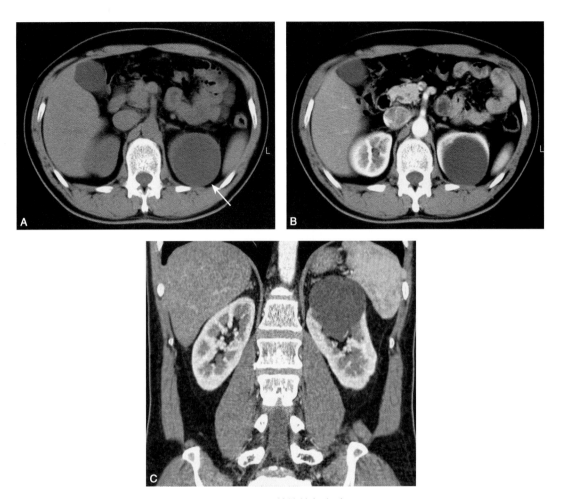

图 7-2-19 单纯性肾囊肿

A. CT 平扫;B. CT 增强扫描皮质期;C. 肾水平冠状位 MPR,示左肾上极类圆形囊性占位,
"无壁",无增强

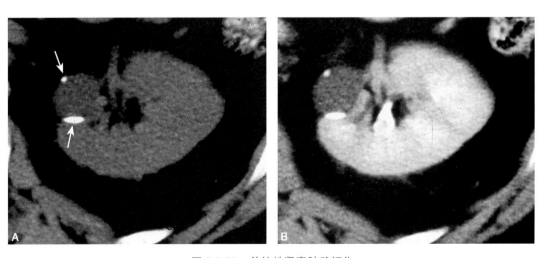

图 7-2-20 单纯性肾囊肿壁钙化

A. CT 平扫,示左肾门后唇囊肿,壁薄不能显示,后壁与内前侧壁可见致密钙化(箭);B. 增强
CT 扫描囊肿无增强

2. 肾盂旁囊肿　肾窦内低密度区,与扩张肾盂难以分别。延时扫描可见排泌到肾盂内的对比剂不进入囊内(图7-2-21)。

（二）MRI 表现

囊液在 $T_1WI$ 呈低信号,$T_2WI$ 呈高信号,与胆囊的信号相似。囊壁菲薄不能显影(图7-2-22)。

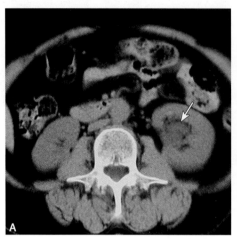
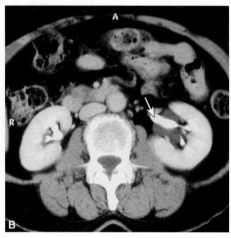

图 7-2-21　肾盂旁囊肿

A. CT 平扫,示左侧肾窦内多个小圆形液体密度占位性病变(箭);B. 增强 CT 扫描分泌期,示肾盂、肾盏内充盈对比剂(箭),病变内没有对比剂进入

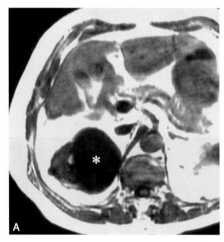
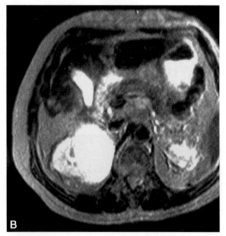

图 7-2-22　单纯性肾囊肿

A. $T_1WI$;B. $T_2WI$,示右肾上极类圆形占位性病变,"无壁",$T_1WI$ 极低信号( * ),$T_2WI$ 极高信号

【诊断与鉴别诊断】　肾盂旁囊肿与肾盂积水鉴别:平扫 CT、MRI 不易鉴别两者,但增强 CT(MRI)、尿路造影可进行鉴别。肾盂旁囊肿 CT 增强延时扫描可见排泌到肾盂内的对比剂不进入囊内,尿路造影显示肾盂、肾盏受压变形;而肾盂积水则可见对比剂进入扩张的肾盂,造影显示为扩张的肾盂肾盏。

【肾囊性占位性病变的 Bosniak 分型】　(表7-2-2)

Notes

表 7-2-2 肾囊性占位性病变的 Bosniak 分型

| 分型 | 病理表现 | CT 表现 |
|---|---|---|
| Ⅰ 型 | 良性单发囊肿,壁菲薄 | 壁呈毛发样,囊内无分隔,无钙化,无实性成分,无强化 |
| Ⅱ 型 | 良性囊性占位 | 囊内有毛发样分隔,可有纤细或短段状略厚钙化,壁或分隔可略有强化。包括小于 3cm 的高密度囊肿 |
| ⅡF* 型 | 复杂囊肿,不易分类为 Ⅱ 或 Ⅲ | 囊内有毛发样分隔,可有壁或分隔的平滑增厚,可有厚或结节状钙化,无软组织成分。壁或分隔可疑强化。包括>3cm 无增强的高密度囊肿 |
| Ⅲ 型 | 囊性肿块,恶性或良性 | 壁和/或分隔较厚或有结节,有强化 |
| Ⅳ 型 | 恶性囊性肿块 | Ⅲ型表现+有增强的软组织部分,与壁和(或)分隔相邻 |

* F:need follow up

## 二、肾血管平滑肌脂肪瘤

肾血管平滑肌脂肪瘤(angiomyolipoma)也称肾错构瘤(renal hamartoma),是肾最常见的良性肿瘤。约 80% 结节性硬化症(tuberous sclerosis)的患者合并肾错构瘤,常双侧多发,但大多数血管平滑肌脂肪瘤为散发,并不合并结节性硬化症。血管平滑肌脂肪瘤女性多见,发病年龄 20～50 岁。

【临床表现】 多数患者无症状,常偶然发现。腹痛、血尿、腹部包块是常见临床症状。结节性硬化症的患者临床可伴有多发皮脂腺瘤,面部蝴蝶斑,以及癫痫等神经系统症状。

【影像学检查方法的选择】 应选用显示肿瘤内的脂肪成分敏感的影像学检查方法。超声常作为首选,怀疑有肿瘤后,可进一步做 CT 检查。对超声与 CT 诊断不明确的患者可再行 MRI 检查进一步明确诊断。腹平片与尿路造影一般不选用。有双侧肾血管平滑肌脂肪瘤的患者应行头颅 CT 检查以明确有否结节性硬化症。

【病理生理基础】 肾血管平滑肌脂肪瘤可单发,也可多发,可很小,也可巨大,自腹膜后前凸占据大部分腹腔。肾血管平滑肌脂肪瘤由血管、平滑肌与脂肪三种成分构成,三种成分比例不同,80% 以上的肿瘤脂肪成分较多;肿瘤血管壁发育不完善,易破裂出血,直径 4cm 以上的肿瘤出血机会明显增多,为手术指征。

【影像学征象】

(一) CT 表现

1. 混杂低密度肿块,内可见脂肪成分,CT 值-20～-80Hu,具有一定特异性。但肿瘤内脂肪成分少于 20% 时,CT 定性诊断困难。增强扫描,非脂肪部分可见中度增强(图 7-2-23)。

2. 肿瘤内出血时,CT 平扫表现为高密度区,有时可见明显增强,提示肿瘤内形成假性动脉瘤(图 7-2-24)。

(二) MRI 表现

1. 肿块内的脂肪在 $T_1WI$ 上呈高信号,$T_2WI$ 呈中等信号,与皮下及腹腔内脂肪信号信号一致(图 7-2-25)。

2. 脂肪抑制序列扫描可见肿瘤内的脂肪信号明显降低。

3. MRI 同相位与反相位扫描可检出肿瘤内较少的脂肪成分,表现为同相位较高信号反相位信号降低提示脂肪组织。

(三) 肾动脉血管造影表现

依肿瘤血管成分的多少表现不一。常表现为局部肾实质染色消失,透亮,代表肿瘤的脂肪部分,病灶内可见肿瘤血管排列成旋涡状或放射状,迂曲,有小动脉瘤样凸出或葡萄状扩张,血管内对比剂排空延迟(图 7-2-26)。肿瘤出血时,肾动脉血管造影时可行经动脉栓塞止血。

Notes

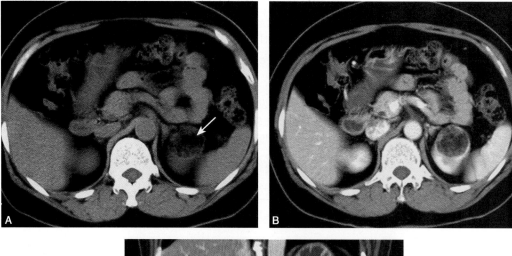

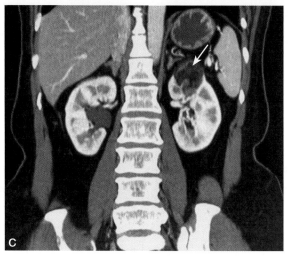

图 7-2-23　肾血管平滑肌脂肪瘤

A. CT 平扫；B. 增强 CT 扫描皮质期；C. 多层 CT 增强扫描皮质期冠状位 MPR，示左肾上极类圆形占位
性病变，边界清楚，病变内分布不均脂肪密度成分，与腹膜后脂肪密度相近（箭）

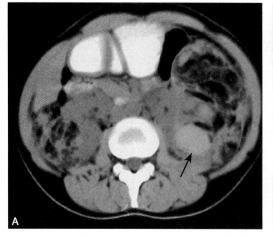

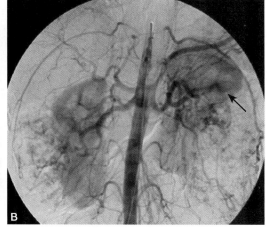

图 7-2-24　双侧肾血管平滑肌脂肪瘤伴左侧瘤内出血

A. CT 平扫，示左侧肿瘤内高密度的血肿（箭）；B. 腹主动脉血管造影，示左肾动脉轻度增粗，病变上侧
边缘模糊的团状对比剂外溢（箭），提示出血

Notes

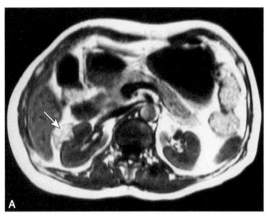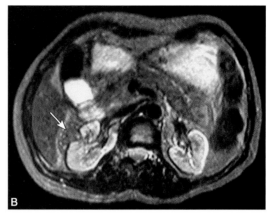

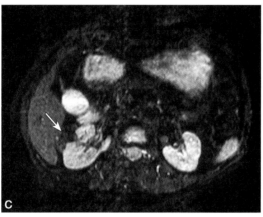

图 7-2-25 肾血管平滑肌脂肪瘤

A. $T_1WI$,示不均高信号的右肾血管平滑肌脂肪瘤(箭),信号强度与皮下及腹腔内脂肪信号近似;
B. $T_2WI$,示肿瘤为中等信号强度(箭);C. $T_2WI$ 脂肪抑制序列扫描,示肿瘤内的脂肪信号与腹部其他脂肪组织同时受到抑制,为低信号(箭)

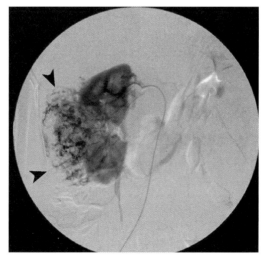

图 7-2-26 肾血管平滑肌脂肪瘤

右侧肾动脉造影动脉晚期,示病变凸于肾外(箭头),病变内稀疏分布的异常血管,呈串珠样扩张、扭曲、透亮部分代表肿瘤的脂肪部分

Notes

# 三、肾细胞癌

肾细胞癌（renal cell carcinoma）是肾最常见的恶性肿瘤。肾细胞癌多发生于 40 岁以上，男性较多见。

**【临床表现】**　早期小肾癌多无症状，多在体检时偶然发现。无痛性肉眼血尿、患侧肾绞痛、腰痛、患侧腹部包块是常见症状。但上述 3 种症状同时出现的患者仅约 10%。肿瘤晚期可有下肢水肿，腹水等下腔静脉梗阻的症状，以及远处转移的相应表现。

**【影像学检查方法的选择】**　对于有无痛性血尿，怀疑肾细胞癌的患者，应首选超声检查，发现病变后可再行 CT 检查，进一步明确诊断与肿瘤分期。诊断不明确时可做 MRI 检查。肾动脉血管造影一般用于术前了解肿瘤血管的解剖、术前肿瘤动脉栓塞以减少术中出血、以及判断肾静脉与下腔静脉有否瘤栓。尿路造影只能显示一些间接征象（肾癌造成的肾盂、肾盏破坏），应用较少。

**【病理生理基础】**　肾细胞癌主要来自肾小管的上皮细胞，以透明细胞癌最常见，易出血、坏死，常富血供。肾细胞癌多发生于肾上极或下极的皮质内，与相邻肾实质分界尚清楚，有时可形成假包膜。

**【影像学征象】**

（一）CT 表现

1. 肾实质内类圆形肿块，边界清楚。肿瘤较小时，肾轮廓正常。肾癌较大时，肾轮廓局限增大，表面凹凸不平。肿块呈不均匀的略低、等或略高密度。肿瘤内出现坏死、液化，则肿块密度不均，内可见不规则低密度区；肿瘤有较新的出血时，则肿块内可见斑片状高密度。

2. 增强扫描　在动脉期，肿瘤非坏死部分多不均匀明显强化，强化程度与相邻肾皮质相近。在延时期，肿块密度比正常肾实质略低（图 7-2-27）。肿瘤内低密度的坏死、液化区无增强（图 7-2-28）。

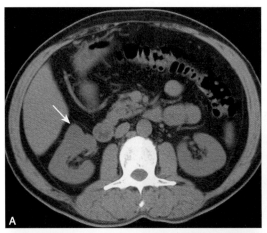
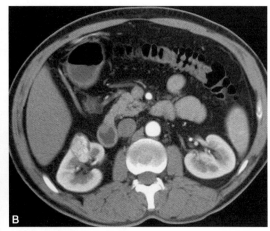
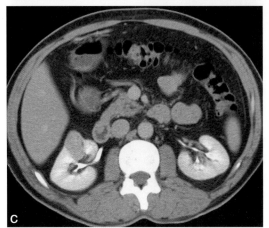

图 7-2-27　肾细胞癌
A. CT 平扫；B. 增强 CT 扫描肾皮质期；C. 增强 CT 扫描肾实质期，示右肾肾门水平腹侧等密度团块，密度均匀；皮质期明显不均增强，与肾皮质增强程度相似；肿瘤边缘可见相对低增强的假包膜。肾实质期肿瘤相对低密度

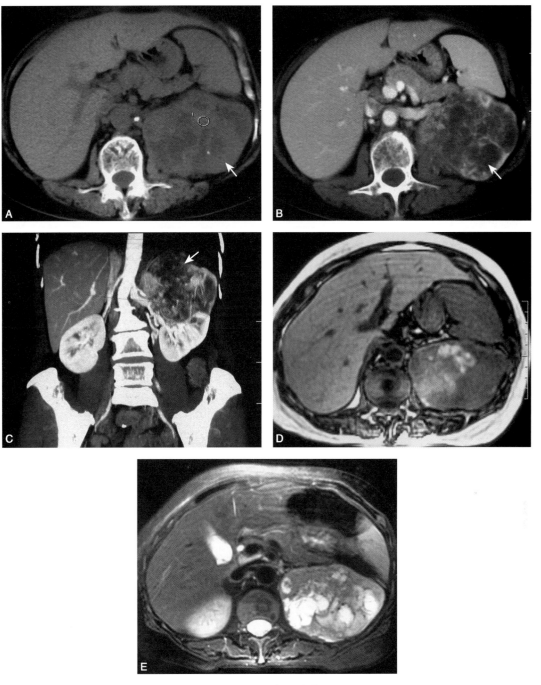

图 7-2-28　肾细胞癌

A. CT 平扫；B. 增强 CT 扫描皮质期示左肾上极巨大软组织密度肿块（箭），分叶状，密度不均，呈不均高增强，不增强的部分代表肿瘤内的坏死；C. 多层 CT 增强扫描冠状位厚层最大密度投影示左肾上部正常肾组织被肿瘤破坏消失，肿瘤呈不均增强（箭）；D. $T_1$WI，可见肿瘤为不均匀中等信号强度，不规则斑片状高信号代表肿瘤内的出血；E. $T_2$WI 示肿瘤内的出血与坏死液化均为高信号

3. 肾静脉、下腔静脉受累　瘤栓表现为静脉增宽，增强后血管腔内可见不增强的软组织密度肿块形成的增强缺损，下腔静脉内瘤栓可向上延伸至右心房（图 7-2-29）。下腔静脉完全梗阻，可见肝增大、腹腔积液及腰静脉曲张等侧支循环。

4. 肾窦受压、变形、中断、移位。

5. 周围侵犯　肾周脂肪间隙模糊、消失，肾筋膜增厚。

Notes

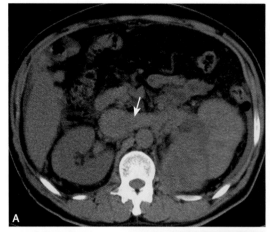
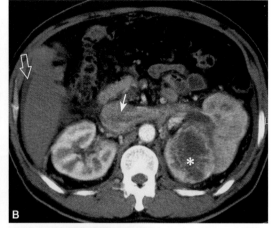

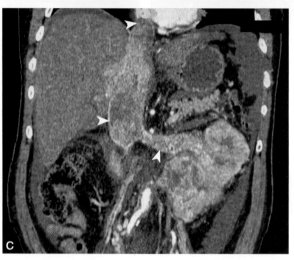

图 7-2-29　左肾癌伴肾静脉、下腔静脉瘤栓

A. CT 平扫；B. 增强 CT 扫描肾皮质期示左肾中下极内侧软组织密度肿块（＊），密度不均,周围不均匀明显增强。左肾静脉与下腔静脉增粗,无对比剂充盈（白箭）。由于肾静脉阻塞,左肾实质增强差（箭头）。肝右前间隙内少量积液（空箭）；C. 左肾静脉水平冠状位 MPR,可见左肾静脉、下腔静脉内瘤栓累及右心房（箭头）

6. 淋巴结转移与远处转移。

（二）MRI 表现

1. 大多数小肾癌 $T_1WI$ 表现为等信号,$T_2WI$ 高信号类圆形病灶,周围窄的低信号环,代表肿瘤的假包膜（图 7-2-30）。

2. 肿瘤内的坏死、液化区在 $T_1WI$ 上呈低信号,$T_2WI$ 上呈不均匀高信号（图 7-2-28）；出血灶在 $T_1WI$、$T_2WI$ 上均呈斑片状高信号。

3. 肾静脉、下腔静脉受累　肾静脉及下腔静脉内的流空消失,代以软组织信号。

（三）肾动脉血管造影表现

1. 病变肾的肾动脉增粗,肿瘤周围血管移位、分离、牵拉变直,有时形成"抱球"状。

2. 病变内可见成团的肿瘤血管,粗细不均,迂曲延长,肾实质期可见肿瘤染色（图 7-2-31）。肾静脉与下腔静脉在动脉期显影。

Notes

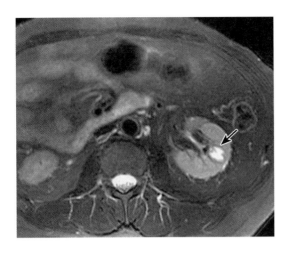

图 7-2-30　左肾小肾癌
MRI T₂WI,示左肾肾门水平外侧肾实质内高信号小结节,周围低信号假包膜显示清楚(箭)

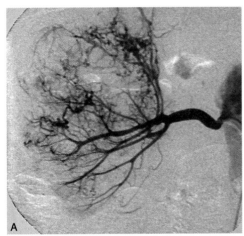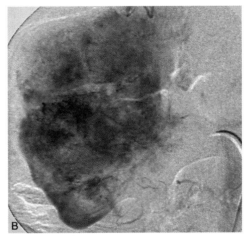

图 7-2-31　右肾细胞癌右肾动脉造影
A. 动脉期,示右肾上半动脉呈"抱球"状,可见大量形态异常的肿瘤血管;B. 肾实质期,示不均匀的肿瘤染色

## 四、肾母细胞瘤

肾母细胞瘤(nephroblastoma),即肾胚胎瘤(renal embryoma),又称 Wilms 瘤,来自胚胎的间叶组织、上皮及胚芽组织,是小儿最常见的肾恶性肿瘤。

【临床表现】　多见于 1~3 岁小儿。最常见的症状是腹部包块,多偶然发现。肿块增大迅速,肿块巨大时,患儿可有消瘦、气促,烦躁,纳差等症状。部分患儿可现血尿,多为镜下血尿,晚期患者可见肉眼血尿。

【影像学检查方法的选择】　怀疑患肾母细胞瘤的患儿的影像学检查方法的选择与肾癌相同。

【病理生理基础】　肾母细胞瘤可发生于肾的任何部位,但多见于肾实质,多单发,4%~10% 多发。肿瘤与相邻肾实质分界多清楚,部分可见假包膜。肿瘤多巨大,肾组织及肾盏肾盂破坏范围大,瘤内常有坏死、液化和出血,约 5% 的肿瘤内有钙化。肾外形改变明显,肿瘤向腹侧凸出,腹部脏器受压移位。

【影像学征象】

（一）KUB 表现

患侧肾影明显增大,胃肠道内气体移向对侧,肿块特别巨大时,患侧肋间隙可有增宽(图 7-

Notes

2-32）。

（二）尿路造影表现

患侧肾盂肾盏压迫、移位、拉长、变形、分离及有破坏,残存肾盏不规则。大部分肾破坏时,患侧肾盂肾盏不显影。

（三）CT 表现

1. 肾巨大肿块呈不均低密度,内可见斑片状、裂隙状更低密度的坏死区,也可见高密度出血灶(图 7-2-32)。部分病例肿瘤内可见无形态的致密钙化。

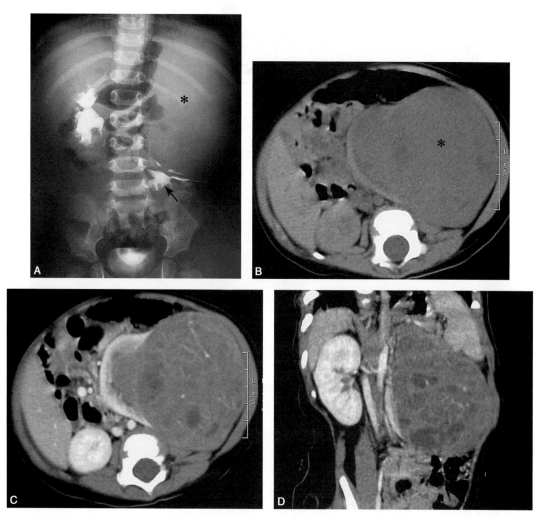

图 7-2-32　肾母细胞瘤

A. IVP,示左侧腹部巨大软组织影( * ),残余左肾盂下移(箭),胃肠道内气体影右移;B. CT 平扫;
C. 增强 CT 扫描;D. 斜冠状位 MPR,示左侧巨大软组织肿块,密度不均,肿瘤内可见坏死液化形成的不规则斑片状低密度灶,不强化。肿瘤轻度增强,瘤内可见较多肿瘤血管。肿瘤边界尚清楚

2. 肿块多轻度增强,周围受压的正常肾实质明显强化。

3. 肾静脉与下腔静脉受累、肾门与腹主动脉旁淋巴结肿大、远处转移　与肾癌的相应表现相似。

（四）MRI 表现

肿块在 $T_1WI$ 上呈低信号,$T_2WI$ 上呈高信号,信号不均匀。出血灶在 $T_1WI$ 与 $T_2WI$ 均呈斑片状高信号。

Notes

# 五、肾 盂 癌

肾盂癌(renal pelvic carcinoma)多为发生于肾盂、肾盏内的移行上皮癌,少数为鳞状上皮癌。可单独发生,也可沿尿路多中心发生。发生于输尿管的移行细胞癌称为输尿管癌。本节只介绍肾盂、肾盏的移行细胞癌。

【临床表现】 肾盂癌的常见发病年龄为40岁以上,男性多见。肾盂癌最主要的临床表现是血尿,多为间歇性无痛肉眼血尿。出血量大,形成血凝块阻塞输尿管时可出现肾绞痛。发生于肾盂输尿管结合部的肾盂癌可继发肾盂积水。患者可有腰背隐痛。

【影像学检查方法的选择】

1. 较小的肾盂癌即可引起血尿,静脉肾盂造影对肾盂、肾盏的小病变较敏感,故为首选的影像检查方法。但继发肾盂积水时,造影可能不成功。

2. CT检查多作为尿路造影后的进一步影像检查方法。平扫和增强CT及CTU检查可很好显示病变,进行定性诊断与分期诊断。

3. 超声检查对肾盂癌伴有肾盂积水的诊断敏感性也较高。

4. MRI不是常规诊断方法。患侧肾功能不好,尿路造影失败时,MRU可起到与静脉尿路造影相似的诊断作用。

5. 早期肾盂癌肾动脉造影检查、KUB检查基本对诊断没有帮助。

【病理生理基础】 肾盂癌大体病理上可分为两型:乳头状移行细胞癌与非乳头状移行细胞癌。前者进展缓慢,于附着部逐渐浸润,转移发生晚。非乳头移行细胞癌多为扁平状或结节状,浸润性强。从影像学表现上两者不易区别。

【影像学征象】

1. 尿路造影表现 肾盂或肾盏内的结节状充盈缺损(图7-2-33);

2. CT表现

(1) 肾盂内软组织密度结节,静脉注射对比剂后结节轻度增强,延时分泌期扫描可见肾盂内肿瘤结节呈充盈缺损(图7-2-33)。

(2) 肾盂癌侵犯肾实质,表现为肿瘤与相邻肾实质分界不清,相邻肾实质受浸润破坏。晚期肿瘤可穿出肾实质侵犯肾周围脂肪或相邻解剖结构(图7-2-34)。

3. MRU表现 肾盂内肿瘤结节呈低信号充盈缺损。

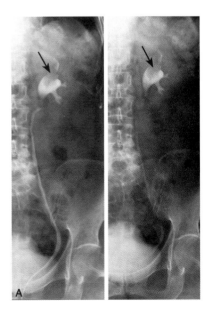
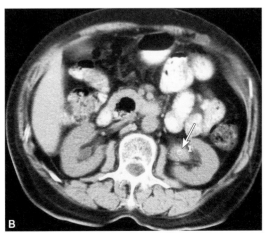

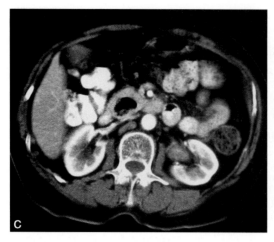
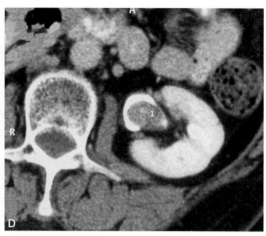

图 7-2-33　左侧肾盂癌

A. 左侧逆行性肾盂造影,示肾盂头侧结节状充盈缺损(箭),左肾上盏亦显影不良;B. CT 平扫,示左侧肾盂内软组织密度结节(箭),密度均匀;C. 增强 CT 扫描皮质期,示肿瘤轻度增强;D. 增强 CT 分泌期扫描,示肾盂内充盈高密度的对比剂,与软组织密度的肿瘤对比明显

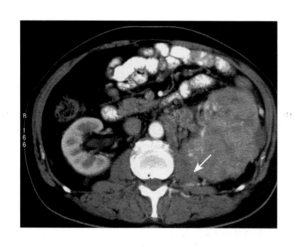

图 7-2-34　肾盂癌侵犯相邻腰大肌
增强 CT 扫描皮质期,示左肾巨大软组织密度肿块,肿瘤内可见肿瘤血管。肿瘤与左侧腰大肌分界不清(箭)

# 六、膀　胱　癌

膀胱癌(bladder cancer)是泌尿系统最常见的肿瘤之一。

【临床表现】　男性多于女性。主要临床表现为间歇性或持续性无痛性全程肉眼血尿,占80%~90%。当有血块或肿瘤阻塞尿道口时,可发生排尿困难或尿潴留。有 70% 的患者出现膀胱刺激症状,即尿频、尿急和尿痛。晚期肿瘤腹部可触及肿块,并且出现食欲减退、发热、贫血、消瘦、腹痛等表现。

【影像学检查方法的选择】　膀胱癌的诊断主要依靠膀胱镜检查。超声检查作为对膀胱癌筛选和诊断的首选影像学检查方法,但判断分期欠佳。CT 检查、MRI 检查(增强 MRI)常用于膀胱癌术前分期,后者鉴别 $T_{3a}$、$T_{3b}$ 更敏感。尿路造影用于了解双侧肾功能情况。膀胱造影、血管造影一般应用较少。

【病理生理基础】　膀胱癌多为移行上皮癌呈乳头状生长,而血管瘤、纤维瘤和平滑肌瘤等少见此种生长方式。膀胱癌多为单发,可发生于膀胱的任何部位,但绝大多数位于膀胱三角区,其次为两侧壁。

膀胱移行上皮癌可呈乳头状,蒂宽而短;也可呈浸润性生长,基底宽大,肿瘤表面呈菜花状。腺癌和鳞状上皮细胞癌多呈浸润性生长。肉瘤多发生于 4 岁以下儿童,后壁和三角区多见,较

Notes

早发生转移。

**【影像学征象】**

**（一）X 线膀胱造影表现**

膀胱内大小不一、不规则菜花状或乳头状充盈缺损，基底较宽，局部僵硬（图 7-2-35）。若为广泛浸润可使膀胱壁广泛僵硬、凹凸不平。若肿瘤侵犯输尿管口，可导致输尿管和肾积水。

**（二）CT 表现**

1. 肿瘤局限于黏膜和黏膜下层时，膀胱壁局限增厚或有菜花样结节（图 7-2-36）。晚期肿瘤可充满整个膀胱，膀胱轮廓可变形。

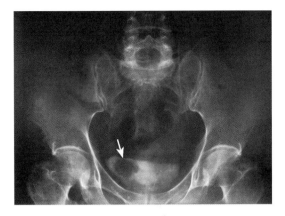

图 7-2-35　膀胱癌
膀胱造影，示膀胱右后侧充盈缺损（箭），
外缘可见切迹

2. 肿瘤位于输尿管口，可导致输尿管梗阻。

3. 累及膀胱周围组织时，膀胱周围脂肪层分界模糊，膀胱壁局部增厚，在周围脂肪中出现软组织密度影。

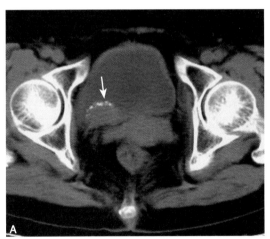

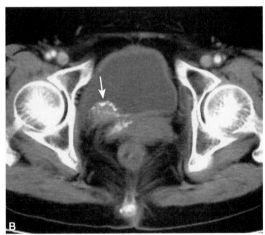

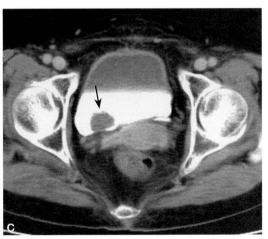

图 7-2-36　膀胱癌
A. CT 平扫，示膀胱右后壁软组织密度肿瘤，表面附着少许结石（箭）；B. 增强 CT 扫描，可见肿瘤有中度增强；C. 膀胱充盈期扫描，对比剂在膀胱内形成液平面，肿瘤显示为充盈缺损（箭），可见较窄的蒂

Notes

4. 盆腔淋巴结直径大于 10mm 时，提示有淋巴结转移。

（三）MRI 表现

1. 膀胱壁局限性增厚或有向腔内突出的肿块，在 $T_1WI$ 与正常膀胱壁信号相似，$T_2WI$ 上比正常膀胱壁信号高。

2. 累及膀胱周围组织　在 $T_1WI$ 上膀胱周围脂肪内出现低信号，在 $T_2WI$ 上可见膀胱壁连续性中断（图 7-2-37）。

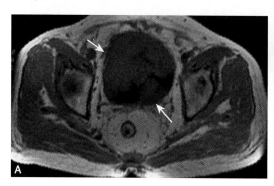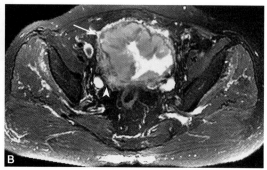

图 7-2-37　膀胱癌

MR 轴位 $T_1WI$（A）与 $T_2WI$（B）。可见大部分膀胱壁不规则增厚，形成菜花样的软组织肿块向膀胱内突出（箭），$T_1$ 低信号，$T_2$ 较高信号。膀胱外的软组织受侵（箭）

【膀胱癌的分期】　（表 7-2-3）

表 7-2-3　膀胱癌的分期与相应的影像学表现

| TNM | 病变范围 | MRI 表现 | 声像图分型 | 超声表现 |
|---|---|---|---|---|
| $T_{is}$ | 原位癌 | | 表浅型 | 肿瘤基底较窄，呈细蒂状，与膀胱壁黏膜的高回声线连续 |
| $T_0$ | 乳头状无浸润 | | | |
| $T_1$ | 肿瘤仅限黏膜 | $T_2WI$ 上膀胱外壁低信号连续 | | |
| $T_2$ | 肿瘤突破黏膜侵入浅肌层 | | 浸润型 | 肿瘤基底较宽，膀胱壁黏膜的高回声线模糊、不完整或膀胱壁全层连续性中断（见图 6-4-22） |
| $T_3$ | 肿瘤侵入深肌层或膀胱周围脂肪 | $T_2WI$ 上膀胱外壁低信号中断或膀胱周围脂肪内有低信号 | | |
| $T_4$ | 肿瘤突破膀胱壁，侵犯邻近器官 | 侵犯邻近器官 | | |

# 第五节　肾上腺疾病

原发肾上腺病变分为功能性的和非功能性的。原发肾上腺肿物分为良性和恶性，良性非功能性腺瘤最常见。

## 一、肾上腺皮质增生

肾上腺皮质增生（adrenal cortical hyperplasia）可发生于任何年龄，以青壮年多见。女性明显多于男性。

Notes

【临床表现分型】(表7-2-4)

表7-2-4　肾上腺皮质增生的临床表现分型

| 分型 | 临床表现 |
| --- | --- |
| 库欣综合征<br>(Cushing syndrome) | 向心性肥胖、皮肤紫纹、多毛、肌肉萎缩、高血压、骨质疏松、性功能障碍等。尿中17-羟皮质类固醇增多 |
| 原发性醛固酮增多症<br>(Conn syndrome) | 消瘦、周期性肌无力或麻痹、高血压及多尿。低血钾、高尿钾、碱中毒,肾素水平低,血和尿醛固酮增高 |
| 肾上腺性征异常 | 性早熟,女性男性化或男性女性化,先天性者可有假两性畸形。尿中孕三醇增高 |

【影像学检查方法的选择】　超声检查是婴幼儿肾上腺异常的首选影像学检查方法,也用于对肾上腺增生的初步筛查。CT检查是诊断肾上腺增生的首选影像学检查方法。MRI判断肾上腺病变内的组织成分好于CT,是CT检查的必要补充。肾上腺皮质显像不作常规检查。

【病理生理基础】　双侧肾上腺皮质弥漫增生,可呈结节状,较正常肾上腺大。

在实验室检查证实有肾上腺增生时,即使双侧肾上腺体积在正常范围内也不能否定肾上腺增生的诊断。

【影像学征象】

1. 肾上腺弥漫性增生　CT、MRI表现为双侧肾上腺对称性均匀增大,边缘光滑,外形多正常,密度均匀(信号均匀)。

2. 肾上腺结节状增生　CT、MRI表现为腺体有局限性结节状凸起,边缘不光整。部分肾上腺增生可呈大结节甚至巨大结节,使肾上腺的形态发生改变。结节内因含有丰富的脂类激素,CT可呈稍低密度(图7-2-38)。

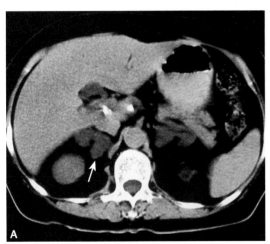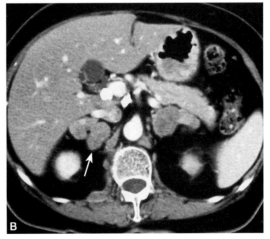

图7-2-38　肾上腺结节样增生
A. CT平扫;B. 增强CT扫描,示双侧肾上腺结节状增厚,不均匀增强(箭)

【诊断与鉴别诊断】　相当部分的肾上腺皮质增生并不引起腺体外形的明显改变,只是镜下可见到组织增生,临床有相应内分泌亢进表现。因此影像对肾上腺增生的敏感性并不高。

肾上腺结节状增生与腺瘤鉴别:影像学表现鉴别困难,但前者患者血浆促肾上腺皮质激素水平升高,后者多受抑制或降低。

## 二、肾上腺皮质腺瘤

【临床表现】　根据其是否引起临床内分泌紊乱,分为无功能性肾上腺皮质腺瘤(adrenocortical adenoma)和功能性肾上腺皮质腺瘤。功能性腺瘤依其来自肾上腺皮质的不同部位表现为原发性醛固酮增多症或皮质醇增多症,少数为性变态综合征。无功能肾上腺皮质腺瘤多无临床症状,多数是体检时发现。

【影像学检查方法的选择】　怀疑肾上腺皮质腺瘤的患者,影像学检查方法的选择与肾上腺皮质增生相同。

【病理生理基础】　肾上腺皮质内圆形肿块,有包膜,富血管,很少出血、坏死,肿块周围腺体萎缩。醛固酮瘤内富含脂类物质。

【影像学征象】

（一）CT 表现

1. 边界清楚、密度均匀的圆形或椭圆形软组织肿块,多位于肾上腺内支、外支夹角之间。

2. 肿块呈等密度,或密度接近于水。

3. 增强扫描肿块呈均质或不均质性一过性强化(图 7-2-39)。

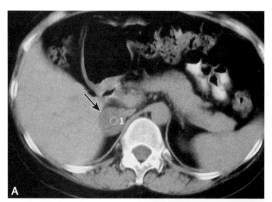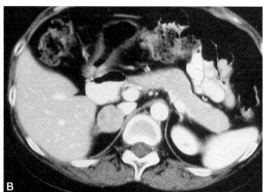

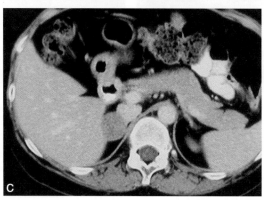

图 7-2-39　右侧肾上腺皮质腺瘤

原发性醛固酮增多症的:A. CT 平扫,示右侧肾上腺卵圆形结节(箭),密度近似水(注意与椎管内脑脊液相比);B. 增强扫描动脉期,肿瘤增强明显;C. 增强静脉期,肿瘤相对低密度

4. 功能性皮质腺瘤的对侧肾上腺萎缩,而无功能性皮质腺瘤的对侧肾上腺正常。

（二）MR 表现

在 $T_1WI$、$T_2WI$ 上信号与肝信号相似或稍高(图 7-2-40)。因瘤体内多含脂质,在脂肪抑制序列可见信号衰减。

【诊断与鉴别诊断】　醛固酮腺瘤与皮质醇腺瘤鉴别:醛固酮增多症患者消瘦,腺瘤多小于

Notes

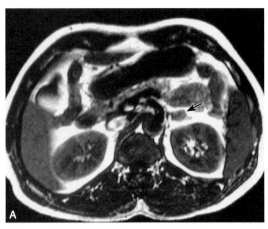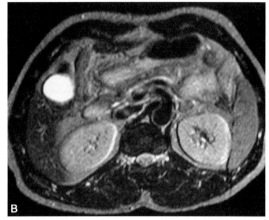

图 7-2-40　左侧肾上腺皮质腺瘤
A. MRI T$_1$WI,示腺瘤与肝信号强度相似(箭)B. T$_2$WI,腺瘤呈中等信号强度

2cm,密度多接近于水。皮质醇增多症患者肥胖,腺瘤多 2~4cm,呈等密度。

## 三、嗜铬细胞瘤

【临床表现】　阵发性或持续性高血压为嗜铬细胞瘤(pheochromocytoma)的主要表现。病情发作时血压升高,常伴有头痛、多汗、面色苍白、心悸、恶心、呕吐等表现。

【影像学检查方法的选择】　怀疑肾上腺嗜铬细胞瘤的患者,影像学检查方法的选择与肾上腺皮质增生相同。对怀疑有嗜铬细胞瘤而影像检查未发现肾上腺肿瘤的患者,应进行肾门周围、腹主动脉周围等其他部位的 CT 检查,以除外异位嗜铬细胞瘤。超声、CT 及 MRI 检查不能确诊、探测异位嗜铬细胞瘤或恶性嗜铬细胞瘤的转移灶,选用肾上腺髓质显像。

【病理生理基础】　嗜铬细胞瘤多发生于肾上腺髓质,也可发生在交感神经系统。嗜铬细胞瘤常较大,易出血、坏死。嗜铬细胞瘤分泌大量儿茶酚胺。

10% 的嗜铬细胞瘤为双侧,10% 为恶性,10% 发生在肾上腺外,10% 多发。

【影像学征象】

（一）CT 表现

1. 肾上腺圆形或椭圆形肿块,约 3~5cm,边缘锐利、密度不均匀,常发生坏死、囊变、出血等,偶有钙化。增强扫描肿瘤明显强化(图 7-2-41)。

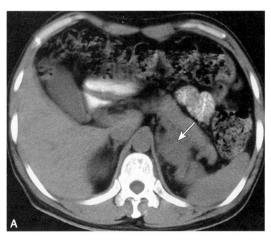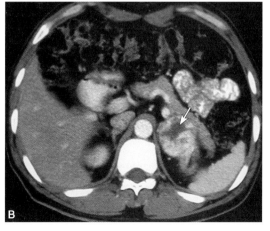

图 7-2-41　左侧肾上腺嗜铬细胞瘤
A. CT 平扫,示左侧肾上腺较大软组织密度肿块(箭);B. 增强 CT 扫描,肿块呈明显不均匀增强,
中心坏死部分不增强(箭)

Notes

2. **恶性嗜铬细胞瘤**　肿块大小 7～10cm,分叶状,边缘不规则,粘连或包埋主动脉、下腔静脉等大血管,腹膜后淋巴结肿大及远处转移。

（二）MRI 表现

肿块在 $T_1WI$ 上呈低信号或等信号,在 $T_2WI$ 上呈高信号,信号强度接近脑脊液。多数肿瘤信号均匀,少数因肿瘤内出血或坏死、囊变而信号不均匀(图7-2-42)。

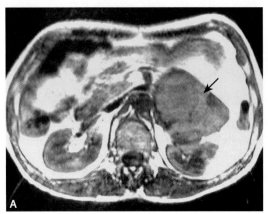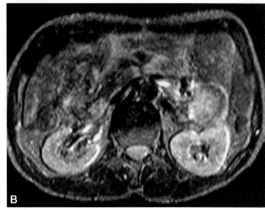

图 7-2-42　左侧肾上腺嗜铬细胞瘤
A. 横轴 $T_1WI$,示左侧肾上腺肿块,与肾皮质等信号,信号不均(箭);B. 横轴 $T_2WI$,肿块呈不均匀高信号

# 四、肾上腺皮质癌

【临床表现】　肾上腺皮质癌(adrenocortical carcinoma)分为功能性和非功能性。大部分肾上腺皮质癌为功能性,多数表现为皮质醇增多症,少有表现醛固酮增多症。

【影像学检查方法的选择】　怀疑肾上腺皮质癌的患者,影像学检查方法的选择与肾上腺皮质增生相同。

【病理生理基础】　肿块较大,形状不规则,分叶,包膜不完整,易出血、坏死、囊变。淋巴结及远处转移出现早。肿块周围及对侧肾上腺萎缩。

【影像学征象】

（一）CT 表现

1. 较大分叶状肿块,密度不均,有时可见钙化。增强后肿块周边有不规则强化环,中心坏死部分的低密度区则无强化(图7-2-43)。

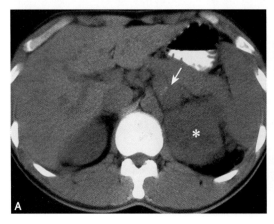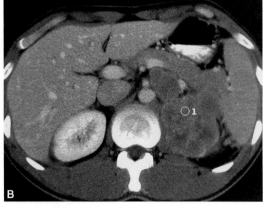

图 7-2-43　左肾上腺皮质癌
A. CT 平扫,示左肾上腺软组织密度肿块(＊),密度不均,略分叶状,边缘模糊,肠系膜上动脉旁可见肿大的淋巴结(箭);B. 增强 CT 扫描,肿块呈不均匀增强

Notes

2. 常有肾静脉、下腔静脉瘤栓、腹膜后淋巴结转移、肝肾侵犯。

（二）MRI 表现

肿瘤信号取决于肿块的大小,是否有出血、坏死、囊变等。肿瘤越大信号往往不均匀。

## 五、肾上腺结核

肾上腺结核(adrenal tuberculosis)继发于身体其他部位的结核。

【临床表现】　常引起皮质醇减少症(爱迪生病),表现为乏力、消瘦、色素沉着、低血压、尿17-羟皮质类固醇降低等。

【影像学检查方法的选择】　CT 检查是诊断肾上腺结核的首选影像学检查方法,超声检查可作为补充检查。

【病理生理基础】　常双侧发病,同时累及皮质和髓质,病理上可见大量干酪样坏死,不同程度的纤维化和钙化,有时可形成脓肿。

【影像学征象】　影像检查为双侧肾上腺增大、变形,边缘不规则,密度不均匀,中央坏死呈低密度。晚期有广泛不规则钙化(图7-2-44)。

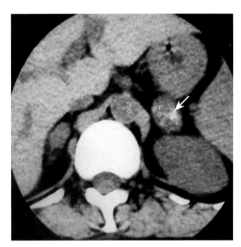

图7-2-44　肾上腺结核
CT 平扫,示双侧肾上腺肿大,左侧肾上腺
内可见高密度的钙化(箭)

## 六、肾上腺囊肿和假囊肿

【临床表现】　肾上腺囊肿(adrenal cyst)和假囊肿(adrenal pseudocyst)多无明显临床症状,多于体检时偶然发现。囊肿较大时可压迫推移周围器官而引起症状。

【影像学检查方法的选择】　CT 检查是诊断肾上腺结核的首选影像学检查方法,超声检查可作为补充检查。

【病理生理基础】　肾上腺囊肿常为单房,内有红棕液体,囊壁可有钙化。

【影像学征象】

1. CT 表现　圆形或椭圆形囊,边缘光滑,均匀水样密度。肿块无强化。有时囊壁可见环状或斑状钙化。

2. MR 表现　肿块在 $T_1WI$ 上呈低信号,在 $T_2WI$ 上呈高信号(图7-2-45),信号均匀。出血性假囊肿可见血液降解产物的信号。

【诊断与鉴别诊断】　肾上腺增生及肿瘤性病变的鉴别(表7-2-5):

表7-2-5　肾上腺常见疾病的影像学鉴别诊断

|  | 肾上腺囊肿 | 肾上腺皮质增生 | 肾上腺皮质腺瘤 | 嗜铬细胞瘤 | 肾上腺皮质癌 | 肾上腺转移 |
|---|---|---|---|---|---|---|
| 临床特点 | 无症状 | 皮质醇症,醛固酮增多症等 | 醛固酮增多症,皮质醇症等 | 儿茶酚胺增多症状 | 皮质醇症等 | 无症状,有原发肿瘤 |
| 大小 | 不定 | 不定 | <4cm | 巨大 | 大 | 较小 |
| 位置 | 单侧 | 双侧 | 单侧 | 单侧 | 单侧 | 单或双侧 |
| 密度 | 均匀水样密度,囊壁钙化 | 均匀等密度 | 等或接近于水密度 | 不均匀,坏死、囊变、出血 | 不均匀,出血、坏死、囊变 | 等密度 |
| 强化 | 无 | 轻度 | 轻到中度 | 明显 | 不均匀 | 无 |
| 邻近侵犯 | 无 | 无 | 无 | 可有 | 有 | 无 |

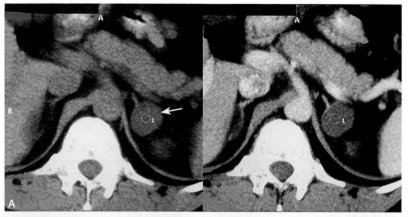

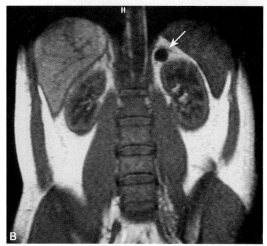

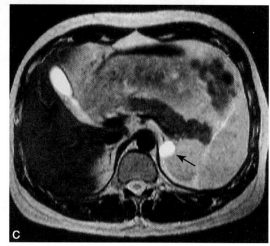

图 7-2-45　左侧肾上腺囊肿

A. CT 平扫(左)及增强扫描(右),示左肾上腺类圆形囊性占位(箭),无增强;B. MRI 冠状位 $T_1WI$,示左肾上腺囊肿低信号(箭);C. 横轴位 $T_2WI$,示囊肿为高信号(箭)

## 附：肾上腺意外瘤

肾上腺意外瘤(adrenal incidentaloma,AI)不是病理分类,而是指因非肾上腺疾病行影像检查偶然发现的肾上腺占位性病变,由 Geelhoed 于 1982 年提出这一命名。CT 发现 AI 约占所有腹部 CT 检查的 1% ~5%,而实际情况可能远高于此数值,尸检 AI 的发现率达 32%。而大部分 AI 为良性,无恶性肿瘤病史的受检者中,仅有不足 10% 的 AI 为转移瘤,肺癌患者约 1/3 为无功能性皮质腺瘤。少部分 AI 有内分泌功能。

影像学检查对判断 AI 性质有一定帮助。皮质腺瘤 CT 值呈水样密度,MR $T_2WI$ 信号较低,$T_1$ 反相位化学位移成像信号有衰减,增强动脉期强化并迅速廓清等特点的诊断敏感性与特异性达 80% ~90%。但对鉴别肿瘤,特别小肿瘤的良、恶性有一定限度。

## ▌ 学生自测题

1. 肾先天发育畸形的常见类型与影像表现。

2. 肾单纯性囊肿与多囊肾的区别与影像鉴别。

3. 肾癌、肾母细胞瘤、肾血管平滑肌脂肪瘤的影像鉴别。

4. 肾盂癌不同影像方法的表现及血尿患者的影像学检查方法的合理选择。

5. 膀胱癌的病理分期及在超声声像图上的表现。

6. 肾上腺腺瘤和增生如何鉴别。

7. 肾上腺嗜铬细胞瘤的影像特征。

## 与本章节内容相关的参考书

1. 李松年. 中华影像医学(泌尿生殖系统卷). 北京:人民卫生出版社,2003

2. 李松年,唐光健. 现代全身 CT 诊断学. 北京:人民卫生出版社,2001

3. 谷现恩,邹英华. 实用泌尿外科影像学. 郑州:郑州大学出版社,2003

4. 韦嘉瑚. 泌尿生殖系统影像学. 北京:科学出版社,2004

5. Williamson MR,Smith AY. Fundamentals of Uroradiology. Philadelphia:WB Saunders company,1999

6. GenitourinaryImaging. C. V. Mosby,2000

（王霄英）

Notes

# 第八篇　生殖系统与乳腺

# 第一章 总　论

## 第一节　男性生殖系统

### 一、常用的影像学检查方法

在男性生殖系统(male genital organs)，主要影像学检查方法是 CT、MRI 和超声检查，它们对不同疾病的诊断价值各异。

（一）CT 检查

1. 扫描技术与方法

（1）检查前准备

1）肠道准备：检查前 2～3 小时，分多次口服稀释对比剂（dilute oral contrast medium）1000ml，以充盈盆腔肠管。

2）膀胱准备：需在膀胱充盈状态下检查。

（2）扫描范围自髂骨（ilium）上缘至耻骨（pubic）下缘。

（3）窗宽 300～500Hu，窗位 30～50Hu。

（4）常规扫描层厚 8～10mm，薄层 3～5mm。

（5）增强扫描：扫描参数同平扫检查。

2. 平扫  是男性生殖系统常用的检查方法，主要用于诊断前列腺疾病和睾丸肿瘤，但有一定的限度。

（1）能确切显示前列腺大小和形态改变。

（2）难以检出限于被膜（capsule）内的早期前列腺癌（prostatic carcinoma）；但对于已确诊的前列腺癌，能够明确肿瘤有无被膜外侵及（extracapsular extension）、淋巴结转移和（或）骨转移等，而有助于肿瘤分期。

（3）能够发现前列腺增生（prostatic hyperplasia）所致的腺体增大，但不能确定其内有否早期前列腺癌。

（4）对于睾丸肿瘤（testicular tumors）本身，很少行 CT 检查，而多用于估价恶性睾丸肿瘤有无腹膜后淋巴结转移。

3. 增强扫描  较少应用，主要用以鉴别盆腔、腹膜后增大的淋巴结与血管。

（二）MRI 检查

1. 扫描技术与方法

（1）膀胱准备：适当充盈膀胱。

（2）扫描序列：常规行盆腔轴位 SE、FSE 序列 $T_1WI$ 和 $T_2WI$ 检查，通常需要辅以冠状位和矢状位 FSE 序列 $T_2WI$ 检查。

（3）线圈（coils）：用体部表面线圈（body surface coil）或联合应用直肠内表面线圈（endorectal surface coil），后者可提高前列腺和精囊图像质量。检查睾丸则需用小的环形表面线圈（circular surface coil）。

（4）层厚和层间隔：层厚 3～5mm，层间隔 0.5～1.0mm

（5）增强扫描：扫描参数与平扫相同，也可采用快速成像序列如 EPI 技术。

（6）磁共振扩散加权成像（DWI）：能够反映不同组织和病变内水分子运动的受限程度，通常采用 SE-EPI 序列进行 DWI 检查。

（7）$^1$H 磁共振波谱（$^1$H MRS）：其利用不同化合物中氢质子具有不同的共振频率，用以检测正常前列腺及其病变组织的代谢产物。

1）线圈：联合应用直肠内外相阵列线圈（integrated endorectal and external phased-array coil）。

2）定位技术：依定位技术不同，分为单体素波谱（sing voxel spectroscopy，SVS）和多体素波谱（multi-voxel spectroscopy，MVS）。前者仅能获得单一体积的谱线，后者则能获得多个体素的谱线。

2. 平扫  不作为前列腺疾病的首选影像学检查方法，但为最佳检查方法，对于睾丸肿瘤的诊断和分期亦有较高价值。

（1）用于前列腺癌的诊断、鉴别诊断和分期，但对限于中央腺体（central gland）内肿瘤的检出有限度。

（2）对于前列腺增生的诊断和鉴别诊断有较高价值，但同样难以判断中央腺体内有否小的前列腺癌。

Notes

（3）用于睾丸疾病的鉴别诊断和恶性睾丸肿瘤的分期。

3. 增强扫描　较少应用,最近用于前列腺病变的灌注研究和多期动态增强检查。

4. DWI　常用于前列腺病变的检查,对于前列腺癌和前列腺良性增生的鉴别具有一定价值。

5. $^1$H MRS　是目前诊断前列腺癌的最佳技术,具有很高的敏感度和特异度。

（1）用于各解剖带前列腺癌的诊断和鉴别诊断。

（2）提高前列腺癌分期(staging prostatic carcinoma)的准确性。

（3）引导前列腺疾病的穿吸活检(guiding needle biopsy of prostatic lesion)。

（4）评估前列腺癌的疗效。

（三）超声检查

1. 前列腺和精囊的检查途径

（1）经下腹部扫查:患者应适当充盈膀胱,多用频率为3.5MHz或5.0MHz的凸阵式探头,取仰卧位进行检查。

（2）经直肠扫查:患者要排空大便并适度充盈膀胱,选用频率5.0～7.5MHz的单平面或多平面腔内探头,取膀胱截石位或左侧卧位进行检查。

2. 阴囊和睾丸的检查途径　无需特殊准备,选用5.0～7.5MHz线阵探头,多取仰卧位检查,必要时行站立位检查。

3. 超声检查是前列腺疾病影像学检查的初查方法,是睾丸疾病(本身)的主要检查方法。

（1）能够发现、诊断大多数前列腺癌、前列腺增生和前列腺炎,但部分病例鉴别诊断困难。

（2）超声检查对睾丸病变有较高的价值,常能鉴别睾丸肿瘤的良、恶性。

（3）超声引导下前列腺穿刺活检能够确诊前列腺癌。

# 二、正常影像解剖

（一）正常CT表现

1. 前列腺(prostate)　前列腺周围有低密度脂肪组织围绕,CT能够清楚显示。

（1）位置:前列腺紧邻膀胱下缘(在耻骨联合下缘以下)。

（2）形态与密度:前列腺呈圆形或横置椭圆形,边缘光整,均匀软组织密度影,老年人可见钙化(图8-1-1A)。无论CT平扫或是增强检查,均不能明确分辨前列腺各解剖带(zonal anatomy),也不能识别前列腺被膜(prostate capsule)。

（3）大小:前列腺径线随年龄而增大。年轻人,前列腺平均上下径、横径和前后径分别为3.0cm、3.1cm、2.3cm,而老年人则分别为5.0cm、4.8cm和4.3cm。

2. 精囊(seminal vesicles)

（1）位置:精囊位于膀胱后方,邻近前列腺上缘。

（2）形态与密度:精囊呈“八”字形均匀软组织密度影,边缘常呈小分叶状。

（3）精囊角(seminal vesicles angles):指两侧精囊前缘与膀胱后壁之间各有一尖端向内的锐角形脂肪性低密度区(图8-1-1B)。精囊角变化对前列腺癌分期很重要。

（二）正常MRI表现

1. 常规MRI检查

（1）前列腺:MRI能够多方位显示前列腺,轴位是观察前列腺的主要方位。

1）前列腺在$T_1$WI上呈均匀低信号,不能识别各解剖带(图8-1-2A)。

2）由于组织结构和含水量差异,前列腺各解剖带(表8-1-1)在$T_2$WI上呈不同信号强度(图8-1-2B):移行带位于尿道前外侧,中央带主要构成前列腺基底部,二者难以区分。周围带位于前列腺后外侧及尖部,前纤维肌基质位于尿道前方。

Notes

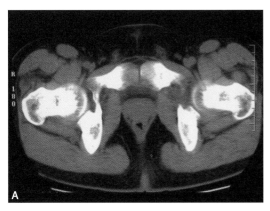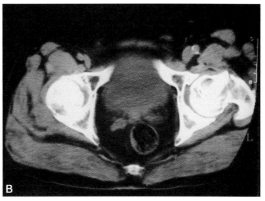

图 8-1-1 正常前列腺和精囊 CT 表现

A. 正常前列腺:平扫 CT,于直肠前方,前列腺呈横置椭圆形软组织密度影,边缘光整;B. 正常精囊:平扫 CT,双侧精囊呈"八"字形软组织密度影,其与膀胱后壁间的尖端向内脂肪性低密度区为精囊角

表 8-1-1 前列腺各解剖带和 $T_2WI$ 上信号强度

| 部 位 | 解剖带 | 组织学 | 占腺体比例(青年) | $T_2WI$ 信号强度 |
|---|---|---|---|---|
| 中央腺体(内腺)(central or inner gland) | 移行带(transition zone) | 腺体组织 | 5% | 低信号 |
| 周围腺体(外腺)(peripheral or outer gland) | 中央带(central zone) | 腺体组织 | 25% | 低信号 |
| | 周围带(peripheral zone) | 腺体组织 | 70% | 高信号 |
| 前纤维肌基质(anterior fibromuscular stroma) | | 非腺体组织 | | 低信号 |

3)前列腺包膜:位于前列腺周边,在 $T_2WI$ 上呈细线状环形低信号(thin rim of decreased signal intensity)。

(2)精囊:由卷曲的细管(convoluted tubules)构成,其内充盈液体。在 $T_1WI$ 上呈均一低信号,$T_2WI$ 呈"铺路石"样高信号,壁为低信号(图 8-1-2C、D)。

(3)前列腺静脉丛(prostatic venous plexuses):表现为前列腺周围细线状、蜿蜒状结构,在 $T_1WI$ 上呈低信号,$T_2WI$ 上呈高信号,双侧对称。

(4)阴囊和睾丸(scrotum and testes)

1)正常睾丸呈卵圆形结构,$T_1WI$ 上信号强度低于脂肪而高于水,$T_2WI$ 上则高于脂肪低于水。

2)睾丸白膜(tunica albuginea):在 $T_1WI$ 和 $T_2WI$ 上呈线状低信号影,位于睾丸周边。

3)睾丸鞘膜(tunica vaginalis):内有少量液体,在 $T_1WI$ 上呈低信号,$T_2WI$ 呈高信号。

4)附睾(epididymis):在 $T_1WI$ 上呈等信号,在 $T_2WI$ 上呈不均匀中等信号,强度低于睾丸。

2. DWI 正常前列腺的信号强度略高于周围组织结构。

3. 磁共振波谱 正常前列腺组织内含有高浓度的枸橼酸盐(citrate,Cit),为腺体组织产生和分泌;此外,还含有胆碱(choline,Cho)及其化合物与肌酐(creatine,Cre),其中前者与细胞膜的合成与降解有关,而后者参与能量代谢。在前列腺各解剖带,这些代谢物的含量有所差异:

(1)周围带的 Cit 波峰最高,波峰(Cho+Cre)/Cit 的比值约为 60% 左右,且随年龄增长无明显改变(图 8-1-3)。

(2)中央腺体的 Cit 含量较低,但其波峰不应低于 Cho。随年龄增长,Cit 波峰由于腺体增生而增高。

Notes

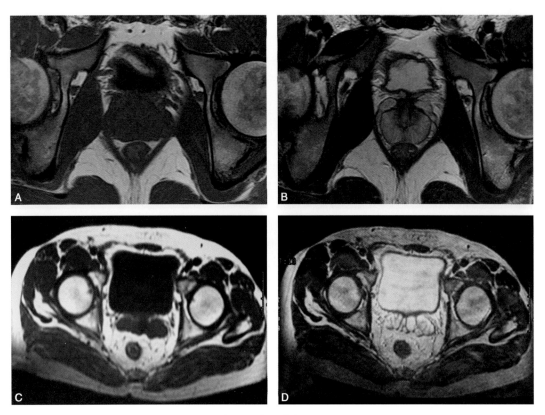

图 8-1-2　正常前列腺和精囊 MRI 表现（平扫）

A、B. 正常前列腺：$T_1WI$（A）上，前列腺呈均一低信号；$T_2WI$（B）上前列腺移行带和中央带呈低信号，周围带则呈较高信号；C、D. 正常精囊：$T_1WI$（C）上，精囊呈均一低信号；$T_2WI$（D）上，精囊呈高信号，其壁为低信号

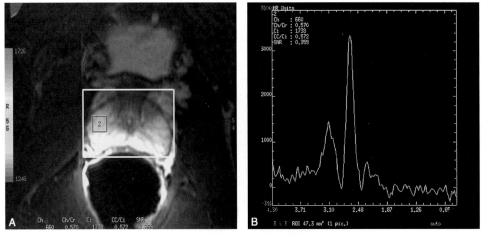

图 8-1-3　正常前列腺 MRS 表现

A. MRS 多体素检查定位像，大方框代表多体素 MRS 检查的范围；B. 为 A 图周围带（小方框 2）MRS 谱线图，谱线中位于 2.6ppm 的 Cit 波峰最高，而位于 3.0 和 3.2ppm 的 Cre 和 Cho 峰较低且融合在一起，（Cho+Cre）/Cit 的比值为 57.2%

## （三）正常超声表现

### 1. 前列腺

（1）经腹横向扫查：前列腺呈三角形，被膜呈整齐的线状高回声，内部为均匀分布细小点状回声（图 8-1-4A）。尿道一般不显示，有时呈点状高回声，位于前列腺中央附近。

Notes

（2）经腹纵向扫查：尿道呈斜行高回声带。

（3）经直肠扫查：前列腺显示更为清楚。

2. 精囊　在前列腺底部的两侧后上方可探及低回声精囊（图 8-1-4B）。经腹横向扫查时，精囊呈蜿蜒条状低回声。经直肠纵向扫查，精囊呈三角形或椭圆形低回声。

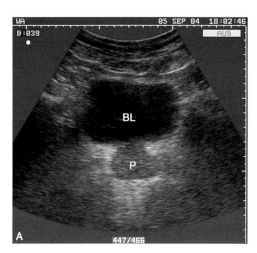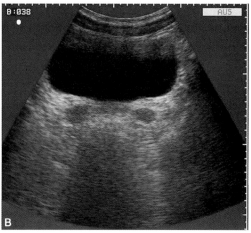

图 8-1-4　正常前列腺和精囊超声表现

A. 正常前列腺：经腹扫查，前列腺（P）位于膀胱（BL）后下方，边缘清楚，内部呈均匀细小点状回声；

B. 正常精囊：经腹扫查，膀胱底后方可见呈低回声的精囊

3. 阴囊和睾丸

（1）阴囊壁：呈光滑带状强回声，无彩色血流。

（2）睾丸：呈椭圆形的中等或稍低回声，内部呈分布均匀的细点状低回声。睾丸边缘光滑，纵径、横径和前后径分别约为 5cm、3cm 和 2cm。

（3）附睾：附睾回声等或略强于睾丸回声。附睾头呈半圆形，紧邻睾丸上极。附睾体较薄，位于睾丸后方。尾部毗邻睾丸下极，难以显示。

（4）CDFI 能显示睾丸动脉。

## 三、基本病变的影像征象

（一）CT 检查的异常表现

1. 前列腺

（1）前列腺增大（prostatic enlargement）：是常见的异常征象，表现前列腺横径>5cm 或在耻骨联合（pubic symphysis）上方 2cm 层面仍可显示前列腺。

1）前列腺对称性增大（symmetric enlargement）：常见于良性前列腺增生（benign prostatic hyperplasia，BPH）（图 8-1-5A），但不能与局限于腺体内的前列腺癌鉴别。

2）前列腺非对称性增大（asymmetric enlargement）（图 8-1-5B）：常见于前列腺癌。

（2）形态异常：前列腺分叶伴有增大，多见于前列腺癌。

（3）密度异常：前列腺内低密度灶见于前列腺脓肿、囊肿或肿瘤坏死灶；前列腺内高密度钙化常为腺体内结石（lithiasis）。

2. 精囊

（1）大小异常：双侧精囊对称性增大通常由于液体滞留（fluid retention）所致。单侧精囊增大可见于囊肿、脓肿或肿瘤等。

（2）形态异常

1）精囊角消失（obliteration of seminal vesicles angle）：是常见的异常征象。在膀胱癌或前列

腺癌时,这一征象意味肿瘤已侵犯精囊(图 8-1-5B)。

2)精囊肿块:见于精囊囊肿、脓肿、精囊肿瘤。

(3)密度异常

1)精囊肿块呈水样密度,常见于精囊囊肿或脓肿(cyst or abscess of seminal vesicles)。

2)精囊肿块呈不均匀软组织密度并有强化时,常见于精囊肿瘤(seminal vesicles tumor)。

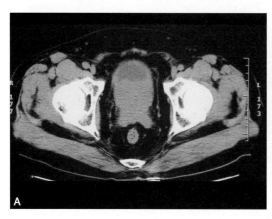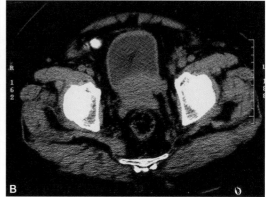

图 8-1-5　前列腺和精囊 CT 异常征象

A. 前列腺对称增大(前列腺增生):平扫 CT,前列腺弥漫性增大,向上突入膀胱底部;B. 精囊角消失(前列腺癌):平扫 CT,前列腺非对称性增大,右侧精囊角消失

(二)MRI 检查的异常表现

1. 前列腺

(1)前列腺增大

1)前列腺对称性增大,以移行带为主,周围带受压变薄:常见于良性前列腺增生(图 8-1-6C、D)。

2)前列腺非对称性增大,常见于前列腺癌,偶见于囊肿、脓肿和腺瘤。

(2)形态异常:表现和意义同 CT 检查

(3)信号异常:常并有前列腺大小和形态异常。

1)周围带在 $T_2WI$ 上显示有低信号灶,常提示为前列腺癌(图 8-1-6A、B),但也可见于慢性前列腺炎(chronic prostatitis)、肉芽肿性病变(granulomatous diseases)和活检后出血(postbiopsy blood)等良性病变。

2)移行带增大并 $T_2WI$ 上多发不均匀高信号结节,提示为以腺体为主的良性前列腺增生(glandular BPH)。

3)移行带增大并 $T_2WI$ 上多发不均匀中等信号结节,提示以基质为主的良性前列腺增生(stromal BPH)(图 8-1-6C、D)。

(4)DWI 检查:前列腺内局灶性高信号区,常提示为前列腺癌。

(5)磁共振波谱检查:前列腺病变区的 Cit 峰值明显下降以及(Cho+Cre)/Cit 的比值显著增高,均提示为前列腺癌(图 8-1-7)。

2. 精囊

(1)大小和形态异常:表现和意义同 CT 检查。

(2)信号异常:精囊肿块在 $T_1WI$ 上呈低信号,$T_2WI$ 呈高信号,多为精囊囊肿。精囊肿块与前列腺肿块相连且在 $T_2WI$ 上均呈低信号,DWI 上均为高信号,提示前列腺癌已侵犯精囊。

3. 阴囊和睾丸　睾丸肿块相对常见,在 $T_2WI$ 上多信号较低(与正常睾丸比)。睾丸精原细胞瘤(seminoma)信号均匀,而非精原细胞瘤(nonseminoma)多信号不均。

Notes

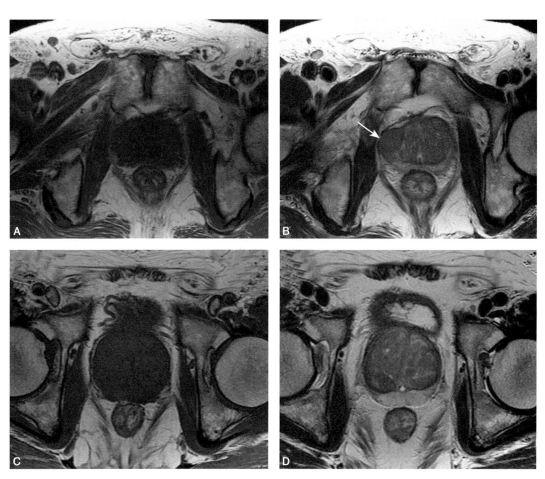

图 8-1-6　前列腺 MRI 异常征象（平扫）

A、B. 前列腺大小和信号异常（前列腺癌）：T₁WI（A）上前列腺增大，呈均一低信号；T₂WI（B）上于右侧周围带内可见低信号结节（箭）；C、D. 前列腺大小和信号异常（良性前列腺增生）：前列腺明显对称性增大，T₁WI（C）上呈均一低信号；T₂WI（D）上，增大的移行带信号不均，周围带显示受压，但仍维持较高信号

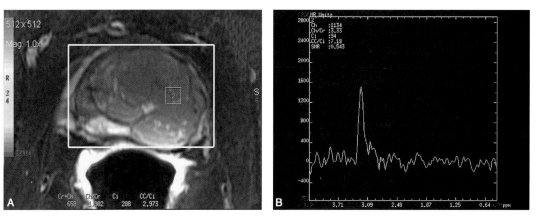

图 8-1-7　前列腺 MRS 异常表现

A. MRS 多体素检查定位像，大方框代表多体素 MRS 检查的范围；B. 为 A 图小方框 2 的 MRS 谱线图，谱线中位于 2.6ppm 处的 Cit 峰明显减低，而位于 3.0 和 3.2ppm 处的 Cre 和 Cho 峰明显增高，（Cho+Cre）/Cit 的比值为 719%，提示为前列腺癌

Notes

（三）超声检查的异常表现

1. 前列腺

（1）大小异常、形态异常：表现和意义同 CT 检查

（2）回声异常：常并有前列腺大小和形态改变。

1）前列腺对称性增大，内部回声较均匀，常有稍强回声的小结节，见于良性前列腺增生（图 8-1-8）。

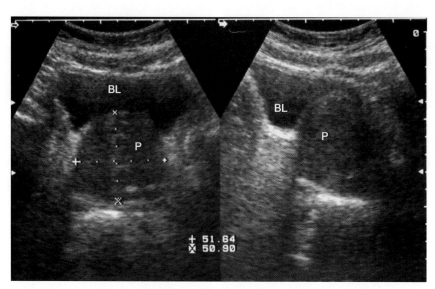

图 8-1-8 前列腺超声异常征象

前列腺增大并回声异常（良性前列腺增生），经腹扫查横切和纵切显示前
列腺增大，向上突入膀胱底

2）前列腺非对称性增大，外腺区有低、等或高回声结节，CDFI 示结节内部、周围有丰富彩色血流，常提示为前列腺癌。

3）前列腺弥漫性轻度增大，边缘粗糙，内部回声不均，常有斑片状强回声，见于急、慢性前列腺炎。

2. 精囊

（1）精囊增大，正常回声消失，代之以不均匀回声肿块，常为精囊肿瘤。

（2）精囊内椭圆形无回声区并后方回声增强，提示精囊囊肿。

3. 阴囊和睾丸

（1）睾丸增大，正常回声消失，而呈强弱不均或混杂回声肿块，CDFI 显示丰富血流信号，见于各种类型睾丸肿瘤。

（2）阴囊增大，睾丸前方及左右侧可见带状无声区，无声区后部有正常睾丸，见于睾丸鞘膜积液（hydrocele）。

（3）阴囊内无睾丸，常为隐睾（cryptorchidism），可于同侧腹股沟探及未降睾丸。

# 第二节 女性生殖系统

## 一、常用的影像学检查方法

对女性生殖器官（female genital organs），影像学检查有子宫输卵管造影、盆腔动脉造影、CT 检查、MRI 检查、超声检查等诸多方法。应根据临床拟诊情况，有针对性的选择这些检查方法。

Notes

需特别指出,X 线和 CT 检查具有电离辐射损伤,对孕妇要禁用,育龄期妇女要慎用。

（一）子宫输卵管造影（hysterosalpingography）

1. 属于有创性检查,是通过插管（cannula）经子宫外口（external ostium of uterus）注入对比剂,以显示宫腔（uterine cavity）和输卵管内腔的检查方法。

2. 用于检查各种子宫先天性异常（congenital uterine abnormalities）或输卵管梗阻（fallopian tubal obstruction）所致的不孕症（infertility）。

（二）盆腔动脉造影

1. 行股动脉插管,将导管顶端置于腹主动脉分权处、髂总或髂内动脉内,注入对比剂,行造影检查以显示子宫动脉（uterine artery）。若导管顶端置于肾动脉起始处稍下方,则能显示卵巢动脉（ovarian artery）。

2. 用于女性生殖系统良、恶性肿瘤的介入性治疗。

（三）CT 检查

1. 扫描技术与方法

（1）检查前准备、扫描参数同男性盆腔检查。为明确阴道（vagina）与宫颈（uterus cervix）分界,需放置阴道塞（vaginal plug）。

（2）增强扫描的检查技术和对比剂用量均同男性盆腔增强检查。女性盆腔肿块性病变常需进行增强扫描。

2. CT 检查　常作为超声之后的补充检查。

（1）能了解女性盆腔肿块与周围结构关系,判断肿块的起源和性质,但有一定限度。

（2）对已确诊的女性生殖系统恶性肿瘤,确定病变范围及转移情况,以利肿瘤分期和治疗。

（3）可判断女性生殖系统病变（恶性肿瘤等）的疗效及有无复发。

（四）MRI 检查

1. 扫描技术与方法

（1）检查前准备:膀胱需适度充盈。

（2）扫描序列:常规采用 SE、FSE 序列 $T_1WI$ 和 $T_2WI$ 检查,选择性应用脂肪抑制技术。其中 $T_2WI$ 检查对显示子宫各部解剖和识别卵巢尤为重要。通常需要加行子宫长轴位、冠状位和短轴位 $T_2WI$ 检查。

（3）线圈:应用相阵列多线圈可获得女性盆腔高分辨力图像。

（4）层厚 5～6mm,间隔 1mm。

（5）增强扫描的检查技术和对比剂用量与男性盆腔 MRI 增强检查相同。

2. MRI 检查　是超声之后的重要补充检查,显示子宫、阴道、卵巢最佳。

（1）能够显示子宫和卵巢的各种先天性发育异常。

（2）能够识别子宫各解剖层及卵巢,对于判断盆腔肿块的起源和性质要优于 CT 和超声检查。

（3）对已确诊的女性生殖系统恶性肿瘤,MRI 分期的准确度亦优于 CT 和超声检查。

（4）治疗后随诊,和 CT、超声检查相比,MRI 能够分辨治疗后纤维化（post-therapy fibrosis）与肿瘤复发（recurrent tumor）。

（五）超声检查

1. 检查方法

（1）经腹途径检查:膀胱需适度充盈,采用线阵、扇扫或凸阵探头,频率 3.0～5.0MHz,先行纵向、再行横向扫查,并不断变换探头角度。

（2）经阴道超声检查（transvaginal ultrasound）:无需特殊准备,使用腔内探头,频率 5.0～7.5MHz,转动探头柄,行纵向、横向及多方向扫查。

Notes

2. **超声检查**    对胎儿和卵巢组织(fetus and ovarian tissue)无损伤,因而是产科领域最主要的影像检查方法,也是妇科领域首选的影像检查方法。

(1) 可动态监控胎儿发育情况,判断有无先天性畸形、死胎和前置胎盘(placenta previa)。

(2) 了解宫内节育器(intrauterine device,IUD)的位置和有无并发症。

(3) 显示子宫各种先天性发育异常。

(4) 能够识别正常卵巢,有助于确定盆腔肿块的起源。能够发现和诊断多数女性生殖系统病变(子宫和卵巢的各种良、恶性肿瘤和一些炎性病变等)。

## 二、正常影像解剖

子宫位于小骨盆内,前邻膀胱,后为直肠,上方游离与肠袢相邻。两侧为输卵管、卵巢及阔韧带。

### (一) 正常子宫输卵管造影表现

1. 宫腔呈倒置三角形,底边在上,为子宫底(uterine fundus);两侧角为子宫角(uterine corner),与输卵管相通;下端与边缘呈羽毛状的宫颈管(cervical canal)相通。

2. 输卵管自子宫角向外下走行,呈迂曲柔软的线状影,依次为峡部、壶腹部(ampulla)和伞端(fimbria)(图8-1-9A)。

3. 腹膜涂抹征:在注入对比剂后一定时间(依对比剂类型而定)复查,显示腹腔内有多发线状致密影,为对比剂流入腹腔的征象,提示输卵管通畅(图8-1-9B)。

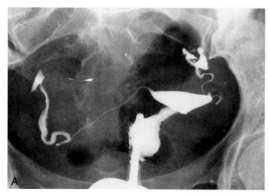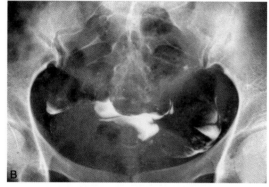

图8-1-9    正常子宫输卵管造影

A. 子宫输卵管造影,宫颈管、宫腔和双侧输卵管充盈对比剂;宫颈管边缘呈羽毛状;宫腔为倒置三角形,边缘光整;输卵管自宫角处向外行,呈迂曲柔软的线状影,伞部膨大;B. 复查片,显示盆腔内有多发线状致密影,指示输卵管通畅

### (二) 正常盆腔动脉造影表现

1. 子宫动脉先向内下走行,发出分支供应宫颈和阴道,继而沿子宫侧缘转向上行,并不断发出螺旋状分支供应宫体和内膜。

2. 卵巢动脉自起始部迂曲下行,供应卵巢。

### (三) 正常CT表现

1. 子宫

(1) 宫体(uterine corpus)

1) 形态:呈横置梭形或椭圆形软组织密度影,边缘光滑(图8-1-10),中心较小的类圆形或T形低密度区代表宫腔。

2) 大小:婴儿期宫体与宫颈比为1:2,成人为2:1。成人子宫从宫底至宫颈约7～8cm,左右径4～5cm,前后径2～3cm。产后略大,绝经后缩小。

Notes

（2）宫颈：在子宫体下方层面显示，呈圆形或椭圆形软组织密度影，外缘光滑，横径小于3cm。

（3）增强扫描：子宫肌呈明显均匀强化，反映子宫壁的丰富血供，中心低密度宫腔不强化。宫颈由于间质成分多，强化程度低于子宫壁。

2. **宫旁组织（parametrium）**　位于宫体、宫颈和阴道上部的两侧，呈脂肪性低密度区，内可见输尿管、子宫静脉丛呈细小点状或条状软组织密度影。子宫圆韧带（round ligament of uterus）呈条带状自宫底向前外侧走行。

3. **卵巢和输卵管**　育龄期正常卵巢常可识别，尤为增强检查时，呈椭圆形结构，内有代表卵泡的低密度灶（图8-1-10）；然而，正常输卵管难以识别。

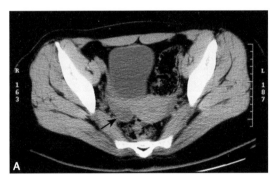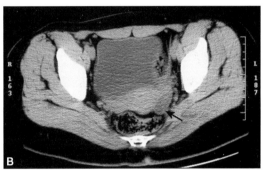

图8-1-10　正常子宫和卵巢CT表现

A、B. 平扫CT，正常子宫位于膀胱后方，呈梭形软组织密度影；双侧卵巢呈椭圆形结构，内含代表卵泡的低密度灶，分别显示在图A和图B上（箭头）

**（四）正常MRI表现**

1. **子宫和阴道**

（1）平扫$T_1WI$上，宫体、宫颈和阴道呈均匀低信号，高信号的周围脂肪组织中常可见成对的呈低信号的子宫圆韧带和子宫骶骨韧带（uterine-sacral ligament）。

（2）$T_2WI$上，宫体、宫颈和阴道呈分层表现（表8-1-2）（图8-1-11A、B）。

表8-1-2　宫体、宫颈和阴道在$T_2WI$上分层表现和信号强度

| | 信号强度 | 显示内容 |
| --- | --- | --- |
| 宫体 | 高信号 | 子宫内膜（endometrium）和腔内分泌物 |
| | 低信号 | 子宫肌内层（inner myometrium），称结合带（junctional zone，JZ） |
| | 中等信号 | 子宫肌外层（outer myometrium） |
| 宫颈 | 高信号 | 宫颈管内黏液 |
| | 中等信号 | 宫颈黏膜皱襞（mucosal folds） |
| | 低信号 | 宫颈纤维基质（fibrous stroma）（其与宫体结合带连续） |
| | 中等信号 | 宫颈肌层（其与宫体子宫肌外层相续） |
| 阴道 | 高信号 | 阴道上皮（epithelium of vagina）和内容物 |
| | 低信号 | 阴道壁（vaginal wall） |

从子宫内膜外缘至子宫外缘的厚度1～3cm。子宫内膜分泌期厚度4～6mm，修复期厚度1～3mm，绝经后内膜变薄，信号减低。

（3）增强扫描：宫体、宫颈和阴道各层的强化表现随时间而异。

Notes

2. **卵巢**    MRI 横轴位和冠状位上多可识别出正常卵巢。卵巢在 $T_1WI$ 上呈卵圆形均匀低信号结构;在 $T_2WI$ 上,其周边卵泡(folliculi)呈高信号,内部的中央基质(central stroma)呈低信号(图 8-1-11C、D)。

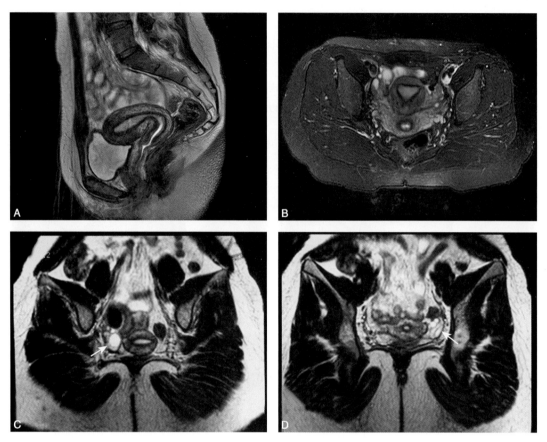

图 8-1-11    正常子宫和卵巢 MRI 表现

A、B. 正常子宫:$T_2WI$ 矢状位(A)和横轴位脂肪抑制像(B)上,宫体分三层信号,即中心高信号、中间低信号和周围中等信号,分别代表宫内膜和分泌物、子宫肌内层和子宫肌外层;C、D. 正常卵巢:$T_2WI$ 冠状位上,于子宫两侧分别可见含有数个高信号卵泡的右侧(C)和左侧卵巢(箭头)(D)

(五)正常超声表现

1. **子宫**

(1)纵向扫查,子宫呈倒置梨形;横向扫查,底部为三角形,体部呈椭圆形。

(2)宫体呈均质中等回声,轮廓光滑(图 8-1-12A)。宫腔呈线状高回声。内膜可为低或较高回声,其回声和厚度与月经周期(menstrual cycle)有关。

(3)宫颈回声较宫体回声稍高,内可见带状高回声宫颈管。

(4)阴道内常有少量气体而呈片状高回声带。

2. **卵巢与输卵管**

(1)卵巢通常位于宫体两侧外上方,成人卵巢呈杏仁状,大小约为 4cm×3cm×1cm,呈中低回声,所含卵泡呈圆形液性无回声区(图 8-1-12B)。

(2)输卵管不易识别。

Notes

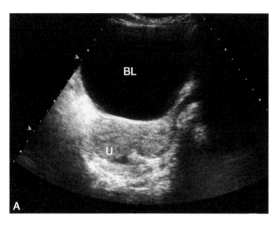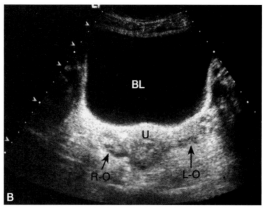

图 8-1-12 正常子宫和卵巢超声表现

A. 经腹纵向扫查,宫体(U)位于膀胱(BL)后方,呈均质中等回声,轮廓光整;B. 经腹横向扫查,宫体(U)两侧分别见左、右卵巢(L-O、R-O),其中央回声较高,周边为无回声区

## 三、基本病变的影像表现

### (一) 子宫输卵管造影的异常表现

**1. 宫腔异常**

(1) 宫腔大小和(或)形态改变,边缘光整,常见于各种类型子宫先天性发育异常。

(2) 宫腔变形且边缘不整,见于炎性病变(图 8-1-13)。

(3) 宫腔内圆形充盈缺损,见于黏膜下肌瘤(submucosal myoma)或息肉。圆形或不规则形充盈缺损,可见于子宫内膜癌。

**2. 输卵管异常** 输卵管僵硬、狭窄、扩张和(或)不通,常见于结核或非特异性炎症(图 8-1-13)。

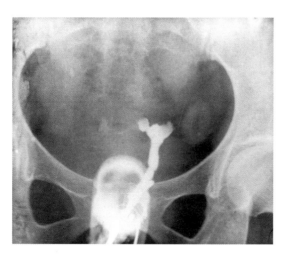

图 8-1-13 子宫输卵管造影异常征象

宫腔和输卵管异常(宫腔炎症并双侧输卵管闭塞):
显示宫腔形态不规整,边缘不光滑,双侧输卵管未见
对比剂充盈

### (二) 盆腔动脉造影的异常表现

1. 子宫动脉或卵巢动脉增粗,并出现丰富迂曲、分布杂乱的病理血管,常见于女性生殖系统恶性肿瘤。

2. 对比剂血管外溢,指示有活动性出血。

（三）CT 检查的异常表现

**1. 子宫异常**

（1）大小异常

1）子宫增大：多见，常见于子宫肌瘤（uterine leiomyoma）和子宫内膜癌（endometrial carcinoma）。

2）单纯小子宫：少见，见于子宫发育不良，如幼稚子宫（pubescent uterus）。

3）宫颈增大：常见于宫颈癌（cervical carcinoma）。

（2）形态异常：多与子宫增大并存。

1）子宫呈分叶状改变，见于子宫良、恶性肿瘤（图 8-1-14A）。

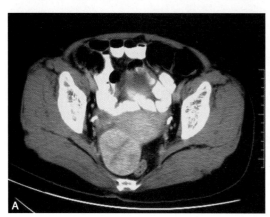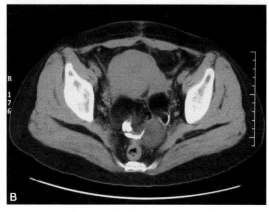

图 8-1-14　子宫和卵巢 CT 异常征象

A. 子宫形态异常（子宫肌瘤）：增强扫描，显示子宫增大，呈分叶状改变，并强化不均；B. 盆腔肿块（卵巢畸胎瘤）：平扫示盆腔宫体后方不规则形混杂密度肿块，内有脂肪性低密度区和高密度钙化灶

2）其他：见于各种类型子宫发育异常，如单角子宫（unicornuate uterus）或双角子宫（bicornuate uterus）。

（3）密度异常：单纯密度异常少见，常与子宫大小和形态异常并存。常表现为不规则、边界不清的低密度区，代表肿瘤内变性（degeneration）或坏死组织。

**2. 盆腔肿块**　女性盆腔肿块常来自于卵巢，也可为盆腔炎性肿块或其他来源的肿块。某些盆腔肿块具有一定影像特征。

（1）盆腔肿块呈混杂密度，内有明确脂肪性低密度灶和钙化，为卵巢畸胎瘤（ovarian teratoma）表现特征（图 8-1-14B）。

（2）盆腔肿块呈水样低密度，单房或多房，壁薄且轻度均匀强化，见于卵巢囊肿（ovarian cyst）或卵巢囊腺瘤（ovarian cystadenoma）。

（3）盆腔肿块呈囊、实性混杂密度，不均匀强化，常见于卵巢囊腺癌（ovarian cystadenocarcinoma）。

（四）MRI 检查的异常表现

**1. 子宫异常**

（1）大小和形态异常：同 CT 检查所见。子宫形态发生改变，但宫壁各层信号仍属正常，常见于子宫发育异常，例如单角子宫、双角子宫等。

（2）子宫信号异常

1）宫腔信号异常：①T_2WI 上，宫腔内有矢状走行的线状低信号，见于分隔子宫（uterus septus）；②宫腔内有类圆形中等信号肿块，为息肉或黏膜下肌瘤；圆形或不规则形肿块，可见于子宫内膜癌。

Notes

2）宫壁信号异常：①结合带（JZ）增宽，边界不清，见于子宫腺肌病（adenomyosis）。②宫壁内异常信号肿块见于子宫良、恶性肿瘤：肿块 $T_2WI$ 上呈中等信号，并有结合带（JZ）破坏、中断且强化不均，DWI 为高信号，是子宫内膜癌的常见表现（图 8-1-15A、B）；肿块在 $T_1WI$ 和 $T_2WI$ 上均呈低信号，多为子宫肌瘤（图 8-1-15C、D）。

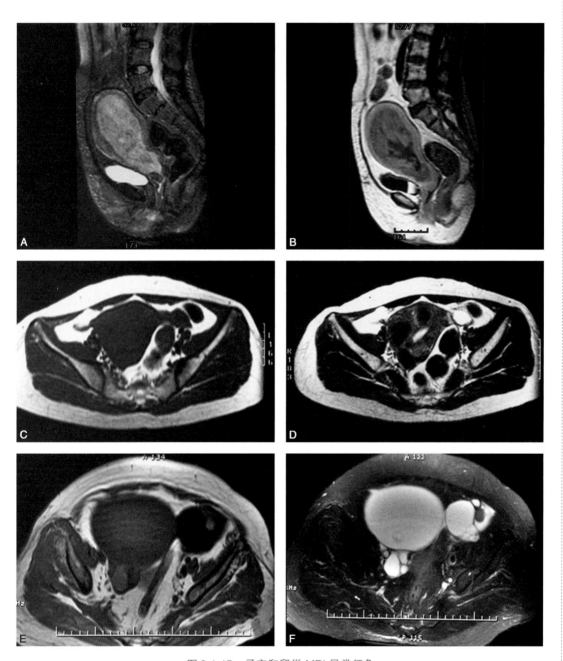

图 8-1-15 子宫和卵巢 MRI 异常征象

A、B. 子宫肿块（子宫内膜癌）：平扫矢状位脂肪抑制 $T_2WI$（A）示子宫增大，可见不均质较高信号肿瘤侵入子宫前壁并延伸至宫颈，宫颈管扩张，结合带局部中断；增强后矢状位 $T_1WI$（B）上，子宫肌层明显强化，肿瘤强化程度低于子宫肌，中心无强化不规则低信号区代表坏死组织，肿瘤侵犯深肌层，子宫前壁变薄；C、D. 子宫肿块（子宫多发肌壁间肌瘤）：平扫横轴位 $T_1WI$（C）和 $T_2WI$（D）上，子宫前壁和后壁可见多个长 $T_1$ 较低信号和短 $T_2$ 低信号结节；E、F. 盆腔肿块（卵巢囊腺癌）：平扫轴位 $T_1WI$（E）和 $T_2WI$（F）上，双侧卵巢区多房状以长 $T_1$ 低信号和长 $T_2$ 高信号为主的囊性肿块，其中左侧者有明显实性结节

Notes

3）宫颈信号异常：宫颈异常信号肿块在 $T_1WI$ 上呈低或等信号，$T_2WI$ 上呈中等信号并有宫颈纤维基质的低信号带中断，且 DWI 为高信号，见于宫颈癌。

2. **盆腔肿块**　卵巢肿块的形态和信号强度反映了其大体结构和组织特征。

（1）类圆形肿块，在 $T_1WI$ 上呈低信号，$T_2WI$ 呈高信号，与尿液信号强度相似，见于卵巢囊肿和囊腺瘤。

（2）分叶状或不规则肿块，呈囊实性混杂信号，实性部分明显强化，是卵巢囊腺癌的常见表现（图8-2-7E、F）。

（3）类圆形肿块，在 $T_1WI$ 上呈略低信号，$T_2WI$ 呈略高信号，并有不同程度强化，可为良性肿瘤，如卵巢纤维瘤（ovarian fibroma），也可为恶性肿瘤，如卵巢转移瘤（ovarian metastasis）。

（4）类圆或分叶状混杂信号肿块，内有脂肪性高信号，提示为卵巢畸胎瘤。

**（五）超声检查的异常表现**

1. **子宫异常**

（1）大小和形态异常：异常表现与意义同 CT 检查。

（2）回声异常：常与子宫大小和形态异常并存。

1）宫腔回声异常：①宫腔内膜"分离"，其间有中等或弱回声团块，见于黏膜下肌瘤或息肉；②宫腔内出现液性无回声或伴有密集细小回声点，代表宫腔积液或积脓；③宫腔线增厚，边缘呈不规则中强回声，常见于子宫内膜癌。

2）宫壁回声异常：①子宫增大、变形，内有类圆形低回声或等回声肿块，子宫内膜移位、变形，是子宫肌瘤的主要表现（图8-1-16）。肌瘤钙化，表现为成簇的高回声并伴后方声影。②子宫增大、变形，内有混杂回声实性肿块，CDFI 显示肿块周围及内部有丰富血流信号，见于子宫内膜癌。

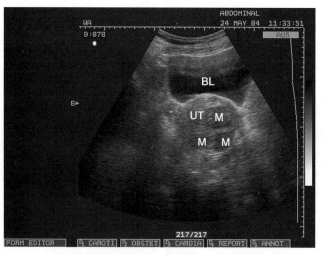

图 8-1-16　子宫超声异常征象
子宫增大并多发局灶性低回声区（M）（多发子宫肌瘤）

3）宫颈回声异常：宫颈增大变形，回声不均，多呈内有强回声斑点的低回声，也可呈强回声团，见于宫颈癌。

2. **盆腔肿块**　起源于卵巢的肿块依回声表现可分为囊性肿块和实性肿块。

（1）卵巢囊性肿块

1）无回声囊，囊壁薄且均匀光滑，有或无纤细内隔，提示为各种类型卵巢囊肿或囊腺瘤。

2）囊壁不光滑、厚薄不均，囊内隔较厚并有明显实性部分，见于囊腺癌。

Notes

3）囊内有强回声团、强回声并后伴声影、脂-液分层等，见于囊性畸胎瘤。

（2）卵巢实性肿块：较囊性肿块少见。表现为均质高回声或低回声，见于转移瘤、无性细胞瘤、内胚窦瘤等。

# 第三节 乳 腺

## 一、常用的影像学检查方法

乳腺（breast）影像学检查方法包括乳腺 X 线摄影（mammography）、超声、MRI 和 CT 等，各种检查方法各有其所长和所限。X 线摄影及超声检查是目前乳腺主要的影像检查方法，两者结合是当前国际上广泛采用的检查方法。MRI 和 CT 检查因其各自具有的优势，已成为 X 线及超声检查的重要补充方法。

（一）乳腺 X 线摄影

包括常规（屏-片）X 线摄影、乳腺数字化 X 线摄影和乳腺导管造影。

1. 乳腺常规及数字化 X 线摄影 检查时，通常包括双侧乳腺以便对比，常规采用内外侧斜位（mediolateral oblique，MLO）及头尾位（craniocaudal，CC），必要时辅以侧位、局部压迫点片（spot compression）及全乳或局部压迫点片放大摄影等。

乳腺导管造影（galactography）为经乳腺导管在乳头开口注入对比剂使乳腺导管显影的 X 线检查方法。

2. 乳腺常规及数字化 X 线摄影 是目前乳腺影像检查首选方法，乳腺数字化 X 线摄影对乳管结构、微小钙化及皮肤改变显示更好。乳腺导管造影则适用于有乳头溢液的患者以了解乳腺导管情况。

（二）CT 检查

1. 扫描技术与方法

（1）体位：常规取仰卧位，但俯卧位更有利于显示乳房后部结构，对老年松弛乳房尤为适用。

（2）扫描范围：自双乳下界向上直至腋窝顶部。

（3）层厚：3～10mm。

（4）增强扫描：采用静脉团注法注入对比剂 80～100ml。注射对比剂后行快速不同时相动态扫描，一般1～2次/分钟，延迟7～10分钟。动态增强扫描主要评价病变强化程度随时间所发生的变化，以利发现病变并定性诊断。

2. 乳腺 CT 检查不常用。CT 的密度分辨力较高，可精确测定不同组织的 CT 值，增强扫描可观察乳腺血供情况及有无异常强化等，因此，其显示病灶及周围情况、腋窝及乳内淋巴结肿大优于乳腺 X 线摄影，动态增强 CT 能够发现微小病变并利于良恶性病变鉴别。但对于十分细微钙化灶的显示，CT 不如 X 线摄影。

（三）MRI 检查

1. 扫描技术与方法

（1）体位：常规采用俯卧位。

（2）线圈：应用双侧乳腺相阵控表面线圈，将双乳自然悬垂于线圈的双孔内。

（3）扫描范围：同 CT 扫描。层厚一般不大于 5mm，无层间距。

（4）扫描方位：可采用横轴位、矢状位及冠状位。

（5）成像序列：常用自旋回波序列、三维梯度回波序列，选择性应用脂肪抑制序列。增强扫描采用三维梯度回波序列 $T_1WI$ 行不同时相动态扫描，并或不并脂肪抑制技术。动态扫描一般

Notes

1~2次/每分钟,延迟7~10分钟。检查结束后对增强前后图像逐一进行数字减影后处理,并且评价病变的早期增强率(early phase enhancement rate)及廓清(wash-out)情况等。观察病变强化廓清情况可通过时间-信号强度曲线(time-signal intensity curve)来判断。

2. 乳腺MRI检查具有极好的软组织分辨力和无射线辐射等特点,适宜乳腺影像学检查,在某些方面可弥补乳腺X线和超声检查的局限性,已成为X线及超声检查的重要补充方法。MRI平扫鉴别囊、实性病变有较大优势,MRI增强扫描利于发现病变并进行诊断与鉴别诊断。但MRI检查对微小钙化显示不直观。

（四）超声检查

1. **一般采用**　高频线阵式探头,取仰卧位或侧卧位,将探头置于乳腺区顺序进行横切、纵切和斜切扫查,必要时行两侧乳腺对比观察。

2. **超声检查**　在鉴别囊、实性病变方面明显优于乳腺X线摄影。

## 二、正常影像解剖

乳腺是一终身变化的器官,年龄、月经周期、妊娠、经产、哺乳、乳腺的发育以及内分泌等因素均可对乳腺影像表现产生影响,故观察乳腺时应注意两侧对比,并结合年龄、生育史、临床及体检所见。

（一）正常X线表现

1. **乳头及乳晕( nipple,areola)**

（1）乳头:呈密度较高的类圆形影,一般两侧对称,位于锥形乳腺的顶端和乳晕的中央。

（2）乳晕:呈盘状高密度影,位于乳头四周。乳晕区的皮肤厚度1~5mm,较其他部位的皮肤稍厚。

2. **皮肤及皮下脂肪层( subcutaneous fat)**

（1）皮肤:呈略高密度线样影,光滑整齐,厚度为0.5~3mm,但在下后方邻近胸壁反褶处的皮肤略厚。

（2）皮下脂肪层:呈低密度透亮带,位于皮肤下方,宽度为5~25mm,其内交错、纤细而密度较淡的线样影为纤维间隔、血管及悬吊韧带。

（3）浅筋膜浅层(superficial layer of superficial fascia):位于皮下脂肪层与腺体组织间,呈连续的细线样影,线样影有时呈锯齿状,悬吊韧带附着在齿尖部。乳腺组织被包裹在浅筋膜浅层和深层之间。

（4）悬吊韧带(suspensory ligament or Cooper's ligament):指浅筋膜浅层与皮肤间相连的网状束带。悬吊韧带的发育因人而异;发育良好的悬吊韧带呈狭长的三角形影,其基底位于浅筋膜的浅层,尖端指向乳头;发育差者可不显示。

3. **腺体组织( glandular tissue)**　每支乳管系统与相应乳叶对应,每侧乳腺有15~20个乳叶,乳叶含有很多小叶。X线上的腺体结构(glandular configuration)呈片状致密影,边缘多较模糊,由许多小叶及其周围纤维组织间质融合而成。

腺体组织的X线表现随年龄增长变化较大:年轻女性或中年未育者,因腺体及结缔组织较丰富,脂肪组织较少,表现整个乳腺呈致密影,称为致密型乳腺(图8-1-17A);中年女性随着年龄增加,腺体组织逐渐萎缩,脂肪组织增加,X线表现为散在片状致密影,其间可见散在的脂肪透亮区,称为中间混合型乳腺;生育后的老年女性,整个乳腺大部或几乎全部由脂肪组织、乳导管、残留的结缔组织及血管构成,X线上较为透亮,称为脂肪型乳腺(图8-1-18A)。

4. **乳导管和乳腺小梁**

（1）乳导管:每侧乳腺有15~20支乳导管,开口于乳头,向乳腺深部呈放射状逐渐分支,最

Notes

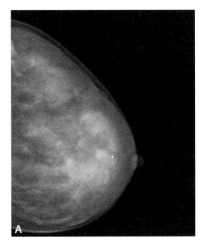
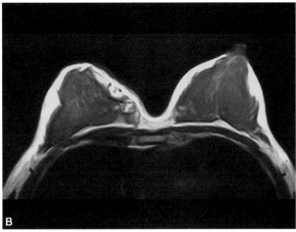

图 8-1-17　正常致密型乳腺
A. X 线钼靶平片;B. MRI

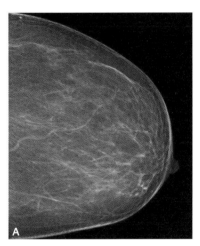
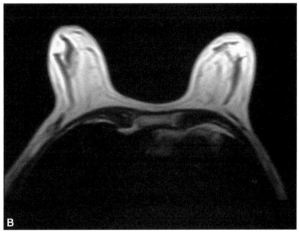

图 8-1-18　正常脂肪型乳腺
A. X 线钼靶平片;B. MRI

后终止于腺泡。

X 线片上多能显示大导管,表现为均匀线样影,放射状自乳头向乳腺深部走行,若表现为均匀密度的扇形影则无法辨认各支导管。

(2) 乳腺小梁(trabeculae):各分支乳导管与 X 线成切线方向时,X 线片上呈线样影,与纤维组织构成的线样影难分别,因而统称为乳腺小梁。

5. 乳后脂肪(retromammary adipose)　位于乳腺组织和胸壁之间,与胸壁平行,X 线上表现为线样透亮影,宽 0.5 ~ 2mm,向上可追溯到腋部。

6. 血管

(1) 静脉:在乳腺上部的皮下脂肪层中多能见到静脉影,未婚妇女静脉多较细小,生育及哺乳后静脉增粗。一般两侧乳腺的静脉大致等粗。

(2) 动脉:乳腺动脉在致密型乳腺多不易显示,在脂肪型乳腺有时可见迂曲走行的动脉影。动脉壁钙化呈双轨或柱状表现。

7. 淋巴结

(1) 乳腺内淋巴结(intramammary lymph node):一般不显影,偶尔可见圆形结节影,直径多

Notes

小于1cm。

（2）腋前或腋窝淋巴结:呈类圆形软组织密度影,边缘光滑。淋巴结的一侧凹陷称为"门"部,此处有较疏松的结缔组织,血管、神经和输出淋巴管由此进出淋巴结,表现为低密度区。

**（二）正常 CT 表现**

正常乳腺的 CT 平扫表现除显示为断面图像外,与乳腺 X 线片类似。

1. **腺体组织**　CT 表现为片状致密影,其内可见或多或少的斑点状透亮的脂肪岛。腺体的 CT 值随年龄和生理变化而不同,为 10～20Hu。增强后正常腺体呈轻度渐进性强化,CT 值增加 10～20Hu。

2. **乳导管**　大导管在 CT 上表现为自乳头向乳腺深部的扇形致密影,多难以辨认各个乳导管影。

**（三）正常 MRI 表现**

乳腺 MRI 表现因所用脉冲序列不同而有所差别。

1. **脂肪组织**　通常在 $T_1WI$ 及 $T_2WI$ 上均呈高信号,在脂肪抑制序列上呈低信号,增强后几乎无强化。

2. **腺体组织和乳导管**

（1）腺体组织:通常在 $T_1WI$ 表现为较低或中等信号,与肌肉组织大致呈等信号。在 $T_2WI$ 腺体组织表现为中等信号,高于肌肉,低于液体和脂肪。在 $T_2WI$ 脂肪抑制序列上腺体组织表现为中等或较高信号。动态增强扫描时,正常乳腺实质表现为轻度、渐进性强化且不超过增强前信号强度的 1/3。乳导管最终汇集于乳头,以矢状位观察最清晰。

（2）不同类型乳腺 MRI 表现有所差异:

1）致密型乳腺:致密型乳腺的腺体组织占乳腺的大部或全部,在 $T_1WI$ 及 $T_2WI$ 上表现为一致性的较低及中等信号,周围是高信号的皮下脂肪层（见图 8-1-17B）。

2）脂肪型乳腺:脂肪型乳腺主要由高信号的脂肪组织构成,在 $T_1WI$ 及 $T_2WI$ 上表现为高信号中杂有索条样中低信号（见图 8-1-18B）。

3）中间混合型乳腺:表现介乎脂肪型与致密型之间,在高信号的脂肪组织中夹杂有斑片状的中等信号腺体组织。

3. **皮肤和乳头**　乳腺皮肤厚度大致均匀,增强后呈程度不一的渐进性强化。双侧乳头大致对称,增强后亦呈轻至中等程度渐进性强化。

**（四）正常超声表现**

1. **皮肤**　呈强回声的弧形带,厚 0.5～3mm,边界光滑整齐。

2. **皮下脂肪层、悬吊韧带和浅筋膜浅层**　皮下脂肪层回声较低,悬吊韧带呈散在的点状、条索状或三角形的强回声,浅筋膜浅层常不能显示。

3. **腺体组织和乳导管**　腺体组织呈中等回声,内交织着低回声的乳腺小导管。乳腺导管自乳头向乳腺深部放射状排列,呈管内径 1～8mm 的低回声。

# 三、基本病变的影像征象

**（一）X 线检查的异常表现**

1. **肿块**　可见于良性及恶性乳腺病变（图 8-1-19、8-1-20）。

（1）形状:肿块的形状分为圆形、卵圆形、分叶状及不规则形,按此顺序,良性病变的可能性依次递减,而癌的可能性依次递增。

（2）边缘:肿块边缘可以是边界清晰、模糊、小分叶和毛刺状。其中边缘清晰、光滑、锐利者多属良性病变;而小分叶、边缘模糊及毛刺状多为恶性征象。

（3）密度:根据与周围或对侧相同容积的正常乳腺腺体组织密度比较,分为高密度、等密度、低密度和含脂肪密度。一般良性病变呈等密度或低密度,多与正常腺体密度近似;而恶性病变密度多较高,极少数乳腺癌亦可呈低密度。含脂肪密度肿块仅见于良性病变,如错构瘤、脂肪

Notes

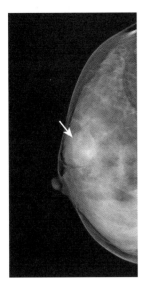

图 8-1-19 乳腺良性肿块(纤维腺瘤)
X 线表现
肿块(箭)轮廓清晰,边缘光滑,密度
均匀并近于腺体密度

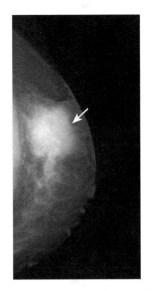

图 8-1-20 乳腺恶性肿块(乳腺癌)伴
恶性钙化 X 线表现
肿块(箭)边缘不清,密度较高,肿块
内可见细小沙砾状钙化,局部皮下脂
肪层混浊且皮肤增厚

瘤和含脂肪的囊肿等。

(4) 大小:肿块大小对良、恶性的鉴别并无意义,但当临床扪及的肿块显著大于 X 线片所示时,则提示恶性可能性较大。

2. 钙化 乳腺良、恶性病变都可出现钙化。

(1) 良性病变的钙化:通常较粗大(图 8-1-21),可呈颗粒状、条状、新月形或环形,密度较高,比较分散。

(2) 恶性病变的钙化:多呈细小砂粒状,常密集成簇,粗细不均,浓淡不一,钙化可位于肿块内或外(图 8-1-20)。

(3) 钙化的大小、形态和分布:是鉴别良、恶性病变的重要依据。大多数临床"隐性"乳腺癌仅凭钙化可作出诊断。

3. 结构扭曲(architectural distortion) 乳腺实质与脂肪间界面发生扭曲、变形、紊乱,系浸

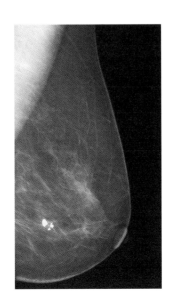

图 8-1-21 乳腺良性钙化
X 线钼靶平片表现
钙化较粗大,呈大小不等
颗粒状,密度高

Notes

润性癌引起的反应性纤维组织增生所致,但慢性炎症、术后瘢痕、近期行活检或放疗后瘢痕等亦可呈相似表现,应注意鉴别。

4. 局限性不对称致密(focal asymmetrical density)    与以前 X 线片比较,发现一新出现的局限致密区,或两侧乳腺对比有不对称局限致密区,特别是当致密区呈进行性密度增高或扩大时,应考虑浸润性癌的可能,需行活检。

5. 皮肤改变

(1) 弥漫性皮肤增厚(skin thickening):常见于炎症。

(2) 局限性皮肤增厚、回缩(skin retraction):多见于恶性肿瘤,也可见于手术后瘢痕。肿瘤浸润皮肤引起皮肤局限性增厚并向肿瘤方向回缩称为酒窝征(dimple sign)。

6. 乳头回缩(nipple retraction)与漏斗征(tunnel sign)    乳头回缩、内陷见于癌瘤与乳头间有浸润,也见于先天性乳头发育不良。漏斗征表现为位于乳头下方的致密三角形影,尖端指向深部,多由癌瘤引起乳晕下非特异组织增生反应所致,少数为癌瘤浸润乳晕下区。

7. 血供增多(increased vascularity)    多见于恶性肿瘤,由于血供增加,可在乳腺内出现增粗的肿瘤引流静脉、患侧静脉较健侧明显增粗、病灶周围出现细小静脉丛。

8. 乳腺后间隙消失及淋巴结肿大    恶性肿瘤侵及胸壁肌肉时,乳腺后间隙消失。有淋巴结转移时,在腋窝部及胸骨后可见肿大的淋巴结。

(二) CT 检查的异常表现

1. 乳头内陷、乳腺局部皮肤增厚回缩、乳腺钙化及肿块的 CT 表现与 X 线表现相似(图 8-1-22、8-1-23)。

2. CT 检查    可对囊肿、肿块内的脂肪以及出血、坏死进行判断。增强扫描时,良性肿块可呈中等强化,CT 值常增高 30～40Hu(图 8-1-22)。恶性肿块多有明显强化,CT 值常增高 50Hu 以上(图 8-1-23)。

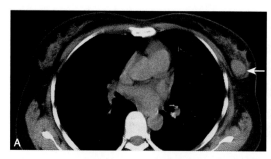
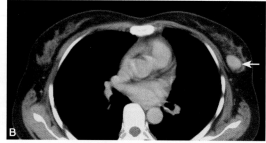

图 8-1-22    左乳腺良性肿块(纤维腺瘤)CT 表现

A. 平扫;B. 增强 CT:左乳外侧肿块(箭)边缘整齐,轮廓清晰,密度均匀,增强后呈中等程度强化

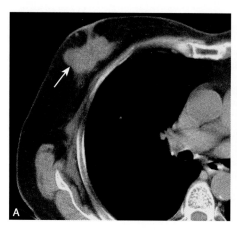
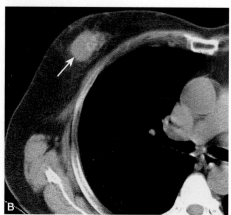

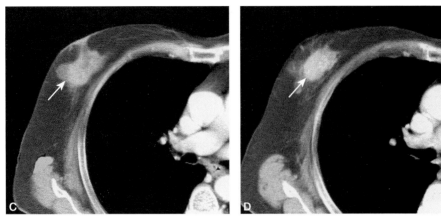

图 8-1-23　右乳腺恶性肿块(乳腺癌)CT 表现

A、B. 平扫;C、D. 增强 CT:右乳不规则形肿块(箭),其中可见细小钙化,漏斗征阳性,增强
后肿物呈较明显强化

（三）MRI 检查的异常表现

1. 乳头内陷及乳腺局部皮肤增厚回缩的 MRI 表现与 X 线表现相似,乳腺肿块形态学的
MRI 表现与 X 线表现也有相似之处。

2. 肿块信号强度及内部结构　平扫 $T_1WI$ 上肿块多呈中低信号,$T_2WI$ 上肿块信号各异,纤
维成分含量多的肿块呈中低信号,细胞及含水量多的肿块呈高信号。

（1）一般良性病变的信号多较均匀;恶性病变内部可有液化、坏死、囊变或纤维化,甚至出
血,可表现为高、中、低混杂信号。

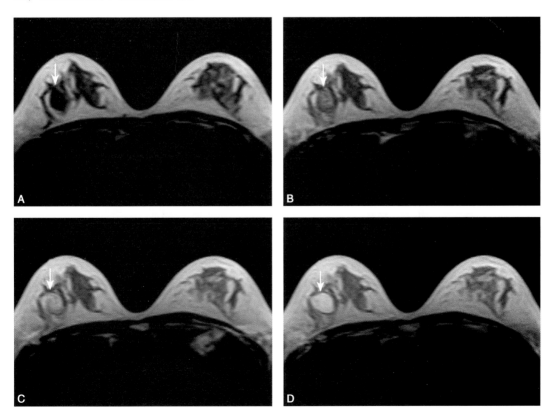

图 8-1-24　右乳腺良性肿块(纤维腺瘤)MRI 表现

A. 平扫;B ~ D. 增强后 1. 5 分钟、3 分钟、7. 5 分钟:动态增强扫描显示病变(箭)轮廓清晰,信号强度随
增强时间呈渐进性增加,且边缘整齐

Notes

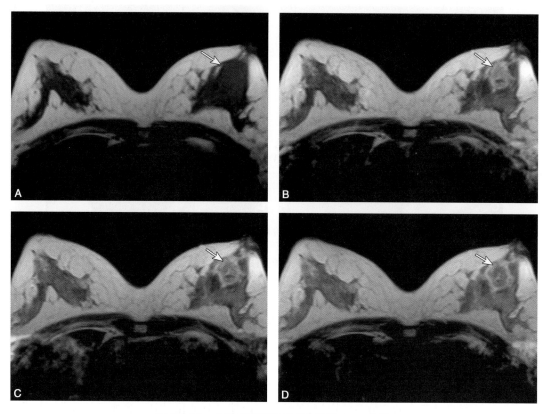

图 8-1-25　左乳腺恶性肿块(乳腺癌)MRI 表现

A. 平扫;B~D. 增强后 1.5 分钟、3 分钟、7.5 分钟;动态增强扫描显示病变(箭)形态不规则,呈不均匀
强化,且边缘强化较明显,强化廓清较迅速

　　(2)增强检查,恶性病变多呈不均匀强化或边缘强化,良性病变多呈均匀强化或弥漫性斑片样强化。

　　3. **动态增强表现**　通常乳腺恶性病变增强后信号强度趋向快速明显增高且快速廓清,而良性病变则表现为延缓强化(图 8-1-24、8-1-25)。

　　(四)超声检查的异常征象

　　乳腺肿块是常见的异常征象,良、恶性肿块的声像特点各异(表 8-1-3)(图 8-1-26、8-1-27)。

表 8-1-3　乳腺良、恶性肿块的声像特点

|  | 形态边缘 | 横径/纵径 | 侧方声影 | 包膜回声 | 内部回声 | 后壁回声 | 微小钙化 | 后方回声 | CDFI |
|---|---|---|---|---|---|---|---|---|---|
| 良性 | 规则光滑 | >1 | 有 | 有 | 均匀低或无回声 | 增强 | 无 | 正常或增强 | 无血流信号 |
| 恶性 | 不规则粗糙 | <1 | 少见 | 无 | 不均匀低回声 |  | 有 | 衰减 | 丰富的高速低阻的动脉血流 |

Notes

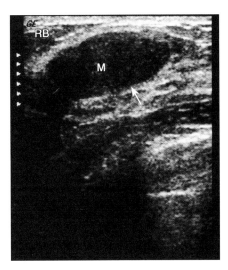

图 8-1-26　乳腺良性肿块(纤维
腺瘤)超声表现

图中低回声区(M)为肿块(箭)部位,其轮廓
整齐,边缘光滑,横径大于纵径,肿块后方回
声正常

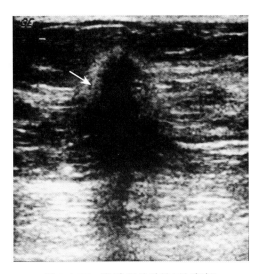

图 8-1-27　乳腺恶性肿块(乳腺癌)
超声表现

图中低回声区(箭)为肿块部位,其外形不规
则,边界欠清晰,纵径大于横径,肿块后方回
声衰减

## 学生自测题

1. 男性生殖系统常用的影像检查方法。

2. 男性生殖系统影像检查方法的优选。

3. 男性生殖系统正常 CT 解剖(前列腺、精囊表现)。

4. 男性生殖系统正常 MRI 解剖(前列腺各解剖带表现,阴囊和睾丸表现)和前列腺 MRS 表现。

5. 男性生殖系统正常超声解剖(前列腺、精囊、阴囊和睾丸表现)。

6. 男性生殖系统影像检查概念(磁共振波谱,单体素和多体素波谱,精囊角,中央腺体、周围 腺体,移行带、中央带、周围带,枸橼酸盐、胆碱、肌酐)。

7. 男性生殖系统异常 CT 解剖(前列腺大小、形态和密度异常,精囊大小、形态和密度异常)。

8. 男性生殖系统异常 MRI 解剖(前列腺信号异常,精囊信号异常,睾丸肿块)。

9. 男性生殖系统异常超声解剖(前列腺回声异常,精囊回声异常,睾丸肿块)。

10. 女性生殖系统常用的影像检查方法。

11. 女性生殖系统影像检查方法的优选。

12. 女性生殖系统正常 X 线解剖(子宫输卵管造影表现,盆腔动脉造影表现)。

13. 女性生殖系统正常 CT 解剖(宫体、宫颈表现)。

14. 女性生殖系统正常 MRI 解剖(宫体、宫颈各解剖带表现,卵巢表现)。

15. 女性生殖系统正常超声解剖(宫体、宫颈回声,卵巢回声)。

16. 女性生殖系统影像检查概念(子宫角,宫旁组织,结合带、宫颈纤维基质)。

17. 女性生殖系统异常 X 线解剖(宫腔异常表现,输卵管异常表现)。

18. 女性生殖系统异常 CT 解剖(子宫大小、形态、密度异常,盆腔各种异常密度肿块)。

19. 女性生殖系统异常 MRI 解剖(子宫信号异常,盆腔各种异常信号肿块)。

20. 女性生殖系统异常超声解剖(子宫回声异常,盆腔各种异常回声肿块)。

21. 乳腺影像检查方法的优选。

Notes

22. 乳腺正常 X 线解剖(乳头及乳晕、皮肤及皮下脂肪层、悬吊韧带、腺体组织、乳导管)。

23. 乳腺异常 X 线解剖(肿块、钙化、结构扭曲、局限性不对称致密影、皮肤局限性增厚、乳头回缩)。

24. 乳腺异常超声解剖(良性肿块、恶性肿块)。

25. 乳腺异常 MRI 解剖(动态增强 MRI 检查鉴别良、恶性肿块)。

## 与本章节内容相关的参考书

1. 李松年. 中华影像医学(泌尿生殖系统卷). 北京:人民卫生出版社,2003:1053-1111

2. 高元桂. 磁共振成像诊断学. 北京:人民卫生出版社:477-481;597-635

3. 王新房. 中华影像医学(超声诊断学卷). 北京:人民卫生出版社. 2002:353-358;479-532;576-589

4. 鲍润贤. 中华影像医学(乳腺卷). 北京:人民卫生出版社,2002:3-25

5. Lee JKT. Computed Body Tomography with MRI Correlation. 4th ed. Philadelphia:Lippincott Williams& Wilkins,1999:1209-1267

6. Stark DD,Brandley WG. Magnetic Resonance Imaging. 3rd ed. St. Louis:Mosby company,1999:307-353; 557-652

7. Hamm B,Forstner R. MRI and CT of the Female Pelvis. New York:Springer-Verlag company,2007:37-47; 181-195

8. Kaiser WA. MR Mammography. Berlin :Springer-Verlag company,1993:37-88

(史大鹏)

Notes

# 第二章　生殖系统与乳腺常见疾病

## 第一节　前列腺常见疾病

### 一、前列腺增生

【临床表现】　前列腺增生(prostatic hyperplasia)患者夜尿次数增多、尿频、排尿困难是前列腺增生常见症状,合并尿路感染、膀胱结石、肾功能损害时,出现与之相应的临床症状。

【影像学检查方法的选择】　首选经直肠超声检查(TRUS),MRI 检查是重要的辅助检查,用于鉴别诊断。前列腺很大时,超声检查受限,应选用 MRI 检查。

【病理生理基础】　前列腺增生又称良性前列腺肥大,常发生在移行区,基质增生是其主要病理特征,增生结节挤压其余腺体形成假包膜。前列腺增生可引起下尿路梗阻。

【影像学征象】

(一) CT 表现

前列腺增大呈圆形、对称,边缘锐利。增强扫描呈不均匀斑状强化(图 8-2-1A)。

(二) MRI 表现

1. 前列腺轮廓光整,体积增大,两侧对称。

2. $T_1WI$ 上呈均匀略低信号。$T_2WI$ 上周围带变薄、消失,增生结节信号多样(图 8-2-1B)。

(1) 以间质组织为主的增生结节,T2WI 上呈不规则低信号。

(2) 以腺体为主增生结节,$T_2WI$ 上呈高信号,周围常可见环形低信号带,代表假包膜。

3. 增强扫描　增生结节呈不均匀明显强化。

### 二、前列腺癌

前列腺癌(carcinoma of the prostate)常见于老年男性,在欧美发病率高于亚洲地区,病因不清。

【临床表现】　早期前列腺癌症状和体征多不明显。晚期可出现膀胱、输尿管梗阻症状:尿

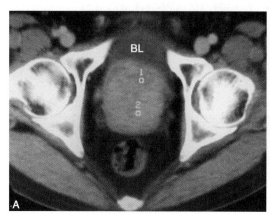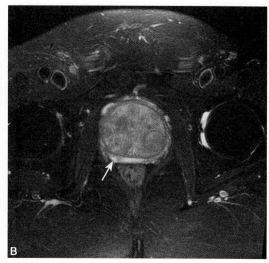

图 8-2-1　前列腺增生

A. 增强 CT,示前列腺弥漫性肿大,强化欠均匀;B. $T_2$WI 脂肪抑制序列,示前列腺移行带明显增生,
周围带受压(箭)

频、排尿困难、尿流变细尿程延长、尿痛及尿潴留且进行性加重。有时仅表现为骨转移的症状。

【影像学检查方法的选择】　TRUS 加上 MRI 检查(主要是 $T_2$ 加权像)能够发现、诊断多数前列腺癌。MRS 是目前发现、诊断前列腺癌较敏感的技术,尚未广泛应用。TRUS 加上超声引导下穿刺活检是目前最佳的早期诊断方法,但检查费用较高,患者较痛苦。TRUS、MRI 检查对治疗后随诊也很有帮助。

CT 与 MRI 检查能够显示前列腺癌的周围侵犯、淋巴结转移及远处转移,对于分期较有效。MRI 检查区分 B、C 期肿瘤尤为敏感。

【病理生理基础】　前列腺癌源于前列腺腺泡或导管上皮,好发于前列腺周围带,后叶、前叶、侧叶分别占 75%、15% 和 10%,多发病灶占 85%。95% 为腺癌,偶见鳞状或移行细胞癌。

前列腺癌直接蔓延至膀胱、精囊及尿道。经淋巴转移至髂外淋巴结、髂内淋巴结、骶岬前淋巴结等。易发生骨转移,以腰椎、骨盆多见。

影像学检查通常不能检出 A 期和 B 期前列腺癌,对 C、D 期肿瘤分期较有价值。

【影像学征象】

(一) CT 表现

1. 仅能显示为局部结节状突起,不能发现局限于前列腺内较小的癌肿。肿瘤生长超越包膜后,可使前列腺轮廓不规则。前列腺癌与前列腺良性增生的 CT 表现相似(图 8-2-2)。

2. 周围侵犯

(1) 前列腺周围及直肠周围脂肪层消失、密度增高提示肿瘤外侵。

(2) 膀胱精囊角变窄或闭塞提示肿瘤累及精囊。

(3) 膀胱受累时可见膀胱局部增厚且不规则。

3. 盆腹腔淋巴结肿大,直径 1.5～2cm。

4. 混合型或成骨型骨转移。

(二) MRI 表现

1. 前列腺癌　在 $T_2$WI 上表现为周围带内低信号区,与正常周围带的高信号有明显差异(图 8-2-3)。

2. 包膜受侵　在 $T_2$WI 上包膜的线样低信号模糊或不连续。

Notes

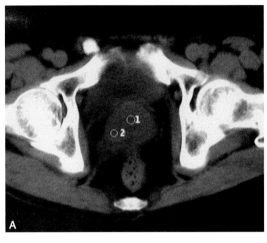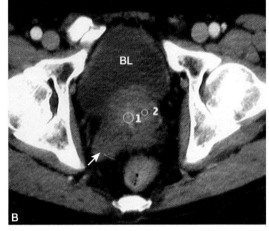

图 8-2-2 前列腺癌

A. CT 平扫,示前列腺右后侧较低密度结节状凸起,边缘毛糙(箭);B. 增强 CT 扫描,示病变较相邻腺
体增强程度较低。BL:膀胱

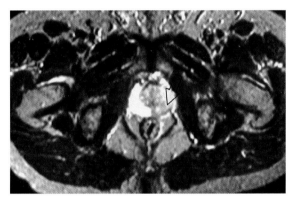

图 8-2-3 前列腺癌

MRI 横轴位 $T_2WI$,示高信号的周围带内低信号病灶(空箭),

外缘尚光整,提示肿瘤限局于腺体内(B 期)

3. 静脉丛受累 前列腺两侧静脉丛不对称,信号减低。

4. 肿瘤侵犯周围脂肪 前列腺周围高信号的脂肪内出现低信号区,尤其在前列腺直肠角区。

5. 精囊受累 精囊信号减低及前列腺精囊角消失。

【诊断与鉴别诊断】 前列腺增生与前列腺癌鉴别(表 8-2-1)。

表 8-2-1 前列腺增生与前列腺癌鉴别诊断

| | 前列腺增生 | 前列腺癌 |
|---|---|---|
| 好发部位 | 移行带 | 周围带 |
| 形态 | 规整,不同程度对称性增大 | 不规则,左右不对称性增大 |
| 包膜 | 完整 | 模糊、中断 |
| 超声 | 内腺出现大小不等结节呈等回声。外腺受压变薄 | 内腺受压变形。周围带出现结节呈低或混杂回声 |
| CDFI | 结节内部有增多血流,周边血流稀少 | 结节内部、周围有丰富彩色血流 |
| MRI($T_2WI$) | 周围带变薄、消失。移行带内增生结节信号多样,呈不规则低或高信号 | 周围带内出现低信号结节 |

Notes

续表

| | 前列腺增生 | 前列腺癌 |
|---|---|---|
| 增强 MRI | 增生结节呈不均匀明显强化 | 癌肿呈轻度强化 |
| MRS | | 癌肿的 Cit 峰值明显下降以及（Cho+Cre）/Cit 的比值显著增高 |
| 周围侵犯 | 无 | 可有 |
| 盆腹腔淋巴结肿大 | 无 | 可有 |
| 骨转移 | 无 | 可有 |
| 直肠指诊 | 前列腺肿大,光滑 | 前列腺扪及硬结节 |
| PSAD | 正常 | >0.15 |

【前列腺癌的分期】　应用国际抗癌联合会 TNM 分类和美国国家泌尿科学分会(AUA)的临床分期(Jewett-Whitmore)(表 8-2-2)。

表 8-2-2　前列腺癌分期

| Jewett | TNM | 病 理 表 现 |
|---|---|---|
| A | $T_1$ | 组织学检查偶尔发现前列腺癌 |
| $A_1$ | $T_{1A}$ | 显微镜下检出病灶数目在 3 个以下 |
| $A_2$ | $T_{1B}$ | 显微镜下检出病灶数目多于 3 个 |
| B | $T_2$ | 肿瘤局限在腺体内 |
| $B_1$ | $T_{2A}$ | 肿瘤最大径<1.5cm,其周缘三面有正常组织 |
| $B_2$ | $T_{2B}$ | 肿瘤最大径>1.5cm,或一叶以上 |
| C | $T_3$ | 肿瘤侵犯前列腺顶部或包膜,或侵犯包膜以外、膀胱颈部或精囊,但肿瘤尚未固定 |
| $C_1$ | $T_{3A}$ | 肿瘤穿破包膜 |
| $C_2$ | $T_{3B}$ | 肿瘤侵犯精囊和膀胱颈 |
| | $T_4$ | 肿瘤已固定或侵犯 $T_3$ 以外的邻近器官或结构 |
| D | 任何 TNM | 任何大小的肿瘤已有盆腔淋巴结转移和器官转移 |
| $D_1$ | 任何 $T+N_1M_0$ | 单个淋巴结转移,最大径<2cm |
| $D_2$ | 任何 $T_N+M_1$ | 远处转移 |

【直肠指诊、前列腺特异抗原】　直肠指诊和前列腺特异抗原(prostatic special antigen,PSA)常用于筛查前列腺癌,发现异常后进行影像学检查。

1. 直肠指诊　是诊断前列腺癌最简便可靠的方法。由于前列腺癌多发于周围带,表现为坚硬的结节,肿瘤增大到一定程度可经直肠指诊扪及。

2. 前列腺特异抗原　是一种前列腺成熟腺泡上皮和腺管产生的糖蛋白酶,是一种比较敏感的肿瘤标记物,对前列腺组织有特异性。测定患者血中 PSA、前列腺特异抗原密度(PSAD)可帮助诊断前列腺癌。

Notes

## 第二节 子宫常见疾病

### 一、子宫肌瘤

子宫肌瘤(uterine leiomyoma)是子宫最常见的良性肿瘤,多发生于30~50岁育龄期妇女,尤多见于不孕的女性。子宫肌瘤确切的病因尚不明了,其发生可能与女性激素,特别是雌激素有关。神经中枢活动对肌瘤的发病也可能起重要作用。绝经后肌瘤可以萎缩。

【临床表现】 子宫肌瘤的临床症状与肌瘤的部位、生长速度及肌瘤有无变性等关系密切。常见的症状为月经量过多、白带过多,也可出现阴道出血、腹部肿块、不孕、腹痛及压迫症状。

【影像学检查方法的选择】 超声检查被公认为是首选方法,联合应用经腹、经阴道的检查能够发现、诊断多数肌瘤,但超声检查对判断肌瘤玻璃样变、黏液样变及红色样变以及肌瘤的早期恶变不敏感。CT对肌瘤的大小、数目和部位缺乏特异性,判断肌瘤变性不敏感。带蒂或突出在浆膜下肿瘤与盆腔内间叶起源的肿瘤或卵巢肿瘤鉴别需行CT横轴位扫描及三维重建。MRI能发现直径仅0.3cm的小肌瘤,准确诊断肌瘤大小、数目、部位以及各种继发变性,适用于较复杂的病例及鉴别诊断。

【病理生理基础】 肌瘤原发于子宫肌层,根据肌瘤发展过程中与子宫肌壁的关系分为三种:肌壁间肌瘤(intramural myoma)、浆膜下肌瘤(subserous myoma)、黏膜下肌瘤(submucous myoma)。肌壁间肌瘤最为常见,各种类型的肌瘤可发生在同一子宫中。

子宫肌瘤可以发生在子宫的任何部位,以子宫体最多见。子宫肌瘤一般为实质性圆形结节,表面光滑。肿瘤组织坚实致密,细胞呈束状交错编织或呈漩涡状排列,周围的子宫肌纤维可受压形成假包膜。肿瘤的血液供应主要来自邻近的子宫肌组织,血供不足时可以发生各种继发性变性,变性多自肌瘤中心开始。常见的变性有:玻璃样变、液化囊变、脂肪变性、红色变性、黏液变性、坏死感染和肉瘤变。

【影像学征象】 子宫肌瘤的影像学表现主要反映肿瘤的大体病理改变。

(一)CT表现

1. 子宫均匀或分叶状增大,轮廓呈波浪状。突向腹腔的瘤体与周围脂肪有清楚界线。

2. CT平扫 子宫肌瘤与肌层均呈均匀或不均匀的等密度,有时可见肿瘤内的钙化。

3. 增强扫描 子宫肌瘤与肌层呈明显均匀强化(图8-2-4)。伴有变性时,多数肌瘤低于子宫肌层密度。对肌瘤发生玻璃样变、水肿或黏液变性及红色样变,CT无特异性。

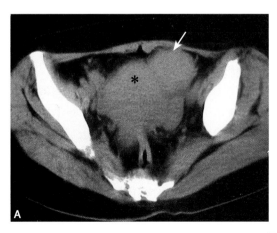
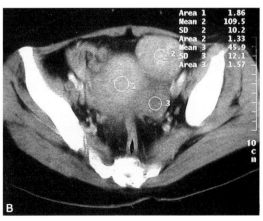

图8-2-4 子宫多发肌瘤

A. CT平扫;B. 增强CT扫描,示子宫壁外缘(箭)与前壁内(*)两软组织密度类圆形肿块,密度均匀,明显增强

4. **动态增强扫描**　肉瘤变在早期有明显强化。

（二）MRI 表现

1. 子宫增大、轮廓凹凸不平。

2. 在 $T_1$ 加权像上肌瘤与邻近子宫肌信号相仿。$T_2$ 加权像上呈极低信号（图 8-2-5）。

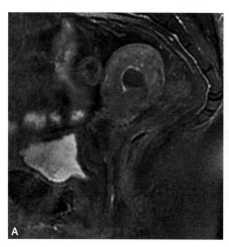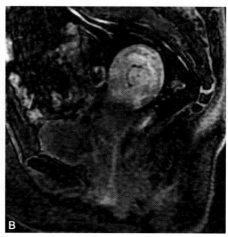

图 8-2-5　子宫黏膜下肌瘤

A. 矢状位 $T_2$WI；B. 矢状位 $T_1$ 增强，示宫腔内可见一类圆形 $T_2$WI 极低信号结节（A），
增强扫描强化程度同肌壁（B）

3. 变性的肌瘤信号不均，根据不同的病理改变而信号各异。

（1）玻璃样变在 $T_2$ 加权像上呈低信号。

（2）黏液变性在 $T_2$ 加权像上呈高、低混合信号。

（3）囊性变在 $T_2$ 加权像上呈高信号。

（4）红色样变和脂肪变性时，MRI 影像上可见不同时期出血信号和脂肪信号。

（5）肉瘤变时由于瘤体内有不规则坏死和出血，在 $T_1$ 加权像上呈高信号，在 $T_2$ 加权像上呈不规则的高低混合信号。增强早期明显强化。

# 二、子 宫 颈 癌

子宫颈癌（cervical carcinoma）是最常见的妇科恶性肿瘤之一。子宫颈癌的发病率随年龄而增长，我国的发病高峰为 55~65 岁左右。宫颈癌的病因至今尚未明了，可能是多种因素综合协同作用所致。宫颈癌发病与性行为明显相关，被认为是一种性传播疾病。初次性交过早、性生活紊乱、过早妊娠等是主要的危险因素。性传播疾病中某些病毒感染与宫颈癌的发病关系最密切。

【临床表现】　早期宫颈癌常无症状。自发性或接触性阴道出血/阴道分泌物增多是常见症状。进展期癌组织侵犯盆腔引起腰痛、尿道刺激症、下肢水肿等症状。

【影像学检查方法的选择】　宫颈癌确诊主要依靠宫颈刮片细胞学检查。经阴道超声检查是宫颈癌术前分期的首选检查方法。平扫 CT 诊断价值不大，CT 增强扫描难以诊断早期宫颈癌，即判断宫颈周围组织是否有浸润，但能够准确诊断进展性宫颈癌（Ⅲ、Ⅳ期）、进行术前分期及治疗后随诊。平扫和增强 MRI 检查对各期宫颈癌（尤其是早期宫颈癌）的诊断、术前分期、治疗后随诊优于 B 超和 CT 检查，是目前宫颈癌的影像学检查方法中最准确的。

【病理生理基础】　宫颈癌好发于宫颈鳞状上皮与柱状上皮移行区，以鳞癌多见，其次为腺癌。由宫颈上皮不典型增生发展为原位癌，再进一步发展为浸润癌，约 20%~25% 的上皮不典型增生可自行消退。宫颈癌的发展过程一般需十年至数十年。

肿瘤最初局限于子宫颈的纤维肌间质内，浸润破坏间质层后即侵犯子宫旁组织，可沿子宫各韧带浸润蔓延至盆腔，也可直接侵犯累及阴道及子宫体。

宫颈癌主要转移途径为淋巴转移。宫颈后唇位于腹腔内,该处的外生型肿瘤可发生腹腔内种植转移。血行转移一般发生于晚期,以肺、骨、肝等处较多。

**【影像学征象】**

（一）CT 表现

1. 宫颈癌分期与 CT 表现（表 8-2-3）。

表 8-2-3　宫颈癌分期与 CT 表现

| 分期 | CT 表现 |
|------|---------|
| Ⅰ期 | 宫颈增大,边缘光整。肿块呈软组织密度,有坏死时可见低密度。无宫旁肿块。CT 诊断可靠性低 |
| Ⅱₐ期 | 肿瘤诊断可靠性低 |
| Ⅱ_b期 | 宫旁软组织肿块,边缘模糊,与盆腔肌肉之间距离>3cm |
| Ⅲ期 | 宫旁软组织肿块与盆腔肌肉间距离<3cm。输尿管末端周围脂肪间隙不清,伴肾盂积水（图 7-1-9） |
| Ⅳ期 | 膀胱或直肠旁脂肪间隙消失,膀胱或直肠壁不规则增厚或腔内肿块。腹盆腔可见肿大淋巴结。远处转移 |

2. 增强后肿块呈不规则强化（图 8-2-6）。

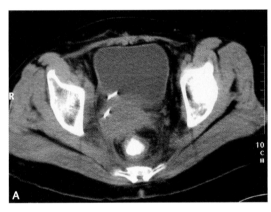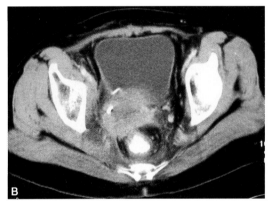

图 8-2-6　子宫颈癌Ⅲ期

A. CT 平扫,示子宫颈增大,中心略低密度。肿瘤侵犯相邻肛提肌,直肠周围脂肪及膀胱后壁（致密小棒状影为放射治疗的金属标记物）;B. 增强 CT 扫描,示肿瘤明显环形增强

3. 放疗后增强 CT 扫描表现为肿瘤缩小,宫颈周围组织及膀胱、直肠壁增厚。

（二）MRI 表现

宫颈癌的典型表现为在 $T_1$ 加权像上呈等信号,肿瘤有坏死时为低信号。在 $T_2$ 加权像上呈中、高信号。

1. 原位癌　病变局限于黏膜内,MRI 不能诊断。

2. Ⅰ_b期宫颈癌　表现为低信号的基质环绕高信号的黏膜下组织,如同靶环环绕靶心（图 8-2-7）。MRI 诊断精确度可达 95% 以上。

3. 宫旁或盆腔浸润　表现与 CT 相似。

4. 增强扫描　肿瘤呈轻或中等强化,但周围正常组织也同时表现为不同程度强化,易造成分期过度扩大,不利于临床诊断。

5. 肿瘤复发呈不均匀高信号,增强后呈不同程度强化。

**【宫颈癌分期】**　宫颈癌的治疗方案取决于肿瘤的临床分期。目前国际上几乎都沿用国际妇产科联盟（FIGO）的临床分期方案（见表 8-2-4）。

Notes

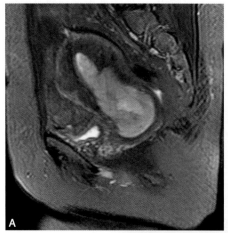
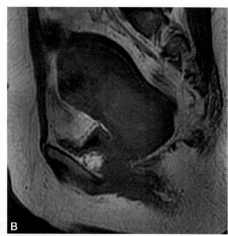
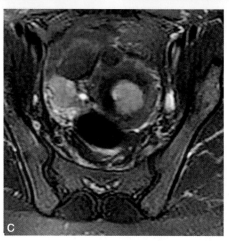

图 8-2-7　宫颈癌

宫颈肿物 $T_1WI(B)$ 呈等信号，$T_2WI(A)$ 呈高信号，正常纤维基质层 $T_2$ 低信号被破坏（C），
矢状位（A、B）可见肿物向宫腔及阴道侵犯，横轴位（C）可见盆腔淋巴结转移

表 8-2-4　子宫颈癌的临床分期（FIGO）

| 分期 | 病 理 表 现 |
| --- | --- |
| Ⅰ 期 | 肿瘤严格局限于宫颈（扩展至宫体将被忽略） |
| Ⅰ$_a$ 期 | 镜下浸润癌。间质浸润≤5mm，水平扩散≤7mm |
| Ⅰ$_{a1}$ 期 | 间质浸润≤3mm，水平扩散≤7mm |
| Ⅰ$_{a2}$ 期 | 间质浸润>3mm，且≤5mm，水平扩展≤7mm |
| Ⅰ$_b$ 期 | 肉眼可见病灶局限于宫颈，或临床前病灶>Ⅰ$_a$期 |
| Ⅰ$_{b1}$ 期 | 肉眼可见病灶最大径线≤4cm |
| Ⅰ$_{b2}$ 期 | 肉眼可见病灶最大径线>4cm |
| Ⅱ 期 | 肿瘤超过子宫颈，但未达骨盆壁或未达阴道下 1/3 |
| Ⅱ$_a$ 期 | 无宫旁浸润 |
| Ⅱ$_{a1}$ 期 | 肉眼可见病灶最大径线≤4cm |
| Ⅱ$_{a2}$ 期 | 肉眼可见病灶最大径线>4cm |
| Ⅱ$_b$ 期 | 有明显宫旁漫润 |

Notes

续表

| 分期 | 病 理 表 现 |
|---|---|
| Ⅲ期 | 肿瘤扩展到骨盆壁和(或)累及阴道下 1/3 和(或)引起肾盂积水或肾无功能者 |
| Ⅲ$_a$期 | 肿瘤累及阴道下 1/3,没有扩展到骨盆壁 |
| Ⅲ$_b$期 | 肿瘤扩展到骨盆壁和(或)引起肾盂积水或肾无功能 |
| Ⅳ期 | 肿瘤播散超出真骨盆或(活检证实)侵犯膀胱或直肠黏膜。泡状水肿不能分为Ⅳ期 |
| Ⅳ$_a$期 | 肿瘤播散至邻近器官 |
| Ⅳ$_b$期 | 肿瘤播散至远处器官 |

# 三、子宫内膜癌

子宫内膜癌(endometrial carcinoma)是子宫内膜最常见的肿瘤,又称子宫体癌(carcinoma of uterine body),是女性生殖道常见三大恶性肿瘤之一。子宫内膜癌的病因尚不清楚,与外源性雌激素广泛应用、肥胖、糖尿病、高血压、不孕、绝经较晚等因素有关。

【临床表现】　子宫内膜癌好发于绝经后 50~60 岁的老年患者。早期无明显临床症状。子宫出血、阴道分泌物过多、下腹痛为常见症状。妇科检查可见子宫增大,盆腔可及不规则结节状肿物。

【影像学检查方法的选择】　经阴道超声检查(TVS)是筛查子宫内膜癌的首选检查方法,它可以发现早期内膜病灶,结合诊刮病理检查可以确诊本病,但难以诊断 I$_a$期病变。CT 平扫对诊断子宫内膜癌没有帮助,CT 增强扫描对内膜癌肌层和宫旁侵犯范围的判断准确性较低,假阳性较高,CT 检查用于发现淋巴结转移。MR 检查判断子宫内膜癌的肌层及宫外侵犯较 VTS、CT 准确,增强 MR 扫描可判断肿瘤部位和侵犯深度。CT 和 MR 检查均可用于子宫内膜癌术后随诊。

【病理生理基础】　子宫内膜癌的大体病理可分为局限型和弥漫型。局限型:多位于宫底及宫角,后壁多见,内膜呈息肉或结节状。弥漫型:较为多见,肿瘤累及大部分或全部子宫内膜,病变的内膜明显增厚、粗糙不平,可不同程度的浸润子宫肌层。子宫内膜癌以腺癌为主。

子宫内膜癌生长较缓慢,其转移途径主要为直接蔓延、淋巴转移。

【影像学征象】

(一) CT 表现

动态增强扫描可清楚的显示子宫肌肉、肿瘤与宫腔积液(图 8-2-8)。

1. 子宫不对称增大,宫腔扩张积液。

2. 肿瘤的强化程度低于正常肌层。

3. 宫外侵犯可表现为软组织肿块影。发生广泛盆腔内播散,盆腔内脂肪间隙消失,称为冰冻骨盆。

4. 腹盆腔淋巴结的转移。

(二) MRI 表现

1. 早期肿瘤　仅见内膜结节状增厚,在 T$_2$WI 上呈高信号,但低于正常内膜信号。

2. 肿瘤侵犯肌层　内膜连接带中断,子宫肌层在 T$_2$WI 上呈高信号。

3. 增强扫描　正常子宫肌层先于肿瘤在早期强化,可以评价肌层的受累程度。

4. 晚期　子宫不规则增大,宫腔积液。盆腔、腹膜后淋巴结肿大,及骨盆转移(图 8-2-9)。

5. 复发的肿块在 T$_1$WI 上呈等信号,在 T$_2$WI 上呈高信号。放疗后纤维化在 T$_1$WI、T$_2$WI 上均呈低信号。

【子宫内膜癌临床分期】　一般沿用国际妇产科联盟(FIGO)手术分期(表 8-2-5)。

Notes

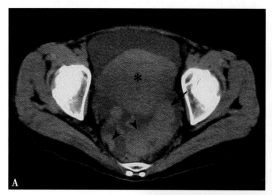
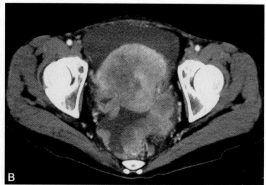
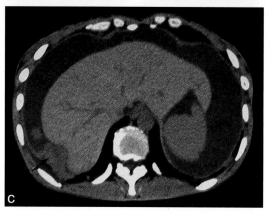

图8-2-8　子宫内膜癌Ⅳ期

A. CT 平扫,示子宫增大,宫腔显示不清(＊),子宫直肠陷凹内积液,盆腔腹膜多个软组织密度结节(箭头),左侧盆壁淋巴结肿大(箭);B. 增强 CT 扫描,示子宫肿瘤不均匀增强,中心部分增强较低;C. 肝水平 CT 平扫,示大量腹腔积液(＊),膈胸膜上软组织密度转移结节(箭)

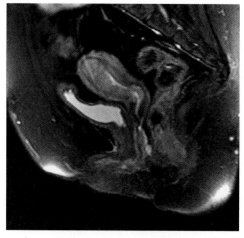

图8-2-9　子宫内膜癌Ⅱ$_b$期

MRI T$_2$WI 脂肪抑制序列,示子宫内膜明显增厚,
呈长 T$_2$信号,宫颈受累

Notes

表 8-2-5  子宫内膜癌的手术分期

| 分期 | 病理表现 |
| --- | --- |
| Ⅰ期 | 肿瘤局限于子宫体 |
| $I_a$期 | 肿瘤浸润深度<1/2 肌层 |
| $I_b$期 | 肿瘤浸润深度≥1/2 肌层 |
| Ⅱ期 | 肿瘤侵犯宫颈间质,但无宫体外蔓延 |
| Ⅲ期 | 肿瘤局部和(或)区域扩散 |
| $Ⅲ_a$期 | 肿瘤累及浆膜层和(或)附件 |
| $Ⅲ_b$期 | 阴道和(或)宫旁受累 |
| $Ⅲ_c$期 | 盆腔淋巴结和(或)腹主动脉旁淋巴结转移 |
| $Ⅲ_{c1}$期 | 盆腔淋巴结阳性 |
| $Ⅲ_{c2}$期 | 腹主动脉旁淋巴结阳性和(或)盆腔淋巴结阳性 |
| Ⅳ期 | 肿瘤侵及膀胱和(或)直肠黏膜,和(或)远处转移 |
| $Ⅳ_a$期 | 肿瘤侵及膀胱或直肠黏膜 |
| $Ⅳ_b$期 | 远处转移,包括腹腔内和(或)腹股沟淋巴结转移 |

# 第三节  卵巢常见疾病

## 一、卵 巢 囊 肿

卵巢囊肿(ovarian cyst)是一个笼统的概念,指一组组织学表现相似的附件囊泡状病变,为与卵巢功能密切相关的潴留性囊肿。分为单纯性囊肿、滤泡囊肿、黄体囊肿、巧克力囊肿等。临床上往往能自行消退。

【临床表现】  常无症状,也可使月经周期紊乱。

【影像学检查方法的选择】  超声是检查囊肿最简便的方法。MRI 对囊肿的形态及囊液成分的判定较 CT 准确和敏感。

【病理生理基础】  病理囊肿表面光滑,囊液为水样,壁薄。

【影像学征象】

1. CT 表现  单侧或双侧卵巢区圆形卵圆形低密度囊腔,内为液体密度影。出血时密度增高,增强扫描无强化。

2. MRI 表现  多数肿块在 $T_1WI$ 为低或等信号,在 $T_2WI$ 为高信号,边界清、光滑,增强扫描无强化(图 8-2-10)。囊液含蛋白质时在 $T_1WI$ 上信号高于水,囊内出血时在 $T_1WI$ 上呈高信号。

## 二、卵 巢 囊 腺 瘤

卵巢囊腺瘤(ovarian cystadenoma)属于上皮性来源的卵巢良性肿瘤,包括浆液性囊腺瘤(serous cystadenoma)和黏液性囊腺瘤(mucinous cystadenoma),浆液性囊腺瘤又分为单纯性囊腺瘤和乳头状囊腺瘤。

【临床表现】  发病年龄 20 ~ 50 岁。常无临床症状,少数患者有腹部不适或隐痛、腹部包块、消化不良、月经紊乱等。

【影像学检查方法的选择】  卵巢囊腺瘤的诊断首选超声检查,超声检查能诊断大部分浆液

Notes

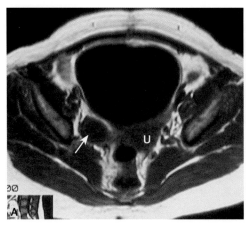
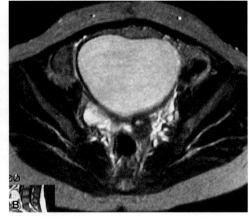

图 8-2-10　右侧卵巢囊肿

A. $T_1WI$；B. $T_2WI$，示右侧卵巢类圆形占位，$T_1$ 低信号（箭），$T_2$ 高信号，边缘光整。U：子宫

性或黏液性囊腺瘤，但单房囊腺瘤易被误诊为卵巢囊肿。MRI 鉴别浆液性或黏液性囊腺瘤较准确。CT 对囊腺瘤的诊断价值与超声相似。

**【病理生理基础】**　浆液性囊腺瘤以单房多见，囊壁薄，内壁光滑，囊内充满淡黄色清澈液体；多房囊内可见乳头，乳头可伴有沙砾样钙化。

黏液性囊腺瘤常为多房性，体积较大，囊壁厚，囊内含胶冻样黏液，囊内少见乳头。

**【影像学征象】**

（一）CT 表现

平扫卵巢区可见薄壁、外缘光滑的单房或多房囊性病变。黏液性囊腺瘤囊内密度较浆液性高。增强扫描囊壁、乳头明显强化（图 8-2-11）。

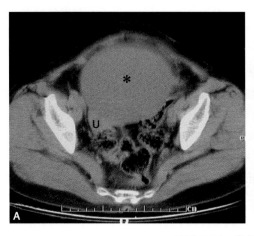
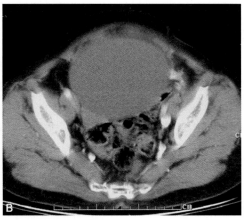

图 8-2-11　卵巢黏液性囊腺瘤

A. CT 平扫；B. 增强 CT 扫描，示盆腔内巨大囊性类圆形肿块，边缘光整，呈软组织密度，密度均匀，
无增强（＊）。U：子宫角

（二）MRI 表现

肿瘤间隔在 $T_2WI$ 上为线状较低信号。浆液性囊腺瘤在 $T_2WI$ 上呈高信号，$T_1WI$ 上呈低信号。黏液性囊腺瘤因各囊所含蛋白质和黏液成分不同，$T_1WI$ 和 $T_2WI$ 上信号高于浆液性囊腺瘤。增强扫描囊壁、乳头明显强化。

Notes

# 三、卵 巢 癌

卵巢癌(ovarian cancer)是女性生殖器官常见的恶性肿瘤,以囊腺癌最多见。

【临床表现】　卵巢癌早期无症状,患者确诊时常为晚期。晚期可出现盆腔肿块和腹水。

【影像学检查方法的选择】　卵巢癌的诊断首选超声检查,超声检查能诊断大部分囊腺癌。平扫及增强 CT 检查能够发现卵巢癌的腹膜和腹腔的种植转移、淋巴结转移、远处转移,故进行术前评估好于超声与 MRI 检查。MRI 用于卵巢癌与卵巢皮样囊肿、单纯性囊肿等的鉴别诊断。

【病理生理基础】　卵巢囊腺癌来源于上皮,多由囊腺瘤恶变而来。浆液性囊腺癌(serous cystadenocarcinoma)较黏液性囊腺癌(mucinous cystadenocarcinoma)多见。约 50% 的浆液性囊腺癌双侧发生,瘤体较小,切面为多房,有外生乳头或囊内乳头,常伴出血、坏死,囊液浑浊。黏液性囊腺癌单侧多见,瘤体较大,囊壁可见结节,切面多房,囊液浑浊或血性。

卵巢癌易发生种植播散,肿瘤多穿透盆腔形成腹膜种植,脱落的种植细胞可随腹水引流种植到膈下。淋巴转移主要至髂内和髂外淋巴结、主动脉旁及主动脉前淋巴结。血行播散较少见。

【影像学征象】　盆腔肿块是最常见的异常表现。

1. 囊性、囊实性或实性肿块,类圆形,形态不规整,可与子宫分界不清(表 8-2-6)(图 8-2-12)。

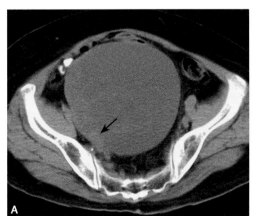
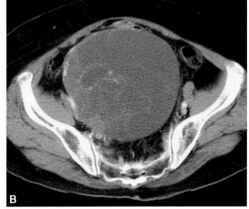
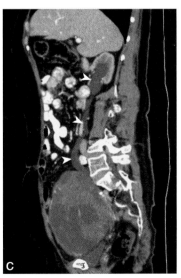

图 8-2-12　卵巢囊腺癌

A. CT 平扫,示盆腔内巨大囊性肿块,右侧壁略高密度的实性部分显示不很清晰(箭);B. 增强 CT 扫描,可见肿物分隔及实性部分有增强;C. 沿输尿管长轴矢状曲面 MPR,左侧输尿管受累积水(箭头)

表 8-2-6　盆腔肿块的 CT、MRI 表现

|  | 肿　块 | 囊壁与间隔 |
|---|---|---|
| CT | 低密度、混杂密度、软组织密度,少数可见钙化 | 不均增厚,有较多的乳头样或菜花样软组织密度结节,增强后明显强化 |
| MRI | $T_1WI$ 呈中等或略低信号,$T_2WI$ 为略高或高信号,且信号不均匀 | 不规整,可见较多囊壁结节或乳头状突起,$T_1WI$ 呈等信号,$T_2WI$ 为略高信号,增强后明显强化 |

2. 腹水　约30%患者可见。因卵巢癌的腹水不是漏出液,CT 值较高,MRI 信号强度可高于或低于膀胱。

3. 大网膜转移　约3%患者可见。表现为横结肠与前腹壁之间或前腹壁后方的扁平或团状肿块,边界不规则,与周围组织界限不清。CT 呈不均匀软组织密度,MRI 的 $T_1WI$、$T_2WI$ 上分别呈不均匀等信号、高信号。

4. 腹腔播散　部分患者可见。表现为不规则结节或肿块位于腹腔内各个部位,与肠袢分界不清。CT 呈软组织密度,MRI 的 $T_2WI$ 上呈高信号。

5. 钙化转移　6% 的患者可见。CT 表现为肝、脾边缘或肠管周围及盆腔肿块内可见钙化灶。

6. 转移的淋巴结　主要位于主动脉旁、髂内和髂外淋巴结。

【诊断与鉴别诊断】　卵巢囊腺癌与囊腺瘤的鉴别( 表 8-2-7)。

表 8-2-7　卵巢囊腺癌与囊腺瘤的鉴别诊断

|  | 囊　腺　瘤 | 卵巢囊腺癌 |
|---|---|---|
| 肿块形态 | 清晰光滑 | 模糊,不规则 |
| 囊壁与分隔 | 薄,均匀光滑,有乳头状突起 | 不规则增厚,有较多乳头状突起或团块 |
| CT( MRI)增强 | 囊壁、分隔与乳头状突起呈均匀轻度强化 | 囊壁与分隔呈明显强化,乳头状突起或团块呈不均匀强化 |
| 种植转移 | 无 | 有 |
| 淋巴结肿大 | 无 | 有 |
| 远处转移 | 无 | 有 |

【卵巢癌的分期】　根据临床、手术和病理结果,采用 FIGO 制定的分期标准( 见表 8-2-8):

表 8-2-8　卵巢癌、输卵管癌、腹膜癌的分期( FIGO 2013)

| 分期 | 病理表现 |
|---|---|
| Ⅰ期 | 肿瘤局限于卵巢或输卵管 |
| Ⅰ$_A$期<br>($T_{1a}$-$N_0$-$M_0$) | 肿瘤局限于一侧卵巢(包膜完整)或输卵管,卵巢和输卵管表面无肿瘤腹水或腹腔冲洗液未找到癌细胞 |
| Ⅰ$_B$期<br>($T_{1b}$-$N_0$-$M_0$) | 肿瘤局限于双侧卵巢(包膜完整)或输卵管,卵巢和输卵管表面无肿瘤;腹水或腹腔冲洗液未找到癌细胞 |
| Ⅰ$_C$期 | 肿瘤局限于单或双侧卵巢或输卵管,并伴有如下任何一项 |
| Ⅰ$_{C1}$期<br>($T_{1c1}$-$N_0$-$M_0$) | 手术导致肿瘤破裂 |

Notes

续表

| 分期 | 病 理 表 现 |
|------|------------|
| $I_{C2}$期<br>($T_{1c2}$-$N_0$-$M_0$) | 手术前肿瘤包膜已破裂或卵巢、输卵管表面有肿瘤 |
| $I_{C3}$期<br>($T_{1c3}$-$N_0$-$M_0$) | 腹水或腹腔冲洗液发现癌细胞 |
| II期<br>($T_2$-$N_0$-$M_0$) | 肿瘤累及一侧或双侧卵巢或输卵管并有盆腔扩散(在骨盆入口平面以下)或原发性腹膜癌 |
| $II_A$期<br>($T_{2a}$-$N_0$-$M_0$) | 肿瘤蔓延至或种植到子宫和(或)输卵管和(或)卵巢 |
| $II_B$期<br>($T_{2b}$-$N_0$-$M_0$) | 肿瘤蔓延至其他盆腔内组织 |
| III期<br>($T_1/T_2$-$N_1$-$M_0$) | 肿瘤累及单侧或双侧卵巢、输卵管或原发性腹膜癌,伴有细胞学或组织学证实的盆腔外腹膜转移或证实存在腹膜后淋巴结转移 |
| $III_A$期 | |
| $III_{A1}$期<br>($T_{3a1}$-$N_1$-$M_0$) | 仅有腹膜后淋巴结阳性(细胞学或组织学证实) |
| $III_{A1(i)}$期 | 转移灶最大直径≤10mm |
| $III_{A1(ii)}$期 | 转移灶最大直径>10mm |
| $III_{A2}$期<br>($T_{3a2}$-$N_0/N_1$-$M_0$) | 显微镜下盆腔外腹膜受累,伴或不伴腹膜后阳性淋巴结 |
| $III_B$期<br>($T_{3b}$-$N_0/N_1$-$M_0$) | 肉眼盆腔外腹膜转移,病灶最大直径≤2cm,伴或不伴腹膜后阳性淋巴结 |
| $III_C$期<br>($T_{3c}$-$N_0/N_1$-$M_0$) | 肉眼盆腔外腹膜转移,病灶最大直线>2cm,伴或不伴腹膜后阳性淋巴结(包括肿瘤蔓延至肝包膜和脾,但无转移到脏器实质) |
| IV期<br>(T-N-$M_1$) | 超出腹腔外的远处转移 |
| $IV_A$ | 胸腔积液中发现癌细胞 |
| $IV_B$ | 腹腔外器官实质转移(包括肝实质转移和腹股沟淋巴结和腹腔外淋巴结转移) |

# 第四节　乳腺常见疾病

## 一、乳腺增生

乳腺增生(hyperplasia of breast)是女性乳腺中最常见的病变,多见于 30~45 岁的妇女,应与乳腺癌进行鉴别。乳腺增生可能与雌激素过多,黄体素缺乏,卵巢内分泌功能失调有关,或为乳腺组织对月经周期激素变化的异常反应。

【临床表现】　乳腺胀痛或刺痛及乳腺肿块是最常见的症状。肿块可同时或相继出现,多为双侧多发,常局限于外上象限,肿块与周围组织分界欠清,与皮肤及深层组织无粘连,可推移。疼痛和肿块在月经前明显,经后减轻或消失。少数患者可出现乳头溢液,溢液多为澄清淡黄色

Notes

浆液。

【影像学检查方法的选择】　乳腺 X 线摄影及超声检查是发现、诊断乳腺增生常用的检查方法。乳腺 CT 及 MRI 检查一般用于鉴别诊断。

【病理生理基础】　乳管和腺泡上皮增生致乳管膨胀,乳腺间质组织增生伴淋巴细胞浸润,或为乳管或腺泡上皮呈乳头状增生伴有乳管囊性扩张等。其病程多在数月或 1～2 年自行缓解。

【影像学征象】　以腺小叶增生为主时 X 线表现多为孤立、密集或散在的结节,也可表现为片状不均匀的密度增高影。导管增生时呈条索状致密影。钙化少见。当乳腺增生累及悬韧带和周围纤维组织引起结构改变时,可见韧带增粗、变形。

## 二、乳腺纤维腺瘤

纤维腺瘤(fibroadenoma of breast)是乳腺最常见的良性肿瘤,多见于 20～25 岁的青春期及年轻女性,10%～15% 为多发病变。其发生与体内雌激素作用过于活跃有关,因此月经初潮前和绝经后较为少见。

【临床表现】　多数患者无症状,也可出现乳腺胀痛或刺痛及乳腺肿块。乳腺内可扪及圆形或卵圆形无痛性肿块。一般直径 1～3cm,多为于外上象限。肿块表面光滑,与周围组织分界清楚,无粘连,质硬韧,极为活动。

【影像学检查方法的选择】　乳腺 X 线摄影及超声检查是发现、诊断乳腺增生常用的检查方法。乳腺 CT 及 MRI 检查一般用于鉴别诊断。

【病理生理基础】　肿瘤有完整包膜,生长缓慢。组织学上属于上皮细胞和结缔组织混合瘤,根据结构分为三种:管内型(导管和腺泡上皮下纤维组织细胞增生,管壁和腺泡增厚向腔内突出形成的);管外型(源于导管和腺泡周围的上皮下弹力纤维以外的纤维组织增生);混合型(具有上述两者特征)。

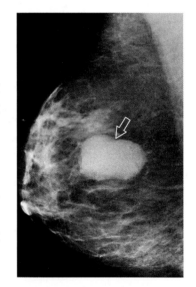

图 8-2-13　乳腺纤维腺瘤
钼靶 X 线片,示肿瘤密度均匀,有浅切迹(空箭),周围可见低密度的"晕"环绕——"晕征"

【影像学征象】

1. X 线表现　类圆形结节边界清楚,可见分叶,病变密度较均匀致密,边缘可见透亮晕征。肿块内可见点状、片状或类圆形钙化。病变可单发或多发(图 8-2-13)。

2. CT 表现　类圆形软组织密度结节,内可见低密度囊变。增强后,结节呈轻度强化,CT 值增加不超过 25Hu。

3. MRI 表现　边界清楚的类圆形结节,在 $T_1WI$ 上呈中低信号,在 $T_2WI$ 上可呈不同信号强度(低、中、高信号),信号均匀。增强后,结节可强化或不强化。

## 三、乳　腺　癌

乳腺癌(breast cancer)是女性最常见的恶性肿瘤之一。乳腺癌的发生与家族史、生育与哺乳史、月经情况、饮食习惯及嗜好、乳腺手术和外伤史等因素相关。

【临床表现】　早期多无明显的临床症状。乳腺肿块常为首发症状,触诊可扪及肿块不规则,不活动,无明确边界,中心突起、表面不平、坚硬。晚期可引起乳腺外形改变:乳头内陷,局部皮肤出现红斑、橘皮征等特异性体征。淋巴结转移时同侧腋窝淋巴结肿大。

【影像学检查方法的选择】　乳腺 X 线摄影检查是发现、诊断乳腺癌首选检查方法,特别是

Notes

对以钙化为主的乳腺癌。对有乳头溢液表现的患者,宜选乳导管造影或超声检查。超声、CT、MRI 检查适于检查致密型乳腺内的病灶。X 线摄影及超声检查不能定性诊断的,最好选动态增强 MRI 检查或行穿刺活检。X 线钼靶摄片是经 FDA 认证的可用于乳腺癌筛查的唯一方法。

【病理生理基础】 乳腺癌源于导管上皮细胞,为腺癌。根据其浸润程度分为原位癌和浸润性癌。原位癌是指源于终末导管,肿瘤局限于乳管内,未突破基底膜。治疗多采用局部切除及放化疗。五年生存率可达 100%。乳腺癌主要可经腋淋巴回流至同侧腋窝淋巴结。少数可经胸内侧淋巴回流。乳腺癌远处转移多见于肺和骨骼。

【影像学征象】

(一)X 线表现

1. 直接征象 常出现下列征象。

(1)恶性钙化(图 8-2-14)。

(2)肿块:边缘欠清或有毛刺,密度不均,大小常小于临床测量。晚期可见肿块与邻近皮肤间有致密索条影相连(淋巴管受侵)(图 8-2-15)。

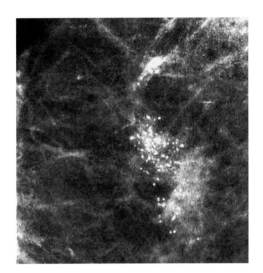

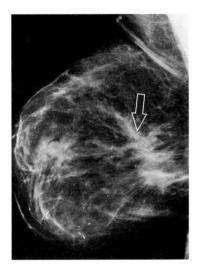

图 8-2-14 乳腺癌沙砾样钙化
钼靶 X 线片,示乳腺组织内簇状
分布的沙砾样钙化灶

图 8-2-15 乳腺癌
钼靶 X 线片,示肿块周围较长的软
组织密度毛刺(空箭)

2. 间接征象 常出现下列征象。

(1)皮肤局限增厚、局部凹陷(酒窝征)。

(2)乳头内陷、漏斗征:多见于中晚期乳腺癌。

(3)血供增加:多见于中晚期乳腺癌。

(4)病灶周水肿呈不规则的透亮环。

(5)彗星尾征:指病灶后或上方,逐渐变细的狭长三角形致密影。是肿瘤侵犯和(或)牵拉乳腺实质所致。

(6)结构紊乱:多见于早期乳腺癌。

(7)乳腺后间隙消失:深位乳腺癌在早期即可出现。

(8)腋窝淋巴结肿大。

(二)CT 表现

1. 平扫 肿块密度略高于正常腺体,增强扫描示肿块呈均匀或不均匀明显强化,CT 值升高 50Hu 以上。

2. 其他征象与 X 线摄片相似。

（三）MRI 表现

平扫肿块在 $T_1WI$ 上多呈低信号，$T_2WI$ 呈不均匀高信号。增强扫描示肿块呈明显强化（图8-2-16），常早期强化。

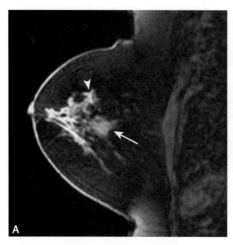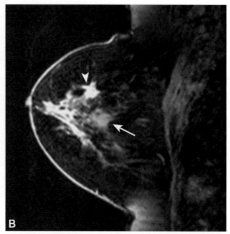

图 8-2-16　乳腺癌与乳腺纤维腺瘤

$T_1$ 脂肪抑制序列扫描：A. 平扫；B. 增强扫描，纤维腺瘤（箭）强化不明显；腺癌
结节（箭头）则有明显强化

【诊断与鉴别诊断】　乳腺良、恶性肿瘤的鉴别（表8-2-9）。

表 8-2-9　乳腺良、恶性肿瘤的影像学特点

| | 良　　性 | 恶　　性 |
|---|---|---|
| 肿块形态 | 规则 | 不规则 |
| 肿块边缘 | 光滑 | 分叶、毛刺 |
| 肿块大小 | X 线上≥临床测量 | X 线上<临床测量 |
| 肿块密度 | 均匀，与正常腺体密度相似 | 不均，高于正常腺体密度 |
| 肿块信号 | $T_1WI$ 呈低信号，$T_2WI$ 呈高信号 | $T_1WI$ 呈低信号，$T_2WI$ 呈高信号 |
| 声像图 | 肿块内部呈均匀低或强回声，后方回声无衰减。CDFI 显示少血流 | 肿块内部回声不均，边缘回声增强，后方回声衰减。CDFI 显示血流丰富 |
| CT 增强 | 轻度强化，CT 值升高小于 20Hu | 明显强化，CT 值升高 50Hu 以上 |
| MR 增强 | 轻度强化，延迟强化 | 明显强化，早期强化 |
| 钙化 | 少见，呈粗大颗粒状、条状，比较分散，位于肿块内 | 多见，呈粗细不均的细砂粒状，常密集成簇，位于肿块内或外 |
| 周围组织 | 受推压，肿块周围有光滑透亮带 | 受侵犯，肿块周围有不规则透亮带 |
| 血供增多 | 少见 | 多见 |
| 结构扭曲 | 少见 | 多见 |
| 皮肤 | 正常 | 局限性皮肤增厚、回缩 |
| 乳头 | 正常 | 回缩 |

【乳腺癌的分期】　临床上根据肿块大小、淋巴结转移情况及有无远处转移进行分期（表8-2-10）。

Notes

表 8-2-10 乳腺癌临床分期

| Stage | Tumor(T) | Node(N) | Metastasis(M) | 五年存活率 |
|---|---|---|---|---|
| 0 | DCIS | 无 | 无 | 100% |
| Ⅰ | 肿瘤直径<2cm | 无 | 无 | 98% |
| ⅡA | 未触及明确肿块 | 同侧腋窝单个肿大 LN | 无 | 88% |
| | 肿瘤直径<2cm | 同侧腋窝单个肿大 LN | 无 | |
| | 肿瘤直径 2～5cm | 无 | 无 | |
| ⅡB | 肿瘤直径 2～5cm | 无 | 无 | 76% |
| | 肿瘤直径>5cm | 无 | 无 | |
| ⅢA | 未触及明确肿块 | 无 | 无 | 56% |
| | 肿瘤直径<2cm | 无 | 无 | |
| | 肿瘤直径 2～5cm | 无 | 无 | |
| | 肿瘤直径>5cm | 同侧腋窝单或数个肿大 LN | 无 | |
| ⅢB | 肿瘤与胸壁粘连 | | 无 | 49% |
| | | 同侧锁骨下 LN 肿大 | 无 | |
| Ⅳ | | | 有远处转移 | 16% |

## 学生自测题

1. 前列腺增生与前列腺癌的诊断与鉴别诊断。
2. 子宫肌瘤的不同病理类型与影像表现。
3. 子宫内膜癌的影像表现与分期。
4. 子宫颈癌的分期与影像表现及影像检查的意义。
5. 不同卵巢囊性占位的影像表现区别。
6. 乳腺纤维腺瘤与乳腺癌的影像鉴别。
7. 乳腺增生的影像特征。
8. 主要的异常妊娠及其超声诊断。

## 与本章节内容相关的参考书

1. 李松年. 中华影像医学(泌尿生殖系统卷). 北京:人民卫生出版社,2003
2. 李松年,唐光健. 现代全身 CT 诊断学. 中国医药科技出版社,2001
3. 孔秋英,谢红宁. 妇产科影像诊断与介入治疗学. 北京:人民卫生出版社,2001

（张惠茅 周纯武）

# 第九篇　骨、关节系统

# 第一章 总 论

## 第一节 常用的影像学检查方法

骨、关节系统(musculoskeletal system)(包括软组织)的影像学检查方法有普通 X 线检查、超声、CT、MRI、DSA、核素扫描、PET 及 PET/CT 检查等,不同检查方法所获得的信息量和信息类型有所不同。综合运用各种影像检查手段,多数病变可做出正确诊断。但是,由于病变的病理性质或解剖部位的不同,以及临床需要的不同,优化选择不同的影像学检查方法十分必要。

### 一、X 线检查

普通 X 线检查包括透视、摄片及 CR、DR、体层摄影等。

**(一)透视**

除了某些骨折复位时需要在透视下进行外,现已很少应用。

**(二)X 线摄片**

摄片是骨关节系统最常用的影像学检查方法,其不仅能显示病变的范围和程度,而且对于一些病变可做出定性诊断,特别是对钙化和骨皮质破坏的显示以及对病变的跟踪随访很有价值。骨关节系统摄片的基本要求如下:

1. **摄影体位** 正位及侧位是骨关节系统最常用的两个位置,此外根据不同的位置和临床需要还可摄斜位、切线位和轴位片。

2. **摄片范围** 应包括骨关节及周围软组织,检查四肢长骨病变时,应至少包括邻近的一侧关节,两侧对称的骨关节,常需同时投照双侧以利于对照观察。

3. **特殊检查** 某些特殊情况,如解剖结构较为复杂或细小或结构重叠较多的部位、细微骨折、某些病变的特殊时期(如炎症或肿瘤早期等,X 线表现比病理和临床表现出现晚)等,初次 X 线摄片检查可能显示无异常,应定期复查或进一步作 CT、MRI 检查。

**(三)CR 和 DR**

CR、DR 作为新的 X 线成像技术,在一些医院逐步替代了 X 线摄片,要求与摄片相同。

**（四）体层摄影**

曾用于显示平片难以显示的解剖结构重叠较多的部位或的细小病变区域,由于 CT 的广泛应用,目前本项检查已基本被淘汰。

**（五）放大摄影**

主要用于观察骨小梁或微小病变,由于 CT 的广泛应用,目前本项检查已基本被淘汰。

# 二、CT 检查

CT 在骨关节系统中的应用弥补了 X 线摄影的影像重叠及软组织结构分辨不清的缺点,提高了病变的检出率和诊断的准确性,但价格较贵。目前,常用的是单层螺旋 CT 或多层螺旋 CT 检查,由于其具有扫描速度快、图像质量好、图像后处理功能强大等优点,在骨关节系统的应用越来越被重视。

**（一）基本扫描参数与技术**

1. 扫描范围及位置　需依据病变部位或范围而确定,若需要,还常同时扫描双侧以利于对照观察。由于 MSCT 具有强大的后处理功能,因此,多采用轴位扫描,然后根据需要进行冠状位、矢状位及其他各种斜位图像重建,以最大程度显示解剖结构和病变、以及空间位置关系。

2. 窗宽与窗位　骨骼窗宽一般采用 1000~2000Hu,窗位 200~250Hu;软组织窗宽多采用 400~600Hu,窗位 0~100Hu。

3. 扫描技术与方法

（1）长骨、四肢或脊柱区域常规扫描层厚 3~5mm,螺距 1.2~1.5。

（2）细小病变或细微解剖结构区域如腕、踝等,一般采用 1~2mm 层厚,螺距小于或等于 1。

（3）需要二维或三维图像重建的病例,可根据实际情况采用更薄的层厚和较小的螺距进行扫描,重建间隔采用 50%~60% 有效层厚,以达到满意的图像质量。

（4）采用高分辨力 CT 及骨算法扫描,重建图像可更好观察骨结构。

**（二）CT 平扫**

CT 平扫已成为骨关节系统最常用的检查方法之一,尤其是螺旋 CT 扫描及其图像后处理技术,如多平面重建、最大强度投影、表面遮盖显示和容积显示等技术,对于显示解剖复杂、结构重叠较多的部位,了解三维空间关系,已成为首选检查手段,可用于显示松质骨、皮质骨、骨髓腔及部分周围软组织结构,如皮肤、皮下脂肪、肌肉、肌间隙及较大的神经、血管结构,但对韧带、滑膜、半月板及关节软骨的显示不够理想。

**（三）CT 增强扫描**

1. CT 常规增强扫描　指应用高压注射器经外周静脉注入含碘对比剂（一般用量 80~100ml,注射速率 2.5~3.5ml/s）后,分别进行动脉期、静脉期或延迟扫描。动脉期扫描一般延迟时间为 25~30 秒,静脉期扫描延迟时间为 60~70 秒。CT 常规增强扫描主要用于显示病变血供情况,确定病变范围,发现病变有无坏死等,以利于定性诊断。

2. 动态 CT 增强扫描　主要用于了解组织、器官或病变的血液供应状况。

**（四）CT 血管造影**

主要用于观察骨关节病变的血供情况,在诊断方面,已逐步取代 DSA。

**（五）CT 关节造影**

可更清晰观察关节的解剖结构,如关节骨端、关节软骨、关节内结构及关节囊等。

**（六）CT 引导下穿刺活检**

主要用于定性诊断。

Notes

## 三、MRI 检查

MRI 是骨关节及肌肉系统常用的检查方法。MRI 具有软组织密度分辨力最高,多方位、多参数成像等优势,显示骨与骨髓、关节与关节软骨、关节内结构和软组织病变等优于 CT,但对钙化、细小骨化及骨皮质等的显示,不如 X 线和 CT,且价格昂贵。

### (一) MR 平扫

扫描范围同 CT,扫描方位除轴位外,还可直接进行冠状位、矢状位或其他任意方位扫描。扫描系列多种多样,但下列序列常用。

1. **自旋回波序列**　是肌肉骨骼系统 MRI 检查的基本序列,常用下列三种加权图像。

(1) $T_1$ 加权像(TR 300～600ms,TE 10～30ms):为基本检查序列之一,可显示肌肉、骨骼的解剖结构。

(2) 质子密度加权像(TR 1800～3000ms,TE 10～30ms):为基本检查序列之一,常与预饱和脂肪抑制技术合用,对显示骨髓、软骨及软组织病变有价值。

(3) $T_2$ 加权像(TR 1800～3000ms,TE 80～120ms):为基本检查序列之一,常与预饱和脂肪抑制技术合用,利于显示病变的形态和范围。

2. **梯度回波序列**　扫描速度快,可获得准 $T_1$ 和准 $T_2$ 图像,还可进行三维扫描,利于显示软骨结构,但信噪比差,磁敏感伪影明显。梯度回波序列在肌肉骨骼系统中的应用价值不如自旋回波序列,应用较少。

3. **脂肪抑制序列**　常用技术包括翻转恢复脂肪抑制序列和预饱和脂肪抑制技术,后者常与 $T_1$ 加权像、质子密度加权像或 $T_2$ 加权像联用,对骨髓、软组织病变的显示有价值。

### (二) MRI 增强扫描

1. **常规增强扫描**　常使用 SE $T_1$WI 联合使用预饱和法脂肪抑制技术,主要用于检查肌肉骨骼病变血供情况、确定病变与水肿的界限、区分肿瘤活性成分和坏死成分,也可用于早期发现肿瘤术后复发,是肿瘤治疗前后疗效观察的有用方法之一。

2. **动态增强扫描**　常使用 EPI 序列,主要用于了解组织、器官或病变的血液供应状况。

### (三) MR 血管造影

肌肉骨骼系统非增强血管造影常使用 2D TOF 技术,多用于四肢动脉成像,但成像时间长,图像质量较差,目前已较少应用。增强法血管造影常使用 3D TOF 技术联合应用对比剂快速团注技术进行成像,可用于体部及四肢血管成像。本方法成像速度快、对比分辨力高,为目前肢体血管的主要 MR 成像技术。

### (四) MR 引导下穿刺活检

MR 软组织分辨力高,可相对选择肿瘤活性成分进行取材,以得到更准确的病理结果,但价格昂贵且费时。

### (五) MR 关节造影

关节内注射 1:250 钆喷酸葡胺稀释液或生理盐水后,进行 MR 成像,利于观察关节内结构。

## 四、数字减影血管造影检查

常规数字减影血管造影检查(DSA)摄影体位为正位,为避免血管的重叠,可加照不同角度的斜位像。因为 DSA 为有创性检查且价格昂贵,CTA 和 MRA 有逐渐取代 DSA 在显示四肢血管病变及肌肉骨骼系统病变血供等方面的应用。目前,DSA 主要用于骨关节系统疑难病例的诊断、手术方案的制订或介入治疗。

1. **动脉数字减影血管造影术**　一般采用经股动脉进路的 Seldinger 技术。做一侧下肢动脉造影时,从对侧股动脉插管入腹主动脉,借助导丝使导管入患侧髂动脉,相继可入股动脉、腘动脉;若同时观察双侧下肢血管可直接在腹主动脉注射对比剂;做上肢检查时,导管可上行至主动脉弓,再作进一步选择。使用对比剂浓度不超过40%,注射速率6～15ml/s,注射总量15～30ml。

2. **静脉数字减影血管造影术**　主要用于显示静脉阻塞和静脉曲张。

(1) 上肢静脉造影:对比剂浓度30%～40%,经手背穿刺时,注射速率1～2ml/s;肘正中静脉或贵要静脉穿刺时,注射速率3～6ml/s,注射总量8～12ml。

(2) 逆行性下肢静脉造影:经大隐静脉或足背静脉注射,对比剂浓度30%～40%,注射速率2～3ml/s,注射总量15～30ml。

(3) 顺行性下肢静脉造影:经股静脉穿刺后注射,对比剂浓度30%～40%,注射速率1ml/s,注射总量60～70ml。

## 五、超 声 检 查

超声检查价格便宜,无辐射。主要用于下列几个方面:①用于检查软组织病变及四肢大血管的病变。超声对肌腱损伤、软组织囊实性病变的鉴别具有较大优势,对四肢动静脉的阻塞和静脉曲张的诊断也有一定价值;②超声引导下穿刺活检,简单易行,并可对囊性病变进行治疗。由于超声扫查野有限,密度分辨力不及CT和MRI,尤其是对骨骼的评价不如X线平片、CT和MRI。

## 六、核 素 检 查

放射性核素骨显像在骨关节系统中的应用非常广泛,对早期骨转移、骨坏死、骨髓病变等的显示非常敏感,但特异性差。$^{99m}$Tc标记的磷酸盐化合物是常用的骨显像剂。

## 七、正电子发射断层显像术

在肌肉骨骼系统中主要用于肿瘤,尤其是骨转移瘤的诊断与鉴别诊断。但价格昂贵,临床应用相对较少。近年来较广泛应用的PET/CT检查目前主要用于良恶性肿瘤鉴别、肿瘤复发和转移灶的监控、肿瘤放疗靶区定位、肿瘤治疗后疗效评估等方面。

## 第二节　正常影像解剖

骨骼按其形态的不同分为长管状骨、短管状骨、扁骨和不规则骨,按骨结构不同又分为密质骨和松质骨。密质骨构成骨的外层,即骨皮质。松质骨间隙大而多,骨小梁呈网格状,其中充以骨髓组织。除了关节端外,骨皮质表面都覆盖有骨膜,骨膜分内外两层,内层为富含血管的结缔组织,内含成骨细胞;外层为致密纤维组织,内含血管、淋巴管、神经。骨的中央为骨髓腔,腔内充满骨髓。

## 一、正常X线平片

(一) 长骨

成人的长骨分为骨干和骨端两部分(图9-1-1)。

1. 骨干

(1) 骨膜(periosteum):正常骨膜在X线平片上不显影,如出现骨膜则为病理现象。

(2) 骨皮质(cortical bone):为密质骨(compact bone)形成,密度均匀致密,在骨干中段最厚,向两端逐渐变薄。骨皮质外缘光滑整齐,仅在肌肉及肌腱韧带附着处隆起或凹凸不平。

(3) 骨松质(spongy bone):表现为致密的网格状骨纹理结构。

(4) 骨髓腔(medullary space):常被骨皮质和骨松质遮盖而显示不清,在骨干中段可显示为

Notes

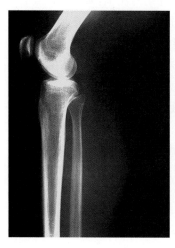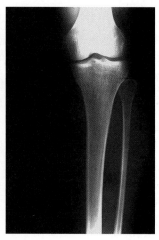

图 9-1-1　正常长骨和关节的正侧位 X 线片

边界不清、较为透亮的带状区。

2. 骨端　骨端的骨皮质多较菲薄且光滑锐利,但韧带附着处可不规则。其内可见较清晰的网络状的骨纹理,为骨小梁和小梁间隙构成的骨松质影像。

3. 常见变异

(1) 骨岛(bone island):表现为直径 1～4cm 的边缘清楚的圆形或卵圆形致密影,可见清楚的骨纹理结构,位于正常骨松质内。

(2) 软骨岛(cartilage island):表现为边界清楚的圆形透光区,边缘常围以硬化环。软骨岛钙化时,呈圆形致密影,与骨岛相似,但无骨纹理。

(3) 发育障碍线(developmental disturbance line):又称为生长障碍线(growth disturbance line),位于干骺区的一条或数条横行致密线,原因不明,可能为长骨纵向生长中受到暂时障碍,影响正常化骨而遗留下来的痕迹。

(4) 骨骺板遗迹(epiphyseal plate residuum):在长骨两端,相当于儿童时期骺软骨板的位置,可见有一条细致密影横贯骨干,可终身存在。

(二) 关节

1. 关节间隙(joint space)　X 线平片上为两个骨端骨性关节面间的透亮间隙,是关节软骨、关节间纤维软骨和真正的关节腔的投影。

2. 骨性关节面(bony articular surface)　表现为边缘光滑锐利的线样致密影,通常凹侧关节面较凸侧为厚。

3. 关节囊　一般在 X 线平片上不显影,有时在关节囊外脂肪层的衬托下可见其边缘。关节积液时,其内层滑膜肿胀亦可显影。

4. 韧带　大关节的韧带在脂肪的衬托下有时可显影。

(三) 脊柱

脊柱由脊椎和其间的椎间盘组成(图 9-1-2)。

1. 正位片

(1) 椎体:呈长方形,从颈椎、胸椎到腰椎依次增大。椎体边缘密度较高而均匀,轮廓光滑。椎体上下缘的致密线状影为终板(end plate),其间的透明间隙为椎间隙(intervertebral space),是椎间盘的投影。

(2) 椎体两侧可见横突影,其外侧端圆滑。

(3) 椎弓根:指椎弓与椎体连结处,呈环状致密影。椎弓根的上、下方分别为上关节突、下

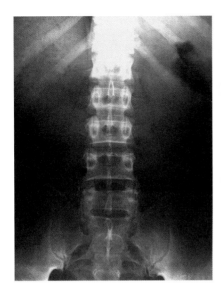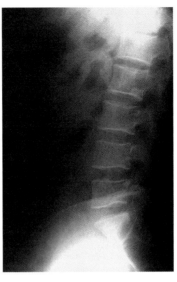

图 9-1-2 正常成人腰椎的正侧位 X 线片

关节突的影像。

（4）棘突：表现为椎体中央偏下方呈尖端向上类三角形的致密影。

2. 侧位片

（1）椎体：呈长方形，上下缘与后缘呈直角。自下胸椎起，椎间隙向下逐渐增宽。侧位片可更好观察椎间隙。

（2）椎板：位于椎弓根与棘突之间，左右椎板联合形成椎弓，椎体后方纵行的半透亮区为椎管影像。棘突指向后下方。

（3）上、下关节突：分别位于椎弓根与椎弓板连结之上、下方，下关节突位于下一椎体上关节突的后方。同一脊椎上、下关节突之间为椎弓峡部。

（4）椎间孔：位于相邻的椎弓根、椎体、关节突和椎间盘之间。

3. 斜位片 腰椎斜位片可更好显示椎弓峡部，上下关节突。颈椎斜位片可较好显示椎间孔。

4. 常见变异

（1）椎体永存骨骺（persistence osteoepiphysis）：是椎体前上缘多余的圆形小骨块。

（2）棘突、横突、上、下关节突的永存骨骺：在上述骨突处可见分离的小骨块。

（3）椎体数目变异：常见腰椎骶化或骶椎腰化。

（4）椎弓部不愈合：常见于第 4、5 腰椎及第 1 骶椎。

（5）游离棘突（free spinous processes）：多见于第 4、5 腰椎和第 1 骶椎，棘突与椎弓未愈合。

（四）软组织

由于各种软组织密度差别不大，缺乏明确的天然对比，故 X 线平片无法显示清楚，仅可观察某些肌肉、肌腱和韧带的轮廓。

（五）儿童期骨关节的 X 线特点

儿童骨、关节处在发育阶段，具有与成人不同的特点（图 9-1-3）。

1. 骨干 表现与成人相似，但较成人细小，随年龄增长而逐渐增大。

2. 干骺端（metaphysis） 为骨干增宽的端部，主要为松质骨结构，是骨骼生长最活跃的部位。X 线平片表现为互相连接而交叉成海绵状的条状阴影。干骺端骺侧可见一不规则致密线，为先期钙化带（provisional zone of calcification），由钙化的软骨基质和初级骨小梁组成。

Notes

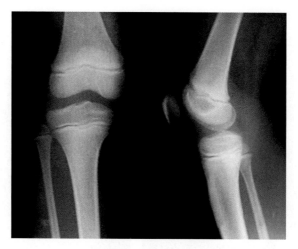

图 9-1-3　儿童正常长骨和关节的正侧位 X 线片

3. 骨骺(epiphysis)　位于长骨两端或突出部,开始多为软骨,即骺软骨(epiphyseal carti-lage),X 线平片上不显影。儿童发育期,四肢长骨/短骨的骺软骨中心出现二次骨化中心(sec-ondary ossification center),X 线表现为小点状致密影,随年龄增长,二次骨化中心逐渐增大形成骨松质,边缘也逐渐变光整,最后与骨干愈合。

4. 骨骺板(epiphyseal plate)和骨骺线(epiphyseal line)　为干骺端与骨骺间的软骨投影。儿童期呈透明带,称为骨骺板,随年龄的增大逐渐变窄呈透亮线,称为骨骺线,最终消失。

5. 关节间隙　儿童骺软骨未完全骨化而较厚,因此关节间隙较成人宽。

## 二、正常 CT 表现

(一) 骨

在 CT 轴位骨窗图像上,骨皮质呈致密的线状、带状影,骨小梁表现为细密的网状影,骨髓腔因含脂肪而呈低密度(图 9-1-4)。多平面重建冠状位、矢状位影像表现与 X 线平片相似,但因层厚薄、无重叠而显示更清晰。

(二) 关节

CT 轴位骨窗图像可显示关节骨端和骨性关节面,后者表现为线状高密度影(图 9-1-5)。适当调整窗宽、窗位可见关节囊、周围肌肉和韧带的断面,但显示不如 MRI 清晰。正常少量关节腔内液体在 CT 上难以发现。多平面重建可显示冠状位、矢状位影像(图 9-1-6)。

(三) 脊柱

1. 经椎体中部的层面　椎体呈后缘向前凹的圆形结构,可见由椎体、椎弓根和椎弓板构成的椎管骨环,环的两侧有横突,后方可见棘突。椎弓板内侧可见附着的黄韧带(ligamentum flava),呈 2~4mm 厚的软组织密度影(图 9-1-7)。

2. 经椎体上、下部的层面　椎体呈后缘向前凹的肾形,其后方可见椎间孔和上下关节突(图 9-1-8)。

3. 经椎间盘的层面　椎间盘密度高于硬膜囊而低于椎体,其后方可见呈软组织密度的硬膜囊影(dural sac)(图 9-1-9)。

(四) 软组织

在 CT 轴位断面上,软组织窗可显示软组织结构,能区分肌肉、脂肪、血管等结构(图 9-1-10)。

Notes

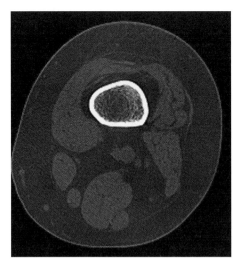

图 9-1-4 正常骨干横轴位 CT 图像

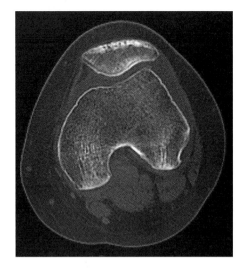

图 9-1-5 正常关节轴位 CT 图像

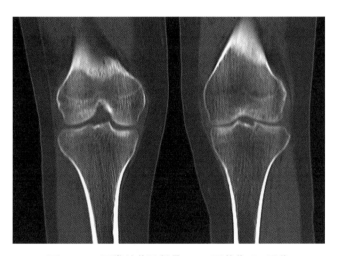

图 9-1-6 正常关节及长骨 MPR 冠状位 CT 图像

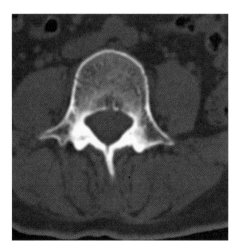

图 9-1-7 经腰椎椎体中部层面的
正常 CT 横轴位图像

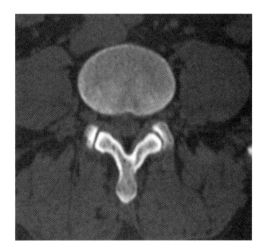

图 9-1-8 经腰椎椎体上部层面的
正常 CT 横轴位图像

Notes

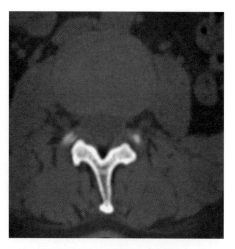

图 9-1-9 经腰椎椎间盘层面
正常 CT 横轴位图像

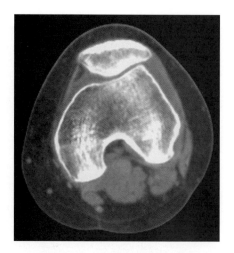

图 9-1-10 正常膝关节 CT 横轴
位软组织窗图像

## 三、正常 MRI 表现

（一）骨骼

MRI 能清楚显示骨骼的各种结构（图 9-1-11、9-1-12）。

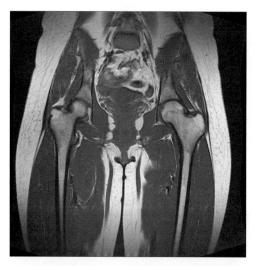

图 9-1-11 正常股骨中上段 MRI 冠
状位 $T_1WI$ 图像

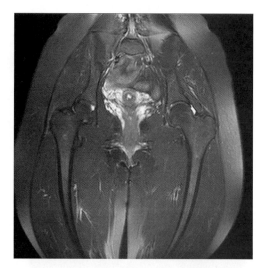

图 9-1-12 正常股骨中上段 MRI 冠
状位脂肪抑制 $T_2WI$ 图像

1. 骨组织因缺乏氢质子，在所有序列中骨皮质和骨松质均为极低信号。

2. 黄骨髓信号与脂肪相似，在 $T_1WI$ 与 $T_2WI$ 上均为高信号。

3. 新生儿期红骨髓在 $T_1WI$ 上信号强度等于或低于肌肉，儿童和成人期红骨髓高于肌肉低于脂肪。红骨髓在 $T_2WI$ 上信号强度增高，类似于皮下脂肪信号。

（二）关节

MRI 可清楚显示关节的各种结构（图 9-1-13、9-1-14）。

1. **关节软骨**（joint cartilage） 在 $T_1WI$ 与 $T_2WI$ 上均呈弧形中等或略高信号，信号均匀，表面光滑。半月板由纤维软骨构成，在 $T_1WI$、PDWI 和 $T_2WI$ 上均呈均匀的低信号影。

2. **骨性关节面** 位于关节软骨下方，在 $T_1WI$ 与 $T_2WI$ 上均呈清晰锐利的低信号。

3. **骨髓腔** 位于骨性关节面下方及骨干中央区，在 $T_1WI$ 与 $T_2WI$ 上均呈高信号。

Notes

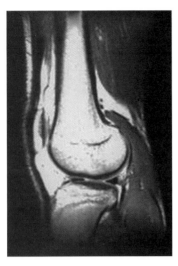

图9-1-13　正常膝关节 MRI 矢状位 $T_1WI$ 图像

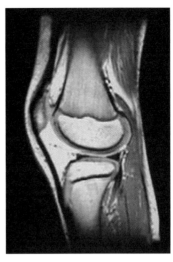

图9-1-14　正常膝关节 MRI 矢状位 $T_2WI$ 图像

4. **关节内其他结构**　韧带、关节囊等在 $T_1WI$ 与 $T_2WI$ 上均呈低信号。关节腔内液体（滑液）在 $T_1WI$ 呈薄层低信号影，在 $T_2WI$ 上呈高信号。

**（三）脊柱**

MRI 矢状位、横轴位和冠状位可连续显示脊柱的解剖结构（图9-1-15、9-1-16）。

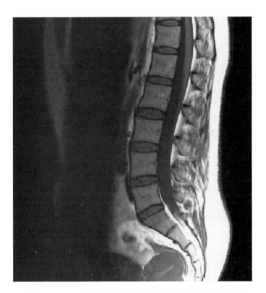

图9-1-15　正常腰椎 MRI 矢状位 $T_1WI$ 图像

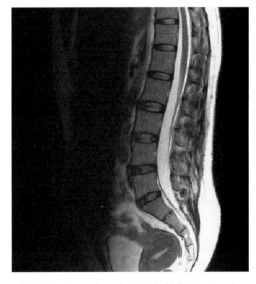

图9-1-16　正常腰椎 MRI 矢状位 $T_2WI$ 图像

1. **椎间盘**　在 $T_1WI$ 上呈较低信号，髓核（nucleus pulposus）和内、外纤维环（annulus）不能区分，而在 $T_2WI$ 上，髓核和纤维环内层呈高信号，纤维环外层呈低信号。随着年龄增长，髓核开始被排列无序的纤维软骨取代，同时髓核和纤维环含水量也进行性下降，最终髓核与纤维环混合，椎间盘完全干化、碎裂，$T_2WI$ 上呈低信号。

2. **椎管内脑脊液**　在 $T_1WI$ 为低信号，在 $T_2WI$ 上为高信号。

3. **椎体骨髓**　在 $T_1WI$ 为高信号，在 $T_2WI$ 为中等或略高信号。

4. 椎体边缘骨皮质、前及后纵韧带、黄韧带和椎间盘纤维环最外层纤维在各种序列上均为低信号，不易区别。

5. MRI 还能显示硬膜外脂肪（epidural fat）、硬膜囊和脊髓（spinal cord）等结构。

（四）软组织

骨与关节周围的软组织结构在 MRI 上可清晰显示。

1. 肌肉在 $T_1WI$ 呈等或略低信号，$T_2WI$ 为低信号。

2. 脂肪在 $T_1WI$ 与 $T_2WI$ 上均为高信号。

3. 纤维组织、肌腱、韧带在各种序列上均为低信号。

4. 血管因其内血液流动，在 MRI 上呈流空现象而表现为无信号的圆形或条状结构。

5. 神经结构呈中等软组织信号。

## 四、放射性核素骨显像

（一）成人

全身骨骼显像呈对称性放射性浓集，扁平骨（肋骨、颅骨等）、长骨的骨端放射性浓聚较多，而长骨骨干放射性浓聚较少。

（二）儿童

长骨骨骺端及肋骨前缘放射性浓聚较多，股骨远端、胫骨近端、肱骨近端浓聚最多，与其代谢活跃程度成正比。

# 第三节　骨与关节基本病变的影像征象

## 一、骨骼基本病变

（一）骨质疏松

1. **概念**　骨质疏松（osteoporosis）是指单位体积内骨组织的含量减少。骨组织的有机成分和无机成分同时按比例减少，骨微细结构变脆弱，骨折危险性增加。组织学变化主要是皮质骨变薄，哈弗氏管和伏克曼氏管扩大，骨小梁减少、变细甚至消失，小梁间隙加大。

2. **病因**　骨质疏松分为局限性和全身性。

（1）局限性骨质疏松：多见于肢体废用、炎症、血管神经功能障碍、肿瘤等。

（2）全身性骨质疏松：又分为原发性及继发性骨质疏松。原发性骨质疏松的病因尚不清。继发性骨质疏松常见于甲状旁腺功能亢进，老年及绝经后，维生素 C 缺乏病（坏血病），酒精中毒等。

3. **X 线表现**

（1）骨密度降低，骨皮质变薄，皮质内部出现条状或隧道状透亮影，称为皮质条纹征。骨小梁变细、减少，但边缘清晰，骨髓腔和小梁间隙增宽（图 9-1-17）。严重者骨密度与软组织密度相仿，骨小梁几乎完全消失，骨皮质细如线状，可合并病理性骨折及肢体或躯干畸形。

（2）脊椎体骨质疏松主要表现为横行骨小梁减少或消失，纵行骨小梁相对明显；严重时，椎体变扁呈双凹状，椎间隙增宽，常可因轻微外伤导致呈椎体楔状压缩骨折（图 9-1-18）。

4. **CT 表现**　与 X 线表现基本相同。

5. **MRI 表现**

（1）老年性骨质疏松：松质骨由于骨小梁变细、减少和黄骨髓增多，在 $T_1WI$ 和 $T_2WI$ 信号均增高。骨皮质变薄，皮质内部可出现条状高信号。

（2）炎症、肿瘤、骨折等引起的骨质疏松，因局部充血、水肿可表现为长 $T_1$ 长 $T_2$ 信号。

6. **骨显像表现**

（1）多数正常。

（2）严重者可见骨骼放射性稀疏。

（二）骨质软化

1. **概念**　骨质软化（osteomalacia）是指单位体积内类骨质钙化不足，骨的有机成分正常，钙

Notes

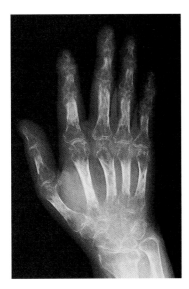 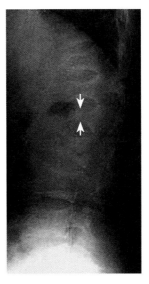

图 9-1-17　骨质疏松（1）　　　　　　　图 9-1-18　骨质疏松（2）
X 线平片，示右手掌指骨及腕骨骨小梁　　　X 线平片，示腰椎骨质密度减低，下胸
稀少，骨髓腔和小梁间隙增宽　　　　　　　上腰椎椎体变扁并呈双凹征

盐含量降低，导致骨质变软。组织学变化主要是未钙化的骨样组织增多，骨骼失去硬度而变软、变形，尤以负重部位为著。

2. 病因　多见于钙磷代谢障碍和维生素 D 缺乏。

3. X 线表现

（1）与骨质疏松相似处：骨质密度降低，骨皮质变薄，骨小梁变细、减少。

（2）与骨质疏松不同之处：骨质软化的骨小梁和骨皮质因含有大量未钙化的骨样组织而边缘模糊；由于骨质变软，承重骨常发生各种变形，并可出现假骨折线（pseudo-fracture line），又称为 Looser 带（图 9-1-19、9-1-20）。

（3）干骺端和骨骺的改变：在干骺未愈合前可见骺板增宽、先期钙化带不规则或消失，干骺端呈杯口状，边缘呈毛刷状。

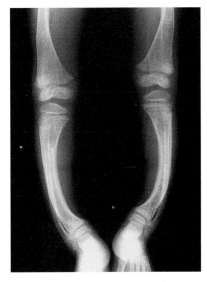 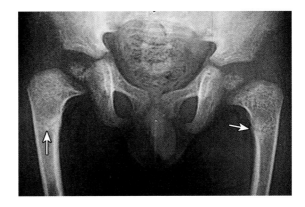

图 9-1-19　骨质软化（1）　　　　　　　图 9-1-20　骨质软化（2）
X 线平片，示双下肢长骨弯曲变形呈 O　　　X 线平片，示双侧股骨上段可见假骨折线
形腿，干骺端增宽、毛糙

4. CT 表现　与 X 线表现基本相同,以冠状位或矢状位多平面重建图像显示更清楚。

5. MRI 表现　MRI 很少用于诊断骨质软化。

（三）骨质破坏

1. 概念　骨质破坏(bone destruction)是指局部骨质为病理组织所取代而造成的骨组织缺失。它是由病理组织本身直接使骨组织溶解吸收,或由病理组织引起的破骨细胞生成及活动亢进所致。骨皮质和松质骨均可发生破坏。

2. 病因　多见于炎症、肉芽组织、肿瘤或肿瘤样病变、神经营养性障碍等疾病。

3. X 线表现

（1）局部骨质密度减低、骨小梁稀疏、正常骨结构消失。松质骨破坏,在早期表现为局限性骨小梁缺损。骨皮质破坏,在早期发生于哈弗氏管,造成管腔扩大,呈筛孔状,骨皮质内外表层均破坏时则呈虫蚀状(图 9-1-21)。骨破坏严重时往往有骨皮质和松质骨的大片缺失。

（2）不同原因引起的骨质破坏各具特点:①急性炎症或恶性肿瘤常引起活动性或进行性骨质破坏,骨质破坏进展较迅速,形状不规则,边界模糊,常呈大片状,称为溶骨性骨质破坏(osteolytic destruction)(图 9-1-22);②慢性炎症或良性骨肿瘤引起的骨质破坏进展较缓慢,边界清楚,有时在骨破坏边缘可见致密的反应性骨质增生硬化带。骨质破坏靠近骨外膜时,骨质破坏区不断向周围扩大,伴有骨膜下新骨不断生成,造成骨轮廓的膨胀,称为膨胀性骨质破坏;③神经营养性障碍时,因局部麻木,不自觉的屡次受到外伤,而出现骨质破坏,骨、关节结构严重紊乱,骨端的碎骨片散布于关节周围,骨关节严重破坏,而自觉症状轻微为其特点。

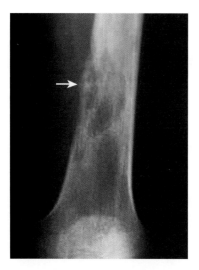

图 9-1-21　骨质破坏的 X 线表现(1)
X 线平片,示股骨远段偏心性不规
则骨质破坏,边缘呈鼠咬状

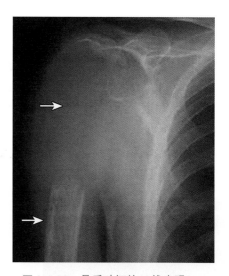

图 9-1-22　骨质破坏的 X 线表现(2)
X 线平片,示肱骨近端溶骨性破坏,
局部骨结构消失

4. CT 表现　比 X 线平片更早、更易显示骨质破坏,MPR 图像还可从多方位观察病变(图 9-1-23)。

（1）骨皮质破坏:CT 表现为骨皮质内出现小透亮区,或骨皮质内外表面呈不规则虫蚀状改变,骨皮质变薄或出现缺损。

（2）松质骨破坏:早期骨质破坏的 CT 表现为骨小梁稀疏,局限性骨小梁缺损区多呈软组织密度,逐渐发展为斑片状甚至大片状缺损。

5. MRI 表现

（1）骨皮质破坏表现与 CT 相似,破坏区周围的骨髓因水肿呈模糊的长 $T_1$、长 $T_2$ 信号。

（2）骨松质破坏表现为高信号的骨髓被较低信号或混杂信号的病理组织取代(图 9-1-24)。

Notes

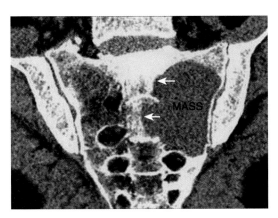

图 9-1-23 骨质破坏的 CT 表现
CT 的 MPR 冠状位图像,示左侧骶骨
骨质破坏,并可见软组织肿块

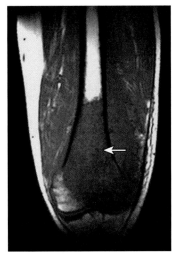

图 9-1-24 骨质破坏的 MRI 表现
MRI 的 $T_1WI$,示股骨下端高信号的骨
髓被较低信号的病理组织取代

6. 骨显像表现

(1) 异常放射性浓聚区:最常见,反映骨破坏和新骨形成,骨代谢活跃。见于骨转移瘤、恶性骨肿瘤、骨折、畸形性骨炎等。

(2) 异常放射性稀疏区:反映局部溶骨迅速,来不及形成新骨,骨血供减低。常见于进展迅速的恶性肿瘤。

(四) 骨质硬化与增生

1. 概念 骨质硬化(osteosclerosis)与骨质增生(hyperostosis)是指单位体积内骨质数量增多。组织学上可见骨皮质增厚、骨小梁增多增粗。

2. 病因 成骨活动增多或破骨活动减少或二者同时作用的结果。

(1) 全身性骨质硬化:常见于代谢性骨病、金属中毒、遗传性骨发育障碍,如肾性骨硬化、铅中毒、骨硬化病等。

(2) 局限性骨质硬化:常见于慢性炎症、退行性变、外伤后的修复及成骨性肿瘤等。

3. X 线表现 骨质密度增高,骨皮质增厚,骨小梁增多、增粗,小梁间隙变窄、消失,髓腔变窄,严重者难以区分骨皮质与骨松质(图 9-1-25)。

4. CT 表现 与 X 线表现基本相似。CT 显示重叠部位及细小的骨质硬化较佳,MPR 图像还可从多方位观察病变(图 9-1-26)。

5. MRI 表现 增生硬化的骨质在 $T_1WI$ 和 $T_2WI$ 上均呈低信号。

(五) 骨膜增生

1. 概念 骨膜增生(periosteal proliferation)又称骨膜反应(periosteal reaction),指在病理情况下骨膜内层的成骨细胞活动增加所产生的骨膜新生骨(sub-periosteal new bone)。骨膜反应一般意味着骨质有破坏或损伤。组织学上可见骨膜内层成骨细胞增多,形成新生骨小梁。

2. 病因 多见于炎症、肿瘤、外伤等。

3. X 线表现

(1) 早期表现为与骨皮质平行的、长短不一的细线样致密影,与骨皮质间有较窄的透明间隙(图 9-1-27);随之骨膜新生骨逐渐增厚,由于骨小梁排列形式不同而表现各异,可呈线状、层状、花边状(图 9-1-28)。

(2) 骨膜增生的厚度、范围及形态与病变的性质、部位和发展阶段有关:①一般炎症所致的骨膜反应较广泛,肿瘤引起的较局限;②边缘光滑、致密的骨膜反应多见于良性病变,骨膜增生

Notes

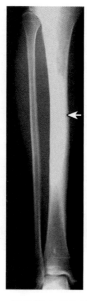

图 9-1-25　骨质增生硬化的 X 线表现
X 线平片,示胫骨增粗、密度增高,
髓腔与皮质难以区分

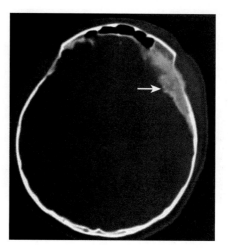

图 9-1-26　骨质增生硬化的 CT 表现
平扫 CT 骨窗,示左侧额骨肥厚,呈高
密度磨玻璃样改变

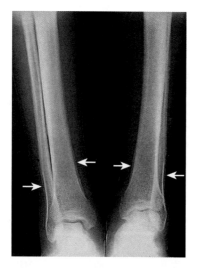

图 9-1-27　骨膜反应的 X 线表现
X 线平片,示胫腓骨周围可见与骨皮质平
行的线样致密影,与皮质间有较窄的透明
间隙

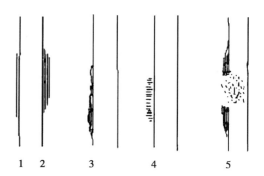

图 9-1-28　各种类型骨膜反应示意图
1. 线状;2. 成层状;3. 花边状;4. 放射状;
5. 骨膜三角(Codman 三角)

的厚度超过 1mm 者,良性机会更大;③针状或日光状骨膜反应(sunburst periosteal reaction)常提示病变进展迅速、侵蚀性较强(图 9-1-29);④层状、葱皮样骨膜反应(laminar periosteal reaction)可见于良性或恶性病变(图 9-1-30);⑤浅淡的骨膜增生常见于急性炎症或高度恶性肿瘤;⑥骨膜三角(Codman triangle):骨膜新生骨可重新被破坏,破坏区两端残留的骨膜呈三角形或袖口状(图 9-1-31),常为恶性肿瘤的征象。

　　4. CT 表现　与 X 线表现基本相似。CT 显示重叠部位的骨骼以及扁平骨、不规则骨的骨膜增生较佳,MPR 图像还可从多方位观察病变(图 9-1-32)。

　　5. MRI 表现　MRI 对骨膜增生的显示要早于 CT 和 X 线平片。

　　(1) 在矿物质沉积前,表现为骨膜增厚,$T_1WI$ 上呈等信号,$T_2WI$ 上呈高信号的连续线样影。

Notes

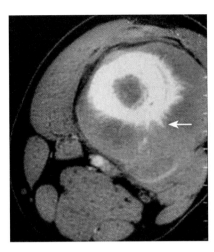

图 9-1-29　骨肉瘤骨膜反应 CT 表现
股骨骨肉瘤：平扫 CT,示放射样骨膜反应

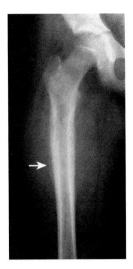

图 9-1-30 尤因肉瘤骨膜反应
尤因肉瘤：X 线平片,示葱皮样骨膜反应

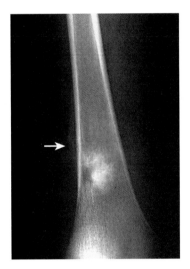

图 9-1-31　骨肉瘤骨膜反应 X 线表现
股骨下端骨肉瘤：X 线平片,示肿瘤内上方
骨膜三角(Codman 三角)出现

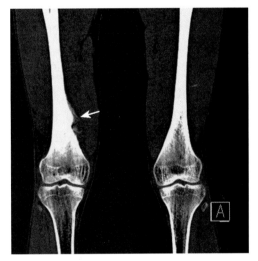

图 9-1-32　骨膜反应的 CT 表现
CT 的冠状位 MPR,可见位于内侧的骨膜三角

(2) 矿物质明显沉积后,在 $T_1WI$ 和 $T_2WI$ 上一般均呈低信号。

(六) 骨质坏死

1. **概念**　骨质坏死(osteonecrosis)是指骨组织的局部代谢停止,细胞成分死亡,坏死的骨质称为死骨(sequestrum)。组织学上见骨细胞死亡、消失。早期骨的骨质结构和无机盐含量尚无变化,骨无明显的形态学变化;修复阶段周围新生肉芽组织向死骨生长,出现破骨细胞对死骨吸收、成骨细胞形成新骨。

2. **病因**　常见于炎症、外伤、梗死、某些药物、放射性损伤等。

3. **X 线表现**

(1) 早期无阳性表现。

(2) 1~2 月后在死骨周围骨质被吸收导致密度降低,或周围肉芽组织及脓液的衬托下,坏死骨呈相对密度增高影(图 9-1-33)。随后坏死骨组织压缩,新生肉芽组织侵入并清除死骨,死骨内部出现骨质疏松区和囊变区(图 9-1-34)。

(3) 晚期死骨被清除,新骨形成,出现真正的骨质密度增高。

Notes

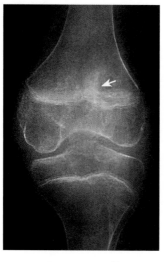

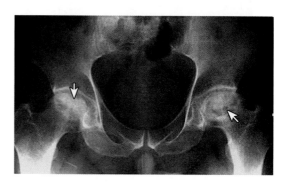

图 9-1-33　死骨
胫骨下端骨髓炎:X 线平片,示破坏
区内斑块状略高密度的死骨

图 9-1-34　骨坏死(1)
X 线平片,示双侧股骨头密度增高,周围出现
不规则低密度区和囊变区

4. CT 表现　与 X 线表现基本相似,但更早发现骨坏死(骨小梁排列异常),更易发现细小的死骨。

5. MRI 表现　MRI 对骨质坏死的显示要早于 CT 和 X 线。

(1) 在骨密度和形态尚无变化前,即可出现骨髓信号的改变,坏死区形态多不规则,$T_1WI$上呈均匀或不均匀的等或低信号,$T_2WI$ 上呈中到高信号。死骨外周为 $T_1WI$ 呈低信号、$T_2WI$ 呈高信号的肉芽组织和软骨化生组织带;最外侧为 $T_1WI$ 和 $T_2WI$ 均呈低信号的新生骨质硬化带,二者构成双线征(图 9-1-35)。

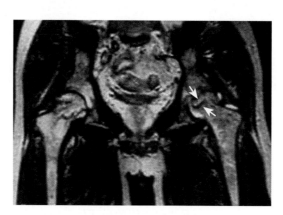

图 9-1-35　骨坏死(2)
双侧股骨头坏死:MRI 的冠状位 $T_2WI$,示"双线征"

(2) 晚期,坏死区出现纤维化和骨质增生硬化,在 $T_1WI$ 和 $T_2WI$ 上一般均呈低信号。

6. 骨显像表现　坏死区呈"冷区"或放射性稀疏区,周边常见放射性浓聚。

(七) 软骨钙化

1. 概念　软骨钙化(chondral calcification)是指软骨基质钙化,标志着骨内或外有软骨组织或瘤软骨的存在。软骨钙化分为生理性(如肋软骨钙化)和病理性(如瘤软骨的钙化)。

2. X 线表现　软骨钙化表现为大小不同的环形或半环形高密度影,中心部密度可减低,或呈磨玻璃状。

(1) 良性病变的软骨钙化密度较高,环形影清楚、完整(图 9-1-36、9-1-37)。

Notes

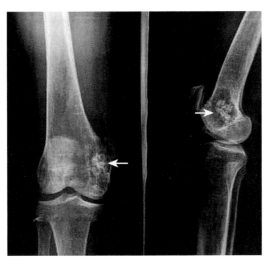

图 9-1-36 软骨钙化 X 线表现(1)
股骨下端成软骨细胞瘤:X 线平片,示病变
内见环状或半环状钙化

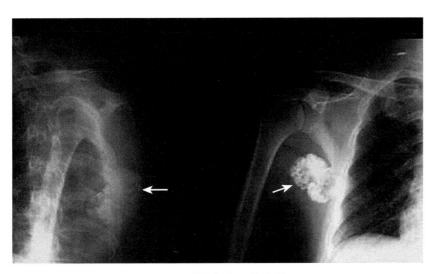

图 9-1-37 软骨钙化 X 线表现(2)
X 线平片,示右侧肩胛骨下外方可见团状钙化

（2）恶性病变的软骨钙化密度减低、边缘模糊,环形影多不完整,钙化量也较少。

3. CT 表现 与 X 线表现基本相似(图 9-1-38),但由于避免了组织重叠,能更好显示钙化的位置和特点(图 9-1-39),MPR 图像及三维成像显示软骨钙化范围、部位及与周围骨和其他组织的关系更佳(图 9-1-39)。

4. MRI 表现 瘤软骨钙化在 $T_1WI$ 和 $T_2WI$ 上一般均呈低信号。

（八）骨内矿物质沉积

部分矿物质进入人体后,可部分沉积于骨内或引起骨代谢变化。

铅、磷、铋等进入体内后,大部分沉积于骨内。生长期主要沉积于生长较快干骺端,X 线表现为干骺端多条横行的厚薄不一的致密带;于成年期则一般不易显示。

氟进入人体过多可引起成骨活跃,产生骨增生、硬化;亦可引起破骨活动增加,骨样组织增多,发生骨质疏松或软化。氟与骨基质中的钙质结合后导致的骨质变化称为氟骨症,骨质结构变化以躯干骨明显,X 线表现为骨小梁粗糙、紊乱而骨密度增高。

（九）骨骼变形

骨骼变形(deformation of bone)多与骨骼的大小改变并存,可累及一骨、多骨或全身骨骼。局

Notes

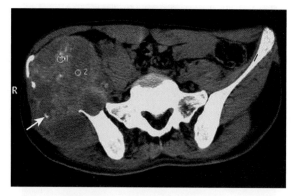

图 9-1-38　软骨钙化 CT 表现(1)

髂骨软骨肉瘤:平扫 CT,示骨质破坏区及软
组织肿块内有斑点状钙化

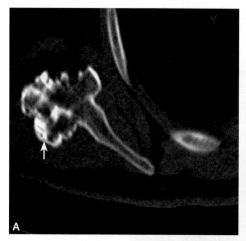

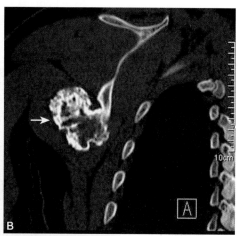

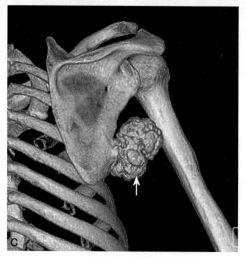

图 9-1-39　软骨钙化 CT 表现(2)

A. CT 横轴位;B. 冠状位 MPR;C. 三维图像,示右侧肩胛骨下外方团状钙化,三维图像
清晰显示钙化与肩胛骨关系

部病变和全身性疾病均可引起,如骨的先天性发育异常、创伤、炎症、代谢性、营养性、遗传性、地方
流行性和肿瘤性病变均可导致骨骼变形。局部骨骼增大可见于血供增加和发育畸形等病变,如软
组织和骨的血管瘤、巨肢症和骨纤维性结构不良等。全身性骨骼短小可见于内分泌障碍,如垂体性
侏儒等。骨骺和骺软骨板的损伤可使肢体骨缩短。骨肿瘤可导致骨局部膨大凸出。脊椎的先天畸

Notes

形如半椎体、蝴蝶椎可引起脊柱侧弯、后凸。骨软化症和成骨不全可引起全身骨骼变形。

## 二、关节基本病变

（一）关节肿胀

1．概念　关节肿胀(swelling of joint)多由于关节腔积液或关节囊及其周围软组织急、慢性炎症（充血、水肿）、出血所致。

2．病因　常见于炎症、外伤及出血性疾病等。

3．X线表现

（1）关节周围软组织肿胀,结构层次不清,脂肪间隙模糊,关节区密度增高（图9-1-40）。

（2）关节间隙增宽:关节腔积液量较多时可见。

4．CT表现　显示关节周围软组织肿胀优于X线平片,CT可以直接显示关节腔内的液体和关节囊的增厚（图9-1-41）。

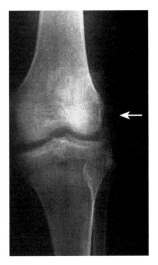

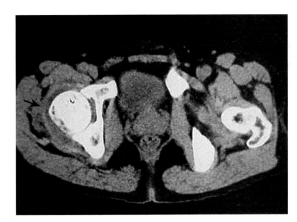

图9-1-40　关节肿胀
X线平片,示关节周围软组织肿大,密度增高,周围结构层次不清,脂肪间隙模糊

图9-1-41　关节肿胀(积液)
平扫CT,示右侧髋关节关节囊肿胀,呈环形低密度区(黑箭)

5．MRI表现　显示关节周围软组织肿胀、关节腔内的液体、关节囊的增厚优于CT。关节积液及软组织水肿呈长 $T_1$、长 $T_2$ 信号（图9-1-42）。

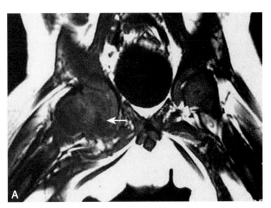

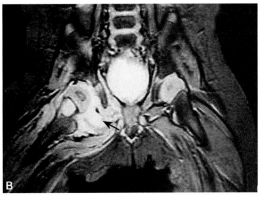

图9-1-42　关节肿胀(积液)
A. MRI的 $T_1WI$;B. $T_2WI$,示右髋关节明显肿胀,呈长 $T_1WI$ 长 $T_2WI$ 信号

Notes

（二）关节间隙异常

1. 概念　关节间隙异常可表现为增宽、变窄或宽窄不均。

2. 病因　关节间隙增宽常见于关节积液、关节软骨增厚、滑膜肿瘤。关节间隙变窄常见于退行性骨关节病（关节软骨广泛磨损、破坏）。若局部关节软骨细胞增生与坏死同时存在则可引起关节间隙宽窄不均。

3. 影像表现　X线平片可发现病变关节间隙和局部骨质的改变（图9-1-43），而CT和MRI不仅可发现间隙的改变，还能发现造成改变的某些原因，如CT和MRI均可直接显示导致关节间隙增宽的关节积液，MRI可较早显示关节软骨的变薄、缺损，还可显示滑膜的增厚。

（三）关节破坏

1. 概念　关节破坏（destruction of joint）是指关节软骨及其下方的骨质被病理组织侵犯、代替。

2. 病因　常见于急慢性关节感染、肿瘤、类风湿关节炎、痛风等。

3. X线表现　早期仅累及关节软骨时，表现为关节间隙变窄。累及骨质时据病因表现为不同形态的骨破坏和缺损（图9-1-44）。根据关节破坏的开始部位和进程，可以诊断某些关节疾病（表9-1-1）。

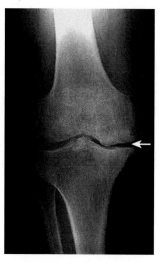

图9-1-43　关节间隙异常
X线平片，示膝关节骨关节炎关节
间隙宽窄不均（内侧变窄，白箭）

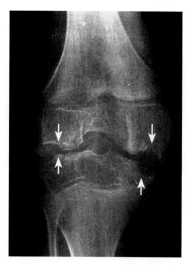

图9-1-44　关节破坏
X线平片，示关节软骨下骨质缺损，
骨关节面凹凸不平（白箭）

表9-1-1　常见的关节疾病的关节破坏特点

| | 急性化脓性关节炎 | 关节结核 | 类风湿关节炎 |
|---|---|---|---|
| 破坏部位 | 始于关节持重面或从关节边缘侵及软骨下骨质 | 始于关节边缘部 | 始于关节边缘部 |
| 进程 | 软骨与骨破坏进展快，范围广，多同时有骨质硬化 | 进展慢，逐渐累及骨质，边缘部分呈虫蚀状破坏 | 晚期才引起关节破坏，多呈小囊状破坏 |

4. CT表现　与X线表现基本相似，但能较早发现细小的骨质破坏。

5. MRI表现　能早期发现关节软骨及软组织改变。

（四）关节退行性变

1. 概念　关节退行性变（degeneration of joint）是指关节软骨变性坏死，逐渐被纤维组织取

Notes

代,病变可累及软骨下骨质,引起骨质增生硬化致使关节面凹凸不平、关节边缘骨赘形成,关节囊增厚、韧带骨化等改变。

2. **病因** 多见于老年人、慢性创伤、长期关节过度负重、化脓性关节炎等。

3. **X 线表现**

(1) 早期:骨性关节面模糊、中断和部分消失。

(2) 中晚期:关节间隙变窄(尤其在关节负重部位),关节面骨质增生硬化,关节囊肥厚,韧带骨化,关节非负重部位可形成明显的骨赘。关节面下出现大小不等的透亮区,表明有软骨下骨囊肿形成。重者可发生关节变形(图9-1-45)。

4. **CT 表现** 与 X 线表现基本相似,CT 显示软骨下骨囊肿、关节囊肥厚、韧带增生、钙化与骨化好于 X 线平片(图9-1-46)。

5. **MRI 表现** 能早期发现关节软骨的改变,在显示软骨下骨囊肿,滑膜增生,关节囊肥厚方面有优势。

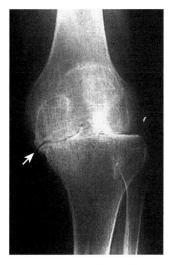
图9-1-45 关节退行性变
X 线平片,示关节间隙变窄,边缘
骨赘形成,关节变形(白箭)

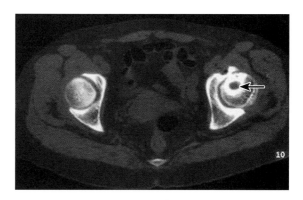
图9-1-46 关节退行性变
平扫 CT,示双髋关节骨质增生硬化,左股骨
头有软骨下囊变(黑箭)

**(五) 关节强直**

1. **概念** 关节强直(ankylosis of joint)是指滑膜关节骨端之间被异常的骨或纤维组织连结,可分为骨性和纤维性两种。

2. **病因**

(1) 骨性强直:常见于化脓性关节炎、强直性脊柱炎。

(2) 纤维性强直:常见于关节结核、类风湿关节炎。

3. **X 线表现**

(1) 骨性强直:关节间隙明显变窄,部分性或完全消失;可见骨小梁通过关节间隙连结两侧骨端(图9-1-47)。

(2) 纤维性强直:关节间隙变窄,仍保留关节间隙透亮影,无骨小梁贯穿。

4. **CT 表现** 与 X 线表现基本相似,MPR 图像可清晰显示关节间隙改变和有无骨小梁贯穿关节(图9-1-48)。

5. **MRI 表现** 与 CT 表现相似,但因骨或纤维组织在各脉冲序列均为低信号,故显示关节强直不如 CT 清晰。

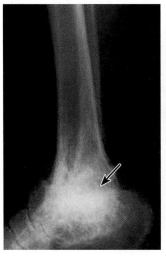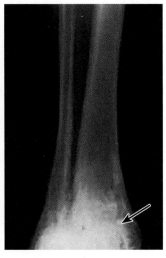

图 9-1-47　关节强直

X 线平片,示踝关节关节间隙消失,关节骨性强直(黑箭)

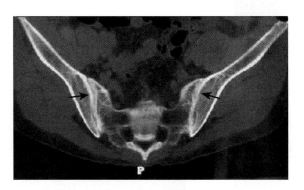

图 9-1-48　关节强直

强直性脊柱炎:平扫 CT 骨窗,示双侧骶髂
关节骨质硬化,间隙消失(黑箭)

（六）关节脱位

1. **概念**　关节脱位(dislocation of joint)是指构成关节的骨端对应关系发生异常改变,不能回到正常状。分为全脱位(关节组成骨完全脱开)和半脱位(关节部分性丧失正常位置关系)。

2. **病因**　分为外伤性、先天性、病理性。

3. **X 线表现**　平片仅能显示骨结构的变化,骨端位置改变或距离增宽(图 9-1-49、9-1-50)。关节造影能了解整个关节结构和关节囊的情况。

4. **CT 表现**　MPR 图像可更清晰显示关节结构和关节囊改变,三维重建图像可以整体显示骨性关节结构(图 9-1-51),并可进行有关测量。

5. **MRI 表现**　能清晰显示关节结构,对关节软组织、软骨、关节囊、韧带显示尤佳。

（七）关节骨折

1. **概念**　关节骨折(fracture of joint)是指外伤性或病理性骨折累及关节。

2. **X 线表现**　骨折线累及关节组成骨,骨端骨折,关节塌陷,骨折片陷入骨内或撕脱游离于关节腔内。病理性骨折除骨折征象外还有原有病变引起的骨质改变。

3. **CT 表现**　与 X 线表现相似,但 CT 发现隐匿骨折、重叠部位的骨折优于 X 线平片(图 9-1-52),MPR 及三维重建图像能更精确显示骨折及移位情况(图 9-1-53)。

4. **MRI 表现**　MRI 显示骨折线不如 CT,对于显示微骨折或隐匿性骨折由于 X 线平片和 CT,还可清晰显示骨折周围出血、水肿和软组织损伤。

Notes

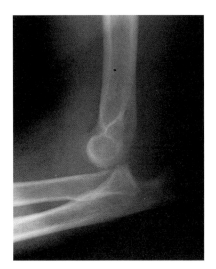

图 9-1-49  关节脱位(1)
外伤性肘关节脱位:X 线平片,示尺
骨鹰嘴向后方移位

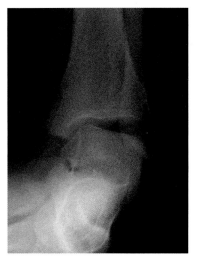

图 9-1-50  关节脱位(2)
踝关节不完全性脱位:X 线平片,
示踝关节间隙不等宽

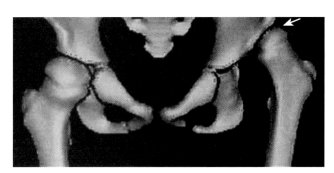

图 9-1-51  关节脱位(3)
CT 三维重建图像(SSD),示左侧先天性髋脱位(白箭)

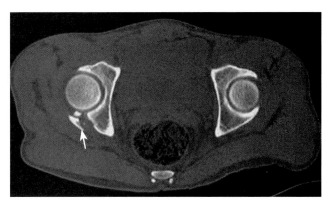

图 9-1-52  关节内骨折(1)
平扫 CT 骨窗,示右侧髋臼后唇撕脱性骨折,
关节腔内见碎骨片(白箭)

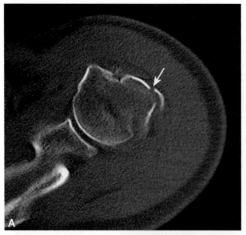
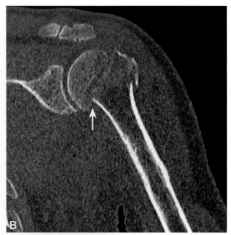
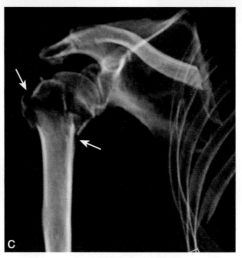

图 9-1-53  关节内骨折(1)

A. CT 横轴位;B. 冠状位 MPR;C. 三维重建,示肱骨头骨折和轻度塌陷

(八) 关节内游离体

1. 概念　关节内游离体(intra-articular loose body)又称关节鼠(joint mouse),是由骨端撕脱的骨碎片、滑膜面脱离的滑膜性骨软骨瘤、半月板撕裂等进入关节内所形成。游离体可为骨性、软骨性、纤维性或混合性。

2. X 线表现

(1) X 线平片可显示关节内骨性游离体及钙化的软骨性游离体(图 9-1-54),但有时与韧带和关节囊的钙化或骨化难以区别。

(2) 关节造影可见被对比剂包绕的游离体。

3. CT 表现　与 X 线表现基本相似,CT 在区分关节内游离体与韧带和关节囊的钙化或骨化(图 9-1-55)、显示未钙化软骨性及纤维性游离体方面优于 X 线平片,MPR 图像可观察游离体与关节关系。

4. MRI 表现　关节内骨性游离体及钙化的软骨性游离体在各序列上均为低信号,软骨及滑膜增生也呈相似低信号。$T_2WI$ 及 GRE 序列,滑液呈高信号,易于检出低信号游离体。

(九) 关节内气体

关节内气体(intra-articular gas)可因直接穿通伤或产气杆菌感染而发生,关节受到异常牵拉时,关节内压下降,体液或血液中气体亦可进入关节腔内。

Notes

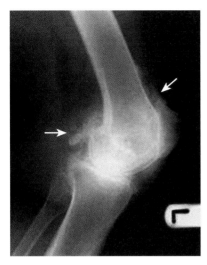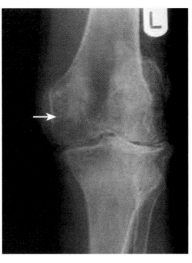

图 9-1-54　关节游离体
X 线平片,示膝关节多发的骨性游离体(白箭)

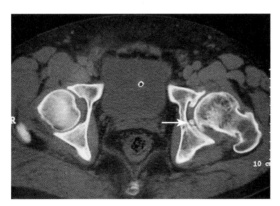

图 9-1-55　关节游离体
平扫 CT 骨窗,示左髋关节腔内有一小圆形高密度影(白箭)

在 X 线平片与 CT 上,关节腔内见不同形状的极低密度影(图 9-1-56),MRI 各序列上均呈低信号。CT 能准确显示关节腔内少量的气体。

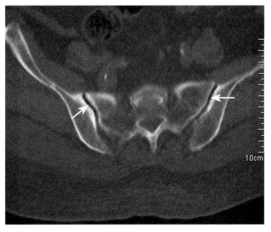

图 9-1-56　关节内气体
平扫 CT 骨窗,示双侧骶髂关节内有气体密度影(白箭)

Notes

# 三、软组织基本病变

**（一）软组织肿胀**

软组织肿胀（soft tissue swelling）主要因炎症、出血、水肿或脓肿而引起。

1. X 线表现

（1）病变部位密度略高于邻近正常软组织。

（2）皮下脂肪层内可出现网状结构影，皮下组织与肌肉间境界不清，肌间隙模糊，软组织层次不清。

（3）脓肿的边界可较清楚，邻近肌束受压移位。结核性脓肿壁可发生钙化。血肿的边界可锐利清晰或模糊不清。

2. CT 表现　与 X 线表现基本相似（图 9-1-57），但 CT 显示软组织肿胀优于 X 线平片。脓肿的边界较清楚，内可见液体密度区（图 9-1-58）；血肿呈边界清晰或模糊的高密度区。

3. MRI 表现　MRI 分辨血肿、水肿及脓肿优于 CT。水肿及脓肿呈长 $T_1$、长 $T_2$ 信号；血肿根据形成时期不同呈现不同信号，亚急性期血肿呈短 $T_1$、长 $T_2$ 信号。

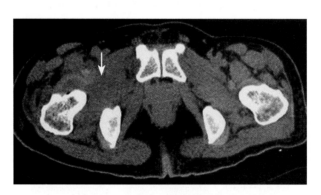

图 9-1-57　软组织肿胀
平扫 CT 软组织窗，示右侧髋关节周围软组织肿胀，
脂肪间隙模糊消失（白箭）

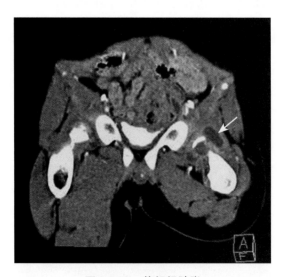

图 9-1-58　软组织肿胀
增强 CT 冠状位重建图像软组织窗，示左侧髋关节下方软
组织内多发脓肿，边界较清楚，囊壁呈环状中度强化，内
有液体密度影（白箭）

（二）软组织肿块

软组织肿块（soft tissue mass）多因软组织良、恶性肿瘤和肿瘤样病变引起，骨恶性肿瘤突破骨皮质侵入软组织内也可引起软组织肿块，亦可见于某些炎症引起的包块。

1. X 线表现

（1）良性肿块：多边界清楚，邻近软组织可受压移位，邻近骨表面可出现压迫性骨吸收及反应性骨硬化。

（2）恶性肿块：边缘模糊，邻近骨表面骨皮质受侵袭。

（3）病变组织成分不同，密度有所差别：脂肪瘤密度比一般软组织低（图 9-1-59）；软骨类肿瘤可出现钙化影；骨化性肌炎内可出现成熟的骨组织影。

2. CT 表现　CT 显示软组织肿块的边界、密度（是否含有脂肪成分、液化与坏死、钙化或骨化等）优于 X 线平片（图 9-1-60）。增强扫描可区别肿块与邻近组织，区分肿瘤与瘤周水肿，了解肿瘤血供情况及其内有无液化、坏死，了解肿瘤与周围血管关系。

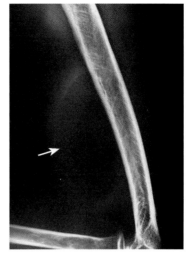

图 9-1-59　软组织肿块
脂肪瘤：X 线平片，示右上臂软组织内可见一椭圆形低密度肿物（白箭）

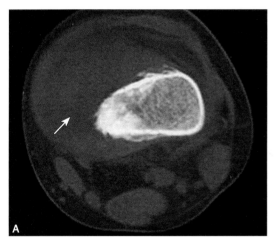

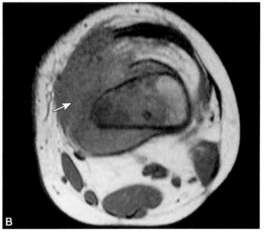

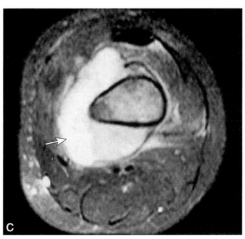

图 9-1-60　软组织肿块
骨肉瘤侵入软组织：A. 平扫 CT 骨窗，示中等密度软组织肿块，边界清楚（箭）；B. MRI 的 $T_1WI$，示软组织肿块呈略低信号（白箭）；C. $T_2WI$ 脂肪抑制，示肿块呈高信号（白箭）

Notes

3. MRI 表现　MRI 对软组织肿块观察优于 CT(对钙化的显示不如 CT)。

(1) 肿块多呈均匀或不均匀的长 $T_1$、长 $T_2$ 信号(图 9-1-60)。

(2) 液化坏死区呈更长 $T_1$、更长 $T_2$ 信号,有时可见液-液平面,上层为液体信号,下层为坏死组织或血液信号。

(3) 脂肪成分呈短 $T_1$、中等 $T_2$ 信号(图 9-1-61),脂肪抑制序列上其信号可被抑制。

(4) 增强扫描可提供与 CT 相似的更详细的信息。

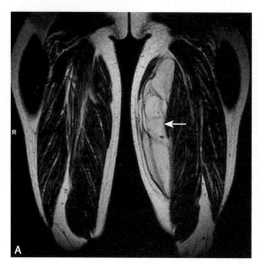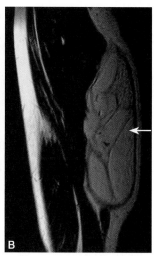

图 9-1-61　软组织肿块

脂肪瘤:A. MRI 的 $T_1$WI 冠状位,示左大腿内侧肿块呈高信号(白箭);B. $T_2$WI 矢状位,
示肿块呈略高信号(白箭)

(三) 软组织钙化和骨化

软组织钙化和骨化(ossification)可发生在肌肉、肌腱、关节囊、血管、淋巴结等处,因出血、退变、坏死、结核、肿瘤、寄生虫感染、血管病变等引起。

1. X 线表现

(1) 多表现为各种不同形状的钙质样高密度影。

(2) 不同病变的钙化和骨化各有特点:软骨组织钙化多为环形、半环形或点状高密度影(图 9-1-62);骨化性肌炎骨化常呈片状(图 9-1-63),可见骨小梁甚至骨皮质;成骨性骨肉瘤瘤骨多呈云絮状或针状。

2. CT 表现　显示软组织内钙化和骨化最佳(图 9-1-64、9-1-65)。

3. MRI 表现　显示软组织内钙化和骨化不如 CT,在 MRI 上各序列上均为均匀或不均匀低信号。

(四) 软组织内气体

软组织内气体可因外伤、手术或产气杆菌感染引起。

软组织内气体在 X 线平片与 CT 上呈不同形状的极低密度影(图 9-1-66),在 MRI 各序列上均呈低信号。CT 能准确显示软组织内少量的气体。

Notes

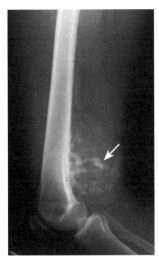

图9-1-62　软组织钙化
X线表现(1)

周围型软骨肉瘤:X线平片,示
股骨下端后方软组织内不规则
钙化(白箭)

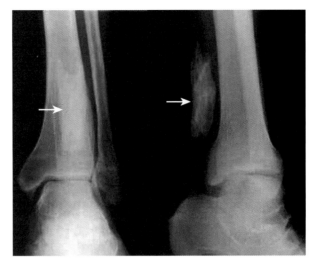

图9-1-63　软组织钙化X线表现(2)
骨化性肌炎:X线平片,示束带状高密度影(白箭)

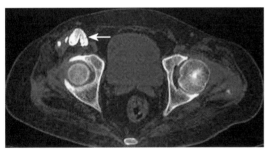

图9-1-64　软组织钙化CT表现(1)
骨化性肌炎:平扫CT,示右侧髋臼前
方软组织内块状钙化(白箭)

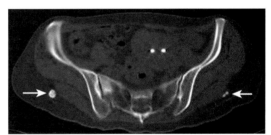

图9-1-65　软组织钙化CT表现(2)
平扫CT,示双侧臀部软组织内钙化,
以右侧为著(白箭)

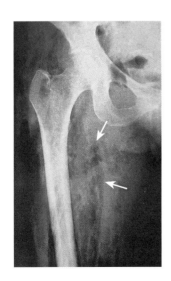

图9-1-66　软组织气体
外伤所致大腿广泛软组织气肿:X线片,
可见泡状和条带状透光影(白箭)

Notes

## 学生自测题

1. 骨与关节 X 线摄片的基本要求。
2. 骨与关节 CT 扫描图像后处理的常用技术。
3. MRI 检查骨与关节的优势及常用成像序列。
4. X 线、超声、CT、MRI 检查骨与关节的各自优势。
5. 骨干的 X 线解剖。
6. 骨与关节的常见变异。
7. 关节的 X 线解剖。
8. 儿童期骨与关节的 X 线特点。
9. 骨骺的 CT、MRI 表现。
10. 骨质疏松的组织学变化及影像学表现。
11. 骨质软化的组织学变化及影像学表现。
12. 骨质破坏的 CT、MRI 表现。
13. 关节退行性变的 X 线、CT、MRI 表现。
14. 软组织肿块的影像学表现。

## 与本章节内容相关的参考书

1. 曹来宾. 实用骨关节影像诊断学. 济南：山东科技出版社，1998
2. 荣独山. X 线诊断学. 上海：上海科学技术出版社，2000
3. 王云钊. 中华影像医学(骨肌系统卷). 北京：人民卫生出版社，2002
4. Berquist TH. MRI of the Musculoskeletal System. 4th ed. New York：Lippincott-Raven，2001

（徐文坚　朱文珍）

Notes

# 第二章 骨、关节系统疾病

| | |
|---|---|
| Trauma | Tumors and tumor-like diseases |
|   Fracture |   Benign tumors |
|   Dislocation |     Osteoma |
|   Intervertebral disc protrusion |     Osteochondroma |
| Infection |     Giant cell tumor |
|   Purulent osteomyelitis |   Malignant tumors |
|   Septic arthritis |     Osteosarcoma |
|   Tuberculosis |     Metastases |
| Chronic skeletal arthropathy |   Tumor-like diseases |
|   Rheumatoid arthritis & |     Bone cyst |
|   ankylosing Spondytitis | Soft tissue diseases |
|   Degenerative arthropathy |   Soft tissue inflammation |
| Metabolic diseases |   Soft tissue calcification and ossification |
|   Hypovitaminosis D |   Soft tissue tumors |
|   Renal osteopathy |     Lipoma |
| Avascular necrosis |     Haemangioma |
|   Ischemic necrosis of femoral head |     Liposarcoma |
|   Osteochondrosis of tibial tuberosity |     Rhabdomyosarcoma |
|   Spinal osteochondrosis |     Synovial sarcoma |

## 第一节 骨、关节创伤

### 一、骨 折

骨结构连续性或完整性中断称为骨折(fracture)。根据骨折的程度和形态,骨折可分为不完全性骨折(incomplete fracture)和完全性骨折(complete fracture)。前者包括裂缝骨折和青枝骨折,后者包括横断、斜形、纵形、螺旋、粉碎、嵌插和压缩骨折。

**【临床表现】**

1. 骨折部位多出现疼痛、压痛、局部肿胀与瘀斑、功能障碍。

2. 骨折特有体征包括畸形、反常活动和骨擦音。如柯莱斯骨折(Colles 骨折)后手腕呈"餐叉"样畸形或"枪刺"样畸形。

3. 全身表现如骨折导致大出血时可引起休克,内出血的血肿吸收时体温轻微升高等。

**【影像学检查方法的选择】** 应视骨折的类型、部位、新旧和累及范围情况选用影像学检查方法。

1. 一般外伤性骨折凭 X 线平片即可诊断。疑疲劳性骨折首选 X 线平片,MRI 检查作为必要的辅助。疑骨内隐匿性骨折须行 MRI 检查。

2. 疑骨折累及关节面软骨以及儿童的骺离骨折应选 MRI。应用 FS $T_2$WI 了解骨髓水肿最佳。

3. 脊椎骨折首选 X 线平片,还需 CT 检查以了解游离碎骨片向椎管内移位的情况。对脊髓损伤的评价以及脊柱新近与陈旧骨折的判断应选 MRI。

4. 颌面、颅底骨折,常需借助 CT(包括三维重建)和 MRI 检查。

**【影像学征象】**

**(一) 青枝骨折**

青枝骨折(greenstick fracture)指发生于幼儿和青少年长骨骨干的不完全性骨折。因幼儿、青少年长骨的有机成分多,骨骼柔韧性大,在轻、中度外力作用下易发生不完全性骨折。

X 线平片上表现为部分骨皮质横行断裂,或表现为一侧的骨皮质局部发生皱褶或隆起,长骨轻微弯曲变形,形似折而不断的柳枝(图 9-2-1)。

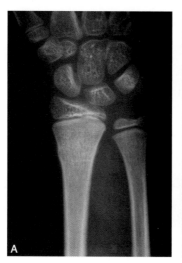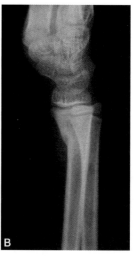

图 9-2-1　青枝骨折
A. 腕正位 X 线平片,示桡骨远端两侧皮质局限性皱褶、隆起;
B. 腕侧位 X 线平片,示掌侧皮质中断、内陷成角

**(二) 骺离骨折**

骺离骨折(epiphyseal fracture)指的是骨折线通过骺线(板)和(或)骨骺的骨折、常引起部分或全骨骺甚至部分干骺端的移位,发生于骨干、骨骺愈合前,多见于 4~8 岁儿童。常见于肱骨远端骨折。骺离骨折的影像学诊断有重要意义,及早治疗可避免骨生长障碍。

1. X 线　平片上,未骨化的骨骺不显影,因此难以发现骺离骨折,只有在骨骺骨化后并有较明显移位的情况下才能发现(图 9-2-2)。

2. MRI　可直接显示骺软骨中断和分离。

**(三) 桡骨远端骨折**

桡骨远端骨折指发生于桡骨远端 3cm 范围内横行或粉碎性骨折,多见于中老年人。跌倒时,前臂旋前,手掌着地,引起伸展型桡骨下端骨折(Colles 骨折),骨折移位明显者手部呈典型的"餐叉"样畸形。如跌倒时手背着地,腕关节急剧掌曲可引起屈曲型桡骨远端骨折(Smith 骨折),情况与 Colles 骨折相反,骨折远端向掌侧

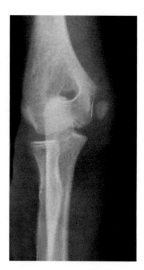

图 9-2-2　骺离骨折
正位 X 线平片,示肱骨内上髁骨骺骨折,骨骺移位

Notes

移位,典型病例可出现"工兵铲"样畸形。

1. Colles 骨折  正位片上桡骨骨折远端向桡侧移位,可见骨折线。常合并下尺桡关节脱位和尺骨茎突骨折。侧位片上显示桡骨骨折远端向背侧移位,断端向掌侧成角,原桡骨腕关节面向掌侧倾斜度和向尺侧倾斜度减少或消失(图9-2-3)。

2. Smith 骨折  骨折远端向掌侧移位,断端间向背侧成角(图9-2-4)。可合并尺骨茎突骨折。

（四）脊柱骨折

多数系由间接外力所致。根据外力和脊柱所处位置的不同,可分过伸性损伤和过屈性损伤。过伸性损伤少见,以附件骨折为主,椎体骨折少见。过屈性损伤多见,多表现为椎体压缩性骨折,可伴附件骨折。

1. X 线平片表现

（1）椎体压缩,多呈前窄后宽之楔形变扁,椎体上部骨质塌陷、密度增高(图9-2-5)。

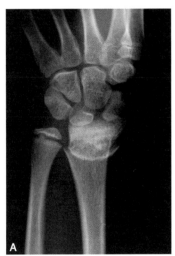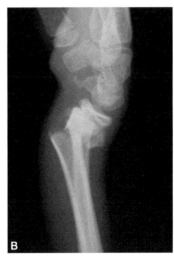

图 9-2-3  Colles 骨折

A. 腕正位 X 线平片,示桡骨远端骨质断裂,远端向桡侧;B. 腕侧位 X 线平片,示背侧移位

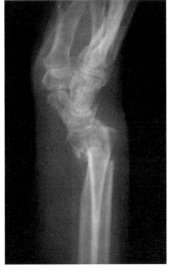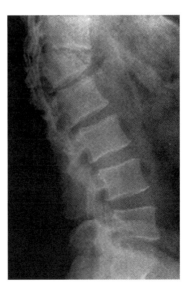

图 9-2-4  Smith 骨折

侧位 X 线平片,桡骨远端骨质断裂,远端向掌侧移位

图 9-2-5  脊柱骨折椎体压缩

腰椎侧位 X 线平片,示第 1 腰椎椎体压缩,楔形变扁

Notes

（2）椎体边缘皮质中断/凹陷(图9-2-6)。

（3）有时椎体压缩较轻,但椎体边缘出现骨折线或碎骨片(图9-2-7)。

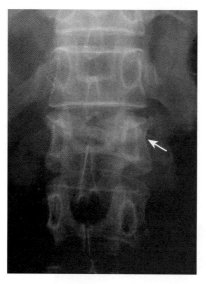
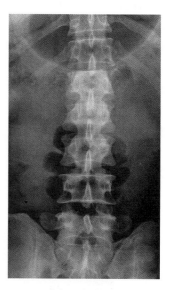

图9-2-6　脊柱骨折骨皮质中断
胸腰椎正位X线平片,示第1腰椎椎体
上缘及左侧缘(白箭)皮质中断、下陷

图9-2-7　脊柱骨折椎体边缘碎骨片
腰椎正位X线平片,示第1腰椎椎体
轻微压缩,两侧缘皮质中断、碎裂

（4）附件骨质中断。

（5）椎间隙多保持正常。

2. CT表现　显示附件骨折(图9-2-8)及骨折碎片情况较好,尤其适于了解椎管内有无碎骨片(图9-2-9)。

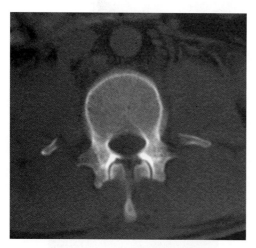
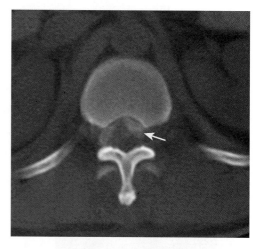

图9-2-8　脊柱骨折附件中断
椎体横轴位CT,示双侧横突中断、移位

图9-2-9　脊柱骨折碎片
胸椎横轴位CT,示椎体骨折碎片嵌入椎管
内(白箭),椎板后方见碎骨片

3. MRI表现

（1）轻微的椎体压缩:椎体髓内的水肿和可能的终板断裂。

（2）椎体压缩、楔形变扁,呈$T_1WI$低信号、$T_2WI$不均匀高信号。MRI信号异常改变系椎体内骨髓水肿、出血所致(图9-2-10)。

（3）椎体上缘终板断裂、下陷,侧缘皮质中断、内陷。

Notes

（4）压缩椎体后上缘向后突入椎管,脊膜囊和脊髓受压(图9-2-10)。

（5）邻近软组织水肿、增厚,呈长 $T_2$ 信号。

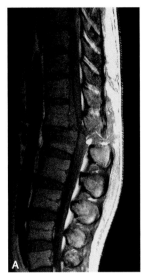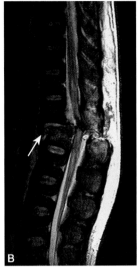

图 9-2-10　脊柱骨折

A. MRI 矢状位 $T_1$WI,示第 1 腰椎椎体压缩,椎体上部信号减低;B. 矢状位 $T_2$WI,示椎体上部信号增高,上终板断裂,椎前碎骨片(白箭),椎板、棘突断裂,椎体后上缘突入椎管,脊髓断裂、水肿,压缩椎体上下硬膜外水肿、出血

（五）非外伤性脊柱骨折

在骨质疏松的老年人群中,在自身重力或轻微外力作用下,可发生一个或多个椎体的压缩。如老年患者在轻微外伤后出现腰背疼痛症状,需明确是否并发急性脊柱骨折。

1. 慢性椎体压缩骨折　X 线平片上压缩椎体边缘较光整,边缘骨质增生多见。

2. 急性椎体压缩骨折　X 线平片表现为椎体上缘骨质不完整,甚至下陷(图9-2-11)。有时

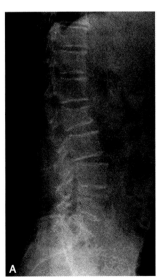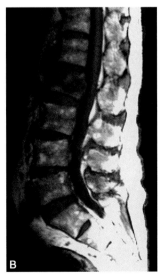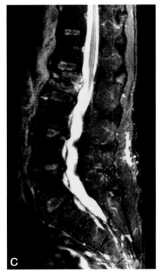

图 9-2-11　骨质疏松并发急性椎体压缩

A. X 线平片,示腰椎骨质疏松、增生,第 2 腰椎椎体压缩;B. $T_1$WI,示压缩椎体内大片低信号,椎体后缘膨隆;C. FST$_2$WI,示压缩椎体信号不均匀增高

Notes

凭 X 线平片难以鉴别,需借助 MRI 检查,MRI 上压缩椎体后缘可弧形凸出,急性椎体压缩性骨折在 $T_2WI$ 尤其是 FS $T_2WI$ 上信号明显高于邻近未压缩的椎体(图 9-2-11)。

（六）疲劳性骨折

疲劳性骨折(fatigue fracture)指较轻的外力反复集中作用于正常骨骼某一点引起的骨折,是应力性骨折(stress fracture)的一种,好发于第 2、3 跖骨和胫骨、腓骨。骨折端无移位。

1. X 线平片表现  有时可见骨折线,多横行,边缘光整;大的管状骨疲劳骨折线常发生于一侧骨皮质,而不贯穿骨干;也可不见骨折线,仅见骨痂和局部骨质增生硬化(图 9-2-12)。

2. MRI 表现  在 $T_1WI$,骨内见片状低信号区,其内见线条状更低信号影;在 $T_2WI$ 可见线条状低信号影为大片高信号区围绕,骨外软组织可见水肿(图 9-2-12)。

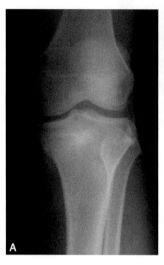
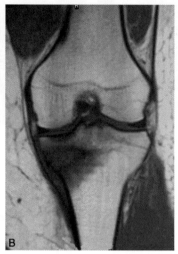
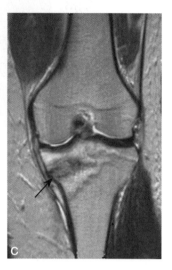

图 9-2-12    疲劳性骨折

A. X 线平片,示胫骨胫侧干骺端横形稍低密度影,隐约见骨膜反应,其内侧骨质增生;B. $T_1WI$,示胫骨胫侧干骺端及骨骺片状低信号影,胫侧副韧带水肿、增厚;C. $T_2WI$,对应平片稍低密度的等信号区为骨痂(黑箭),周围水肿呈高信号

（七）隐匿性骨折

一般指发生于骨内的骨小梁骨折,伴有骨髓水肿、出血。X 线平片不能显示骨折线(图 9-2-13),CT 也难以显示骨折线。MRI 对隐匿性骨折非常敏感,在骨折发生的早期即可显示患骨骨

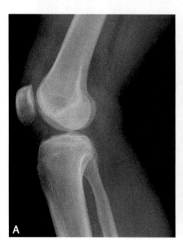
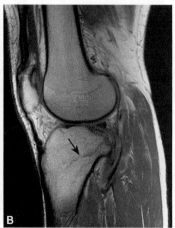
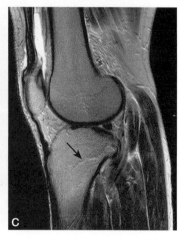

图 9-2-13    隐匿性骨折

A. 胫骨侧位 X 线平片,未见骨折线;B. $T_1WI$,示干骺端斜形低信号骨折线(黑箭);C. $T_2WI$,示骨折线呈高信号(黑箭)

Notes

髓水肿,有时可见 $T_1WI$ 低信号、$T_2WI$ 高信号的骨折线(图9-2-13)。

## 二、关 节 创 伤

【临床表现】　关节创伤主要包括关节脱位(dislocation)以及关节内及其周围邻近结构的损伤;患者多为中青年,常有外伤史。常见症状为关节局部疼痛、肿胀、关节畸形和关节功能障碍。

【影像学方法的选择】　诊断关节创伤的影像学方法的选择应视脱位关节的部位、可能损伤的程度和患者的年龄情况来定。

1. 儿童先天性髋关节脱位以超声检查为首选。

2. 一般肢体关节脱位,如肩关节、肘关节脱位,宜选用 X 线平片。

3. 解剖结构复杂部位的关节创伤,特别是关节囊撕裂、半月板损伤和关节软骨骨折等情况,应首选 MRI。

4. 对脊椎关节创伤,CT、MRI 均可选用。寰枢关节脱位的诊断首选 CT(包括三维重建)。

【影像学征象】　关节脱位的重要征象是关节组成骨正常解剖关系丧失。明显关节脱位诊断不难,但轻微半脱位诊断多较困难,常需作特殊位置的 X 线摄片,有时需作关节测量或与健侧关节在同一位置的图像比较才能得出结论。

关节损伤还可造成有关韧带、肌腱和半月板等纤维软骨结构的撕裂以及关节面软骨和关节附近骨质结构的骨折,常合并关节积液、积血。

(一)肩关节创伤

肩关节关节盂浅,关节囊和韧带松弛,关节活动范围大,结构不稳,外伤性关节脱位非常常见。

1. 肩关节脱位　根据肱骨头相对于肩胛骨的前后方向,分前脱位和后脱位,以前者多见。

肩关节前脱位于前后位平片上显示肱骨头向下内方移位,根据移位程度的不同可出现肱骨头喙突下脱位(图9-2-14)、盂下脱位/锁骨下脱位和胸内脱位,前者最多见。肩关节脱位常伴有肱骨大结节撕脱骨折。

2. 肩袖撕裂(rotator cuff tears)　肩袖(rotator cuff)由冈上肌腱、冈下肌腱、肩胛下肌腱和小圆肌腱组成,对肩关节的活动及稳定起重要作用。肩袖撕裂即为这些结构的损伤,其中一条或多条肌腱部分或完全撕裂,并可脱离肱骨头止点回缩;好发于40岁以上男性,临床表现主要为肩部疼痛、活动受限,抬肩力量减弱,病程长者不能将手放在头部或背部。

肩袖撕裂中最常见的是冈上肌肌腱撕裂,在 X 线平片上难以确诊,但有些征象可提示肩袖撕裂的可能,如肱骨头上移,肩峰骨质增生硬化、变形,肩锁关节骨性关节炎,肱骨头大结节处骨质硬化和关节面下囊变等。

在 MRI 肩袖撕裂表现为肌腱连续性部分或完全中断;撕裂端可回缩,一般见于完全撕裂,偶尔见于严重的部分撕裂。病变处在 $T_2WI$ 上呈明显高信号,在 $T_1WI$ 信号可与正常相仿或有所增高;但后者是非特异性的表现,可能是肌腱变性、撕裂、部分容积效应或魔角效应所致;如肌腱在 $T_1WI$ 上的信号较正常增高,但其形态及 $T_2WI$ 信号正常,则可能为正常表现。

肩袖撕裂可伴关节积液,冈上肌肌腱完全撕裂时关节内积液可经撕裂处进入肩峰下-三角肌下滑囊。撕裂肌腱所属肌肉可萎缩,表现为肌肉体积缩小,其内出现脂肪成分,后者在 $T_1WI$ 显示最好,表现为肌肉内的条纹状高信号影。另外,肌腱的肱骨附着部可见呈 $T_1WI$ 低信号、$T_2WI$ 高信号的囊变区或骨髓水肿。

(二)肘关节脱位

多见于青少年,以肘关节后脱位多见。

X 线平片表现为尺桡骨向肱骨下端的后上方移位,常伴尺骨鹰嘴和肱骨下端骨折(图9-2-15)。

Notes

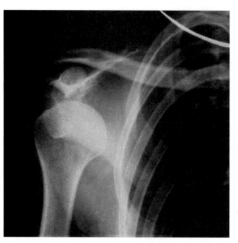

图9-2-14 肩关节前脱位
肩关节正位X线平片,示肱骨头脱离
肩关节盂,向前、下、内侧移位

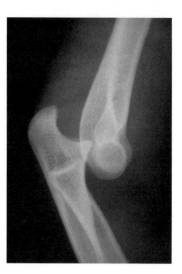

图9-2-15 肘关节脱位
肘关节侧位X线平片,示尺骨上端
移位至肱骨下端后、上方

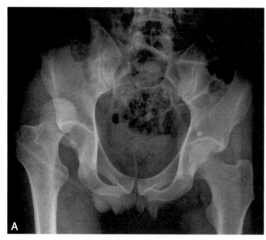

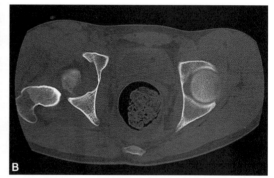

图9-2-16 髋关节后脱位
A. 髋关节正位X线平片,示右侧股骨头脱离髋臼,向后、上移位,髋臼窝内碎骨片;B. 髋关节CT,
示股骨头骨质撕裂,髋臼骨质完整

小儿因肱骨和尺桡骨的骨骺发育不完全,关节面之间的关系不易确定,因此小儿轻微肘关节脱位诊断多较困难,常须摄对侧肘关节片作对照,并须与肱骨远端全骨骺分离鉴别。

(三)髋关节脱位

多见于青壮年。根据股骨头脱位的方向,可分为前脱位、后脱位和中心脱位。因髋关节囊后壁较薄弱,故以后脱位最为常见。

1. 后脱位 股骨头脱离髋臼并向后、上移位,Shenton线不连续,可伴有髋臼和股骨头骨折(图9-2-16)。

2. 前脱位 股骨头突破关节囊向前、下方移位,Shenton线不连续,可合并髋臼前缘骨折。

3. 中心脱位 继发于髋臼骨折,股骨头通过髋臼底骨折处突入盆腔内。此型骨折脱位较为严重,常合并髂外动脉损伤。

(四)膝关节创伤

固定膝关节的韧带强大,关节脱位罕见。常见的损伤是急性创伤性滑膜炎、半月板撕裂和

Notes

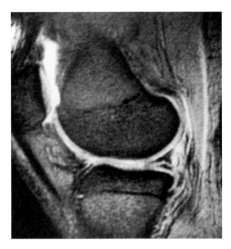

图 9-2-17 半月板后角可见延伸
至关节面的曲线样高信号影

前后交叉韧带撕裂等。

1. 半月板撕裂(meniscus tear) MRI 是目前诊断半月板损伤敏感度和特异度最高的影像学方法。半月板病变表现为相对的高信号影。根据半月板内异常信号的形态可将其分为 3 级:①1 级为半月板内的点状或小结节状高信号,不伸延至半月板的上下关节面,通常代表早期变性;②2 级为半月板内水平走行的线状高信号,可伸延到半月板与关节囊的交界处,但不到半月板的关节面,通常表示半月板的退行性改变;③3 级为伸延到半月板关节面的线样或形态复杂的高信号影,表示半月板撕裂图 9-2-17。半月板撕裂还可导致半月板形态的改变,如体积变小、内缘变钝、上下缘关节面切迹样改变等,撕裂的半月板部分可分离移位。半月板撕裂可伴有邻近关节面下的骨挫伤或骨髓水肿以及半月板旁囊肿,后者表现为半月板旁的囊状 $T_2WI$ 高信号影,与半月板紧邻或者通过 $T_2WI$ 高信号的条管状通道与半月板边缘相连。

2. 前、后交叉韧带损伤(anterior and posterior cruciate ligament injuries) 多见于青壮年,常伴有侧副韧带或半月板损伤。暴力撞击胫骨上端后方,使胫骨向前滑移,则造成前交叉韧带撕裂;如膝关节半屈位,暴力打击胫骨上端前方,使胫骨向后移动,则会产生后交叉韧带撕裂,并使关节囊后壁破裂。

膝关节外旋 15°～20° 的 MRI 矢状位扫描更利于显示前交叉韧带。正常前交叉韧带表现为直条形或扇形(在胫骨附着处较宽)的低信号或稍低信号影,其信号常较后交叉韧带高,为前交叉韧带纤维较分散、并有容积效应所致。膝关节伸直或轻度屈曲时,后交叉韧带在矢状位上为弓形低信号影。MRI 是显示交叉韧带撕裂的最佳影像学方法,其共同特征为:扫描平面上见不到正常的交叉韧带;或者出现交叉韧带信号中断或增粗,边缘不规则或呈波浪状,其内在 $T_2WI$ 上出现高信号影。

(五)寰枢关节脱位

寰枢关节脱位多与局部韧带尤其是横韧带的损伤或炎症等病变有关,X 线检查所见包括:

1. 寰枢关节间隙增宽 寰椎前弓后缘与齿状突前缘之间的距离增宽,为脱位的主要依据(图 9-2-18)。这一距离在正常成人小于 3mm,在正常儿童小于 5mm。部分正常人寰椎前弓后缘与齿状突前缘之间的间隙上宽下窄,这时测量应在寰椎前弓下部水平进行。

2. 齿状突与寰椎侧块的关系失常 齿状突偏位,与寰椎两侧侧块的距离不等;侧块与枢椎椎体之间的间隙两侧也不对称(图 9-2-18)。可合并齿状突骨折。

# 三、椎间盘突出

椎间盘突出(intervertebral disc herniation)是在髓核和纤维环变性的基础上,髓核经纤维环向周围组织突出的病理状态。大多为慢性损伤所致,急性外伤可加剧症状。

【临床表现】 多见于 30～50 岁人群,男性较多。椎间盘突出好发于第 4～5 腰椎间盘和第 5 腰～第 1 骶椎间盘,其次为下颈椎诸椎间盘。主要表现为神经根和脊髓的压迫症状。反复腰痛和一侧坐骨神经痛是腰椎间盘突出的常见症状。

Notes

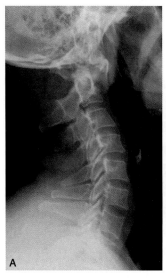
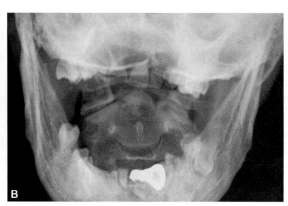

图 9-2-18　寰枢关节脱位

A. 颈椎侧位,示寰椎前弓、侧块向前下移位;B. 颈椎开口位,示齿状突骨折,
左侧关节间隙变窄

【影像学方法的选择】

1. X 线,平片诊断价值非常有限,用于排除其他引起类似症状的原因和了解椎间盘突出后继发的椎体骨质改变。

2. 脊髓造影目前已很少应用。

3. CT 检查(包括三维重建)可用于诊断椎间盘突出,但不如 MRI。

4. 椎间盘突出应首选 MRI 检查,采用 $T_1WI$、$T_2WI$ 序列,横轴位与矢状位扫描是必须的。在怀疑椎间盘继发性病变时可行增强扫描。

【病理生理基础】

1. 椎间盘的退行性变主要表现为椎间盘髓核的脱水、变性、弹性减低、出现裂隙以及周围纤维环的变性、撕裂;邻近椎体的软骨终板可出现凹陷、断裂。

2. 椎间盘成分的移位可分为膨出和突出。

(1) 椎间盘膨出:变性的椎间盘纤维环松弛但完整,椎间盘向周围较均匀膨隆,纤维环超出椎体终板的边缘。

(2) 椎间盘突出:纤维环撕裂,髓核及部分变性的纤维环等成分经纤维环破口突出;纤维环裂口可大可小,可完全破裂或外层纤维环保持完整但与突出的髓核而移位。

(3) Schmorl 结节:指髓核经相邻的椎体软骨板的薄弱区突入椎体骨松质内,是特殊类型的椎间盘突出。

【影像学征象】

(一) 椎间盘膨出

1. CT 表现

(1) 椎间盘向周围较均匀膨隆,后纵韧带受压后移。矢状位图像显示椎间盘前、后缘分别推压前、后纵韧带。多层面上观察膨出的椎间盘在各方向上均大于相邻的椎体终板。

(2) 两侧椎间孔与椎管内硬膜外脂肪对称性弧形受压,程度明显时硬脊膜囊也可受压、局部凹陷。CT 脊髓造影显示蛛网膜下腔、脊髓及神经根受压更清晰。

2. MRI 表现　与 CT 表现相似;硬脊膜囊压迹样改变 $T_2WI$ 较 $T_1WI$ 明确;椎间盘变性可表现为椎间盘变扁,$T_2WI$ 上髓核信号降低(图 9-2-19)。

Notes

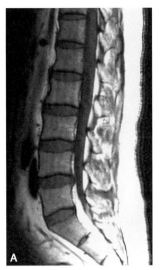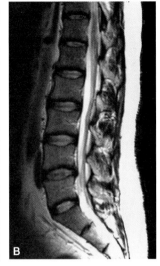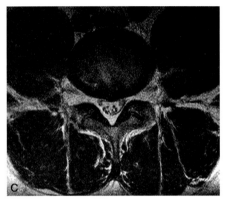

图 9-2-19    椎间盘膨出

A. 矢状位 $T_1WI$,示第 4~5 腰椎间盘向周围均匀膨胀;B. 矢状位 $T_2WI$,示椎间盘信号减低;C. 横轴位 $T_2WI$,示前、后纵韧带弧形受压,脊膜囊轻微受压

## (二) 椎间盘突出

1. MRI 上矢状位图像显示椎间盘变扁,前后径增宽;横轴位图像显示髓核经纤维环裂口疝出至椎体轮廓之外,如向椎管内突出则可推压硬脊膜囊(图 9-2-20)。

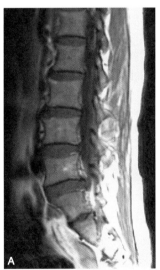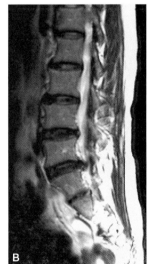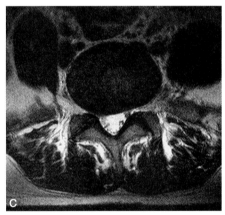

图 9-2-20    椎间盘脱出

A. 矢状位 $T_1WI$,示第 5 腰椎~第 1 骶椎间盘向右后突出,椎体后缘骨质增生;B. 矢状位 $T_2WI$,示椎间盘信号减低;C. 横轴位 $T_2WI$,示右侧椎间孔和神经根受压

2. 突出的椎间盘信号在 $T_1WI$ 与椎间盘主体相同,在 $T_2WI$ 可呈高、等、低或混杂信号(图 9-2-21),视突出的椎间盘变性情况、发生的时间长短等因素而定。

3. 椎间盘突出的部分与椎间盘主体可通过宽基底或"窄颈"相连,后者常在矢状位 $T_2WI$ 图像观察清晰(图 9-2-22)。

4. 椎间盘游离指髓核自椎间盘母体脱出移位至后纵韧带后方的硬膜外间隙;或虽位于后纵韧带下,但与椎间盘母体分离,向头侧或脚侧移位。游离的髓核在 $T_1WI$ 上信号较脑脊液稍高;在 $T_2WI$ 信号多样,可呈高信号,也可为低信号;增强扫描可呈边缘环形强化或无强化(图 9-2-

Notes

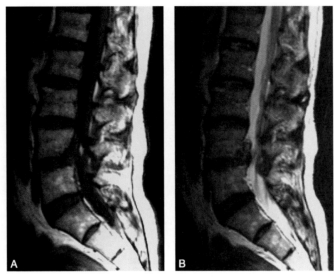

图 9-2-21 椎间盘脱出,髓核为主

A. 矢状位 $T_1WI$,示第 4~5 腰椎间盘向后上突出,信号减低,中央髓核
部分信号较高;B. 矢状位 $T_2WI$,示第 4 腰椎体后缘骨质吸收

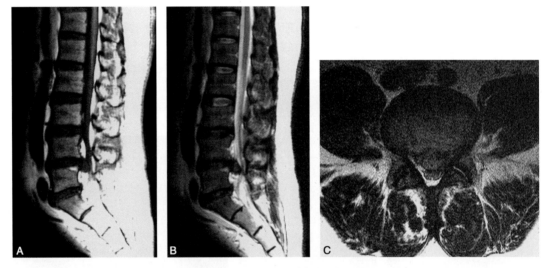

图 9-2-22 中央型椎间盘脱出

A. 矢状位 $T_1WI$,示第 4~5 腰椎间盘中央向后突入椎管,呈等信号;B. 矢状位 $T_2WI$,示椎间盘信号
减低;C. 横轴位 $T_2WI$,示后纤维环断裂,椎间盘突出部分与母体以狭颈相连,双侧椎间孔、神经根重
度受压

23)。

5. 施莫尔结节。髓核通过相邻的一个或上、下两个椎体终板的破裂处在垂直方向上的突出
称为椎体内突出,也称为 Schmorl 结节。髓核突入椎体骨松质内,常造成周围局部的反应性骨质
增生。

(1) X线表现:平片显示椎体上缘和(或)下缘半圆形凹陷,边缘硬化,常上下对称出现;CT
上表现为骨质缺损,中心呈低密度,外周为硬化带。

(2) MRI 表现:Schmorl 结节相邻的椎间盘变性。结节的 $T_1WI$、$T_2WI$ 信号与椎间盘接近;结
节周围硬化带呈 $T_1WI$、$T_2WI$ 低信号,硬化带之外可见在 $T_1WI$、$T_2WI$ 上呈高信号的黄髓化的骨
髓(图 9-2-24)。

Notes

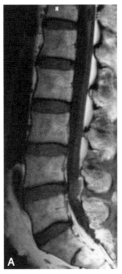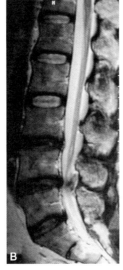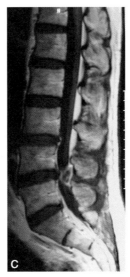

图 9-2-23　游离小结节

A. 矢状位 $T_1WI$,示第 4~5 腰椎间盘脱出,相应水平椎管内见片状低信号;

B. 矢状位 $T_2WI$,示相应水平椎管内混杂信号;C. 矢状位增强 $T_1WI$,示边缘强化

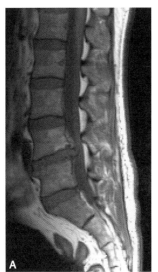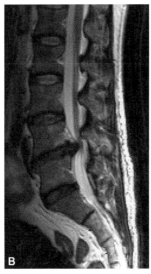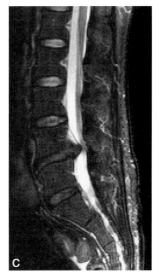

图 9-2-24　椎体黄髓化与骨质增生

A. 矢状位 $T_1WI$,示第 4~5 腰椎间盘变性、脱出,第 4 腰椎下终板弧形压迹并骨质增生,第 4 腰椎体后部呈高信号;B. 矢状位 $T_2WI$,示第 4 腰椎体后部呈稍高信号;C. 矢状位 $FST_2WI$,示第 4 腰椎体后部呈低信号

（三）椎间盘突出的继发性改变

1. 椎间盘上下椎体的水肿、黄髓化与骨质增生　三者可单独发生,也可同时出现。椎间盘变性、突出后,对压力缓冲作用减弱,椎体承重力增大,椎体内压增高和静脉回流障碍,导致椎体水肿和脂肪变。

（1）椎体骨髓水肿呈 $T_1WI$ 低信号、$T_2WI$ 高信号,以脂肪抑制 $T_2WI$ 显示为佳。

（2）黄髓化呈 $T_1WI$ 高信号、$T_2WI$ 高信号,压脂序列上呈低信号。

（3）骨质增生在 $T_1WI$、$T_2WI$ 上均呈低信号。

2. 炎性反应　长期、缓慢的压迫性刺激,静脉回流障碍等因素可导致发生突出的椎间盘上、

Notes

下方椎体后缘与后纵韧带之间毛细血管扩张、增生,同时还可出现纤维组织的增生和炎症细胞的浸润。其结果是进一步加重占位、压迫效应。

MRI 表现为突出的椎间盘周围有 $T_1WI$ 低信号、$T_2WI$ 高信号的组织包绕,在横轴位 $T_2WI$ 上有时可见细小的流空信号,强化非常明显(图 9-2-25)。此时,注意征象的观察可避免误诊为椎管内肿瘤。

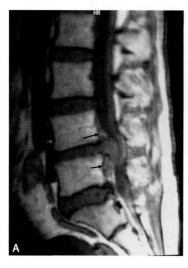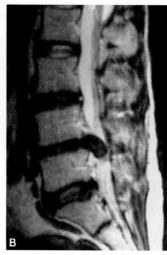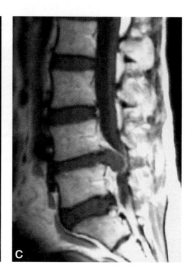

图 9-2-25 炎性反应

A. 矢状位 $T_1WI$,示第 4~5 腰椎间盘变性、脱出,椎体后缘与后纵韧带间软组织增厚,呈低信号(箭);B. 矢状位 $T_2WI$,示增厚软组织呈高信号;C. 增强扫描,示增厚软组织呈明显强化

# 第二节 骨、关节感染性疾病

## 一、化脓性骨髓炎

化脓性骨髓炎(purulent osteomyelitis),可由血源性感染或直接感染引起。常见的致病菌为金黄色葡萄球菌,其他少见的包括溶血性葡萄球菌、链球菌、大肠杆菌和布鲁杆菌等。

【临床表现】

1. **急性化脓性骨髓炎** 起病急,进展快,多有高热、寒战,局部可出现红、肿、热、痛等炎症表现。实验室检查可见白细胞计数明显增高。

2. **慢性化脓性骨髓炎** 多无全身症状,但患骨局部可出现肿、痛、窦道形成、流脓,久治不愈。

3. **慢性硬化性骨髓炎** 无全身症状,主要表现为反复发作的病区肿胀、疼痛。

【影像学方法的选择】 检查方法的选用,主要取决于化脓性骨髓炎发展的阶段。

1. X 线平片是常规检查方法,对急性进展期及慢性期的化脓性骨髓炎有重要诊断价值,还可评价疗效。MRI 检查对慢性骨髓炎的鉴别诊断有较大作用。

2. 早期急性化脓性骨髓炎应首选 MRI,MRI 对骨髓水肿和软组织改变非常灵敏;CT 对发现早期骨髓内小脓肿优于 X 线平片;X 线平片诊断价值有限。MRI 对慢性骨髓炎的诊断价值高于 CT 和平片,对病变的范围界定和病变性质的鉴定有较大作用。

【病理生理基础】

(一) 急性化脓性骨髓炎(以四肢长骨为例)

四肢长骨急性化脓性骨髓炎(acute septic osteomyelitis),多由金黄色葡萄球菌血行感染引

Notes

起。骨髓炎在长骨干骺端开始,以胫骨上端、股骨下端、肱骨和桡尺骨多见。

1. 急性化脓性骨髓早期病理改变为炎症细胞渗出、浸润,骨内压力增高、静脉回流受阻。此阶段临床症状明显,但 X 线改变轻微。

2. 起病后 1~2 周内,骨内局部开始形成脓肿(abscess),并引起骨质破坏。在骨质破坏的早期,即出现骨质修复和骨膜新生骨(periosteal new bone formation)。

3. 随着脓肿向外发展穿破骨皮质及在骨髓腔内蔓延形成髓内多发脓肿,脓液经皮质破口、哈弗管和伏克曼管到达骨膜下,形成骨膜下脓肿。骨膜下脓肿可在骨膜下扩展、蔓延,又可穿过皮质返回骨髓腔,进一步加剧骨脓肿形成和骨质破坏。

4. 骨膜下脓肿扩大,使长骨骨干血供中断,同时长骨供血动脉发生血栓性动脉炎,结果造成大片骨质坏死,即死骨(sequestrum)。骨膜下新生骨包围死骨,形成骨性包壳。反应性新生骨和其内的死骨称为"骨枢"。脓液可侵蚀、穿破包壳及骨外软组织形成瘘管。

(二)慢性骨髓炎

急性化脓性骨髓炎若治疗不彻底,即转化为慢性骨髓炎(chronic septic osteomyelitis),也可以感染一开始就表现为慢性经过。

骨质破坏区缩小、周围大量骨质增生,骨小梁增粗、紊乱,密度明显增高,可呈象牙质样高密度。骨膜新生骨显著,呈密实的致密影,并与残存的骨皮质融合,骨轮廓不规整、骨干增粗。残留的骨破坏区内部充满脓液和肉芽组织,在新骨包裹下成为死腔,内可有死骨并常有经久不愈的瘘管。

(三)慢性硬化性骨髓炎

慢性硬化性骨髓炎(chronic sclerosing osteomyelitis,Garre sclerosing osteomyelitis)是由低毒性感染引起的慢性骨髓炎,病灶中不能培养出病菌,以骨质增生、硬化为主要征象。较大儿童及成人多见,好发于长骨骨干、锁骨和下颌骨。

**【影像学征象】**

(一)急性化脓性骨髓炎(以四肢长骨为例)

1. 急性化脓性骨髓早期

(1)X 线表现:轻微。主要为软组织肿胀,皮下脂肪层模糊并可出现网状影。

(2)MRI 表现:广泛的骨髓水肿和软组织肿胀。

2. 起病 1~2 周后

(1)X 线平片:干骺端松质骨内斑片状低密度骨质破坏,骨小梁结构模糊,可出现轻微骨膜新生骨(图 9-2-26)。

(2)CT 表现:可显示早期骨髓内脓肿的部位和蔓延范围,骨髓充满脓液,密度稍高。

(3)MRI 表现:由于骨髓内脓肿形成和骨髓水肿、渗出,形成髓内广泛病变,在 $T_1WI$ 呈低信号、在 $T_2WI$ 呈不均匀高信号(图 9-2-27)。

3. 随着脓肿向外发展

(1)X 线表现:干骺端骨质破坏范围扩大、融合,累及骨皮质,也可累及整个骨干,可有片状甚至大块死骨出现(图 9-2-28)。骨骺多不受侵犯。骨膜新生骨明显,呈葱皮状或花边状(图 9-2-29);也可因骨膜掀起、穿破,而表现为"袖口"样或断续状。

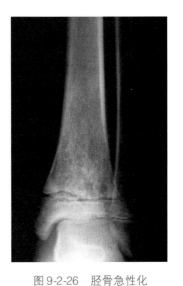

图 9-2-26 胫骨急性化脓性骨髓炎

胫骨正位 X 线平片,示胫骨远侧干骺端髓腔内和皮质下见多个小灶性低密度骨质破坏,边界欠清

Notes

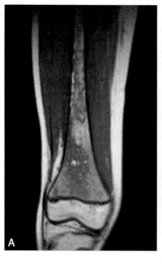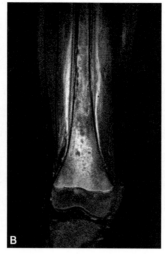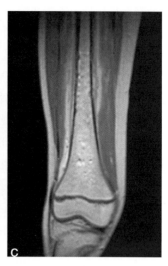

图 9-2-27　股骨急性化脓性骨髓炎

A. MRI 冠状位 $T_1WI$,示股骨远侧干骺端至骨干之髓腔片状、斑片状低信号,骨皮质中断;B. MRI 冠状位 $FST_2WI$,示病灶呈高信号;C. 增强扫描,示病灶明显强化

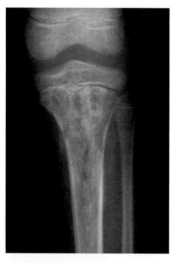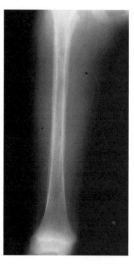

图 9-2-28　胫骨急性化脓性骨髓炎

X 线平片,示胫骨近侧干骺端髓腔内广泛骨质破坏,呈片状低密度改变,邻近骨质轻度增生,可见“袖口”样骨膜反应

图 9-2-29　股骨急性化脓性骨髓炎

X 线平片,示股骨髓腔广泛骨质破坏并轻度骨质增生,骨外见葱皮状骨膜反应

（2）MRI 表现:髓内病变和骨皮质病变往往相互融合。骨皮质脓肿表现为皮质内多发的虫蚀状骨质破坏,在 $T_1WI$ 呈低信号、在 $T_2WI$ 呈高信号。骨膜反应在 $T_1WI$、$T_2WI$ 上均表现为连续的环状稍高信号;增强扫描明显强化(图 9-2-30)。

（二）慢性骨髓炎

1. X 线平片表现

（1）死骨:长条形或方形高密度影,长轴与骨干平行,骨小梁结构模糊;周围骨质增生硬化显著。死骨边缘绕以低密度环,系隔离死骨与正常骨质的肉芽组织或脓液(图 9-2-31)。

（2）骨质破坏区周围大量骨质增生,骨小梁增粗、紊乱,密度明显增高,可呈象牙质样高密度(图 9-2-32、9-2-33)。

（3）髓腔骨质破坏趋于局限,内部充满脓液和肉芽组织,在新骨包裹下成为死腔,内可有死骨(骨枢)(图 9-2-33)。瘘孔呈一通向软组织的低密度影(图 9-2-34)。

Notes

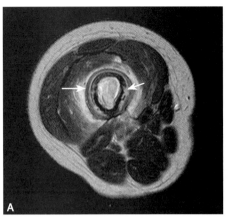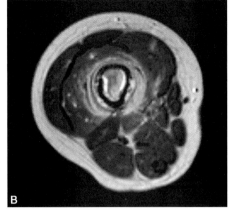

图 9-2-30 股骨急性化脓性骨髓炎

A. 横轴位 $T_2WI$,示骨皮质内脓肿(白箭)和环形骨膜反应(长箭),呈高信号;B. 增强扫描,
病灶明显强化

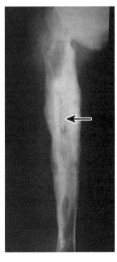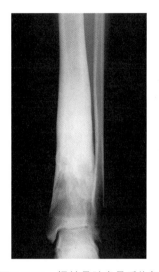

图 9-2-31 慢性骨髓炎
X 线平片,示股骨上段纵形细条状
死骨(黑箭),周围低密度影环绕

图 9-2-32 慢性骨髓炎骨质修复
X 线平片,示胫骨下段轻微膨胀,骨质明显
增生致密,远端见骨质坏死

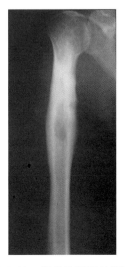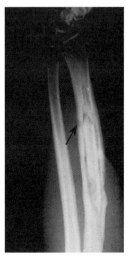

图 9-2-33 慢性骨髓炎骨髓死腔
X 线平片,示肱骨上段骨质增生、
膨胀,内见低密度死腔

图 9-2-34 慢性骨髓炎
X 线平片,示桡骨中段大片死骨,骨性
包壳上低密度影为瘘孔(黑箭)

Notes

（4）骨膜新生骨显著，呈密实的致密影，与残存的骨皮质融合，骨外廓不规整。

2. CT 表现　与 X 线平片表现相似，但显示髓腔内死骨、包壳以及脓肿的数目、位置、形态优于 X 线平片。

3. MRI 表现　病灶内的水肿、炎性病变、肉芽组织和脓液在 $T_1WI$ 上均呈低信号，在 $T_2WI$ 上为明显高信号；骨质增生在 $T_1WI$、$T_2WI$ 上均呈低信号；皮下脂肪水肿在 $T_1WI$ 上表现为垂直于表面的低信号条索状影（图 9-2-35）。

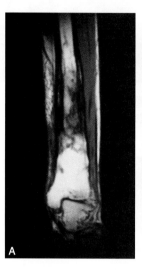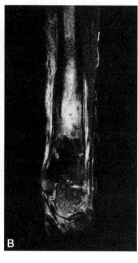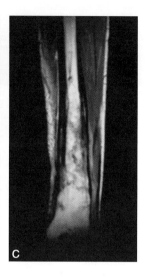

图 9-2-35　慢性骨髓炎

A. MRI 冠状位 $T_1WI$，示胫骨中下段膨胀，皮质增厚、髓腔变窄，髓腔内见条状、片状低信号，皮下脂肪水肿垂直于骨表面；B. 冠状位 $FST_2WI$，示髓腔内见高信号；C. 增强扫描，示病灶呈不均匀强化

（三）慢性硬化性骨髓炎

1. 患骨局灶性的或广泛的骨质增生、硬化，骨质密度明显增高。骨质硬化区内通常无低密度破坏灶。

2. 皮质增厚甚至局部变形、膨大，骨髓腔变窄。

3. 骨膜新生骨少见。软组织一般正常（图 9-2-36）。

**【诊断与鉴别诊断】**

1. 急性化脓性骨髓炎与骨结核的影像学鉴别（表 9-2-1）。

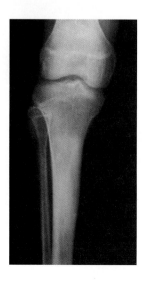

图 9-2-36　慢性硬化性骨髓炎

X 线平片，示胫骨上段轻微膨胀，骨质
均匀增密，未见骨质破坏灶

表9-2-1　急性化脓性骨髓炎与骨结核的影像学鉴别

|  | 起病 | 骨破坏 | 死骨 | 骨硬化 | 骨膜新生骨 | 越过骨骺线 |
|---|---|---|---|---|---|---|
| 急性化脓性骨髓炎 | 急 | 范围广 | 较大 | 明显 | 明显 | 不易 |
| 骨结核 | 隐匿 | 范围小 | 细小 | 邻近骨质疏松 | 不明显 | 容易 |

2. 慢性化脓性骨髓炎与硬化型骨肉瘤的影像学鉴别(表9-2-2)。

表9-2-2　慢性化脓性骨髓炎与硬化型骨肉瘤的影像学鉴别

|  | 临床特点 | 骨质增生硬化 | 死骨 | 骨膜新生骨 | 周围软组织 |
|---|---|---|---|---|---|
| 慢性化脓性骨髓炎 | 反复发作,局部窦道流脓 | 广泛 | 大块 | 广泛且成熟 | 常无明显肿胀 |
| 硬化型骨肉瘤 | 快速进展,间歇性或持续性疼痛 | 云絮状、斑片状、针状瘤骨 | 无 | 多不成熟且可被破坏 | 肿块,内可有瘤骨 |

# 二、化脓性关节炎

化脓性关节炎(septic arthritis)为化脓性细菌侵犯关节而引起的急性炎症,多数由葡萄球菌、链球菌和肺炎双球菌等经血行进入关节所致,也可由邻近软组织感染、骨髓炎蔓延或创伤直接引起感染所致。全身关节均可受累,但以承重关节多见,多为单发。

【临床表现】　儿童较成人多见。一般起病急,高热、寒战,关节红、肿、热、痛,压痛和波动感,关节可因肌肉痉挛而呈强迫体位。

【影像学检查方法的选择】　X线平片是影像检查的基础,可了解软组织肿胀、骨质疏松及骨质破坏等情况。化脓性关节炎影像诊断的目的是早期诊断以指导早期治疗。MRI检查是早期诊断化脓性关节炎的最重要手段。CT检查显示关节肿胀、积液较X线平片清晰,但显示关节软骨病变不力。

【病理生理基础】　致病菌首先侵犯滑膜,引起滑膜肿胀、充血、浆液渗出,关节积液,继之,纤维蛋白渗出。感染严重时,滑膜坏死,脓液渗出,中性粒细胞溶酶体破裂,蛋白质分解酶侵蚀关节软骨,继而破坏软骨下骨质。关节软骨和软骨下骨质破坏,以关节面承重部分为著。关节周围软组织常被累及。病变愈合时,肉芽组织长入关节腔,出现纤维化或骨化,最终导致关节纤维性强直或骨性强直。

【影像学征象】

(一)早期化脓性关节炎

1. X线表现

(1)关节周围软组织肿胀,软组织增厚、层次模糊不清。关节囊肿胀,呈稍高密度软组织影,关节和骨端两旁低密度脂肪层弧形受压、向外移位,关节间隙可增宽(图9-2-37),起病后1周内出现。

(2)骨质疏松:以关节面骨皮质下骨质疏松为著,炎症充血和疼痛废用所致。

(3)关节面骨质破坏和关节畸形,骨性关节面虫蚀状或小片状破坏,此时关节间隙可变窄;肌肉痉挛可造成关节脱位或半脱位(图9-2-38)。

2. MRI表现

(1)滑膜水肿,不均匀增厚,内壁毛糙不整,呈片状$T_1WI$低信号、$T_2WI$高信号,边界不清。

(2)关节面软骨和关节面下骨质破坏:关节面软骨破坏呈$T_1WI$低、$T_2WI$等信号的虫蚀状或小片状软骨缺损,关节面下骨质破坏呈局灶性$T_1WI$低信号、$T_2WI$高信号。

(3)关节周围软组织肿胀:软组织增厚、层次模糊不清,在$T_2WI$上呈增高信号。

Notes

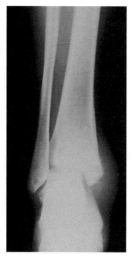

图9-2-37　化脓性踝关节炎早期
X线平片,示踝关节囊明显肿胀,
骨质无异常改变

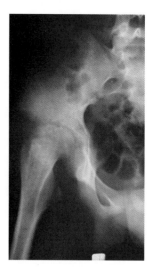

图9-2-38　化脓性髋关节炎
X线平片,示两侧骨性关节面虫
蚀状破坏,关节间隙变窄

**（二）晚期化脓性关节炎**

1. **X 线表现**　关节面骨质破坏、邻近骨质增生,关节间隙狭窄,最后出现关节纤维性强直
(图9-2-39)、即关节间隙仍存在但关节活动功能明显受限或骨性强直即关节间隙消失、可见骨
小梁连结关节的两骨端(图9-2-40)。

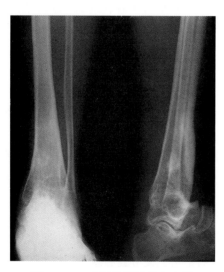

图9-2-39　化脓性踝关节炎晚期
X线平片,示踝关节纤维性强直,
关节间隙变窄

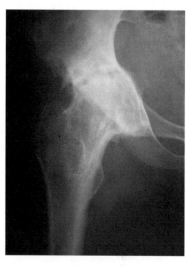

图9-2-40　化脓性髋关节炎晚期
X线平片,示髋关节骨性强直,关节
面骨质破坏并显著骨质增生,关节间
隙变窄,部分骨性融合

2. **MRI 表现**　关节软骨大量破坏,MRI 显示正常软骨消失,为纤维组织和肉芽组织取代,
关节间隙变窄或消失。

**【诊断与鉴别诊断】**　关节结核与化脓性关节炎的鉴别(表9-2-3)。

Notes

表 9-2-3 关节结核与化脓性关节炎的鉴别诊断

| | 关节结核 | 化脓性关节炎 |
|---|---|---|
| 发病 | 缓慢,病程长 | 急,进展迅速,病程较短 |
| 临床表现 | 关节疼痛和"白肿" | 发热,局部红、肿、热、剧痛 |
| 关节软骨及关节面下骨破坏 | 进展慢,始于关节边缘 | 进展快,首先累及持重面、范围广 |
| 关节间隙狭窄 | 晚期出现 | 早期出现 |
| 关节强直 | 纤维性 | 常为骨性 |
| 患肢软组织萎缩 | 有 | 急性期很少 |

# 三、骨关节结核

骨与关节结核大多数是体内其他部位结核灶内的结核分枝杆菌经血行播散的结果,进展比较缓慢。

【临床表现】 好发于儿童及青少年,近年来中老年患者也不少见。骨与关节结核病变进展缓慢,临床表现多较轻微。全身症状有不规则低热、乏力。早期局部症状为疼痛、肿胀和功能障碍,无明显发红、发热。晚期冷脓肿形成,穿破后形成窦道。长期的结核病变,可导致发育障碍、骨关节畸形和严重功能障碍。

【影像学检查方法的选择】 X线平片是基本的影像学检查方法,不但可用于诊断,也适于作治疗追踪观察。早期的关节结核宜选 MRI 检查。早期脊椎结核宜选用 CT、MRI 检查。较 X 线平片,CT、MRI 更早发现骨质破坏和椎旁软组织改变,更清晰显示椎旁脓肿。MRI 可较 CT 更早发现椎体终板下的骨质异常。

【病理生理基础】

1. 骨结核 来自肺、淋巴结等部位的活动性结核病灶的结核菌随血流侵犯血管丰富的松质骨和骨髓引起局部发生结核性炎症改变。按病变的主要病理改变分为增生型和干酪型。骨结核进展缓慢,结核性肉芽组织侵蚀邻近骨质形成大小不一的骨破坏区。结核性肉芽组织很少有成骨倾向也极少引起骨膜新生骨。干酪型结核可出现死骨,但一般较小、密度也较低,称为"泥沙样"死骨。结核病变好侵犯软骨,常在骨骺发病、易向关节端蔓延而侵犯关节。骨内结核灶穿破后在软组织内形成冷脓肿。

2. 关节结核 形成途径主要有两种:骨端结核侵犯关节(骨型)和结核菌血行侵犯滑膜炎(滑膜型)。基本病变以四肢大关节较典型。最初为关节软组织肿胀,渗液较多时可见关节间隙增宽;关节软骨破坏继之出现骨性关节面边缘局限性骨质侵蚀,之后可全关节被破坏。关节间隙狭窄,可合并关节脱位。严重病例最后常导致纤维性关节强直(见图 9-2-14)。早期即可出现近关节骨质疏松。儿童和青少年的滑膜型关节结核中,由于慢性充血的作用,常发生骨化程序增速及骨骺增大。

3. 脊椎结核 根据病灶的部位,脊椎结核分为椎体结核和附件结核,前者又分为中央型、边缘型和韧带下型三种。中心型椎体结核多发生于儿童胸椎,病变在椎体中央近前侧开始,病变以骨质破坏为主;边缘型椎体结核多见于成人腰椎,病灶多从椎体前缘、骨膜下和韧带下椎间盘开始;各型均可产生椎旁脓肿。

【影像学征象】

(一) 长骨骨骺、干骺端结核

1. 侵犯骨骺、近骺板的干骺端,病灶常穿越骺板。

Notes

2. 圆形、类圆形或分叶状局限性骨质破坏,边缘清楚,破坏区内可见细小死骨,周围可有少量不规则骨质增生硬化,邻近骨质疏松明显(图9-2-41)。

3. 通常无骨膜新生骨出现。

4. 骨骺、干骺端结核可侵犯关节、形成骨型关节结核。

（二）短骨结核

1. 多发生于10岁以下儿童,多为双侧多骨发病,多见于指、趾、掌、跖等短管状骨。

2. 患部骨质疏松,患骨骨干膨胀、皮质变薄,骨膜新生骨较明显,为"骨气鼓"征(spina ventosa)(图9-2-42)。

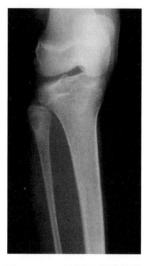

图9-2-41　长骨干骺端结核
X线平片,示腓骨头干骺端及骨骺类圆形骨质破坏,边缘清晰,周围轻微骨质硬化

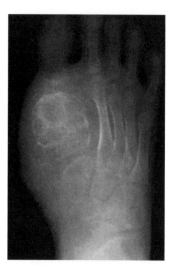

图9-2-42　儿童短骨结核
X线平片,示第1跖骨明显膨胀性骨质破坏,累及髓腔和皮质

（三）髋关节结核

在四肢关节结核中最多见,多发生于儿童和少年。骨型多见,滑膜型较少见。

1. 早期表现　关节囊外脂肪线影模糊、消失,关节积液较多时关节间隙增宽,关节周围骨质疏松。如是骨型关节结核则在髋臼、股骨头和颈可见局限性的骨破坏区。

2. 进展期表现　骨性关节面及其下方骨质破坏,股骨头或髋臼表面不规则,关节间隙变窄(图9-2-43)。

3. 晚期表现　关节间隙明显狭窄,髋臼和股骨头骨质破坏显著,髋关节可脱位或半脱位(图9-2-44)。

（四）膝关节结核

膝关节结核以滑膜型为主。

1. 早期滑膜型结核

（1）X现表现:关节周围软组织肿胀(图9-2-45),邻近骨质疏松,骨质破坏先发生于非承重的关节边缘部位。

（2）MRI表现:关节腔内积液呈均匀 $T_1WI$ 低信号、$T_2WI$ 高信号。增厚滑膜呈 $T_1WI$ 低信号、$T_2WI$ 略高信号,增强后呈较明显强化。近干骺端的骨髓因水肿呈 $T_1WI$ 低信号、$T_2WI$ 高信号。

2. 中晚期滑膜型结核

（1）X现表现:骨端边缘出现虫蚀样骨质破坏,边缘模糊,常为关节上下缘对称受累。继而出现关节间隙明显非匀称性变窄,骨质破坏严重的可致关节畸形,,关节周围可有脓肿和窦道

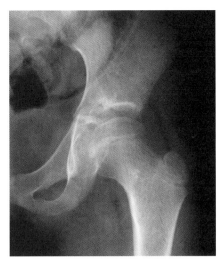

图9-2-43 髋关节结核(1)
X线平片,示髋臼及股骨头关节面片状骨质破坏,关节间隙变窄

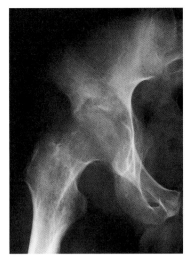

图9-2-44 髋关节结核(2)
X线平片,示髋臼及股骨头广泛骨质破坏,关节面消失,关节间隙变窄

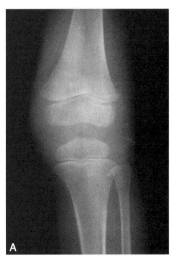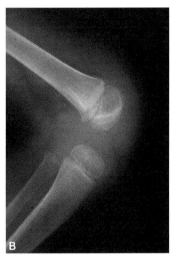

图9-2-45 膝关节滑膜型结核
A. 膝关节正位X线平片,示膝关节囊肿胀、密度增高,关节间隙增宽;B. 膝关节侧位平片,示髌下脂肪垫模糊

形成。

(2) MRI表现:在$T_1WI$上关节软骨模糊、不连续。关节面下骨侵蚀呈$T_1WI$低信号、$T_2WI$不均匀高信号。增强后,骨破坏区的肉芽组织、关节腔内及滑囊内肉芽组织和增厚滑膜呈明显不均匀强化。

3. 骨型结核多起源于股骨或胫骨的骨骺或干骺端结核,关节面不规则,关节间隙变窄,对侧关节面骨质破坏及关节面不规则(图9-2-46)。

(五)脊椎结核

在骨关节结核中最多见,约占40%。腰椎受累最常见,其次是胸椎,少数病例可多节段发病。

1. 中心型椎体结核

(1) 早期X线平片表现为一个或两个相邻椎体中央松质骨出现低密度破坏灶。

Notes

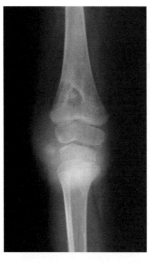

图 9-2-46　膝关节骨型结核
X 线平片,示膝关节囊肿胀、钙化,膝关节骨质疏松,股骨远侧干骺端和骨骺骨质破坏

（2）继之破坏灶向上、下扩展,椎体塌陷变扁,椎旁脓肿形成。椎间盘破坏后椎间隙变窄,并可侵犯邻近椎体(图 9-2-47)。

2. 边缘型椎体结核　早期椎体上缘或下缘局部骨质破坏,并邻近椎间盘破坏,椎间隙变窄,病变常波及受累间盘上、下两个椎体。椎旁脓肿多见,在胸椎常呈以胸椎为中轴的梭形椎旁脓肿;下胸椎或(和)腰椎受累时呈一侧或双侧腰大肌肿胀(腰大肌脓肿);在颈椎多表现为咽后脓肿(图 9-2-48)。

3. 韧带下型椎体结核　少见。主要发生于前纵韧带下方,为较特殊的脊椎结核。X 线平片、MRI 表现位连续 1~2 个或多个椎体前缘骨质破坏,脓肿多位于前纵韧带与椎体前缘之间,椎间盘可正常(图 9-2-49);

4. 附件结核　少见,多发生于成人。可发生于椎板、横突、棘突和椎弓根,局部骨质破坏,多有冷脓肿形成。

【诊断与鉴别诊断】　脊椎结核与转移性肿瘤、椎体压缩性骨折的鉴别(表 9-2-4)。

表 9-2-4　脊椎结核与转移性肿瘤、椎体压缩性骨折的影像学鉴别

| | 脊椎结核 | 椎体转移瘤 | 外伤性椎体压缩骨折 |
|---|---|---|---|
| 骨质破坏 | 有 | 有 | 无,有骨皮质中断、内陷 |
| 椎体变形 | 有,变扁或呈楔形 | 早期正常,晚期塌陷 | 有,多呈楔形,椎体前缘可见碎骨片 |
| 骨质破坏周围骨质增生 | 可有,但轻微 | 混合性转移可有骨破坏和增生,但两者无固定的空间关系 | 骨小梁可因压缩而致密,但无骨破坏 |
| 椎间隙狭窄 | 有 | 无 | 无 |
| 椎旁肿块(胀) | 有,可见钙化 | 偶见,局限 | 无 |
| 增强扫描 | 病变椎体呈不均匀强化,脓肿壁明显强化 | 有的可有明显强化 | 强化不明显 |

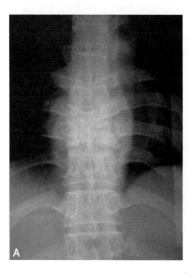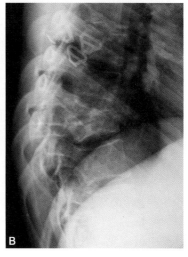

图 9-2-47　中央型脊椎结核
A. 胸椎正位平片,示第 8、9 胸椎体破坏、变扁,两侧椎旁脓肿形成;B. 胸椎侧位平片,示第 8、9 胸椎间隙消失

Notes

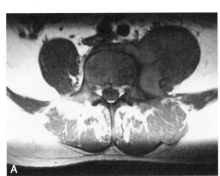
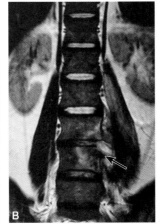
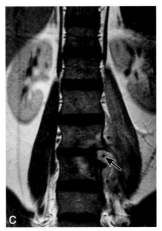

图 9-2-48　边缘型脊椎结核

A. 横轴位 $T_1WI$,示第 3、4 腰椎体左侧及邻近椎间盘破坏,呈低信号,左侧椎旁脓肿呈等信号;B. 冠状位 $T_2WI$,病灶及左侧椎旁脓肿均呈高信号,脓肿壁呈稍高信号(黑箭);C. 增强,冠状位 $T_1WI$,示病灶及脓肿均明显强化,脓肿内见坏死灶(黑箭);左侧腰大肌水肿

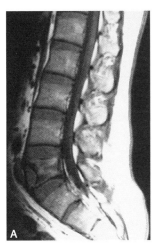
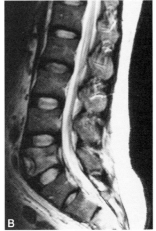
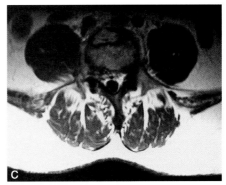

图 9-2-49　韧带下型脊椎结核

A. 矢状位 $T_1WI$,示第 5 腰椎前纵韧带下椎体弧形骨质破坏,呈低信号;B. 矢状位 $T_2WI$,示病灶呈不均匀高信号;C. 增强扫描,示病灶不均匀强化

## 第三节　慢性骨关节疾病

### 一、类风湿关节炎与强直性脊柱炎

类风湿关节炎(rheumatoid arthritis)是以慢性、多发性、侵蚀性关节炎为主的炎症性疾病,以对称性、进行性关节病变为主要特征,可累及全身各器官。

强直性脊柱炎(ankylosing spondylitis,AS)是慢性非特异性炎性疾病,以侵犯中轴关节和进行性脊柱强直为特征,可不同程度地累及全身各器官。因类风湿因子多阴性,故属于血清阴性脊椎关节炎(seronegative spondyloarthropathy)。

【临床表现】　类风湿关节炎与强直性脊柱炎各有一定的临床特点(表9-2-5)。

【影像学检查方法的选择】　类风湿关节炎与强直性脊柱炎,宜首选 X 线平片进行筛查诊断。早期的类风湿关节炎与强直性脊柱炎宜选 MRI 检查。

Notes

表 9-2-5　类风湿关节炎与强直性脊柱炎的临床特点

|  | 类风湿关节炎 | 强直性脊柱炎 |
| --- | --- | --- |
| 性别 | 女性多见 | 男性多见 |
| 好发年龄 | 20~35 岁多见 | 青年多见 |
| 类风湿因子 | 75% + | − |
| HLA-B27 | − | 90% + |
| 临床表现 | 对称性手、足、腕关节肿痛;晨僵;部分患者肝脾肿大、胸腔积液和肺间质纤维化 | 慢性腰背痛,晨僵;下肢大关节不对称性关节炎;虹膜炎,葡萄膜炎;肺间质纤维化 |
| 好发关节 | 四肢关节 | 骶髂关节、脊柱和髋关节 |
| 最早侵犯关节 | 手、足小关节,主要侵犯掌指关节和近端指间关节 | 骶髂关节 |
| 发病特征 | 对称性、进行性、多关节炎 | 下肢不对称性大关节炎,以进行性脊柱强直为特征 |
| 病变进展 | 自手、足小关节向心性侵犯较大关节 | 自骶髂关节,逐渐上行性发展,依次侵犯腰椎、胸椎和颈椎 |

【病理生理基础】　类风湿关节炎病因不明,目前倾向于认为属自身免疫性疾病。大量免疫复合物沉积于关节腔内,引起水解酶释放,导致滑膜的炎性改变,滑膜炎性肉芽组织形成血管翳侵蚀关节软骨和其下骨质,骨侵蚀始于关节边缘,呈虫蚀状、钻凿样骨质缺损,称为边缘性侵蚀(marginal erosion)。最后导致关节破坏及关节纤维性强直和骨性关节强直。

强直性脊柱炎病因不明,目前普遍认为是一种自身免疫性疾病。人类白细胞抗原 B27 位点(HLA-B27)与强直性脊柱炎的发病关系密切。强直性脊柱炎患者 HLA-B27 阳性率达 90% 以上,而正常人群阳性为 6%~8%。强直性脊柱炎主要侵犯脊椎小关节和周围韧带,起始于骶髂关节,逐渐上行性发展。椎体前缘上、下角骨破坏,使椎体前缘凹面变直呈"方形椎"。炎症引起纤维环及前纵韧带骨化,出现平行脊椎的韧带骨赘(syndesmophyte),形成"竹节状"脊柱(bamboo spine)。晚期,髋关节常常受累。坐骨结节、髂嵴、股骨粗隆、脊椎棘突和跟骨结节等处肌腱韧带附着处羽毛状骨化,伴有局部皮质虫蚀样破坏,称为附丽病(enthesopathy)。

【影像学征象】　类风湿关节炎与强直性脊柱炎的影像学表现各具特点(表 9-2-6)

表 9-2-6　类风湿关节炎与强直性脊柱炎的影像学表现(图 9-2-50~9-2-55)

|  | 类风湿关节炎 | 强直性脊柱炎 |
| --- | --- | --- |
| 骨质疏松 | 早期在受累关节周围骨端(骨端性骨质疏松),晚期可累及全身骨骼 | 严重时可见全身性骨质疏松 |
| 好发部位 | 掌指关节和近侧指间关节 | 骶髂关节下 1/3 有滑膜的部分 |
| 早期表现 | MRI 显示关节囊肿胀、血管翳增生,滑膜增厚,关节面软骨破坏,关节间隙变窄,血管翳明显强化 | 与类风湿关节炎的征象相似 |
| 中、晚期表现 | 关节边缘性骨侵蚀,骨性关节面下局限性小囊状骨质破坏;广泛、对称性关节间隙狭窄;关节脱位、半脱位关节纤维性强直(fibrotic ankylosis) | 主要见于脊柱和髋关节关节骨性强直(bony ankylosis) |

Notes

续表

| | 类风湿关节炎 | 强直性脊柱炎 |
|---|---|---|
| 脊柱 | 主要累及颈椎,寰枢关节半脱位多见<br>无"方形椎"<br>无"竹节状脊柱" | 自骶髂关节逐渐向上发展<br>椎小关节间隙模糊<br>寰枢关节半脱位少见<br>"方形椎"<br>"竹节状脊柱" |
| 髋关节 | 很少受累 | 常见受累,多双侧受侵。关节面骨质侵蚀,<br>关节间隙变窄,骨赘形成 |
| 附丽病 | 踝、足相对多见 | 常见于坐骨结节、股骨转子、跟骨 |

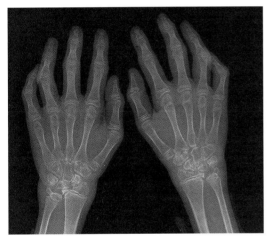

图 9-2-50　手类风湿关节炎

X 线平片,示双侧指骨间关节囊肿胀,掌骨
远侧关节面小灶性骨质破坏

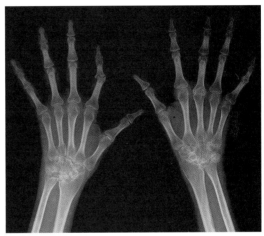

图 9-2-51　腕类风湿关节炎

X 线平片,示双侧腕关节骨质疏松,关
节面囊状骨质破坏,关节间隙变窄

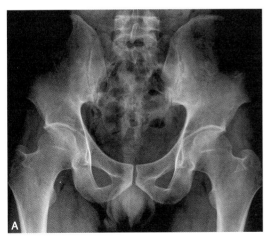

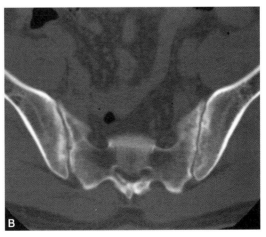

图 9-2-52　骶髂关节早期强直性脊柱炎

A. X 线平片;B. CT,示双侧骶髂关节下关节面小囊状破坏并轻微骨质增生,
关节面模糊,关节间隙狭窄

Notes

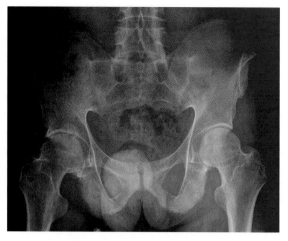

图 9-2-53　骶髂关节晚期强直性脊柱炎
双侧骶髂关节面模糊,关节间隙消失,
双侧髋关节面小囊状骨质破坏

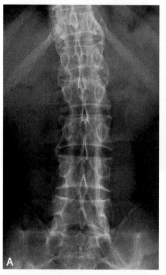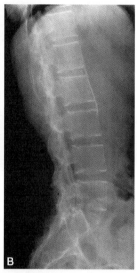

图 9-2-54　腰椎强直性脊柱炎
A. 正位 X 线平片;B. 侧位 X 线平片,示椎体边缘骨质增生,
椎小关节模糊,前纵韧带钙化,椎体呈方形椎和竹节椎改变

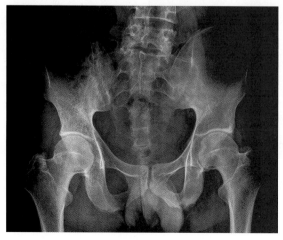

图 9-2-55　强直性脊柱炎累及坐骨结节
X 线平片,示左侧坐骨结节多个囊状骨质破坏,边缘毛糙

Notes

## 二、退行性骨关节病

退行性骨关节病(degenerative arthropathy)又称为骨性关节炎(osteoarthritis),是关节软骨变性引起的骨关节病变,常见于中、老年人,好发于承重关节和多动关节,以髋、膝、指间关节和脊柱多见。

**【临床表现】**  病变的过程和机体适应性的个体差异很大,症状轻重与影像学改变多少不成比例。一般起病缓慢,以某一关节或一组关节出现症状,表现为病变部位钝痛、刺痛,关节活动受限。一般无关节肿胀、关节强直或全身症状。

**【影像学检查方法的选择】**  X线平片是首选,通常能全面了解关节间隙与关节面骨质改变,起到良好的筛查作用。CT(包括三维重建图像)显示关节面下的骨质改变优于X线平片,可作X线平片的补充。MRI用于检查关节软骨的早期病变。

**【病理生理基础】**  退行性骨关节病的病理改变开始于关节软骨变性,原来的透明软骨转化为致密混浊、少弹性的纤维软骨,表面出现裂隙和溃疡。软骨退变刺激机体的修复功能,关节面下的骨质增生,形成关节边缘骨赘和关节面增厚、硬化。由于病变中关节囊内压力增高,关节滑液通过关节面上的裂隙进入关节面下骨质,形成关节面下和骨内的含滑液的假性囊肿。假性囊肿可单发,也可多发,大小不一,直径0.1~2.5cm。多发者,呈蜂窝状,囊腔相互沟通。假囊肿周围骨质常常增生硬化。软骨损伤和关节面变形,使关节间隙变窄。经常的磨损使关节软骨和骨质碎裂、脱落在关节腔内形成关节游离体。

**【影像学征象】**

(一)关节间隙不匀称狭窄

在关节软骨损伤变薄之后出现。

1. X线平片表现  因关节面承重的差异和软骨损伤的程度不一,两侧关节间隙狭窄常不对称。

2. MRI表现  关节面软骨变薄不光整,或局部软骨缺损甚至是全层缺损(图9-2-56)。

(二)关节面骨质硬化、变形和骨赘形成

1. X线平片表现  关节面承重部位出现不同程度的骨质增生硬化;关节面受压、下陷,关节面增大;关节韧带肌腱附着处骨质增生显著,关节边缘锐利,呈骨刺状突起(骨赘),尖端指向外方;上、下关节面的骨刺常常靠拢如唇状,可形成骨桥(图9-2-57)。

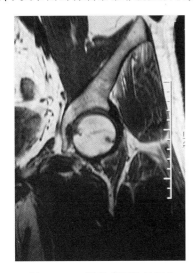

图9-2-56  髋关节面软骨损伤
髋关节冠状位 $T_1WI$,示股骨头关节面软骨局部缺损,向下累及骨性关节面

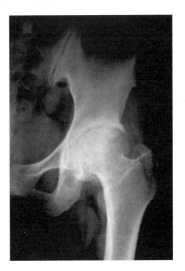

图9-2-57  髋关节面硬化、变形
X线平片,示髋臼骨质增生硬化,股骨头变扁,关节面多个小囊状低密度影

2. MRI 表现　骨质增生硬化在 $T_1WI$、$T_2WI$ 上均为稍低信号。

（三）关节面下假囊肿

1. X 线平片表现　圆形或卵圆形的透光区,边缘带状反应性骨质增生(图 9-2-58)。

2. CT 表现　显示上述征象较 X 线平片更清晰(图 9-2-59)。

3. MRI 表现　囊性病灶在 $T_1WI$ 呈低信号、在 $T_2WI$ 呈高信号,边缘骨质增生呈稍低信号(图 9-2-60)。

（四）关节内游离体

位于关节内的圆形或椭圆形结节,边缘光滑锐利,大小不等,一般约 $0.1 \sim 1.5cm$(图 9-2-61)。

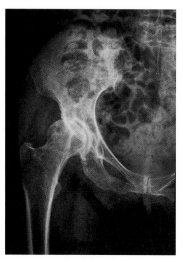

图 9-2-58　关节面下假囊肿
X 线平片,示髋关节上、下关节面下多个类圆形骨质缺损,边缘轻微硬化

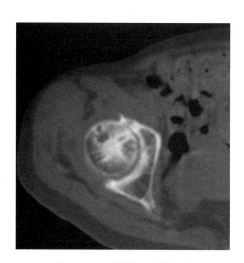

图 9-2-59　关节面下假囊肿
CT,示股骨头关节面下多个类圆形骨质缺损,边缘轻微硬化

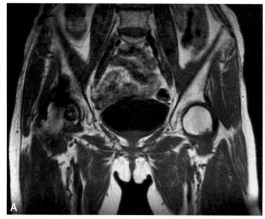
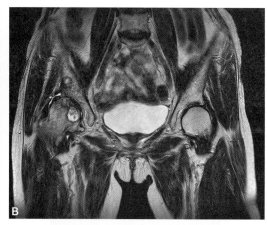

图 9-2-60　关节面下假囊肿
A. MRI 冠状位 $T_1WI$,示关节面下假囊肿呈低信号;B. MRI 冠状位 $T_2WI$,示假囊肿呈高信号

Notes

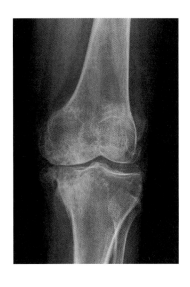

图 9-2-61 游离体
X 线平片,示膝关节面骨质增生,关节
腔内见多个游离骨性小结节

# 第四节 代谢骨关节疾病

## 一、维生素 D 缺乏症

维生素 D 缺乏症(hypovitaminosis D)是由于维生素 D 及其代谢产物缺乏,使钙磷代谢异常,发生成骨障碍,在骨未发育成熟前导致佝偻病(rickets),在成人导致骨质软化症(osteomalacia)。

【临床表现】 维生素 D 缺乏性佝偻病多见于 3 个月至 2 岁的小儿。

1. 症状和体征

(1) 神经兴奋性增高:烦闹、夜间啼哭、多汗、睡眠不安并导致枕秃等。

(2) 骨骼改变

1) 6 个月以内婴儿佝偻病以颅骨改变为主,如囟门闭合延迟和方颅等。

2) 1 岁左右患儿可见胸廓骨骼和四肢骨骼改变:胸廓呈"鸡胸"畸形,串珠状肋,佝偻病手、足镯,膝内翻("O"形)或膝外翻("X"形)畸形。

2. 实验室检查异常血清钙、磷降低,血清碱性磷酸酶升高。

3. 经治疗和日光照射后,临床症状和体征逐渐减轻、消失,骨质形态、密度逐渐恢复正常。

【影像学检查方法的选择】 X 线平片为诊断佝偻病的首选影像学手段,而且可用于患儿治疗后的追踪复查。

【病理生理基础】 维生素 D 的生理作用是直接促进肠道钙吸收,间接影响肾磷再吸收。维生素 D 缺乏引起钙磷代谢紊乱,骨样组织大量增生而不能如期钙化,产生骨质软化,表现为干骺端膨大、骺板增宽、临时钙化带不规则。病变可累及全身骨骼,但以生长迅速的干骺端最为严重。

【影像学征象】

(一) 活动期 X 线表现

1. 初期,长骨干骺端出现骨小梁紊乱、模糊、密度减低,先期钙化带模糊或消失;之后干骺端增宽、膨大、边缘模糊,呈杯口状凹陷,骨骺线明显增宽(图 9-2-62)。

2. 二次骨化中心出现延迟、轮廓毛糙不齐;普遍性骨密度减低、小梁稀疏、模糊;下肢骨弯曲变形(图 9-2-63);受累骨有时可见未矿化的骨样组织所致的低密度假骨折线(1~2mm 宽,与皮质垂直,一般不贯穿整个骨的横径,常见于耻骨、坐骨、股骨颈、肩胛骨腋缘、肋骨等处,常对称发生)。

Notes

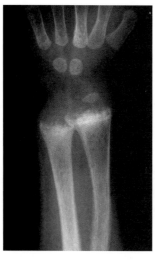

图9-2-62　活动期X线表现(1)
X线平片,示腕关节诸骨密度减低,
桡尺骨远侧干骺端膨大、杯口状凹
陷,骺线增宽

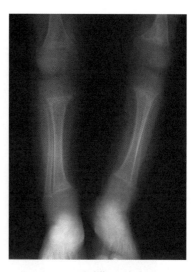

图9-2-63　活动期X线表现(2)
X线平片,示双侧膝踝关节诸骨骺
出现延迟,小腿骨弯曲

3. 骨长度增长迟缓。

4. 肋软骨和骨交界处隆起形成肋串珠。

5. 颅骨骨化障碍、骨缝结缔组织代偿性增生,引起囟门延迟闭合和颅缝增宽。过多的骨样组织堆积在额结节和顶结节,形成方颅畸形。

（二）修复期X线表现

治疗后,干骺端逐渐趋向正常化,表现为干骺端先期钙化带再出现和骨骺再钙化:①干骺端先期钙化带再出现是在干骺端之外出现斑点高密度影,之后成一高密度横线,再逐渐增宽为高密度横带;②骨骺再钙化:先出现环状致密影,逐渐增厚与中央骨质融合(图9-2-64);③全骨的变化:骨干骨皮质密度和骨小梁结构渐趋正常。

（三）后遗症期X线表现

长骨骨干弯曲、屈侧皮质代偿性增厚和干骺端膨大在佝偻病痊愈后如不注意矫形可长期存在(图9-2-65)。

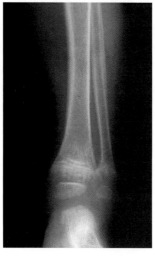

图9-2-64　修复期
X线平片,示胫骨远侧出现骨骺板先
期钙化带钙化和骨骺钙化

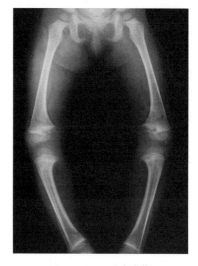

图9-2-65　后遗症期
X线平片,示膝关节长骨干骺端膨大,
两侧股骨、胫骨弯曲,呈O形腿

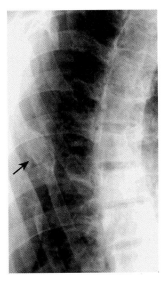

图 9-2-71　骨质软化
X 线平片,示肋骨骨质软化
并假性骨折(箭)

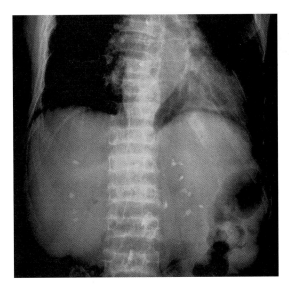

图 9-2-72　肾区钙化
X 线平片,示双侧肾区多个小片状
钙化影,脊椎骨质软化

表 9-2-7　肾小管性骨病、肾小球性骨病与原发性甲状旁腺功能亢进的鉴别诊断

| | 发病年龄 | 血钙 | 血磷 | 佝偻病表现 | 骨质软化 | 骨膜下皮质吸收 | 纤维囊性骨炎 | 异位钙化 |
|---|---|---|---|---|---|---|---|---|
| 原发性甲状旁腺功能亢进 | 成人多见 | 增高 | 降低 | - | - | ++ | ++ | + |
| 肾小球性骨病 | 青少年 | 正常或降低 | 增高 | ++ | 少 | ++ | 少 | ++ |
| 肾小管性骨病 | 青少年 | 正常或降低 | 降低 | ++ | ++ | - | - | ++ |

# 第五节　骨缺血性坏死

　　骨缺血性坏死(ischemic necrosis of bone)是局部血供障碍引起的骨坏死。与发病有关的因素包括创伤、使用皮质激素、镰状细胞贫血、酗酒、戈谢病(Gaucher 病)、减压病、辐射、胶原病等。习惯上,儿童期骨骺或骨突的缺血性坏死又称为骨软骨炎(osteochondritis)或骨软骨病。

## 一、股骨头缺血性坏死

　　【临床表现】　股骨头缺血性坏死(ischemic necrosis of femoral head)好发于 50~60 岁男性,50%~80% 的患者最终双侧受累。主要症状和体征为髋部疼痛、压痛、活动受限、跛行及"4"字试验阳性。晚期,关节活动受限、疼痛加重,同时可有肢体短缩、肌肉萎缩等。

　　【影像学检查方法的选择】　MRI 是最敏感的影像学诊断方法。通常 X 线平片上出现明确征象,多提示病变已到中、晚期。CT 对病变早期诊断的作用也有限。

　　【病理生理基础】　股骨头易患缺血性坏死,与其特殊的供血有关。股骨头凹动脉仅供应股骨头紧邻凹的小部分,股骨头其余部分和股骨颈由旋股内动脉和旋股外动脉从股骨颈基底部进入,供血路径长且易受外伤等因素的影响。股骨头血供中断或受损引起骨细胞及骨髓成分死亡,随后出现炎性细胞趋化、新生骨细胞形成、毛细血管及纤维肉芽组织等间质成分增生等修复反应,继而导致股骨头结构改变、关节面塌陷,治疗不及时多遗留永久畸形。

　　【影像学征象】

　　1. X 线表现　虽然 X 线平片对股骨头坏死早期诊断不敏感,但 X 线表现是股骨头坏死临

Notes

床分期的重要依据。2012 年 9 月中华医学会骨科分会显微修复学组及中国修复重建外科专业委员会骨缺损及骨坏死学组推出了《成人股骨头坏死诊疗标准专家共识》，其中建议对股骨头坏死采用国际骨循环学会（Association Research Circulation Osseous，ARCO）的分期方法进行评价：

0 期：各种检查均正常或难以确诊。

Ⅰ期：X 线平片表现正常，MRI 和（或）核素骨扫描异常（图 9-2-73）。病变的部位可分为内侧、中央和外侧。

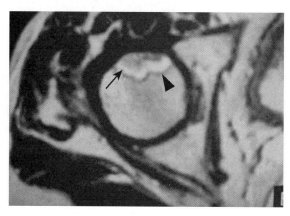

图 9-2-73　股骨头缺血性坏死初期
股骨头横轴位 T$_2$WI，示线状低信号之新生骨（箭头）和带状高信号之肉芽组织（黑箭），肉芽组织外侧低信号为坏死

Ⅱ期：X 线平片上股骨头密度不均，出现低密度骨质疏松、吸收区和高密度硬化性改变。但股骨头仍呈球形，无塌陷，髋关节间隙和髋臼无异常（图 9-2-74）。

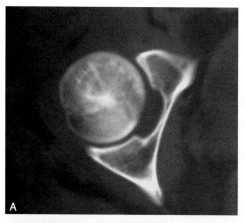

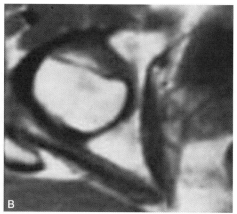

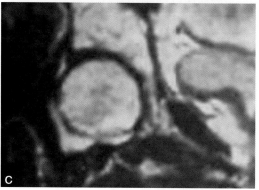

图 9-2-74　股骨头缺血性坏死早期
A. 横轴位 CT，示"星芒征"变形；B. MRI 横轴位 T$_1$WI，示围绕坏死区的线样低信号；C. T$_2$WI，示围绕坏死区的线样高信号

Ⅲ期:X线平片上出现新月征(为关节软骨下骨折所致,关节面下低密度骨折线分隔出骨碎片,形成此征象),病变进一步发展将出现关节面的变平乃至塌陷;在病变的这一阶段髋关节间隙无狭窄,髋臼尚未受累(图9-2-75)。

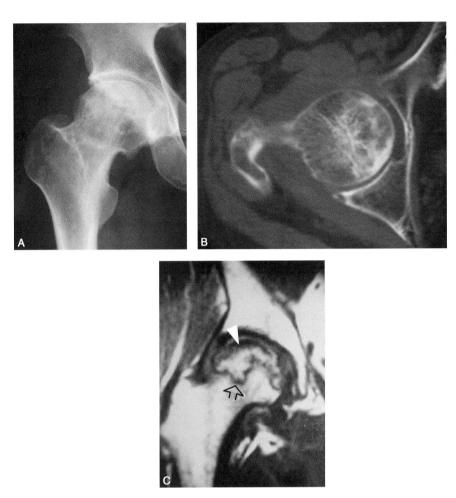

图 9-2-75 股骨头缺血性坏死中期
A. X线平片,示股骨头轻度变扁,内见多个片状骨质密度减低区;B. CT,示"星芒征"消失,内见多个破坏区;C. MRI,示坏死区信号不均,为低信号带环绕

Ⅳ期:X线平片显示股骨头关节面变平、塌陷,关节间隙开始变窄;病变进一步发展累及髋臼,出现硬化、囊变及边缘骨赘等骨性关节炎的表现(图9-2-76)。最终,病变将导致髋关节严重的退行性变乃至完全毁损(图9-2-77)。

2. CT表现 股骨头缺血坏死的CT表现与X线平片相仿,且CT也不能显示ARCO 0、Ⅰ期的病变,但它可显示"星芒征"变形或消失(9-2-74),对关节面下骨小梁骨折、股骨头塌陷的显示优于平片,对病变范围的评估也有优势。

3. MRI表现 MRI对探查股骨头缺血性坏死很敏感,但目前其对股骨头缺血性坏死分期的评价只用于股骨头塌陷前的阶段。股骨头发生缺血性坏死时,在坏死组织和正常骨交界部于 $T_1WI$ 于可见边界清楚的线条状低信号影;于 $T_2WI$ 可见低信号和高信号伴行的"双线征",一般前者位于外周,后者位于内侧(图9-2-73~9-2-76)。既往认为双线征中的低信号影代表反应性新生骨,高信号影主要代表肉芽组织,但近来有学者认为这一征象与化学位移伪影有关。双线征内部的组织与正常骨髓相比可呈低、等或高信号。在高场MR常用的脂肪抑制快速自旋回波 $T_2WI$ 一般不见双线征,只见线条状高信号影。另外,在MRI还显示股骨头坏死伴有的周围骨髓水肿和关节积液。增强扫描可见修复性肉芽组织强化。

Notes

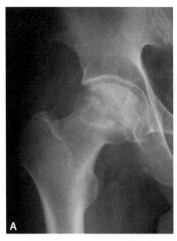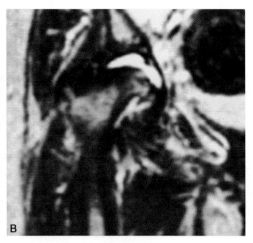

图 9-2-76　股骨头缺血性坏死晚期

A. X 线平片,示股骨头变形、塌陷,内见多个片状骨质密度减低区;B. MRI,示股
骨头骨髓脂肪信号大部消失,为片状、条状低信号取代

**【诊断与鉴别诊断】**

1. **髋关节结核与早期股骨头缺血性坏死**　骨型髋关节结核多由股骨头结核、股骨颈结核发展而来,常见股骨头、颈骨骨质破坏,不会出现"双线征"或"黑线征"。股骨头、颈和髋臼边缘侵蚀,MRI 增强扫描显示滑膜不均匀增厚。后者无股骨颈和髋臼破坏,关节间隙多保持正常,MRI 增强扫描显示滑膜轻度均匀增厚。

2. **退行性关节病与晚期股骨头缺血性坏死**　前者发病较晚,多见于老年患者,关节间隙狭窄、骨赘增生和关节软骨下囊性变较后者显著,但股骨头无塌陷和明显变形,也不会出现双线征或黑线征;后者主要是关节面塌陷和黑线征,末期股骨颈变短、增粗及股骨头、髋臼变形较前者重。

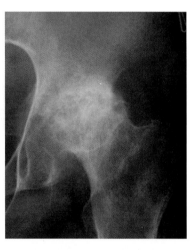

图 9-2-77　股骨头缺血性坏死末期
X 线平片,示股骨头大部破坏、吸收,
髋关节呈骨性关节炎改变

## 二、胫骨粗隆骨软骨病

**【临床表现】**　胫骨粗隆骨软骨病(osteochondrosis of tibial tuberosity),也称为 Osgood-Schlatter 病或胫骨结节缺血坏死(ischemic necrosis of tibial tuberosity)。好发于 10 ~ 15 岁爱运动的男孩,常为单侧性,也可发生于双侧。局部疼痛、肿胀,患者多有明确的外伤史。近来也有观点认为,此非缺血坏死而是一种发育中的变异。

**【影像学检查方法的选择】**　胫骨结节缺血性坏死首选 X 线平片检查,可选 CT 检查作为 X 线平片的补充。

**【病理生理基础】**　胫骨结节骨骺在与骨干结合前,由来自髌韧带的血管供血。发生外伤时,由于髌韧带的过度牵拉等因素导致部分结节剥离,影响血供而发生骨骺缺血坏死。随后,成纤维细胞和成骨细胞的活动,髌韧带及其附近软组织钙化,胫骨结节骨质增生,结节增大并向前明显突出。

**【影像学征象】**

1. **早期**　胫骨结节前局部软组织肿胀,髌韧带附着处出现钙化或骨化。

Notes

2. 胫骨结节密度增高、碎裂(图9-2-78),可与胫骨母体分离,骨骺下方可见囊状低密度区。

3. 骨骺修复后,骨骺骨质可恢复正常,但可残留分离的碎骨片。

### 三、椎体骺板缺血性坏死

【临床表现】　椎体骺板缺血性坏死又称舒尔曼病(Scheuermann disease)、青少年驼背,以中胸段椎体楔形变为特点,常侵犯多个椎体,可同时累及下段胸椎乃至腰椎,是一种最常见的引起青少年结构性后凸畸形的疾病,多发生于10~18岁,男性多于女性。常见症状为腰背疼痛,下胸段脊椎呈圆驼状。确切的病因尚不清楚,过去曾认为系椎体继发骨化中心的缺血坏死所致。

【影像学检查方法的选择】　该病影像学诊断首选X线平片检查,可选CT检查作为X线平片的补充。MRI较少选用。

【影像学征象】　胸椎侧位X线平片可见多个椎体轻度楔形变扁,上下缘凹凸不整,可见多个Schmorl结节,局部可呈阶梯状,椎间隙变窄,脊柱后凸呈圆驼状。异常改变可遗留到成年。腰椎受累时可见类似表现(图9-2-79)。

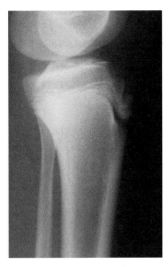

图9-2-78　胫骨结节缺血性坏死
X线平片,示胫骨结节碎裂,
密度增高

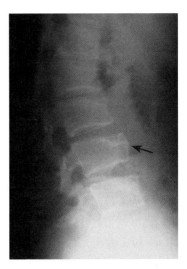

图9-2-79　Scheuermann病
X线平片,示第2~5腰椎体上缘前侧
凹陷,第4腰椎体前侧骨质断裂(黑箭)

## 第六节　骨　肿　瘤

依据WHO对骨肿瘤的最新分类,骨肿瘤包括发生于骨的良、恶性肿瘤和肿瘤样病变。

### 一、良性骨肿瘤

(一)骨瘤

【临床表现】　表面的骨瘤(osteoma)通常无明显临床表现,仅表现为局部无痛性隆起;位于鼻旁窦内的较大骨瘤,可因堵塞窦口出现继发性鼻窦炎症状。

【影像学检查方法的选择】　X线和CT均是检查骨瘤的理想手段,X线平片上可疑的小骨瘤,应作CT检查以明确病灶的存在和定性。一般无需MRI检查。

【病理生理基础】　过去认为骨瘤是来源于成骨组织的良性肿瘤,现多认为其是局限性的骨质增生。一般多见于颅盖骨和面骨等膜内化骨,以鼻旁窦内最常见,但软骨内成骨的骨膜下也可发生。骨瘤为边缘光整的骨性突起,表面被覆骨膜,无骨膜反应和骨质破坏。骨瘤组织结构与正常骨组织相似。

Notes

【影像学征象】 X线上分致密型和海绵型。

1. 致密型 成分为致密骨质,与骨皮质不同之处在于无哈弗斯系统,多呈丘状突出于骨外或内表面的均匀高密度影(图9-2-80)。

2. 海绵型 为板障骨的膨大,多呈扁平状,表面覆有皮质(图9-2-81)。

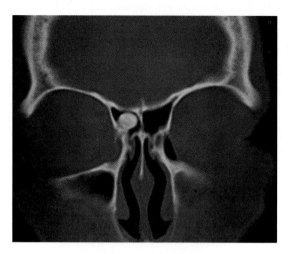 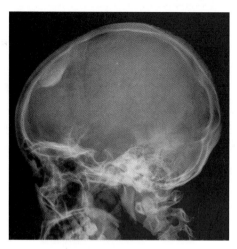

图9-2-80 致密型骨瘤
X线平片,示右侧额窦内类圆形骨
性密影,底部附于眼眶内壁

图9-2-81 海绵型骨瘤
X线平片,示近颅骨内板扁平状骨
质隆起,内表面光整

【诊断与鉴别诊断】 骨瘤与继发性颅骨骨质增厚鉴别:脑膜瘤等所致颅骨增厚,一般边界不清,密度轻、中度增高,CT检查可明确诊断。

(二) 骨软骨瘤

骨软骨瘤(osteochondroma)是最常见的良性骨肿瘤。

【临床表现】 多发生于10~20岁,有单发性和多发性两种。单发性骨软骨瘤的瘤体较小,无遗传倾向。一般无症状,多为意外发现。少数情况下因肿瘤长大出现局部轻微疼痛。局部可触及肿块。多发性者为常染色体显性遗传病,瘤体常较大,患者大多身材矮小。肿瘤增大后压迫邻近组织,引起疼痛和功能障碍。多发性者较易恶变为软骨肉瘤(chondrosarcoma)。

【影像学检查方法的选择】 X线平片为首选方法,大多数骨软骨瘤可作出准确诊断。对发生于骨质重叠部位的病变,有时需作特殊位置的摄片或CT以观察肿瘤与肿瘤发生骨的解剖关系。观察病变的软骨帽和纤维膜宜选MRI检查。

【病理生理基础】 骨软骨瘤多见于四肢长骨干骺端。单发性者最常见部位为股骨下端和胫骨上端,其次是肱骨上端、桡骨下端、胫骨下端和腓骨两端。多发性者多见于下肢骨。

骨软骨瘤由瘤体,透明软骨形成的软骨帽和纤维组织组成的包膜构成。瘤体与宿主骨相连的基底可呈细蒂状,也可呈宽基状,由骨皮质和骨松质构成。瘤体可呈半球状、杆状或菜花状,背向关节方向为其特征。软骨帽呈球面状,厚薄不一,覆盖瘤体的膨大部分。纤维膜与正常骨膜延续,其深层的成软骨组织产生透明软骨,经软骨化骨形成骨质。

【影像学征象】

1. 骨软骨瘤基底的骨皮质、骨松质与肿瘤宿主骨相应部分相延续,X线平片、CT和MRI均可显示,是诊断骨软骨瘤最重要的依据(图9-2-82)。

2. 非钙化软骨帽 X线平片和CT难以观察。MRI表现为$T_1WI$低信号、$T_2WI$等信号,梯度回波FS $T_2WI$上呈明显高信号(图9-2-83)。

3. 骨软骨瘤的恶变与软骨帽的厚度直接相关,尤其是MRI显示厚度超过2cm时恶变可能性更大。

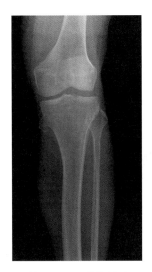

图 9-2-82　骨软骨瘤
X 线平片,示胫骨近侧干骺端指向
骨干之骨性突起,骨皮质、骨松质与
胫骨延续

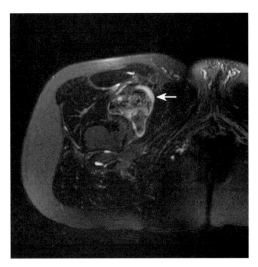

图 9-2-83　软骨帽
FS $T_2$WI,示骨软骨瘤表面的软骨帽
呈弯条状高信号影(白箭)

**【诊断与鉴别诊断】**　骨软骨瘤与周围型软骨肉瘤、成熟型骨化性肌炎(myositis ossificans)的鉴别:周围型软骨肉瘤大部分系骨软骨瘤恶变所致,表现为软骨帽明显增厚,形成软组织肿块,肿块内见不规则点状、环状钙化影;瘤体和骨性基底被破坏。成熟型骨化性肌炎的骨化影与邻近骨质无骨皮质或骨松质的延续。

（三）骨巨细胞瘤

良性骨肿瘤中,骨巨细胞瘤(giant cell tumor)的发病率位居第二。

**【临床表现】**　多发生于 20～40 岁的青壮年。起病隐匿,早期可出现间歇性疼痛。随着病变的进展,出现局部肿胀、压痛和关节活动障碍。肿瘤较大时,可出现局部皮温增高和表面静脉扩张。部分患者在出现病理性骨折后才发现肿瘤。

**【影像学方法的恰当选择】**　X 线平片是首选,对骨巨细胞瘤的诊断有重要意义。显示骨壳内部骨质改变和骨壳形态以 CT 为佳。反映肿瘤的侵犯范围、肿瘤与周围结构关系以及判断是否有软组织肿块则以 MRI 为佳。

**【病理生理基础】**　骨巨细胞瘤好发于四肢长骨干骺已愈合的骨端,以股骨下端最为多见,其次为胫骨上端和桡骨下端。也可发生于髂骨、脊柱和下颌骨。部分骨巨细胞瘤局部侵袭性较大,生长活跃,肿瘤切除后常出现复发甚至转移,是介于良性、恶性之间的生物学行为特殊的骨肿瘤。

骨巨细胞瘤的组织来源不明,由梭形和卵圆形基质细胞和散在分布的多核巨细胞组成。瘤组织富于血管,大体切面呈灰红色肉芽状,常合并出血、囊变和黏液样变,部分合并瘤内动脉瘤样骨囊肿。肿瘤邻近的骨皮质膨胀,形成菲薄、不完整的骨壳,肿瘤可穿破骨壳长入软组织。肿瘤可侵犯关节软骨并破入关节腔。

**【影像学征象】**

1. X 线表现

（1）骨端圆形或椭圆形的膨胀性骨质破坏,边缘欠规则、多偏心性,骨破坏区常直达骨性关节面。局部骨皮质膨胀、变薄。随着肿瘤的增大,骨皮质呈薄壳状,骨皮质可被穿破形成软组织肿块(图 9-2-84)。

（2）骨破坏区呈分房状或皂泡状,是肿瘤骨壳内面方向不定的骨嵴的投影所致。

Notes

（3）由于横向的膨胀性生长可较明显,肿瘤的横径可大于纵径。

（4）肿瘤与正常骨交界边缘常不锐利,有移行带,少有硬化边;在破坏区与正常骨交界部的皮质外可出现少量骨膜新生骨。

（5）肿瘤侵犯关节时,因关节软骨下部分生长受阻,肿瘤可从四周边缘包围关节面(图9-2-85)。

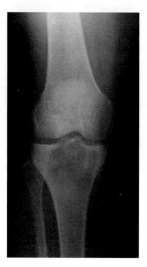 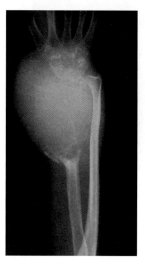

图9-2-84　胫骨骨巨细胞瘤
X线平片,示胫骨近侧干骺端、骨骺椭圆形
骨质破坏,向上侵及关节面下

图9-2-85　桡骨骨巨细胞瘤
X线平片,示桡骨远侧巨大膨胀性
骨质破坏,侵犯桡骨腕关节面

（6）脊椎的骨巨细胞瘤可发生于单椎或多椎,可侵犯椎体和(或)附件。表现为患骨膨胀性骨质破坏,骨皮质变薄,椎体可压缩、塌陷。椎间盘多保持正常但常嵌入破坏的椎体内,此时平片上可表现为椎间隙狭窄,椎旁软组织肿块多见(图9-2-86)。

2. CT 表现　与X线表现相似,但肿瘤呈低密度,增强扫描明显强化(图9-2-87)。

3. MRI 表现　肿瘤呈不均匀 $T_1WI$ 低信号、$T_2WI$ 高信号,瘤内夹杂不规则形低信号、等信号和高信号区(图9-2-88)。部分病例瘤内可见低信号的含铁血黄素沉积。

【诊断与鉴别诊断】　骨巨细胞瘤诊断时须与下列疾病进行鉴别:

1. 骨囊肿( bone cyst)　好发于儿童和青少年,病变位于干骺端并随年龄的增长渐向骨干移位,纵向扩展为主,膨胀不如骨巨细胞瘤。

2. 软骨母细胞瘤( chondroblastoma)　好发于四肢长骨干骺愈合前的骨骺,多发生于20岁以下患者,X线平片显示骨骺破坏区内絮状或沙砾状钙化影。

3. 动脉瘤样骨囊肿( aneurysmal bone cyst)　好发于四肢长骨干骺端和脊柱,偏心性、膨胀性生长,骨壳常完整,CT、MRI上骨破坏区内常见多个液液平面。

4. 棕色瘤( brown tumor)　继发于甲状旁腺功能亢进,病变常多发,皮质膨胀轻微,骨皮质变薄,全身性骨质疏松及其他甲状旁腺功能亢进性骨改变。

## 二、恶性骨肿瘤

（一）骨肉瘤

骨肉瘤( osteosarcoma)是最常见的原发恶性骨肿瘤。

【临床表现】　多发生于10~25岁的青少年,男性多于女性。早期症状为局部疼痛和肿胀,疼痛最初为间歇性隐痛,迅速发展至持续性剧痛,影响关节活动,导致关节功能障碍。局部皮温可增高,常伴表浅静脉扩张,有明显压痛。患者全身症状明显,包括乏力、贫血,常出现肺部转移。血清碱性磷酸酶常增高。

Notes

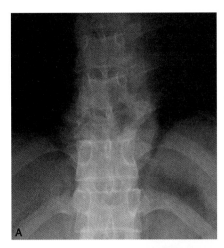
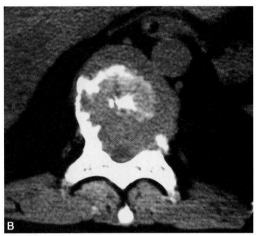
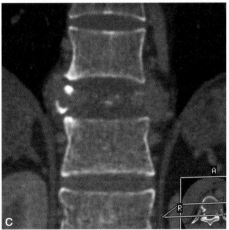

图 9-2-86　胸椎骨巨细胞瘤

A. X 线平片,示第 10 胸椎体压缩变扁,椎弓根征消失,椎旁软组织肿胀;B. 横轴位 CT,示椎体溶骨性破坏,侵犯椎弓根、侵入椎管;C. 冠状位重建 CT,示肿瘤向两侧突出,形成软组织肿块

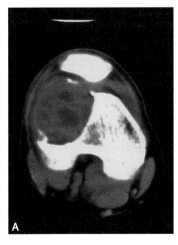
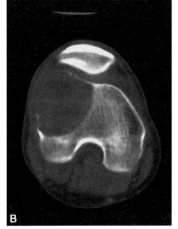

图 9-2-87　股骨骨巨细胞瘤(1)

A. 横轴位 CT,示股骨下端偏心性骨质破坏,肿瘤密度稍低于肌肉,内见多个坏死灶;B. 横轴位 CT,示骨质破坏边缘清晰、不整

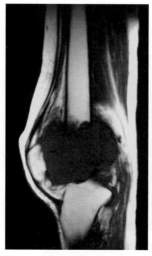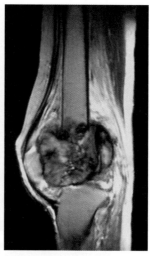

图 9-2-88　股骨骨巨细胞瘤（2）

A. T$_1$WI,示股骨下端骨质破坏并软组织肿块,呈低信号；B. T$_2$WI,
肿块呈稍高信号,侵及股骨膝关节面和髌骨关节面

【影像学检查方法的选择】　X 线平片是诊断骨肉瘤的首选且是必不可少的影像学方法。CT 在显示肿瘤边缘的骨质改变和发现溶骨性骨肉瘤软组织肿块中少量肿瘤骨方面,有重要作用。MRI 诊断肿瘤分期、肿瘤髓内侵犯、跳跃性病灶及其对神经、血管的侵犯情况较佳。

【病理生理基础】　骨肉瘤起源于原始的成骨性结缔组织,后者可向骨、软骨和纤维组织各个方向分化。骨肉瘤可有肿瘤性成骨组织、肿瘤性软骨组织和肿瘤性纤维组织。骨肉瘤以肿瘤性成骨细胞直接形成瘤骨为特征。肿瘤切面呈鱼肉状,可见浅黄色瘤骨和沙砾样钙化。瘤内出血、坏死和囊性变等常见。

骨肉瘤好发于四肢长骨干骺端,以股骨下端最为多见,其次为胫骨上端和肱骨上端。其他骨中以髂骨较多见。肿瘤一方面经髓腔向骨干和骨骺端蔓延,骨骺软骨对肿瘤的侵犯有一定屏障作用；另一方面肿瘤侵犯骨皮质哈弗斯系统,穿破骨皮质至骨膜下并侵及软组织形成肿块。骨质破坏和肿瘤骨形成,贯穿于骨肉瘤的发生、发展过程,二者交错进行。成骨性肿瘤细胞形成肿瘤骨,已形成的肿瘤骨又可被周围的瘤组织破坏。瘤内瘤骨形成差异很大,自微量沙砾样骨质至象牙质样骨化不等。根据成骨和溶骨的多少,影像学上,骨肉瘤可分为成骨型、溶骨型和混合型。

骨膜受肿瘤的刺激,可出现各种形式的骨膜反应增生,其本质上与骨折、炎症所产生的骨膜反应相同,不一定代表肿瘤侵及骨膜。已形成的骨膜新生骨又可被肿瘤组织本身破坏,残留的骨膜新生骨形成 Codman 三角。供应骨膜的大量微血管垂直于骨干,当肿瘤侵至骨外软组织时,血管周围形成的新骨多呈针状垂直排列。

【影像学征象】

1. X 线平片表现

（1）肿瘤骨:为骨肉瘤的特征性 X 线表现。见于骨破坏区和软组织肿块内,分化差的瘤骨呈均匀毛玻璃样密度增高（图 9-2-89）,分化较好的肿瘤骨呈斑片状、团块状高密度影（图 9-2-90）。

（2）骨质破坏:筛孔样骨质破坏呈骨皮质内的细条状或点状低密度影,常见于肿瘤较早期或肿瘤与正常骨交界部的骨皮质,为肿瘤浸润破坏皮质内的哈弗斯管和伏克曼管所致（图 9-2-91）。皮质表面虫蚀状骨质破坏,为瘤细胞沿皮质内外面侵蚀所致。大片状或地图样骨破坏,为较大范围的骨质溶解、消失所致（图 9-2-92）。

Notes

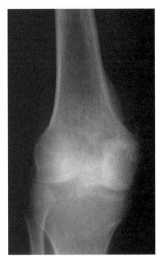

图 9-2-89　股骨下端骨肉瘤(1)
X 线平片,示瘤骨呈均匀毛玻璃样密度增
高影,内侧见 Codman 三角骨膜反应

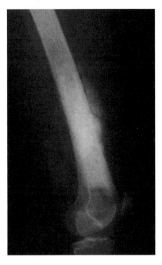

图 9-2-90　股骨下端骨肉瘤(2)
X 线平片,示骨内及骨外软组织肿块
内斑片状、团块状高密度瘤骨

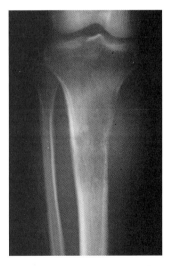

图 9-2-91　胫骨上端骨肉瘤
X 线平片,示胫骨近侧干骺端皮质和髓腔
广泛筛孔样骨质破坏,边界不清

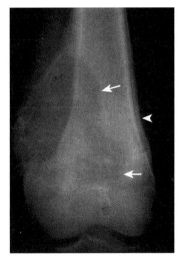

图 9-2-92　股骨下端骨肉瘤(1)
X 线平片,示股骨下端大片骨质破坏,边界不
清(白箭),骨外层状骨膜反应(箭头)

(3) 骨膜新生骨:可呈葱皮样(图 9-2-92)、线状(图 9-2-93)或 Codman 三角(图 9-2-94)等多种形态,骨膜新生骨和皮质间有一透亮间隙是各型骨膜新生骨的共同特点。

(4) 软组织肿块:放射状瘤骨出现在皮质外方的软组织肿块内,由骨皮质向外延伸,大部与骨干垂直(图 9-2-95)。肿块内还可见云絮状和斑片状瘤骨。瘤内可能存在的成软骨组织可形成特征性的环状或点状钙化影,常出现在肿瘤的边缘部。

(5) 分型

1) 成骨型:骨破坏区和软组织肿块内瘤骨较多,骨膜新生骨明显,骨破坏少。

2) 溶骨型:瘤骨少,骨膜反应轻,骨破坏显著。

3) 混合型:成骨与溶骨大致相当。

2. CT 表现

(1) 与 X 线平片表现相似,但 CT 可见肿瘤内部的出血、坏死,增强扫描肿瘤的非骨化部分明显强化。

Notes

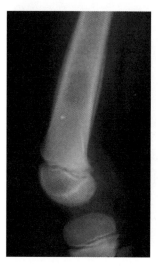

图 9-2-93 股骨下端骨肉瘤(2)
X 线平片,示股骨下端前、后缘
线状骨膜反应

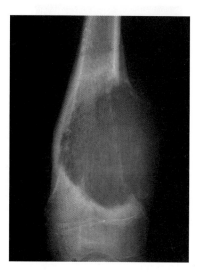

图 9-2-94 股骨下端骨肉瘤(3)
X 线平片,示股骨下端大片骨质
破坏并 Codman 三角

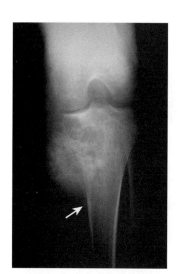

图 9-2-95 胫骨上端骨肉瘤
X 线平片,示胫骨上端骨肉瘤并
胫侧软组织肿块,肿块内大量瘤
骨形成,肿瘤内下缘为 Codman
三角(白箭)

（2）可见跳跃性病灶和软组织肿块中的少量肿瘤骨(图 9-2-96)。

（3）骨性关节面破坏和滑囊积液:表示肿瘤侵犯关节。

（4）肿瘤包绕或紧邻血管、神经,其间脂肪间隙消失表明肿瘤可能侵犯邻近血管、神经。

3. MRI 表现

（1）肿瘤呈不均匀 $T_1WI$ 低信号、$T_2WI$ 高信号,增强扫描明显强化。瘤骨呈斑片状 $T_1WI$ 低信号、$T_2WI$ 低信号。瘤内坏死多呈 $T_1WI$ 等、低信号,$T_2WI$ 高信号(图 9-2-97)。

（2）骨骺正常信号缺失,呈 $T_1WI$ 低信号、$T_2WI$ 高信号,FS $T_2WI$ 上可见周围水肿带:表示肿瘤侵犯骨骺(图 9-2-98)。

（3）骨性关节面和关节面软骨异常信号:提示肿瘤破坏关节面。

（4）矢状位和冠状位扫描,骨膜反应呈较低信号位于低信号的骨皮质与较高信号软组织间。易于显示跳跃性病灶(图 9-2-99)。

（5）增强扫描,肿瘤常呈边缘快速强化及中心强化较延迟,呈不均匀强化。

【诊断与鉴别诊断】 骨肉瘤与下列疾病进行鉴别:

1. 慢性骨髓炎 髓腔弥漫性密度增高,皮质增厚,骨干增粗,可有死骨,但无肿瘤骨,一般无大块骨质破坏,无软组织肿块。

2. 尤因肉瘤 好发年龄低于骨肉瘤,以沿髓腔蔓延、形成较明显的软组织肿块为特点。可发生于骨干。病变区髓腔和皮质内呈筛孔状、虫鼠咬状骨质破坏,病变沿骨干向两端广泛蔓延,多见葱皮样骨膜反应。

3. 应力性骨折 局部骨质硬化、骨痂形成,MRI 可显示骨内骨折线,无肿瘤骨,无骨质破坏,无软组织肿块。

Notes

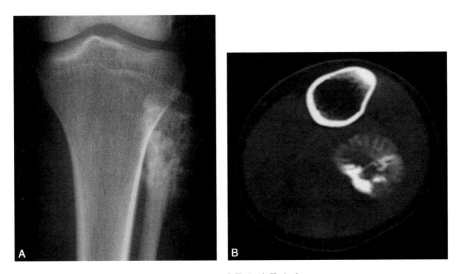

图 9-2-96 腓骨上端骨肉瘤

A. X 线平片,示腓骨近侧干骺端骨质破坏并瘤骨形成;B. 横轴位 CT,示瘤骨呈放射状

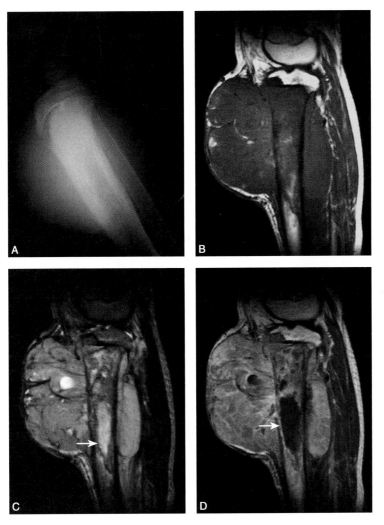

图 9-2-97 胫骨上端骨肉瘤(1)

A. X 线平片,示胫骨上端密度增高、巨大软组织肿块形成,前侧皮质破坏
并骨膜反应;B. MRI 矢状位 T₁WI,示肿瘤侵犯胫骨上端和骨骺并巨大软
组织肿块形成,呈不均匀低信号;C. T₂WI,示病灶呈不均匀稍高信号;
D. 增强扫描,肿块呈不均匀强化,内见多个坏死灶(白箭)

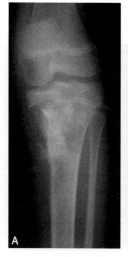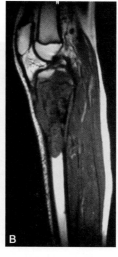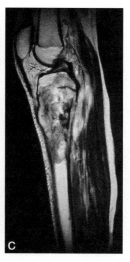

图 9-2-98　胫骨上端骨肉瘤(2)
A. X 线平片,示胫骨上端骨质破坏、瘤骨形成;B. MRI 矢状位
$T_1WI$,示肿瘤侵犯干骺端和骨骺,呈不均匀低信号;C. $T_2WI$,病灶呈
不均匀稍高信号

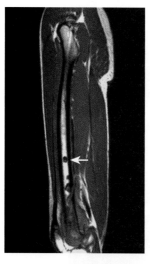

图 9-2-99　股骨下端骨肉瘤
MRI 矢状位 $T_1WI$,示股骨中
段远离下端原发病变的跳跃
性病灶(白箭)

### (二) 骨转移瘤

　　骨转移瘤在恶性骨肿瘤中很常见,多见于中、老年人。原发瘤以乳腺癌、鼻咽癌、肺癌、前列腺癌、甲状腺癌、肾癌较多见,其次为消化道肿瘤和生殖系统肿瘤。幼儿以神经母细胞瘤最多见。

　　**【临床表现】**　临床表现视转移部位、原发肿瘤的类型和生长速度的不同而异。早期,一般为局部间歇性疼痛,程度较轻,随着病变的发展,疼痛程度加重,可持续性发作。多部位转移者,常出现恶病质。血清钙、磷和碱性磷酸酶的检查,对了解肿瘤的成骨、溶骨活性有较大意义。

　　**【影像学检查方法的选择】**　一般发生于四肢骨、肋骨的转移瘤,X 线平片易于发现。发生于脊椎、骨盆的较早期转移瘤,应选用 CT 或 MRI 检查。脊椎 MRI,特别是 $T_1WI$ 和 FS $T_2WI$ 序列对发现脊椎多发转移瘤、转移瘤侵犯椎管较好。

　　**【病理生理基础】**　骨转移瘤分溶骨性、成骨性和混合性三类,以溶骨性最多见。前列腺癌、膀胱癌、鼻咽癌和乳腺癌以成骨性转移为主。骨转移瘤以多发多见,也可单发,此时与原发骨肿瘤鉴别较困难。

　　**【影像学征象】**

　　1. **脊椎转移瘤**　脊椎转移瘤通常最早转移至椎体,继而由椎体向后发展侵犯椎弓根。

　　(1) X 线表现:①椎弓根征:椎弓根骨皮质破坏、轮廓消失,表示椎体转移灶侵及椎弓根。②椎体溶骨性转移:椎体破坏、塌陷,相邻椎间隙大多保持完整(图 9-2-100A)。③椎体成骨性转移:椎体内出现斑片状高密度影。

　　(2) CT 表现:椎体一侧或全椎体骨质破坏及软组织肿块(图 9-2-100B),或斑点、结节状高密度灶散布于椎体内,常无软组织肿块。

　　(3) MRI 表现:除显示骨质破坏、椎体终板断裂和软组织肿块外,还可显示肿瘤对椎管内脊膜囊、脊髓和神经根的侵犯情况(图 9-2-101)。

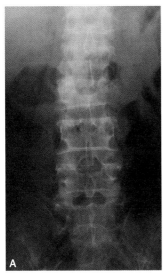
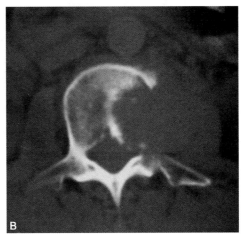

图 9-2-100 腰椎溶骨性转移
A. X 线平片,示第 3 腰椎左侧变扁,左侧缘皮质破坏,左
侧椎弓根模糊;B. CT,示左半椎体及椎弓根破坏

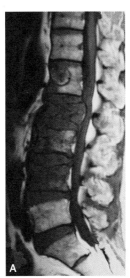
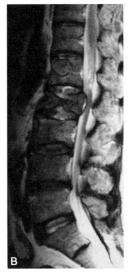

图 9-2-101 腰椎转移瘤
A. $T_1WI$,示腰椎多发病灶,呈低信号;B. $T_2W$,病灶呈
稍高信号,第 2 腰椎体终板断裂

**2. 骨盆转移瘤**

(1) X 线平片和 CT 表现:①溶骨性骨转移:多发穿凿样或虫蚀样骨质破坏,边缘不规则,无骨质硬化(图 9-2-102)。少数可引起骨质膨胀和骨膜新生骨。②成骨性骨转移:斑点状或斑片状高密度影,边界不清,常无软组织肿块(图 9-2-103)。部分可于骨膜下出现大量新骨,成骨区正常骨小梁大多消失。

(2) MRI 表现:瘤灶呈 $T_1WI$ 低信号、$T_2WI$ 混杂信号,增强扫描明显强化,软组织肿块多见。脂肪抑制 $T_2WI$ 除显示高信号肿瘤外,还可显示瘤周水肿带。

**3. 颅骨转移瘤** 以溶骨性转移多见。

(1) X 线平片和 CT 表现:多为多发的穿凿样、虫蚀状低密度骨质破坏,可有软组织肿块形成和骨膜新生骨(图 9-2-104)。

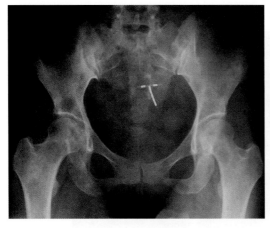

图 9-2-102　骨盆溶骨性转移
X 线平片,示双侧股骨上段、坐骨、耻骨和髂骨
见多个圆形、类圆形低密度影,边界欠清

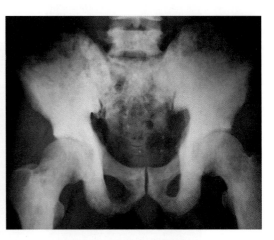

图 9-2-103　骨盆成骨性转移
X 线平片,示骨盆诸骨和下腰椎见弥
漫性高密度影,边缘模糊

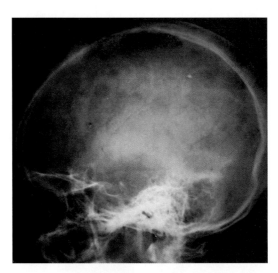

图 9-2-104　颅骨转移瘤
X 线平片,示颅骨多个大小不一的类
圆形骨质破坏,边缘清晰

（2）MRI 表现:可显示肿瘤对颅内脑膜和脑的侵犯情况（图 9-2-105）。

【诊断与鉴别诊断】　骨转移瘤与下列疾病进行鉴别:

1. 骨髓瘤（myeloma）　穿凿样骨质破坏区之间的骨质常有骨质疏松,有时出现全身性骨质疏松。

2. 骨嗜酸细胞肉芽肿（eosinophilic granuloma）　多见于儿童或青少年,患者一般情况好,溶骨性骨质破坏,边缘整齐,周围可伴骨质硬化。

## 三、骨肿瘤样病变

骨肿瘤样病变（tumor-like disorders）是在病理、影像和临床表现上与骨肿瘤相似的一类疾病,它们并非真性肿瘤,但具有肿瘤的一些特征如复发、恶变等。

### 骨囊肿

骨囊肿为生长缓慢的骨肿瘤样病变。

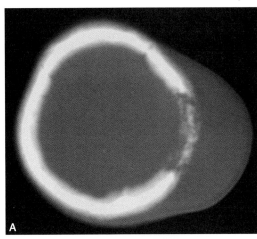
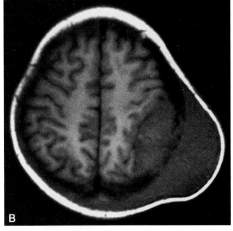
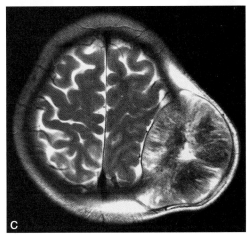

图 9-2-105　颅骨转移瘤

A. CT 骨窗,示左顶骨骨质破坏并颅外软组织肿块;B. $T_1$WI,示骨质破坏和颅内外软组织肿块,
呈低信号;C. $T_2$WI,肿块呈不均匀稍高信号

【临床表现】　多见于 10 ~ 15 岁的青少年。男性稍多于女性。一般无临床症状,多数因发生病理性骨折才被发现。病因不明,有观点认为与外伤有关。

【影像学检查方法的选择】　首选 X 线平片。一般无需 CT、MRI 检查。

【病理生理基础】　骨囊肿多为单房性,也可多房性。大多表现为椭圆形结构,长轴与骨干平行。囊内为淡黄色清亮液体,常继发出血。囊壁衬以由纤维组织和多核巨细胞组成的纤维薄膜。膜外为骨壁,可菲薄呈纸样,易发生病理性骨折。

骨囊肿好发于长骨干骺端,肱骨上端或骨干最为多见,约占一半,其次为股骨上端、胫骨上端和腓骨上端。短骨和扁骨也可发生。

【影像学征象】

1. X 线表现

(1) 椭圆形、膨胀性的低密度骨质破坏区,边缘锐利,可有细薄的硬化边(图 9-2-106)。

(2) 生长特征为中心性生长,纵向生长超过横向生长,且随骨骼的发育逐渐移向骨干。

(3) 骨皮质膨胀变薄,病理性骨折多见,发生骨折后可见少量骨膜新生骨(图 9-2-107)。有时囊肿可因骨折而完全愈合。

2. CT 表现　较均匀的液性密度囊性肿块,骨壁受压变薄但轮廓完整(图 9-2-108)。

3. MRI 表现　囊肿呈 $T_1$WI 低或等信号、$T_2$WI 高信号,囊内可有少量分隔。增强扫描,囊壁和分隔明显强化(图 9-2-109)。

Notes

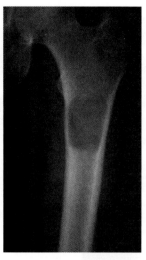

图 9-2-106　股骨骨囊肿
X 线平片,示股骨近侧干骺端膨胀
性骨质破坏,边缘锐利

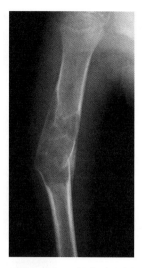

图 9-2-107　骨囊肿骨折
X 线平片,示骨囊肿部位病理性
骨折和骨痂形成

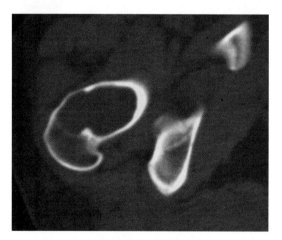

图 9-2-108　骨囊肿
CT,示囊内为液性低密度,内壁光整、轻微硬化

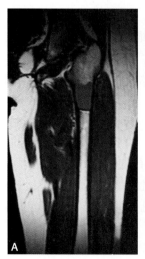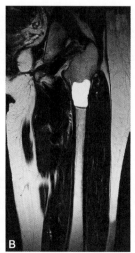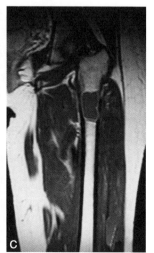

图 9-2-109　骨囊肿
A. $T_1$WI 示病灶呈低信号;B. $T_2$WI,示病灶呈高信号;C. 增强扫描,示囊壁强化

Notes

【诊断与鉴别诊断】　骨囊肿与下列疾病进行鉴别：

1. 骨纤维性结构不良(fibrous dysplasia)　儿童多见,好发于股骨粗隆间和胫骨,病灶呈磨砂玻璃样。

2. 骨嗜酸细胞肉芽肿　病灶范围较骨囊肿小,周围骨质硬化范围广,骨膜反应明显,临床症状明显。

## 第七节　软组织病变

### 一、软组织炎症

软组织炎症(soft tissue inflammation)病因多样。影像学检查目的是协助临床明确炎症的位置、范围、有无脓腔及邻近骨关节受累情况。

【临床表现】　软组织炎症可原发于软组织或继发于骨的感染。原发于软组织者常有急性发病的过程,局部表现红、肿、热、痛,或者全身发热及白细胞计数升高等。

【影像学检查方法的选择】　首选 MRI 检查,CT 检查不如 MRI,X 线平片欠佳。

【病理生理基础】　急性期主要是充血、水肿、炎性细胞浸润及组织坏死,继而形成脓肿,脓肿可局限亦可沿肌间隙扩散。慢性期病灶内可出现钙化,病灶边缘有时会包绕一层纤维组织。

【影像学征象】

1. X 线表现　X 线显示软组织炎症有很大的局限性。一般只可见局部软组织肿胀、密度略有增高、肌间隔的脂肪层模糊及皮下脂肪中出现网状影。

2. CT 表现　受累肌肉明显肿胀,并呈片状低密度区,肌间隙和脂肪层模糊。脓肿表现为一液性区,壁较均匀,通常内壁光整,如发现气泡影提示产气菌感染。增强扫描脓肿壁环形强化。

3. MRI 表现　早期病变表现为受累肌肉的肿胀,病变边界不清,肌间隙模糊;炎症进一步发展形成脓肿时,脓液呈 $T_1WI$ 低信号、$T_2WI$ 高信号,增强扫描脓腔不强化,脓壁呈环形强化(图9-2-110)。

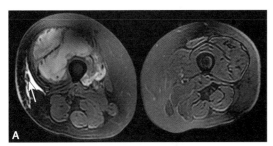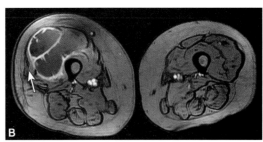

图9-2-110　股部软组织脓肿 MRI 表现

A. $T_2WI$ 示股部肌肉组织肿胀,内见明显高信号灶(箭);B. FSPGR 增强图像示病灶呈环形强化,中心分隔强化(箭)

### 二、软组织钙化和骨化

软组织钙化是由于软组织内钙盐的沉积所致,钙化为密度均匀或不均匀的无结构的致密影,而骨化则是由排列不规则的骨松质构成。钙化与骨化常是病理过程的不同阶段。引起软组织钙化的病因主要包括组织变性、坏死或出血、外伤、感染、代谢性疾病和肿瘤等。此处重点介绍骨化性肌炎(myositis ossificans)。

【临床表现】　多发生于外伤后,可发生于任何易受外伤的部位,以肘部和臀部多见。病变多有明确的外伤史。早期伤处有压痛并可扪及包块,邻近关节活动受限。后期肿块体积变小并渐硬,多无明显症状。

【影像学检查方法的选择】　首选 MRI 检查,CT 检查不如 MRI,X 线平片欠佳。

【病理生理基础】　早期血肿机化,内见大量新生血管和成纤维细胞,类似肉瘤样改变。1个月后病灶外围出现钙化,并逐渐向中心区扩展;4~5个月后病灶逐渐骨化,外围为致密钙斑或骨组织,中部为类骨质呈低密度;最后病灶渐小甚至消失或形成片状或块状骨块。

【影像学征象】　骨化性肌炎不同阶段呈现不同的影像学表现。

1. 早期　在 MRI 上可发现受累肌肉处边界模糊、范围较大的水肿。

2. 3~4 周后　X 线平片上显示淡薄的无定形钙化影,邻近骨骼可出现骨膜反应。CT 早于 X 线平片显示特征性的层状钙化。

3. 1 个月后　病灶逐渐局限,出现边界清晰的层状钙化,并向中心渐进性发展,且与邻近骨质间有透亮间隙相隔(图 9-2-111)。

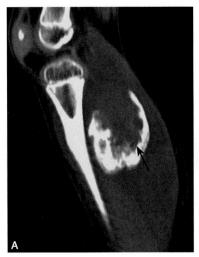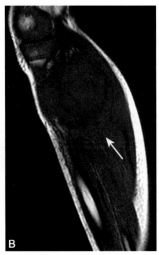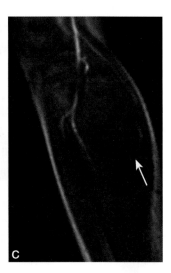

图 9-2-111　小腿骨化性肌炎

A. CT,示胫腓骨外侧软组织内见团片状高密度影,分布不均,与胫骨之间可见透亮间隙(黑箭);B. T₁WI 显示软组织内见中心等信号、边缘低信号的团块状病灶(白箭);C. 增强扫描,病灶强化不明显(白箭)

4. 4~5 个月后　肿块内除斑片状钙化外,还可见网状致密影。之后,骨化逐渐明显,呈条纹状或层状结构,与肌束方向平行,肿块体积渐小,软组织成分渐少。病灶最终形成片状或块状骨块,可见清晰的骨小梁结构。

骨化性肌炎典型 X 线表现为受累软组织内片状或层状钙化或骨化的高密度影,结合外伤史和病理特点,诊断不难。早期由于骨化性肌炎与肿瘤的临床和影像表现很相似,但其发病机制和病理基础有本质不同,影像学上主要鉴别“骨化”和“瘤骨”。“骨化”成分为钙化的骨样组织和成熟的骨小梁,骨化影呈条片状或不定形,但其间可见骨小梁甚至骨皮质结构。而起源于骨和软骨的骨肿瘤可有“瘤骨”或“瘤软骨”形成,前者呈云絮状、斑块状或针状但一般不会分化成为成熟的骨组织即骨小梁和骨皮质。

## 三、软组织肿瘤

软组织肿瘤种类繁多,根据肿瘤主要组织的发生基础和生物学行为的不同,分为良性和恶性肿瘤两大类,再冠以起源组织的名称为其命名。若肿瘤的性质介于良恶性之间,则被称为“交

Notes

界性"或"中间型"肿瘤。对于软组织肿瘤的影像学诊断,除脂肪瘤、血管瘤等少数有特征性影像学表现者外,大多数要结合病变的发病率、年龄、性别和部位等信息进行综合分析。

**（一）脂肪瘤**

【临床表现】　脂肪瘤是最常见的软组织良性肿瘤,可见于任何年龄,以 30～50 岁最多见,男女发病比率为 1.5:1～2.5:1,可位于任何含有脂肪组织的部位。脂肪瘤常无明显临床症状,若显著压迫邻近结构时可出现相应临床表现。血管脂肪瘤(angiolipoma)常表现为多发性病变,以前臂的皮下组织最为好发,常浸润肌肉、骨骼和神经,引起局部疼痛和压痛。

脂肪母细胞瘤(lipoblastoma)多见于婴幼儿,90% 见于 3 岁以内,40% 见于 1 岁以内,一般不超过 8 岁。肿瘤为无痛性肿块,常见于四肢、腋窝、头颅和躯干的皮下。当肿瘤弥漫生长浸润皮下组织和肌肉时,常界限不清,称为脂肪母细胞瘤病(lipoblastomatosis)。

【影像学检查方法的选择】　首选 MRI 检查,CT 检查不如 MRI,X 线平片欠佳。

【病理生理基础】　脂肪瘤可位于任何含有脂肪组织的部位,多数位于皮下组织,特别是身体的近心端,如躯干、颈部和肢体近端,位于深部者少见。脂肪瘤常为单发,常无明显生长或生长非常缓慢。

脂肪瘤包膜完整,呈圆形或分叶状,一般质软,含纤维组织多时可坚韧,肿瘤巨大时可出现脂肪的坏死、液化、囊变和钙化。肿瘤主要由成熟脂肪细胞组成,也可含有其他间叶组织成分,最常见者为纤维结缔组织。少数脂肪瘤可有多种变异,主要根据组织成分的特性和部位的不同加以区分,如有软骨或骨化生者称为软骨脂肪瘤或骨脂肪瘤;富于血管者称为血管脂肪瘤。

【影像学征象】

1. X 线表现　为类圆形透亮区,密度均匀,边界清晰。

2. CT 表现　脂肪瘤为软组织内呈类圆形、边界清楚的特殊低密度区,与其他组织的 CT 值明显不同,CT 值通常在 –125～–40Hu 左右,极具特征性(图 9-2-112)。

3. MRI 表现

（1）典型的脂肪瘤:软组织内类圆形、边界清楚的异常信号区,多数在各 MRI 序列上与皮下脂肪信号相似,在 $T_1WI$ 和 $T_2WI$ 上均呈均匀高信号,在脂肪抑制序列上,均为低信号。肿瘤内纤维分隔厚度常小于 2mm,在 $T_1WI$ 和 $T_2WI$ 上均呈略低信号,分隔脂肪瘤呈类似多小叶状。增强后肿瘤本身无强化,肿瘤内分隔轻度强化(图 9-2-113)。

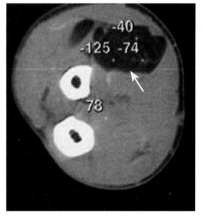

图 9-2-112　肌肉内脂肪瘤 CT 表现
CT 平扫,示前臂肌肉内类圆形低密度灶,CT 值 –125～–40Hu,边界清楚（白箭）

（2）血管脂肪瘤:在 $T_1WI$ 上信号很不均匀,瘤血管成分呈等略低信号,脂肪组织呈高信号,两者信号差别较大;$T_2WI$ 上两者均呈高信号,信号差别小。增强后肿瘤呈明显的不均匀强化,肿瘤内脂肪成分无强化。

【诊断与鉴别诊断】　脂肪瘤主要应与其他含脂组织的病变进行鉴别。

1. 畸胎瘤　含有骨化和脂肪组织的畸胎瘤由 3 个胚层组织构成,常含有其他软组织成分和（或）液性成分,在 MRI 上信号表现更不均匀。若出现骨骼或牙齿等结构对畸胎瘤的确诊更具意义。

2. 血肿　常由血液病或外伤引起,病史比较明确,血肿周围常有明显的水肿。根据 CT 值可直接鉴别。MRI 上亚急性期血肿无论 $T_1WI$ 或 $T_2WI$ 上均呈高信号,应与脂肪瘤鉴别,通过脂肪抑制序列扫描可鉴别,血肿在脂肪抑制序列仍呈高信号。

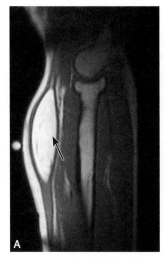
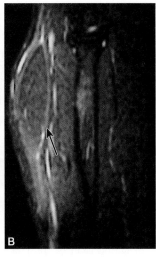

图 9-2-113　前臂脂肪瘤 MRI 表现

A. MRI $T_1WI$,示前臂肌内边界清楚的梭形高信号灶(黑箭);

B. 脂肪抑制后 $T_1WI$ 呈低信号(黑箭)

#### (二)血管瘤

**【临床表现】**

1. 毛细血管瘤　最常见,主要发生于 1 岁内婴儿。好发于头面部的皮肤和皮下组织,尤以口唇及眼睑部为多见。

2. 海绵状血管瘤　较毛细血管瘤少见,儿童和成人均可发生,在儿童者常见于身体上部的软组织,成人的分布更广泛。多为单发,病变常较大,生长缓慢。

3. 肌间血管瘤　深部软组织中最常见的一种血管瘤。好发于青年人下肢,特别是大腿部肌肉,但毛细血管型肌间血管瘤则多发于头颈部。临床多表现为肿块。

**【影像学检查方法的选择】**　MRI 检查是海绵状血管瘤的首选检查方法,但显示静脉石不如 CT、X 线平片。毛细血管瘤很少进行影像学检查。

**【病理生理基础】**　血管瘤是软组织最常见的肿瘤之一,按照血管腔的大小和血管类型分为毛细血管型、海绵型、静脉型和混合型;按照发生的部位可分为皮肤、皮下、肌间和滑膜等类型。肌间血管瘤病理上也分为毛细血管型、海绵状血管型和混合型。

毛细血管瘤呈紫红色的隆起性包块,边界清楚,加压不退色也不缩小。肿瘤无包膜。海绵状血管瘤位于表浅部位者呈凹凸不平的蓝色隆起性肿块,位于深部软组织者呈表面颜色较淡的弥漫性肿块。肿瘤大小多在 9cm 以下,质地柔软,有假包膜。切面呈腔隙状,由具有囊性扩张管腔的、薄壁的较大血管构成,内含大量淤滞的血液。

**【影像学征象】**

1. 毛细血管瘤　常见于眼眶部的皮肤和皮下,外观有特征性,所以行影像学检查者很少。

2. 海绵状血管瘤　MRI 对海绵状血管瘤的诊断更佳。

(1) 常有钙化,约 50% 为静脉石,X 线和 CT 上有特征性(图 9-2-114)。

(2) 动态增强后病变呈逐渐强化的特点,延迟强化病变的密度或信号更均匀。

(3) 典型的海绵状血管瘤因含有粗细不等的血管且其内充满淤滞的血液,病变在 $T_1WI$ 上呈等或稍高信号,$T_2WI$ 上呈明显高信号,较有特征性。此外,海绵状血管瘤常含有不同比例的脂肪、纤维、黏液、平滑肌、钙化和骨质等成分,病变的信号或密度通常是不均匀的。

3. 肌间血管瘤　部位深在,多局限于一组或一块肌肉内。其中海绵型较毛细血管型包含更

Notes

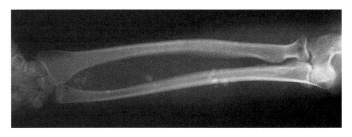

图9-2-114 前臂血管瘤X线平片表现
X线平片,示前臂软组织内见多个斑点状钙化影(静脉石)

多的非血管组织,特别是含有更多的脂肪组织,而混合型中非血管成分很少。非血管成分的多少很大程度上影响了病变总体的 MRI 信号。在 $T_1WI$ 上瘤血管呈等信号,与正常肌肉分界不清,只可显示部分非血管结构,其中以脂肪成分居多,呈点状、花边状或带状,信号与皮下脂肪相似,纤维分隔呈线样。在 $T_2WI$ 上病变呈高于皮下脂肪的明显高信号,边界比较清楚。增强后瘤血管成分显著强化,非血管性成分强化不明显(图 9-2-115)。

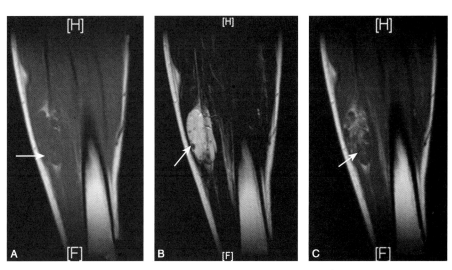

图9-2-115 肌间血管瘤 MRI 表现
A. 肿块在平扫 $T_1WI$ 呈中心等信号周边稍高信号(白箭);B. 在 $T_2WI$ 呈明显高信号(白箭);
C. 增强后瘤血管成分强化明显(白箭)

(三)脂肪肉瘤
脂肪肉瘤是最常见的软组织肉瘤之一,约占软组织肉瘤的 10% ~ 18% 。
【临床表现】 脂肪肉瘤多见于 40~60 岁,儿童少见,男性多于女性。病变多发生于大腿及腹膜后的深部软组织区,来自原始间叶组织,极少从皮下脂肪层发生,与脂肪瘤的分布相反。
【影像学检查方法的选择】 MRI 检查是首选检查方法。
【病理生理基础】 2002 年 WHO 将脂肪肉瘤分为分化好脂肪肉瘤、去分化脂肪肉瘤、黏液样脂肪肉瘤、圆细胞脂肪肉瘤、多形性脂肪肉瘤和混合型脂肪肉瘤等亚型,黏液样脂肪肉瘤是最常见的类型,约占脂肪肉瘤的 30% ~55% ,黏液样脂肪肉瘤由从原始间叶细胞到各种分化阶段的脂肪母细胞组成,部分区域可出现成熟脂肪细胞或多形性脂肪细胞,间质内含有大量黏液样基质,在黏液性物质中规则地分布着丰富的毛细血管网。
【影像学征象】 黏液样脂肪肉瘤常发生于肌肉内,体积大,边界清楚,可推压或包绕邻近神经血管束,若邻近骨骼常围绕骨骼生长,一般不破坏骨质。在 MRI 上其成熟脂肪组织部分的信号特征与皮下脂肪相似;肿瘤内的黏液性区域常占到肿瘤体积的 20% 以上,有时整个肿瘤全部

Notes

呈黏液性,该区域在 MRI 上呈 $T_1$WI 等低信号、$T_2$WI 高信号,内可由低信号的纤维间隔分隔成多小叶状;肿瘤内含有丰富的血管网,增强后肿瘤常有显著的网格状强化(图 9-2-116)。此外,部分肿瘤可发生钙化,此时 CT 有利于明确诊断。

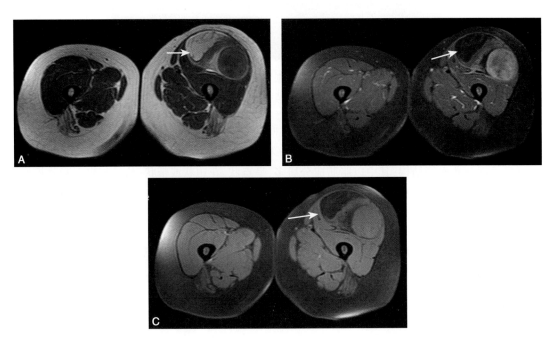

图 9-2-116 左侧股直肌黏液样脂肪肉瘤

A. MRI 横断面平扫 $T_1$WI 示左侧股直肌混杂信号的肿物(白箭);B. 脂肪抑制 $T_2$WI 示混杂信号的肿物脂肪信号变低(白箭);C. 增强 $T_1$WI 示股直肌肿块不均匀强化(白箭)

### (四) 横纹肌肉瘤

横纹肌肉瘤约占全部软组织肉瘤的 10% ~ 20% ,一般认为肿瘤可能来源于向横纹肌分化的多潜能原始间叶细胞。

【临床表现】 胚胎型横纹肌肉瘤(embryonal rhabdomyosarcoma)是儿童最常见的横纹肌肉瘤类型,多发生于 10 ~ 15 岁以下,6 岁以下的儿童最多见。好发于头颈部(约 47%),其中眼眶、鼻咽、中耳和口腔相对多见,其次为泌尿生殖系统(约 28%)。多形性横纹肌肉瘤几乎全发生于 20 岁以后。

临床症状一般因肿块和梗阻所致,发生在头颈者,依生长部位可有眼球突出、复视、鼻窦炎或单侧耳聋。泌尿生殖系统肿瘤可产生阴囊肿物或尿潴留。临床症状一般与快速生长的软组织肿物有关。

【病理生理基础】 胚胎型横纹肌肉瘤为界限欠清、肉质感、浅褐色肿物。组织病理学上胚胎型横纹肌肉瘤由不同发育阶段的横纹肌母细胞构成,组织学结构类似胚胎性肌肉,肌母细胞排列紧密的致密区域和疏松的黏液样组织交替分布。葡萄状亚型外观呈特征性息肉状,瘤细胞成分少,黏液性基质和扩张型血管丰富。腺泡状横纹肌肉瘤由圆形细胞构成,类似淋巴瘤,但具有原始肌母细胞性分化。典型的腺泡状横纹肌肉瘤含有纤维血管间隔,肿瘤细胞被分隔成巢状结构。

【影像学征象】 影像学检查主要用于术前明确肿瘤的范围。影像学上主要表现为膨胀性软组织肿物,肿瘤可侵犯邻近骨质(图 9-2-117),头颈部病变甚至可侵入颅内。位于空腔脏器(如口腔、膀胱和胆囊等)者可呈葡萄串样生长,此为葡萄状亚型的特征性表现。

MRI 上不同信号反映血管、黏液样间质和坏死的含量,其中葡萄状亚型可表现为特征性的簇状不同大小的肿瘤结节。增强后胚胎型横纹肌肉瘤多表现为显著强化,且为均匀性或轻度不均匀性,而葡萄状亚型还可表现为葡萄串样多环形强化。

Notes

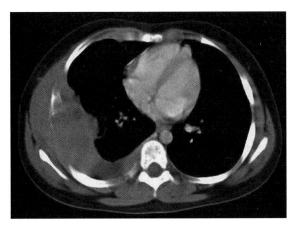

图 9-2-117　右胸壁横纹肌肉瘤 CT 表现
平扫 CT,示右胸壁软组织肿块,向胸腔
内外生长,相邻肋骨骨质破坏

## 学生自测题

1. Colles 骨折的临床与影像学表现。
2. 疲劳性骨折的概念与影像特征。
3. 寰枢关节脱位的影像学表现。
4. 椎间盘膨出和脱出的影像学表现与病理基础。
5. 椎间盘突出的继发性改变的影像学征象与病理基础。
6. 化脓性骨髓炎的病理与 X 线平片特征。
7. 化脓性关节炎早期影像学表现。
8. 脊椎结核的分型及其病理基础。
9. 脊椎结核与转移性肿瘤的鉴别。
10. 类风湿关节炎与强直性脊柱炎的鉴别。
11. 退行性骨关节病的病理基础与常见影像学表现。
12. 佝偻病的发病机制与活动期 X 线表现。
13. 肾性骨病的概念与常见 X 线表现。
14. 股骨头骨骺缺血性坏死的影像学表现及其病理基础。
15. 骨软骨瘤的组织结构。
16. 骨巨细胞瘤的影像学特征。
17. 骨肉瘤中肿瘤骨的病理与 X 线平片表现特征。
18. Codman 三角的概念及其临床意义。
19. 脊椎转移瘤的影像学特征。
20. 骨囊肿的发病特点与影像学表现特征。
21. 骨化性肌炎的影像学特征。
22. 脂肪瘤和血管瘤的 CT 和 MRI 表现特征分别是什么?
23. 脂肪肉瘤的 MRI 表现。
24. 滑膜肉瘤的 MRI 表现。

## 与本章节内容相关的参考书

1. Resnick D L,Kransdorf MJ. Bone and Joint Imaging. 3rd ed. Beijing:People's Medical Publishing House,2007

2. 郭启勇.实用放射学.第 3 版.北京:人民卫生出版社,2007.

3. Opsha O,Malik A,Baltazar R,et al. MRI of the Rotator Cuff and Internal Derangement. European Journal of Radiology,2008,68:36-56

4. De Smet AA. How I diagnose Meniscal Tears on Knee MRI. American Journal of Roentgenology,2012,199(3):481-499

5. Jevtic V. Imaging of Renal Osteodystrophy. European Journal of Radiology,2003,46(2):85-95

6. Gardeniers JW. ARCO Committee on Terminology and Staging(Report on the committee meeting at Santiago de Compostella). ARCO Newslett,1993,5:79-82

7. Malizos KN,Karantanas AH,Varitimidis SE,et al. Osteonecrosis of the Femoral Head:Etiology,Imaging And Treatment. European Journal of Radiology,2007,63:16-28

8. 赵德伟,胡永成.成人股骨头坏死诊疗标准专家共识(2012 年版).中华关节外科杂志(电子版),2012,6(3):479-484

9. Fletcher CDM,Bridge JA,Hogendoorn PCW,et al. WHO Classification of Tumours of Soft Tissue and Bone. 4th ed. Lyon:IARC,2013

10. Erlemann R. Imaging and Differential Diagnosis of Primary Bone Tumors and Tumor-Like Lesions of the Spine. European Journal of Radiology,2006,58(1):48-67

（杨建勇　王绍武　张朝晖）

# 第十篇　介入性放射学

# 第一章 总 论

Concept,technique & category
　Concept
　Technique
　Category
Equipments & materials
　Guidance equipment
　Materials
Medicine

Preoperative preparation
& postoperative treatment
　Preoperative preparation
　Postoperative treatment
Contraindications & complications
　Contraindications
　Complications

## 第一节 概念、技术与分类

### 一、概 念

介入放射学(interventional radiology,IVR)是以影像诊断为基础,在影像设备的导向下,利用穿刺针、导管、导丝及其他介入器材,对疾病进行治疗或取得组织学、细胞学、细菌学、生理与生化资料以明确病变性质的学科,属于微创医学,与内科、外科并列为三大治疗学。

### 二、技 术

介入放射学技术主要包括 Seldinger 技术(Seldinger technique)、造影术(angiography)、栓塞术(embolization)、灌注术(infusion)、成形术(plasty)、支架植入术(stent implantation)、穿刺引流术(puncture drainage)、穿刺活检术(puncture biopsy)、消融术(ablation)、取异物术(taking out foreign body)、取石术(lithotripsy)、下腔静脉滤器置入术(inferior vena cava filter implantation)、神经根阻滞术(nerve root block technique)等。

### 三、分 类

介入放射学的分类方法较多,一般按治疗领域分为血管系统介入放射学(vascular interventional radiology)与非血管系统介入放射学(non-vascular interventional radiology)。

## 第二节 设备与器材

### 一、影像导引设备

介入放射学的影像导引设备包括 X 线电视透视、超声、CT 和 MRI 各有特点(表10-1-1)。

表 10-1-1 各种监视手段的特点

| 监视手段 | 优 点 | 缺 点 |
|---|---|---|
| X线电视透视(包括DSA) | 实时显像 | 重叠影像,多需要对比剂,有放射损伤 |
| 超声 | 实时、多方位显像,使用方便,无放射损伤 | 断层影像,整体感差,有"盲区" |
| CT | 断层影像,显示病变清晰 | 除CT透视外,难以实时成像,放射损伤较大 |
| MRI | 断层、多方位成像,无放射损伤 | 需专用器材,价格昂贵 |

## 二、专 用 器 材

介入放射学有很多专用器材(表10-1-2)。

表 10-1-2 介入专用器材及用途

| 器材 | 用 途 |
|---|---|
| 穿刺针(needle) | 用于建立操作通道 |
| 导管(catheter) | 根据用途分为造影导管、引流导管、溶栓导管和球囊扩张导管等 |
| 导丝(guide wire) | 引入导管或引导导管选择性插管 |
| 导管鞘(sheath) | 用于导管交接、引导导管进入血管 |
| 扩张管 | 用于扩张导管进入血管的通路、减轻血管损伤、利于导管进入血管 |
| 支架(stent) | 支撑狭窄管腔以达到恢复管腔流通。广义上包括用于非血管系统的内涵管(endoprosthesis)和用于血管及非血管系统的金属支架(metal stent) |
| 特殊器材 | 种类多,用途广泛,如下腔静脉滤器,活检针与活检枪,椎间盘切割仪,网篮导管用于取异物或结石,激光、微波、冷冻器材用于肿瘤消融治疗 |

## 第三节 常 用 药 物

介入治疗中可通过镇静、镇痛和麻醉治疗使患者在术中的焦虑、不适、疼痛和躁动减轻至最低程度,使手术顺利进行。对于可配合的成年患者,主要使用安定或哌替啶进行清醒镇静;对于小儿和老人等不配合和躁动的患者,要进行深度镇静。大多数介入操作可在局部麻醉下进行,包括皮肤和血管周围浸润麻醉、穿刺道麻醉和黏膜表面麻醉等几种方式;而全身麻醉主要用于生命体征十分不平稳、难以通过深度镇静来满足介入手术要求的患者,以及配合胸腹主动脉瘤覆膜支架置入术等复杂操作。常用药物主要分为麻醉镇痛药、镇静药以及介入治疗常用药(表10-1-3)。

表 10-1-3 介入放射学的常用药物*

| 种类 | 名称 | 临床应用 | 用法用量 |
|---|---|---|---|
| 麻醉镇痛药 | 利多卡因(lidocaine) | 皮肤穿刺点局麻;周围神经阻滞;动脉造影时与对比剂混合以减轻疼痛 | 皮下浸润麻醉,应避免注入血管内;与对比剂混合,应配制为0.2%的浓度;最大量为4mg/kg |
| 镇静药 | 安定(diazepam) | 镇静;治疗癫痫 | 术前用药:5~10mg口服或2~3mg静脉注射,老年人酌减 |

Notes

续表

| 种类 | 名称 | 临床应用 | 用法用量 |
| --- | --- | --- | --- |
| 止血药 | 氨甲苯酸(止血芳酸) | 用于出血的全身治疗和穿刺等操作造成的出血的治疗 | 0.1~0.3g/次,溶于5%葡萄糖注射液或生理盐水10~20ml中缓慢注射,每日最大量0.6g |
| | 鱼精蛋白(protamine) | 中和肝素 | 按1mg中和100U肝素的剂量静脉缓慢注入 |
| | 酚磺乙胺(止血敏) | 防治各种手术前后的出血 | 0.25~0.5g肌注或静注或口服0.5~1.0g/次,2次/日 |
| | 凝血酶(thrombin) | 消化道出血及穿刺局部的止血 | 局部喷雾或贴敷创面,消化道出血适量口服 |
| 抗凝药 | 肝素(heparin) | 抗凝,抑制凝血酶的产生,妨碍纤维蛋白原变为纤维蛋白 | 团注或静滴,用于导管冲洗、术中肝素化和术后抗凝 |
| | 华法林(warfarin) | 治疗血栓栓塞性疾病及溶栓、成形术后抗凝 | 2.5~5mg/d口服,根据凝血酶原时间进行个体调整 |
| | 阿司匹林(aspirin) | 抗血小板药,主要用于血管成形术后抗凝 | 口服,40~100mg/d |
| 溶栓药 | 链激酶(streptokinase) | 溶栓,主要用于急性血栓栓塞疾病 | 首剂5万U团注,继以2500~5000U/h静滴维持 |
| | 尿激酶(urokinase) | 溶栓,比链激酶副作用小,最常用 | 首剂3万~6万U团注,继以25万~50万U入500ml生理盐水中静滴 |
| | 组织型纤溶酶原激活物(tissue-type plasminogen activator,tPA) | 促进纤溶酶原转化为纤溶酶,特异性溶解血栓,全身出血副作用少 | 首剂5~10mg,继以0.5~1.0mg/h动脉内灌注,总量一般最大为50mg |
| 血管收缩药 | 肾上腺素(epinephrine) | 药物性血管造影(pharmacoangiography),主要用于肾和胰腺血管造影 | 肾动脉造影前经动脉注入3~6μg,肾静脉造影及腹腔动脉、肠系膜上动脉造影注入10~12μg |
| | 加压素(vasopressin) | 主要用于控制消化道出血 | 0.1~0.2U/min持续灌注,最大0.4U/min |
| 血管扩张剂 | 罂粟碱(papaverine) | 扩张血管,解除动脉痉挛 | 30~60mg/次,生理盐水稀释后动脉缓慢注射或静脉泵入 |
| | 妥拉唑林(tolazoline) | 改善肢体动脉造影及动脉性门脉造影的显影质量 | 注射造影剂前经动脉缓注25mg |
| | 硝苯地平(nifedipine) | 血管成形术时预防或治疗动脉痉挛 | 10mg口服或舌下含服 |
| | 硝酸甘油(nitroglycer-in) | 血管成形术时预防或治疗动脉痉挛,治疗心绞痛 | 血管成形术时100~200μg动脉内团注,治疗心绞痛0.3mg舌下含服 |

注：*常用肿瘤化疗药物及抗生素请参考相关专业书籍

Notes

## 第四节  术前准备与术后处理

### 一、术 前 准 备

介入治疗术前常规准备包括：

1. 介入治疗室常规消毒,保证无菌操作。

2. 手术者作好思想和物品准备,完成各项医疗文书,了解患者病史(尤其有无药物过敏史,糖尿病,哮喘)、症状、体征、临床和影像检查结果,有无禁忌证,设计治疗方案,准备防范措施。

3. 患者思想工作,详细与患者及其家属谈话,患者或其委托家属签署手术知情同意书。

4. 检测三大常规(血、尿、便),出、凝血时间,肝肾功能,胸片,心电图等。

5. 术前 4~6 小时禁食,术前 2 小时可少量饮水或饮料,需全麻患者禁食禁饮 12 小时,必要时给予静脉补液。

6. 穿刺部位备皮。

7. 对尿失禁或操作时间过长者,留置导尿管。

8. 根据使用碘对比剂说明决定是否做碘过敏试验。

9. 根据术后使用抗生素说明决定是否做皮肤过敏试验。

10. 建立静脉输液通道。

11. 术前应备好各种抢救药品与器械。

### 二、术 后 处 理

介入术后常规处理包括：

1. 拔除导管和导管鞘后,穿刺点压迫包扎。

2. 股动脉穿刺后,患者卧床休息至少 8 小时,不必禁食禁饮,注意观察足背股动脉搏动情况。

3. 定期观察穿刺部位有无出血或血肿,监测患者的血压、脉搏、体温、心律、尿量等生命体征。

4. 静脉补液,保肝护胃,预防感染,促进对比剂的排泄。

5. 对溶栓、血管成形术后患者需行抗感染、抗凝治疗;对出血患者给予止血药。

6. 一旦患者疼痛明显给予止痛药。

## 第五节  禁忌证与并发症

### 一、禁 忌 证

介入治疗无绝对禁忌证,相对禁忌证包括：

1. 严重对比剂过敏者。

2. 难以纠正的凝血功能障碍。

3. 心、肺、肝、肾功能严重损害或衰竭者。

4. 近期接受过静脉全身化疗或放疗者。

5. 全身感染者。

6. 显著低蛋白血症者。

7. $WBC < 3500/mm^3$，$Pt < 8 \times 10^4/mm^3$(脾功能亢进行部分性脾栓塞例外)。

Notes

8. 严重电解质紊乱,尤其是血钾异常。

## 二、并 发 症

各种介入操作均可引起并发症,与穿刺、插管、对比剂相关并发症包括:

1. 穿刺点并发症:大的血肿、血管痉挛闭塞、假性动脉瘤或动静脉瘘形成、感染等。

2. 导管或导丝相关并发症:血管夹层、穿孔、血栓或气栓、导管或导丝打折或断裂等。

3. 对比剂过敏反应、对比剂相关肾病等。

### 学生自测题

1. 介入放射学的分类?

2. 介入治疗的术后处理包括哪些?

3. 介入治疗的相对禁忌症和并发症。

### 与本章节内容相关的参考书

1. 郭启勇. 介入放射学(第三版). 北京:人民卫生出版社,2010

2. Wojtowycz M. Handbook of interventional radiology and angiography,2nd ed. St. Louis;Mosby,1995

3. James B. Spies,Curtis W. Bakal,Dana R. Burke,et al. Angioplasty standard of practice. J Vasc Interv Radiol 2003;14:S219-S221.

4. Bakal CW,Sacks D,Burke DR,et al. Quality Improvement Guidelines for Adult Percutaneous Abscess and Fluid Drainage. J Vasc Interv Radiol,2003,14:S223-S225

5. Cardella JF,Bakal CW,Bertino RE,et al. Quality Improvement Guidelines for Image-Guided Percutaneous Biopsy in Adults. J Vasc Interv Radiol,2003,14:S227-S230

Notes

# 第二章  介入放射学各论

## 第一节  血管介入放射学

血管介入放射学(vascular interventional radiology)是研究在医学影像设备监导下对心血管部位作介入性诊治的学科。其发展基础为 Seldinger 技术(Seldinger technique),该技术要点为确定血管穿刺点、皮肤消毒、注射局麻药、用尖头刀刺开皮肤 2~3mm、穿刺针呈 45°角刺向血管、回退穿刺针、发现回血(如为搏动性回血,则为动脉;如为非搏动性回血,则为静脉)、经穿刺针送入导丝、固定导丝、退穿刺针、沿导丝送入导管。如果穿透血管前后壁为经典 Seldinger 技术;如果只穿透前壁而未穿透后壁为改良 Seldinger 技术(图 10-2-1)。

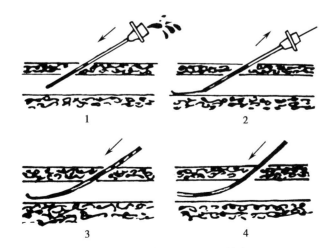

图 10-2-1  改良 Seldinger 技术

1. 穿刺针进入血管腔;2. 插入导丝退出穿刺针;3. 引入导管;4. 退导丝,将导管插至靶血管

# 一、经导管血管灌注术

经导管血管灌注术(transcatheter vascular infusion,TVI)指经导管向靶血管内注入药物如血管收缩剂、化疗药、溶栓药等而达到治疗目的的技术。主要用于动脉系统,故常被称为经导管动脉灌注术(transcatheter arterial infusion,TAI)。

## (一) 适应证、禁忌证、并发症(表 10-2-1)

表 10-2-1　经导管血管灌注术的适应证、禁忌证、并发症

| | 适应证 | 禁忌证 | 并发症 |
|---|---|---|---|
| 血管收缩治疗 | 主要用于控制食管贲门黏膜撕裂、出血性胃炎、食管静脉曲张、胃十二指肠溃疡、小肠和结肠炎症、憩室等引起的消化道出血 | 无绝对禁忌,但对老年人、冠心病和肾功能不全患者应慎用 | 抗利尿反应:尿潴留、脑水肿、电解质失调等;心血管系统反应:心律失常、心肌梗死、严重高血压等;内脏缺血反应:痉挛性腹痛等 |
| 化疗药物灌注治疗 | 全身各部位的实体性肿瘤,只要能进行选择性动脉插管,都可进行化疗药物灌注。常用于术前术后辅助化疗或晚期姑息性化疗。常与栓塞剂联合应用 | 无绝对禁忌证 | 主要是化疗药引起的副作用 |
| 动静脉血栓的溶栓药物治疗 | 主要用于急性血栓形成或栓子脱落导致的冠状动脉、脑动脉、肺动脉、腹主动脉、肾动脉、肠系膜上动脉和四肢动脉栓塞,也可用于静脉系统和人工血管或血液透析通路的急性血栓形成。对慢性血栓形成一般效果不佳 | 各种活动性或近期(30 天内)内出血;近期大手术或外伤;严重的未控制的高血压(收缩压>180mmHg 或舒张压>110mmHg);心源性栓子或左心内活动性血栓;亚急性细菌性心内膜炎或怀疑感染性栓子;凝血功能障碍;妊娠或产后10 天内及女性月经期 | 主要为出血,多发生于穿刺部位、消化系统和中枢神经系统 |
| 缺血性病变的灌注治疗 | 蛛网膜下腔出血导致的脑血管痉挛;急性非闭塞性肠系膜血管缺血;创伤、药物、冻伤和雷诺病等引起的四肢缺血性病变 | 严重的心脏病变(特别是伴有严重低血压者);完全性房室传导阻滞和闭角型青光眼是使用罂粟碱的禁忌证 | 低血容量性休克;心律失常 |

## (二) 治疗原理

提高病变区域的药物浓度,延长药物与病变组织接触时间,使药物高浓度地直接作用于病变。

## (三) 器材

各种选择性导管和留置管均适合,特殊器材包括灌注导丝、共轴导管、球囊阻塞导管、全植入式导管药盒系统、溶栓导管。

## (四) 操作方法和注意事项

### 1. 血管收缩治疗

(1) 应采用超选择性插管技术,使导管尽量接近出血部位;同时要注意有多支血管同时出血的可能,不要遗漏。

(2) 通过导管向动脉内灌注血管加压素,血管加压素灌注应自 0.1~0.2U/min 的小剂量开始,连续灌注 30 分钟后复查,如仍有出血,则加量至 0.4U/min,连续 30 分钟,如仍未奏效,应及

Notes

时改用其他方法,如栓塞或手术治疗。

（3）暂时控制出血,多用于急救。待患者病情稳定后,应针对出血病因采取积极的内外科治疗。

2. 化疗药物灌注治疗

（1）根据肿瘤细胞类型选择敏感的药物配伍:细胞周期非特异性药物,如顺铂(cisplatin,DDP)、多柔比星(doxorubicin/adriamycin,ADM)、丝裂霉素(mitomycin,MMC)等应一次性大剂量给药;细胞周期特异性药物,如氟尿嘧啶(fluorouracil,5-FU)和甲氨蝶呤(methotrexate,MTX)宜用动脉输液泵持续滴注。

（2）灌注方式:包括一次性冲击疗法、保留导管持续灌注法、植入导管药盒系统灌注法(图10-2-2)等。每种方法各有优缺点,应根据患者具体情况和操作者技术条件选择应用。

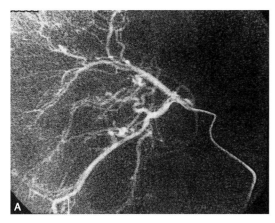
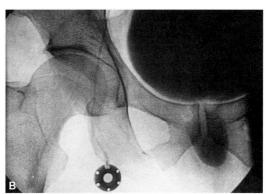

图 10-2-2 植入导管药盒系统灌注法
A. 导管远端置于靶血管;B. 泵体置于大腿根部内侧皮下

3. 动静脉血栓的溶栓药物治疗(thrombolytic therapy,thrombolysis)

（1）原则上,溶栓时机越早越好。

（2）选择性插管至病变处,造影明确栓塞部位、范围和程度,了解血管本身有无狭窄和侧支循环情况。导管应尽量靠近血栓或插入血栓内进行接触溶栓,必要时可配合机械性碎栓、血栓抽吸等方法(图10-2-3)。

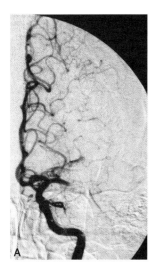
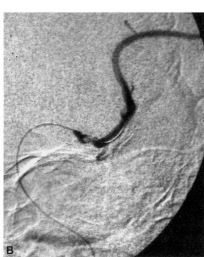
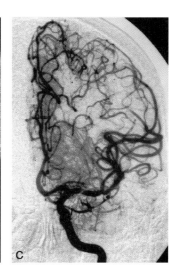

图 10-2-3 经导管动脉溶栓
A. 左颈内动脉造影显示大脑中动脉(M)闭塞;B. 溶栓导管插入 M1 段进行溶栓后,血管部分再通;
C. 溶栓后,重复造影见左侧大脑中动脉显示良好

Notes

（3）目前并无一致的溶栓方案,进行溶栓药物灌注时,应自小剂量开始,适当调整溶栓药物的注入速度。定时造影观察血管开通情况,严密监测出血、凝血状态,一旦患者病情恶化或发生严重的出血并发症时,应立即停止溶栓。

（4）溶栓过程中和术后应配合抗凝、抗血小板药物治疗;对于血管本身存在狭窄者,溶栓治疗后应采用血管成形术或外科手术等措施,以消除诱发血栓形成的潜在因素,防止栓塞复发。

4. 缺血性病变的灌注治疗

（1）选择性插管行诊断性血管造影,显示动脉的狭窄或闭塞以及侧支循环情况。

（2）保留导管于靶动脉内行持续性药物灌注,常用的血管扩张剂有罂粟碱、妥拉唑林和前列腺素等。灌注时间根据病情和血管造影复查的情况适当调整。

（3）药物灌注前应充分补足患者的血容量,灌注期间连续监测血压、心率、脉搏及液体出入量。

## 二、经导管血管栓塞术

经导管血管栓塞术（transcatheter arterial embolization,TAE）是指经导管向靶血管内注入栓塞剂,使靶血管暂时性或永久性闭塞,而达到治疗目的的技术。

（一）适应证

1. 治疗血管性病变,纠正异常血流动力学　用于动脉瘤、动静脉畸形、动静脉瘘和静脉曲张等（图10-2-4）。

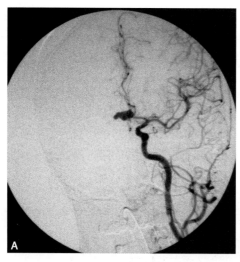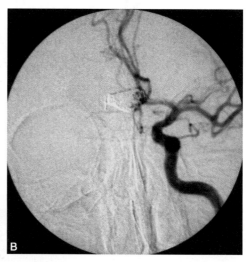

图 10-2-4　脑动脉瘤栓塞
A. 左颈内动脉造影见前交通动脉瘤;B. 微弹簧圈栓塞后动脉瘤呈致密填塞,左侧大脑前动脉及大脑中动脉保持通畅

2. 止血　主要用于外伤、术后、肿瘤等导致的颌面部、呼吸道、消化道、泌尿道、腹盆腔脏器等部位大出血的紧急处理（图10-2-5）以及支气管扩张所致咯血。

3. 治疗肿瘤　主要用于血供丰富的实体性肿瘤。对恶性肿瘤如肝癌、肾癌的栓塞治疗常与局部化疗药物灌注结合进行,称为化疗性栓塞（chemoembolization）,目的是术前辅助性栓塞提高肿瘤切除率或用于晚期肿瘤的姑息性治疗;对良性肿瘤如脑膜瘤、鼻咽血管纤维瘤,主要作为术前辅助措施以减少术中出血,对肝海绵状血管瘤和子宫肌瘤（图10-2-6）可使肿瘤稳定或缩小而免除手术。

4. 血流重分布　即保护性栓塞正常的非靶血管,使栓塞物质或化疗药物不致进入非靶器官造成副作用和并发症。

Notes

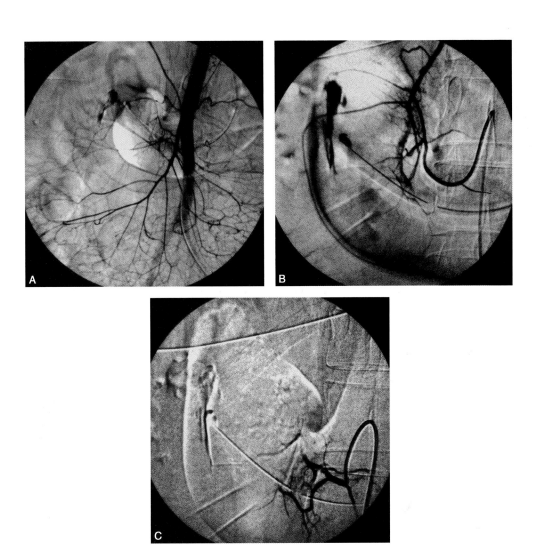

图 10-2-5　上消化道出血栓塞治疗

A. 肠系膜上动脉造影见十二指肠区对比剂外溢,为出血的直接征象;B. 超选择插管造影;C. 明胶海绵颗粒栓塞后,出血停止

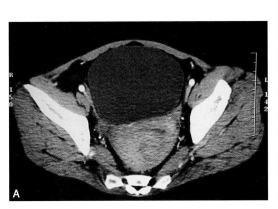

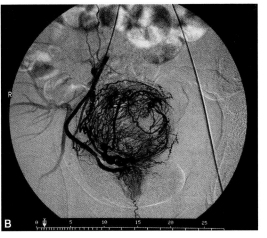

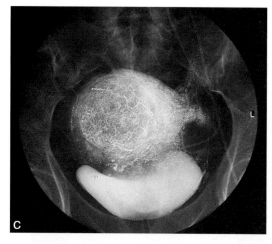
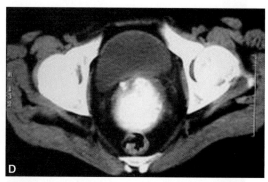

图 10-2-6　子宫肌瘤 TAE

A. CT 增强扫描显示子宫密度不均匀；B. 选择性双侧子宫动脉造影见子宫动脉明显增粗,分支数量增多、迂曲、染色明显；C. 碘油+平阳霉素乳剂栓塞后,肌瘤染色显示其大小轮廓；D. TAE 术后 1 个月 CT 平扫显示病灶内高密度碘油沉积完全

5. **内科性器官切除**　消除或抑制亢进的器官功能,如治疗脾功能亢进(图 10-2-7)、甲状腺功能亢进等。

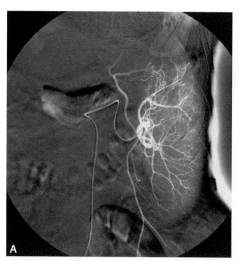
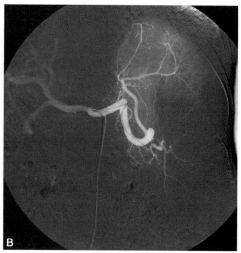

图 10-2-7　肝硬化脾功能亢进行部分性脾栓塞

A. 超选择性脾动脉造影；B. 行 00 000 丝线段(1cm)栓塞,中下极脾栓塞程度约 75%

**(二) 禁忌证**

1. 难以纠正的凝血机制障碍、严重感染、重要器官功能衰竭和恶病质患者。

2. 导管不能稳定地深入靶动脉者。

3. 靶血管与供应邻近重要器官的非靶血管之间有交通,超选择插管不能避开者。

**(三) TAE 的治疗机制**

1. 阻塞靶血管使肿瘤或靶器官缺血坏死。

2. 阻塞或破坏异常血管床、腔隙和通道使血流动力学恢复正常。

3. 阻塞血管使远端压力下降或直接封堵破裂的血管以利于止血。

**(四) 常用栓塞物质(表 10-2-2)**

**(五) 操作技术和基本原则**

1. 诊断性血管造影,明确病变的性质、部位、范围和程度。

Notes

表 10-2-2 常用栓塞物质

| 名称与分类 | | 作用时间 | 主要用途 |
| --- | --- | --- | --- |
| 短期栓塞物质 | 自体血凝块 | 6～12小时 | 目前很少用 |
| 中期栓塞物质 | 明胶海绵 | 数周 | 止血、良恶性肿瘤的术前和姑息性栓塞 |
| | 碘油 | 数天、数周至数月 | 恶性肿瘤、肝海绵状血管瘤 |
| 长期栓塞物质 | 无水乙醇 | 永久 | 恶性肿瘤、动静脉畸形和静脉曲张 |
| | 医用胶（IBCA、NBCA） | 永久 | 动静脉畸形 |
| | 聚乙烯醇微粒（PVA） | 永久 | 良恶性肿瘤、动静脉畸形 |
| | 金属弹簧圈 | 永久 | 较大血管、动脉瘤和肿瘤 |
| | 可脱离球囊 | 永久 | 动静脉瘘 |

2. 靶血管插管。

3. 根据病变性质、栓塞目的和靶血管情况选择适宜的栓塞物质。

4. 影像监视下，准确释放栓塞物质，避免反流和误栓，控制栓塞范围和程度。

5. 再次造影，观察栓塞效果。

（六）栓塞反应和并发症

1. **栓塞后综合征**（postembolization syndrome） 指肿瘤和器官动脉栓塞后，因组织缺血坏死引起的恶心、呕吐、局部疼痛、发热、反射性肠淤胀或麻痹性肠梗阻、食欲下降等症状。对症处理后1周左右逐渐减轻、消失。

2. **栓塞并发症** 所栓塞器官组织功能衰竭，胃肠及胆管穿孔，误栓，感染等，其发生与适应证的选择不当、栓塞剂的选择不当、过度栓塞、误栓、无菌操作不严、操作技术不熟、术后处理不当等密切相关。

# 三、经皮经腔血管成形术

经皮经腔血管成形术（percutaneous transluminal angioplasty, PTA）是采用导管技术扩张或再通动脉粥样硬化或其他原因所致的血管狭窄或闭塞性病变的方法。近年来也用于胸、腹主动脉瘤以及假性动脉瘤等的腔内隔绝治疗。主要包括球囊血管成形术和血管支架置入术两种方法。

（一）适应证

1. 球囊血管成形术

（1）对大多数动脉、静脉系统的狭窄闭塞性病变均可首选球囊血管成形术进行治疗，其最佳适应证是大、中血管的局限短段狭窄或闭塞。

（2）作为内支架置入术的前期准备。

2. 血管支架置入术

置入血管支架应十分慎重，不宜滥用。主要用于以下情况：

（1）PTA无效或失败者或复发狭窄者。

（2）PTA后出现并发症者，如内膜剥离、严重血管痉挛等导致的急性血管闭塞。

（3）长段血管狭窄或闭塞。

（4）伴有溃疡性斑块或严重钙化的病变。

（5）腔静脉狭窄-闭塞性病变的治疗。

（6）对主动脉夹层、主动脉瘤及假性动脉瘤等可置入覆膜支架，对颅内宽颈动脉瘤可在支架成形术基础上进行栓塞治疗。

（二）禁忌证

伴溃疡性斑块、有严重钙化或长段狭窄闭塞性病变为球囊血管成形术的相对禁忌证。广泛

Notes

性血管狭窄与大动脉炎活动期为血管支架置入术的相对禁忌证。

（三）治疗原理

PTA 是对狭窄段的血管组织有限度地损伤和撕裂，使其管径扩大，受损组织再修复，达到管腔重建。支架是利用其支撑力将狭窄的血管撑开。覆膜支架将扩大的血管腔或有异常通道的瘘口分隔开，形成人工通道。

（四）器材

1. 球囊导管、引导导管、球囊充胀枪、球囊充胀压力表、导丝等。

2. 血管内金属支架：主要按展开方式分为自膨式（self-expending）和球囊扩张式（balloon in-flatable）两类。

（五）操作方法与注意事项

此处仅述及一般原则，针对具体患者和疾病还有特殊性。

（1）建立静脉输液通路，进行必要的术中监护。

（2）选择性血管造影，进一步明确病变性质、部位和程度，测量狭窄段两端压力差。

（3）根据凝血情况进行血液肝素化，必要时配合使用抗血管痉挛药物。

（4）在导丝引导下，引入球囊导管对狭窄段进行扩张 2~4 次，必要时置入支架（图 10-2-8）。

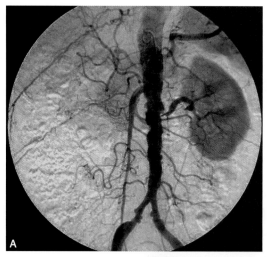
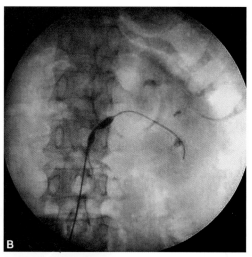
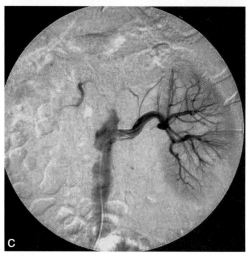

图 10-2-8    PTA 及支架置入术

A. 腹主动脉造影显示左肾动脉起始部狭窄；B. 引入球囊导管对狭窄段进行扩张，球囊"腰"部示狭窄部位；C. 置入支架后重复造影显示管腔基本恢复正常

Notes

（5）重复血管造影，评价治疗效果，发现早期并发症并及时处理。

（6）拔管后彻底压迫止血包扎，根据患者病情进行临床监护。

（7）术后抗凝、抗血小板药物治疗。

（8）术后定期随访复查。

## 第二节 非血管介入放射学

非血管介入放射学（non-vascular interventional radiology）是研究在医学影像设备监导下对非心血管部位作介入性诊治的学科。

### 一、经皮穿刺活检

经皮穿刺活检（percutaneous biopsy）在影像设备的引导下，经皮穿刺器官或组织后取得细胞学或组织学标本以用于辅助诊断的技术。根据穿刺针形态和抽取组织细胞的方式不同，主要分为细针抽吸活检和组织切割活检两种，对骨骼病变还应用旋切活检。

（一）适应证

1. 占位性病变定性不明者（图 10-2-9）。

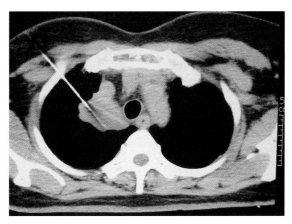

图 10-2-9 右上肺纵隔旁肿块行 CT 引导下穿刺活检
纵隔窗显示穿刺针进入肿块外侧部

2. 须取细胞或组织等进行细菌学、生化等检查者。

（二）禁忌证

1. 难以纠正的凝血机制障碍。

2. 无安全的穿刺途径。

3. 患者严重躁动不配合。

（三）器材

千叶针用于取得细胞学资料，切割针用于取得组织学检查标本。

（四）操作方法与注意事项

1. 导向设备选择 根据病变所在部位。

2. 决定体位的原则 患者舒适及方便穿刺。

3. 最适通道选择 进针点与靶目标的直线距离最短；针道上无重要结构。

4. 取材部位 宜选取在肿块边缘部，尽可能多部位取材。

5. 术后观察局部情况和生命体征，及时发现并发症。

（五）并发症

常见并发症有：出血、邻近重要器官或组织的损伤、气胸、感染，而肿瘤沿针道种植转移则罕见。

## 二、经皮穿刺消融术

经皮穿刺消融术（percutaneous ablation）是在穿刺病变后，通过化学性或物理性等手段对病变组织进行破坏，从而达到治疗目的的技术。

（一）适应证

1. 肿瘤灭活治疗：直径小于 3cm 或 TAE 术后残余肿瘤（图 10-2-10）。

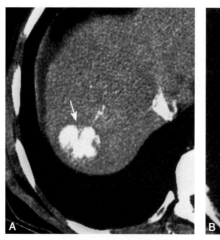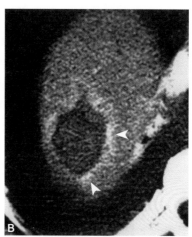

图 10-2-10　原发性肝癌，行经皮穿刺射频消融术

A. 增强 CT 显示肝癌 TACE 后碘油沉积，周围充填不完全（箭头）；B. 超声引导下行射频，肿块呈低密度，周围环形炎症反应

2. 囊性病变行硬化治疗。
3. 体表静脉畸形行硬化治疗。
4. 腹腔神经丛阻滞止痛（图 10-2-11）。

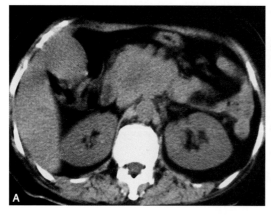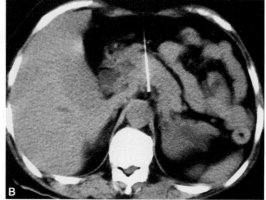

图 10-2-11　胰头体癌，行腹腔神经丛阻滞以止痛

A. CT 显示胰头体部低密度肿块；B. 细针穿刺至腹腔神经丛周围行阻滞术

5. 腰椎间盘脱出行经皮化学性髓核溶解术（percutaneous chemonucleolysis）和经皮激光椎间盘减压术（percutaneous laser disk decompression，PLDD）。

Notes

## （二）禁忌证

禁忌证同活检术。

## （三）器材和药品

器材为千叶针或专用注药针。消融手段包括化学性如无水乙醇、醋酸、化疗药物；物理性如热盐水、激光、微波、射频和冷冻；放射性核素；生物免疫制剂或基因。

## （四）操作方法与注意事项

1. 穿刺方法同活检术。

2. 注射药物加碘对比剂作为示踪。

3. 缓慢、多点注射，使药物均匀弥散于整个肿块。

4. 术后观察局部情况和生命体征，及时发现并发症。

## （五）并发症

并发症同活检术。另可出现药物副作用。

# 三、经皮穿刺引流术

经皮穿刺引流术（percutaneous drainage）是在影像设备的导引下，对全身各部位的脓肿、囊肿、浆膜腔积液、胆道或泌尿道梗阻、颅内血肿等进行经皮穿刺，并置入引流管的技术，兼具诊断和治疗作用。

## （一）适应证

1. 由于正常人体管道阻塞而导致的阻塞段以上液体的过量积聚，如梗阻性黄疸或肾积水的姑息治疗（图 10-2-12）。

2. 体腔内异常积气、积液、积血或积脓，引起脏器受压、功能受损，或有害物质吸收造成机体损害。

3. 实质脏器（肝、脾、胰、肾等）的脓肿（图 10-2-13）或巨大囊肿。

## （二）禁忌证

禁忌证同活检术。穿刺引流未成熟或含有大量稠厚坏死组织的脓肿以及包虫囊肿时要慎重（包虫囊肿渗漏可引起过敏反应或胸腹腔种植）。

## （三）器材

千叶针，套管针，引流管。

## （四）操作方法与注意事项

1. **导向手段**　常用 X 线透视、超声或 CT，多数情况下只需其中一种设备，有时则需联合应用。

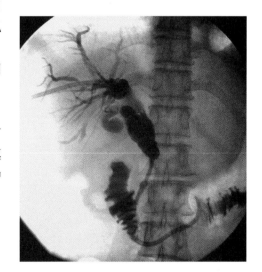

图 10-2-12　胰头癌致胆总管梗阻，行经皮穿刺胆道造影并内外引流术（PTCD）

2. **选择穿刺途径**　应尽量避开重要脏器或血管、神经等结构，在此前提下，应使穿刺引流途径最短。

3. 穿刺点消毒，局麻下以穿刺针按预定的角度和深度穿刺，抽出液体后，送入导丝，退出穿刺针，再沿导丝置入引流管，此为 Seldinger 法。对于大量积液或浅表的病变，穿刺途径很安全时，可应用套管法一次性完成穿刺和引流，更为简便。

4. 引流管要固定牢固，防止意外脱出。术后注意观察患者生命体征、血象、引流物的量和性质，根据情况及时调整引流管位置或更换引流管。

Notes

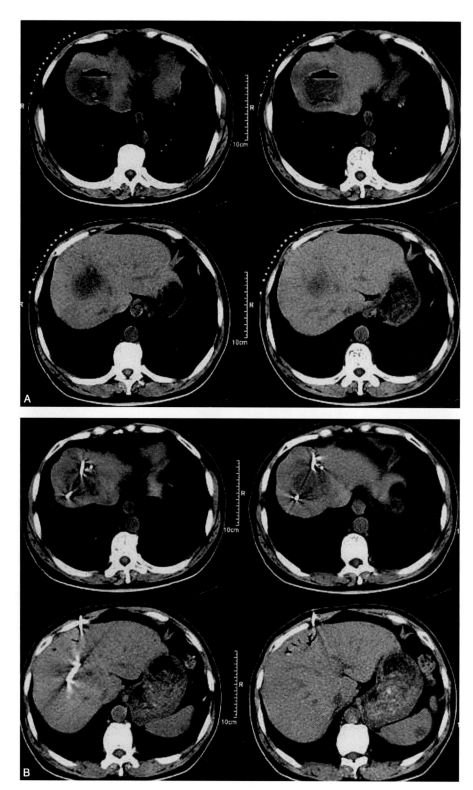

图 10-2-13 肝脓肿经皮穿刺引流

A. CT 示肝右叶圆形低密度区,伴气液平面;B. 经皮穿刺置入引流管

5. 能否拔除引流管,取决于原发病变是否解除或得到有效处理,还要根据患者的临床表现和影像复查结果而定。

**（五）并发症**

同活检术。另可出现导管意外脱落或阻塞。

# 四、非血管管腔扩张术

人体内的气道、消化道、胆管、尿路以及输卵管、鼻泪管等非血管管腔发生狭窄闭塞性病变,除手术治疗外,还可用采用球囊成形术和支架置入术进行治疗,短期效果令人满意。

**（一）适应证**

1. 先天性、外压性、外伤、术后或放疗后气管支气管狭窄;气管软化和气道塌陷。

2. 先天性食管狭窄、贲门失弛缓症(图 10-2-14);外压、炎症、放疗、化学物质灼伤、恶性肿瘤等导致的食管、胃十二指肠、直结肠狭窄及术后吻合口狭窄;食管气管瘘、直肠结肠瘘。

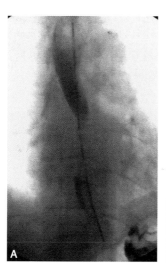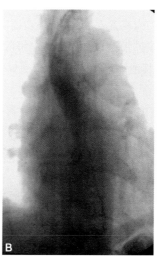

图 10-2-14 食管支架置入术
A. 插管造影见食管中下段明显狭窄,约长 4cm;B. 置入金属支架
后,食管狭窄明显缓解

3. 手术、炎症、结石、外伤、外压、恶性肿瘤等造成的胆道狭窄。

4. 肾盂输尿管连接部短段狭窄;输尿管良性狭窄;前列腺增生所致尿道梗阻。

5. 输卵管间质部、峡部和壶腹部的阻塞。

6. 泪囊阻塞、泪管阻塞。

**（二）禁忌证**

1. 可手术治疗的良性气道狭窄;气道活动性炎症;距离声门 5cm 以内的高位气道狭窄;婴幼儿的气道狭窄。

2. 食管灼伤后的急性炎症期;消化道手术后 3 周以内;距离食管上括约肌 2cm 或距离直肠齿状线 2cm 以内的狭窄;消化道局部有严重的出血或坏死性病变;广泛的肠粘连并发多处小肠梗阻。

3. 胆道梗阻伴大量腹水或肝功能衰竭。

4. 泌尿系统活动性结核或其他感染;患侧肾萎缩、肾功能严重受损。

5. 输卵管壶腹远端、伞段阻塞;间质部严重闭塞;结核性输卵管阻塞及盆腔炎症;月经期。

6. 上或下泪小管阻塞;急性泪道感染;泪道畸形;肿瘤等所致继发性鼻泪管阻塞。

**（三）器材**

不同部位有专用球囊扩张导管及支架植入系统。

**（四）操作方法与注意事项**

1. **术前影像学检查与准备**　全面了解病史、症状与体征，明确病变的部位、范围和程度，进行必要的药物准备。

2. **选择或建立进入管腔的途径**　对气道、消化道、泌尿道和输卵管等开放性管腔，可经体外管口进行；对胆管等封闭性管腔，需经肝穿刺胆管或经手术后 T 形管窦道或经内镜进入。

3. 在 X 线透视或内镜引导下，引入导管、导丝、球囊导管等器材，对狭窄段进行扩张，必要时置入支架或内涵管。成形术后即刻复查造影了解手术效果并发现需紧急处理的并发症。

4. **术后护理及复查**　术后全面监护患者情况，予以必要的止血、抗感染药物治疗。对胆管、泌尿道扩张后需置管引流。

5. **注意事项**

（1）必须遵循无菌原则。

（2）进行球囊扩张或置入支架前，必须证实器械在管腔之内，否则绝对禁忌操作。

（3）非血管管腔扩张术的主要目的是解除或减轻症状、改善生活质量，对疾病本身并无治疗作用，因此应配合其他治疗措施，以取得更好的效果。

**（五）并发症**

常见并发症主要有：出血，管腔穿孔或破裂，再狭窄，支架移位、脱落、断裂和闭塞等。

# 第三节　综合介入治疗技术

根据患者的病情需要和个体特点，临床上常常对同一患者的同一病变应用两种或两种以上的介入放射学方法进行治疗即采用综合介入治疗技术，以获得更好的疗效。经颈静脉肝内门体静脉分流术（transjugular intrahepatic portosystemic shunt，TIPS）是最具代表性的综合介入治疗技术。TIPS 是近年来逐渐成熟的用于治疗肝硬化门脉高压的一项介入性治疗技术，它集穿刺、血管成形和支架置入等多项介入技术于一体。

## 一、适　应　证

1. 内科治疗难以控制的急性食管、胃或肠道静脉曲张性大出血。

2. 反复用内镜硬化剂治疗仍复发的静脉曲张性出血。

3. 肝硬化门脉高压引起的顽固性腹水。

4. 外科门腔分流术后通道闭塞，或患者难以承受外科手术治疗。

5. 某些类型的巴德-吉亚利综合征（Budd-Chiari syndrome，BCS）。

## 二、禁　忌　证

**（一）绝对禁忌证**

1. 严重的或迅速进展的肝功能衰竭。

2. 难以纠正的凝血功能异常。

3. 充血性心力衰竭。

**（二）相对禁忌证**

下列一些情况会增加 TIPS 的操作难度。

1. 胆道梗阻。

Notes

2. 肝或胰恶性肿瘤。

3. 门静脉系统血栓形成。

4. 下腔静脉或肝静脉血栓形成。

5. 多囊肝。

6. 肝严重萎缩、大量腹水者。

## 三、基本原理

TIPS 基本原理是经皮穿刺颈静脉,引入特殊的介入治疗器材,在肝内建立一条肝静脉与门静脉分支之间的人工分流通道,使部分门静脉血流直接分流入下腔静脉,降低门静脉压力,从而控制和预防门静脉高压引起的严重并发症,如食管胃冠状静脉曲张出血和顽固性腹水等。

## 四、术前准备

1. 术前影像学检查明确肝实质、门静脉及肝静脉等情况。

2. 争取患者的血液动力学状态稳定,静脉输注抗生素预防感染。

3. 术前镇静及麻醉,备好术中监护、急救设备、手术器材。

## 五、操作要点和注意事项

1. 颈内静脉穿刺,成功后置入血管鞘和造影导管。

2. 选择性肝静脉造影,同时测量右心房和下腔静脉压力及肝静脉楔压。

3. 门静脉穿刺及门静脉造影。在导丝引导下,引入门静脉穿刺装置进入选择的肝静脉内,调整穿刺针方向和位置穿刺肝内门静脉分支。穿刺成功后,引入带侧孔造影导管进行门静脉造影和测压(图 10-2-15A、B)。

4. 球囊扩张肝内分流通道(图 10-2-15C)。

5. 置入支架(图 10-2-15D)。

6. 门静脉再造影。支架置放成功后,再次引入带侧孔导管进行门静脉造影和测压(图 10-2-15E)。

7. 必要时对支架进行扩张以达到预定直径。对胃冠状静脉曲张者,可同时行食管胃底静脉硬化栓塞术。

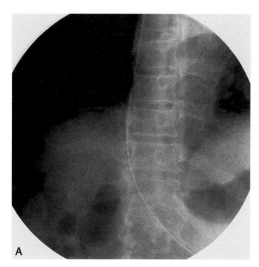

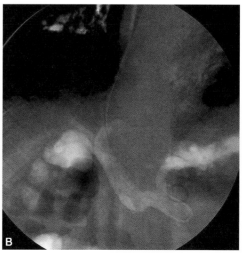

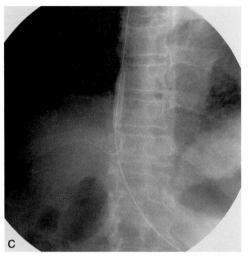
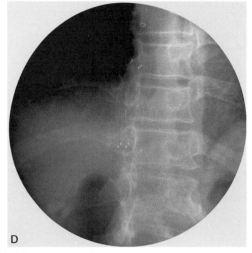
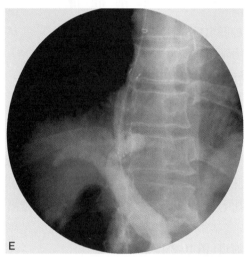

图 10-2-15   经颈静脉肝内门静脉分流术(TIPS)

A、B. 经颈经肝静脉穿刺门脉左支,造影证实;C. 用球囊扩张穿刺道;D. 置入支架;E. 造影
显示血流通畅

## 六、术 后 处 理

1. 术后全面监护患者情况,予以必要的抗感染药物治疗。

2. 常规保肝、对症治疗,预防肝性脑病的发生。

3. 如无出血倾向,常规抗凝治疗,防止分流道血栓形成。

4. 术后定期随访复查肝肾功及分流道情况,发现问题及时处理。

## 七、并 发 症

1. 腹腔内出血。

2. 肝性脑病。

3. 胆血瘘。

4. 支架移位或急性狭窄闭塞。

**学生自测题**

1. 名词解释:介入放射学、PTA、化疗栓塞、栓塞后综合征、TIPS。

2. 各种影像监视手段的优缺点有哪些？

3. 简述 Seldinger 技术要点。

4. 简述经导管血管栓塞术的治疗机制和临床应用。

5. 球囊血管成形术和支架置入术的主要适应证有哪些？

6. 经皮穿刺引流术的应用范围包括哪些？

### 与本章节内容相关的参考书

1. 郭启勇. 介入放射学. 北京：人民卫生出版社,2000

2. 徐克,邹英华,欧阳墉. 管腔内支架治疗学. 北京：科学出版社,2004

3. 李麟荪,贺能树. 介入放射性(非血管性). 北京：人民卫生出版社,2001

4. 肖恩华. 介入放射学考试辅导教材. 北京：科学技术文献出版社,2006

5. 王希锐. 介入放射学问答. 第 2 版. 北京：人民军医出版社,1999

6. Wojtowycz M. Handbook of Interventional Radiology and Angiography. 2nd ed. St. Louis：Mosby,1995

7. Kandarpa K,Aruny JE. Handbook of Interventional Radiologic Procedures. 3rd ed. Philadelphia：Lippincott Williams&Wilkins,2002

8. Spies JB,Bakal CW,Burke DR,et al. Angioplasty Standard of Practice. J Vasc Interv Radiol,2003,14：S219-S221

9. Bakal CW,Sacks D,Burke DR,et al. Quality Improvement Guidelines for Adult Percutaneous Abscess and Fluid Drainage. J Vasc Interv Radiol,2003,14：S223-S225

10. Cardella JF,Bakal CW,Bertino RE,et al. Quality Improvement Guidelines for Image-Guided Percutaneous Biopsy in Adults. J Vasc Interv Radiol,2003,14：S227-S230

（王维　肖恩华）

Notes

# 中英文名词对照索引

## H

# 致 谢

继承与创新是一本教材不断完善与发展的主旋律。在该版教材付梓之际，我们再次由衷地感谢那些曾经为该书前期的版本作出贡献的作者们，正是他们辛勤的汗水和智慧的结晶为该书的日臻完善奠定了坚实的基础。以下是该书前期的版本及其主要作者：

7 年制规划教材
全国高等医药教材建设研究会规划教材
全国高等医药院校教材·供 7 年制临床医学等专业用

《医学影像学》（人民卫生出版社,2001）

主　编　张雪林
副主编　郭启勇

全国高等医药教材建设研究会·卫生部规划教材
全国高等学校教材·供 8 年制及 7 年制临床医学等专业用

《医学影像学》（人民卫生出版社,2005）

主　编　金征宇
副主编　冯敢生　冯晓源

普通高等教育"十一五"国家级规划教材
全国高等医药教材建设研究会规划教材·卫生部规划教材
全国高等学校教材·供 8 年制及 7 年制临床医学等专业用

《医学影像学》（第 2 版,人民卫生出版社,2010）

主　编　金征宇
副主编　冯敢生　冯晓源
主　审　刘玉清

编　者（以姓氏笔画为序）

| | | | |
|---|---|---|---|
| 王绍武 | 大连医科大学 | 宋　伟 | 北京协和医学院 |
| 申宝忠 | 哈尔滨医科大学 | 宋　彬 | 四川大学华西临床医学院 |
| 白人驹 | 天津医科大学 | 陈克敏 | 上海交通大学医学院 |
| 冯晓源 | 复旦大学上海医学院 | 武乐斌 | 山东大学医学院 |
| 冯敢生 | 华中科技大学同济医学院 | 金征宇 | 北京协和医学院 |
| 肖恩华 | 中南大学 | 周纯武 | 北京协和医学院 |

孟悛非　中山大学中山医学院　　　　　郭启勇　中国医科大学
宦　怡　第四军医大学　　　　　　　　唐光健　北京大学医学院
徐文坚　青岛大学医学院　　　　　　　蒋世良　北京协和医学院

**学术秘书**　宋伟　北京协和医学院